国家出版基金项目
NATIONAL PUBLICATION FOUNDATION

“十二五”国家重点图书

中华临床医学影像学

消化分册

CHINESE CLINICAL MEDICAL IMAGING

GASTROINTESTINAL

国家出版基金项目
NATIONAL PUBLICATION FOUNDATION

"十二五"国家重点图书

中华临床医学影像学

消化分册

CHINESE CLINICAL MEDICAL IMAGING
GASTROINTESTINAL

丛书主编　郭启勇
分册主编　郭启勇

北京大学医学出版社

ZHONGHUA LINCHUANG YIXUE YINGXIANGXUE XIAOHUA FENCE

图书在版编目（CIP）数据

中华临床医学影像学·消化分册 / 郭启勇主编.
—北京：北京大学医学出版社，2015. 10
国家出版基金项目 “十二五”国家重点图书
ISBN 978-7-5659-0977-1

Ⅰ. ①中… Ⅱ. ①郭… Ⅲ. ①消化系统疾病 - 影像诊断 Ⅳ. ① R570.4

中国版本图书馆 CIP 数据核字（2014）第 249758 号

中华临床医学影像学　消化分册

主　　编： 郭启勇
出版发行： 北京大学医学出版社
地　　址：（100191）北京市海淀区学院路38号　北京大学医学部院内
电　　话： 发行部 010-82802230；图书邮购 010-82802495
网　　址： http://www.pumpress.com.cn
E-mail： booksale@bjmu.edu.cn
印　　刷： 北京强华印刷厂
经　　销： 新华书店
责任编辑： 许　立　**责任校对：** 金彤文　**责任印制：** 李　啸
开　　本： 889mm × 1194mm　1/16　**印张：** 49　**字数：** 1514千字
版　　次： 2015年10月第1版　2015年10月第1次印刷
书　　号： ISBN 978-7-5659-0977-1
定　　价： 435.00 元

中华临床医学影像学
编审委员会

消化分册编写委员会

分 册 主 编　郭启勇

分册副主编　宋　彬

编　委　（按姓名汉语拼音排序）

郭启勇　中国医科大学盛京医院

胡道予　华中科技大学同济医学院附属同济医院

李子平　中山大学附属第一医院

廖　伟　中国医科大学附属盛京医院

卢再鸣　中国医科大学附属盛京医院

任　克　中国医科大学附属第一医院

宋　彬　四川大学华西医院

吴　宓　四川大学华西医院

伍　兵　四川大学华西医院

辛　军　中国医科大学附属盛京医院

杨正汉　首都医科大学附属北京友谊医院

赵心明　中国医学科学院肿瘤医院

分册主编简介

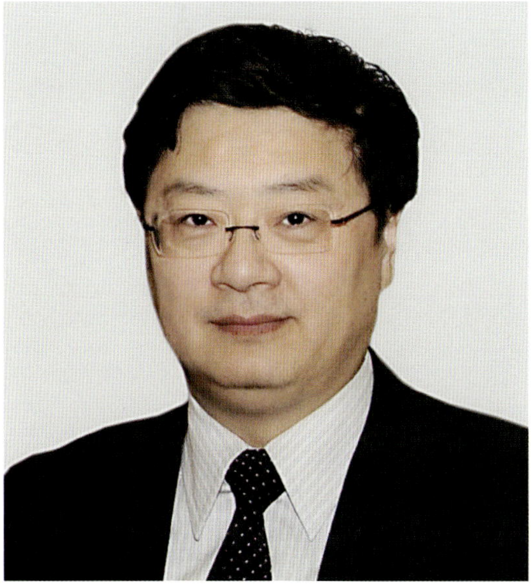

郭启勇，教授、博士生导师，现任中国医科大学副校长，中国医科大学影像学系主任，中国医科大学附属盛京医院集团董事长、总院长，中国医科大学附属盛京医院院长、党委副书记，放射科主任。中国医科大学医院管理研究所所员。享受国务院政府特殊津贴。担任美国放射学会会员及德国、俄国、日本放射学会荣誉会员；中华医学会放射学分会第十二届委员会主任委员、中国医师协会放射医师分会第一届委员会会长、中国医院协会医学影像中心管理分会主任委员、辽宁省放射学会主任委员、《中华放射学杂志》总编辑、《中国临床医学影像杂志》主编等职务。

主要研究方向为腹部放射学与介入治疗、医院信息化管理及生物医学工程等领域的研究。培养博士后2名，博士、硕士研究生140余名。近年承担课题17项，其中国家科技重大专项1项、国家自然科学基金课题4项、国家“十一五”支撑课题子课题2项、科技部课题1项。主编教材5部，主编专著2部，主译专著1部；其中《实用放射学》获全国优秀科技图书三等奖，《介入放射学》获卫生部高校优秀教材二等奖，《放射诊断学》获国家级精品课程。获省部级一等奖6项，二等奖7项，三等奖3项。在国家级杂志发表论文200余篇，作为通讯作者在SCI收录杂志发表文章20余篇。荣获全国五一劳动奖章、中国医师奖、全国优秀科技工作者、辽宁省第六届普通高等学校教学名师等光荣称号。2013年当选第十二届全国人大代表。

序 1

近年来，医学影像学发展迅速，作为现代临床医学体系的重要组成部分，在传统成像技术基础上新技术、新方法的应用不断涌现，使现代医学影像学内涵不断刷新、扩展。迄今，国内医学影像学著作出版颇多，多属有关专著，尚缺少系统性丛书。欣闻“中华临床医学影像学”丛书问世，倍感欣慰。

“中华临床医学影像学”丛书由新闻出版总署立项，国家出版基金资助，并获批国家“十二五”重点图书。保证了本丛书具有高起点和权威性。丛书总主编、各分册主编、副主编及编著者均为我国当前在医学影像学领域第一线工作的有影响力的专家、学者，通过他们的努力，保证了丛书的专业性和时代性。

这套丛书共十二分册，涵盖传统影像学各系统、各专业领域的内容，同时将全身综合性疾病、分子影像学、医学影像信息学及质量控制等重要内容进行专门编著，对于医学影像学知识体系的阐述更为全面，内容更为充实、完整。另外，丛书的编辑特点可以概括为结合临床、病种齐全、纲领清晰、文图并重、检索方便，做到继承传统和开拓创新的适当结合，具有明显的时代性。

祝愿并相信“中华临床医学影像学”丛书的出版，对我国医学影像学进而临床医学和医学科学的发展将起到积极推进作用，谨此对总主编郭启勇教授、各分册主编、副主编及参与编写的各位专家和同道们的辛勤努力表示衷心敬意和感谢！

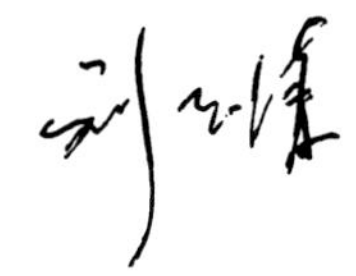

中国工程院院士

中国医学科学院阜外心血管病医院放射科　教授　主任医师

序 2

医学影像学诞生已百余年，各种影像学新技术、新方法、新应用日新月异、层出不穷。近年来，影像学已从主要依靠形态学诊断发展为集形态、功能、代谢等信息为一体的综合诊断体系，介入诊疗技术、计算机信息技术、分子影像技术等使影像学的范畴不断发展延伸。医学影像学新知识的更新速度已经到了让人应接不暇的程度。医学影像工作者和相关临床医生对系统、全面、实用的医学影像学工具书的需求已经达到渴望的地步。“中华临床医学影像学”丛书的出版恰逢其时！

“中华临床医学影像学”是由国家出版基金资助，由中华医学会放射学分会主任委员、国内影像学知名专家、中华医学会放射学分会专业学组组长组成的专家团队主持撰写的专业影像学丛书。丛书共包括十二分册，内容涵盖神经、头颈、心血管、胸部、乳腺、消化、泌尿生殖、骨关节与软组织、儿科等诸多系统及专业领域，同时涉及全身综合疾病影像学、PET 与分子影像学、医学影像信息学与质量控制等诸多新角度、新内容。在继承传统经典影像学内容的基础上，丛书更体现了影像学的进展和现状，从而保证本丛书的实用性和时代性。

本丛书的特点是传统现代并重，临床影像兼顾，纲领脉络清晰，文字简明扼要，内容充分翔实，典型图像丰富。各分册收录的疾病种类齐全，分类清晰。各疾病相关临床内容全面，包括发病率、病因、临床诊断要点、疾病的演变治疗和随诊等，为读者呈现出立体化的临床诊断思路。影像学表现按检查方法分别阐述，诊断与鉴别诊断要点突出。每节配有大量示范病例图像，以加深理解，方便参考。书后配专业索引，便于根据各种关键词检索到需要的内容。这些特点体现了丛书的系统性、实用性、易读性、方便性。

“中华临床医学影像学”是一套兼顾影像学和临床医学的系统性丛书，以各专业影像学科医生及临床各科室医生为主要读者对象而量身定制的，它同时着眼于目前广大读者临床工作和拓展学习的实际需求，相信大家会发现这是一部内容丰富、精练易读、高效实用的影像学丛书，相信它会成为大家爱不释手的重要参考书。

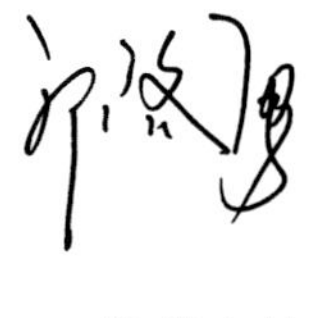

丛书主编

中国医科大学　副校长

中国医科大学附属盛京医院　院长

前　　言

消化系统影像学从钡餐透视开始已经有很长的历史了。X线被发现不久就有学者开始了胃肠造影研究，消化道硫酸钡造影作为最早诞生的造影方法很快在世界范围内发展应用起来并沿用至今，奠定了消化系统影像学最初的基础。随着影像学设备及检查技术的发展，超声、CT、MRI成为消化系统疾病诊断的主要检查方法。尤其是近年来，新的检查方法和技术层出不穷，相关知识日新月异。各种检查方法在同一疾病的诊断过程中常常各有千秋、相互印证。掌握影像学最新进展，掌握比较影像学知识，多种方法综合应用，取长补短、扬长避短，更有利于诊断水平的提高。同时，随着医学科技的全面发展，医生对疾病的认识也日趋深入，关于医学影像学在诊疗活动中的作用价值的认识也在不断刷新。

身处知识快速更新时代，无论影像学医生还是临床消化专业医生都渴望能及时跟进影像学最新进展，掌握消化系统疾病诊断的关键知识，因此，能拥有一本专业的参考书和工具书是非常重要的。

本书编者大部分为中华医学会放射学分会腹部学组的专家，在全国各地的大学医院从事消化系统影像学医教研工作多年，专业造诣深厚。全体编者的共同愿望是推出一部临床与影像兼顾、理论与实践结合、深度与广度并重的专业参考书。秉承此宗旨，全体编者殚精竭虑经过几年的共同努力完成了《中华临床医学影像学·消化分册》的编写工作，力求做到知识全面、重点突出、图文并茂，希望对广大影像学医生、学生及相关临床学科同仁有所帮助。

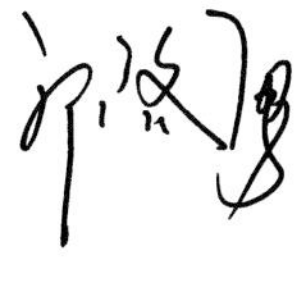

目　录

腹膜腔和腹壁

1

第 1 节　概　述

【概念与范围】

- 腹膜腔（abdominal cavity）
  - 由被覆于腹壁和盆壁内面及腹腔、盆腔内脏器表面的腹膜相互延续构成
  - 腹膜腔是一个位于腹膜壁层和脏层之间的较为封闭的潜在空间，其范围上起横膈，下达盆缘，周围由腹前壁、腹后壁和腹侧壁围成
  - 腹膜各局部之间的返折与移行形成韧带、系膜、网膜和皱襞等多种腹膜结构，因而构成了腹膜腔内大小不等，形态各异的隐窝、沟、窦、囊等间隙
  - 广义的腹膜腔可大致分为大腹膜腔和网膜囊两部分
- 腹壁（abdominal wall）是围成腹膜腔的软组织结构
  - 腹壁由皮肤、浅筋膜、肌层、腹横筋膜、腹膜外脂肪和壁层腹膜 6 个层次构成
  - 可分为前腹壁、腹侧壁和后腹壁三部分

【解剖划分】

- 上腹腔（结肠上区）
  - 右肝上间隙：在肝凸面与右膈及右腹侧壁之间。其内侧以镰状韧带为界，后方为冠状韧带上层
  - 右肝下间隙：左侧为肝圆韧带及十二指肠球部，上方为肝右叶脏面，上后为冠状韧带下层，下方为横结肠及其系膜
  - 左肝上前间隙：其右界为肝镰状韧带，后方为左三角韧带前层，下为肝左外叶前缘
  - 左肝上后间隙：前为左三角韧带后层，上方为膈，下为肝左外叶后下缘
  - 肝胃隐窝：上为肝左叶脏面，下为横结肠及其系膜，右界为肝圆韧带，后为小网膜
  - 网膜囊：是腹膜腔内最大潜在性隐窝，以胃胰襞为界分为上、下两部分
    - 上部分包括上隐窝、前庭及网膜孔
    - 下部分包括下隐窝和脾窝
    - 前为小网膜、胃后壁和胃结肠韧带
    - 后为腹后壁壁腹膜
    - 上界为膈胃韧带
    - 下为横结肠和横结肠系膜
  - 胃脾隐窝：脾的胃面、胃和胃脾韧带之间的区域
  - 脾肾隐窝：左肾上极、脾和脾肾韧带之间的区域
- 下腹腔（结肠下区）
  - 右结肠下间隙：右界为升结肠，上为横结肠右、中部分及其系膜，左为小肠系膜
  - 右结肠旁沟：盲肠及升结肠与右腹侧壁之间的区域
  - 左结肠下间隙：左界为降结肠和乙状结肠，上为横结肠左侧部分及其系膜，右为小肠系膜
  - 左结肠旁沟：降结肠及乙状结肠与左腹侧壁之间区域
- 盆腔

- 膀胱直肠陷凹：腹膜自膀胱后壁返折至直肠，其间形成膀胱直肠陷凹
- 膀胱子宫陷凹：在女性，覆盖于膀胱的腹膜则返折至子宫，形成膀胱子宫陷凹
- 子宫直肠陷凹：由覆盖于子宫和直肠的腹膜返折形成，位置较深，其底约与子宫颈管外口平齐，上方以直肠子宫襞为界
- 直肠周围隐窝：位于直肠两侧，以直肠为内侧壁是腹膜腔最低位置，腹膜腔的渗出液或脓液常首先聚集在此隐窝内
  - 在男性以膀胱骶骨韧带作为外侧壁
  - 在女性以子宫骶骨韧带作为外侧壁，向上达髂血管平面
- 盆外侧隐窝：位于盆腔侧壁与膀胱后外侧面之间，向外上与左、右结肠旁沟相通

【影像检查方法】

腹部X线摄影（仰卧前后位，左或右侧卧水平正位）

- 腹壁与盆壁
  - 胁腹线：在前后位片上，上起第10肋骨腋段水平，向下延伸至髂凹胁腹壁的内分，可见灰黑条形腹膜外脂肪影，称胁腹线
  - 其内侧即为壁腹膜所在位置
  - 位于盆腹膜外的髂肌、髂腰肌、闭孔内肌和肛提肌等
  - 由于其内侧较厚的脂肪组织显影而可显示出盆腔壁腹膜的边缘
- 腹腔与盆腔器官
  - 借助于器官邻近的脂肪组织和消化道中气体的对比，可以通过显示器官的轮廓、形状和位置，间接判别覆盖在器官表面的脏腹膜的移行和返折
- 腹膜腔的解剖间隙
  - 腹膜腔各解剖间隙为潜在性的，平片上组织结构相互重叠，在正常的腹部平片上区分腹膜腔的各个解剖间隙较为困难
  - 在病理状况下，尤其是有气体做为比衬的疾病（如：腹腔游离积气、腹腔脓肿）条件下，病变所累及的腹膜腔间隙才可以得到较好的显示

腹部CT

- 腹膜及其返折结构
  - 正常壁腹膜显示为均匀致密的线条状影像
  - 壁腹膜厚度为2～3mm，盆腔的壁腹膜相对较厚，为2～4mm
  - 脏腹膜不易直接显示
  - 腹膜的移行和返折形成韧带、系膜、网膜等多种亚腹膜结构
  - 在脂肪、腹腔积液和积气比衬下，CT图像上能够清楚、明晰显示下列结构
    - 镰状韧带：位于肝前方，上下纵行，是左、右肝上间隙的分界
    - 冠状韧带：冠状韧带上、下层移行为肝右三角韧带，其上、下层将右侧肝周分为右肝上、右肝下间隙，二层间为肝裸区
    - 肝左三角韧带：位于左肝上方，较长，将左肝上区域分隔成上前、上后两个间隙
    - 肝胃及肝十二指肠韧带：又称为小网膜。自静脉韧带裂发出，向左下呈扇状，然后分布于与胃小弯缘及十二指肠球部之间，CT扫描在第一肝门水平较为清晰
    - 胃脾韧带：从胃大弯向外联结脾门，其前方为腹膜腔的胃脾隐窝，后方为网膜囊下部分的脾隐窝
    - 脾肾韧带：联结脾门和左肾的前外缘，其后方即脾肾隐窝
    - 横结肠系膜：位于横结肠后方，在胰腺与横结肠系膜带之间，是结肠上、下区的分界线
    - 小肠系膜：从左上向右下呈扇形分布，上方始于空肠起始处，即屈氏（Treitz）韧带，下方止于回肠末端，由左上向右下行，将结肠下区分为左、右结肠下间隙
    - 大网膜：位于胃大弯缘以下并覆盖在横结肠前面，然后向下延伸并反折，含不均匀分布的大网膜脂肪，游走性较大
- 腹膜腔分区及各间隙
  - 临床上以横结肠及其系膜将腹膜腔分隔为结肠上区和结肠下区
  - 结肠上区中有：肝、脾、胃和十二指肠上半部等脏器
    - 可分为右膈下间隙、左膈下间隙、右肝下间隙（即肝肾隐窝，Morison囊）和左肝下间隙（即小网膜囊）
  - 结肠下区中有小肠和大肠等脏器
    - 可分为右结肠旁沟和结肠下间隙、左结肠旁沟和结肠下间隙四个部分

- ○ 盆腔是整个腹膜腔最低的部分，在解剖上与两侧结肠旁沟相连续，上面与左结肠下间隙交通
- ○ 正常状态下，腹膜腔分区表现为潜在的间隙或隐窝，在病理积液或积气的条件下这些间隙或隐窝才易于得到良好显示

腹部 MRI

- MRI 对正常脏、壁腹膜较难显示，但腹膜返折结构如某些韧带，因有脂肪，有时可以显示
- 系膜和网膜在其中的血管和脂肪对比下可以很好地显示
- MRI 显示的韧带和系膜结构本身，因其主要成分为纤维结缔组织，含水量少，在 T1 和 T2 加权均表现为稍低信号
- 腹膜腔各间隙在正常状况下也不能在 MRI 中良好显示，仅可以粗略根据韧带、系膜与腹腔器官的关系来辨识各腹膜腔间隙
- 当这些腹膜腔间隙充满液体，或者腹膜及其返折结构因炎症或肿瘤侵犯而出现异常信号时，MRI 才能间接识别

重点推荐文献

[1] 闵鹏秋 . 腹膜腔 . 李果珍 . 临床 CT 诊断学 . 北京：中国科学技术出版社，1994：528-548.

[2] 马富 . 腹膜和腹膜后间隙 .// 钟世镇 . 临床应用解剖学 . 北京：人民军医出版社，1998：329-337.

[3] Min PQ，Yang ZG，Lei QF，et al. Peritoneal reflections of left perihepatic region：radiologic–anatomic study. Radiology，1992，182：553-556

[4] 闵鹏秋，林珊，何之彦 . 门腔间隙病变 CT、MRI 特征探讨 . 中华放射学杂志，1996，30（1）：6-10.

[5] Yang ZG，Min PQ，Sone S，et al. Tuberculosis versus lymphomas in the abdominal lymph nodes：evaluation with contrast–enhanced CT. AJR，1999，172：619-623.

第 2 节　腹腔感染

一、腹膜炎

【概念与概述】

腹膜炎（peritonitis）是指腹膜的壁层 / 脏层因各种原因受到刺激或损害而发生的炎症反应。腹膜炎分为原发性和继发性两大类。原发性腹膜炎（primary peritonitis）又称为自发性腹膜炎，腹腔内无原发性病灶。继发性腹膜炎（secondary peritonitis）通常由腹腔内的原发疾病进一步发展累及腹膜引起的

【病因与病理】

解剖基础

- 腹膜分为相互延续的脏层和壁层，覆盖在前腹壁和盆腔内面的称为壁腹膜，覆盖在内脏表面的称为脏腹膜
- 腹膜腔是人体内最大的体腔，腹膜皱襞非常多，其表面积几乎与皮肤相等
- 网膜和韧带是从胃肠连到附近器官的腹膜重叠，其中有血管为支架，间有淋巴管和脂肪组织

分类

- 原发性腹膜炎：腹腔内无原发病灶
- 继发性腹膜炎：致病菌多为溶血性链球菌、肺炎链球菌或大肠埃希菌
  - ○ 侵入途径有血行播散、上行性感染、直接扩散、透壁性感染等
    - ■ 腹腔内空腔脏器穿孔或破裂
    - ■ 腹内器官的炎症扩展
    - ■ 腹腔手术中沾染或术后出血、吻合口漏等

转归

- 腹膜炎发生后有不同的演变结果
  - ○ 局限性脓肿 / 局限性腹膜炎
  - ○ 弥漫性腹膜炎
  - ○ 继发全身毒血症或感染性休克

【临床表现】

- 腹痛症状
- 恶心、呕吐
- 全身症状
  - ○ 口渴、唇干、眼窝凹陷、尿少等
  - ○ 发热或畏寒
  - ○ 面色苍白、肢端发凉、皮肤潮湿有汗、脉搏快而弱、呼吸急促
- 腹部体征

- 腹部压痛和反跳痛
- 腹肌紧张
- 腹式呼吸减弱或消失，叩痛较明显，肠鸣音减弱或消失

- 治疗
  - 原则是消除引起腹膜炎的原因，促使腹腔的炎症局限和消退
  - 腹腔内渗液尽快吸收或引流，改善机体全身情况

【影像学表现】

概述

通过腹膜增厚、渗出表现对自发性腹膜炎起到提示诊断的作用；对继发性腹膜炎除了可以发现腹膜本身病变外，还可明确原发病灶及病变累及范围，对制订临床治疗方案和预后评估等都有重要价值

X 线表现

- 腹部平片可以显示梗阻、穿孔。胃肠道多发宽大液平，或液平呈阶梯状则提示为梗阻性病变。膈下新月形游离气体，则提示消化道穿孔
- 肋腹线模糊；腰大肌外缘模糊
- 小肠袢向中心漂浮聚集；肝边缘受压内移；盆腔“狗耳征”；盲升结肠内移等腹腔积液征象

CT 表现

- 平扫 CT
  - CT 可显示少量腹水
  - 可直接显示腹腔游离气体，常积聚在穿孔的局部或膈下间隙；还可显示肠系膜或网膜的脂肪模糊，提示炎症的存在
- 增强 CT
  - 局部网膜、系膜增厚，密度、清晰度改变、脂肪间隙模糊等，增强时壁腹膜增厚、均匀强化
  - 显示腹腔积液的范围、积液量、积液的性质和来源
  - 继发性腹膜炎根据其原发病灶的不同有不同的表现，可由急性胰腺炎、急性阑尾炎、溃疡穿孔、盆腔炎性疾病、脓肿破裂等引起腹膜肿胀、渗出、变性等改变

MR 表现

- MRI 由于空间分辨率低，在急性弥漫性腹膜炎的诊断中价值有限，只在特殊情况下应用

超声表现

- 可见腹膜及网膜增厚，腹腔积液等

推荐影像学检查

- 最佳检查法：增强 CT
- 检查建议：常规行腹部立卧位平片。CT 较 X 线平片检查更容易检出病变，定位更加准确和具体

【鉴别诊断】

- 良性腹水包括肝硬化性腹水、充血性心力衰竭引起的腹水等，肝硬化腹水一般为漏出液，其腹水含蛋白质比较少，所以 CT 值近似于水 ＜ 30Hu。
- 腹膜假黏液瘤：腹盆部黏液性肿瘤破裂时其囊液外溢，溢出的瘤细胞在腹膜广泛种植生长。CT 表现为低密度的肿块（＜ 20Hu），病灶内的星点状钙化以及伴存的阑尾、卵巢肿瘤常提示诊断
- 硬化性腹膜炎：是一层较厚的蚕茧样纤维包膜将小肠部分或全部包裹，向周围或远处蔓延可将腹腔内其他脏器包裹。影像学可表现小肠周围见低密度的纤维包膜，增强扫描可显示强化

诊断与鉴别诊断要点

- 腹部平片可以显示梗阻、穿孔的腹膜炎原因
- CT 扫描可明确显示腹水、增厚的腹膜等还可根据周围脏器的影像改变进一步明确引起腹膜炎的原因

重点推荐文献

[1] Gore RM, Miller FH, Pereles FS, et al. Helical CT in evaluation of the acute abdomen. AJR, 2000, 175（2）：363-370.
[2] Maniatis V, Chryssikopoulos H, Roussa KA, et al.Perforation of the alimentary tract：evaluation with computed tomography. Abdom Imaging, 2000, 25（4）：373-379.
[3] 李明华，赵俊功. X线平片及CT检查在急性弥漫性腹膜炎中的诊断价值. 中国实用外科杂志，2006，29（6）：463–466.
[4] 卢春燕，闵鹏秋. 不同病因所致化脓性腹膜炎的CT表现特征. 临床放射学杂志，2004，23（2）：139-141.
[5] 杨志刚，闵鹏秋，何之彦等. 腹腔和腹膜后间隙结核的CT表现及其病理基础. 中华放射学杂志，1996，30（3）；155-157.

典型病例

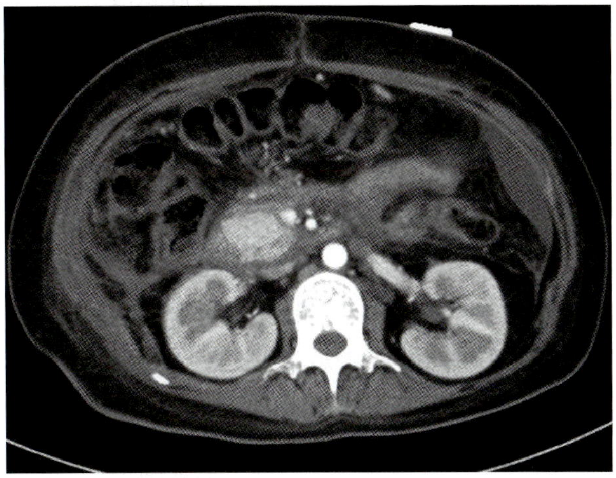

图 1-2-1 急性胰腺炎继发感染性腹膜炎
显示右侧腹膜增厚，局部脂肪密度明显增高

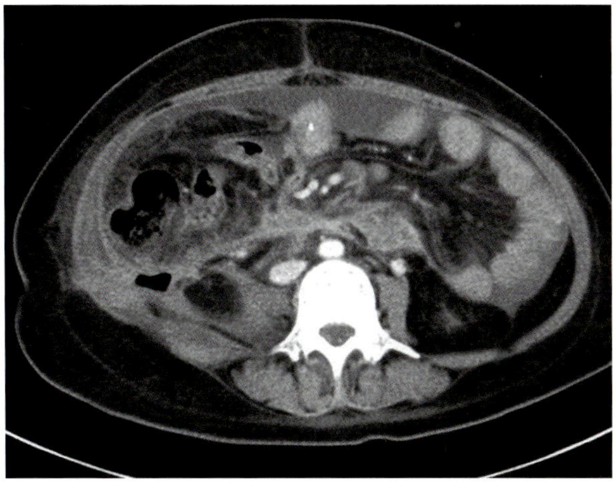

图 1-2-2 腹腔引流术后
右侧结肠后可见炎症局限，内有气体影

二、腹腔脓肿

【概念与概述】

腹腔脓肿（intra-abdominal abscess）是由腹部的原发性和继发性的化脓性感染导致急性腹膜炎局限化的结果。部位以膈下和盆腔为多，也发生于肠袢间或腹腔其他部位

【病因与病理】

病因

- 腹腔内脏器破裂，污染腹腔
- 急性阑尾炎穿孔、脓毒败血症、妇女的生殖系统逆行感染
- 手术时对胃肠道的损伤
- 腹腔内异物

分类

- 膈下脓肿：脓液积聚在横膈下的任何一处均称为膈下脓肿
- 盆腔脓肿：腹腔内炎性渗出物易积于盆腔，其位于腹膜腔最低部位
- 肠间脓肿：脓液被包围在肠管，肠系膜与网膜之间广泛粘连

【临床表现】

表现

- 腹痛，发热、呕吐、腹胀、腹泻等
- 膈下脓肿可出现季肋部或肩背部叩击痛，呼吸音减弱
- 盆腔脓肿可出现黏液便，里急后重，指检可有触痛及波动性的肿块

治疗

经皮穿刺置管引流或切开引流

【影像学表现】

概述

影像学检查是腹腔脓肿早期诊断，准确定位的重要辅助手段。超声无创、经济，为首选方法。CT的诊断及定位准确，是有效检查手段

X 线表现

膈下脓肿，可发现病侧之横膈运动消失或减弱，以及膈下气液面和肋膈角消失，肺野模糊等。肠间脓肿，可发现肠壁间距增宽及局部肠袢积气，也可见小肠液气平面

CT 表现

- 腹腔脓肿早期可显示局限性的液性低密度区，类圆形或不规则，增强脓肿壁显影清楚，周围的线状强化为炎性充血的肠壁和肠系膜血管影
- 中晚期脓肿因脓肿发生坏死液化，大多可见脓肿壁呈显著厚薄均匀强化，壁厚度为 0.1 ~ 1.0cm，无壁结节。个别多房性脓肿内可见分隔，内部可出现多个小气泡或气液平面
- 邻近组织结构增厚和炎症激惹改变

超声表现

超声可显示脓腔之大小，部位、深浅度，并在超声引导下做穿刺

推荐影像学检查

- 最佳检查法：超声、CT
- 检查建议：超声引导下行穿刺是临床的常用治疗方法。CT 增强检查对腹腔脓肿定位诊断准确

【鉴别诊断】

- 胰腺炎假性囊肿：多见于胰腺内部和胰周的囊性占位，密度均匀，接近于水，密度不均时可见出血、钙化
- 先天性肠系膜囊肿：囊肿密度接近水，囊壁菲薄，多数为圆形、椭圆形，周围的脂肪层结构清晰
- 坏死性肿瘤：表现为不规则的软组织块影，中央坏死区呈低密度，周围纤维组织增生呈放射星芒状；如肿瘤侵犯可表现为肠壁增厚、粘连

诊断与鉴别诊断要点

- 超声可显示脓腔之大小，部位、深浅度，并可在 B 超引导下做治疗穿刺
- CT 显示均匀、完整的脓肿壁强化；内部有时见到含气征象

重点推荐文献

[1] Arellano RS, Gervais DA, Mueller PR. Computed tomography-guided drainage of mediastinal abscesses: clinical experience with 23 patients. J Vasc Interv Radiol, 2011, 22 (5): 673-677.

[2] Arellano RS, Gervais DA, Mueller PR. CT-guided drainage of abdominal abscesses: hydrodissection to create access routes for percutaneous drainage.AJR Am J Roentgenol, 2011, 196 (1): 189-191.

[3] 阳红艳，许乙凯，曹国洪 . 腹腔脓肿的 CT 诊断价值评估 . 医学影像学杂志，2005，15 (3)：239–241.

[4] 叶建明 . 腹腔脓肿的 CT 表现及诊断价值 . 医学影像学杂志，2010，20 (4)：602–604.

第 3 节 腹腔炎症

一、硬化性肠系膜炎

【概念与概述】

硬化性肠系膜炎（sclerosing mesenteritis，SM）是累及肠系膜脂肪的一种少见慢性非特异性炎性病变。男性多见，年龄为 20 ~ 90 岁，平均发病年龄 60 岁

- 同义词：肠系膜脂膜炎（mesenteric panniculitis）；收缩性肠系膜炎（retractile mesentitis）；肠系膜脂肪肉芽肿（lipogranuloma of the mesentery）；孤立性脂肪营养不良（isolated lipodystrophy）

【病因与病理】

病因

- 属自发性纤维硬化性疾病及炎性假瘤，系是一种自身免疫反应

分类

- 脂肪营养不良（mesenteric lipodystrophy）
- 肠系膜脂膜炎（mesenteric panniculitis）

- 收缩性肠系膜炎（retractile mesenteritis）

好发部位

- 好发于小肠系膜，偶可累及结肠系膜、乙状结肠系膜、大网膜

【临床表现】

表现

- 缺乏特异性，主要症状是腹痛，其他症状包括食欲减退、呕吐、腹泻、便秘、消瘦、发热、腹水等。体征主要是腹部包块

治疗

- 目前尚无有效明确的治疗措施，无临床症状的患者不需要特殊治疗，激素及免疫制剂如环磷酰胺、硫唑嘌呤等主要应用于疾病进展阶段。

预后

- 通常有 3 种转归：炎症部分或完全吸收；病变静止无进展；病变侵袭性发展可致命

【影像学表现】

X 线表现

- 平片诊断存在明显局限性，肠系膜脂肪坏死和炎变时通常表现为阴性，只有引起梗阻时才可见到特征性的梗阻征象
- 钡剂检查常可见肠袢分离、固定、成角或粘连；肠管折叠样增厚，肠管表面黏膜完整

CT 成像

可对肿块的大小、范围及血管受累情况等进行评估

- 雾样肠系膜（misty mesentery）：由肠系膜根部延伸的肿块内部脂肪区域平扫密度 -45 ~ -35 Hu，明显高于腹膜后正常脂肪密度（-120 ~ -100 Hu）。
- 脂肪环征（fat ring sign）：肠系膜血管和炎症之间残存正常脂肪组织包绕肠系膜血管，称为“脂肪环征”
- 肿瘤样假包膜（tumoral pseudocapsule）：是肠系膜炎症与周围正常脂肪组织的分界
- 少数病例可见钙化、脂肪坏死液化、系膜淋巴结增大及肠缺血

MR 表现

- 纤维来源的肿块含有脂肪和血管，T2W 或脂肪抑制序列可帮助区别良性终末阶段的纤维脂肪增生和恶性肿瘤，如淋巴瘤和转移瘤
- 对大血管或中等血管进行无创伤性评估

超声表现

超声表现是非特异性的，可在其他累及肠系膜的疾病中存在

推荐影像学检查

- CT 诊断敏感度较高，对于诊断本病具有特异性

【鉴别诊断】

- 肠系膜水肿：系膜密度增高可从小肠的浆膜表面一直延伸至肠系膜根部，水肿通常是弥漫性的，且常与皮下水肿及腹水并存
- 淋巴瘤：通常伴有腹膜后的淋巴结增大浸润，肠系膜血管周围极少出现脂肪环征，也不会引起肠系膜缺血
- 转移癌：有原发肿瘤的病史，通常不局限于肠系膜根部，腹水也非常多见，还可见其他多处转移

诊断与鉴别诊断要点

- 雾样肠系膜
- 肠系膜血管脂肪环征

重点推荐文献

[1] Lawler LP，McCarthy DM，Fishman EK，et al.Sclerosing mesenteritis：depiction by multidetector CT and three-dimensional volume rendering.AJR，2002，178（1）：97-99.

[2] Daskalogiannaki M，Voloudaki A，Prassopoulos P，et al.CT evaluation of mesenteric panniculitis：prevalence andassociated diseases. AJR，2000，174（2）：427-431.

[3] 庞涛，张经建，马祥兴等 . 硬化性肠系膜炎的 CT 诊断 . 放射学实践，2010，25（11）：1256–1258.

[4] 曹艳，凌华威，陈克敏 . 硬化性肠系膜炎的病理特点及影像学表现 . 诊断学理论与实践，2006，5（3）：273–275.

典型病例

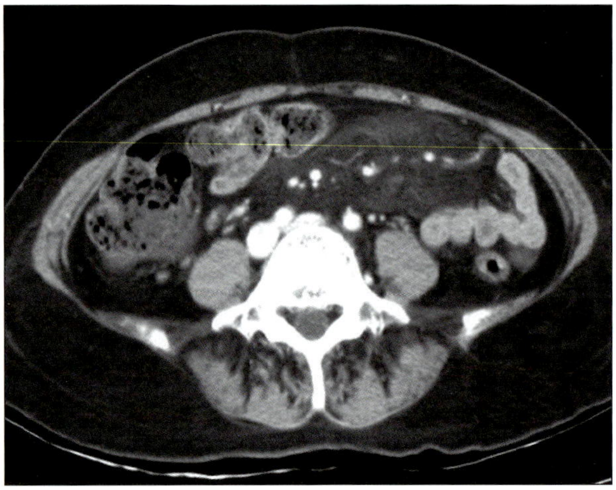

图 1-3-1 硬化性肠系膜炎
小肠系膜密度明显增高，呈团块样包裹系膜血管

二、腹腔积液

【概念与概述】

腹腔积液（peritoneal effusion），指任何原因导致腹腔内积聚的游离液体超过 200ml 时称为腹腔积液。腹腔积液是许多疾病的合并症

【病因与病理】

病因

- 细菌感染、肿瘤、结核性腹膜炎、消化道穿孔、肝硬化等都有可能引起腹水

分类

- 漏出液：多因循环障碍所引起，为非炎性腹腔积液
- 渗出液：为炎症性腹腔积液，常因腹腔感染、化学性刺激、外伤及恶性肿瘤等引起

发病机制

- 正常腹腔内仅有约 50ml 液体。腹腔液体进入和吸收保持动态平衡。由于各种原因平衡被打破，进入腹腔液体量增多或吸收液体量减少，并超出机体的代偿能力，就会导致腹腔内液体过多聚积形成腹腔积液

【临床表现】

表现

- 腹胀
- 腹部呼吸运动减弱或消失，出现移动性浊音或波动感

【影像学表现】

概述

- 影像学检查不仅在于准确显示腹腔积液的量和部位，而且对其性质的鉴别有重要的辅助作用

X 线表现

- X 线检查可对腹腔积液的量和部位进行初步判断，但对积液性质的鉴别作用甚微

CT 表现

- 测量腹腔积液的 CT 值，判断腹腔积液成分。漏出液 CT 值与水近似（6 ~ 15Hu），乳糜性腹水则为负值，而渗出性腹水（恶性或炎症的）或血性腹水则偏高（大于 15Hu）
- 腹腔积液解剖位置判断
    - 右肝上间隙积液：局限于肝镰状韧带右侧，肝凸面与右膈及右肋腹壁之间，下方以肝缘为界
    - 右肝下间隙积液：在肝面、十二指肠球部的右侧方和右半横结肠之间，CT 扫描时，其后分的肝肾隐窝的积液较常见
    - 左肝上前间隙积液：位于镰状韧带左侧，肝左三角韧带前层以前，CT 扫描显示左三角韧带时才能辨认膈顶区域的左肝上前和左肝上后间隙
    - 左肝上后间隙积液：该间隙狭小，在肝左三角韧带后层与肝左外叶后缘之间，但向下可与肝胃隐窝相通

- 肝胃隐窝积液：肝面与胃前壁及肝胃韧带之间，高于胰腺平面，要点是位于肝胃韧带前方
- 脾胃隐窝积液：胃、脾之间，居于胃脾韧带前方
- 脾肾隐窝积液：在肾与脾后分之间，脾肾韧带后方
- 网膜囊积液：包括网膜囊上、下两部分
  - 网膜囊上部分主要为网膜囊上隐窝积液，为包绕肝尾叶的前、后、左及下方的积液
  - 网膜囊下部分已包括下隐窝及脾隐窝，积液时显示居于胃体、窦和胰腺之间，左、右分别以脾门、十二指肠降段为界。其中网膜囊脾隐窝积液应注意勿与腹膜腔胃脾隐窝积液混淆，两者以胃脾韧带分开
- 结肠下间隙积液：冠状位上，右侧结肠下间隙形似倒三角形，左侧结肠下间隙则似倒“U”形。在升（或降）结肠、横结肠及其系膜和小肠系膜之间。所不同的是左侧相对开放，积液可向下直达盆腔
- 结肠旁沟积液：在升（或降）结肠与胁腹壁之间，右侧结肠旁沟相对较宽，是右侧肝周与盆腔间的通道。左结肠旁沟则相对较窄，上方有膈结肠韧带一定程度限制积液向上流动
- 盆腔积液：男性在膀胱直肠之间形成液体集聚。女性则显示膀胱子宫隐窝积液。在直肠两侧，有直肠周围隐窝。位于直肠与盆腹膜之间，在仰卧及站立时位置最低，盆腔积液易集于此

MR 表现

- MRI 能检查出少量积液，且可更清晰地区分腹腔积液与周围组织的关系。一般漏出液于 T1 加权像为低信号，于 T2 加权像为高信号；而渗出液由于含有较多蛋白质和细胞成分在 T1 加权像上呈等、高信号，在 T2 加权像上亦为高信号。由此可对漏出液与渗出液进行鉴别

超声表现

- 判断积液量：少量腹腔积液多表现为膈下间隙、肝肾间隙、脾肾间隙或膀胱直肠间隙等；中量腹腔积液回声暗区呈弥漫性分布，并可随体位改变流动；大量腹腔积液则全腹均测及回声暗区，肠管固定或漂浮
- 腹腔积液病因的诊断
  - 肝性腹腔积液可见肝弥漫性病变、脾大、门静脉增宽等
  - 心源性腹腔积液可见心包回声暗区，和心力衰竭导致的肝淤血、肿大等改变
  - 肾性腹腔积液可发现肾表现为不同程度的萎缩
- 腹腔积液的良、恶性鉴别
  - 胆囊壁的声像图。良性腹腔积液由于低蛋白血症，门静脉高压，水、钠潴留等原因，胆囊壁水肿多增厚，呈双层或多层回声；恶性腹腔积液患者，其胆囊壁往往呈单层回声，增厚或不增厚
  - 肠管漂浮征及肠管束缚征像。良性腹腔积液中纤维蛋白少，不会形成肠管粘连，形成肠管漂浮征。而肿瘤转移，肠系膜增厚粘连，腹腔积液稠厚束缚肠管

推荐影像学检查

- 超声是确诊腹腔积液可靠且敏感的方法
- CT 可精确定位
- MR 利于判断液体性质

【鉴别诊断】

- 巨大卵巢囊肿
- 巨大肾盂积水
- 肠管内大量液体潴留

诊断与鉴别诊断要点

- 在超声诊断中，肠管漂浮征和胆囊壁增厚征主要见于肝硬化腹水，肠管束缚征和胆囊单层薄壁征主要见于癌性腹水
- CT 精确定位腹膜腔积液的解剖位置

重点推荐文献

[1] Wang X，Chen Z，Tang G，et al. A Child With Burkitt Lymphoma With Pleural，Peritoneal，Mesenteric，Omental，and Renal Involvement：Diagnostics by FDG PET/CT.Clin Nucl Med，2011，36（7）：612-615.

[2] Chae EY，Lee SS，Chung JW，et al.Cytomegalovirus enterocolitis in apparently immunocompetent hosts：evaluation of the radiologic findings and clinical features.J Comput Assist Tomogr. 2010，34（6）：892-898.

[3] 陈科锦，封光华，贾忠．腹腔积液的 B 型超声诊断进展．综述与进展，2010，30（1）：117–118.

[4] 薛亮栋，李健丁．恶性腹腔积液的影像学现状与进展．实用医学影像杂志，2005，6（3）：157–177.

典型病例

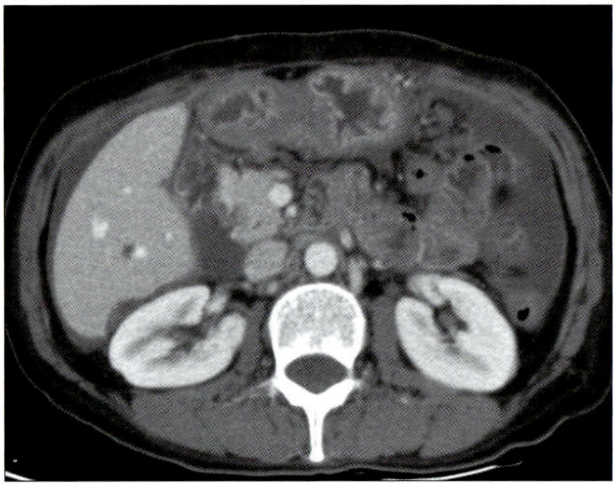

图 1-3-2 肝硬化
肝周、肝肾隐窝和左侧结肠旁沟积液

三、大网膜梗死

【概念与概述】

大网膜梗死（idiopathic segmental infarction of the greater omentum，ISIGO）是一种少见的急腹症。本病可发生于任何年龄，但以中青年较多，肥胖者发病机会较多

- 同义词：原发性节段性大网膜梗死（idiopathic segmental infarction of the greater omentum，ISIGO）；原发性大网膜扭转（primary omental torsion，POT）

【病因与病理】

病因

- 病因不清，很可能与大网膜的血管病变有关，静脉病变导致的发病多于动脉。能使大网膜血循环发生急性障碍的因素均可导致本病的发生

病变部位

- 大网膜特发性梗死主要发生在大网膜的右侧部分

病理改变

- 病程早期为网膜脂肪组织淤血、出血及渗出改变；中期为炎性改变；晚期则为修复性表现，包括纤维组织替代坏死的脂肪组织，可见到钙化。局部呈现水肿出血及坏死，外观呈暗红色或黑紫色

易患因素

- 网膜解剖变异，血供结构异常：如双叉大网膜、网膜舌样突出、网膜附着异常
- 外伤、突然体位改变
- 肠蠕动过强
- 腹内压升高
- 大网膜脂肪分布不均：多见于肥胖者

【临床表现】

表现

- 腹部疼痛：约 75% 患者为突发性右下腹疼痛，为持续性伴阵发性加重，改变体位时疼痛更加剧烈
- 腹部体征：腹膜刺激征出现较早，以右下腹压

痛为主

治疗

- 病情较轻者可考虑保守治疗，预后良好
- 保守治疗后症状仍进一步加重者，宜手术探查

【影像学表现】

概述

- 大网膜梗死临床很少见，因其症状、体征酷似急性阑尾炎而极易误诊。超声及CT有助于本病的诊断

CT表现

- CT扫描中可见到大的（径线多＞5cm）、类椭圆形、致密脂肪密度的团块，内有不均匀低密度区及条带影。存在扭转时还可见到特征性的涡旋形条带。团块多位于前腹壁与横结肠或升结肠之间。常伴少～中量的腹盆腔积液

超声表现

- 腹部超声可于压痛最明显处见到类椭圆形的中强回声团块，常具有低回声边缘。团块贴于前腹壁，回声强于周围的腹膜脂肪及实质脏器

推荐影像学检查

- 超声可协助本病的诊断，CT对本病的诊断具有较高的敏感性及特异性

【鉴别诊断】

- 阑尾炎：位置多位于右下腹，阑尾可显示肿胀、穿孔或周围炎症反应

诊断与鉴别诊断要点

- 可在腹直肌后与横结肠前的脐周区域，见一边界清楚的卵圆形或饼状软组织肿块影，B超显示为高密度回声
- CT则显示为脂肪与非脂肪性组织的混合密度

重点推荐文献

[1] Cianci R, Filippone A, Basilico R, et al. Idiopathic segmental infarction of the greater omentum diagnosed by unenhanced multidetector-row CT and treated successfully by laparoscopy. Emerg Radiol, 2008, 15（1）: 51-56.

[2] Paroz A, Halkic N, Pezzetta E, et al. Idiopathic segmental infarction of the greater omentum: a rare cause of acute abdomen.J Gastrointest Surg, 2003, 7（6）: 805-808.

[3] 周皎琳，邱辉忠，肖毅等. 原发性节段性大网膜梗死1例报告并文献复习. 中国实用外科杂志，2008，28（9）：783–784.

[4] 龙景培，陆才德. 特发性节段性大网膜梗死二例报告及文献复习. 临床误诊误治，2003，11（6）：443–444.

第4节　腹外疝

一、腹壁疝

【概念与概述】

腹壁疝（ventral hernia）是指腹内脏器离开原来的位置，经先天或后天的孔道或薄弱区向体表突出形成的包块

【病因与病理】

病因

- 腹壁强度降低
- 腹内压力增高

疝的解剖

- 疝囊：由疝囊颈和疝囊体组成，疝囊颈是疝环所在的部位，疝囊是突出于腹壁外的包块
- 疝内容物：疝内容是由腹腔脏器及腹膜形成的结构，以小肠为多见
- 疝外被盖：是覆盖于疝内容表面的腹膜、皮下组织及皮肤

分类

- 易复性疝
- 难复性疝

- 嵌顿性疝
- 绞窄性疝

【临床表现】

表现

- 腹壁有肿物突出是其主要症状，站立和用力时突出或明显，平卧时缩小或消失

治疗

- 腹壁疝以手术修补治疗为主

【影像学表现】

概述

- 超声诊断是临床腹壁疝辅助诊断的常用手段。CT是非常有效的检查方法，可准确测定疝的数目、大小、部位、疝内容及并发症

CT表现

- CT平扫就可准确了解和测定疝的数目、大小、部位，疝内容及并发症
- 临床疑有腹壁疝，常规显示又不明显时，需加扫侧位及俯卧位，这样疝囊会在重力作用下而显示更加清晰
- 腹壁疝尽可能做增强扫描，一方面能判断肿瘤术后有无肿瘤复发与转移，另一方面检查肠梗阻的肠壁是否存在缺血坏死情况及其程度

超声表现

- 超声检查可多角度、多切面、多体位地观察体壁缺损区域，清晰显示自皮肤到腹膜深层的解剖学全貌
- 直观了解疝的整体形态、疝环直径、疝内容物及疝囊突出和回纳的途径，诊断疝的类型，并可通过彩色多普勒成像技术显示其血管内血流流通情况
- 超声能清晰观察疝修补材料的大小、形态、位置及与周围组织的整合情况，排除有无血肿等并发症
- 对术后切口疝，可同时了解有病灶复发，了解疝修补术的疗效，评估有无疝复发和残留

推荐影像学检查

- 超声、CT

【鉴别诊断】

- 脂肪瘤
- 肿大的淋巴结

诊断与鉴别诊断要点

- 腹壁薄弱区向体表突出形成的包块。显示疝环、疝内容物及疝囊

重点推荐文献

[1] Ghahremani GG，Jimenez MA，Rosenfeld M，et al.CT diagnosis of occult incisional hernias.AJR，1987，148（1）：139-142.

[2] Burkhardt JH，Arshanskiy Y，Munson JL，et al. Diagnosis of inguinal region hernias with axial CT：the lateral crescent sign and other key findings. Radiographics, 2011，31（2）：E1- E 12.

[3] 俞国有．多层螺旋CT诊断腹壁疝．放射学实践，2010，25（3）：239–241.

[4] 裘之瑛．重视超声诊断在疝和腹壁外科中的应用．外科理论与实践，2010，15（6）：577–578.

典型病例

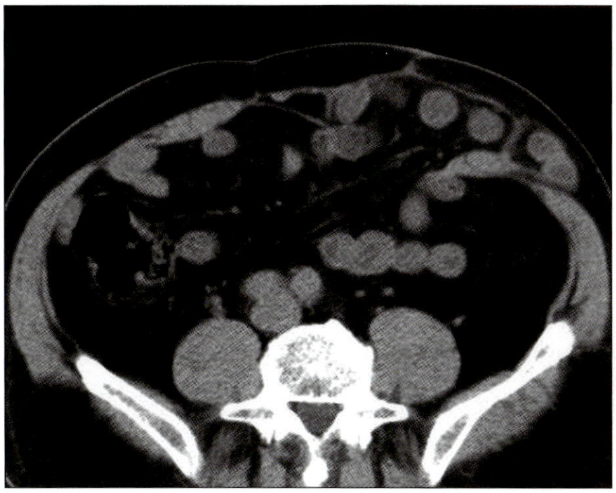

图 1-4-1　**腹壁疝**
乙状结肠癌术后，左侧腹壁疝，小肠襻及系膜疝出

二、腹股沟疝

【概念与概述】

- 发生在腹股沟区的腹外疝统称为腹股沟疝。常见的包括腹股沟斜疝和腹股沟直疝
  - 斜疝约占 90%。疝囊经过腹壁下动脉外侧和腹股沟管突出，向内、向下、向前斜行经过腹股沟管，再穿出腹股沟管，可进入阴囊，称为腹股沟斜疝（indirect inguinal hernia）
  - 疝囊经腹壁下动脉内侧的直疝三角区直接由后向前突出称为腹股沟直疝（direct inguinal hernia）

【病因与病理】

病因

- 腹壁腹股沟区解剖薄弱
- 腹内压升高

解剖

- 腹股沟区由浅及深分为 7 层：皮肤、浅筋膜、深筋膜、肌肉层、腹横筋膜、腹膜外脂肪和腹膜壁层
- 斜疝疝囊经过腹壁下动脉外侧和腹股沟管突出，向内、向下、向前斜行经过腹股沟管，再穿出腹股沟管，可进入阴囊
- 直疝三角又称 Hesselbach 三角，是由腹壁下动脉，腹直肌外缘，腹股沟韧带构成的一个三角形区域

分类

- 易复性疝
- 难复性疝
- 嵌顿性疝
- 绞窄性疝

【临床表现】

表现

- 阴囊或股前出现肿块

【影像学表现】

概述

- 高频超声可以清楚地显示腹壁层次和筋膜缺损以及突出的疝内容
- CT 可以清楚显示疝囊的解剖位置和疝的内容物

X 线表现

- 疝造影虽然可以直接显示疝囊，但是它是有创检查，并且不能区别精索脂肪瘤

CT 表现

- CT 可以清楚显示疝囊的解剖位置和疝的内容物。
  - 腹股沟斜疝的 CT 特征性表现为腹股沟区类圆形或椭圆形囊实性或混杂密度肿块，多为小肠、小肠系膜、大网膜、腹膜外脂肪等，向上通向腹腔，向下可进入阴囊
  - 疝入腹股沟区小肠嵌顿时，CT 表现为肠壁肿胀增厚，明显强化，腹腔内可见小肠扩张，积液及气液平面等肠梗阻征象

- ○ 疝内容物为大网膜时 CT 表现为含脂肪密度肿块，杂有网点影，呈旋涡状改变
- 不同类型腹股沟疝与腹壁下动脉及股静脉关系是：直疝疝囊位于腹壁下动脉起始段的内侧；斜疝疝囊位于腹壁下动脉起始段的外侧；股疝疝囊位于股静脉附近
- 疝囊内大量的液体、疝出的肠壁增厚（> 4mm）、疝出的肠袢内含有呈大量液体、腹腔内肠袢扩张为嵌顿疝的特征影像

超声表现

腹股沟疝的超声诊断标准：

- ○ 筋膜缺损
- ○ 疝囊内可见蠕动的肠袢
- ○ 当增加腹压时，疝囊突出和增大；当压力减小时，疝囊可以缩小。测量腹股沟管的直径（≥ 4mm），特别是用力咳嗽时，腹股沟管直径增加（≥ 2mm），可以提示腹股沟疝

MRI 表现

- MRI 因为可以提供良好的软组织影像，可以发现其他引起腹股沟疼痛的疾病。MRI 还可以清楚显示增宽的腹股沟管前后径和疝出的脂肪和肠袢

推荐影像学检查

- 超声因其低廉、无创、实时和较高的特异性和敏感性，可作为腹股沟疝首选影像学检查手段

【鉴别诊断】

- 睾丸鞘膜积液
- 交通性鞘膜积液
- 隐睾

诊断与鉴别诊断要点

- 超声对腹外疝的分类、部位、大小、有无合并嵌顿及绞窄提供了较准确的诊断信息
- CT 和 MRI 显示疝囊的解剖位置和疝的内容物，根据疝囊与腹壁下动脉及股静脉关系判断不同类型腹股沟疝

重点推荐文献

[1] Cherian PT，Parnell AP. Radiologic anatomy of the inguinofemoral region：insights from MDCT. AJR Am J Roentgenol, 2007，189（4）：W177-W183.

[2] Suzuki S，Furui S，Okinaga K，et al. Differentiation of femoral versus inguinal hernia：CT findings. AJR Am J Roentgenol, 2007，189（2）：W78-W83.

[3] 仲光熙，姜玉新．腹股沟疝的超声诊断．中国医学影像技术，2003，19（36）：775–776.

[4] 马宏伟，庄忠俭，杨剑等．高频超声在诊断腹股沟斜疝中的应用．上海医学，2008，31（12）：864–865.

典型病例

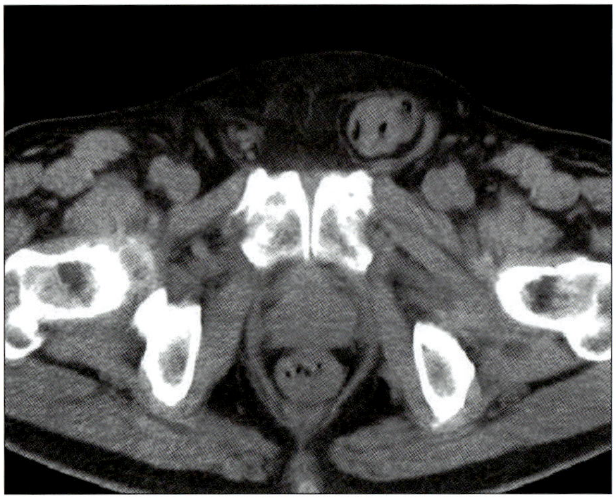

图 1–4–2　左侧腹股沟斜疝

疝囊与精索伴行

三、股疝

【概念与概述】

股疝（femoral hernia）指疝囊通过股环、经股管向卵圆窝突出的疝。股疝的发病率占腹外疝的3% ~ 5%，多见于40岁以上妇女

【病因与病理】

病因

- 女性骨盆较宽阔，联合肌腱及陷窝韧带常发育不全或变薄，导致股环上口宽大松弛加上腹内压增高的诱因，使下坠的腹腔内脏经股环进入股管，自卵圆窝突出，疝内容物多为小肠和大网膜

分类

- 易复性疝
- 难复性疝
- 嵌顿性疝
- 绞窄性疝

解剖

- 股疝疝囊的被盖组织有腹膜外脂肪、股环隔膜、股管内脂肪、筛状板、皮下组织和皮肤等层。疝内容物常为大网膜或小肠，股疝容易嵌顿，一旦嵌顿，可迅速发展为绞窄性疝

【临床表现】

表现

- 在腹股沟韧带下方卵圆窝处出现一半球形的突起

治疗

- 股疝容易嵌顿，一旦嵌顿又可迅速发展为绞窄。因此，诊断确立后应及时手术

【影像学表现】

CT表现

- 股三角在冠状位图像上显示清晰，呈倒三角形低密度区域。当股疝发生时此三角区可被填充或闭塞，据此可以准确的诊断股疝。CT可以清楚显示疝囊的解剖位置和疝的内容物

超声表现

- 高频超声可显示疝囊、疝颈、疝内容物及覆盖组织，判断股疝内容物为大网膜或小肠，提示有否嵌顿或绞窄，对股疝的诊断及鉴别诊断具有重要的临床价值

推荐影像学检查

- 高频超声对股疝的诊断及鉴别诊断有重要的临床价值
- CT可以清楚的显示股三角区的结构，其中冠状位图像价值最大

【鉴别诊断】

- 腹股沟斜疝：位于腹股沟韧带的上内方，不会扩展至腹股沟下方，只会向阴囊或大阴唇方向扩展，多呈带蒂柄的梨形，男性多见。股疝位于腹股沟韧带的下外方卵圆窝处，多见中年以上妇女，股疝通常较小
- 脂肪瘤：有完整的薄纤维包膜，边缘多清楚，无疝颈，不与腹腔相通
- 肿大的淋巴结：呈椭圆形或圆形，边界清楚，有完整的强回声包膜，周边皮质为低回声区，中心髓质为窄条状强回声，部分淋巴结可见凹陷的淋巴结门
- 大隐静脉曲张结节样膨大：可见索条状管道和血流回声

诊断与鉴别诊断要点

- 高频超声显示疝囊、疝颈、疝内容物及被盖组织，与腹腔内容物相通。根据血流声像提示有否嵌顿或绞窄
- CT冠状位图像可以清楚的显示股三角区的结构，三角区被疝内容物填充或闭塞

重点推荐文献

[1] Cherian PT，Parnell AP. Radiologic anatomy of the inguinofemoral region：insights from MDCT. AJR，2007，189（4）：177-1183.
[2] Cherian PT，Parnell AP. The diagnosis and classification of inguinal and femoral hernia on multisecti on spiral CT. Clini Radiol，2008，63（2）：184-192.
[3] 邓义．股疝的 MSCT 诊断．当代医学，2011，17（8）：79–80.
[4] 高岚，薛来平，李晓斌．高频超声对股疝的诊断价值．中国超声诊断杂志，2006，7（3）：226–227.

典型病例

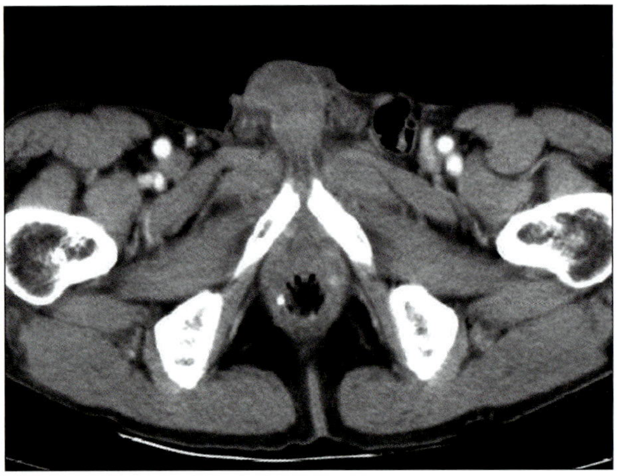

图 1-4-3 **左侧股疝**
疝囊与精索分界清晰

四、半月线疝

【概念与概述】

- 腹膜或腹腔内脏器经腹直肌外侧缘半月线突出，称为半月线疝（spigelian hernia），也称侧腹壁疝
- 同义词：侧腹壁疝（lateral ventral hernia），斯皮格耳疝，Spigelian 疝

【病因与病理】

解剖

- 腹直肌鞘的前、后层在腹直肌外侧缘处愈合，形成半月状、凸向外侧的弧形腱性结构，即半月线，是腹壁的又一薄弱区域。Spigelian 筋膜上起自第 9 肋骨的前缘，下抵耻骨结节，宽为 0.5 ~ 1.0cm，腹直肌鞘的外侧缘为其体表标志。半月线疝带是指髂前上棘连线向上 6 cm 区域内的半月线区，这一区域内的半月线筋膜最宽，约 90% 的半月线疝发生在此区域内

病因

- 腹壁组织炎症、脓肿，或手术后局部组织变性形成薄弱区
- 直接外伤
- 神经损伤使局部组织失去神经支持，抗腹压能力减低

发生机制

- 腹横肌腱膜断裂、或腹内斜肌腱膜和腹横肌腱膜断裂，导致半月线部缺损，腹膜外脂肪或内脏通过半月线的缺损处突出而形成疝。半月线疝最常由半月线和弓状缘的交点处伴随着腹膜突出，常在腹内斜肌与腹外斜肌之间的疏松组织中扩展

【临床表现】

表现

- 症状轻微者只有疝区的疼痛或坠胀感，且常因腹内压增加而加重
- 腹壁外侧包块是主要体征

治疗

- 因嵌顿和绞窄的发生率可达 21%，故应及早手术治疗

【影像学表现】

概述

- 超声、CT 均能比较准确的发现并测量出腹壁缺损及其大小、疝内容物的性质等，对诊断具有帮助

CT 表现

- CT 检查腹膜外脂肪或内脏通过半月线的缺损处突出，可示疝缺损的侧向边界，涉及的腹直肌鞘、肠道和脂肪。还可发现重要的并发症迹象，包括：肠阻塞、肠绞窄、肠嵌闭

超声表现

- 彩色超声可在常规条件下，较清楚地显示疝口的大小、数量及疝块内脂肪、腹膜、有无肠管等情况，并可清晰观察动态变化

推荐影像学检查

- 超声、CT

【鉴别诊断】

- 脂肪瘤

诊断与鉴别诊断要点

- 超声、CT 检查：可见深部不均匀实性软组织经由半月线的缺损处向外突出，疝块大小随腹腔压力而改变

重点推荐文献

[1] Bhatia TP，Ghimire P，Panhani ML. Spigelian hernia. Kathmandu Univ Med J（KUMJ）. 2010，8（30）：241-243.

[2] Deshmukh S，Ghanouni P，Mindelzun R，et al. Computed tomographic diagnosis of appendicitis within a spigelian hernia. J Comput Assist Tomogr, 2010，34（2）：199-200.

[3] 常红 . 部分少见类型腹外疝的超声诊断 . 大连医科大学学报，2010，32（3）：206–208.

[4] Klimopoulos S，Kounoudes C，Validakis A，eta.l Low spigelian hernias：experience of 26 consecutive cases in 24 patients. Eur J Surg，2001，167（8）：631-633.

典型病例

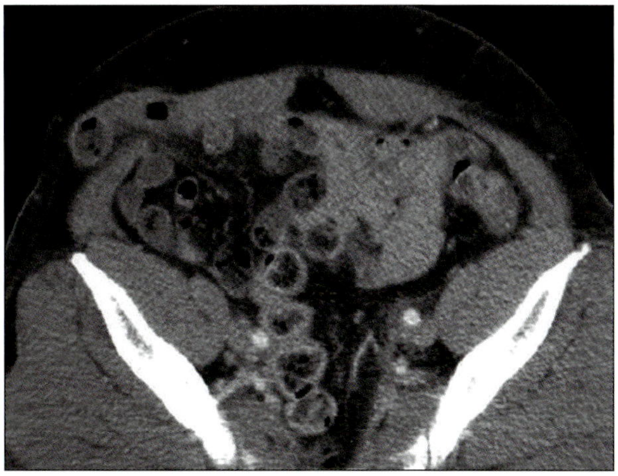

图 1-4-4　右侧半月线疝

五、闭孔疝

【概念与概述】

- 闭孔疝（obturator hernia）是指疝囊通过闭孔突出。多发于老年体弱，多次妊娠生育的女性，其发病率占全部疝的0.073%，而且误诊率高，病死率也高

【病因与病理】

解剖

- 闭孔绝大部分被腱性闭孔膜覆盖，仅在闭孔膜外上缘与耻骨上支之间有一裂隙称闭孔管，斜向前内下方连接盆腔与大腿内收肌。闭孔管内口上方是闭孔沟的起端，外口位于耻骨肌深面。闭孔管只能容纳一指尖，长2～3cm，闭孔神经、血管和脂肪垫紧贴骨盆侧壁经闭孔管外上方穿出

疝形成过程

- 闭孔处出现腹膜外脂肪
- 出现浅的腹膜凹陷并逐渐加深形成疝囊
- 疝囊为内容物所填充

疝突出途径

- 向闭孔外口突出，其疝囊位于闭孔外肌的前方，为最常见的突出途径
- 疝囊自闭孔外肌的中和上束中间突出，沿着闭孔神经后股行走，疝囊位于内收短肌的后方
- 疝囊位于闭孔内外肌及其膜之间，较为罕见

【临床表现】

表现

- 多以肠梗阻为首发症状
- Howship-Romberg征较典型，表现为闭孔神经受压出现大腿内侧疼痛，屈曲大腿常可以缓解疼痛，伸直、内收或向内旋转可加重疼痛
- 阴道指检扪及闭孔区条索样肿物，有触痛

治疗

手术治疗为主

【影像学表现】

概述

- CT可明确显示闭孔疝的直接征象，可显著提高术前诊断准确率，有助于闭孔疝的早期诊断和治疗

X线表现

- 闭孔疝平片主要表现为小肠梗阻，可见空、回肠扩张，肠腔积液及“阶梯”状气-液平面等小肠梗阻征象。但平片对闭孔疝的诊断价值有限，仅在闭孔区有扩张、积液或含气肠曲显示时对诊断有提示作用

CT表现

- 疝侧耻骨上支闭孔沟内（闭膜管内口）、闭孔外肌和耻骨肌之间（闭膜管外口）有疝囊和疝内容物显示
- 疝入闭膜管内口时可见扩张的肠管突然塌陷，管腔变窄，呈“鸟嘴”样
- 疝囊坠入闭膜管内时，见闭孔外肌和耻骨肌之间通常有囊性低密度团块
- 疝囊疝出闭膜管外口时，囊性团块可位于耻骨肌深面与长收肌之间
- 根据疝内肠壁的强化程度评价绞窄和缺血。有效征象：肠壁增厚、水肿或肠壁积气；肠壁不强化或延迟强化；肠系膜浑浊、水肿，血管强化减弱

推荐影像学检查

- CT扫描

【鉴别诊断】

- 股疝
- 腹股沟区肿大淋巴结

诊断与鉴别诊断要点

- 闭孔沟内，闭孔外肌和耻骨肌之间有疝囊和疝内容物显示

重点推荐文献

[1] Ijiri R，Kanamaru H，Yokoyama H，et al. Obturator hernia：the usefulness of computed tomography in diagnosis. Surgery，1996，119（2）：137-140.

[2] Terada R，Ito S，Kidogawa H，et al. Obturatpr hernia：the usefulness of emergent computed tomography for early diagnosis. J Emerg Med，1999，17（5）：883-886.

[3] 陈新月，赵爽，刘荣波 . 闭孔疝的 C T 表现 . 华西医学，2010，25（12）：2195–2197.

[4] 张勇，杜勇，杨汉丰等 . 多层螺旋 CT 对闭孔疝的术前诊断价值 . 临床放射学杂志，2010，29（12）：1644–1647.

典型病例

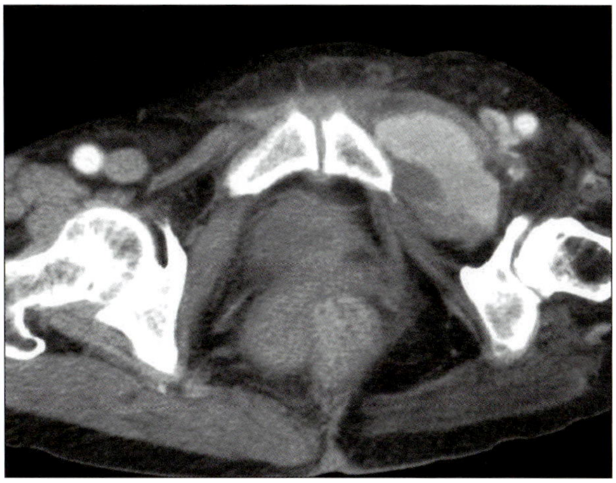

图 1–4–5　左侧闭孔疝
疝囊位于闭孔内、外肌间

第 5 节　腹内疝

一、十二指肠旁疝

【概念与概述】

- 十二指肠旁疝（paraduodenal hernia）在胚胎发育过程中，部分肠管和肠袢被包绕在十二指肠旁的腹膜后隐窝内称为十二指肠旁疝。为最常见的腹内疝类型，约占全部腹内疝的 53%，左侧尤为多见
- 同义词：肠系膜疝，先天性结肠系膜疝，腹膜后疝

【病因与病理】

病因

胚胎发育时中肠扭转异常，使部分小肠或肠袢被包绕在腹膜后隐窝内，即形成十二指肠旁疝

分类

- 左侧型十二指肠旁疝：疝环口在腹部右侧或向右侧开，其前壁血管为肠系膜下动脉。肠袢经 Landzert's 陷窝疝至十二指肠升段的左侧
- 右侧型十二指肠旁疝：疝环口在腹部左侧或开向左侧，其前壁血管为肠系膜上动脉者。肠袢经 Waldeyer's 陷窝疝至十二指肠降段后下方

【临床表现】

表现

- 反复发作的间歇性、痉挛性腹痛，躯干伸直或过伸及进食后加重，伴恶心呕吐、腹胀等病史；或在此基础上突然出现急性肠梗阻的症状
- 可有不完全性或完全性小肠梗阻的体征

治疗

手术治疗

【影像学表现】

概述

- 十二指肠旁疝的临床诊断困难，而影像学检查可在其诊断中发挥重要作用

X 线表现

- 腹部透视或平片：可见偏左或偏右侧的成团小肠，肠管扩张积气或积液，以及肠梗阻的其他征象
- 胃肠钡剂造影：适合于无肠梗阻症状体征的患者
  - 团块状小肠袢聚集在腹部偏左或偏右侧，肠管不易分离
  - 右侧十二指肠旁疝：小肠聚集成疝块、位于右侧腹，病人直立时胃常下垂至疝块的左侧
  - 左侧十二指肠旁疝影：小肠汇聚成卵圆形疝块并位于左侧腹，胃常骑跨在疝块的上方，两者间有一透亮带
  - 钡剂在小肠内通过迟缓，盆腔内小肠袢甚少
- 肠系膜血管造影
  - 右侧十二指肠旁疝可见空肠动脉虽起自肠系膜上动脉的左侧，但朝反方向行走，向右走向小肠
  - 左侧十二指肠旁疝可见肠系膜上动脉在根部的位置不变，但空肠动脉在肠系膜下动脉后面伴随疝入的肠袢而进入降结肠区

CT 表现

- 左侧十二指肠旁疝：疝入肠袢可位于 Treitz 韧带左侧、胃与胰腺之间，或胰腺后方，或横结肠及左侧肾上腺之间，肠系膜血管的改变包括供应疝入肠段的肠系膜血管向疝口处拉伸、纠集、扩张充血，肠系膜下静脉及左结肠动脉升支位于疝囊颈前界并可向左侧移位。常并发肠梗阻或肠缺血
- 右侧十二指肠旁疝：右中腹部小肠肠袢被膜性结构包绕所形成的团块，可见肠梗阻表现，血管的改变包括肠系膜血管充血，肠系膜上动、静脉的空肠支环绕至主干的右后方，以供应疝入的空肠

超声表现

- 可见界限清晰的团块回声，内有或无肠蠕动，团块内部管状或囊状形态随时间及饮食改变

推荐影像学检查

- 腹部 CT 在内疝诊断中提供的价值最大，已成为诊断的首选检查方法

【鉴别诊断】

- 肠梗阻

诊断与鉴别诊断要点

CT 最具诊断特征的是

- 十二指肠悬韧带左侧，胰和胃之间见囊状成簇扩张的小肠肠袢，并由于重力作用压迫胃后壁、下方的十二指肠弯曲处和横结肠
- 供应疝囊内小肠的肠系膜血管在疝囊入口处群集、充盈和拉长，称为“缆绳”征

重点推荐文献

[1] Fernández-Rey CL，Martínez-Álvarez C，Concejo-Cutoli P. Acute abdomen secondary to left paraduodenal hernia：diagnosticby multislice computer tomography. Rev Esp Enferm Dig，2011，103（1）：38-39.
[2] Liao YH，Lin CH，Lin WC. Right paraduodenal hernia：characteristic MDCT findings.Abdom Imaging，2011，36（2）：130-133.
[3] 李琼，白人驹．腹内疝的分型和影像学检查的价值．国外医学临床放射学分册，2007，30（5）：326–329.
[4] 常红．部分少见类型腹外疝的超声诊断．大连医科大学学报，2010，32（2）：206–208.

二、经肠系膜疝

【概念与概述】

经肠系膜疝系肠管经小肠系膜或结肠系膜缺孔突出的疝，为后天性、无疝囊，约占全部内疝的8%。经肠系膜疝为儿童腹内疝的最常见类型，约占35%

【病因与病理】

病因

- 靠近 Treitz 韧带或回盲部的小肠系膜局部先天性缺损
- 手术、创伤及炎症，特别是 Roux-en-Y 吻合术后。Roux-en-Y 吻合结肠后术式造成横结肠系膜缺损，导致术后并发经结肠系膜疝

分类

- 经结肠系膜疝：较常见
- 经小肠系膜疝

【临床表现】

表现

- 肠梗阻症状和体征

治疗

手术治疗

【影像学表现】

概述

- 经肠系膜疝易并发肠绞窄或缺血因此早期诊断和手术治疗至关重要，由于缺乏特异性症状和体征，医学影像检查技术在肠系膜疝的诊断中有着重要的作用

X 线表现

- X 线平片可显示肠梗阻并发症

CT 表现

- 为疝入的肠袢紧邻腹壁，无网膜脂肪被覆，聚集成簇，位于相应结肠的外侧，致邻近结肠向中央移位，如：横结肠向背侧和（或）尾侧移位，升、降结肠向内侧移位；输入及输出段肠管在疝口处受压、拥挤、可呈“鸟嘴征”改变；并可见肠梗阻征象
- 肠系膜血管改变包括肠系膜动、静脉主干向右侧移位，系膜血管向疝口纠集、充血、拉伸、移位
- 疝入的肠袢可发生扭转，形成闭袢性肠梗阻，易致肠缺血，出现相应表现

推荐影像学检查

- CT 为肠系膜疝诊断的首选检查方法

【鉴别诊断】

- 肠梗阻

> **诊断与鉴别诊断要点**
>
> - 对腹腔内解剖结构及肠系膜疝的解剖学位置、影像学表现的熟悉和掌握是肠系膜疝诊断的关键

重点推荐文献

[1] Iannuccilli JD, Grand D, Murphy BL, et al. Sensitivity and specificity of eight CT signs in the preoperative diagnosis of internal mesenteric hernia following Roux-en-Y gastric bypass surgery. Clin Radiol, 2009, 64 (4): 373-380.

[2] Parakh S, Soto E, Merola S. Diagnosis and management of internal hernias after laparoscopic gastric bypass. Obes Surg, 2007, 17 (11): 1498-502.

[3] 李琼，白人驹. 腹内疝的分型和影像学检查的价值. 国外医学临床放射学分册，2007，30（5）：326-329.

[4] Martin LC, Merkle EM, Thompson WM. Reviewof internal hernias: radiographic and clinical findings.AJR, 2006, 186 (3): 703-717.

第 6 节 腹膜腔创伤

一、创伤性腹壁疝

【概念与概述】

创伤性腹壁疝（traumatic ventral hernia）是腹壁承受钝性暴力和腹肌收缩造成腹壁筋膜、肌层甚至腹膜裂开或断裂而皮肤保持完整所形成的疝，创伤性腹壁疝在伤后即刻形成

【病因与病理】

病因

腹部突然受到强大的直接钝性暴力伤，致使腹壁下肌群猛烈收缩而撕裂所致

【临床表现】

表现

- 腹部在创伤后出现包块

治疗

- 创伤性腹壁疝修补成功的关键是腹壁各层解剖清楚对位缝合

【影像学表现】

概述

- 超声和 CT 检查可准确测定疝的数目、大小、部位、疝内容及并发症

X 线表现

- 价值有限，临床疑有腹壁疝，常规显示又不明显时，需加照侧位及俯卧位

CT 表现

- CT 检查可准确了解和测定腹壁疝的数目、大小、部位，疝内容及并发症。疝环缺损的大小；有否隐匿性疝。通过增强造影扫描，还可了解嵌顿性腹壁疝梗阻的肠壁是否存在缺血坏死情况及其程度，以及内容物的情况

超声表现

- 直观了解疝的整体形态、疝环直径、疝内容物及疝囊突出和回纳的途径，诊断疝的类型，并可通过彩色多普勒成像技术显示其血管内血流流通情况
- 超声能清晰观察疝修补材料的大小、形态、位置及与周围组织的整合情况，排除有无血清肿等并发症

推荐影像学检查

- 超声、CT

【鉴别诊断】

- 脂肪瘤
- 肿大的淋巴结

诊断与鉴别诊断要点

- 创伤后腹壁薄弱区向体表突出形成的包块。影像显示疝环、疝内容物及疝囊

重点推荐文献

[1] Schoenmaeckers EJ，van der Valk SB，van den Hout HW，et al. Computed tomographic measurements of mesh shrinkage after laparoscopic ventral incisional hernia repair with an expanded polytetrafluoroethylene mesh. Surg Endosc，2009，23（7）：1620-1623.

[2] Sirikci A，Bayram M，Kervancioglu R. Incisional hernia of a normal gallbladder：sonographic and CT demonstration.Eur J Radiol，2002，41（1）：57-59.

[3] 王好平，陈革，唐健雄等 . CT 检查在腹壁疝诊断中的应用 . 外科理论与实践，2006，11（5）：425-427.

[4] Leppaniemi AK，Haapiainen RK. Selective nonperative management of abdominal stab wounds：prosective，randomized study. World J Sury，1996，20（8）：1101-1105.

典型病例

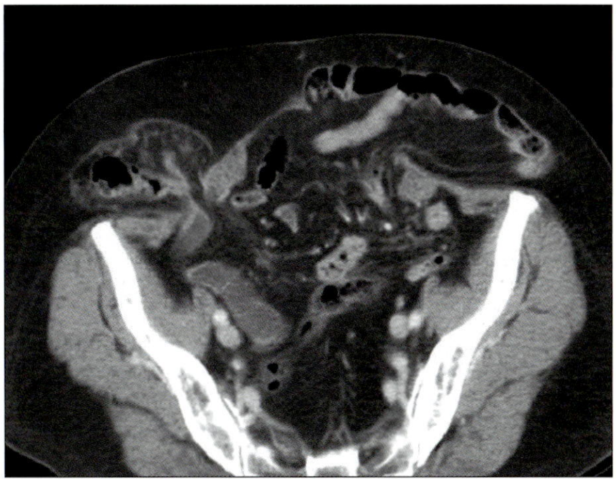

图 1-6-1　创伤性腹壁疝

二、肠系膜创伤

【概念与概述】

肠系膜损伤（mesenterium injury）在腹部闭合性损伤中较肝、脾、小肠等损伤少见。肠系膜创伤常导致系膜血管断裂，导致内出血的发生

【病因与病理】

病因

- 腹部直接受伤是导致肠系膜损伤的主要原因
- 高速度伤中的重力甩脱作用，特别饱餐后，使位置相对固定的肠系膜受到牵拉、撕扯而致损伤（以空肠起始部、回盲部最易受损）

【临床表现】

表现

- 内出血的临床表现

治疗

- 肠系膜损伤致系膜血管撕裂后，出血大多难以自止，累及系膜根部较大血管时，病人很快就会出现休克征象，须急诊行剖腹探查手术

【影像学表现】

概述

- 肠系膜损伤缺少特异性症状和体征，术前诊断困难，CT 检查可协助肠系膜损伤的诊断

X 线表现

- 价值有限

CT 表现

- 无实质脏器损伤的肠系膜浸润及积液是肠管及系膜损伤的早期诊断信息。腹腔或腹膜后积液是肠系膜损伤最常见的 CT 征象，几乎所有的肠系膜损伤 CT 检查均能看到腹腔积液
- 肠内容物外渗。表现为肠袢之间积液呈三角形表现，以及肠管淤涨、肠系膜脂肪模糊不清
- 肠壁内血肿。肠壁偏心或环形增厚，血肿初期为高密度，后期密度减低。肠壁、肠系膜增厚或血肿有损伤定位诊断价值
- 肠系膜浸润或血肿。肠系膜浸润表现为肠系膜脂肪内见网条状、条片状模糊影，提示肠系膜损伤后水肿增厚、脂肪内渗出、出血。肠系膜血管支断裂出血可形成局限高密度血肿，多位于受累系膜的远端，常提示肠管及系膜损伤的部位
- 肠管排列紊乱或肠管扩大。外伤后肠系膜向破口处聚集引起肠管聚拢、排列紊乱；损伤还可导致肠管肿胀、肠腔扩大及肠管积气、积液，多为局限性或节段性分布

超声表现

- 可见肠壁偏心或环形增厚肿胀、肠系膜浸润或血肿，腹腔积液

推荐影像学检查

- 早期行 CT 检查能显示肠及肠系膜损伤的直接征象及多种间接征象，具有高度的敏感性和特异性

【鉴别诊断】

肠系膜缺血和炎症

诊断与鉴别诊断要点

- 肠系膜区域不规则较高密度影聚集，内部均匀，可沿肠系膜走行分布。血管造影在急性期可见破裂出血的血管属支
- 肠系膜浸润、肠管间积液、肠系膜积液及肠系膜增厚。可合并局灶肠损伤、腹腔积血及肠管狭窄梗阻

重点推荐文献

[1] 姚宁，姜朝晖，方晓明等．闭合性肠系膜损伤的诊治分析．腹部外科，2009，22（2）：92–93.
[2] 孙岩，邓开鸿，周济农等．闭合性腹部肠道及系膜损伤CT诊断．临床放射学杂志，1999，18（12）：748–749.
[3] 孙岩，吴恩惠，白人驹．闭合性胃肠道损伤的CT诊断．中国医学影像学杂志，1999，7（1）：74–75.

三、创伤性膈肌破裂

【概念与概述】

创伤性膈肌破裂（traumatic diaphragmatic rupture，TDR）是由于突然加大胸腹腔压力阶差而引起的膈肌破裂，占严重胸腹合并伤的5%。易合并胸腹内脏器的联合损伤

【病因与病理】

病因

- 膈肌受到较高的能量冲击，造成膈肌某个薄弱部位首先破裂，形成膈疝
- 左侧膈肌中心腱是先天性薄弱区，受暴力作用容易发生破裂
- 右侧膈肌破裂往往合并严重肝损伤，伤者死亡率高

分期

根据病情的进展，创伤性膈肌破裂可分为急性期、潜伏期和梗阻期

【临床表现】

表现

- 创伤性膈肌破裂的临床表现不甚典型，易被误诊，主要取决于膈肌裂口的大小，进入胸腔脏器的多少以及是否发生脏器的梗阻和绞窄有关

治疗

膈肌破裂不会自愈，故一旦明确诊断，都应积极行手术治疗

【影像学表现】

概述

CT对创伤性膈肌破裂的诊断稳定可靠

X线表现

- 胸腔下部拱形软组织不透明影，所谓的“假性膈肌”影
- 膈肌穹隆影消失或抬高影
- 原膈肌位置出现的外来密度影或气泡影
- 盘状肺不张影
- 纵隔向健侧移位 / 肋骨骨折

超声表现

超声检查发现膈肌连续性中断（合并胸腔积液时更易显示），是诊断膈肌破裂的直接征象，或表现为膈肌模糊不清或局限性缺损

CT表现

CT对创伤性膈肌破裂的诊断主要依赖于破裂的膈肌边缘的不连续性和周围的脂肪或肺组织因密度差而“凸现”出来

主要表现有：

- 膈肌中断与部分膈肌不能辨认为膈肌破裂的直接征象
- 膈肌增厚与中心腱条带征。断端膈肌增厚或膈肌脚增厚，均可能代表断裂膈肌瓣叶的回缩或膈肌肌间的血肿
- 腹腔内容物疝入胸腔（膈疝征）与项圈征（或领口征）
- 合并血气胸、血气腹、肝脾损伤或邻近部位骨折等

推荐影像学检查

- CT是相对可靠而稳定的无创性检测方法

【鉴别诊断】

先天性膈疝

诊断与鉴别诊断要点

- 胸内疝入脏器征、项圈征、膈肌缺损征是膈肌左侧损伤诊断的有价值征象。膈肌右侧损伤通常难以诊断，膈肌节段性增厚征象有协助诊断的价值

重点推荐文献

[1] Sandstrom CK，Stern EJ. Diaphragmatic hernias：a spectrum of radiographic appearances. Curr Probl Diagn Radiol，2011，40（3）：95-115.

[2] Karangelis D，Karkos C，Tagarakis G，et al. Traumatic diaphragmatic rupture：a silent killer.Am Surg，2011，77（3）：E55-E56.

[3] 熊燕，白红利，张军等. 膈肌破裂的 CT 表现. 临床放射学杂志，2010，29（12）：1652-1655.

[4] Iochum S，Ludig T，Walter F，et a.l Imaging of diaphragmatic injury：a diagnostic challenge? Radio Graphics，2002，22（16）：S103-116.

典型病例

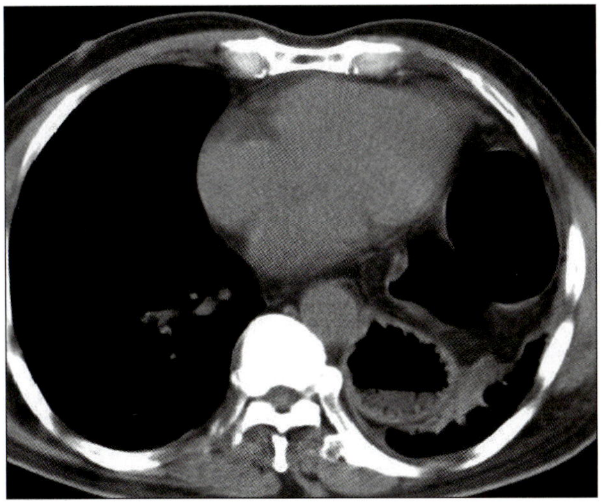

图 1-6-2 **左侧膈疝**
胃及脾曲结肠位于左侧胸腔内

第 7 节 腹膜良性肿瘤

一、肠系膜囊肿

【概念与概述】

肠系膜囊肿（meseenteric cyst），是指位于肠系膜一种良性囊肿，系肠系膜淋巴管膨大、囊肿化，故又称为肠系膜乳糜囊肿

- 按形态学分为：单发性囊肿，多发性囊肿，弥漫性囊肿
- 按病因学分为；先天性（胚胎发育）囊肿：如皮样囊肿，浆液性囊肿；创伤性囊肿：如外伤性血肿，乳糜囊肿；感染性囊肿：如淋巴管瘤

【病理与病因】

一般特征

- 多为单个，少数为多发。60% 位于小肠系膜；24% 位于结肠系膜；16% 位于腹膜后
- 病因学

先天性囊肿：常见为肠源性囊肿与结肠系膜囊肿

肿瘤性囊肿：多为淋巴管瘤，可为囊性或海绵状淋巴管瘤

创伤性囊肿：因肠系膜钝挫伤使两层系膜分离，

淋巴液潴留形成囊肿

寄生虫囊肿：见于肝包虫囊肿破裂后

病理学

- 多为单个、单房性囊肿，偶有多发或者多房囊肿
- 直径为 2 ~ 25cm，最大者可充满整个腹腔，呈无张力的圆形或者椭圆形，靠近肠管者多呈哑铃状
- 不同类型的囊肿具有不同的组织学表现

【临床表现】

表现

- 最常见症状与体征是腹部包块与腹痛
- 其他症状与体征，腹胀、腹泻、腹部不适、食欲减退或低热等

预后

大多数病人手术治疗预后良好

治疗

最有效的治疗是手术切除

【影像学表现】

概述

- 最佳诊断依据：腹膜或腹膜后囊性肿物

X 线表现

- X 线表现；不一定有阳性发现，但能排除泌尿系或胃肠道疾病
- 腹部平片；可见软组织影；皮样囊肿及包虫囊肿壁钙化时，可显示环形钙化影，皮样囊肿偶可见牙齿、骨骼等结构
- 钡餐或钡灌肠造影；可见肠道受压移位等表现

CT 表现

- 平扫 CT
  - 位于肠系膜囊性占位，囊壁光整
  - 部分囊壁可见斑点状钙化
  - 周围肠道、组织器官被推挤移位
- 增强 CT

囊壁轻度强化或不强化

MRI 变现

- T1 加权：边界清楚、均匀或欠均匀囊性低信号
- T2 加权：高信号的肠系膜肿物，少数可见分隔或多房性

超声表现

- 圆形或椭圆形肿物
- 有完整包膜
- 肠系膜局部见液性暗区
- 可压缩性

推荐影像学检查

- 最佳检查法；CT 平扫或 CT 增强
- 检查建议：用水或者经口服对比剂扩张小肠袢；冠矢状位重建技术对病变大小及与周围组织关系很有帮助

【鉴别诊断】

- 卵巢囊肿：常见于卵巢区域，与卵巢关系紧密的囊性肿物
- 胰腺囊肿：常继发于胰腺炎后形成的假性囊肿
- 包裹性腹腔积液：继发于腹腔感染性病变

重点推荐文献

[1] Huis M，Balija M，Lez C，et al. Mesenteric cysts.Acta Med Croatica，2002，56，3：119-123.

[2] Datta S，Pal S. An unusual presentation of a mesenteric lymphangioma，J Indian Med Assoc, 2010 9：108（9）：606-608.

[3] Santana WB，Poderoso WL，Alves JA，et al. Medenteric cyst-clinical and pathological aspects. Rev Col Bras Cir, 2010，37（4）：260-264.

[4] Liu Y，Peng Y，Li J，Zeng J，et al. MSCT manifestations with pathologic correlation of abdominal gastrointestinal tract and mesenteric tumor and tumor-like lesions in children：a single center experience. Eur J Radiol，2010，75（3）：293-300.

[5] Johnson PT，Horton KM，Fishman EK. Nonvascular mesenteric disease：utility of multidetector CT with 3D volume rendering. Radiographics，2009，29（3）：721-740.

二、硬纤维瘤

【概念与概述】

硬纤维瘤（desmiod tumor）是一种少见的良性肌腱膜过度增生，又称韧带样瘤

【病理与病因】

一般特征

- 发病

发生于肌肉、腱膜和深筋膜等处，十分坚硬。可全身各处发生，多见于腹壁、腹腔内及骨骼肌内

- 病因学

病因不明，可能与外伤、妊娠手术及全身结缔组织异常有关

- 妊娠过程中血中雌激素升高加之生产过程可能造成腹壁损伤等原因是硬纤维瘤好发于成年女性的原因

病理特征

- 病变呈棕褐色 - 白色，发亮，质坚韧如橡皮，常常浸润性生长

镜下

- 宽大成束、形态温和的梭形细胞及胶原纤维组成
- 梭形细胞具有肌纤维母细胞的表现，核质比低，很少见到核分裂
- 基质可为胶原化至局部黏液样变，也可出现瘢痕疙瘩样胶原

【临床表现】

表现

- 常见症状 / 体征：无痛性腹壁质硬肿块
- 肿瘤增大压迫邻近组织器官时，可伴有疼痛，麻木不适

预后

- 可以局部浸润性生长，并累及邻近组织结构，有约 20% 的复发率，但无转移

治疗

- 方法可选手术放疗和药物保守治疗，由于其有恶变可能，多数学者认为应及早手术切除

【影像学表现】

X 线表现

- X 线摄片，可能无阳性发现

CT 表现

- 腹壁肿块，与肌肉呈等密度或稍低密度，与腹壁肌肉分界不清，密度均匀或不均匀，增强后病灶中等度或显著强化

MRI 表现

- 腹壁肌肉内占位性病变，T1WI 呈等信号或稍高信号，T2WI 呈高信号，增强与 CT 相似

推荐影像学检查

- 增强 CT

【鉴别诊断】

- 神经纤维瘤：T1WI 呈低信号，T2WI 呈高信号，增强后强化不明显
- 淋巴瘤：多数伴发淋巴结肿大
- 转移瘤：多有原发性肿瘤，腹膜及腹腔脏器多发转移灶

诊断与鉴别诊断要点

- 肿瘤边界不清，信号不均匀，包绕神经血管束，侵犯邻近骨质
- 硬纤维瘤大多呈梭形，无囊变坏死区，瘤内见 T1WI、T2WI 均呈低信号的片状或条带状区

重点推荐文献

[1] Wilhelm A，Jolles HI，Krishna M. Anterior mediastinal desmoid tumor with CT and MR imaging. J Thorac Imaging，2007，22（3）：252-255.

[2] Kreuzberg B，Koudelova J，Ferda J，et al. Diagnostic problems of abdominal desmoid tumors in various locations. Eur J Radiol，2007，62（2）：180-185.

[3] Munqas JE，Platz CE，Block GE. Desmoid tumors of the abdominal wall. Surq Clin North Am，1976，2：56（1）：207-218.

[4] Venkat D，Levine E，Wise WE. Abdominal pain and colonic obstruction from an intra-abdominal desmoid tumor. Gstroenterol Hepatol，2010，10：6（10）662-665.

第 8 节 腹膜恶性肿瘤

一、间皮瘤

【概念与概述】

间皮瘤（mesothelioma），是腹膜浆膜面原发的肿瘤

- 同义词：良性囊性间皮瘤，多房腹膜囊肿，囊性腹膜间皮瘤，多囊腹膜间皮瘤

【病理与病因】

病理特征

- 沿浆膜面生长的实质性肿瘤
- 包绕和浸润邻近脏器
- 钙视网膜蛋白，角蛋白，弹性蛋白和血栓调节蛋白免疫染色阳性
- 三个组织学类型
  - 上皮型 54%
  - 肉瘤型 21%
  - 混合型 25%

病因

- 遗传学：不同组合中有 1p，3p，6q，9p，15q 和 22q 的丢失
- 恶性间皮瘤：与接触石棉有关
- 良性囊性间皮瘤：与石棉无关

【临床表现】

表现

- 最常见体征 / 症状
  - “疼痛为主”型：以肿物为主，腹水少
  - “腹水为主”型：腹胀
- 临床病史：恶性间皮瘤有石棉接触史

预后

- 预后极差，平均生存 6 个月
- 单发的肿瘤比弥漫性腹腔内肿瘤预后好
- 良性囊性间皮瘤：非致命性的，但容易局部再发

治疗

减瘤手术和联合腹腔内化疗的腹膜切除

【影像表现】

概述

- 最佳诊断依据：腹膜或网膜肿物，伴有胸膜钙化斑
- 部位
  - 60% 的恶性间皮瘤出现在胸腔
  - 20% ～ 30% 的恶性间皮瘤出现于腹膜
  - 也可能出现在心包、鞘膜
- 大小：局部的肿物可以从几毫米到几厘米
- 形态学
  - 纤维增生形：腹膜表面增厚并包绕脏器的弥漫性疾病
  - 局限形：上腹大的肿瘤包块，并有腹膜散在的结节

X 线表现

- 腹膜间皮瘤中 50% 有胸膜钙化斑，而胸膜间皮瘤中只有 20% 有胸膜钙化

CT 表现

- 平扫 CT
  - 胸膜钙化斑
  - 腹膜肿物的钙化则不常见
- 增强 CT
  - 由于肠系膜血管被包绕和拉伸，肠系膜呈放射状和增厚改变
  - 沿网膜和腹膜生长的肿物
  - 沿浆膜表面播散并直接侵入临近脏器，尤其是结肠和肝
  - 腹水量不等
  - 良性囊性间皮瘤：低密度的多房性囊性肿物；可以有钙化

MR 表现

- T1 加权
  - 中低信号网膜和腹膜肿物，包裹内脏
  - 良性囊性间皮瘤：低信号的多囊性肿物
- T2 加权
  - 高信号的腹膜结节
  - 出血可继发液 - 液平面
  - 良性囊性间皮瘤：中到高信号的多房性囊性肿物
- T1 增强
  - 腹膜增厚和结节有增强效应
  - 脂肪抑制序列可使得强化的肿物更清晰

超声表现

- 低回声、分层的腹膜肿物，内可有包绕的肠系膜或网膜脂肪
- 增厚的网膜

- 良性囊性间皮瘤：多房，薄壁的囊性盆腔肿物，内有无回声区域

核医学表现

- 镓扫描结果可见弥漫性浓聚

推荐影像学检查

- 增强 CT
- 检查建议：用水或经口对比剂来扩张小肠袢

【鉴别诊断】

- 腹膜转移瘤：原发灶多为腺癌，如卵巢，胃，结肠，胰腺
- 腹膜假性黏液瘤：低密度的腹膜肿物，可使脏器浆膜表面呈扇形扭曲
- 腹膜结核：高密度的腹水（25 ~ 45Hu），腹膜广泛受累，光滑的增厚腹膜有明显的强化，淋巴结通常出现于肠系膜，网膜和胰腺周围

诊断与鉴别诊断要点

- 沿网膜和腹膜生长的肿物
- 肠系膜血管被包绕和拉伸，肠系膜呈放射状和增厚
- 沿浆膜表面播散并直接侵入临近脏器
- 良性囊性间皮瘤可以有钙化

重点推荐文献

[1] Yamada S，Tabata C，Tabata R，et al. Clinical significance of pleural effusion mesothelin in malignant pleural mesothelioma，Clin Chem Lab Med，2011，1：22.（Epub ahead of print）.

[2] Gill RR. Imaging of mesothelioma. Recent Results Cancer Res，2011，189：27-43.

[3] Salahudeen HM，Hoey ET，Robertson RJ，et al. CT appearances of pleural tumours. Clin Radiol，2009，64（9）：918-930.

[4] 赵亚刚，郭学刚，周兰等，原发性恶性腹膜间皮瘤临床回顾分析，中国医师杂志，2003 6：5（6）：777-778.

[5] 匡黎，谢正强，腹膜间皮瘤研究进展，现代肿瘤学，2008 16（2）：314-319.

典型病例

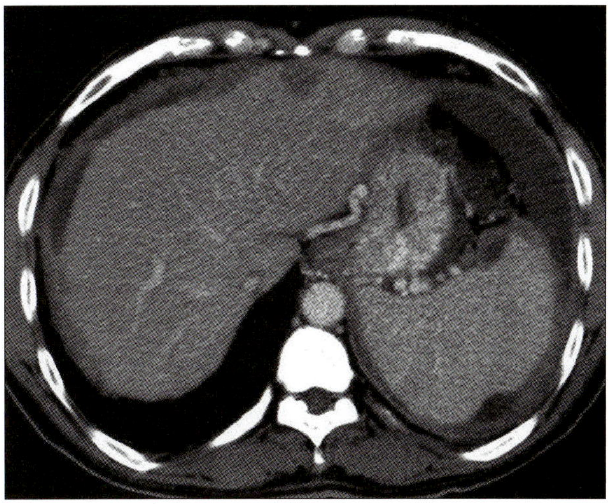

图 1-8-1　间皮瘤

腹膜明显增厚，局部呈结节或梭形

二、腹膜转移瘤

【概念与概述】

腹膜转移瘤（peritoneal metastasis），是指身体其他部位的恶性肿瘤种植转移到腹膜形成病灶

【病理与病因】

病理特征

- 腹膜多发结节样或融合肿块病灶，晚期腹膜呈饼状改变
- 不同的原发恶性肿瘤的组织学类型决定腹膜转移性肿瘤的组织学镜下特征

病因学

  - 原发恶性肿瘤种植于腹膜
  - 常见与消化系统恶性肿瘤、盆腔恶性肿瘤种植转移

【临床表现】

表现

- 常见的体征/症状：腹痛、腹胀、腹部不适，腹水
- 有原发恶性肿瘤病史

预后

- 预后差

治疗

- 内科保守治疗为主，腹腔灌注药物化疗

【影像学表现】

概述

- 最佳诊断依据：腹膜或者网膜多发结节或融合肿块
- 多发或者弥漫性分布于腹膜
- 结节大小不等，部分可融合呈团块

X 线表现

- 基本无阳性表现

CT 表现

- 平扫 CT
  - 腹膜增厚，结节状、条带状、融合肿块状
  - 网膜异常，结节状、污垢状、饼状
  - 腹腔积液，中到大量腹水常见
  - 腹膜囊实性占位
  - 肠管壁增厚
- 增强 CT

  增厚腹膜强化不均，结节、肿块轻度-中度强化

MRI 表现

- T1 加权
  - 等低信号腹膜和或网膜结节肿物
  - 融合肿物可有液化坏死
- T2 加权
  - 等低信号肿物
  - 液化坏死区呈高信号
- T1 增强
  - 增厚腹膜或结节有强化效应

超声表现

- 等回声结节、肿块，增厚的腹膜或网膜

核医学表现

- 弥漫性腹膜和网膜浓聚

推荐影像学检查

- 增强 CT

【鉴别诊断】

- 腹膜间皮瘤：沿网膜和腹膜生长的肿物；沿浆膜面播撒并直接侵入邻近脏器；腹水量不等，大量腹水少见
- 腹膜结核：多数伴淋巴结肿大，环形强化；腹水密度较高；腹膜均匀增厚，强化均匀；腹膜及系膜水肿

诊断与鉴别诊断要点

- 网膜或肠系膜弥漫性不规则增厚，多为壁腹膜，或呈宽带状，或为结节状，实块软组织影
- 网膜肠系膜“夹心饼”样征象
- 腹水或多或少

重点推荐文献

[1] Coakley FV，Choi PH，Gougoutas CA，et al. Peritoneal metastases：detection with spiral CTin patients with ovarian cancer. Radiology，2002，223（2）：495-499 .

[2] Scatarige JC，Urban BA，Horton KM，et al. Visual Survey of Cancer Dissemination：Classic Patterns on Helical CT. Abdomen and Pelvis .J Comput Assist Tomogr，2001，25（6）：827-835 .

[3] 谢琦，吴沛宏，陈胜利等，腹膜转移瘤的螺旋 CT 与手术病理对照研究 . 中华肿瘤杂志，2002 3，24（2）：170-173.

[4] 董国礼，刘兴华，翟昭华等 . 多层螺旋 CT 检查在腹膜转移瘤诊断中的价值 . 放射学实践，2009 7，24（7）：763-767.

[5] 姚晋 闵鹏秋 黄娟，腹膜转移瘤的 CT 征象，中国普外基础与临床杂志，2005，11，12（6）：620-624.

典型病例

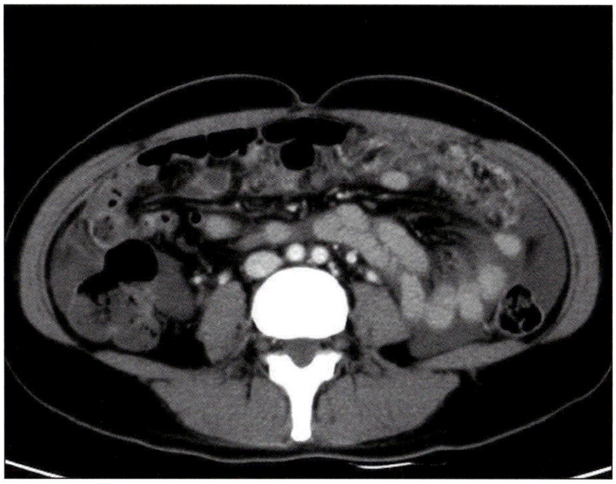

图 1–8–2　**腹膜转移瘤**
胃癌大网膜转移，呈斑片和结节样强化

三、腹膜假性黏液瘤

【概念与概述】

腹膜假性黏液瘤（pseudomyxoma peritonei，PMP），是发生于腹腔壁层、大网膜及肠壁浆膜面的低度恶性黏液性肿瘤

【病理与病因】

病理特征

- 腹腔及腹膜腔胶冻样黏液、淡血性黏液性腹水
- 组织学来源：45% 来源于卵巢；29% 来源于阑尾；26% 来源于不定
- 大黏液池伴血管充血和慢性炎细胞浸润，黏液中可见腺上皮

病因学

- 与卵巢黏液性囊肿、卵巢黏液性囊腺瘤或阑尾黏液囊肿破裂而形成有关
- 上皮细胞刺激腹膜，引起炎性反应，分泌黏液

【临床表现】

表现

- 常见体征 / 症状：进行性腹胀、腹痛和腹部包块；移动性浊音阳性；消瘦；消化道梗阻。部分患者有阑尾、卵巢手术病史

预后

- 积极手术治疗加用化疗和放疗预后较好，极少转移
- 5 年生存率 45%，10 年生存率 40%
- 40% 容易复发需再次手术或化疗

治疗

- 早期手术切除和联合腹腔化疗
- 手术切除囊肿后行腹腔内照射可改善生存率

【影像学表现】

X 线表现

- 腹部平片和胃肠道钡剂检查一般无异常改变

CT 表现

- 平扫 CT

- 腹水，可见脏器表面形成扇贝状压迹，此征象较为典型
- 腹腔、盆腔内囊性密度肿块，密度均匀，CT 值高于水，囊壁厚度可不一致
- 可显示原发灶及网膜、腹膜及肠系膜浸润改变，部分可出现脐疝

- 增强 CT
  - 边缘性强化

MRI 表现

- 腹腔大量长 T1、T2 信号腹水，其内可见不规则、不均匀等 T2 信号
- 增强 MRI 囊壁明显强化
- 脏器表面可见扇贝状压迹

超声表现

- 腹腔大量液性暗区略呈灰白色，其内弥漫分布粗大光点、光斑
- 腹腔内壁或肠壁不规则小囊状无回声区，囊壁光整
- 腹腔内大片状蜂窝状无回声区界线不清，其内可见细小点状回声伴随体位飘动

推荐影像学检查

超声检查

【鉴别诊断】

- 感染性腹腔积液：常继发肺、肠结核，结核毒血症状。CT 表现包裹性腹腔积液，腹膜增厚，网膜及肠系膜广泛薄雾状改变
- 恶性腹腔积液：多有原发性恶性肿瘤病史，多无腹膜黏液团表现，表现为腹部结节或弥漫性腹膜增厚，腹水呈囊实性，常伴有胸腔积液或胸膜斑

诊断与鉴别诊断要点

- 腹、盆腔内囊样密度肿块，密度高于水，可有边缘性强化及分隔结构
- 腹腔内大量积液伴有絮状或线性分隔样高密度影，可形成扇贝状压迹
- 内脏表面黏液结节合并肝、脾表面局灶性压迹

重点推荐文献

[1] Ovidiu B，Victor M，Florin R，et al. The management of primitive retroperitoneal tumors—problems of clinical，imaging diagnosis，and treatment. J Med Life，2008，1（3）：334-342.

[2] Yan TD，Haveric N，Carmignani CP，et al. Computed tomographic characterization of malignant peritoneal mesothelioma. Tumori，2005，91（5）：394-400.

[3] Hopkons ML，Depetrillo AD，Le T，et al.Pseudomyxoma oeritonei：a case series and review of the literature.Int J Gynecol cancer，2005，15（1）：32-36.

[4] Dixit A，Robertson JH，Mudan SS.Appendiceal mucocoeles and.World J Gastroenterol，2007，13（16）：2381-2384.

[5] Jivan S，Bahal V. pseudomyxoma peritonei. Postgrad Med，2002，78（917）：170-172.

主要参考文献

[1] Heller MT，Shah A，Furlan A. MDCT of acute conditions affecting the mesenteric vasculature. Clin Radiol，2014，69(7)：765-772.

[2] Patel RR，Planche K. Applied peritoneal anatomy. Clin Radiol，2013,68(5)：509-520.

[3] McLaughlin PD，Filippone A，Maher MM. Neoplastic diseases of the peritoneum and mesentery. AJR Am J Roentgenol，2013，200(5)：W420-430

[4] Gollub MJ，Maas M，Weiser M，et al. Recognition of the anterior peritoneal reflection at rectal MRI. AJR Am J Roentgenol，2013,200(1)：97-101.

[5] Mechanisms of injury and CT findings in bowel and mesenteric trauma. Clin Radiol，2014，69(6)：639-647.

[6] Wasnik AP，Maturen KE，Kaza RK，et al. Primary and secondary disease of the peritoneum and mesentery：review of anatomy and imaging features.Abdom Imaging，2014，

Sep 5. [Epub ahead of print]

[7] McLaughlin PD, Filippone A, Maher MM. The "misty mesentery": mesenteric panniculitis and its mimics. AJR Am J Roentgenol, 2013, 200(2): W116-123.

[8] Satoh Y, Ichikawa T, Motosugi U, et al. Diagnosis of peritoneal dissemination: comparison of 18F-FDG PET/CT, diffusion-weighted MRI, and contrast-enhanced MDCT. AJR Am J Roentgenol, 2011, 196(2): 447-453.

[9] Masha L, Bernard S. Grey Turner's sign suggesting retroperitoneal haemorrhage. Lancet, 2014, 383(9932): 1920.

[10] Tan CH, Peungjesada S, Charnsangavej C, Bhosale P. Gastric cancer: Patterns of disease spread via the perigastric ligaments shown by CT. AJR Am J Roentgenol, 2010, 195(2): 398-404.

[11] Ti JP, Al-Aradi A, Conlon PJ, Lee MJ, et al. Imaging features of encapsulating peritoneal sclerosis in continuous ambulatory peritoneal dialysis patients. AJR Am J Roentgenol, 2010, 195(1): W50-54.

[12] Chen N, Min PQ, Liu ZY, et al. Radiologic and anatomic study of the extraperitoneal space associated with the rectum. AJR Am J Roentgenol, 2010, 194(3): 642-652.

[13] Lopera JE, Trimmer CK, Lamba R, et al. MDCT angiography of mesenteric bypass surgery for the treatment of chronic mesenteric ischemia. AJR Am J Roentgenol, 2009,193(5): 1439-1445.

[14] Barajas RF Jr, Yeh BM, Webb EM, et al. Spectrum of CT findings in patients with atrial fibrillation and nontraumatic acute abdomen.AJR Am J Roentgenol, 2009,193(2): 485-492.

[15] Hazirolan T, Metin Y, Karaosmanoglu AD, et al. Mesenteric arterial variations detected at MDCT angiography of abdominal aorta. AJR Am J Roentgenol. 2009,192(4): 1097-1102.

[16] Delabrousse E, Lubrano J, Jehl J, et al. Small-bowel obstruction from adhesive bands and matted adhesions: CT differentiation.AJR Am J Roentgenol, 2009,192(3): 693-697.

[17] Furukawa A, Kanasaki S, Kono N,et al. CT diagnosis of acute mesenteric ischemia from various causes. AJR Am J Roentgenol, 2009, 192(2): 408-416.

[18] Rivera-Sanfeliz G. Percutaneous abdominal abscess drainage: a historical perspective. AJR Am J Roentgenol, 2008,191(3): 642-643.

[19] Alaker M, Mathias J. Internal herniation through a defect in the transverse mesocolon. BMJ Case Rep, 2014, 23;2014.

[20] Obeid A, McNeal S, Breland M, et al. Internal hernia after laparoscopic Roux-en-Y gastric bypass. J Gastrointest Surg, 2014,18(2): 250-255.

[21] Kim SW, Kim HC, Yang DM, et al. The prevesical space: anatomical review and pathological conditions.Clin Radiol, 2013, 68(7): 733-740.

[22] Salar O, El-Sharkawy AM, Singh R, et al. Internal hernias: a brief review. Hernia, 2013, 17(3): 373-377.

[23] Reddy SA, Yang C, McGinnis LA, et al. Diagnosis of transmesocolic internal hernia as a complication of retrocolic gastric bypass: CT imaging criteria. AJR Am J Roentgenol, 2007, 189(1): 525-525.

[24] Federle MP, Pan KT, Pealer KM. CT criteria for differentiating abdominal hemorrhage: anticoagulation or aortic aneurysm rupture? AJR Am J Roentgenol, 2007,188(5): 1324-1330.

[25] Elsayes KM, Staveteig PT, Narra VR, et al. MRI of the peritoneum: spectrum of abnormalities. AJR Am J Roentgenol, 2006, 186(5): 1368-1379.

[26] Holden C, Hennessy O, Lee WK. Diffuse mesenteric extramedullary hematopoiesis with ascites: sonography, CT, and MRI findings. AJR Am J Roentgenol, 2006, 186(2): 507-509.

（伍　兵）

2 食 管

第1节 概 述

一、解剖

- 食管是消化道最上部，为一富有弹性的肌性管腔，上接漏斗状的喉咽部，下通胃贲门，分颈段与胸段食管，胸段食管又分为胸上段、胸中段与胸下段三部分。食管壁厚度为 3 ～ 4mm，共有 4 层，即黏膜层、黏膜下层、肌层与纤维层。黏膜层有复层鳞状上皮、固有膜与黏膜肌；黏膜下层为疏松的弹性结缔组织，含有食管腺体；肌层由内环状肌与外纵行肌两种肌纤维组成，肌层内包括平滑肌与横纹肌，横纹肌在食管上端，平滑肌在食管中部以下。肌层之外裹有薄层结缔组织，形成食管的外膜，但不存在浆膜层
- 食管的主要动脉有甲状腺下动脉、胸主动脉食管支、胃左动脉与脾动脉，食管动脉也可起源于支气管动脉、右肋间动脉或左膈下动脉，另有一些动脉可能分支营养食管。食管上段静脉经甲状腺下静脉汇入上腔静脉；中段回流至奇静脉，下段静脉注入门静脉系统
- 食管黏膜内淋巴管多，食管淋巴回流趋势为，纵向引流大于横向环形引流，食管的上 2/3 主要引流向口侧，下 1/3 主要引流向肛侧，故食管癌多纵向远处淋巴转移

二、检查方法

【吞钡透视检查】

- 目前该项检查分为咽部检查及食管检查。咽部多用“咽钡一口”法透视或快速摄片。多用于吞咽功能的评估及异物的检查（图 2-1-1）。有文献提及通过吞服不同性状的含钡食物，评估脑卒中患者吞咽功能，患者是否存在吞咽功能紊乱（图 2-1-2），尽可能找出患者合适的食物性状。临床工作中，还通过直接吞钡或者棉钡混合剂诊断食管异物的位置及大致形态，尤其是对于放射线阴性的异物，比如鱼刺

【吞钡摄影检查】

- 吞钡摄影检查现在多用于观察患者心脏大小，检查时患者先口服一口调和好的钡剂，口里含一口，患者吞服钡剂同时摄片。该检查主要通过右前斜位、左侧位观察左心房大小（图 2-1-3）。也可以作为观察右心房及左心室增大的参考，但目前已很少应用于临床

【食管钡餐造影检查】

通过钡餐黏膜相及充盈相观察食管病变。观察食管在不同充盈状态时黏膜皱襞的形态，观察食管蠕动的过程。主要分以下几种方式：

- 单对比检查

单纯通过一种造影剂于后前位及左、右前斜位进行观察；如果怀疑食管裂孔疝（图 2-1-4），还需采取头低位并憋气或腹部加压法。先口服一小口，观察黏膜皱襞形态，显示比较细微的黏膜病变；然后快速吞服一大口观察食管充盈时食管腔内的情况，观察病变范围、食管蠕动功能及排空

- 双对比检查

该检查目前应用较少，主要是通过产气粉

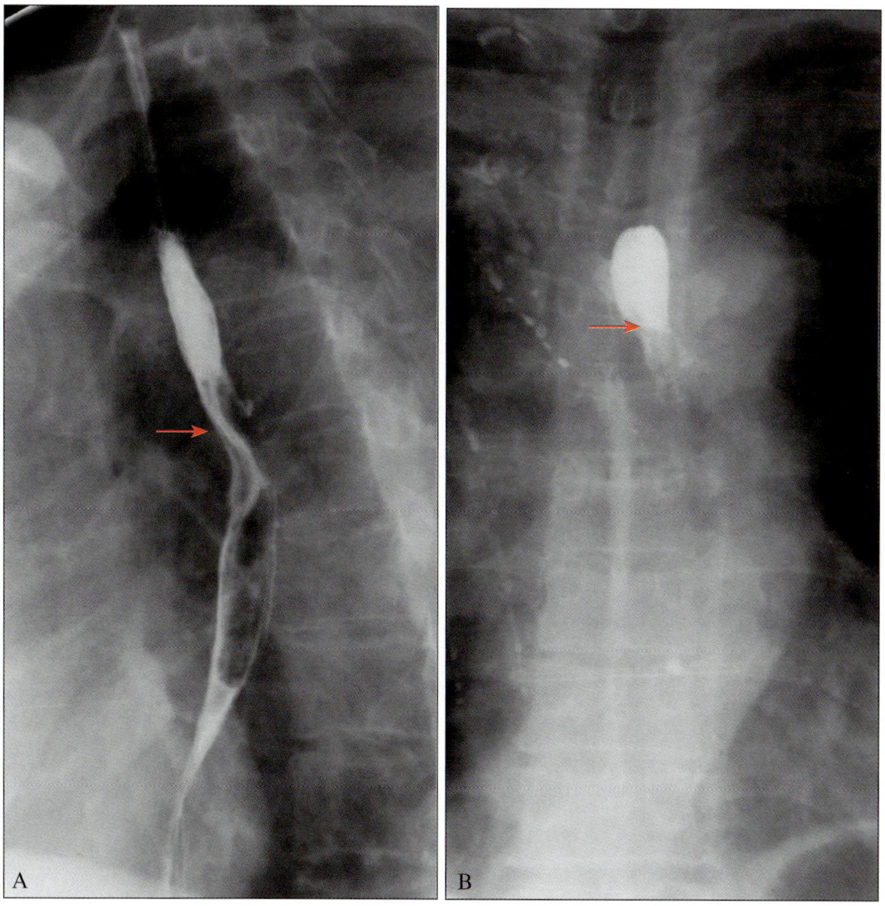

图 2-1-1　食管异物棉丝钡透

A. 左斜位，食管上段钡棉混合物滞留；B. 后前位，3 分钟后吞入清水，钡棉混合物仍滞留

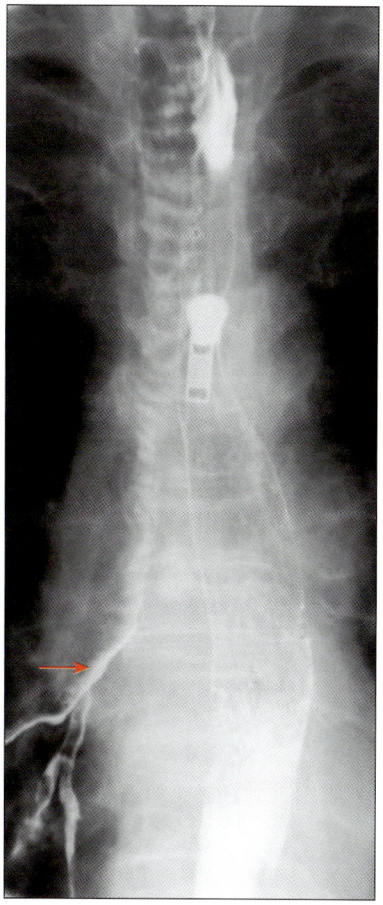

图 2-1-2　吞咽功能紊乱

男性，73 岁，造影剂进入右侧支气管及分支

与造影剂同时服用观察咽部及食管病变。咽部通过“咽钡一口”法，嘱患者一次用力高声发音“E…”“O…”“A…”，在发音时摄片，显示咽部解剖节结构细节及发音相关结构变化

【食管碘剂造影检查】

- 该项检查主要应用于食管气管瘘（图 2-1-5）、怀疑先天性食管闭塞以及近期内食管静脉破裂大出血患者。肠梗阻患者也可以用碘剂进行造影检查

【CT 检查】

- CT 检查是食管许多疾病检查很重要的手段。结合增强扫描，CT 检查对于食管良恶性肿瘤的诊断及鉴别诊断，尤其是明确病变是否侵袭气管及主动脉等纵隔结构，是否有淋巴结转移情况很重要
- 目前 CT 的容积扫描模式能提供食管病变的三维图像（图 2-1-6），并对三维适形放疗治疗方案的个体化设计很有价值
- CT 对于食管穿孔、食管气管瘘等病变同样具有诊断意义。国内外还有研究者通过口服阳性造影剂显示食管病变，甚至通过多排螺旋 CT 血管造影显示食管相关动脉

【磁共振检查】

磁共振技术的不断进步推动了食管 MR 的检查。通过呼吸门控及心电门控扫描，食管肿瘤的 MR 检查逐步应用于临床（图 2-1-7）。其优点在于不用注射造影剂即能多方位显示肿瘤与大血管的关系；食管周围脂肪显示清晰，能反应肿瘤外侵的情况。矢状位可较好的显示肿瘤的范围。缺点是运动伪影仍很明显

【DSA 检查】

- DSA 目前多用于食管狭窄（图 2-1-8）及食管出血的治疗

【超声内镜检查】

- 超声内镜是早期诊断食管癌 T 分期及区域淋巴结转移的最佳影像学方法。目前国内外很多

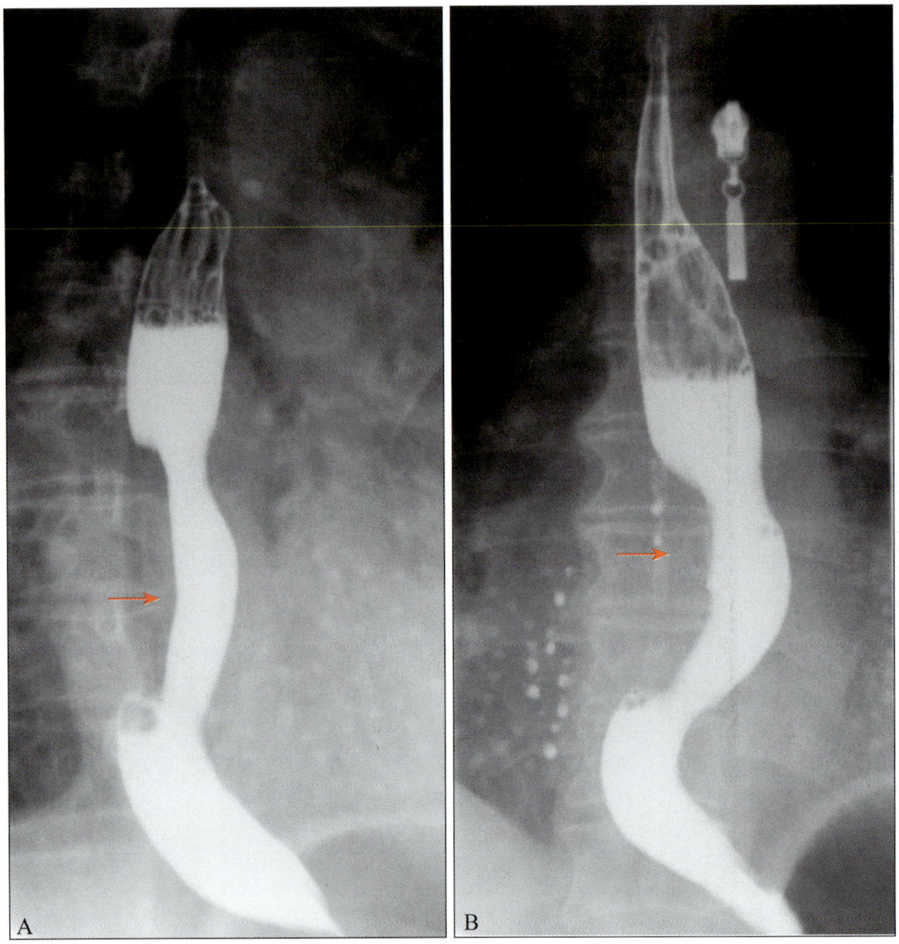

图 2-1-3 左心房高度增大

A．右前斜位；B．正位，左心房压迹明显，左心房高度增大

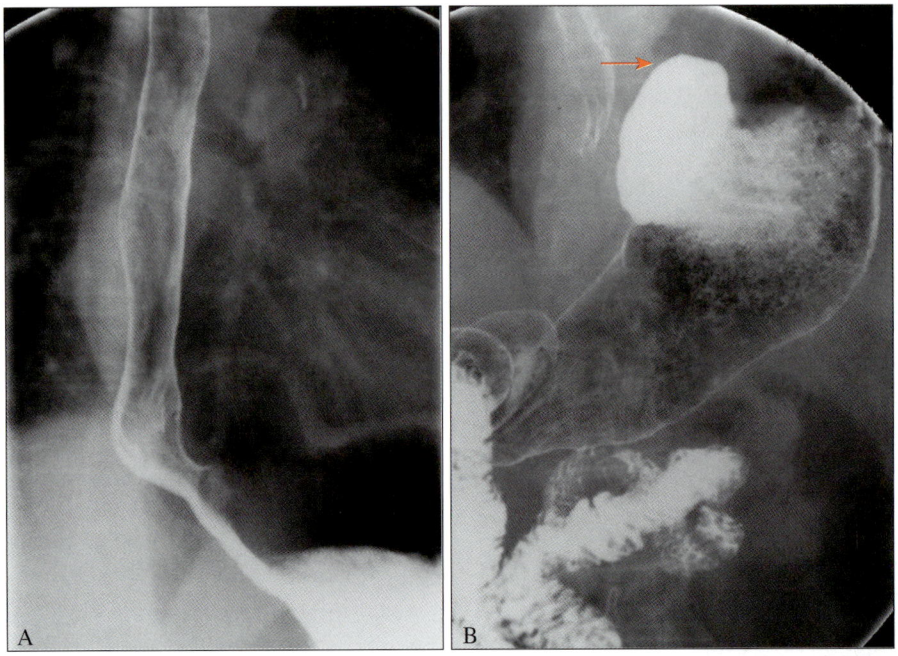

图 2-1-4 食管旁型食管裂孔疝

A．立位，贲门及胃底位于膈下；B．卧位，食管裂孔增宽，贲门及部分胃底位于膈上

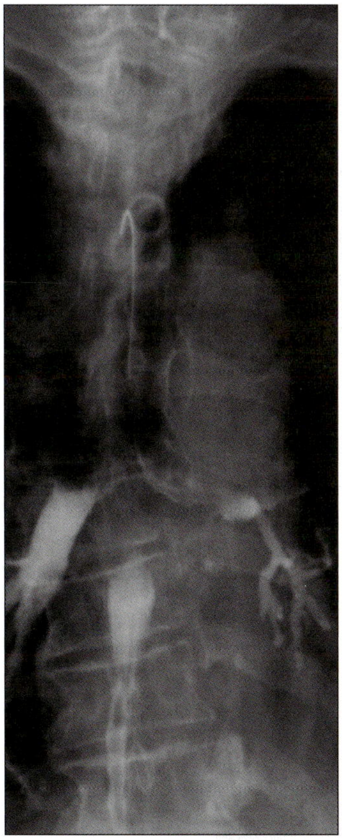

图 2-1-5 **食管碘剂造影检查**
男性，74 岁，多发肋骨骨折、肺挫裂伤，食管碘海醇造影可见食管及两侧支气管显影

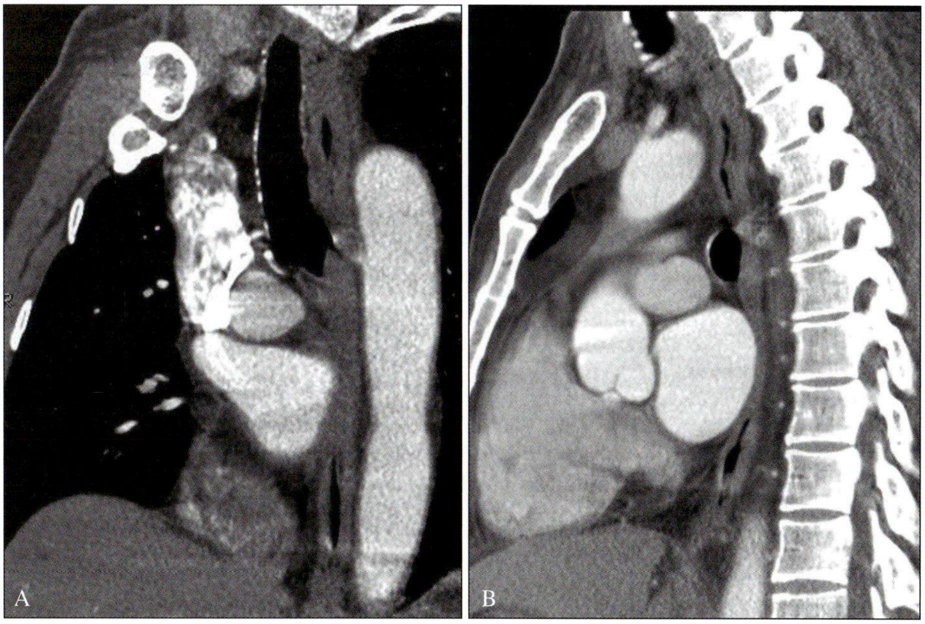

图 2-1-6 **正常食管**
A．正常食管曲面重建图像；B．正常食管矢状位图像。两种重建方式清晰显示食管结构

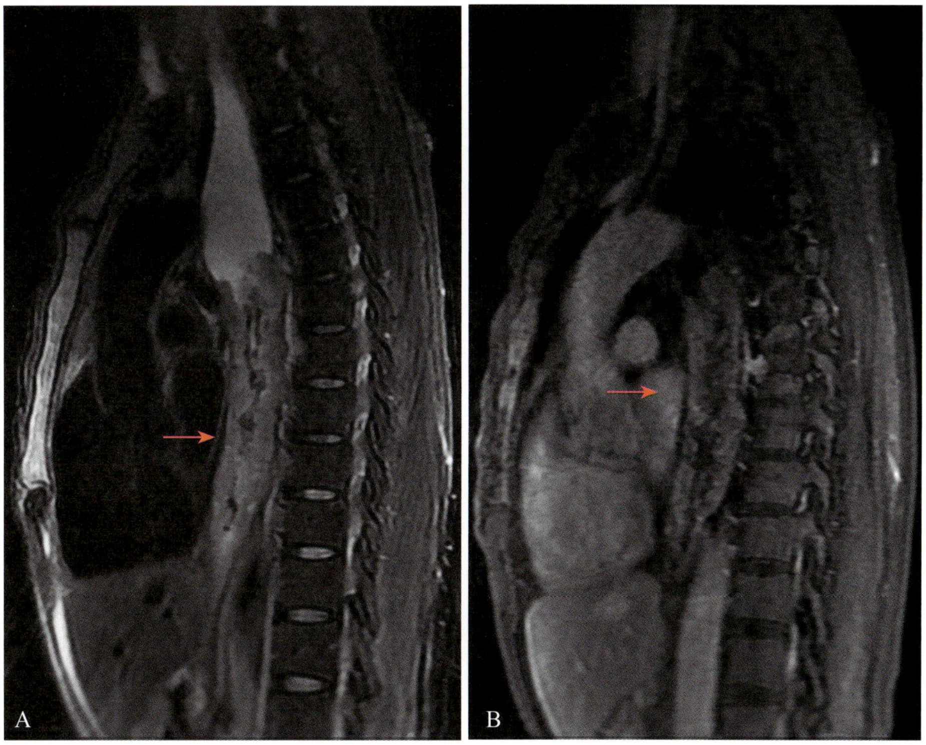

图 2-1-7 **食管癌**
A．T2WI 矢状位，B．矢状位动态增强，清晰显示食管癌上下累及范围

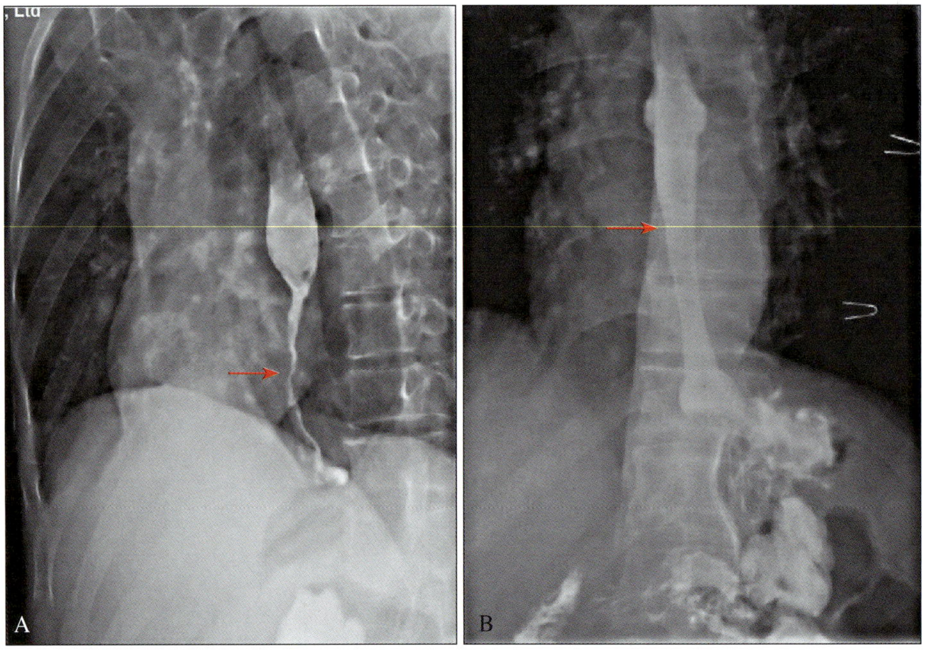

图 2-1-8　食管癌介入治疗前后
A. 介入治疗前，食管中下段明显狭窄，B. 介入治疗后，食管通畅

大型医院均有开展这方面的检查。其缺点为：
- 不能通过部分食管狭窄段
- 不能诊断远处转移
- 不能显示所有食管淋巴引流区域的淋巴结情况

重点推荐文献

[1] Laohawiriyakamol K, Laothamatas J, Chanyongvorakul E. Development of two oral contrast materials for CT evaluation of the esophagus. J Med Assoc Thai [J], 2007 May; 90 (5): 903-912.

[2] Kato T, Takase K, Ichikawa H. Demonstration of the anatomy of the esophageal artery using multidetector-row helical computed tomography. J Comput Assist Tomogr [J]. 2010 Nov-Dec; 34 (6): 939-944.

[3] 尚克中 . 中华影像医学 . 消化系统卷 . 北京：人民卫生出版社，2002：13.

[4] 陈炽贤 . 实用放射学 . 北京：人民卫生出版社，1998.

第 2 节　食管先天性异常（食管蹼）

【概念与概述】

食管蹼（esophageal web），在食管内腔的黏膜上形成一结缔组织性环状膜，以食管上段或下段多见

- 同义词：膜性梗阻（membranous obstruction）

【病理与病因】

一般特征

- 一般发病机理
  - 先天性：胚胎发育过程中，原始食管内气泡形成不足或融合不完全，形成了一层薄膜将食管上下隔开
  - 后天性：常见于缺铁性咽下困难、类天疱疮、大疱性表皮松解症等

大体病理及手术所见

- 多单发；部分或完全性
- 在上端者，一般均正对环状软骨的后方。在蹼膜的中央或一侧有一个直径为 0.2 ~ 1cm 的圆孔
- 膜上方食管可有炎性改变

【临床表现】

表现

- 最常见症状

- ○ 先天性食管蹼：咽下困难，其发生取决于狭窄程度或食团大小
- ○ 后天性食管蹼
  - ■ 间歇性咽下困难，自觉食物停留于胸骨后
  - ■ 可伴食物反流及胸骨后痛

疾病人群分布

- 性别
  - ○ 女性 > 男性

治疗

- 进餐时细嚼慢咽
- 内镜清除异物
- 扩张治疗
- 手术切除

【影像表现】

概述

- 最佳诊断依据：食管边缘（edge）光滑整齐的切迹（notch），局部管腔狭窄
- 部位
  - ○ 上段食管蹼：咽食管交界下 2 ~ 4cm 处
  - ○ 中段食管蹼：咽食管交界下 20 ~ 22cm 处
  - ○ 下段食管蹼：贲门上 2 ~ 4cm 处

X 线表现

- 胃肠透视
  - ○ 上食管蹼
    - ■ 上食管侧位前壁偏心性、不足 2mm 宽的蹼
    - ■ 环形或偏心性狭窄
  - ○ 中食管蹼
    - ■ 薄的钡剂充盈缺损
    - ■ 上下方食管呈轻中度同等程度扩张
    - ■ 食管蠕动增强
  - ○ 下食管蹼：蹼的近端食管对称性膨大，远端（食管前庭区）呈双凹面
  - ○ 狭窄严重者钡剂喷射状自狭窄孔射向远端，在蹼下方气体聚积

CT 表现

- 食管一侧壁局部充盈缺损（filling defect），管腔变窄
- 无软组织肿块，食管外脂肪间隙清晰
- 病变以上食管轻度扩张

推荐影像学检查

- 最佳检查法：X 线检查
- 检查建议
  - ○ 较稠钡剂
  - ○ 动态检查发现率较做单独点片高
  - ○ 食管最大扩张时可较好显示病灶

【鉴别诊断】

食管痉挛（esophageal spasm）或食管癌（esophageal cancer）

- 狭窄部厚薄不一，常为连续多个切迹，多大于 2mm

诊断与鉴别诊断要点

- 胃肠透视中见到食管中光滑整齐的切迹，狭窄上方管腔轻中度扩张伴吞咽困难考虑食管蹼
- 有黏膜破坏及连续多个切迹可以考虑排除食管蹼

重点推荐文献

[1] 李文华，杨仁杰，赵廷常，等 . 食管影像学 . 北京：人民卫生出版社，2002：78-79.

[2] 范家栋 . 腹部百例疾病影像诊断精粹 . 北京：北京大学医学出版社，2004：245-247.

第3节 食管感染

一、假丝酵母菌（念珠菌）食管炎

【概念与概述】

假丝酵母菌食管炎（candidal albicans esophagitis），是由假丝酵母菌（又称为白色念珠菌）侵入食管黏膜形成的溃疡型假膜性食管炎，也称为念珠菌食管炎

【病理与病因】

一般特征

- 一般发病机理
  - 致病菌：主要为假丝酵母菌（白色念珠菌）和热带假丝酵母菌。健康人带菌并不致病
  - 本病是机体免疫力下降的病人最常见的感染

病理所见

- 中下段黏膜呈散在或融合的白色或红色斑块，明显水肿，可有糜烂或溃疡，易出血
- 鹅口疮状溃疡（aphthoid ulcer），炎性坏死、假膜形成
- 食管节段性狭窄，黏膜下的溃疡，轮廓不整，不规则

内镜表现

- 食管黏膜慢性充血、水肿，表面覆盖白色斑点或片状薄膜
- 伴多发性溃疡、质脆、易出血，常见蠕动差、张力差

【临床表现】

表现

- 主要指征 突然发作的咽喉痛
- 其他症状 胸骨后烧灼感，持续性的胸骨后疼痛或吞咽阻塞感，呕吐、呼吸困难、发绀、出血、口腔鹅口疮溃疡等
- 约25%的病人可无任何症状

治疗

- 抗真菌药物：如制霉菌素、5-氟胞嘧啶、克霉唑等
- 应积极设法消除诱因，特别是合理应用抗生素和皮质激素

【影像表现】

概述

- 主要依靠影像学，但其缺乏特异性
- 食管钡餐检查是主要的检查方法。双对比造影的诊断敏感性为90%
- CT和MRI对其诊断意义不大

X线表现

- 功能性表现 食管痉挛性收缩
- 管壁及管腔表现
  - 边缘不整，钡剂充于伪膜下，显示"车轨征"（track syndrome）
  - 钡剂突入食管黏膜下，位于壁间的假憩室
  - 管腔扩大，并出现节段性狭窄
- 黏膜表现 颗粒状、鹅卵石状黏膜，形成大小不一的溃疡，边缘呈锯齿状或线状，深浅不等
- 泡沫征（foam syndrome）是念珠菌食管炎的特征之一，是指在食管双重造影检查中直立位检查时食管钡柱的顶部见有无数小的1～3mm光滑圆形的小泡影构成的泡沫层，结节状斑块状病变混杂其中，黏膜呈结节状或花边状

【鉴别诊断】

- 食管结核
  - 多位于食管的中上段
  - 管腔狭窄，痉挛，颗粒性黏膜皱襞
  - 管壁可呈锯齿状变，与正常的管壁分界不清
- 食管静脉曲张
  - 门脉高压的继发病变
  - X线显示串珠样或蚯蚓状充盈缺损，管壁边缘明显不规则，管腔扩张，钡剂排空迟缓

诊断与鉴别诊断要点

- 念珠菌食管炎多发生在食管的中下段
- 黏膜水肿，粗糙紊乱不光滑，腔壁溃疡形成，多见鹅口疮状溃疡
- 泡沫征是念珠菌食管炎的特征性表现
- 抗真菌治疗较快好转
- 串珠样或蚯蚓状充盈缺损见于食管静脉曲张

重点推荐文献

[1] 李文华，杨仁杰，赵廷常，等食管影像学 . 北京：人民卫生出版社，2002：251-254.
[2] 王爱英，林三仁 . 实用胃肠道双重对比造影图谱 . 北京：北京大学医学出版社，2006，50-51.
[3] 武乐斌，李吉昌，李春卫 . 消化疾病影像学图鉴 . 济南：山东科学技术出版社，2002.

二、病毒性食管炎

最常见的病毒性食管炎有单纯疱疹病毒性食管炎（herpes simplex viral esophagitis）和巨细胞病毒性食管炎（cytomegaloviral esophagitis）。

单纯疱疹病毒性食管炎

【概念与概述】

单纯疱疹病毒性食管炎是由单纯疱疹病毒感染引起的

【病理与病因】

一般特征

- 一般发病机制

易发生免疫力低下者及免疫功能缺陷者，可自行愈合，无后遗症

- 病因学
  - 单纯疱疹病毒是 DNA 核心病毒 I 型，在唾液腺内发现和分泌，易侵及鳞状上皮，约 20% 健康成人无症状
  - 直接接触感染的口腔分泌物发病，为一种机遇性感染
- 病变主要好发于主动脉弓水平

显微镜下特征

- 正常黏膜消失，出现多发性雨滴状小泡，破溃后形溃疡，常被透亮的黏膜水肿晕包围，伴中性粒细胞和大量单核细胞浸润
- 特征性表现 受累的上皮细胞核肿胀，核染色质沿核膜分布，整个细胞核呈毛玻璃状，有多核细胞形成
- 其他表现 溃疡呈火山口状，底部见坏死的细胞碎屑，渗出的炎细胞和肉芽肿，继发穿孔和食管扩张

【临床表现】

表现

- 流感样前驱症状，持续时间较长，进而吞咽困难、吞咽痛、食管阻塞感、胸骨后及胸背部痛等，确诊有赖于细胞学检查以及病原体培养

流行病学

- 宿主：人类
- 传播途径：人与人之间主要通过乳汁、唾液、粪便、尿和性接触传播，输血也是重要传播途径

治疗

- 采用广谱抗病毒药物，如阿昔洛韦、更昔洛韦、阿糖胞苷等

【影像表现】

X 线表现

- 在正常黏膜背景下，呈弥漫散在分布的点、线、星状溃疡，或孤立的大溃疡，周围见透亮水肿带
- 黏膜呈颗粒状，网状，黏膜皱襞毛糙、扭曲，断续有小颗粒状或细卵石状充盈缺损
- 管腔持续扩张或痉挛，边呈锯齿状，蠕动减弱或消失

CT 表现

- 较难发现食管溃疡和黏膜的改变，晚期食管壁增厚，管腔狭窄，口服造影剂后显示内壁不光滑

【鉴别诊断】

- 念珠菌性食管炎：单纯疱疹病毒性食管炎为在正常黏膜背景下出现分离、散在溃疡，而念珠菌食管炎无此征象
- 食管巨细胞病毒（cytomegalovirus，CMV）：常引起食管溃疡，易合并真菌、细菌感染；伴有其他内脏感染，常可在胃、肠黏膜及黏膜下发现 CMV

诊断与鉴别诊断要点

- 特征性表现 显微镜下见受累的上皮细胞核肿胀，核染色质沿核膜分布，整个细胞核呈毛玻璃状，有多核细胞形成
- 双重造影检查可显示在正常黏膜背景下，呈弥漫散在分布的点、线、星状溃疡，也可见孤立的大溃疡，周围见透亮水肿带
- 确诊有赖于细胞学检查以及病原体培养

重点推荐文献

[1] 李文华，杨仁杰，赵廷常，等. 食管影像学. 北京：人民卫生出版，2002：254-256.

[2] 陈星荣，陈九如，消化系统影像学. 上海：上海科学技术出版社，2010

第 4 节 食管炎症

一、反流性食管炎

【概念与概述】

反流性食管炎（reflux esophagitis），是常见的消化道动力障碍性疾病，指胃和十二指肠内容物反流入食管，长期刺激食管黏膜，导致黏膜损伤，引起食管下段黏膜的炎症

- 同义词：消化性食管炎（digestive esophagitis）

【病理与病因】

一般特征

- 一般发病机理
    - 正常情况由于下述机制，防止了胃液反流至食管内：
        - 食管下段括约肌（lower esophageal sphincter，LES）的作用
        - 贲门与食管下端有一定的角度
        - 食管贲门交界处附着于膈裂孔处
    - 任何情况使上述机制减弱就可引起胃液反流，以食管或胃手术最多见
- 病因学
    - 食管下段括约肌功能减弱
    - 膈肌裂孔嵌挟作用下降
    - His 角变钝
    - 食管排空功能及食管黏膜防御技能减低
    - 胃酸、胆汁等反流物增加及食管抗反流屏障功能减弱

病理

- 鳞状上皮基底细胞增生、增厚，上皮内有嗜酸性粒细胞和（或）中性粒细胞浸润
- 病变发展引起食管黏膜糜烂、破坏、下段的消化性溃疡和炎性增生、纤维化、或发生柱状上皮化生，形成 Barrett 食管

内镜表现

- 轻度：食管黏膜呈白色，可见少数点状糜烂、血管显示欠清、排列紊乱
- 中度：食管黏膜呈红色，有点状、线状或斑片状糜烂，其间有颗粒状增生，血管消失
- 重度：黏膜呈红色，可见单发或多发融合的溃疡，呈线形、环形、带状等不规则溃疡，管腔扩张度减弱，血管消失

【临床表现】

表现

- 临床症状有反酸 25.83%，胃灼热 3.74%，胸痛 6.73%，上腹痛 59%，吞咽困难 7.77%。约 6.2% 的病人合并食管裂孔疝
- 典型临床症状　胸骨后烧灼感，呈发作性，卧位时加剧，用止酸剂可缓解
- 其他症状　胸闷、压迫感，嗳酸气、吞咽梗阻感、呕吐、恶心、上腹部痛等

疾病人群分布

发病率为 2.02% ～ 5.77%。发病年龄在 14 ～ 89 岁，平均约 52 岁。男女之比约 3.9：1。老年人的发病率高而且病情重

治疗

- 内科治疗：减轻反流及减少胃分泌物的刺激及腐蚀，如胃动力药、H_2 受体拮抗剂、质子泵抑制剂
- 手术治疗：修补疝裂孔、抗反流纠正食管狭窄

【影像学表现】

概述

- 推荐影像检查法：食管双对比造影检查

X 线表现

- 胃食管反流（图 2-4-1）
- 食管下段痉挛性收缩，管腔稍窄，后期管腔狭窄明显，呈管状或漏斗状，狭窄两端与正常食管逐渐移行（图 2-4-2）
- 管壁轻微轮廓不整
- 黏膜粗糙，可见食管横行皱襞，2 ～ 5mm 宽
- 食管下段弥漫分布细小颗粒状结节影
- 不规则或网格状交错的浅龛影（图 2-4-3）
- 合并食管裂孔疝　多为滑动性，表现为膈上疝囊，疝囊上方见狭窄的食管

CT 表现

- CT 显示食管增厚，呈均匀性环管壁增厚，管腔狭窄，伴有或不伴有靶征

超声

- 食管壁出现增厚，回声增强，黏膜可增厚、迂曲、有时伴溃疡发生。重者局部呈斑块状回声，与周围组织分界不清，甚至出现管腔变细、狭窄等

放射性核素显像

- 用腹部加压法核素扫描检测胃食管反流，其特异性高达 90%，其敏感性可达 80%

【鉴别诊断】

- 食管癌　食管癌狭窄较局限，与正常段分界清，管壁僵硬。溃疡性食管癌的龛影较大，边不规则，隆起，周围有环堤，而食管炎性溃疡较小，食管壁受炎症刺激而痉挛、收缩，皱襞向其集中
- 食管憩室　食管憩室位置恒定，而食管炎痉挛性收缩所致假憩室样改变，形态变化不恒定，钡剂通过时消失，钡剂排空后又出现假憩室，形态大小有变化

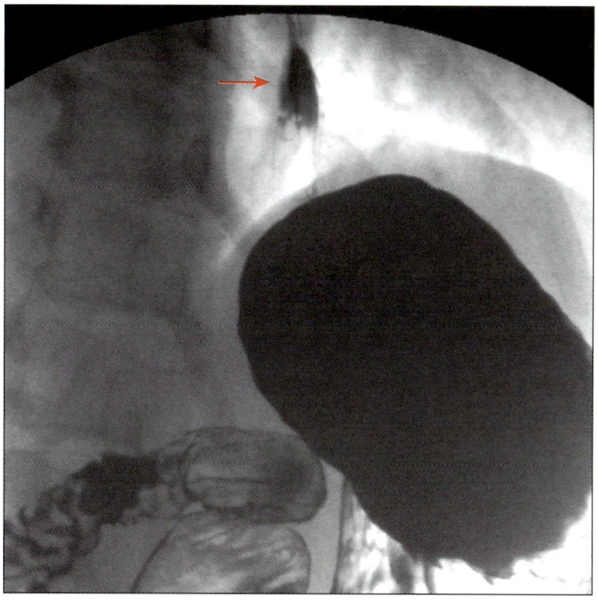

图 2-4-1　反流性食管炎
箭头所示胃食管反流

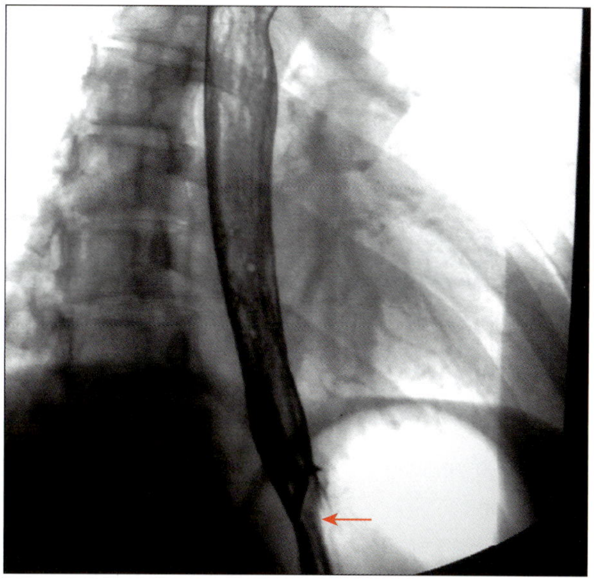

图 2-4-2　反流性食管炎
箭头所示食管下段痉挛性收缩，管腔变窄

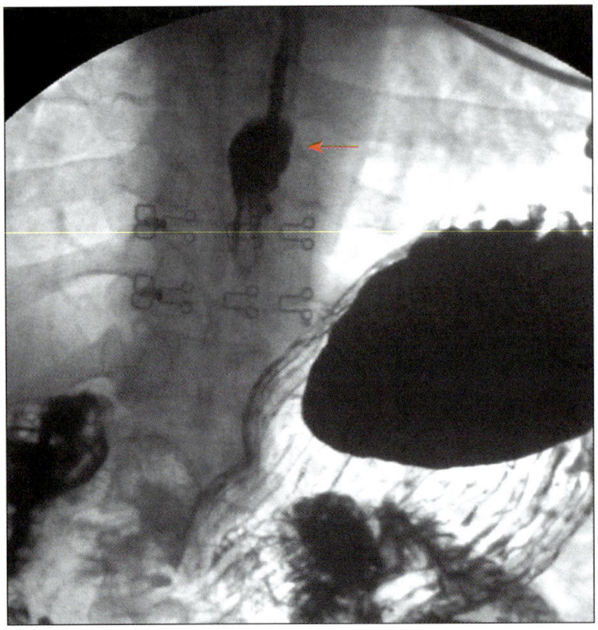

图 2-4-3 反流性食管炎
所示管壁轻微轮廓不整，不规则浅龛影

诊断与鉴别诊断要点

- 典型临床症状：胸骨后烧灼感，呈发作性，卧位时加剧，用止酸剂可缓解
- 反流性食管炎狭窄段较长，与正常组织分界不清，为渐进性改变，狭窄段常见小溃疡，管腔能扩张

重点推荐文献

[1] 李文华，杨仁杰，赵廷常，等 . 食管影像学 . 北京：人民卫生出版，2002：115-118.
[2] 王爱英，林三仁 . 实用胃肠道双重对比造影图谱 . 北京：北京大学医学出版社 , 2006：46-48.
[3] 白人驹，张雪林等 . 医学影像诊断学 . 北京：人民卫生出版社 , 2010：341-342.

二、Barrett 食管

【概念与概述】

Barrett 食管（Barrett's esophagus）又称被覆柱状上皮食管，是一种少见病。食管下段黏膜被柱状上皮所置换，并存在一系列的并发症，称其为 Barrett 食管

【病因与病理】

一般特征

- 一般发病机制

  Barrett 食管的确切发病机制不详

  目前公认 Barrett 食管是胃、十二指肠液长期刺激食管的结果

- 病因学
  - 先天性 在胚胎发育期间食管鳞状上皮未能完全替代柱状上皮而导致柱状上皮残留
  - 后天获得性 多种病因造成的食管鳞状上皮损伤，在修复过程中由 Barrett 上皮代替，反流性食管炎是主要病因
- 流行病学
  - 占反流性食管炎患者的 8% ～ 20%（占全部食管炎的 10%）

- ○ Barrett 食管患者中腺癌的发生率：2.4% ～ 46%
- ○ 发病率：在普通人群中为 0.3% ～ 4%

大体病理及手术所见

- 食管下段括约肌上方 3cm 或 3cm 以上黏膜柔软，呈粉红色
- 长的中段食管或短的远段食管狭窄；食管裂孔疝

内镜检查

- 近端：特异性柱状上皮
- 远端：交界型上皮
- 最远端：功能型上皮（壁细胞和主细胞）

【临床表现】

表现

- 常见症状：咽下困难，烧灼感，反酸及胸痛
- 其他：胸闷、胸痛并向肩背部放射，胸骨后烧灼感，喉、咽部食物通过缓慢或有阻塞感。剑突下疼痛，食冷、热、酸、硬食物时疼痛加重
- 病史长者表现为进展性噎食感，上腹痛、反酸、嗳气

疾病人群分布

- 年龄

平均年龄：55 ～ 60 岁；Barrett 食管随年龄增长而发病率增加

- 性别

男女均可发病；白种人 > 非洲裔美洲人

治疗

- 内科治疗：减少刺激物（如烟、酒），减肥；抗酸抗反流，如抗酸药、H_2 受体阻断剂、质子泵抑制剂
- 内镜治疗：在强有力制酸情况下，用各种化学或物理方法去除化生组织或异常增生上皮，促进鳞状上皮再生修复
- 手术治疗：内科治疗无效时

【影像学表现】

概述

- 推荐影像学检查：食管造影检查
- 最佳诊断依据：主要依赖于内镜检查，内镜检查的阳性率为 92%

X 线表现

- 食管下段局限性狭窄，多为环形狭窄，边缘光滑，狭窄段与正常段之间多成钝角或呈逐渐过渡性（图 2-4-4）
- 食管下段局限性管壁僵硬，食管扩张受限，蠕动减弱（图 2-4-4），黏膜可正常或模糊、糜烂
- 食管黏膜表面有许多钡剂充盈的沟和裂隙，称为网状黏膜，具有诊断价值（图 2-4-5）
- 反流性食管炎性改变，黏膜粗厚、呈颗粒状，管壁蠕动减弱（图 2-4-6）
- 多伴有食管裂孔疝，造影时可见膈上疝囊，并可见胃食管反流
- 晚期可并发多发假性憩室

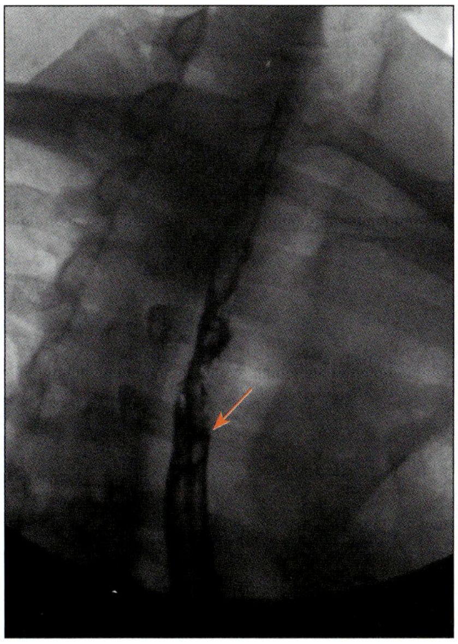

图 2-4-4　Barrett 食管
所示食管下段局限性环形狭窄，管壁僵硬，食管扩张受限，蠕动减弱

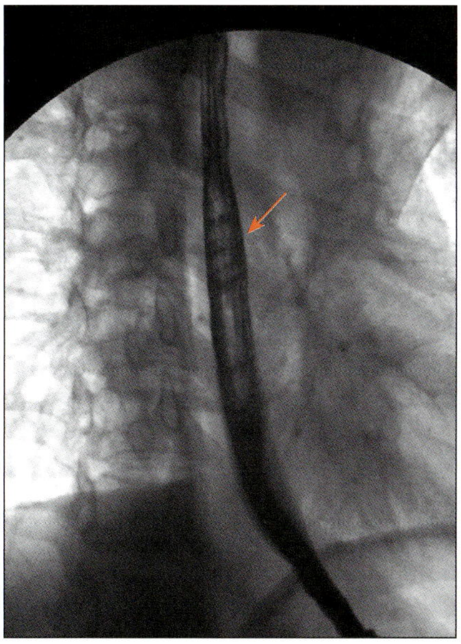

图 2-4-5　Barrett 食管
所示网状黏膜，为食管黏膜表面有许多钡剂充盈的沟和裂隙，具有诊断价值

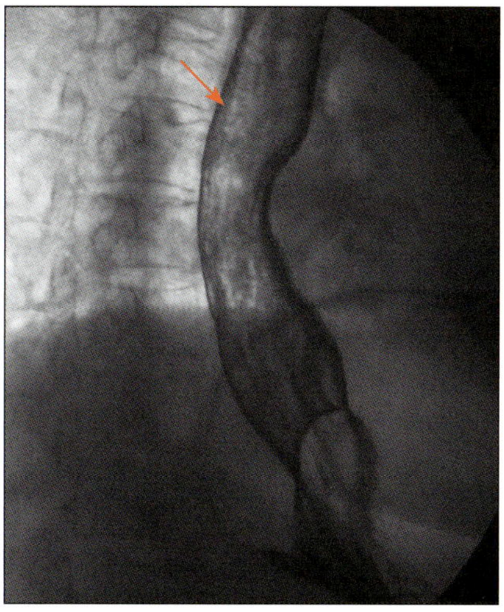

图 2-4-6　Barrett 食管
所示反流性食管炎性改变，黏膜粗厚、呈颗粒状，管壁蠕动减弱

放射性核素显像

- 主细胞、壁细胞和黏液腺细胞摄取放射性核素后，其可分布在异位于食管的胃黏膜细胞上，故可在γ射线扫描后成像，从此证实Barrett食管的存在

【鉴别诊断】

- 反流性食管炎　早期出现轻度狭窄，在蠕动波通过狭窄区食管宽度恢复正常。慢性食管炎可出现与Barrett食管类似的狭窄，但其狭窄段较长，可达4 ~ 5cm
- 食管癌　食管狭窄的主要特点是食管壁僵硬、黏膜破坏，狭窄段以下食管正常

诊断与鉴别诊断要点

- 双对比造影时食管下段网状黏膜是Barrett食管的特异性表现
- Barrett食管狭窄段多较短，边缘光滑，狭窄以上黏膜正常，狭窄段与正常段之间呈钝角
- 放射性核素显像可有助于诊断

重点推荐文献

[1] 李文华，杨仁杰，赵廷常，等.食管影像学.北京：人民卫生出版，2002：118-122.
[2] 陈星荣，陈九如.消化系统影像学.上海：上海科学技术出版社，2010
[3] 武乐斌，李吉昌，李春卫.消化疾病影像学图鉴.济南：山东科学技术出版社，2002.

三、腐蚀性食管炎

【概念与概述】

腐蚀性食管炎（corrosive esophagitis）是一种常见的因化学腐蚀剂造成的食管损伤性炎症，是由于吞食腐蚀剂如强酸、强碱等引起的瘢痕性食管狭窄。大部分患者在烧伤后8个月内出现食管狭窄

- 同义词：食管化学烧伤

【病理与病因】

一般特征

- 一般发病机制
  - 一般食管中下段病变较严重，液体较固体损伤范围广，酸性较碱性损伤轻

流行病学

作为意外事故常发生在3岁以下的小儿，成人往往因误服强酸或强碱，作为自杀手段所致

病理所见

- 数小时内出现高度水肿，表面糜烂、出血及组织坏死。水肿消退后坏死组织脱落形成溃疡，广泛纤维化，肉芽肿形成，愈合形成各种瘢痕

【临床表现】

表现

- 服腐蚀剂后即刻有口腔及胸骨后剧烈疼痛，唇舌及口腔黏膜均被烧灼伤、流涎、进食困难
- 严重者伴发热、呕吐、出血、吸入性呼吸道感染，甚至昏迷，全身中毒症状、喉头水肿、纵隔炎等症状
- 数周后梗阻可缓解，晚期食管挛缩狭窄，再度发生吞咽困难。重者可完全梗阻，滴水不进

治疗

- 早期治疗：应尽早抢救。立即服用对黏膜有保护作用的物质，放置胃管等。严重损伤者应早期予抗生素以预防感染、予激素以抗炎并减轻瘢痕增生
- 后期治疗：以防治食管狭窄为主，尽早进行扩张治疗

【影像学表现】

X线表现

急性期不宜做造影检查，一般要求在伤后7 ~ 10天进行检查。如怀疑穿孔，可用水溶性造影

剂进行检查

- 急性期：管腔痉挛性收缩，黏膜充血、水肿、钡剂附着差，黏膜粗乱、痉挛，可见点状、线状、斑片状溃疡
- 中期：管腔痉挛性狭窄，黏膜皱襞不规则，可见浅或深的溃疡
- 晚期：管腔明显狭窄，并发深浅不一的龛影，针刺状变。食管向心性狭窄可不连续，呈间歇性、锯齿状、串珠状、鼠尾状变，上端扩张

CT 表现

- 可确定狭窄区管壁的厚度，近段厚，管腔狭窄。对食管穿孔显示佳，也可发现腐蚀后钙化

【鉴别诊断】

- 食管癌：以吞咽困难、消瘦为主要表现，病情呈进行性加重，X 线及胃镜结合活检可明确诊断

诊断与鉴别诊断要点

- 诊断主要依靠病史
- 中期管腔收缩、狭窄、不能扩张，可见浅或深的溃疡，晚期食管明显狭窄并发深浅不一的龛影，针刺状变

重点推荐文献

[1] 李文华，杨仁杰，赵廷常，等. 食管影像学. 北京：人民卫生出版社，2002，277-281.

[2] 王爱英，林三仁. 实用胃肠道双重对比造影图谱. 北京：北京大学医学出版社，2006：49-50.

[3] 白人驹，张雪林等. 医学影像诊断学. 北京：人民卫生出版社，2010，341-342.

四、药物性食管炎

【概念与概述】

由于食管本身存在异常，如受压、狭窄、运动障碍、胃食管反流等，以及服药方法不当，如卧位服药、服药时进水太少，致使药物在食管滞留时间延长，某些药物则可引起食管损伤，这种因药物而引起的食管黏膜损伤称为药物性食管炎（drug-induced esophagitis）。

【病理与病因】

一般特征

药物性食管炎的致病药物种类繁多。抗生素是导致药物性食管炎的最常见药物，其食管损伤常不严重

- 一般发病机制
  - 食管疾病和异常
  - 药物的化学性质，物理溶解度以及与食管黏膜接触时间可影响药物毒性
  - 某些药物可降低食管下括约肌压力易致胃食管反流，将酸性胃内容物反流入食管，引起损伤，如茶碱、硝酸甘油、烟酸等
  - 长期服用抗生素、糖皮质激素以及免疫抑制药等可损伤食管黏膜，并可导致食管念珠菌感染等
  - 服药后立即取卧位患者，或送服药物时饮水太少，甚至不饮水的患者，易造成药物在食管滞留，导致食管病变
  - 药物剂型、形状和大小与造成食管病变有关。小、重、椭圆形的药片比大、轻、圆形的药片容易吞服。胶囊比片剂更容易引起食管损伤

流行病学

引起药物性食管炎常见的药物有抗生素类（如四环素、多西环霉素）、抗胆碱药依美溴铵、铁制剂、氯化钾缓释片、奎尼丁、阿司匹林以及非甾体类抗炎药等

病理

- 食管镜检查可见食管黏膜呈炎性改变，如黏膜发红、血管模糊、糜烂、溃疡，多数可见渗出，甚至出血以及狭窄。在病变部位活组织学检查常为食管炎症改变

【临床表现】

表现

- 常在服药后数小时、数天甚至数周出现胸骨后疼痛，疼痛常呈持续性，进食后疼痛加重，可向颈、背、上肢放射。有些患者出现吞咽疼痛、咽下困难、低热以及呕血、黑粪等，可伴有咽喉部异物感以及紧缩感
- 少数临床症状不典型的患者在服用某些药物后，仅表现为食管狭窄症状。少数患者因胸骨后疼痛伴心电图功能性 ST-T 异常而误诊为心肌炎
- 实验室检查：本病合并感染时，血中的白细胞总数及中性粒细胞数升高

治疗

- 停服致病药物，如必须应用，可考虑肠外给药或以液体剂型口服
- 口服或静脉给予制酸剂或 H_2 受体拮抗药，如西咪替丁、雷尼替丁、法莫替丁等，严重者可给予质子泵抑制剂奥美拉唑，还可静脉输液及补充营养
- 发生食管狭窄的患者可行食管扩张术，有出血、穿孔及真菌感染等，可给予相应的治疗

【影像学表现】

X 线食管吞钡检查可见溃疡龛影和溃疡周边黏膜水肿形成的晕轮，有时可发现食管狭窄

【鉴别诊断】

- 反流性食管炎：主要发生在食管下段，而药物性食管炎常发生在药物淤积处
- 心肌炎：普萘洛尔（心得安）试验阳性，而药物性食管炎停用致病药物，食管炎逐渐减轻或消失

诊断与鉴别诊断要点

- 有服药史或诱发因素，如食管受压、胃食管反流等
- 服药后出现胸骨后疼痛，疼痛常呈持续性，进食后疼痛加重，可向颈、背、上肢放射
- X 线食管吞钡检查可见溃疡龛影和溃疡周边黏膜水肿形成的晕轮，有时可发现食管狭窄。内镜检查可见食管病变
- 停用致病药物，食管炎逐渐减轻或消失

重点推荐文献

[1] 龚钧，董蕾. 实用胃镜学. 西安：世界图书出版西安公司，2007：25.

[2] Jasperen D. Drug-induced esophageal disorders: pathogenesis, incidence, prevention and management [J]. Drug saf, 2000, 22 (3): 237-249.

[3] 何建琴，孙凌，黄群. 药物性食管炎 2 8 例分析 [J]. 海南医学，2009，20 (3)：71-72.

五、放射性食管炎

【概念与概述】

放射性食管炎（radiation esophagitis）见于纵隔及食管、肺内恶性肿瘤放射治疗后

【病理与病因】

一般特征

- 见于放射剂量 3000 ~ 5000cGy、放疗 2 ~ 3 周的病人

病理

- 轻度表浅性食管炎，后期食管深层肌肉呈灶状凝固性坏死，深层血管神经丛、神经节细胞有炎细胞、成纤维细胞的浸润，黏膜下层纤维化最终出现食管狭窄
- 血管扩张，内皮肿胀，成纤维细胞肿大、畸形，鳞状上皮变性、坏死、形成溃疡，亦可出现不典型增生

【临床表现】

表现

放射后短时间内胸部疼痛，进行性吞咽困难，胸骨后烧灼感及不同程度的吞咽困难，多伴吞咽痛

流行病学

近几年来由于食管内放射治疗食管癌所以该病的发生率高

- 放疗后存活 5 年以上的食管癌患者，50% 有明显慢性损伤，其中 25% 接受 1 次扩张治疗，另 25% 需反复扩张
- 如同时化疗，特别是应用阿霉素可加重放射性食管炎

治疗

- 解除食管平滑肌痉挛和保护食管黏膜
- 抑制胃酸，防止酸反流入食管
- 对症治疗 给予止吐、止血、镇静，预防感染。应予以高热量、高蛋白质、高维生素易消化的饮食。疑有穿孔需禁食、输液、抗感染
- 皮质激素的应用及增强细胞免疫

【影像学表现】

X 线表现

改变多在放疗后 2 ~ 3 周

- 放射野内食管痉挛，黏膜水肿，黏膜皱襞增粗、不规则，黏膜内小溃疡等，导致食管轮廓不规则（图 2-4-7）
- 随病变进展照射野段食管蠕动减弱、消失，管腔挛缩或狭窄，多呈向心性，边缘光滑，也可出现食管 - 气管瘘（图 2-4-8）
- 若整个食管受累，多发分散小溃疡，表现为特征性的颗粒状黏膜，食管狭窄，黏膜皱襞厚（图 2-4-9）

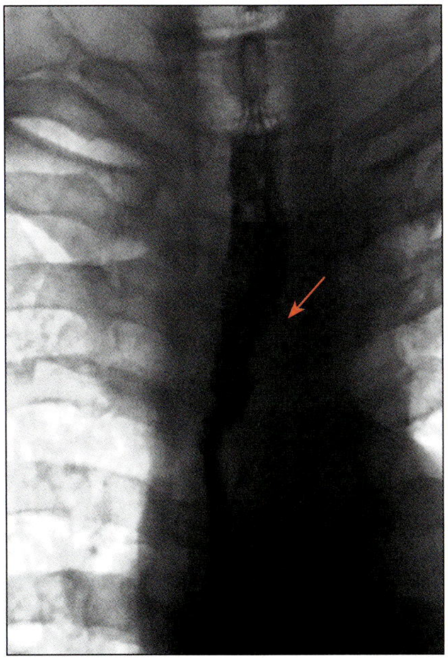

图 2-4-7 **放射性食管炎**

箭头所示食管轮廓不规则，黏膜皱襞增粗，不规则，黏膜内小溃疡

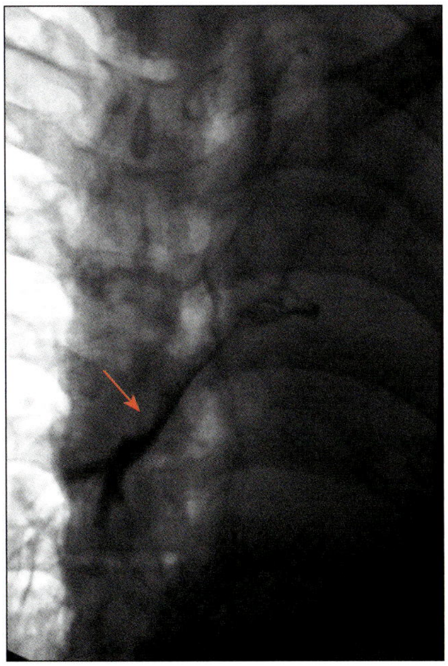

图 2-4-8 **放射性食管炎**

箭头所示食管 - 气管瘘

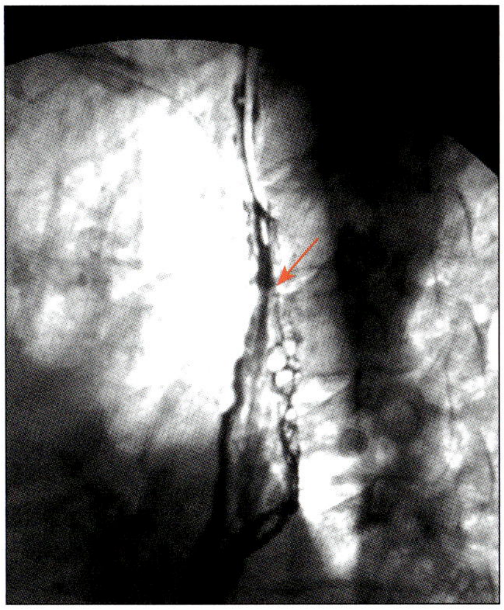

图 2-4-9 **放射性食管炎**

箭头所示特征性的颗粒状黏膜，多发分散小溃疡，食管狭窄

CT 检查

- 可见放射野内管壁增厚，管腔向心性狭窄，壁光滑

【鉴别诊断】

- 食管结核 多有其他器官结核的先驱症状，乏力、低热、红细胞沉降率增快等中毒症状，继之出现吞咽不适和进行性吞咽困难，常伴有持续性咽喉部及胸骨后疼痛，吞咽时加重

诊断与鉴别诊断要点

- 发生于纵隔及食管、肺内恶性肿瘤放射治疗后
- 放射后短时间内胸部疼痛，进行性吞咽困难，胸骨后烧灼感及不同程度的吞咽困难，多伴有吞咽痛
- 放疗后 2 ~ 3 周，位于放射野内食管痉挛，黏膜水肿，黏膜皱襞增粗、不规则，黏膜内小溃疡等

重点推荐文献

[1] 李文华，杨仁杰，赵廷常，等．食管影像学．北京：人民卫生出版，2002：281-284.
[2] 陈星荣，陈九如．消化系统影像学．上海：上海科学技术出版社，2010.
[3] 白人驹，张雪林等．医学影像诊断学．北京：人民卫生出版社．2010.
[4] 陈星荣，陈九如．消化系统影像学．上海：上海科学技术出版社，2010.
[5] 武乐斌，李吉昌，李春卫．消化疾病影像学图鉴．济南：山东科学技术出版社，2002.

第 5 节　食管退化性（变性）疾病

一、环咽失弛缓

【概念与概述】

环咽失弛缓症（cricopharyngeal achalasia），环咽肌肥厚或痉挛而使肌肉不可松弛

- 同义词：环咽肌功能异常（cricopharyngeal dysphagia）

【病理与病因】

一般特征

- 一般发病机理
  - 病因未明
    - 多与遗传及咽部神经疾病有关，常呈现双侧喉返神经麻痹
    - 甲状腺切除术后、支气管癌、甲状腺癌和脊髓灰质炎等致环咽肌痉挛

【临床表现】

表现

- 最常见症状
  - 轻度咽下困难、食物反流
  - 严重者及病程久者多因伴发咽食管憩室常感食物在咽喉部不能下咽，吞咽时可造成误吸、呛咳

疾病人群分布

- 年龄
  - 多在 40 岁以上

治疗

- 扩张治疗：球囊或探条扩张
- 手术治疗：黏膜或环咽肌切开术，可缓解症状

【影像表现】

概述

- 最佳诊断依据：咽食管交界处明显突起的环咽肌，使咽部钡剂存留
- 部位：咽食管交界处，相当于 C_5 和（或）C_6 水平

X 线表现

- 胃肠透视
  - 颈部食管近段及咽远端扩张（expansion），吞咽不畅
  - 咽部钡剂排不尽
  - 环咽肌突起
  - 环咽肌部位有半圆形充盈缺损（filling defect）
    - 会厌谷扩张，有时可见钡剂吸入气管等征象
    - 食管上端后壁有囊状阴影则说明有咽食管憩室存在
  - 钡剂呈双月牙样积存于两会厌谷，不能进入食管

■ 连续吞咽时可有少量缓慢通过

推荐影像学检查

- 最佳检查法：胃肠透视

【鉴别诊断】

颈椎骨刺（cervical spur）

- 颈椎前缘较大骨刺可推挤咽食管交界处

诊断与鉴别诊断要点

- 胃肠透视见咽食管交界处明显突起的环咽肌并有咽下困难考虑有环咽失弛缓症

重点推荐文献

[1] 叶果 . 继发性环咽肌失弛缓症 1 例 [J] . 中国耳鼻咽喉头颈外科，2005，12（10）：632.

[2] 范家栋 . 腹部百例疾病影像诊断精粹 . 北京：北京大学医学出版社，2004：220-222.

[3] 夏化文，李冰，王树平 .20 例咽肌功能紊乱的 X 线诊断 [J] . 医用放射技术杂志，2003，24：63.

二、食管失弛缓

【概念与概述】

食管失弛缓症也称贲门失弛缓症（achalasia of cardia），食管下段和贲门正常的弛缓丧失，贲门不可松弛，食管下端痉挛，运动减弱或消失，进而食管近段扩张的慢性进行性疾病

- 同义词：贲门痉挛（cardiospasm），巨大食管（megaesophagus）

【病理与病因】

一般特征

- 一般发病机理
  - ○ 病因未明
    - ■ 与病毒感染、情绪精神因素、感染性疾病、肿瘤侵犯食管下括约肌（lower esophageal sphincter，LES）等因素有关
    - ■ 食管壁肌层的 Auerbach 神经丛异常，致使 LES 弛缓不能，食管张力和蠕动减低

流行病学

- ○ 少见：1 ～ 2 例 /10 万

大体病理及手术所见

- 早期无改变
- 进展期
  - ○ 贲门区 2 ～ 5cm 的狭窄
  - ○ 上方食管扩张，呈梭形、酒瓶形
- 晚期
  - ○ 食管显著增宽，可高达颈部
  - ○ 食管弯曲

显微镜下特征

- 食管下端肌层肥厚，少数正常
- 黏膜及黏膜下炎细胞浸润，纤维化
- 食管肌层神经丛的神经节细胞变性、减少

【临床表现】

表现

- 最常见症状
  - ○ 吞咽困难，定位于胸骨下段
  - ○ 初为间歇性，后可进展为持续性
- 少见症状
  - ○ 胸骨后及剑突下疼痛
  - ○ 食物反流
- 并发症
  - ○ 食管炎、食管糜烂
  - ○ 呕吐物吸入肺内可引起支气管肺炎，肺不张等

疾病人群分布

- 年龄
  - ○ 通常 20 ～ 40 岁
- 性别
  - ○ 男女发病相当

治疗

- 进无刺激性软质饮食，少食多餐
- 可含硝酸甘油等暂时缓解症状
- 扩张治疗
- 手术治疗

【影像表现】

概述

- 最佳诊断依据：食管下端“鸟嘴样”（beak-like）变形扩张，除食管贲门外无其他器质性改变
- 部位：食管下段及贲门

X 线表现

- X 线摄片
  - 胃泡缺如或少气
  - 晚期食管扩张，纵隔影增宽，纵隔边缘显示双边影
  - 纵隔内液平面，有时可达中上段，甚至可达颈部
  - 支气管炎、肺炎等并发症的特征表现
- 胃肠透视
  - 吞咽检查时无蠕动波出现
    - 食管下端呈对称性漏斗状（funnel-shaped）狭窄，边缘光滑
    - 钡剂在贲门部通过困难
    - 食管体部呈不等程度扩张
    - 运动剧烈型可有食管痉挛
  - 极轻微期
    - 食管不扩张，食管中 1/3 段见很少潴留
    - 下段收缩明显异常
  - 轻度期
    - 食管轻度扩张，最宽处直径 <4cm（图 2-5-1）
    - 下段收缩紊乱，可有钡剂少量间歇性进入胃内
  - 中度期
    - 潴留及扩张波及食管上、下 1/3 段，最宽处直径为 4 ~ 6cm
    - 食管下 2/3 段的收缩紊乱，食管紧张力下降，其内容物可呈食物、液体及气体三层
    - 大量服钡后钡剂呈“喷射状”间歇入胃
  - 晚期
    - 食管显著扩张，最宽处直径 >6cm（图 2-5-2）
    - 食管可弯曲、延长而形成“乙”字样食管或称巨食管
    - 中下段食管运动消失，梗阻极重
    - 吞钡时见造影剂呈雪片状或水滴样下沉

CT 表现

- 食管明显扩张，局部管壁均匀变薄，腔内见液平及食物潴留（图 2-5-3A）
- 食管下段贲门处逐渐变窄，边缘光滑（图 2-5-3B）
- 狭窄段上方扩张管腔内见食物、液体及气体三层
- 局部管壁对称性增厚，无腔内肿块
- 食管外脂肪层完整，纵隔无肿大淋巴结

MRI 检查

- 食管中上段扩张的管腔内含有液体，T1WI 呈低信号，T2WI 呈高信号
- 食管下段漏斗状狭窄，狭窄段管壁可对称性肥厚
- 食管中上段管壁薄，食管外脂肪层完整

超声表现

- 实时动态检查
  - 扩张的中下段管腔内含液性内容物
  - 吞咽时有反流
  - 食管远端渐变细
  - 胃与食管连接部管壁对称性增厚

推荐影像学检查

- 最佳检查法：X 线透视
- 检查建议：若贲门完全阻塞，可让病人服温水或含化硝酸甘油类药物，可促使贲门开放

【鉴别诊断】

食管下段浸润癌（invasive carcinoma）

- X 线多为狭窄段不光滑，见管壁僵硬，持续狭窄，局部黏膜破坏
- CT 见狭窄局部非对称性增厚及软组织肿块
  - 侵及周围组织
  - 纵隔淋巴结肿大

消化性狭窄（peptic stricture）

- 食管停止蠕动，基本均有食管裂孔疝

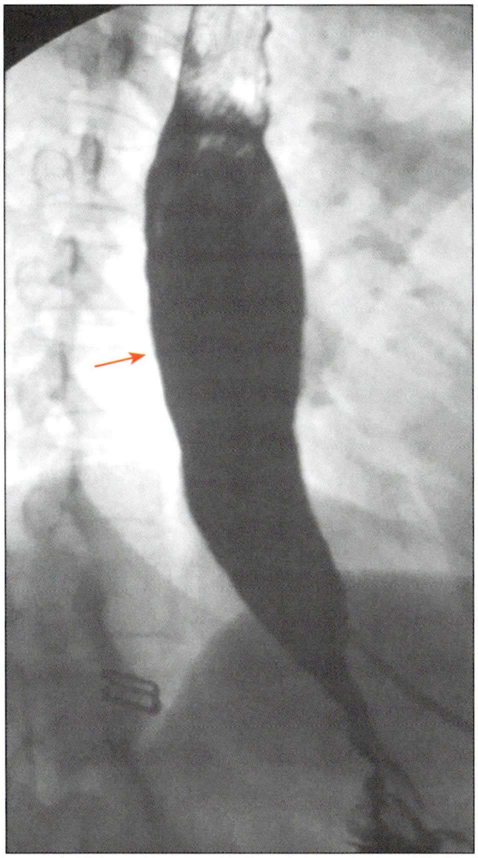

图 2-5-1 **食管失弛缓**

胃肠透视显示食管一般性扩张，食管下端呈漏斗状狭窄（箭头）

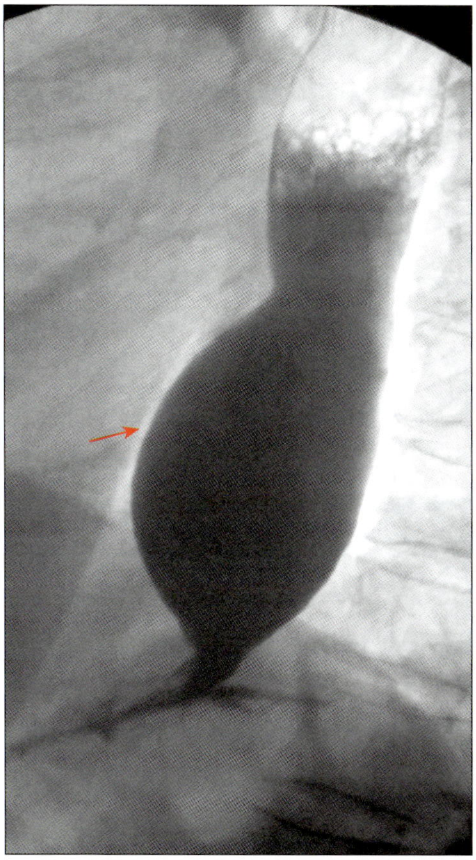

图 2-5-2 **食管失弛缓**

胃肠透视显示食管普遍扩张，食管下端呈圆锥状狭窄，如鸟嘴（箭头）

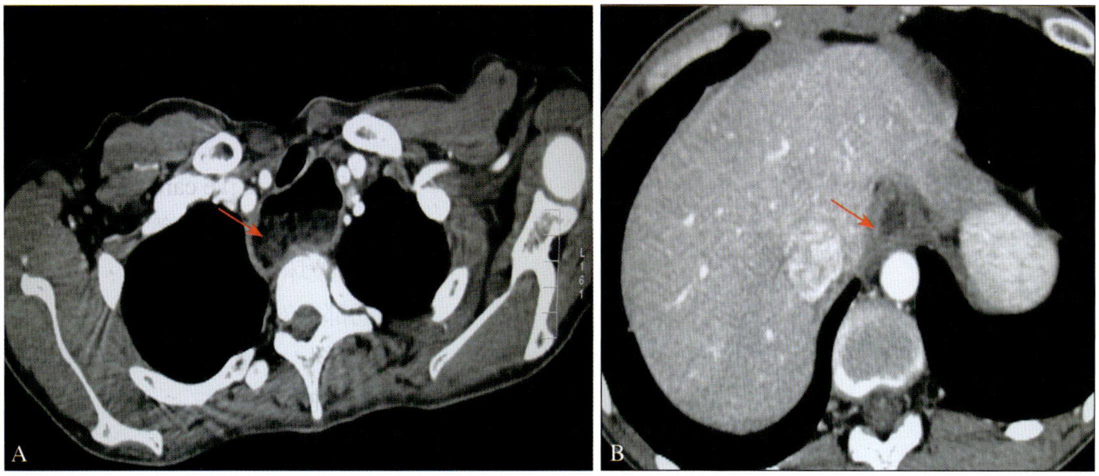

图 2-5-3 **食管失弛缓**

食管 CT 增强扫描动脉期。A．食管全程管腔明显扩张，其内可见食物、液体、气体三层（箭头）；B．食管下段贲门区无占位性病变（箭头）

诊断与鉴别诊断要点

- 吞咽困难，胃肠透视见食管末端鸟嘴状狭窄伴中下段对称性扩张，局部管壁均匀增厚考虑食管失弛缓
- 局部管壁僵硬，黏膜破坏并见软组织肿块可排除食管失弛缓

重点推荐文献

[1] 李文华，杨仁杰，赵廷常，等. 食管影像学. 北京：人民卫生出版，2002：98-102.

[2] 范家栋. 腹部百例疾病影像诊断精粹. 北京：北京大学医学出版社，2004：172-176.

[3] 白人驹，马大庆，张雪林，等. 医学影像诊断学. 北京：人民卫生出版社，2008：414-415.

三、食管动力异常

【概念与概述】

食管动力异常（esophageal motility disorders），食管不能进行正常的动力功能时发生的异常改变和伴发症状

【病理与病因】

一般特征

- 一般发病机理
  - 原发性：食管本身的病变，包括反流性食管病、环咽肌功能障碍、贲门弛缓症等
  - 继发性：食管以外的病变引发的食管动力功能障碍，包括结缔组织病、感染、代谢性疾病等

【临床表现】

表现

- 最常见症状：吞咽障碍和非心源性疼痛、胸骨后烧灼、呕吐等

【影像表现】

X线表现

- 胃肠透视
  - 微弱的、多次重复的、无推进功能的、管腔未闭拢等异常收缩（abnormal contraction）
  - 食管的长段或短段，两侧或一侧出现多数无推动性收缩
    - 收缩的切迹很深，可两侧对称如串珠状或两侧不对称如螺旋状
    - 较长时间内均无蠕动或移动
  - 钡剂在管腔内多次上下移动，伴有较浅杂乱的蠕动波
  - 蠕动为非对称性收缩，中途停顿，出现无推移性蠕动
  - 无蠕动，指多次吞咽，钡剂充盈整个食管均无蠕动出现

推荐影像学检查

- 最佳检查法：胃肠透视
- 检查建议
  - 每次口服造影剂 15 ~ 20ml，嘱病人尽量一次全部吞下
  - 再次吞咽的钡剂尽可能相等
  - 病人仰卧于检查台上取右前斜位吞服钡
    - 待食管内钡剂排空或食管的推进性蠕动完全消失后，再吞服另外一口
    - 在此位置吞服数口，后取立位进行常规的造影检查，以观察食管有无结构性病变

诊断与鉴别诊断要点

- 有相应的临床病史并伴有胃肠透视食管无推进功能并杂乱的异常收缩者可考虑食管动力异常

重点推荐文献

李文华，杨仁杰，赵廷常，等.食管影像学.北京：人民卫生出版社，2002：94-96.

四、食管硬皮病

【概念与概述】

食管硬皮病（esophageal sclerodema），硬皮病（scleroderma）又称系统性硬化症（systemic sclerosis，SSC），该病常会引起平滑肌受损，从而影响到食管的运动功能而产生相应的临床表现

【病理与病因】

一般特征

- 一般发病机理
  - 硬皮病是一种因结缔组织退行性变而引起的全身性疾病
  - 主要改变在皮肤，但身体其他部位，如胃肠道、软组织等亦可同时受到侵犯

流行病学

- 45% ～ 90% 硬皮病会累积食管

大体病理及手术所见

- 食管病变多局限于下端
  - 黏膜下层变硬，弹性纤维退化，黏膜肌肥厚及肌膜萎缩等
  - 管腔变窄，黏膜层很少受累
- 食管可因瘢痕形成而缩短，引起裂孔疝

显微镜下特征

- 食管远端的平滑肌层渐被胶原纤维组织代替，黏膜下固有层纤维化
- LES 也可发生类似病变而丧失其功能，以致酸性胃内容物不断反流到食管

【临床表现】

表现

- 硬皮病本身的临床表现
  - 皮肤硬化，普遍性色素沉着，雷诺现象等
- 食管病变表现
  - 吞咽困难，吞咽固体食物时症状更明显，但进食尚畅通
  - 呕吐，烧心、泛酸等（多因反流性食管炎所致）

疾病人群分布

- 年龄
  - 通常 20 ～ 50 岁
- 性别
  - 女性 > 男性

自然史和预后

- 自然病程差异大
  - 10 年生存率约 65%
  - 男性患者预后较差

治疗

- 加强原发病的治疗
- 食管症状以对症处理为主

【影像表现】

概述

- 最佳诊断依据：胃肠透视中见到弛缓的食管及食管下括约肌开放，可完全缺少原发蠕动
- 部位：食管病变多局限于下段
- 食管动力学
  - 食管体平滑肌部分蠕动停止
  - 食管下括约肌张力下降

X 线表现

- X 线光片
  - 食管松弛（esophageal relaxation）
    - 可见充满空气的食管影像
    - 食管下段括约肌不能闭合
- 胃肠透视
  - 主动脉弓上食管蠕动正常，下段食管张力减退或无蠕动
  - 食管下段一定程度扩张，甚有液平面出现
  - 食管虽无狭窄，但排空延长
    - 重者钡剂可在管壁上附着达数小时之久，经反复多次吞咽也难完全排空
    - 钡剂到达下部食管时间可只有轻度延长，但自下部食管进入胃内需较长时间
    - 平卧位时更明显
  - 可引起胃食管反流症
    - 食管远端距膈上 2cm 左右可见狭窄，狭窄范围约 2cm
    - 狭窄段边缘较光滑，纵行黏膜皱襞大多均清晰可见
    - 狭窄以上扩张充气的食管可为普遍性亦

可局限于狭窄上方
- ❍ 食管可有一定长度的痉挛，在痉挛上下食管显示扩张
- ❍ 大量瘢痕收缩，可使食管缩短，导致裂孔疝
- ❍ 食管下方可见龛影
- ❍ 食管上段可因肺纤维变而发生牵拉移位

CT 表现
- 食管增粗，扩张
  - ❍ 无梗阻的情况下，其内持续含有气体为特征性表现
- 纵隔淋巴结肿大及弥漫性肺部病变

推荐影像学检查
- 最佳检查法：胃肠透视
- 检查建议：凡硬皮病病人，无论有无吞咽障碍，均应常规做食管钡餐检查

【鉴别诊断】

贲门痉挛（cardiospasm）
- 食管扩张比较明显，透视可见蠕动波，钡柱大小可受呼吸运动影响
- 如不合并裂孔疝，扩张食管下端均在膈肌下方贲门附近的一点
  - ❍ 食管下端呈边缘光滑的圆锥形或漏斗形

食管癌（esophageal cancer）
- 食管呈边缘不整的充盈缺损，黏膜紊乱或完全消失
- 食管下端的癌瘤多为自胃底蔓延而来，应仔细观察胃底及贲门附近情况

诊断与鉴别诊断要点
- 在确诊硬皮病的前提下胃肠透视中见到弛缓的食管及钡剂通过缓慢考虑食管硬皮病
- 见到食管梗阻或黏膜皱襞破坏，可以考虑排除食管硬皮病

【重点推荐文献】

[1] 李文华，杨仁杰，赵廷常，等．食管影像学．北京：人民卫生出版社，2002：333-335.
[2] 范家栋．腹部百例疾病影像诊断精粹．北京：北京大学医学出版社，2004：299-301.
[3] 王亚丽，郭刚，周存河，等．系统性硬皮病的食管动力学改变影像研究［J］．放射学实践，2006，21（3）：255-258.

五、食管静脉曲张

【概念与概述】

食管静脉曲张（esophageal varices），食管黏膜下及食管周围静脉曲张，可分为上行性及下行性两大类

【病理与病因】

一般特征
- 一般发病机理
  - ❍ 上行性食管静脉曲张主要由门静脉高压（portal hypertension）引起
    - ■ 肝硬化引起的肝内阻塞
    - ■ 脾门静脉系统栓塞所致的肝外阻塞
  - ❍ 下行性食管静脉曲张主要是由上腔静脉综合征引起
    - ■ Pancoast 瘤、淋巴肉瘤
    - ■ 巨大的胸内甲状腺肿等压迫上腔静脉

流行病学
- ❍ 门静脉高压症患者 80% ～ 90% 合并有食管静脉曲张，约半数发生出血
  - ■ 第一次大出血病死率约为 25%
  - ■ 在第一次出血后一年内，尚有 50% 患者因再次出血而死亡

显微镜下特征
- 曲张的静脉由松散的黏膜下层结缔组织所支持
- 曲张的静脉易受到损伤或溃疡糜烂而破裂，引

起大出血

【临床表现】

表现

- 食管静脉曲张症状
  - 早期：常无症状
  - 中晚期
    - 曲张的静脉破裂可发生急性大出血，有呕血和柏油样便
    - 出血不易自止，可出现休克状态，甚至死亡
- 门静脉高压症状
  - 脾大，脾功能亢进，腹腔积液等

疾病人群分布

- 性别
  - 男性 > 女性

【影像表现】

概述

- 最佳诊断依据：胃肠透视中食管腔内见串珠样充盈缺损（beaded filling defect），食管腔扩张
- 部位
  - 多见于食管下段，多伴胃底静脉曲张
  - 发生于食管上段

X 线表现

- 胃肠透视
  - 轻度：多局限在食管下段
    - 黏膜增宽，稍有迂曲，但柔软
    - 肌张力减低，管壁边缘略不平整，钡柱不均匀流动
  - 中度：范围达食管中下段
    - 黏膜皱襞增粗迂曲，可见串珠状或蚯蚓状充盈缺损（图 2-5-4）
    - 食管张力普遍降低，钡排空迟缓，但无梗阻
    - 钡排出后，可残留小弧面状钡斑
  - 重度：范围超出中度，基本累及全食管
    - 食管张力减低，扩张，皱襞由曲张静脉变成大小不一，间隔不定的圆球形，环形相互成链的缺损区
    - 管壁蠕动减弱，钡剂排出减慢，但无梗阻
  - 下行性食管静脉曲张所见与上行性相似，但始于食管上段
    - 检查时可行 Muller 呼吸法，静脉曲张更易显示
  - 常合并胃底静脉曲张
    - 胃底及贲门附近黏膜皱襞呈多发息肉状
    - 呈圆形、椭圆形或弧形充盈缺损

CT 表现

- 平扫 CT
  - 明确静脉曲张的范围和程度，对胃底静脉曲张显示优于钡餐造影（图 2-5-5，A）
  - 肝硬化、脾大和腹水的特征性表现（图 2-5-5A）
  - 显示腹部其他扩张的侧支循环，如脾静脉、门静脉、小网膜静脉、脐周静脉均充盈扩张
- 增强 CT
  - 注射食管静脉曲张硬化剂
    - 食管壁增厚，黏膜层及肌层强化

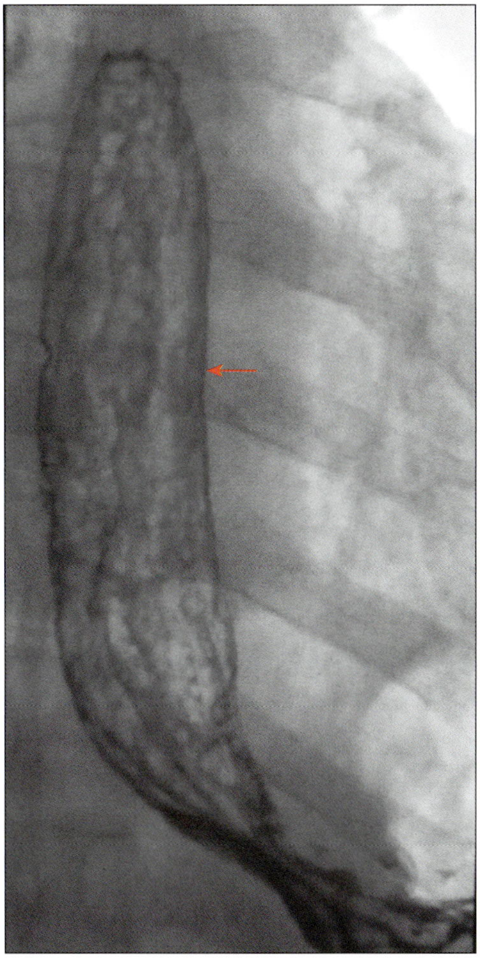

图 2-5-4 食管静脉曲张
胃肠透视显示食管中下段呈蚯蚓状充盈缺损（箭头），食管张力减低而轻度扩张

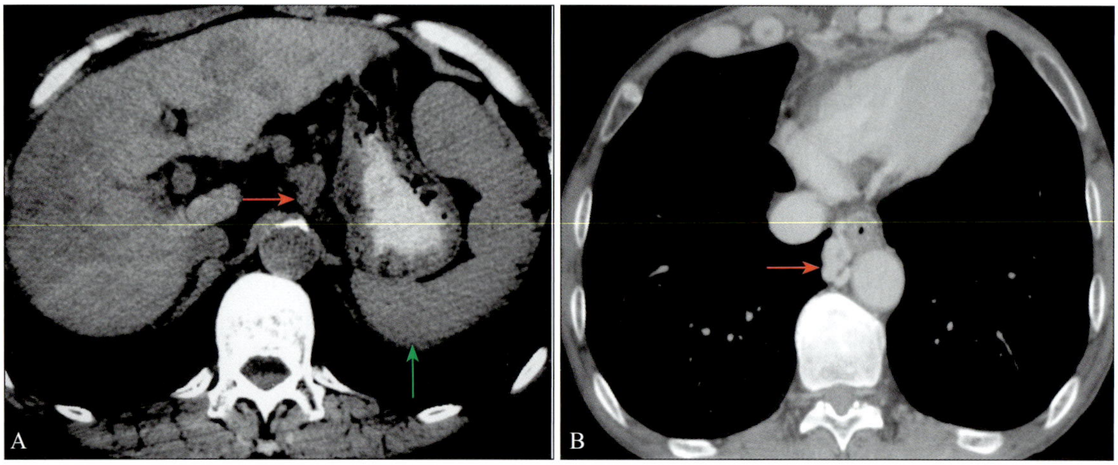

图 2-5-5 食管静脉曲张
食管及上腹部 CT 扫描。A．平扫 CT 显示胃底静脉曲张（箭头）及脾大的特征表现（绿箭头）；B．增强 CT 显示食管静脉增粗、迂曲（箭头）

        - 黏膜下层曲张的静脉被栓塞呈低密度
    - 动态对比增强扫描曲张静脉清楚显示（图 2-5-5，B）
    - 水肿及并发症如穿孔、坏死

MRI 表现

- T1 加权
    - 食管黏膜及食管周围结节多呈类圆形的低信号或无信号的扭曲结构（图 2-5-6A）
        - 可呈不规则高信号
    - 奇静脉、半奇静脉及胃底静脉、脾静脉等的扩张、扭曲、紊乱的异常信号（图 2-5-6B）
    - 肝硬化和脾大等的特征性表现（图 2-5-6B）

超声表现

- 实时动态检查
    - 沿食管壁走行的椭圆形或不规则无回声管状结构，曲张静脉常成簇
    - 注入硬化剂后曲张静脉回声变化过程呈强回声 - 高回声 - 低回声 - 无回声。内镜超声检查术（endoscopie ultrasonography，EUS）既能显示食管黏膜内和黏膜下曲张静脉，又能发现食管壁周围和胃底曲张静脉
        - 根据其无回声区的大小能判断其曲张的程度
        - 栓塞治疗后食管堵塞，EUS 可判断其疗效，早期发现静脉曲张复发和再通现象

推荐影像学检查

- 最佳检查法：胃肠透视
- 检查建议
    - 所选钡剂应可自然流动并均匀涂布食管表面，食管内存钡不宜太多
    - 应采用抗胆碱药物以降低食物张力及抑制分泌
    - 尽量避免咽入空气泡或唾液
    - 体位选择以显示下段为重点，并注意多方位旋转
    - Valsalva 呼吸法有助于食管静脉曲张显示，同时可应用舒张药物

【鉴别诊断】

人为伪影（artificial artifacts）

- 食管钡柱中形成程度不一圆形、环形透亮区，为空气泡或唾液造成的小的负影
- 胃肠透视中充盈缺损不断移动，并随钡剂排至胃内

表浅浸润性食管癌（superficial invasive esophageal cancer）

- 吞钡后管腔内充盈缺损不规则，病变较局限
- 管壁僵硬，皱襞残缺破坏中断，可侵犯食管全长
- 可发生梗阻、穿孔等并发症

裂孔疝（esophageal hiatus hernia）

- 膈上疝囊内粗大迂曲或颗粒状胃黏膜皱襞影，胃内充盈钡剂以鉴别

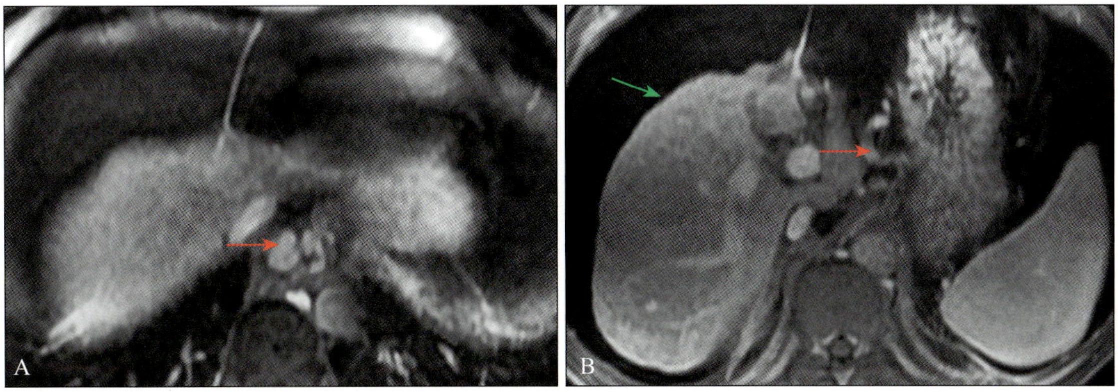

图 2-5-6 **食管静脉曲张**

上腹部磁共振 LAVA-XV 增强扫描。A．食管静脉增粗，呈类圆形扭曲结构（箭头）；B．胃底静脉曲张（箭头），肝硬化（绿箭头），脾大，腹水

诊断与鉴别诊断要点

- 胃肠透视中见到食管串珠状充盈缺损并有门静脉高压征象考虑食管静脉曲张
- 多伴胃底静脉曲张

重点推荐文献

[1] 李文华，杨仁杰，赵廷常，等．食管影像学．北京：人民卫生出版社，2002：321-323.

[2] 徐骁，冯琦，杨咏琰，等．多排螺旋 CT 扫描评估食管静脉曲张［J］．实用放射学杂志．2010，26（7）：970-985.

[3] 白人驹，马大庆，张雪林，等．医学影像诊断学．北京：人民卫生出版社，2008：417-419.

六、舍茨基环（食管下部蹼）

【概念与概述】

舍茨基环（Schatzki ring），食管腔内一层厚而韧的狭窄环，位于食管与胃黏膜交界处，是一环状黏膜隔膜，可引起食管狭窄

- 同义词：食管环（esophageal ring），鳞柱状环

【病理与病因】

一般特征

- 一般发病机理
  - 横膈食管膜伴肌性肥厚
  - 食管胃黏膜分界部有唇状的黏膜肥厚，于横膈附着部呈环状肌肥厚

流行病学

  - 阳性率约 14%

显微镜下特征

- 食管环属于肌环
- 膈膜上有不同程度的炎症现象，膜上表面是鳞状上皮，膜下表面为柱状上皮

【临床表现】

表现

- 可无症状
- 间歇性咽下困难，出现症状年龄常在 40 ～ 50 岁，常在急食或进硬食物时发生

疾病人群分布

- 性别
  - 男性成人多见

治疗

- 细嚼慢咽进食
- 气囊或扩张器扩张
- 手术治疗

【影像表现】

概述

- 最佳诊断依据：裂孔疝上方胃食管交界处薄的

环形缩窄
- 部位：食管胃黏膜交界部

X 线表现
- 胃肠透视
  - 食管胃黏膜分界部发现 2 ~ 4mm 的蹼状狭窄或边缘光滑对称的凹痕突入管腔
  - 环下方多伴滑动性裂孔疝
  - 在环的近端食管呈双凹面，远端与胃相邻，略膨大

推荐影像学检查
- 最佳检查法：胃肠透视
- 检查建议
  - 在下段食管钡餐充盈时，右侧位当造影剂到达横膈水平前，作 Valsalva 动作时摄片
  - 可测量环的直径
  - 俯卧位向右倾斜，易发现食管环

【鉴别诊断】

环形消化性狭窄（ring digest stenosis）
- 狭窄更不规则、不对称、多位置较高

炎症狭窄（inflammatory stenosis）及食管癌（esophageal cancer）
- 食管狭窄部位厚薄不一，部位不一，常为连续多个切迹

诊断与鉴别诊断要点
- 胃肠透视中见裂孔疝上方胃食管交界处薄的环形缩窄考虑食管环

重点推荐文献

范家栋 . 腹部百例疾病影像诊断精粹 . 北京：北京大学医学出版社，2004：314-317.

七、食管裂孔疝

【概念与概述】

食管裂孔疝（esophageal hiatus hernia），腹腔内脏器经膈肌的食管裂孔突入胸腔内

【病理与病因】

一般特征
- 一般发病机理
  - 正常食管裂孔宽约 2.5cm
    - 先天性发育不全或后天性外伤，腹压增高或老年人退行性变时裂孔变大
    - 膈食管膜及其周围的韧带变性，松弛也可使胃易于经食管裂孔疝入胸腔
  - 老年人裂孔疝多因肥胖及裂孔肌萎缩、扩大、固定结构松弛和无力
  - 幼儿裂孔疝多为先天性膈肌裂孔发育不全所致
- 流行病学
  - 食管裂孔疝国外发病率约 5.7%，国内发病率约 3.3%
  - 发病率随年龄增加而增高
- 分型
  - 滑动型食管裂孔疝（sliding esophageal hiatus hernia）或 I 型疝：临床最常见类型
    - 胃食管连接部位于膈上胸腔内，部分胃底通过食管裂孔进入纵隔
    - 可随体位变动，平卧时胃底进入胸腔，直立位后疝可复位
    - 常伴胃食管反流
  - 食管旁疝（paraesophageal hernia）或 II 型疝：较少见
    - 食管胃连接部仍在腹腔正常位置，而胃底甚至全胃经食管裂孔进入胸腔
    - 胃底向上突入胸腔形成一个边界清楚，有纤维化膈腹膜构成的疝囊
    - 发生胃食管反流较少，严重可发生潴留性胃炎、胃溃疡等并发症
  - 混合型食管裂孔疝（mixed esophageal hiatus

hernia）

- 滑动性食管裂孔疝和食管旁疝共同存在
- 由于疝入的内容物（如大网膜、横结肠等）大可使心脏和肺受压产生心脏移位和肺萎陷等
- 若胃受压嵌顿，可引起胃梗阻、穿孔等并发症

○ 裂孔疝伴短食管（short esophagus）

- 不论立位或卧位，贲门固定在膈上，疝囊呈钟形

大体病理及手术所见

- 主要为膈上疝囊，胃液反流性食管炎
- 反流性食管炎又可造成食管下段瘢痕挛缩，牵拉食管形成裂孔疝

【临床表现】

表现

- 无特异性，大多病史较长，症状轻重与疝的程度、类型及疝囊的大小无关
  - ○ 食管炎症状如上腹疼痛，少见有吞咽不适、困难等
  - ○ 过大的疝囊可引起呼吸和循环压迫症状
  - ○ 疝囊扭转、嵌顿可引起剧痛
- 并发症
  - ○ 反流性食管炎
  - ○ 膈上食管憩室

治疗

- 降低腹压，减少反流
- 手术治疗

【影像表现】

概述

- 最佳诊断依据：发现膈上疝囊（diaphragm hernia sac），食管胃环征（esophagogastric ring sign）
- 部位：膈上，食管裂孔旁
- 类型
  - ○ 滑动性食管裂孔疝
  - ○ 食管旁疝
  - ○ 混合型疝

X 线表现

- X 线摄片
  - ○ 心影后紧贴膈面的胃泡影，以含气液囊多见
    - 正位片上胃泡气液平面在心膈角处
    - 疝囊外缘光滑整齐，囊的内壁可光滑或因黏膜皱襞显示呈凹凸不平
    - 囊壁厚薄均匀，囊的大小可随胃内潴留气液的多少而变
- 胃肠透视
  - ○ 滑动性食管裂孔疝
    - 胃食管结合部、部分胃经食管裂孔疝至膈上，出现率约 90%（图 2-5-7）
    - 胃食管前庭段呈伞状黏膜粗大
    - 胃底和贲门在膈肌中央随体位改变而上下移动
    - 食管胃角变钝并见胃食管反流
    - 卧位出现而立位消失
    - 晚期可显示食管狭窄
  - ○ 食管旁疝
    - 食管末段位于膈肌下，贲门固定位于膈下正常位置
    - 胸腔胃特征性表现：左膈上见疝囊影，一般直径> 5cm，膈上见粗大的胃黏膜影，并经增宽的食管裂孔延续与膈下的胃黏膜皱襞相连
    - 较少有胃食管反流征象
    - 巨大的食管旁疝见大部分胃经食管裂孔突入膈上，疝囊对食管形成压迫

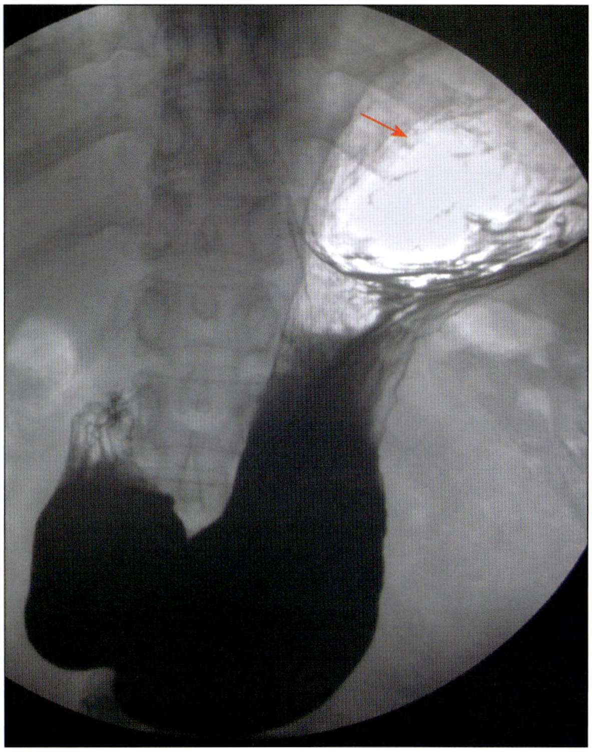

图 2-5-7 **食管裂孔疝**
胃食管结合部及胃底部经食管裂孔脱向横膈以上（右箭头）

- 胃扭转后可见胃大弯在上、小弯在下，呈倒转状
- 混合型疝
  - 食管旁疝伴贲门口上移
  - 食管滑动疝的胃底在贲门口之上，钡剂反流入膈上疝囊内
- 食管胃环：食管裂孔疝特异性表现
  - 膈上疝囊对称性切迹，深浅不一
  - 有时仅见单侧切迹，深 3 ~ 5mm

CT 表现

- 平扫 CT
  - 后下纵隔近膈肌平面区域软组织肿物
    - 胃底位于食管前方，其内见液平及造影剂充盈（图 2-5-8）
  - 膈肌脚间距增宽的食管裂孔增大（图 2-5-9）
  - 可明确疝入器官，必要时作增强检查
- 增强 CT
  - 疝囊与膈下胃壁呈一致性均匀强化
  - 囊内胃黏膜与膈下胃黏膜的强化一致

MRI 表现

- 冠状面显示食管裂孔疝最清楚
  - 胃底进入胸腔内显示尖端向上呈等信号三角影
- 轴位像见膈上疝囊
  - 囊内多为混杂信号
  - 疝囊壁可为等信号，含脂肪成分为高信号

超声表现

- 横膈上方高回声包块
  - 饮水后包块内迅速充盈，内部光点清晰，分布均匀
  - 包块与胃腔内的液体可往复流动

推荐影像学检查

- 最佳检查法：胃肠透视
- 检查建议
  - 透视时重点观察心膈角区
  - 注意胃泡与横膈的关系
  - 观察心后纵隔有无软组织影及液平面
  - 多采用仰卧右前斜位使钡剂积聚在胃底部后让患者缓慢向左转动易于发现疝囊

【鉴别诊断】

食管壶腹（esophageal ampulla）

- 钡餐检查显示为膈上 4 ~ 5cm 食管段管腔扩张呈椭圆形
- 扩张食管段边缘光滑可随上方食管蠕动到达而收缩变小
- 食管黏膜可呈纤细、纵行、平行

食管憩室（esophageal diverticulum）

- 常为狭颈的囊状，囊内无黏膜，与胃之间有正常的食管相分割

膈膨升（diaphragm expansion）

- 巨大的疝囊如充气多时应与膈膨升鉴别，后者的气影内可见结肠袋影

肺脓肿（lung abscess）

- 胸内疝囊内气液平面与肺脓肿相似，应结合病史综合鉴别

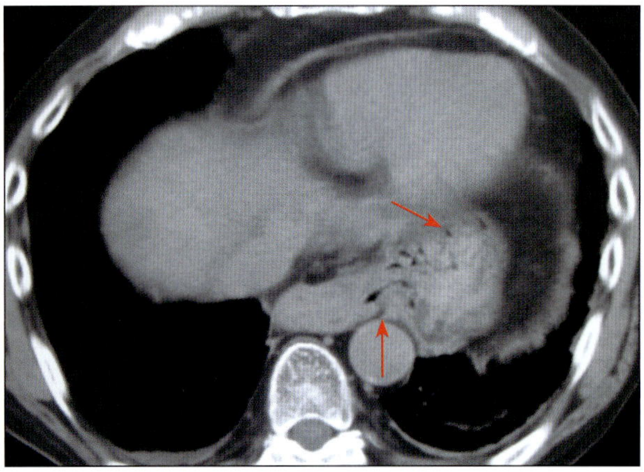

图 2-5-8 食管裂孔疝
平扫 CT 显示食管裂孔增宽（箭头），胃部分入胸腔，其内可见内容物影（箭头）

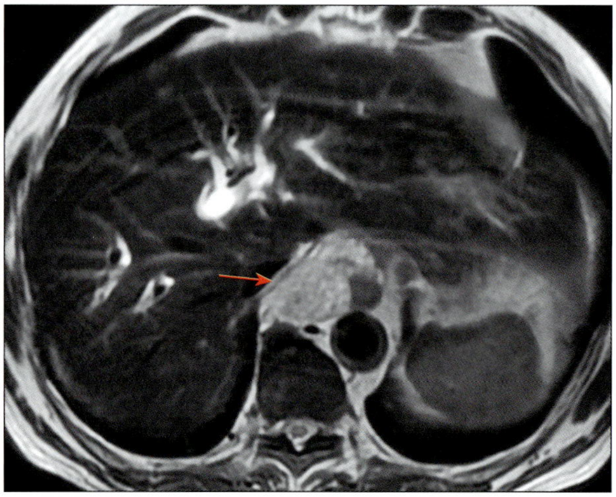

图 2-5-9 食管裂孔疝
磁共振 T2 加权显示食管裂孔开大，膈上疝囊内见脂肪组织高信号影（箭头）

诊断与鉴别诊断要点

- 胃肠透视中见到膈上疝囊、膈上出现胃黏膜、食管下括约肌上提及食管胃环考虑食管裂孔疝
- CT 中膈上发现胃黏膜考虑食管裂孔疝
- 多伴反流性食管炎及膈上憩室

重点推荐文献

[1] 李文华，杨仁杰，赵廷常，等．食管影像学．北京：人民卫生出版社，2002：104-114.
[2] 潘昌远．食管裂孔疝的螺旋 CT 诊断价值［J］．放射学实践，2010，25（1）：51-54.
[3] 李刚，侯伟，陈加源．X 射线检查对食管裂孔疝的诊断价值［J］．实用医院临床杂志，2009，6（2）：85-86.

第 6 节　食管憩室

一、zenker 憩室（胃肠道压出性憩室），咽下部憩室

【概念与概述】

Zenker 憩室（Zenker diverticulum），咽食管连接区的黏膜和黏膜下层在环状软骨近侧的咽后壁肌肉缺陷处膨出

- 同义词：咽食管憩室（pharyngoesophageal diverticulum），咽囊（pharyngeal pouch），Ludlow 食管憩室（Ludlow's esophageal diverticulum），咽下憩室（hypopharyngeal diverticulum）

【病理与病因】

一般特征

- 一般发病机理
  - 咽下缩肌斜行和横行肌纤维间存在软弱部位（Killian 缺陷区）
  - 吞咽时各肌肉机能失调
  - 咽食管交界处压力增加，局部黏膜薄弱区向外膨出形成憩室

大体病理及手术所见

- 憩室大小不一，小的直径 1 ～ 2cm，大的可达 5 ～ 10cm
- 食管左、右侧均可发生
- 多位于咽 - 食管交界部后壁，偶见前壁

显微镜下特征

- 内压性假性憩室（internal pressure of false diverticulum）
  - 囊壁由复层鳞状上皮和黏膜下层组织构成，外层被稀疏的结缔组织所围绕

【临床表现】

表现

- 早期：多无症状，偶有咽部不适感
- 进展期
  - 咽下困难和食物反流，误吸，复发性肺炎
  - 吞咽时有气过水声
  - 颈部一侧或两侧可鼓起
- 后期
  - 梗阻
  - 并发憩室炎、溃疡、出血等

疾病人群分布

- 年龄
  - 多在 50 岁以上
  - 占食管憩室的 60% ～ 90%
- 性别
  - 男性 > 女性

治疗

- 保守治疗：饭后饮用清水冲洗、改变体位或颈部按摩促进憩室排空等
- 憩室切除

【影像表现】

概述

- 最佳诊断依据：食管壁向外突出的圆形囊样膨出影
- 部位：多位于咽与食管结合处的后部
- 形态学：多为圆形、椭圆形或梨形

X线表现

- X线摄片
  - 胸片不能显示憩室，但可排除其他疾病
- 胃肠透视
  - 早期
    - 多在食管充满钡剂，腔内压力大时易显示
    - 有时仅在食管收缩时排空后才出现
    - 侧位检查为小点状突起，深2～3mm
    - 正位见圆形或椭圆形点状钡影
  - 晚期
    - 食管收缩与舒张期均可显示
    - 下垂时长轴与食管平行（图2-6-1）
    - 巨大的食管憩室下段可达胸锁关节平面，甚至坠入上纵隔
    - 有时可将食管推挤向前
  - 常见食管后壁憩室，开口相当于C_6水平
    - 侧位片上在环咽肌水平的食管后缘可见明显的切迹，系咽食管憩室压迫局部食管后壁所致
    - 有时憩室开口正对咽部，使钡剂先进入憩室，使之充盈后钡剂才向前流入食管
  - 憩室边缘光整
    - 可见吞入的钡剂、空气与液体呈3层
    - 可显示憩室内层表面的黏膜像，在憩室颈部黏膜像有时最为清晰
  - 囊袋状憩室颈部狭窄，可不显影
    - 憩室若被充盈后，钡剂不可及时排出，有的于数日后仍可见被充盈的憩室

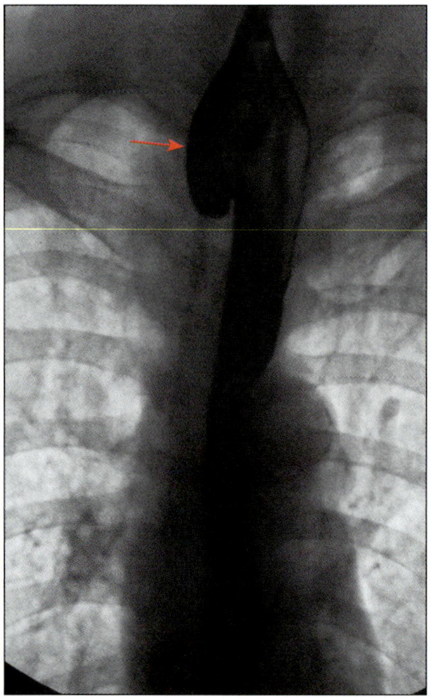

图2-6-1 食管憩室
胃肠透视显示咽食管交接部较大食管憩室下垂（箭头），其内可见钡剂潴留及气体

  - 如发现憩室轮廓不规则或凹凸不平，要注意憩室内恶变的可能

CT表现

- 憩室穿孔所致纵隔增宽、脓肿等
- 有助于发现肺部及胸膜的继发改变

推荐影像学检查

- 首选检查法：胃肠透视
- 检查建议
  - 多轴位观察
  - 左侧斜位易于发现

【鉴别诊断】

纵隔肿瘤（mediastinal tumor）

- 憩室过大时在平片检查时易与纵隔肿瘤相混淆
- 用造影剂检查确诊

诊断与鉴别诊断要点

- 胃肠透视中环咽肌水平的食管后壁见半球形囊袋影伴吞咽困难考虑森克尔憩室
- 胃肠透视中憩室内有食团见充盈缺损，并发炎症时黏膜粗糙

重点推荐文献

[1] 李文华，杨仁杰，赵廷常，等．食管影像学．北京：人民卫生出版社，2002：284-285.

[2] 李进让，陈曦，孙建军．咽食管憩室．中国耳鼻咽喉头颈外科，2008，15（3）：171-172.

二、牵引性憩室

【概念与概述】

牵引性憩室（traction diverticulum），由于食管壁内外各种炎症引起粘连或瘢痕收缩向外牵引而引起的憩室，多见于食管中段憩室（midesophageal diverticulum）

【病理与病因】

一般特征

- 一般发病机理
  - 多由于邻近气管、支气管淋巴结炎症、瘢痕收缩（尤其是结核性炎症）致使食管壁向外牵引而形成憩室
- 流行病学
  - 发病率多低于 20%

大体病理及手术所见

- 多发生于气管分叉处的食管前壁和前侧壁
- 直径多不超过 2cm

显微镜下特征

- 真性憩室（true diverticulum）：由食管壁的全层构成

【临床表现】

表现

- 多无明显症状，偶有咽下困难
- 食物反流
    - 并发炎症时可有梗阻感加重伴胸背部疼痛
- 偶见穿孔、纵隔炎、食管气管瘘及癌变等

疾病人群分布

- 年龄
  - 多在 40 岁以上
  - 我国多见

治疗

- 多无需治疗
- 保守治疗：并发炎症时
- 憩室切除

【影像表现】

概述

- 最佳诊断依据：食管壁局部帐蓬状突出，引流通畅而少出现钡剂残留
- 部位：多位于食管中段

X 线表现

- X 线摄片
  - 纵隔内气液或气、水、钡三层征象
- 胃肠透视
  - 多为位于左主支气管或肺动脉压迹处的食管单发憩室（图 2-6-2）
    - 基底宽约 1cm，尖端向前方或其他方向突出
    - 可见黏膜深入至憩室底部
  - 多无钡剂残留
  - 可由牵引型憩室进展为牵引内压型憩室（图 2-6-3）
    - 憩室体积增大，呈圆形边缘光滑并下垂
    - 憩室内有液体或食物潴留
  - 如憩室僵硬或内部出现不整齐的实质块状物，应注意憩室内炎症或恶变

CT 表现

- 多为食管中段局限性增粗，外有囊袋状高密度影
- 憩室与食管腔相连的口部宽窄不一
  - 相互延续的食管黏膜不可显示
- 局部食管外脂肪线隆起，周围无软组织肿块

推荐影像学检查

- 首选检查法：X 线透视
- 检查建议：多轴位观察并摄片

【鉴别诊断】

消化性食管炎（peptic esophagitis）

- 常伴食管裂孔疝，可借食管镜加以区别

诊断与鉴别诊断要点

- 胃肠透视中食管前壁见帐蓬状突出，口部宽大，底部较小，引流通畅而少出现钡剂残留伴咽下困难考虑牵引性憩室

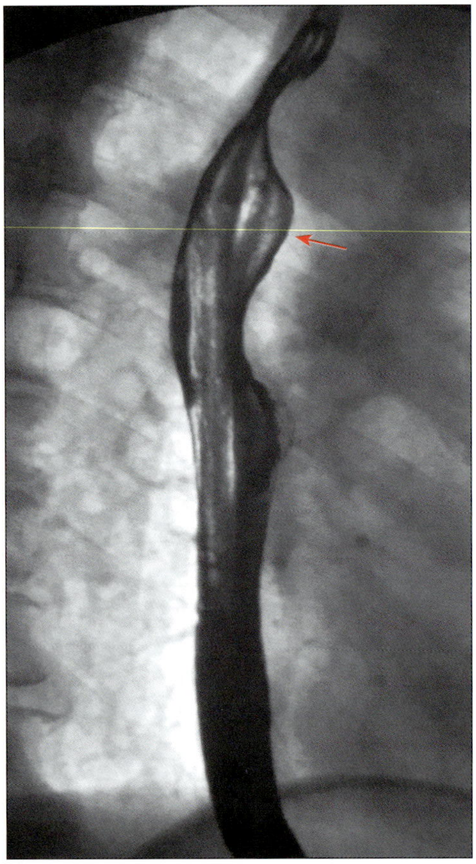

图 2-6-2 **牵引性憩室**
胃肠透视显示食管中段牵引性憩室（箭头），如帐篷状，广基底，无食物潴留

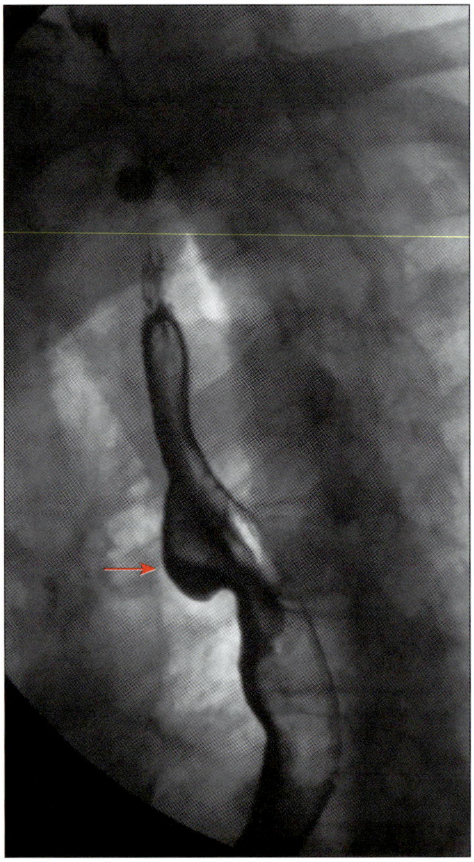

图 2-6-3 **牵引性憩室**
食管中段见憩室较大且下垂（箭头），其内见钡剂潴留

重点推荐文献

[1] 李文华，杨仁杰，赵廷常，等. 食管影像学. 北京：人民卫生出版社，2002：286-290.
[2] 张延龄. 食管憩室（编译）[J]. 国外医学外科学分册，2002，29（1）：30-31.
[3] 郭启勇，王玉，张景荣，等. 实用放射学. 北京：人民卫生出版社，2007：618-619.

三、内压型憩室

【概念与概述】

内压型憩室（internal pressure diverticulum），食管黏膜在管壁的某些薄弱部位“疝出”，形成囊袋

- 多见于食管膈上憩室（esophageal epiphrenic diverticulum）及咽食管憩室（Zenker 憩室），也见于中段食管

【病理与病因】

一般特征

- 一般发病机理
  - 食管局部肌纤维缺少或食管腔内压力增加
  - 憩室可在管壁薄弱处膨出
  - 常与贲门失弛缓症、膈疝、Barret 食管并存

大体病理及手术所见

- 边缘光滑的圆形突出，大小不一，平均为 6cm
- 可下垂于膈上压迫食管，食物淤积
- 引发炎症，穿孔或瘘，憩室恶变

显微镜下特征

- 假性憩室：憩室壁由黏膜及黏膜下层组织构成

【临床表现】

表现

- 多无症状
- 最常见症状：吞咽困难、食管胃反流
- 并发炎症时伴胸痛

疾病人群分布

- 年龄
  - 多在 40 岁以上

- 性别
  - 男性 > 女性

治疗

- 多无需治疗
- 憩室切除

【影像表现】

概述

- 最佳诊断依据：食管一侧壁较大类圆形突出，钡剂易潴留而不易排出
- 部位：多位于胸段食管右侧或咽 - 食管交界部
- 大小：大小不一，口部可宽大或窄小

X 线表现

- X 线摄片
  - 大小不一、边缘光滑的圆形密度增高影
  - 其内气液或气、水、钡三层征象
- 胃肠透视
  - 多为食管膈上段的圆形突出，颈部较宽
    - 早期憩室大小可变化，晚期扩大，可下垂于膈上
    - 常见钡剂滞留
  - 极少数发生在膈面上
  - 食管收缩功能障碍

CT 表现

- 膈上贲门附近类圆形软组织密度影，造影剂可充盈食管并进入其内
- 较大的憩室若存食物残渣与内部造影剂混杂，可表现为密度不均
- 口部与食管相通，大小不一

推荐影像学检查

- 最佳检查法：胃肠透视
- 检查建议
  - 大口吞钡有助于显示憩室
  - 食管扩张最大时有助于显示

【鉴别诊断】

食管裂孔疝（esophageal hiatus hernia）

- 膈上疝囊经食管裂孔与胃相连

先天性食管囊肿（congenital esophageal cysts）

- 与食管平行的管状影，远端为盲管
  - 开口与食管相连者，少量造影剂可进入囊腔内
  - 其内可见不同长度的正常黏膜影
  - 多见于新生儿，常合并胸椎畸形

诊断与鉴别诊断要点

- 胃肠透视中食管一侧壁见边缘光滑类圆形突出，大小可变，钡剂易潴留而不易排出，其内常因有食物残渣而密度不均时考虑内压型憩室
- 憩室口与食管相通可与食管裂孔疝相鉴别

重点推荐文献

[1] 李文华，杨仁杰，赵廷常，等. 食管影像学. 北京：人民卫生出版社，2002：290-291.

[2] 范家栋. 腹部百例疾病影像诊断精粹. 北京：北京大学医学出版社，2004：178-180.

[3] 郭启勇，王玉，张景荣，等. 实用放射学. 北京：人民卫生出版社，2007：618-619.

四、食管壁内假性憩室

【概念与概述】

食管壁内假性憩室（esophageal intramural pseudodiverticulum），食管肌层内存在的数量不等的小憩室样盲囊

【病理与病因】

一般特征

- 一般发病机理
  - 病因未明
    - 多发生于食管炎后，引起食管壁痉挛，瘢痕狭窄等

- 黏膜腺体被感染破坏后膨胀所形成
- 可能为扩大的食管黏液腺

大体病理及手术所见

- 多见于食管上半部
- 憩室 1 ~ 3mm，有一狭小孔道与食管腔相通

显微镜下特征

- 黏膜下腺体导管扩张，在食管形成多数小囊

【临床表现】

表现

- 最常见症状
  - 轻、中度咽下困难
  - 可持续数周甚至多年

疾病人群分布

- 年龄
  - 多在 50 岁以上
- 性别
  - 男性 > 女性

治疗

- 消除食管的阻塞和淤滞
- 消炎治疗

【影像表现】

概述

- 最佳诊断依据：食管壁多发烧瓶状（flask-shaped）囊袋突出（图 2-6-4）
- 部位：可局限于一段食管或弥漫于整个食管

X 线表现

- 胃肠透视
  - 食管壁内多发烧瓶状、刺状囊袋突出
    - 直径 1 ~ 4mm，深 1 ~ 5mm
    - 累计范围不一
  - 壁内通道（wall channel）：通道相接形成与食管内壁平行的钡柱
    - 相隔 1 ~ 2 mm
    - 为炎性扩散征象
  - 憩室颈管（diverticulum neck tube）：向胃端斜向走行，光滑纤细
    - 相邻食管壁皱襞规则
    - 憩室间无通道形成
  - 约 91% 患者合并食管的单或多发狭窄

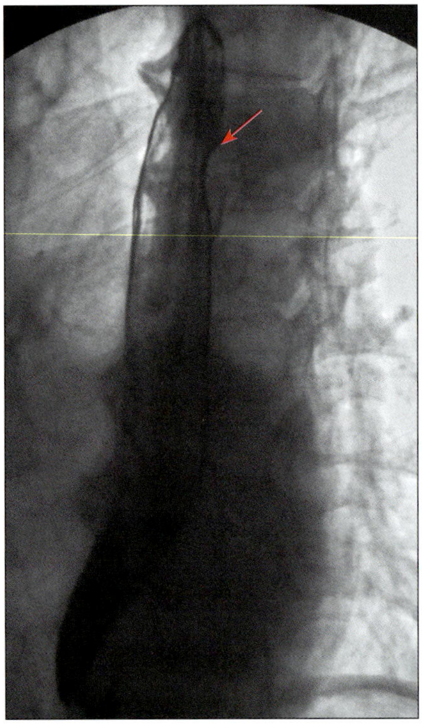

图 2-6-4 **食管壁内假性憩室**
胃肠透视显示食管壁见数个小囊袋状突出憩室影（箭头）

    - 狭窄可为局部痉挛或器质性狭窄
  - 约 1/4 的病人合并食管裂孔疝
    - 可发生感染、癌变、溃疡等

CT 表现

- 食管内腔边缘不光滑，较宽大的食管腔可见内壁呈波浪状凹凸不平
- 食管腔狭窄

【鉴别诊断】

食管表浅溃疡（esophageal superficial ulcers）

- 局部管腔明显狭窄
  - 单发
  - 溃疡口部较底部为宽

食管穿孔（esophageal perforation）

- 钡剂流向食管壁外，与食管壁平行垂直下流
  - 与内壁相隔超过 2mm
  - 有明确穿孔的原发病灶或创伤
  - 多单发

诊断与鉴别诊断要点

- 胃肠透视中见食管壁内多发小烧瓶状憩室，若见到壁内通道及憩室颈管提示食管壁内假性憩室

重点推荐文献

[1] 李文华，杨仁杰，赵廷常，等．食管影像学．北京：人民卫生出版社，2002：295.
[2] 李文华，曹庆选，杨世锋．食管壁内假性憩室影像学表现．中华放射学杂志，2006，40（5）：515-517.
[3] 陈宝雯．食管憩室．胃肠病学．北京：人民卫生出版社，1993：128.

第 7 节　食管损伤

一、食管异物

【概念与概述】

食管异物（foreign body of the esophagus）是因误服、有意识的吞服（如自杀）等原因而致物体滞留于食管内，是临床最常见的急症之一

【病理与病因】

一般特征

- 一般发病机理

儿童：有意识或误食，如硬币、小玩具、儿童食品包装盒、瓶盖等

成人：食管的狭窄和局部的痉挛，如鱼刺、鸡骨、肉类及其他骨骼等

老人：食管功能不良，咀嚼不良及对食物的大小性质等判断失误所致的误吞

- 好发部位

食管异物多停留于食管的生理狭窄区，尤其是第一狭窄区，即食管入口处；其次是主动脉弓压迹和左主支气管压迹处

- 异物种类

几乎自然界中的所有物体均可成为食管异物

  - 透 X 线异物：包括果核、果皮、蔬菜、毛发、纺织品、鱼刺、橡胶皮、牙签、竹条、木条等
  - 半透 X 线异物：包括塑料制品、瓶盖、扣子、牙刷、铝制品汤匙、笔帽等
  - 不透 X 线异物：包括各种金属及铅质多的物体，如铁钉、金属鞋掌、金属义齿、鱼钩、电池、钥匙、铁哨子、顶针、铁丝、金属垫片、金属支架、导丝等

病理改变

食管异物停留在食管内可引起局部黏膜损伤

- 早期为受损的黏膜组织充血水肿，炎性反应明显，出现管腔痉挛性收缩
- 数日至数周后组织愈合，创伤部位黏膜表面瘢痕形成，黏膜皱裂之间相互粘连、纠集导致食管狭窄

【临床表现】

表现

在误吞、误食的异物中约 20% 进入气管，80% 进入消化道

- 最主要表现：进食后出现哽咽感，随后发生吞咽不适、吞咽痛、吞咽困难、阻塞感或伴疼痛
- 其他症状
  - 进食后呕吐、呕血
  - 食管完全梗塞，产生咳嗽和呼吸困难，流涎及气道吸入症状
  - 损伤黏膜出现吞咽痛，并呈强迫体位或反复发作
  - 亦有无明显原因的喘鸣及精神萎靡
- 并发症
  - 合并感染时出现发热、颈部肿胀及压痛
  - 引起穿孔者可致纵隔炎、气胸、大血管损伤等相应的症状

疾病人群分布

- 80% 发生于儿童，也多见于老年人

【影像学表现】

X 线表现

- 常规透视、摄片检查
  - 不透 X 线的异物可清晰显示，明确诊断
  - 对半透 X 线的异物，多为中等密度，要寻找异物形态特点的 X 线征象
  - 透 X 线异物普通 X 线透视和摄片不能显示，应做其他检查
  - 并发症：纵隔炎时可显示纵隔增宽，食管穿孔时，可发现食管周围充气，皮下及纵隔气肿、气胸、胸腔积液、心包积液等
- 食管钡餐检查
  - 一般采用稀钡，临床上高度怀疑食管穿孔者，宜用碘造影剂检查
  - 钡剂至食管异物处常显示部分性或完全性阻塞或出现钡剂分流现象，可指出异物的大小和位置，钡剂于异物表面或内部涂布可勾画出其形态
- 钡絮法

对异物较小刺入食管壁者可吞服含钡棉絮，动态观察钡絮变化：钡絮搁置和悬挂在异物上其特征为方叶状，可见钡剂分流、浓度分布不均匀或均匀（图 2-7-1）

CT 表现

对小的动物骨其显示尤佳，且可显示食管壁的损伤，对并发症的范围和程度亦能清楚显示

MRI 表现

在非铁磁性金属异物，非金属异物等显示清楚，用于纵隔、胸腔并发症的显示尤佳

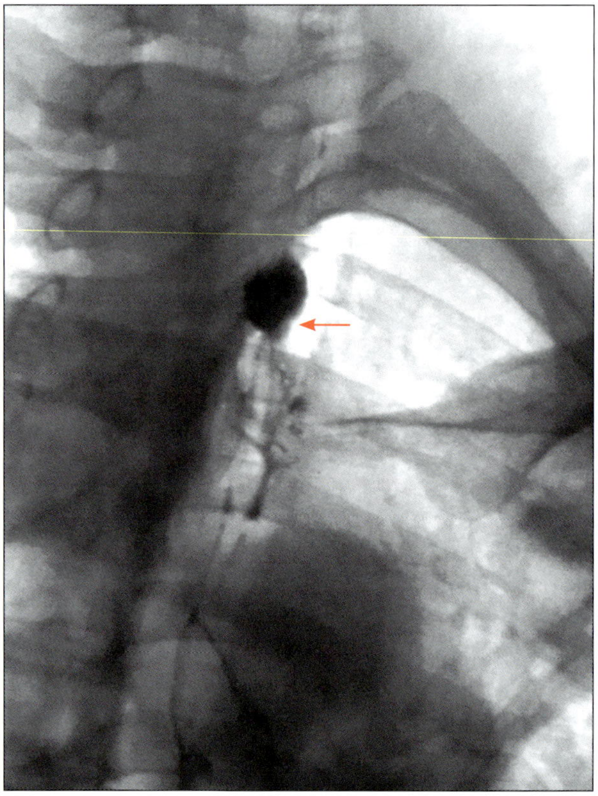

图 2-7-1 **食管异物**

所示钡絮法，异物为鱼刺，钡絮搁置在异物上方，可见钡剂分流

推荐影像学检查

- 最佳检查法：X 线检查，可诊断食管异物及其并发症

【鉴别诊断】

- 食管周围（如喉部、颈部、咽部及后纵隔内）的钙化：钙化常有固定的位置，多呈斑点、片状改变，而鉴别困难时应吞钡鉴别

诊断与鉴别诊断要点

- 食管多有明确的病史
- 食管异物多形态不规整，位于后纵隔、脊椎前，可随吞咽动作活动
- 食管钡餐检查可指出异物的大小和位置，钡剂于异物表面或内部涂布可勾画出其形态

重点推荐文献

[1] 李文华，杨仁杰，赵廷常等. 食管影像学. 北京：人民卫生出版，2002：261-267.
[2] 武乐斌，李吉昌，李春卫. 消化疾病影像学图鉴. 济南：山东科学技术出版社，2002
[3] 刘正新 // 奈特消化系统疾病彩色图谱. 北京：人民卫生出版社，2008.

二、食管穿孔

【概念与概述】

食管穿孔（esophageal perforation）一般指自发性食管穿孔以外的原因，造成的食管壁的全层损伤、破裂

【病理与病因】

一般特征

- 一般发病机理

无论何种原因引起的食管破裂穿孔，均可导致唾液、血液、空气等溢出食管外进入纵隔中，异物也可刺破食管、大血管、心包、心脏等，从而导致一系列病理生理改变

- 病因学
  - 外伤性
    - 直接损伤：刀刺、切割、刎颈、枪弹、弹片等
    - 间接损伤：挤压、气浪、高压、爆炸、颈、胸、腹部钝伤等
  - 医源性：由于临床上诊断、治疗等目的进行食管插管而造成
  - 食管异物：尖锐异物刺破食管，如铁钉、骨刺、鱼钩、钢丝、竹签等
  - 病理性：如食管癌、食管结核、球菌性食管炎、腐蚀性食管炎、Crohn病Zollinger-Ellison综合征等；食管外纵隔或肺内肿瘤、炎症等侵蚀食管也可导致食管穿孔
  - 应激性食管穿孔：多继发于神经系统疾病，胸、腹部大手术后，烧伤等

【临床表现】

表现

- 最主要症状：胸痛，胸骨后痛，高热，寒战。颈、胸部皮下气肿，声音嘶哑，咳嗽，咯血，呼吸困难，发绀
- 其他症状：窒息，颈胸痛，吞咽痛，颈深部肿胀，活动受限，颈部僵硬
- 全身感染，可导致败血症等。纵隔感染可出现中毒症状与中毒性休克

【影像学表现】

X线表现

- 常规X线：纵隔及皮下气肿表现为长条状或不规则透亮影；纵隔积液、纵隔炎、纵隔脓肿，可致纵隔增宽、纵隔内液气平面；同时可发现气胸、液气胸、肺炎、肺不张、脓胸、肺脓肿等
- 造影检查：确定有无穿孔，发生的部位、大小等；多采用碘水造影剂，穿孔时见造影剂溢出食管外进入纵隔、气管、支气管或心包内

CT表现

薄层扫描可发现穿孔区食管缺损

- 食管周围、纵隔、颈部、胸部上腹部充气，纵隔增宽，食管壁厚、周围及纵隔内积液、脓肿；纵隔内软组织肿胀，气管、支气管、血管周围模糊，局部积液，脂肪组织内因炎性渗出示CT值高
- 并发症的表现 气胸、肺炎、肺不张、支气管断裂、心包积液、主动脉破裂、膈疝及骨折等

MRI表现

- 可全面显示并发症，对颈前纵隔内软组织肿胀、积液，气管移位，颈、胸椎骨折的显示清晰
- 对显示纵隔脓肿、胸腔积液方面敏感
- 膈疝时MRI信号不均，可显示病灶与膈下的关系

推荐影像检查

- 最佳检查法：常规胸透和摄片，要求全面仔细多体位观察，重点发现有无纵隔及皮下气肿

诊断与鉴别诊断要点

- 碘水造影检查可直接显示穿孔部位、大小
- 造影剂溢出食管外进入纵隔、气管、支气管或心包内，可与其他疾病鉴别

重点推荐文献

[1] 李文华，杨仁杰，赵廷常等 . 食管影像学 . 北京：人民卫生出版，2002：267-271.

[2] 刘正新 . // 奈特消化系统疾病彩色图谱 . 北京：人民卫生出版社，2008.

三、Boerheave 综合征

【概念与概述】

Boerhaave 综合征（布尔哈弗综合征），即食管自发性破裂，是指完全正常的食管发生全层破裂，食管内容物溢出，迅速引起周围组织化脓性感染，出现重度症状而不治死亡

【病理与病因】

一般特征

- 一般发病机制

不同原因使处于胸腔内负压的食管腔内压突然升高，即腹内压骤然升高，将胃内容物迅速排入食管，此时环咽肌收缩使食管入口梗阻，使食管腔内压力突然升高而破裂

- 病因学
  - 最常见于大量饮酒后和呕吐（70% ~ 80%）
  - 其他与腹内压突然升高的情况，如分娩、饱食后挤压腹部、排便、呃逆、癫痫等
  - 消化道溃疡，神经精神性疾病者
- 好发部位

食管中段奇静脉弓以下的右侧壁和食管下段穿过膈肌前的数厘米的左侧壁，在纵隔内比较游离且贴近胸膜，缺乏器官支持是解剖上的薄弱点，易于破裂

【临床表现】

表现

本病临床少见，但起病急，病情重

- 主要表现：剧烈呕吐后突然的腹部或下胸部疼痛并向肩背部、腰部放射
- 伴发症状：呼吸困难、呼吸浅快，颈部、上腹部、胸部皮下气肿，液气胸、腹痛、腹肌紧张，但无反跳痛等
- 破裂后食管内容物迅速进入纵隔内引起纵隔气肿、纵隔炎、纵隔脓肿，破裂入胸腔者引起气胸、液气胸、肺炎、肺不张、脓胸等，可很快致中毒性休克和脓毒败血症以致死亡

疾病人群分布

- 本病发病急剧，病情严重，死亡率高达 20% ~ 50%
- 男性发病多于女性约为 5 : 1；多发生于 40 岁以上

【影像学表现】

概述

- 推荐影像学方法：X 线检查
- 对那些病情危重不宜做造影检查的病人，及小的破裂穿孔食管造影不易显示者，CT 检查有较高的诊断价值

X 线表现

- 常规 X 线摄片
  - 纵隔、胸、上腹部、颈部等处皮下气肿，是食管破裂的重要指征，纵隔气体进入纵隔胸膜及膈胸膜外形成的“V”字形气影，称为“V 字征”
  - 纵隔增宽或纵隔内液平面，并可见气胸、液气胸、肺炎、肺不张等
- 食管造影检查：明确破裂的部位和裂孔的大小，碘剂造影检查多可显示造影剂呈 V 字形走向

CT 表现

- CT 可显示食管的破裂孔，表现为食管局部缺损，破裂区食管周围可见不规则的软组织块影，内见气体或液平，也可显示食管周围及纵隔内的积液及积气

MRI 表现

- 由于 MRI 检查费用高检查时间长，而食管破裂均为临床急症，病情重，故不宜进行该检查

诊断与鉴别诊断要点

- 呕吐血性内容物后，胸、胸背、上腹部剧痛，并发颈、胸或腹部皮下气肿，伴发胸闷、憋气、呼吸困难，应考虑食管破裂
- 三联征：呼吸急促、腹肌触痛及颈部皮下气肿，有诊断价值
- X 线表现："V 字征"，即纵隔气体进入纵隔胸膜及膈胸膜外形成的"V"字形气影，是特征性征象

重点推荐文献

[1] 李文华，杨仁杰，赵廷常，等. 食管影像学. 北京：人民卫生出版，2002：267-271.

[2] 刘正新 // 奈特消化系统疾病彩色图谱. 北京：人民卫生出版社，2008

第 8 节　食管良性肿瘤

一、食管壁内良性肿瘤

【概念与概述】

- 食管良性肿瘤很少见，约占全部食管肿瘤中 0.8%。发病年龄较食管癌小，症状进展缓慢，病期长。在食管壁内良性肿瘤中最常见的为平滑肌瘤（leiomyoma），占 90% 以上，所以本小节主要介绍食管平滑肌瘤。此外尚有起源于黏膜层和黏膜下层的息肉（polyp）、脂肪瘤（lipoma）、纤维脂肪瘤（fibrolipoma）、乳头状瘤（papilloma）等
- 食管平滑肌瘤为起源于食管平滑肌的良性肿瘤，多数来源于食管内环肌。发病部位多位于食管下段和中段，极少见于上段，绝大多数为单发性，少数为多发性，多发性平滑肌瘤主要发生在食管下段

【病理与病因】

一般特征

- 食管平滑肌瘤病因不明。肿瘤呈膨胀性向食管腔内外缓慢生长，绝大多数发生在食管壁内，在壁内形成境界清楚的结节，可突出于表面，阻塞食管，但一般不形成表面溃疡
- 由于很多小平滑肌瘤常无症状，多为外科手术或尸检时偶然发现，故确切的发病率很难统计

大体病理及手术所见

- 肿瘤呈圆形、椭圆形、分叶状或马蹄形，有完整的包膜，质坚韧
- 切面可见纵横交错的肌束，血管稀少，呈灰粉或灰白色，有时可见灶性出血、液化或钙化等
- 一般直径 2 ~ 5cm，但有时可大于 5cm，超过 6cm 者应注意有无恶性变

显微镜下特征

- 组织切片见为分化良好的平滑肌细胞，长梭形，胞浆丰富，嗜酸性，边界清楚，胞核呈梭形，无异型核分裂象
- 瘤细胞呈束状或漩涡状排列，其中混有一定数量的纤维组织，偶尔也可见神经组织

【临床表现】

表现

- 最常见的是轻度下咽不畅，很少影响正常饮食
- 病程可达数月至十多年，即使肿瘤已相当大，因其发展很慢，梗阻症状也不重
- 进食梗噎还可能是间歇性的，其严重程度与肿瘤大小和部位并不完全平行，主要取决于肿瘤环绕管腔生长的情况，与肿瘤表面黏膜水肿，糜烂及精神因素也有关
- 一小部分病人诉疼痛，部位不定，可为胸骨后、胸部、背部及上腹部隐痛，很少剧烈疼痛
- 可单独发生或与其他症状并发
- 有 1/3 左右病人有消化功能紊乱，表现为胃灼热、反酸、腹胀、饭后不适及消化不良等

- 个别病人有呕血及黑便等上消化道出血症状，可能因肿瘤表面黏膜糜烂、溃疡所致

疾病人群分布

- 年龄：通常 20 ~ 60 岁，平均约 40 岁
- 性别：多见于男性，男女之比为（1.9 ~ 3）：1

自然病史与预后

- 病史较长，病情进展缓慢
- 预后较好，术后复发罕见

治疗

- 除年老、体弱、心肺功能差不适合手术者，肿瘤切除是唯一的手段

【影像学表现】

X 线表现

- X 线摄片

偶可见肿瘤阴影，对显示实体平滑肌瘤有一定帮助，但需与纵隔肿瘤区别，完全靠平片则诊断困难

- 食管钡餐检查
  - X 线食管钡餐检查是本病的主要诊断方法，结合临床表现，往往可以一次造影确诊。钡餐造影所见取决于肿瘤的大小形态和生长方式
  - 腔内充盈缺损是最常见的征象，缺损呈圆形或椭圆形，边缘光滑清楚
  - 充盈缺损上下端与正常食管交界角随肿瘤突入管腔多少而呈锐角或轻度钝角。钡剂通过后可在肿瘤周围残存少量钡剂，出现“环形征”
  - 肿瘤处黏膜被顶出，皱襞消失，该处钡剂较周围少，成一薄层，形成“瀑布征”或“涂抹征”
  - 肿瘤呈膨胀性生长，X 线显示食管壁局部纺锤样改变，将食管壁展平拉宽，食管腔相对狭窄，而钡剂通过顺利，梗阻不明显
  - 由于肿瘤一般不侵透黏膜，不形成溃疡，故黏膜较光滑完整
  - 多发性平滑肌瘤或马蹄形肿物环抱食管，使管腔凹凸不平，黏膜显示不清

CT 表现

- 平扫 CT
  - 食管壁偏侧性肿块，肿块边缘光滑，密度均匀，偶可见肿瘤内出血及钙化
- 增强 CT
  - 肿块可呈均匀性强化

MR 表现

- 肿瘤呈等 T1 长 T2 信号，肿瘤与周围结构之间脂肪间隙存在，脂肪抑制 Gd-DTPA 增强扫描病灶呈明显强化。矢状位可较好地显示肿瘤的范围及与食管的关系

超声内镜检查

- 超声内镜对其诊断与鉴别诊断有帮助。它可探及肿物的位置、形态、密度、质地、内部结构及附近关系，从而区别良恶性
  - 其超声影像图示有边界明确的均质低回声或弱回声，偶呈无回声病变，少数患者有不均质回声和不规则的边缘
  - 其通常发生在中层，偶可在第二层见到。少数患者有固有肌层增厚
  - 平滑肌瘤可压迫，但不侵犯周围组织
  - 伴有不均质回声，边缘不清晰或不规则的黏膜下肿瘤，多考虑为平滑肌瘤或平滑肌肉瘤

【鉴别诊断】

- 平滑肌肉瘤（Leiomyosarcoma）

肿瘤体积常较大、质软，常伴有出血和坏死。镜下细胞异型性和大量核分裂象存在

- 食管癌

进行性吞咽困难，病程短，发展快

食管吞钡：充盈缺损不规则，呈虫蚀状，黏膜破坏，有龛影，壁僵硬

食管镜：食管癌壁僵硬，可溃烂，无滑动感

- 食管外压性病变

食管邻近器官的异常所致的压迫和吞咽障碍

食管吞钡：食管偏移，形成压迹，无真正环形缺损或环形征

重点推荐文献

[1] 杨冬华，房殿春等 . 消化系肿瘤诊断与治疗 . 北京：人民卫生出版社，2002：169-171.
[2] 陈棣华 . 消化道肿瘤影像诊断与病理对照 . 北京：人民卫生出版社，2006：11-12.
[3] 张熙曾 . 食管癌 . 北京：北京大学医学出版社，2006：19，138-139.

二、纤维血管息肉

【概念与概述】

- 纤维血管息肉（fiber vaswlar polyps）75% 为男性，通常起源于上段食管的上 1/3（颈部食管），在环状软骨水平，有蒂，单发的息肉，很少见。其体积可长得很大，致使食管腔显著扩张

【病理与病因】

一般特征

- 病因学
  - 病因不明，某些病例可能是对损伤或慢性刺激的过度反应，而另一些可能为错构瘤

大体病理及手术所见

- 息肉呈分叶状，表面光滑，呈粉红色，有一长蒂附着于食管壁，偶有溃疡形成

显微镜下特征

- 息肉由水肿的纤维结缔组织构成，其中含不等量的成熟脂肪组织和丰富的薄壁血管
- 息肉表面有正常的复层鳞状上皮覆盖

【临床表现】

表现

- 体积较小的无明显症状
- 体积巨大者可有堵气感、嗳气及呕吐等
- 也多有长期无症状者，还有将息肉呕吐到口腔的情况，这种肿瘤逆行上呕有引起喉梗阻而窒息死亡的危险

治疗及预后

- 瘤体小者治疗可经食管镜下套扎电凝切除
- 肿瘤巨大超过 10cm 者需经食管切开直视下摘除，手术后预后良好

【影像表现】

X 线

- 食管造影可见表面光的充盈缺损
- 至于巨大的息肉，可见到几乎占据整个食管的阴影，也有表现为贲门部充盈缺损的情况

CT 表现

- 巨大者可见食管腔显著扩张，腔内有内部均匀一致的实质性肿瘤

MR 表现

- T1 加权：低信号
- T2 加权：高信号

重点推荐文献

[1] 杨冬华、房殿春等 . 消化系肿瘤诊断与治疗 . 北京：人民卫生出版社，2002：173.
[2] 张熙曾 . 食管癌 . 北京：北京大学医学出版社，2006：32.

第 9 节　食管恶性肿瘤

一、食管癌

【概念与概述】

- 食管癌（esophageal cancer）是发生在食管上皮组织的恶性肿瘤
- 同义词：食道癌

【病理与病因】

一般特征

- 食管癌的发生发展是一个多因素、多阶段、缓慢的发展过程。食管鳞状上皮癌变的规律如下：致癌因素、炎症作用→基底细胞增生或单纯增生→轻度非典型增生→中度非典型增生→重度非典型增生→原位癌→早期浸润癌→进展期癌
- 早期食管癌组织学类型

三、原位癌

- 黏膜内癌
- 黏膜下癌
- 中晚期食管癌组织学类型
  - 鳞状细胞癌
  - 食管腺癌
  - 基底细胞样鳞状细胞癌
  - 腺棘癌和腺鳞癌
  - 食管未分化癌
- 遗传学
  - 人群的易感性与遗传和环境条件有关
    - 食管癌具有比较显著的家庭聚集现象，高发地区连续三代或三代以上出现食管癌患者的家庭屡见不鲜
- 病因学
  - 不良的生活饮食习惯
    - 长期吸烟和饮烈性酒，长期吃热烫食物，食物过硬而咀嚼不细等与食管癌的发生有一定关系
  - 营养微量元素的缺乏
    - 营养和微量元素膳食中缺乏维生素、蛋白质及必需脂肪酸，可使食管黏膜增生、间变，进一步可引起癌变。微量元素铁、钼、铜、锌等的缺少也和食管癌发生有关
  - 生物学致癌因素
    - 研究发现人类乳头状瘤病毒（HPV）中的6型、16型和18型与食管癌关系较密切
  - 化学致癌因素
    - 亚硝胺：亚硝胺类化合物是一组很强的致癌物质。食管癌高发区河南林县居民喜食酸菜，此酸菜内即含亚硝酸铵。实践证明食用酸菜量与食管癌发病率成正比
    - 霉菌：国内有人研究用发霉食物长期喂养鼠可诱发食管癌
  - 经济与心理因素
    - 经济条件恶化或长期处于忧郁状态可增加食管癌的危险性
  - 癌前病变及其他疾病因素
    - 慢性食管炎症、食管上皮增生、食管黏膜损伤、食管憩室、食管溃疡、食管白斑、食管瘢痕狭窄、裂孔疝、贲门失弛缓症等均被认为是食管癌的癌前病变或癌前疾病
- 流行病学
  - 食管癌在我国有明显的地理聚集现象，高发病率及高病死率地区相当集中。其发病率在河北、河南、江苏、山西、陕西、安徽、湖北、四川、福建等省在各种肿瘤中高居首位，其中河南省病死率最高。年平均病死率在100/10万以上的县市有19个，最高的是河北省邯郸市和磁县、山西省的阳城及河南省的林县
  - 在世界范围内同样存在高发区，哈萨克斯坦的古里亚夫、伊朗北部的土库曼、南非的特兰斯开等，其发病率均超过100/10万

大体病理及手术所见

- 早期食管癌
  - 隐伏型：肉眼观察不易辨认，仅在新鲜标本处可见病变处黏膜色泽较正常深，表现为轻度充血斑或黏膜皱襞增粗
  - 糜烂型：病变处食管黏膜略下陷或呈地图样不规则轻度糜烂，大小不一，与周围黏膜分界清楚，糜烂处色泽较深，呈细颗粒状。切面上病变黏膜缺损
  - 斑块型：黏膜稍肿胀隆起，色泽灰暗，食管黏膜皱襞增粗、紊乱、中断，黏膜表面粗糙，呈粗细不等的颗粒与牛皮癣样表现。切面见癌变处黏膜明显增厚发白
  - 乳头型：病变处食管黏膜隆起呈乳头状或息肉状，直径大多为1～3cm，突向食管腔内。瘤体表面一般较光滑，偶有糜烂
- 中晚期食管癌
  - 髓质型：肿瘤多已侵犯食管壁的全层，致管壁明显增厚，累及食管周径之大部或全周，癌上下缘呈坡状隆起，表面常有深浅不一的溃疡，肿瘤切面灰白，如脑髓样。此型多见，恶性程度高
  - 蕈伞型：癌组织常呈卵圆形并突向食管腔内，类似蘑菇状，癌组织边缘境界明显，高起且外翻，表面多有浅溃疡，溃疡底常有坏死及炎性渗出物覆盖
  - 溃疡型：瘤体表面有较深溃疡，形状大小不一，可深达肌层，甚至穿透肌层侵入食管周围纤维组织中
  - 缩窄型：病变处癌组织呈明显的管状狭窄，

几乎累及食管全周，瘤体与正常组织分界不清，长度不超过 5cm，表面糜烂，近侧食管腔显著扩张
    - 腔内型：病变处癌组织呈息肉状或圆球状突向食管腔内，肿瘤表面常有糜烂或浅溃疡

显微镜下特征

- 早期食管癌
    - 上皮内癌（原位癌）：上皮全层细胞发生癌变，癌细胞大小不等，或呈多形性，排列紊乱，核较大而且大小不等，染色质增多，核分裂象常见，基底膜完整
    - 黏膜内癌（最早期浸润癌）：指原位癌的基底细胞群，穿破基底膜，呈不规则条索状或团块状侵入黏膜固有层，或累及黏膜肌层，但未穿透黏膜肌层，更未累及黏膜下层
    - 黏膜下癌（早期浸润癌）：指癌细胞穿透黏膜肌层，侵入黏膜下层，但未累及肌层。肿瘤细胞周围常有不同程度的炎细胞浸润
- 中晚期食管癌
    - 角化性鳞癌最多见，占 55.6%；非角化鳞癌占 42%；少数为基底细胞癌与未分化癌等

【临床表现】

表现

- 早期食管癌的症状多不明显，且多间断发生，其主要症状有：食管内异物感，食物通过缓慢和停滞感，胸骨后疼痛、闷胀不适或咽下痛，咽部干燥与紧缩感，剑突下或上腹部疼痛
- 中晚期食管癌症状较典型，诊断多不甚困难，其临床症状主要有：咽下困难、咽下疼痛、呕吐、声音嘶哑及咳嗽，在晚期病例，由于咽下困难与日俱增，患者出现恶病质和明显失水，表现为高度消瘦、无力、皮肤松弛而干燥，呈衰竭状态

疾病人群分布

- 年龄：食管癌的好发年龄为 60 ~ 64 岁，其次为 65 ~ 69 岁，35 岁以下及 70 岁以上渐低。我国食管癌平均死亡年龄为 63 岁
- 性别：我国一般地区男性发病率高于女性，男女比例大约为 2 : 1

自然病史与预后

- 早期食管癌手术切除率 100%，5 年存活率达 90% 以上
- 中晚期食管癌 5 年存活率在 30% 左右。结合手术、放疗、化疗，生存率略高于 30%

治疗

- 食管癌早期的治疗应该是采用手术、放化疗、中医药治疗相结合的综合治疗方式，中晚期就要采用放疗、化疗、介入治疗

【影像表现】

X 线表现

- 早期食管癌只侵犯黏膜下层，范围局限，症状轻微，必须进行细致的检查才能作出诊断
    - 病变区黏膜皱襞增粗、迂曲、紊乱、毛糙和中断
    - 紊乱毛糙的黏膜面出现一些小龛影
    - 出现局限性小充盈缺损，直径为 0.5cm，最大不超过 2cm
    - 仅出现局部管壁僵硬感，柔软度减低
- 中晚期食管癌的类型不同，X 线表现也各具特征
    - 髓质型：范围较长的不规则充盈缺损，伴有表面大小不等的龛影，管腔变窄，病灶上下缘与正常食管分界欠清晰，呈移行性，病变处的软组织致密影形成
    - 蕈伞型：管腔内偏心性的菜花状或蘑菇状充盈缺损，边缘锐利，有小溃疡形成为其特征。与正常食管分界清晰，近端食管轻或中度扩张
    - 溃疡型：较大不规则的长形龛影，其长径与食管的纵轴一致，龛影位于食管轮廓内，管腔有轻或中度狭窄
    - 硬化型：管腔呈环形狭窄，范围较局限为 3 ~ 5cm，边缘较光整，与正常区分界清楚，钡餐通过受阻，其上方食管扩张
    - 腔内型：累及范围较长，呈巨大息肉样或菜花状充盈缺损，病灶边界清，有浅溃疡，黏膜皱襞中断破坏，管腔扩张而狭窄梗阻不明显为本型特征
- 中晚期食管癌各型病变均可发展为混合型

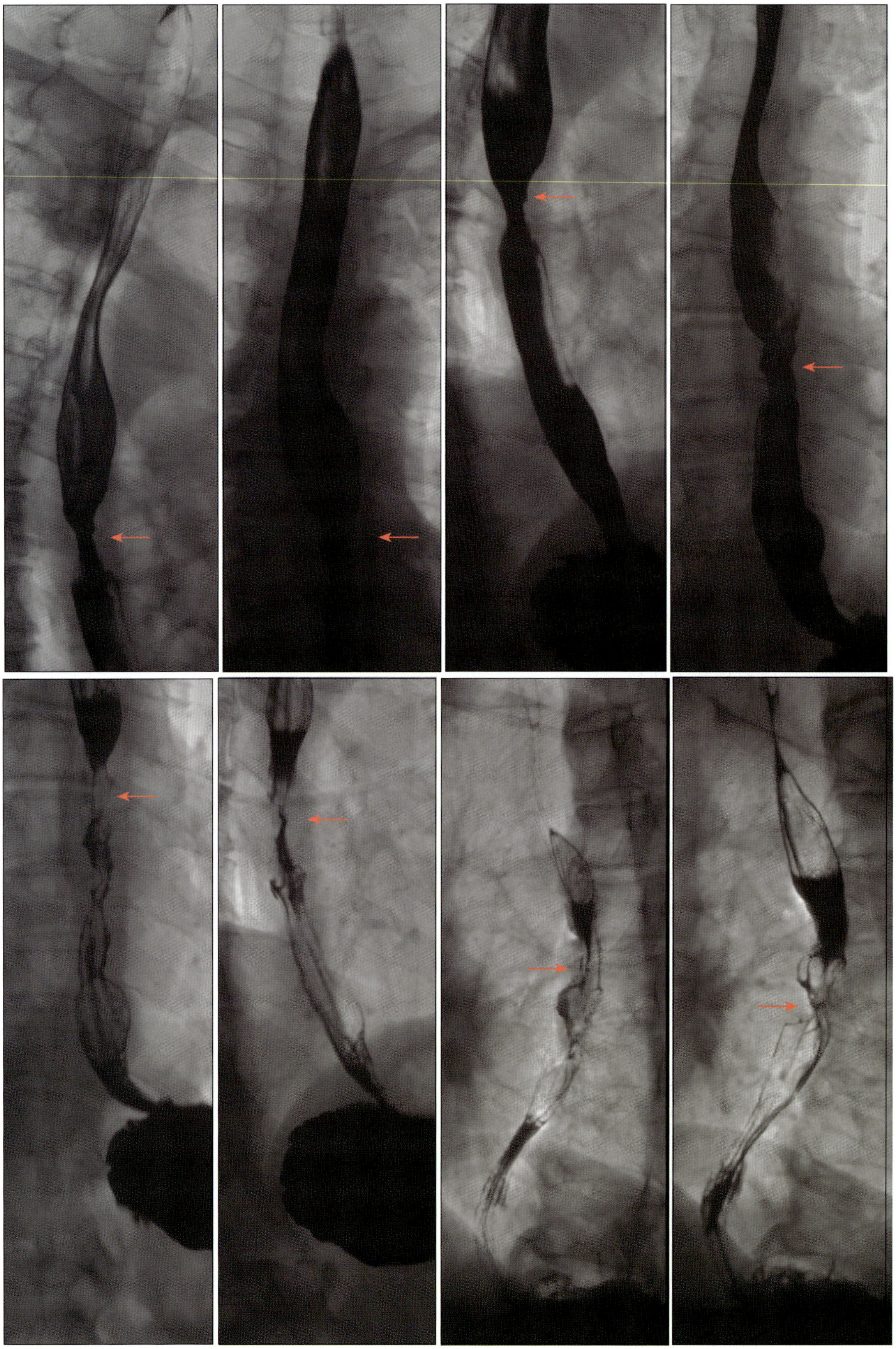

图 2-9-1 食管癌
食管病变部位狭窄，黏膜破坏，形成充盈缺损或溃疡，病变段以上食管扩张

CT 表现

- CT 检查对象主要是中晚期食管癌的患者，可清晰地显示食管与邻近纵隔器官的关系
  - 主要表现为管壁的环形增厚或不规则增厚，可形成肿块突向腔内或腔外，管腔变小而不规则或偏向一侧
  - 肿瘤可以压迫、推移气管或主支气管，甚至突入气管腔内
  - 肿瘤也可侵及、包绕主动脉
  - CT 还可显示有无淋巴结转移，以利于对食管癌的分期
    - Ⅰ期：肿瘤局限于食管腔内，食管壁无增厚或局限增厚
    - Ⅱ期：食管壁增厚（> 5mm），无纵隔淋巴结转移
    - Ⅲ期：食管壁增厚（> 5mm），同时肿瘤向邻近器官扩展，也可有纵隔淋巴结肿大，但无远处转移
    - Ⅳ期：肿瘤有远隔转移

MR 表现

- 食管管壁增厚和管腔内的软组织肿块，还可显示周围组织器官是否侵犯以及有无淋巴结转移
- T1 加权：肿瘤呈等信号，信号均匀或稍不均匀
- T2 加权：肿瘤呈低到高或不均匀信号，并可清晰的观察到食管管壁增厚
- T1 增强：病灶不均匀轻至中度强化，但边界不清

超声内镜表现

- 管壁增厚，层次紊乱、中断及分界消失的不规则回声
- 超声内镜检查可清晰地显示食管壁的 5 层结构，客观的判断肿瘤的浸润程度，对是否有淋巴结转移有很大价值
- 目前，超声内镜已成为食管癌 TNM 分期的重要方法

推荐影像学检查

- 最佳检查法：食管 X 线钡餐检查
- 检查建议
  - 空腹，多采取立位多轴透视，必要时卧位
  - 观察食管充盈、通过及排空的情况，重点注意黏膜的改变
  - 检查前详细询问病史，若梗阻较重，可用稀薄钡剂，以免造成堵塞影响检查；若梗阻较轻，可用较稠钡剂以利观察；如疑有食管气管瘘，可用碘剂或少量稀钡检查；如病变在颈部，为防止钡剂快速通过，可取头低脚高位，使钡剂在颈段停留时间延长

【鉴别诊断】

- 食管平滑肌瘤
  - 一般病程较长，进展慢，症状轻
  - X 线和食管镜检查见表面黏膜光滑的隆起肿物
- 食管静脉曲张
  - 常有门脉高压的其他体征
  - X 线检查可见食管下段黏膜皱襞增粗，迂曲，呈串珠样充盈缺损
- 贲门失弛缓症
  - 一般病程较长，年龄偏轻，症状时轻时重，常伴有胸骨后疼痛及反流现象，解痉药常使其症状缓解
  - X 线检查见食管下端呈光滑鸟嘴状或漏斗状狭窄
- 食管结核
  - 较少见，病程进展慢，青壮年患者较多，常有结核病史。一般为继发性，如增殖性病变或形成结核瘤，可导致不同程度的阻塞感、吞咽困难或疼痛
- 食管炎
  - 常表现为吞咽疼痛、困难、心口灼热及胸骨后疼痛
  - X 线检查黏膜纹理粗乱，食管下段食管腔轻度狭窄，有钡剂潴留现象，部分病例可见黏膜龛影
- 食管憩室
  - 可发生于食管任何部位，初期多无症状，以后可表现为不同程度的吞咽困难及反流，饮水时可闻“含嗽”声响，有胸闷或胸骨后灼痛、烧心或进食后异物感等症状
  - X 线气钡双重对比检查可显示憩室
- 食管良性狭窄
  - 多有化学灼伤史
  - X 线可见食管狭窄，黏膜消失，管壁僵硬

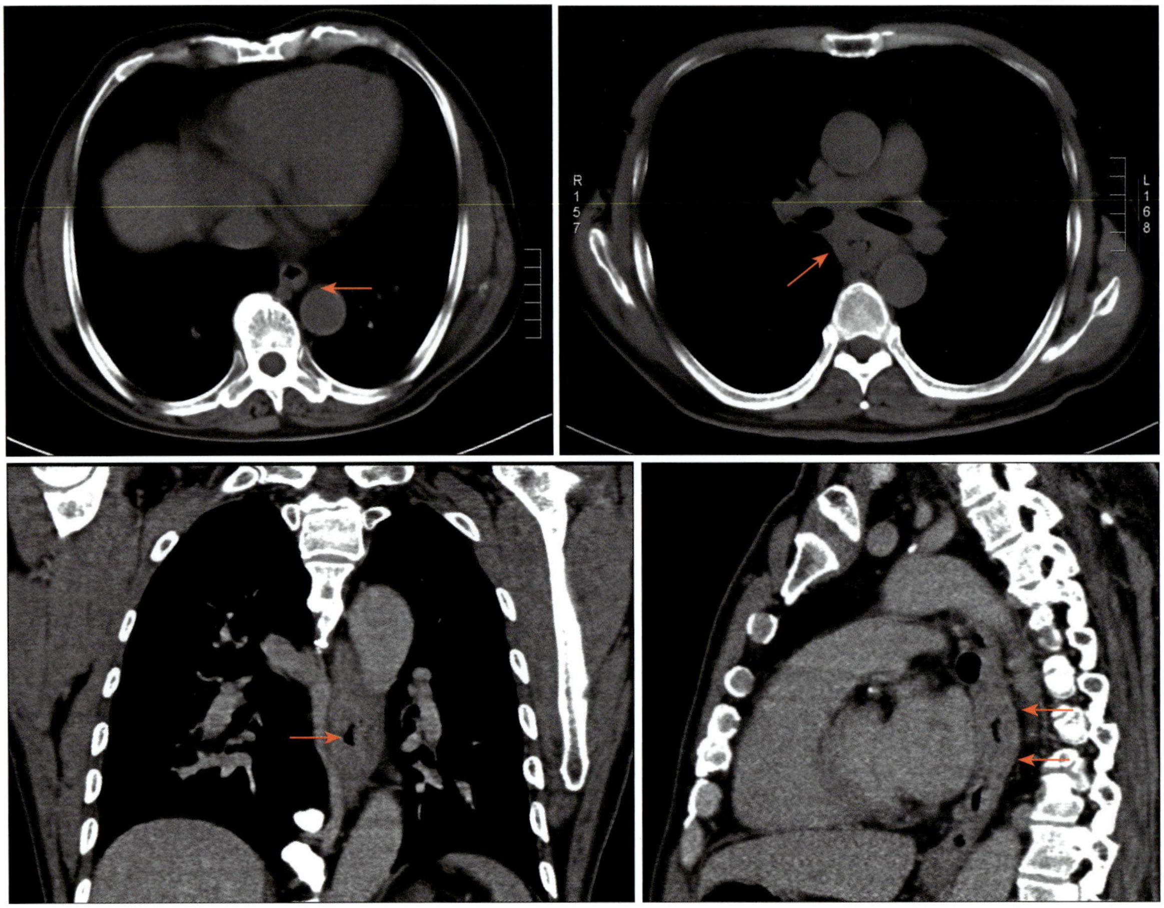

图 2-9-2 **食管癌**
CT 表现：水平位见管壁偏心性及环形增厚，冠状位及矢状位可以更好地显示增厚管壁的范围及与周围器官的关系

- 食管外压性病变
  - 食管邻近器官的异常所致的压迫和吞咽障碍
  - 食管吞钡：食管偏移，形成压迹，无真正环形缺损或环形征

重点推荐文献

[1] 杨冬华、房殿春等 . 消化系肿瘤诊断与治疗 . 北京：人民卫生出版社，2002：181-200.
[2] 陈棣华 . 消化道肿瘤影像诊断与病理对照 . 北京：人民卫生出版社，2006：14-44.
[3] 张熙曾 . 食管癌 . 北京：北京大学医学出版社，2006：39-42.
[4] 白人驹 . 医学影像诊断学 . 北京：人民卫生出版社，2008：416-417.

二、食管转移瘤

肉瘤（sarcoma）和癌（cancer）都可以转移到食管，但前者极罕见。肺、胃、前列腺、子宫以及乳腺等肿瘤可通过淋巴道或血行发生单一或多结节性食管转移。食管周围器官癌可以直接侵及食管，如喉、肺及胃等癌可见直接浸润扩展或发生食管周淋巴结转移后再扩展到食管，其有以下特点：

- 青壮年多见
- 男性多于女性
- 只有 1/3 左右的患者有食管的各种症状
- 食管各层均可有转移灶，但以黏膜下层、肌层外转移较多，黏膜固有层转移较少
- 多数病例肉眼看不见肿瘤
- 食管转移灶多数在淋巴管或血管以内
- 多为大量化疗及放疗病人
- 多数病人已有全身广泛转移，单纯食管转移的病例极少见

重点推荐文献

张熙曾 . 食管癌 . 北京：北京大学医学出版社，2006：31-32.

三、淋巴瘤

【概念与概述】

- 消化道是恶性淋巴瘤（malignant lymphoma）在结外器官中的好发部位，其好发器官依次为胃、回肠、结肠、阑尾和食管
- 食管淋巴瘤（esophageal lymphoma）仅占消化道恶性淋巴瘤的 1% 以下，其中 90% 为非霍奇金淋巴瘤（non-hodgkin lymphoma），常侵犯食管下段
- 霍奇金淋巴瘤（hodgkin lymphoma）罕见，多侵犯食管上段和中段

【病理与病因】

一般特征

- 病因学
  - 其病因不明，是肿瘤原发于食管转移到其他器官，还是肿瘤的多中心起源，目前尚无定论

大体病理及手术所见

- 黏膜完整的结节状或弥漫性肿块，食管壁明显增厚
- 切面肿瘤呈灰白色，肿瘤累及食管黏膜组织，使黏膜皱襞增粗或扁平；若累及黏膜下层及肌层，多数病例手术时已有局部淋巴结转移或相关的器官受累

显微镜下特征

- 食管黏膜固有层及黏膜下层弥漫散布着瘤细胞，多数病例肌层被破坏，肿瘤累及食管的纤维膜
- 瘤细胞主要由淋巴母细胞所组成，有一定程度的异型性，核大而深染，核仁不明显，胞浆较少

【临床表现】

表现

- 该病无特异性症状，早期不易与食管癌鉴别
  - 主要表现为胸骨后疼痛、吞咽困难和体重减轻
  - 有些病人仅表现为一般的上腹痛、食欲不振等，甚至完全没有症状
  - 可出现发热、贫血及出血的全身症状

疾病人群分布

- 年龄：多在 31 ～ 71 岁，常见于老年人
- 性别无差异

自然病史与预后

- 食管恶性淋巴瘤和其他部位淋巴瘤一样，对放化疗较敏感，有长期存活的报告

治疗

- 可采用 3 种方法：手术、化疗和放疗，但多采用放疗和化疗
- 如果病变局限或出现梗阻、出血或穿孔者，可采用手术治疗，辅以化疗或放疗以提高疗效及延长存活期
- 如出现食管气管瘘或主动脉食管瘘时，应考虑手术治疗

【影像表现】

X 线表现

- 食管 X 线钡餐造影常表现为结节状充盈缺损、管腔狭窄、堵塞或有静脉曲张样改变
- 病变主要位于黏膜下层，很少糜烂或有溃疡形成

CT 表现

- 软组织密度，基本均一，增强后可见轻度强化

MR 表现

- T1 加权
  - 信号略高于肌肉
- T2 加权
  - 与脂肪大致相同的高信号

【鉴别诊断】

- 食管癌
  - 进行性吞咽困难，病程短，发展快
  - 食管吞钡：充盈缺损不规则，呈虫蚀状，黏膜破坏，有龛影，壁僵硬
  - 食管镜：食管癌壁僵硬，可溃烂，无滑动感
- 食管静脉曲张
  - 常有门脉高压的其他体征
  - X 线检查可见食管下段黏膜皱襞增粗，迂曲，呈串珠样充盈缺损
- 贲门失弛缓症

- 一般病程较长，年龄偏轻，症状时轻时重，常伴有胸骨后疼痛及反流现象，解痉药常使其症状缓解
- X线检查见食管下端呈光滑鸟嘴状或漏斗状狭窄

重点推荐文献

[1] 龚均，刘欣等．现代食管内科学．西安：世界图书出版西安公司，2009：172.
[2] 林三仁．实用临床消化病学．北京：科学技术文献出版社，2007：266.
[3] 杨冬华，房殿春等．消化系肿瘤诊断与治疗．北京：人民卫生出版社，2006：221.
[4] 张熙曾．食管癌．北京：北京大学医学出版社，2006：31.

主要参考文献

[1] 郭启勇等．实用放射学.3版．北京：人民卫生出版社，2007：616-628.
[2] 金征宇等．医学影像学.2版．北京：人民卫生出版社，2010.
[3] 尚克中．中华影像医学．消化系统卷．北京：人民卫生出版社，2002：13.
[4] 陈星荣，陈九如，消化系统影像学．上海：上海科学技术出版社，2010.
[5] 李文华，杨仁杰，赵廷常等．食管影像学．北京：人民卫生出版社，2002.
[6] 王爱英，林三仁．实用胃肠道双重对比造影图谱．北京：北京大学医学出版社，2006.
[7] 武乐斌，李吉昌，李春卫．消化疾病影像学图鉴．济南：山东科学技术出版社.2002
[8] 白人驹，张雪林等．医学影像诊断学．北京：人民卫生出版社.2010.
[9] 武乐斌，李吉昌，李春卫．消化疾病影像学图鉴，北京：山东科学技术出版社，2002.
[10] 刘正新（主译）．奈特消化系统疾病彩色图谱．济南：人民卫生出版社，2008

（任克 嘉宝 任砚冰 丁捷 谢召勇）

3 胃、十二指肠

第1节 概 述

【解剖】

- 胃（stomach）
  - 位置：大部分位于左季肋区，小部分位于腹上区
  - 构成：分为胃底、胃体、胃窦三部分
  - 形态：钩型，牛角型，瀑布型，无力型
- 十二指肠（duodenum）
  - 位置：介于胃与空肠之间，除始、末两端外，均位于腹膜后隙
  - 构成：分为球部、降部、水平部、升部四部分
  - 形态：整个十二指肠呈“C”形弯曲

【检查方法与影像学表现】

- 普通X线检查
  - 腹部平片：仰卧前后位和立位片，前者易于显示膨胀扩张的胃及十二指肠，后者有利于观察膈下游离气体
  - 透视：了解膈肌运动情况及有无脏器穿孔致膈下游离气体
- 造影检查
  - 钡剂造影：分为传统法钡剂检查技术和气钡双重造影检查技术
    - 传统法钡剂检查技术：现已很少用
    - 气钡双重造影检查技术
      - 是指用高密度的钡剂和低密度的气体共同在腔内形成影像的技术
      - 可显示黏膜面的细微结构和微小异常，如胃小区、胃小沟及早期胃癌、胃炎的微小改变
      - 适应证和禁忌证
        - 适应证：任何有腹部症状，诊断尚未明确的患者都适于进行钡餐造影
        - 禁忌证：唯一禁忌是胃肠穿孔
        - 急性消化道出血，不是绝对禁忌证，在保证病人安全情况下可以造影
        - 小肠、结肠梗阻病人只能选择性做X线钡餐造影
      - 钡餐检查注意要点
        - 造影前患者应禁食6小时以上，造影前3天不服用含重金属的药物
        - 多方位、多角度的观察和摄片
        - 将透视时见到的功能改变和照片上的形态学改变相结合
        - 参考触压时了解到的胃肠壁柔软度、移动度、压痛或有无肿块
  - 低张十二指肠造影
    - 应用胆碱能药物，常用654-2 20mg肌肉注射
    - 适用于检查胰腺、十二指肠病变，可纠正常规造影时充盈不佳或肠壁收缩所致的假像
    - 能清楚呈现乳头的情况
    - 可分插管法与无管法两种
      - 插管法能控制钡气含量，影像满意，

但有插管的痛苦
- 无管法虽然钡气含量不易控制，但患者易于接受
- 胃肠道血管造影
  - 适用于胃肠道出血患者，经内镜检查及胃肠钡餐造影而无阳性发现者
  - 疑有上消化道出血时，可作选择性肠系膜上动脉造影
- CT 和 MRI 检查
  - 胃肠道疾病的影像诊断中，CT 和 MRI 主要用于肿瘤诊断
  - 目的不在于查出肿瘤，而是了解肿瘤向外侵犯的有无与程度，同周围脏器及组织间关系，有无淋巴结转移和远隔脏器的转移等
  - 有助于肿瘤的分期，为制订治疗方案和估计预后提供重要依据
  - 也用于恶性肿瘤手术后、放射治疗或药物治疗的随诊观察
  - CT 和 MRI 检查多在胃肠道造影检查发现病变后进行

【影像检查方法的选择】
- 胃肠道疾病的检查主要用钡剂造影，其价值可与内镜检查媲美
- CT 和 MRI 对了解胃肠道肿瘤的内部结构、胃肠壁的浸润程度和转移等具有特殊意义
- 这些方法的综合应用对胃肠道肿瘤病期的划分和治疗方案的确定提供有力的依据
- 血管造影用于胃肠道血管性疾病、胃肠道出血的检查和介入治疗，对小肠肿瘤的诊断也有一定价值
- MRI 在胃肠道疾病的诊断中价值较小

第 2 节 胃、十二指肠先天性异常

一、胃憩室

【概念与概述】

胃憩室（gestric diverticula）

【病理与病因】

一般特征
- 胃憩室是一种少见病，X 线检出率约为 0.01% ～ 0.18%
- 多见于胃贲门近小弯后壁，少见于贲门近小弯前壁或胃窦部
- 大多数为单发，也可合并食管或十二指肠憩室
- 三种病理类型
  - 真性胃憩室：壁包含有正常胃壁的全层组织
  - 假性胃憩室：憩室壁内缺乏固有肌层
  - 胃壁内胃憩室：整个憩室均位于胃壁内
- 病因学
  - 真性胃憩室：多由胃周炎症粘连、牵引所致
  - 假性胃憩室：胃壁局部肌层薄弱，进食后在胃内压作用下，胃壁局限性向外膨出形成

【临床表现】

表现
- 胃憩室多无症状，也可引起上腹部不适
- 当发生溃疡、出血或穿孔等并发症时，可出现相应的症状

疾病人群分布
- 年龄
  - 胃憩室可发现于任何年龄，以 40 ～ 60 岁多见
- 性别
  - 男女比例差别不大

自然病史及预后
- 预后：症状严重者经内科治疗效果不好，手术治疗后效果一般较好

治疗
- 无症状者不需要治疗，无合并症者行内科治疗
- 有症状者宜进食易消化而少刺激性食物，服用抗分泌药、胃黏膜保护剂及抗生素
- 如症状严重者经内科治疗效果不好，有严重并发症时应进行手术治疗

【影像表现】

概述
- 最佳诊断依据：圆形或椭圆形囊袋状结构突出于胃腔外，可见胃黏膜伸入其中
- 部位：多见于胃贲门近小弯后壁
- 大小：大小可有很大差异
- 形态学：圆形或椭圆形，囊袋状

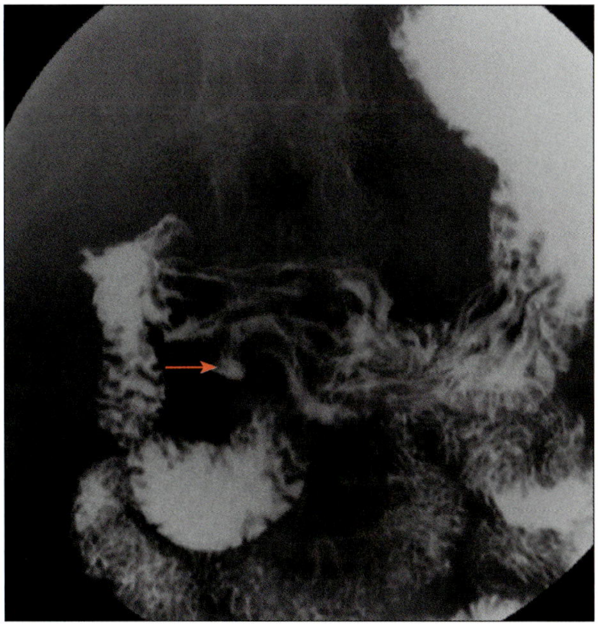

图 3-1-1 胃窦部憩室
胃窦部囊袋状突起影突出于胃腔外，可见胃黏膜伸入其内（箭头所示）

X 线表现

- X 线摄片
  - 腹部透视和腹部平片无阳性表现
- 气钡双重造影
  - 胃造影检查一开始，无气钡进入憩室内，胃憩室可类似于一个边缘光滑的黏膜下肿块
  - 随着气钡逐渐充盈整个憩室，一般表现为圆形或椭圆形囊袋状结构突出于胃腔外
  - 大小差异可很大
  - 边缘锐利，轮廓光整
  - 可见胃黏膜伸入其中
  - 憩室多有狭颈，充盈后立位可见胃底贲门区有如悬挂了一个圆底烧瓶
  - 较大的憩室尚可见气体、分泌液、钡剂分层所形成的液平，具有特征性
  - 因颈部狭窄，钡剂排空缓慢，有时整个胃排空后，仍可见钡剂滞留于憩室内
  - 如憩室内发生炎症，囊袋形态可不规则，边缘毛糙，其内钡剂充盈不均匀

推荐影像学检查

- 最佳检查法：气钡双重造影

【鉴别诊断】

- 胃底部溃疡
  - 胃溃疡没有胃黏膜伸入溃疡内，但可见周围黏膜向溃疡聚集征象

诊断与鉴别诊断要点

- 圆形或椭圆形囊袋状结构突出于胃腔外，可见胃黏膜伸入其中

重点推荐文献

[1] 尚克中．中华影像医学消化系统卷．北京．人民卫生出版社，2002.
[2] 徐赛英．实用儿科放射诊断学．北京．北京出版社，1998.
[3] 张雪林．医学影像学．北京．人民卫生出版社，2001.

二、十二指肠憩室

【概念与概述】

十二指肠憩室（duodenal diverticula）

【病理与病因】

一般特征

- 一般发病机理
  - 与肠壁上的薄弱点有关
  - 年龄增长，薄弱点更加薄弱
  - 肠内压力异常增加或肠肌收缩不协调
  - 薄弱点向外突出形成憩室

病因学

- 憩室产生的确切原因尚不清楚
- 多认为是先天性肠壁局限性肌层发育不全或薄弱，在肠内突然高压或长期持续或反复的压力增高时，肠壁薄弱处、肠壁黏膜及黏膜下层组织脱出而形成憩室
- 亦可由于肠壁外炎症组织所形成粘连瘢痕的牵拉导致憩室的发生
- 不同类型的憩室，其产生原因也有所不同
- 病因分类
  - 先天性憩室：少见，是先天性发育异常，出

生时即存在。憩室壁的结构包括肠黏膜、黏膜下层及肌层，与正常肠壁完全相同，又称为真性憩室
  - 原发性憩室：因部分肠壁有先天性解剖上的缺陷，由于肠内压增高而使该处肠黏膜及黏膜下层组织向外脱出形成憩室。此种憩室壁的肌层组织多是缺如或薄弱
  - 继发性憩室：多是因为十二指肠溃疡瘢痕收缩或慢性胆囊炎粘连牵拉所致，故均发生在十二指肠的第1部，又称为假性憩室

病理改变
- 好发部位
  - 原发性憩室的70%位于十二指肠的降部，20%的憩室位于十二指肠的水平部，10%位于升部
  - 继发性憩室则多在十二指肠的球部
- 大体病理及手术所见
  - 一般为0.5～10cm大小
  - 形状可呈圆形、椭圆形或管状等
  - 憩室颈部可狭窄或宽大
- 病理分型
  - 根据憩室突出方向与十二指肠腔的关系，可分为腔内型憩室和腔外型憩室。临床常见的为腔外憩室，而腔内憩室罕见
  - 腔内型憩室
    - 憩室壁是由两层肠黏膜和其间少许黏膜下结缔组织构成
    - 呈息肉状或囊袋状附着于十二指肠乳头附近，于肠腔外触之如似肠腔内息肉
    - 部分病例十二指肠乳头位于憩室内。故易引起胆道、胰腺疾病以及十二指肠腔内堵塞，并发胃十二指肠溃疡
    - 此类病例常伴有其他器官的先天性畸形
  - 腔外型憩室
    - 憩室多为圆形或呈分叶状，颈部可宽可窄
    - 多为单个，约10%病人可有两个以上腔外憩室或并存其他消化管憩室
    - 70%位于十二指肠降部内侧，与胰腺在解剖上关系密切
    - 30%在水平部或上升部

【临床表现】

表现
- 最常见症状/体征
  - 十二指肠憩室没有典型的临床表现
  - 当憩室并发炎症时可出现上腹部不适，右上腹或脐周疼痛、恶心、呕吐、打呃、腹胀、腹泻甚至呕血和便血等消化道症状

疾病人群分布
- 年龄
  - 本病多发生于40岁至60岁中年人
- 性别
  - 男略多于女

治疗
- 没有症状的十二指肠憩室无需治疗
- 仅在内科治疗无效并屡次并发憩室炎、出血或压迫邻近脏器时才考虑手术治疗

【影像表现】

概述
- 最佳诊断依据：突向十二指肠腔外的圆形或椭圆形囊袋状影，轮廓光整，可见十二指肠黏膜伸入其内
- 部位：约85%位于十二指肠降部内侧壁
- 大小：大小差异很大，0.5～10cm不等
- 形态学：圆形或椭圆形囊袋状

X线表现
- X线摄片
  - 腹部透视和腹部平片无阳性表现
- 气钡双重造影
  - 十二指肠憩室表现为突出于肠壁的袋状龛影
  - 轮廓整齐清晰，边缘光滑
  - 加压后可见龛影中有黏膜纹理延续到十二指肠
  - 有的龛影在钡剂排空后，所见为憩室腔内残留的钡剂阴影
  - 较大的憩室，颈部较宽，在憩室内有时可见气液面
  - 当憩室周围肠黏膜皱襞增粗，轮廓不整齐，局部有激惹征象或憩室排空延长，或有限局性压痛，认为是憩室炎的表现
  - 如憩室固定不能移动，是有憩室周围炎的表现
  - 继发性十二指肠憩室常伴有十二指肠球部不规则变形并有肠管增宽阴影
  - 当憩室较小或颈部狭窄，其开口部常被肠黏膜皱襞掩盖，或憩室内充满大量食物残

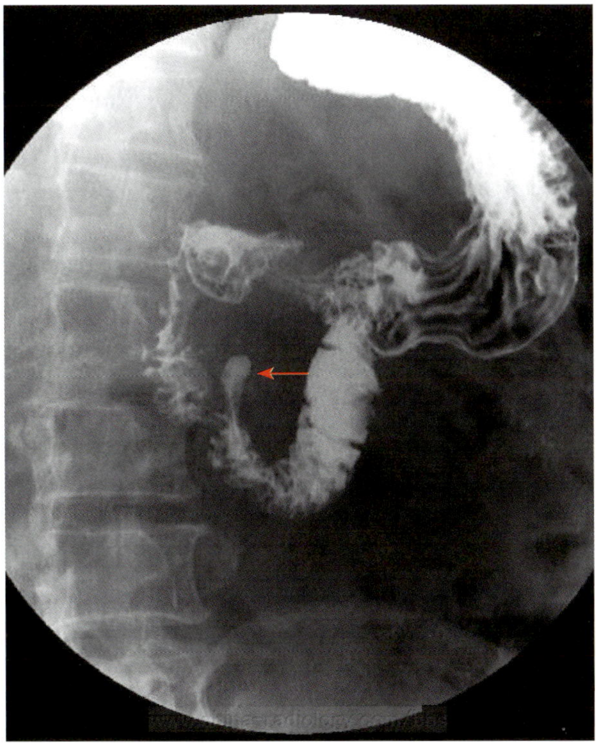

图 3-2-1 十二指肠憩室（气钡双重造影图像）

渣，而不易发现憩室的存在，如有少量钡剂进入憩室或可见一完整或不完整的环影

- 用低张十二指肠 X 线钡剂造影可增加憩室的发现率

● 胆道造影

- 可用静脉胆道造影、经皮经肝穿刺胆道造影（PTC）、经十二指肠镜逆行胆道造影（ERCP）等方法检查，以了解憩室与胆管胰管之间的关系，对外科治疗方法的选择有参考意义
- 一般憩室与胆胰管的关系可有：胆胰管开口于憩室底部；胆、胰管开口于憩室侧壁或颈部等。这些胆胰的异常开口常伴有 Oddi 括约肌的功能不正常，因而容易引起憩室内容物的逆流或梗阻，而导致胆管炎或胰腺炎

CT 检查

● 平扫

- 憩室通常表现为突出于十二指肠肠壁之外的圆形或卵圆形囊袋状影，浆膜面轮廓光滑
- 由于憩室多由一窄颈与肠腔相连，CT 除可显示进入其内的阳性造影剂外，常可见其内含有气体影
- 需要注意的是，当位于十二指肠降段内侧憩室内进入阳性造影剂时，有可能被误为胆总管下端结石
- 十二指肠降段憩室多位于十二指肠乳头附近，CT 表现为位于十二指肠降段与胰头之间的囊袋状造影剂外突影，突出于降段轮廓之外；当阳性造影剂未能进入憩室内时，则表现低密度液体影
- 水平段和升段的憩室，表现为在肠管主层面之上或下出现的囊袋影，位于上壁的憩室内多含有气体
- 憩室较大时可类似肠管的形态，此时注意连续层面的观察，可明确其与肠管的关系
- 合并憩室炎或憩室周围炎时，可见憩室壁增厚。憩室侧的肠壁或周围出现水肿、密度减低，并伴有索条状影，脂肪间隙密度升高
- 发生于降段内侧壁的憩室炎，主要表现为十二指肠与胰头间的距离增宽，其间出现低密度影，降段外侧壁正常；而十二指肠溃疡引起的水肿增厚，则是以肠管为中心的全周性的改变

● 增强扫描，表现为憩室壁轻中度强化

MRI 检查

● 常规 MRI 检查

- 十二指肠旁（多见于降段内侧）可见形态和信号均类似于肠管的结构
- 其内常可见气泡或气 - 液平面
- 薄层扫描有时可见其开口于十二指肠
- 有时憩室内不含气体，可与胰头区囊性占位

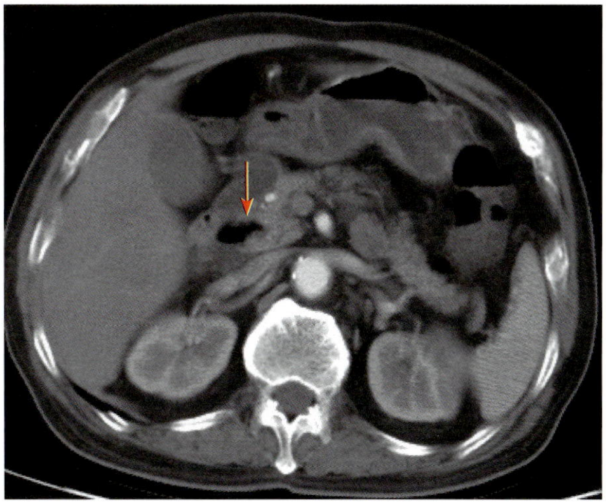

图 3-2-2 十二指肠憩室 CT 图像

性病变，如囊腺瘤或胰腺假囊肿等相混淆
- 增强扫描：囊壁与小肠壁呈同等强化

MRCP 检查

- 由于肠液的存在，MRCP 可清楚显示十二指肠憩室及其与胰胆管和十二指肠的关系
- 通常使用薄层采集和厚层采集两种方法
- 薄层采集使用 FSE 序列，层厚通常使用 3mm，零间隔扫描
- 需使用呼吸门控触发扫描
- 采集到的多幅图像可通过最大强度投影（MIP）运算合成三维图像，达到类似 ERCP 的视觉效果
- 厚层采集使用 FIRSTA 序列，层厚可选择 50 ~ 100mm
- 此种方法采集时间短（1 ~ 2s），通常于屏气状态下扫描
- 采集到的一个层块即是一幅三维图像；图像伪影少，但空间分辨率较低
- 厚层采集对整体观察效果较好，而薄层采集对明确憩室的开口与十二指肠乳头的关系更为有效
- MRCP 还可显示十二指肠憩室的某些并发症，如胆总管下端结石

推荐影像学检查

- 最佳检查方法：上消化道气钡双重造影
- 检查建议：必要时用低张十二指肠 X 线钡剂造影可增加憩室的发现率

诊断与鉴别诊断要点

- 突向十二指肠腔外的圆形或椭圆形囊袋状影，轮廓光整，可见十二指肠黏膜伸入其内

重点推荐文献

[1] 尚克中. 中华影像医学消化系统卷. 北京. 人民卫生出版社，2002.
[2] 徐赛英. 实用儿科放射诊断学. 北京. 北京出版社，1998.
[3] 张雪林. 医学影像学. 北京. 人民卫生出版社，2001.

第 3 节 胃、十二指肠炎症

一、胃炎

【概念与概述】

胃炎（gastritis），由于各种原因导致的胃黏膜的炎症病变，按起病缓急以及病程长短分为急性、慢性和特殊型胃炎

【病理和病因】

一般特征

- 发病机理
  - 幽门螺杆菌
    - 于胃黏膜间接产生 NH_3 及 CO_2
    - 分泌空泡素 A（Vac A）等物质
  - 非甾体类抗炎药（non-steroidal anti-inflammatory drug，NSAID）
    - 抑制细胞线粒体内的氧化磷酸化
    - 抑制内源性 PGE_2 和 PGI_2 的合成，破坏胃黏膜屏障
  - 应激状态下胃黏膜微循环生理功能紊乱导致黏膜缺血、缺氧，从而引起胃黏膜屏障功能受损
- 遗传学 本疾病与遗传因素无明显相关性
- 病因学
  - 急性胃炎是由各种物理、化学及微生物感染或细菌毒素（如服用 NSAID 等药物、应激、乙醇等）引起的胃黏膜炎症，主要包括以下 4 种类型，即：
    - 急性单纯性胃炎（acute simple gastritis）
    - 急性糜烂出血性胃炎（acute erosive-

hemorrhagic gastritis）
- 急性腐蚀性胃炎（acute corrosive gastritis）
- 急性感染性胃炎（acute infective gastritis），以前两种类型最常见

- 慢性胃炎：机制较复杂，主要病因如下：
  - 幽门螺杆菌感染
  - 长期吸烟饮酒
  - 服用 NSAID 药物
  - 刺激性食物等致急性胃炎反复发作、十二指肠液反流
  - 自身免疫性损伤等
- 目前按新悉尼系统（Update Sydney system）分类如下：
  - 非萎缩性（non-atrophic）
  - 萎缩性（atrophic）
  - 特殊类型（special forms）

- 流行病学
  - 胃炎是最常见的消化道疾病之一，男女发病率无明显差异
  - 发展中国家的幽门螺杆菌感染率高于发达国家（尤其是在小于 10 岁的儿童人群中）
  - 而慢性胃炎患病率与人群中幽门螺杆菌感染率呈正相关，我国的幽门螺杆菌感染率较高
  - 自身免疫性胃炎北欧多见，我国少见

大体病理及手术所见
- 浅表性胃炎黏膜潮红、充血水肿或可见糜烂
- 萎缩性胃炎黏膜呈灰色，变薄，正常皱襞明显变浅、消失，黏膜表面呈细颗粒状

显微镜下特征
- 急性胃炎主要以黏膜固有层中以中性粒细胞为主的炎症细胞增多为特征
- 慢性萎缩性胃炎
  - 胃黏膜变薄
  - 固有层大量淋巴细胞及浆细胞浸润
  - 纤维组织细胞增生以及腺上皮化生现象

【临床表现】

表现
- 最常见体征 / 症状
  - 急性胃炎患者多数仅有上腹不适、隐痛或无症状，急性糜烂性出血性胃炎患者常因突发呕血或黑便就诊
  - 幽门螺杆菌引起的慢性胃炎患者症状不明显，仅表现为上腹胀、轻度不适、嗳气、恶心等消化不良症状，自身免疫性胃炎患者可有贫血的表现

疾病人群分布
- 年龄：患病率随年龄增加而升高
- 性别：本病男女差异不大

自然病史及预后
- 预后状况一般较好
- 由于感染幽门螺杆菌后极少自发清除，因此慢性胃炎将长期存在，可由非萎缩性胃炎发展为萎缩性胃炎
- 有 15% ~ 20% 的幽门螺杆菌胃炎患者可发展为胃溃疡，极少数可恶变

治疗
- 根除幽门螺杆菌指征
  - 伴有胃黏膜糜烂、萎缩及肠化生、异型增生者
  - 有消化不良症状者
  - 有胃癌家族史者
- 对于消化不良症状的治疗：抑酸、抗酸、胃黏膜保护药及中药均可试用
- 自身免疫性胃炎尚无特异治疗手段，发生恶性贫血时注射维生素 B_{12} 可纠正贫血

【影像表现】

概述
- 根据病情的严重程度的不同，影像检查的结果相差较大，一般首选钡餐造影

X 线表现
- 钡餐造影
  - 病情较轻者一般无阳性影像学表现，较重者可有胃黏膜纹理增粗、模糊，胃壁痉挛收缩等非特征性表现
  - 浅表性胃炎中度以上患者可见颗粒状影突出于黏膜面，或显示“靶”样或丘疹样糜烂
  - 萎缩性胃炎
    - 增粗的胃窦部黏膜
    - “靶征”：中央的小钡斑和围绕其周围的黏膜水肿形成的透亮区构成，常多发，以胃窦部多见
    - 胃萎缩时，胃腔内轮廓较光滑，黏膜皱襞稀少，窦腔较狭小
    - 胃黏膜皱襞增粗，胃小区增大

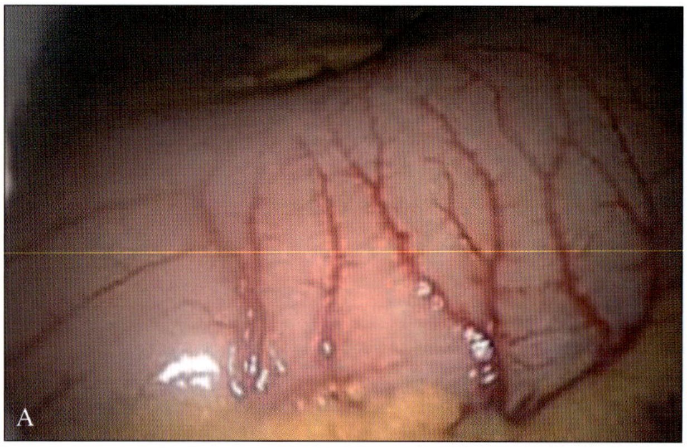

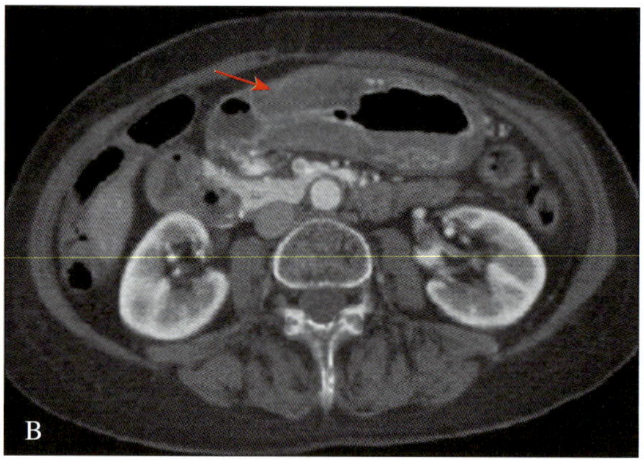

图 3-3-1 放疗后胃炎
A．经 Y^{90} 非靶向微球栓塞放疗后，腹腔镜下示放射性胃窦部炎征的外观；B．CT 增强示胃窦部及幽门胃壁明显增厚胃黏膜损伤；

超声表现
- 诊断价值有限
  - 急性胃炎
    - 胃蠕动存在，厚度多在 1.5cm 以下
    - 空腹胃壁轻度低回声或等回声型增厚，厚度多在 1.5cm 以下
    - 胃壁黏膜皱襞粗大，胃窦区出现粗大的黏膜皱襞有确诊意义
  - 慢性胃炎
    - 单纯靠超声诊断慢性胃炎不十分可靠
    - 幽门区有明显的液体反流对诊断胆汁反流性胃炎有一定帮助

CT 表现
- 平扫 CT：诊断胃炎价值有限
- 增强 CT
  - 一般程度较轻的胃炎可无明显阳性征象
  - 萎缩性胃炎两个黏膜皱襞峰之间距离增加，皱襞可不同程度增厚，高出于胃腔内
  - 幽门螺杆菌胃炎表现为胃黏膜皱襞增宽、增粗，胃壁环状增厚，增强扫描黏膜层均匀强化，而黏膜下层及肌层强化较少
  - 蜂窝织炎性胃炎典型表现为胃皱襞增粗，黏膜下层由于脓液积聚和水肿使胃壁明显增厚，继而形成壁内脓肿，但黏膜层仍保持完整
  - 气肿性胃炎为化脓性胃炎的一个罕见型，表现为沿胃壁黏膜下条状低密度影，胃壁可无明显变化

推荐影像学检查
- 最佳检查法：气钡双重造影

【鉴别诊断】
- 胃恶性肿瘤
  - 40 岁以上多见，疼痛多无规律性，胃酸绝大多数缺乏
  - 形态固定，收缩舒张期变化不明显
  - 钡餐检查可显示胃轮廓内不规则龛影，可有“半月征”“环堤征”等，邻近胃壁僵硬，蠕动消失
- 胃溃疡
  - 多无食欲变化，多与精神因素、季节变化有关
  - 青壮年多见，上腹痛常有明显规律性，周期性，胃酸正常或低下
  - 钡餐检查显示突出胃轮廓外龛影伴黏膜水肿带高度提示溃疡

重点推荐文献

[1] 陆再英，钟南山．内科学．7 版，北京：人民卫生出版社，2008：381-386.
[2] 金征宇．医学影像学．2 版，北京：人民卫生出版社，2010：347-352.
[3] 陈星荣，陈九如．消化系统影像学．上海：上海科学技术出版社，2010：163-194.
[4] Lauwers G Y. Gastritis：beyond Helicobacter pylori[J]. Int J Surg Pathol，2010. 18（3 Suppl）：28-32.
[5] Rugge M. et al. Gastritis：the histology report[J]. Dig Liver Dis，2011. 43 Suppl 4：373-384.

二、胃溃疡

【概念与概述】

胃溃疡（gastric ulcer，GU），指发生在胃黏膜的慢性溃疡，溃疡的黏膜缺损超过黏膜肌层，不同于糜烂

【病理和病因】

一般特征

- 发病机理
  - 研究表明，胃溃疡是局部黏膜组织被胃蛋白酶和胃酸消化的结果
  - 胃黏膜分泌的黏液（黏液屏障）不足或黏膜上皮细胞（黏膜屏障）受损
  - 胃酸中的氢离子引起胃黏膜细胞损伤，还可触发胆碱能效应，胃蛋白酶原分泌增加，加强胃液的消化作用，最终导致溃疡形成
  - 自主神经功能紊乱，迷走神经功能亢进时，可使胃酸分泌增加
  - 当迷走神经功能减弱时，胃蠕动减弱，胃泌素分泌增加，促使胃酸分泌增加，可促进溃疡的形成
- 遗传学　有研究显示 O 型胃上皮细胞表达更多有利于幽门螺杆菌定植的黏附受体，其人群发病率高于其他血型 1.5 ~ 2 倍
- 病因学
  - 溃疡病病因复杂，一般认为幽门螺杆菌感染可以破坏胃黏膜的防御屏障
  - 非甾体类抗炎药可抑制环氧合酶，导致生理性前列腺素 E 合成不足，使得胃黏膜防御和修复功能减弱
  - 吸烟可能损伤胃黏膜血液循环，导致胃黏膜防御功能下降
  - 精神异常亦可引起自主神经功能紊乱，促进胃酸分泌，导致溃疡形成
- 流行病学
  - 胃溃疡是全球性的常见病，据统计，在我国消化道溃疡病的发病率近十年来呈下降趋势
  - 胃溃疡约占消化性溃疡病的 25%，胃十二指肠并存的复合型溃疡占 5%

大体病理及手术所见

- 胃溃疡好发于胃窦小弯侧，即在幽门腺区（胃窦）与泌酸腺区（胃体）交界处的幽门腺区一侧
- 常单发，圆形或椭圆形，直径多小于 2cm
- 边缘光整，溃疡底部平坦，多突破黏膜下层，亦可深达肌层或浆膜层
- 溃疡周围黏膜受溃疡瘢痕组织牵拉呈放射状

显微镜下特征

- 溃疡可分为四层结构，由内向外依次是：
  - 炎性渗出物
  - 坏死组织
  - 肉芽组织层
  - 陈旧性的瘢痕组织
- 瘢痕底部供血动脉常伴增殖性动脉内膜炎，使组织再生受到抑制，溃疡不易愈合，同时也可防止溃疡破裂、出血的发生

【临床表现】

表现

- 最常见体征 / 症状
  - 胃溃疡的主要症状为中上腹痛，多在餐后半小时出现，持续 1 ~ 2 小时，随后症状逐渐消失，但患者常因症状较轻未引起注意，亦可以出血或穿孔为首发症状
  - 病程较长，可达数年到数十年
  - 部分患者不具备典型疼痛均可伴有反酸、嗳气、上腹胀等症状
  - 溃疡活动期可有局限性轻压痛
  - 幽门部溃疡可引起幽门梗阻，患者可有腹胀、呕吐等症状，吐后症状缓解，呕吐物多为隔宿食物

疾病人群分布

- 年龄
  - 本病可发生于任何年龄，于中老年人多见
- 性别
  - 男性多于女性，为 3∶1 ~ 10∶1

自然病史及预后

- 大多数患者经过有效内科治疗病情可以得到明显缓解或完全治愈
- 高龄患者发生大出血和急性穿孔等并发症是导致死亡的主要原因

治疗

- 一般治疗
  - 规律饮食、作息，尽可能避免服用 NSAID 类药物

- ○ 合理选用抑制胃酸药物（PPI、H2RA 等）及保护胃黏膜药物（枸橼酸铋钾等）
- 根除幽门螺杆菌，有可能完全治愈溃疡，治疗方案为以 PPI 或胶体铋为基础加两种抗生素的三联治疗方案：PPI 常规剂量、每日 1 次、总疗程 4 ~ 6 周，或 H2RA 常规剂量、疗程 6 ~ 8 周
- 外科手术：指征包括大量出血经内科治疗无效、急性穿孔、瘢痕性幽门梗阻、溃疡癌变以及严格内科治疗无效的顽固性溃疡

【影像表现】

概述

- 部位：胃窦部常见，据文献统计，胃小弯溃疡占 87%，其中在窦区、角切迹及体部分别占 55.47%、40.09%、4.44%，多单发
- 大小：直径在 0.5 ~ 10.0cm 之间，大多数为 2.0cm 左右
- 形态：轮廓清晰，边界清楚，周边可有黏膜水肿

X 线表现

- 钡餐造影
  - ○ 龛影：切线位观察位于胃轮廓之外，是溃疡的直接征象
  - ○ 黏膜水肿带：是龛影口部一圈黏膜水肿造成的透明带，是良性溃疡的重要特征，包括黏膜线、项圈征、狭颈征等特殊 X 线表现
  - ○ 双对比造影中，直接征象有所不同，凹陷的溃疡内有钡剂积聚，在双对比区内形成充钡龛影形成“钡斑征”，与溃疡大小、形态一致

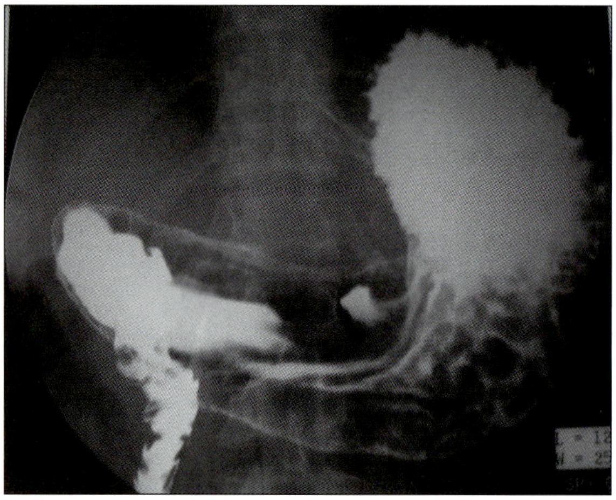

图 3-3-2 胃溃疡
胃底部黏膜增厚粗，于小弯侧可见一龛影，可见“项圈征”

  - ○ 胃溃疡可引起邻近组织纤维收缩和痉挛，造成一些非特异性的间接 X 线征象，如胃小弯缩短、大弯指切迹征、幽门狭窄等

超声表现

- 诊断价值有限，对较小的、浅表性以及胃体部溃疡敏感性不高，易漏诊
  - ○ 胃充盈状态下，典型的胃溃疡周围黏膜层及黏膜下层局限性增厚，呈较低回声，中央有较平滑的溃疡凹陷
  - ○ 胃窦部溃疡表现为幽门管持续痉挛，胃排空延迟，幽门管局限增厚
  - ○ 小而浅的溃疡仅以局限性增厚为唯一表现

CT 表现

- 平扫 CT：典型表现为突出于胃轮廓线外的龛影，龛影口部应对称，局部胃壁增厚，溃疡对侧壁有时可见到较深的痉挛切迹
- 增强 CT
  - ○ 溃疡局部增厚的胃壁强化不明显或不强化
  - ○ CT 三维重建可以更加直观地观察龛影形态，仿真内镜技术可以显示溃疡的正面图像

【鉴别诊断】

- 胃恶性肿瘤
  - ○ 40 岁以上多见，疼痛多无规律性，胃酸绝大多数缺乏
  - ○ 龛影形态大而浅、不规则、尖角样，边缘不规则，直径多大于 2cm
  - ○ 钡餐检查可有半月征、环堤征、指压征及黏膜皱襞破坏、中断等，邻近胃壁僵硬，蠕动消失
- 慢性胃炎：以上腹隐痛为主，常常缺乏明确规律性，主要依靠内镜鉴别
- 胃泌素瘤
  - ○ 溃疡多发生于普通溃疡好发部位以外
  - ○ 多发性、难治性，约 1/3 患者伴有顽固性腹泻
  - ○ 有过高胃酸分泌（BAO 及 MAO 均明显升高，BAO/MAO ≥ 60%）及高空腹血清胃泌素（> 200pg/ml）
- 功能性消化不良：主要特点为上腹部疼痛或饱胀不适，与溃疡临床症状相似，但各项检查均未发现消化系统器质性病变
- 胃食管反流病：有典型的胃灼热和反酸症状，通过食管 24 小时 pH 监测以及内镜检查与溃

疡病相鉴别

- 其他：慢性胆囊炎、胆石症及慢性胰腺炎均可引起反复发作性上腹部疼痛，通过超声及CT检查可以明确诊断

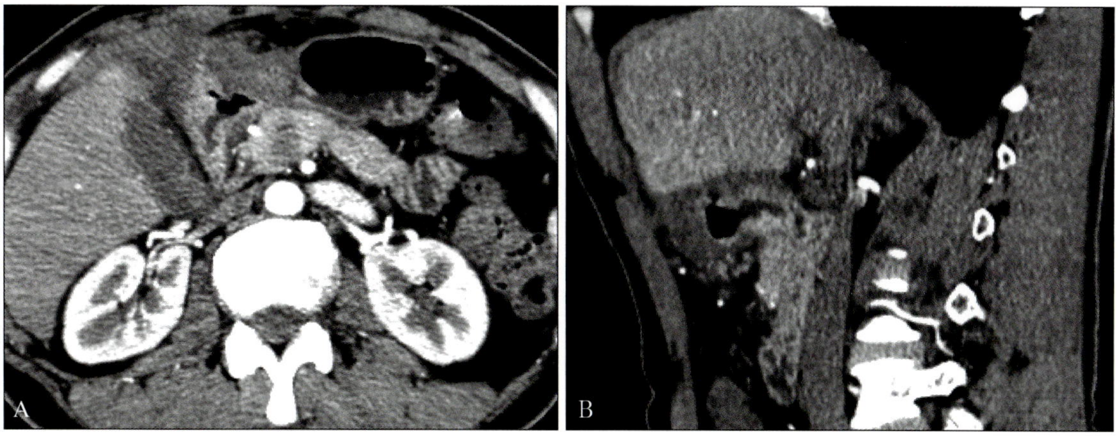

图 3-3-3　**胃溃疡**

A．CT 增强扫描示胃小弯及胃窦部黏膜增厚、中断，内容物流入腹腔；B．MPR 重建示胃壁黏膜欠光整，明显增厚、强化

诊断与鉴别诊断要点

- 钡餐造影：龛影

重点推荐文献

[1] 陆再英、钟南山 . 内科学 .7 版，北京：人民卫生出版社，2008：387-395.

[2] 金征宇 . 医学影像学 .2 版，北京：人民卫生出版社，2010：347-352.

[3] 陈星荣，陈九如 . 消化系统影像学 . 上海：上海科学技术出版社，2010：197-206.

[4] Dixon M F. Pathology of Gastritis and Peptic Ulceration[M]. Mobley HLT，Mendz GL，Hazell SL，editors. Helicobacter pylori：Physiology and Genetics. Washington（DC）：ASM Press，2001：Chapter 38[1].

[5] Rubesin S E，M S Levine and I Laufer，Double-contrast upper gastrointestinal radiography：a pattern approach for diseases of the stomach. Radiology，2008，246（1）：33-48.

三、十二指肠溃疡

【概念与概述】

十二指肠溃疡（duodenum ulcer，DU），指发生在十二指肠黏膜的慢性溃疡，与胃溃疡一同并称为消化性溃疡

【病理和病因】

一般特征

- 发病机理
  - 与胃溃疡有共同点，均为胃酸与胃蛋白酶的消化作用所致
  - DU 的发生与十二指肠球部酸负荷增加以及由其导致的代偿性胃上皮化生有关，这些变化为幽门螺杆菌的定植提供了有利的环境
- 遗传学 有研究显示 O 型胃上皮细胞表达更多有利于幽门螺杆菌定植的黏附受体，其人群发病率高于其他血型 1.5 ~ 2 倍
- 病因学
  - 溃疡病病因复杂，尚未完全清楚，一般认为幽门螺杆菌感染可以破坏胃黏膜的防御屏障
  - 非甾体类抗炎药导致的 DU 较 GU 少见
  - 吸烟可能与减少十二指肠碳酸氢盐分泌、损害性自由基增加以及影响胃十二指肠协调运动等因素有关

- 流行病学
  - 十二指肠溃疡约占消化性溃疡病的 70%，复合溃疡 DU 往往先于 GU 出现

大体病理及手术所见

- DU 直径往往小于 10mm，较 GU 稍小，呈圆形或椭圆形，黏膜缺损的凹陷病灶

显微镜下特征

- 十二指肠病理学表现与胃溃疡基本一致

【临床表现】

表现

- 最常见体征 / 症状
  - 十二指肠溃疡的主要症状为上腹痛，与胃溃疡类似，但疼痛多发生于饥饿
  - 病程较长，可达数年到数十年
  - 部分患者不具备典型疼痛均可伴有反酸、嗳气、上腹胀等症状
  - 溃疡活动期可有局限性轻压痛
  - 幽门部溃疡可引起幽门梗阻，患者可有腹胀、呕吐等症状，吐后症状缓解，呕吐物多为隔宿食物

疾病人群分布

- 年龄
  - 本病可于任何年龄，以青壮年多见，20 ~ 50 岁占 80%
- 性别
  - 男性明显多于女性

自然病史及预后

- 根治幽门螺杆菌后，十二指肠溃疡症状可减轻、好转、消失，病灶也可愈合
- 溃疡瘢痕可引起肠腔狭窄、变形、假憩室形成，当发生幽门梗阻时须手术治疗
- 与 GU 不同，DU 几乎不发生恶变

治疗

一般治疗

- 与胃溃疡一般治疗及外科手术指征相同
- 根除幽门螺杆菌方案与 GU 有所不同：DU 患者予 PPI 常规剂量、每日一次、总疗程 2 ~ 4 周或 H2RA 常规剂量、疗程 4 ~ 6 周

【影像表现】

概述

- 部位
  - 90% 以上发生于球部，5% 见于降部，发生于水平部及升部的溃疡多见于胃泌素瘤患者引起的多发溃疡灶
  - 据文献统计，胃小弯溃疡占 87%，其中在窦区、角切迹及体部分别占 55.47%、40.09%、4.44%，多单发
- 大小：直径小于 1.0cm
- 形态：与胃溃疡类似

X 线表现

- 钡餐造影
  - 龛影
    - 须依靠斜位及切线位观察突出于腔外的龛影，充盈加压相可显示龛影正面像及其周围透光的水肿带
    - 双对比剂相可表现为圆形或椭圆的致密“钡斑”及“环影”，与胃溃疡类似
  - 球部畸形：十二指肠失去正常“三角形”形状，表现为激惹现象或变形、变小，是反映溃疡发展的重要征象
  - 黏膜变化：溃疡可有纤维增生，黏膜纹呈放射状改变，向龛影纠集至透亮水肿圈或龛影边缘
  - 幽门痉挛：胃蠕动推送钡剂到达幽门时，幽门开放时间出现延迟的现象，此为间接征象，须与幽门梗阻及十二指肠炎症病变相鉴别

CT 表现

- 平扫 CT
  - 肠壁增厚、球部轮廓及形态异常、管腔狭窄以及周围脂肪间隙密度升高
  - CT 较钡餐造影对于溃疡穿孔、局部脓肿形

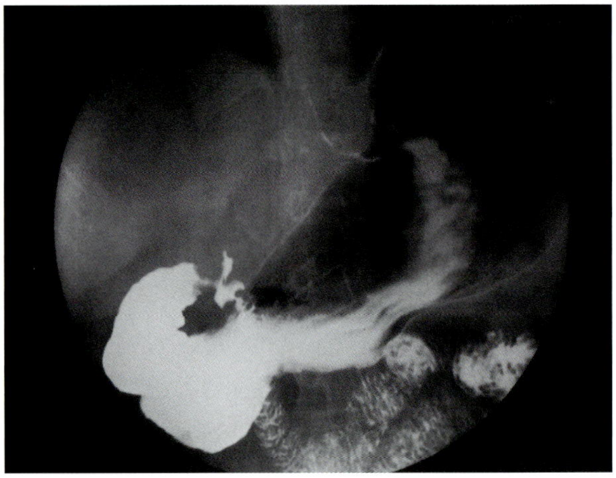

图 3-3-4 十二指肠球部溃疡

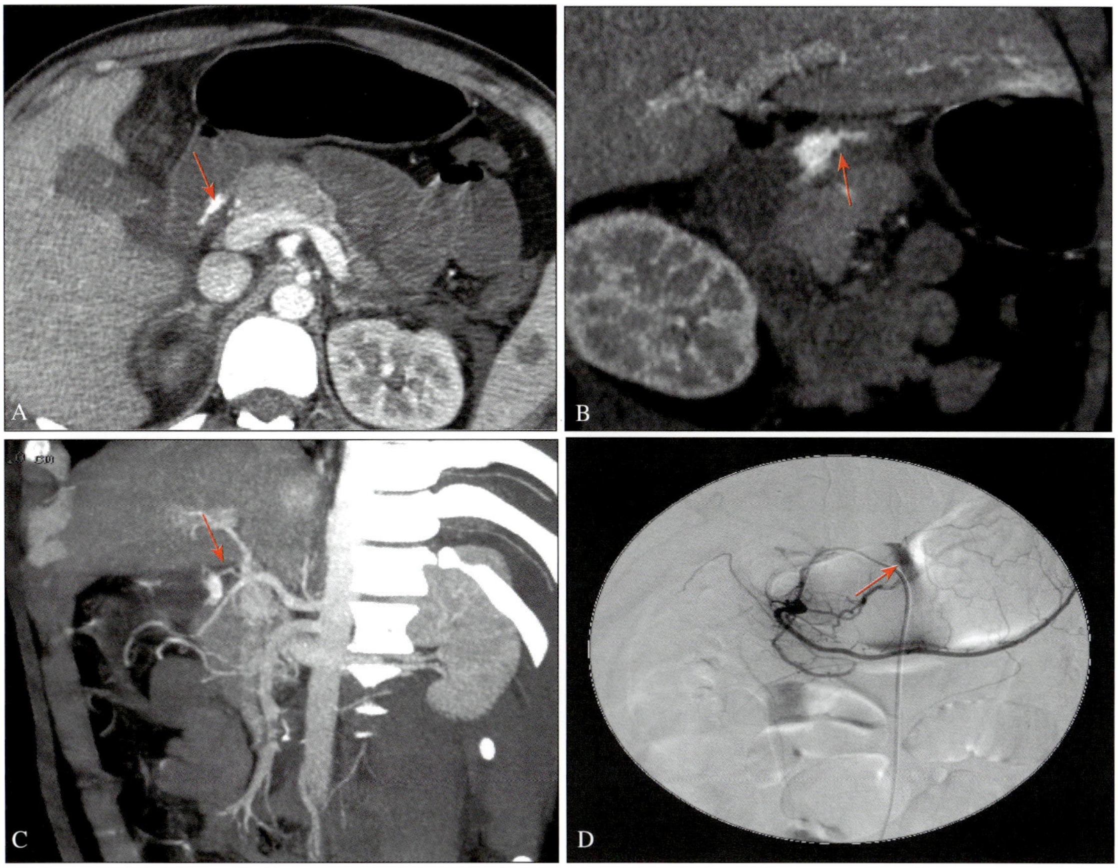

图 3-3-5　十二指肠溃疡出血

A．CT 轴位增强扫描示十二指肠球部条形高密度影；B．MPR 重建示十二指肠球部内高密度出血灶；C．CT 血管重建清楚显示出血动脉血管；D．DSA 与 CTA 图像基本一致

成及周围腹腔结构的变化显示更敏感、准确，窗宽窗位技术及三维后处理技术的运用使得诊断结果更有价值

- 增强 CT：当十二指肠穿孔形成局部脓肿或形成瘢痕时，增强扫描有助于与其他疾病相鉴别，如间质瘤、息肉等

【鉴别诊断】

- 器质性幽门梗阻：亦可出现幽门痉挛现象，但器质性梗阻发生时，不但钡剂排除时间延迟，胃排空时间也出现延迟，且常伴胃潴留
- 十二指肠恶性肿瘤：少见，主要与十二指肠溃疡并发症相鉴别，CT 检查对于相关的鉴别诊断具有十分重要的意义

诊断与鉴别诊断要点

- 钡餐造影：龛影，十二指肠球畸形

重点推荐文献

[1] 陆再英、钟南山 . 内科学 .7 版，北京：人民卫生出版社，2008：387-395.

[2] 金征宇 . 医学影像学 .2 版，北京：人民卫生出版社，2010，347-352.

[3] 陈星荣，陈九如 . 消化系统影像学 . 上海：上海科学技术出版社，2010，197-206.

[4] Levine M S，et al. Double-contrast upper gastrointestinal examination：technique and interpretation.Radiology，1988，168（3）：593-602.

四、佐林格—埃利森综合征，胰源性溃疡病综合征

【概念与概述】

佐林格—埃利森综合征是以难治性消化性溃疡为特征的临床综合征，由 Zolinger 与 Ellison 于 1955 年首次报道。

- 临床分型
  - 散发型（sporadic gastrinomas），比较多见，病灶多发生于“胃泌素瘤三角（gastrinoma triangle）”的解剖区域
  - 家族型（gastrinomas associated with Mutiple Endocrine Neoplasia Type 1，MEN-1，I 型多发性内分泌腺瘤病），病灶多发生于十二指肠
- 同义词：卓-艾综合征（Zolinger—Ellison syndrome，ZES），胃泌素瘤（gastrinoma），胰源性溃疡

“胃泌素瘤三角”是以胆囊管与胆总管交汇处为上点，十二指肠第二、第三部分结合部为下点，胰腺颈体结合部为中点所围成的三角形区域。

【病理与病因】

一般特征

- 一般发病机理
  - 来源于胃泌素细胞（G 细胞）的腺瘤或腺癌
- 遗传学
  - MEN-1 为常染色体显性遗传病，大约 25% 的 ZES 发生 MEN-1，而 80%MEN-1 发生胰腺内分泌肿瘤
  - 80% 的 MEN-1 病人存在 menin 基因杂合子缺失，20% 的自发性肿瘤体细胞的 MEN-1 基因存在突变，其中 68% 存在 11q13 的缺失和（或）11 号染色体长臂其他部位的缺失
- 病因
  - 病因不明
- 流行病学
  - 人群总体患病率 1 ～ 2/10 万，每年发病率为（0.1 ～ 15）/100 万

【临床表现】

表现

- 最常见体征 / 症状
  - 高酸导致顽固糜烂性食管炎
  - 多发性消化性溃疡或异位溃疡
  - 胃大切后短期溃疡复发
  - 腹泻
- 临床病史：严重顽固性消化性溃疡或长期不明原因腹泻

疾病人群分布

  - 7 ～ 90 岁均可发病
  - 高发年龄为 40 ～ 50 岁
  - 无明显性别倾向，60% 患者为男性
  - 约 0.1% 的消化性溃疡和 2% ～ 5% 的复发性溃疡可由本病引起

生化检查

  - 胃泌素测定基础值大于 200pg/ml，或波动于 100pg/ml ～ 200pg/ml 之间
  - 基础胃酸分泌量（BAO）＞ 15mmol/h 或基础胃酸分泌量与最大胃酸分泌量之比即 BAO：MAO ＞ 0.6
  - 胰泌素刺激试验阳性：静脉注射胰泌素 2U/kg 后血清胃泌素增加 200pg/ml

自然病史及预后

- ZES 恶性程度低
  - 存在淋巴转移，但肿瘤完全切除者 10 年存活率达 85% 以上
  - 伴有肝转移患者 5 年和 10 年生存率为 20% ～ 10%
- 瘤体进行性生长、出现 Cushing 综合征、瘤体＞ 3.0cm、与 MEN-1 无关、原发瘤位于胰腺、有淋巴结转移是预后不良的指标
- 常规溃疡治疗无效
- 溃疡手术后迅速复发

治疗和随访

- 散发型首先手术治疗
  - 全胃切除术是有效的姑息治疗方法
  - 无法手术或术后复发病人则采用化疗、干扰素和栓塞等方法
- MEN-1 型手术治疗主要针对其他内分泌瘤
- 治疗为终身治疗，无论病人的肿瘤是否被切除，也无论肿瘤有无转移，都应定期随诊与复查

【影像表现】

概述

- 部位
  - 75% 的 ZES 病人溃疡位于十二指肠第 1 段
  - 溃疡可位于十二指肠的第 2、第 3 或第 4

部，甚至见于空肠
  - 胃溃疡少见
  - 溃疡单发或多发
- 大小
  - 溃疡常中等大或较小（直径< 10mm）
  - 少数溃疡直径可超过 20mm
  - 手术后易于发生吻合口近端或远端溃疡

X 线表现
- 钡餐造影
  - 单发或多发的龛影、钡斑，十二指肠球部变形
  - 胃皱襞常明显突起且胃内含有大量液体
  - 整个十二指肠或部分空肠的黏膜皱襞变厚增宽
  - 十二指肠扩张
  - 小肠腔内大量液体，钡剂不规则絮状沉淀
  - 可发现位于十二指肠的肿瘤

超声表现
- 腹部超声
  - 其价值有限，类似于普通消化性溃疡
- 超声内镜（EUS）和术中内镜（IOE）
  - 定位十二指肠微小肿瘤
  - 可分辨直径 5mm 的病变

CT 和 MR 表现
- 肠壁增厚、球部轮廓及形态异常、管腔狭窄以及周围脂肪间隙密度升高
- 对于溃疡穿孔、局部脓肿形成及周围腹腔结构的变化显示更敏感、准确
- 能更好显示腹腔原发病灶，腹腔内转移以及肝转移

推荐影像学检查
- 最佳检查法：增强 CT

【鉴别诊断】

消化性溃疡
- 单个溃疡或胃、十二指肠均有一个溃疡（复合性溃疡）多见，胃或十二指肠多发性溃疡相对少见
- 下列情况应高度怀疑胃泌素瘤
  - 十二指肠壶腹后溃疡
  - 消化性溃疡经常规剂量的抗分泌药治疗和正规疗程治疗后仍无效
  - 溃疡手术治疗后溃疡迅速复发
  - 不能解释的腹泻
  - 有甲状旁腺或垂体肿瘤个人史或家族史
  - 显著的高胃酸分泌和高胃泌素血症

胃癌
- 与本病相似处是内科治疗效果差以及腹腔内转移
- 较少合并十二指肠溃疡
- 无高胃酸和高泌素特征

胃镜活检能帮助鉴别

诊断与鉴别诊断要点

- 溃疡顽固、多发、非典型部位
- 并发症的发生率高
- 胃大部切除术后溃疡迅速复发

重点推荐文献

[1] Tomassetti P, Campana D, Piscitelli L, et al. Treatment of Zollinger-Ellison syndrome [J]. World J Gastroenterol, 2005, 11 (35): 5423-5432.

[2] 赵永福.胃泌素瘤的诊断和治疗 [J].中国实用外科学杂志，2010，30（9）：795-797.

[3] Anlauf M, Garbrecht N, Henopp T, et al. Sporadic versus hereditary gastrinomas of the duodenum and pancreas: distinct clinico-pathological and epidemiological features [J]. World J Gastroenterol, 2006, 12 (34): 5440-5446.

[4] 张东伟，杨维良.胃泌素瘤的诊断与治疗现状 [J].中华内分泌外科杂志，2009，3（4）：261-263

[5] 王春友.胰腺内分泌肿瘤分类及其诊治中若干问题 [J].中国实用外科杂志.2010，30（9）：736-739.

五、Menetrier's 病

【概念与概述】

本症是发生于胃的少见病，由 Menetrier 于 1888 年首次报道，以胃黏膜明显增厚和低蛋白血症为特征

- 分型
  - 局限型
  - 广泛型
- 同义词：曼内特尔病，胃黏膜巨大肥厚症，胃黏膜肿瘤样肥大、肥大性胃病、绒毛状胃病、巨大肥厚性胃病，胃巨皱襞症等

【病理与病因】

一般特征

- 一般发病机理
  - 黏膜层内腺细胞增多、增长、扭曲、基底部囊样变，间质中圆形细胞浸润，上皮细胞增生，使胃黏膜层异常增厚
  - 无炎症性表现，不宜称为“胃炎”
- 病因
  - 病因不明
  - 认为与酒精、尼古丁、病毒感染、化学刺激、变态反应及营养不良等有关
  - 上述未得到证实
- 流行病学
  - 发病率仅为胃病的 0.012% ~ 0.43%

【临床表现】

表现

- 最常见体征 / 症状
  - 非特异性胃肠道症状，如上腹痛，食欲下降，恶心，呕吐，腹泻等
  - 胃腺体黏液细胞大量增生，主、壁细胞减少，可出现胃酸分泌减少或偏低
  - 胃液内大量蛋白丧失出现低蛋白血症或浮肿
- 临床病史

疾病人群分布

  - 可见于各年龄组，以 40 ~ 60 岁为多见
  - 高发年龄为 40 ~ 60 岁
  - 男性多于女性，(3 ~ 4) : 1

自然病史及预后

- 本症有潜在恶性

治疗和随访

- 对症治疗和输白蛋白
- 保守治疗无效时，应当采取部分或全胃切除

【影像表现】

概述

- 部位
  - 病变见于胃底，胃体偏大弯侧，偶见局限于胃窦
  - 巨大胃黏膜沿胃大弯延伸，常于胃窦上缘突然中止，部分界限可不清楚
  - 局限型表现呈肿块样充盈缺损，病变区蠕动减弱

X 线表现

- 钡餐造影
  - 胃黏膜皱襞粗大、迂曲，其宽度在胃体部小弯侧及胃窦部超过 5mm，在大弯侧超过 10mm，胃小沟增宽、增深，大于 1mm
  - 病变部胃壁虽增厚，但柔软可变
  - 蠕动基本正常或稍弱，胃腔舒张度尚好
  - 病变区黏膜皱襞异常增粗、增宽、扭曲呈“脑回”状，加压时其形态、大小、粗细均可改变

CT 表现

- 巨大黏膜皱襞向腔内隆起
- 胃腔变小
- 外壁（浆膜层）光整，周围脂肪层清晰

推荐影像学检查

- 最佳检查法：胃肠道造影怀疑本病时，应当采用 CT 观察浆膜面情况，并活检确诊

【鉴别诊断】

弥漫浸润型胃癌

- 胃黏膜皱襞肥大、粗糙
- 可有不规则浅溃疡
- 胃壁僵硬，蠕动消失，胃腔缩小明显

胃淋巴瘤

- 呈多发半球状充盈缺损，出现指压痕迹
- 胃壁僵硬，蠕动消失，胃腔缩小明显
- 胃镜活检能帮助鉴别

诊断与鉴别诊断要点

- 胃壁蠕动正常或稍弱，胃壁柔软，压之变型
- 胃的浆膜层光整，脂肪间隙清楚

重点推荐文献

刘晓红，陈红燕，杨爱明，等.内镜下胃黏膜皱襞粗大45例分析［J］.中华消化内镜杂志，2002，19（5）：281-283.

第4节　胃、十二指肠创伤（十二指肠血肿）

【概念与概述】

十二指肠血肿（duodenal hematoma），一般是指十二指肠膜下的血管，由于外伤或其他原因导致黏膜撕裂和损伤后局部黏膜下出血所致。由于黏膜撕裂和损伤后其撕裂部出血被血凝块或周围水肿所堵住而流入黏膜下层引起壁内血肿

【病理与病因】

一般特征

- 一般发病机理
  - 十二指肠是腹部闭合伤中肠腔最易损伤部位，常见于第2、3段
  - 一般认为其血肿形成机理是由于十二指肠解剖位置相对较为固定，管壁内血供丰富，有双重血供，肠壁黏膜及浆膜下有丰富的血管丛。当上腹部直接受力时，十二指肠因后方脊柱相抵易产生剪力损伤和（或）腹部钝伤时，幽门正处于关闭状态，在幽门和Treitz韧带间突然产生“闭袢现象”（creation of a closed loop）使十二指肠腔内压显著升高，易致肠壁内血管破裂出血形成血肿
  - 也有学者认为如有十二指肠先天性血管瘤、十二指肠溃疡、出血性体质（如血小板减少症和血友病）或者给予抗凝剂治疗过程中遭到轻度外伤，都可以发生十二指肠血肿

大体病理及手术所见

- 手术中浆膜与黏膜间可见暗红色血肿

【临床表现】

表现

- 最常见体征/症状
  - 腹痛伴胆汁性呕吐
  - 查体：上腹部压痛，无反跳痛
- 临床病史：多有腹部外伤史

疾病人群分布

- 十二指肠大部伤位于腹膜后，损伤约占腹部闭合伤25%～5%

自然病史及预后

- 预后较好
  - 一般认为小的血肿可自行吸收，或者有的血肿穿破进入腹腔，使十二指肠梗阻解除
  - 若血肿较大难以吸收，十二指肠梗阻不缓解，则应手术切开（勿损伤黏膜），清除血肿及血凝块，结扎血管，放置外引流，持续十二指肠减压

治疗

- 血肿为良性的临床过程，往往可行非手术方法处理
- 如症状无好转应积极剖腹探查

【影像表现】

概述

- 最佳诊断依据：十二指肠黏膜下长圆形高密度肿块和变窄的内腔
- 部位
  - 常见于十二指肠第2、3段
- 大小
  - 局部的血肿可以从几毫米到几厘米

X线表现

- X线摄片
  - 腹部平片可无异常表现
- 胃肠透视

- 在作十二指肠碘水或稀钡造影时，多数十二指肠血肿表现为十二指肠黏膜下的肿块，呈类圆形或长圆形，边缘光整，可出现“偏心杯口征”
- 如黏膜面的撕裂没有闭锁，则造影剂可经裂口进入黏膜下层和血肿，形成具有特征性的双重边缘，是由于部分造影剂同时涂布在十二指肠腔内和黏膜下所致

CT 表现

- CT 平扫
  - 十二指肠黏膜下长圆形高密度肿块，其内密度均匀，CT 值约 65Hu
  - 肿块前沿部包膜下显示有“新月形”空气裂隙征，内侧肠腔接连处可见“鸟喙状”气柱（CT 显示“新月状空气裂隙征”即为狭窄偏移肠腔充气影，“鸟喙状”气柱即为造影片上“偏心杯口征”）
- CT 增强
  - 肿块不强化

MR 表现

- MR 平扫
  - 在 MR T1 加权和 T2 加权上表现为较高信号

推荐影像学检查

- 最佳检查法：CT
- 检查建议
  - 用水或经口对比剂来轻度扩张十二指肠肠袢
  - 冠状面重建对鉴别十二指肠血肿很有帮助

【鉴别诊断】

肿瘤

- 腹膜转移瘤
  - 网膜肿物和腹膜种植转移的最常见原因
  - 常见腺癌沿浆膜播散，尤其时卵巢，胃，结肠，胰腺
  - CT 增强可有强化

诊断与鉴别诊断要点

- 临床病史：多有腹部外伤史
- 十二指肠黏膜下长圆形高密度肿块，其内密度均匀，CT 值约 65Hu
- 肿块不强化

重点推荐文献

[1] 尚克中 . 中华影像医学 消化系统卷 . 北京：人民卫生出版社，2002：73-99.
[2] 郭俊渊 . 现代腹部影像诊断学 . 北京：科学出版社，2001：184-289.
[3] 何家亮，陈福真，郑荣贵 . 闭合性十二指脑伤的诊断和治疗 . 实用外科杂志，1985，11：571.

典型病例

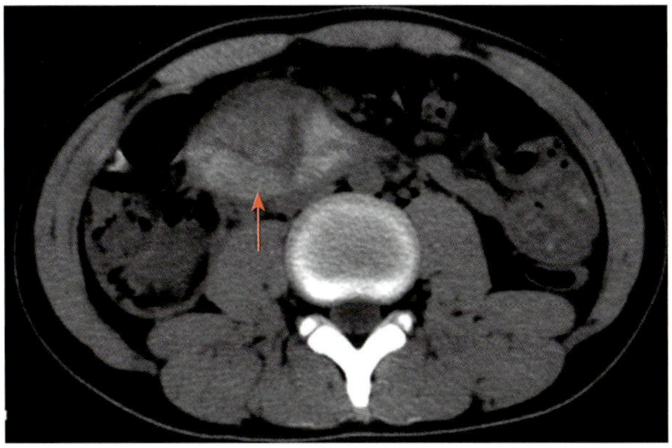

图 3-4-1　十二指肠血肿
CT 平扫示肿块突出于十二指肠腔内（箭头），密度较高

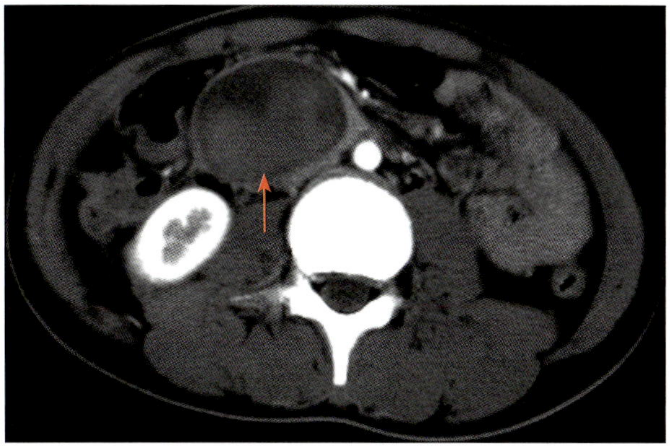

图 3-4-2　十二指肠血肿
经保守治疗一周后复查，血肿较前有明显吸收

第 5 节　胃、十二指肠良性肿瘤

一、胃息肉

【概念与概述】

胃息肉（gastric polyp，GP），是指由胃黏膜上皮本身形成的局限性隆起，是良性病变

【病理与病因】

一般特征

- 一般发病机理
  - 胃小凹上皮对胃黏膜炎性病变的过度反应性增生
- 分型
  - 增生性息肉 75% ～ 90%
  - 腺瘤性息肉 10% ～ 25%
- 流行病学
  - 胃息肉是少见的局限于胃黏膜下的良性病变，约占胃部肿瘤的 3.1%，且多发生于胃的中部和下部
  - 30% ～ 40% 的腺瘤性息肉病人同时存在着胃癌
- 大体病理及手术所见
  - 典型的胃腺瘤性息肉在新鲜标本上形似杨梅，形态为圆形，边缘光滑，可有轻度分叶，黏膜面可有凹陷，甚至发生溃疡。多数无蒂，基底宽，但大的炎性息肉可有蒂
- 显微镜下特征
  - 组织学上为胃小凹的浅表上皮形成，腺腔不与胃底腺和幽门腺相连，细胞为胞浆丰富的成熟的单层黏液细胞，小的细胞核位于基底，增生的腺管扭曲、分枝，并伴有囊性扩张，在息肉基底黏膜层如倒“V”形进入息肉，远侧如喷水状向息肉头部放射。间质有充血、水肿。除炎症区域外，一般看不到核畸变或核分裂像

【临床表现】

表现

- 体征 / 症状
  - 胃息肉一般无明显临床症状
  - 当肿瘤表面糜烂出血或有溃疡形成时，可出现腹部不适、疼痛及胃出血
  - 幽门前区息肉如突入十二指肠，有时可出现梗阻症状

自然病史

- 预后较好
  - 胃息肉癌变与其大小有关，直径越大，不典型增生越明显，大于 2 cm 胃息肉恶性程度明显增加
  - 目前对胃息肉癌变的分子生物学机制研究较少。考虑到促使胃黏膜恶变的因素同样可以引起胃息肉的恶变，认为胃息肉癌变的发生也是多因素，多阶段，多基因变异的结果。这其中癌基因、抑癌基因等肿瘤相关基因的改变，微卫星不稳，凋亡异常，

端粒酶激活与胃息肉关系密切，促进其向癌变发展

治疗

- 本组的随访结果表明对胃息肉积极早期手术，可获得较好的治疗效果
  - 手术切除息肉，行息肉摘除后可复发和发生出血穿孔等并发症的可能

【影像表现】

概述

- 最佳诊断依据：息肉切线位表现为隆起，边界光滑锐利，从胃壁突向胃腔内的半圆形阴影，称“草帽征”带蒂息肉呈不规则的蕈伞状影突向胃腔内，透视下加压或改变体位，肿物形态和位置可有变化
- 部位
  - 多发生于胃的中部和下部，腺瘤性息肉常位于胃窦部
  - 胃弥漫多发性小息肉可见于黑斑息肉病（Peutz-Jeghers 综合征）、Gardner 综合征、Cronkhite-Canada 综合征等

X 线表现

- X 线摄片
  - 在良好的双重对比造影上，可较好的显示胃息肉的部位、大小、形态和数目
  - 息肉正面观表现为胃腔内圆形、椭圆形的环圈影，也可有轻度分叶状。边界锐利、光滑，可有“卵石征”或“印戒征”，病变周围胃小区存在，黏膜皱襞可呈局限性张开
  - 息肉表面有溃疡形成时，可表现近似“牛眼征”
  - 息肉切线位表现为隆起，边界光滑锐利，从胃壁突向胃腔内的半圆形阴影，称“草帽征”，带蒂息肉呈不规则的蕈伞状影突向胃腔内，透视下加压或改变体位，肿物形态和位置可有变化
  - 幽门前区长蒂息肉可突至十二指肠球，甚至到十二指肠降部。X 线表现为十二指肠球部或降部圆形或不规则形的隆起性肿物，并有一条状透亮带引向胃窦。可随蠕动往返于十二指肠及胃窦内
  - 息肉恶变 X 线表现为肿物较大，隆起边界不规则，成分叶状，隆起病变表面呈颗粒或结节状外观
- CT
  - CT 及仿真内镜（virtual gastroscopy，VG）能够准确检出直径 5mm 以上胃内隆起性结节，增强可有强化
- EUS
  - 内镜超声：炎性息肉表现为边界不清的黏膜层病变，内部以不均匀强回声为主

【鉴别诊断】

- 气泡
  - 双对比造影时，如胃内产气不当，可致多个小气泡相聚，与多发性息肉相似，但气泡可随体位的改变移动或消失，位置大小不固定
- 平滑肌瘤（gastric leiomyoma，GL）
  - 单发的小平滑肌瘤不易与胃息肉区别，平滑肌瘤表面可见“桥形皱襞”，肿物中部有时可见形状规则的溃疡
- 胃癌（gastric carcinoma，GC）
  - 幽门前区乳头状息肉可与蕈伞样胃癌的 X 线表现相似，胃壁僵硬，无蠕动，黏膜破坏有助鉴别

诊断与鉴别诊断要点

- 息肉正面观表现为胃腔内圆形、椭圆形的环圈影，也可有轻度分叶状。边界锐利、光滑，可有“卵石征”或“印戒征”，病变周围胃小区存在，黏膜皱襞可呈局限性张开

重点推荐文献

[1] 尚克中. 中华影像医学 消化系统卷. 北京：人民卫生出版社，2002：73-99.
[2] 郭俊渊. 现代腹部影像诊断学. 北京：科学出版社，2001：184-289.
[3] 陈星荣 陈九如. 消化系统影像学. 上海：上海科学技术出版社，2010：127-328.

典型病例

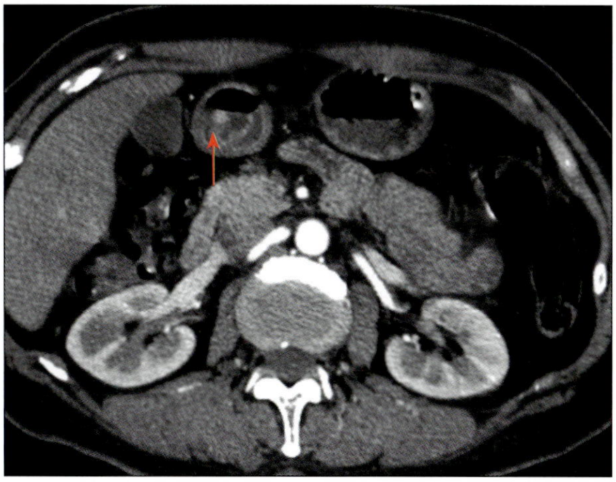

图 3-5-1 **胃息肉**
CT 增强示胃窦部可见一条状软组织影，并可见强化

二、胃腺瘤

【概念与概述】

胃腺瘤（adenoma）起源于胃的黏膜上皮组织，呈现为管状和或绒毛状结构的良性上皮肿瘤

【病理与病因】

一般特征

- 一般发病机理
  - 起源于胃的黏膜上皮组织，胃窦部是腺瘤的好发部位
- 分型
  - 管状腺瘤
  - 绒毛状腺瘤
  - 管状绒毛状腺瘤
  - 锯齿状腺瘤
- 流行病学
  - 带蒂或不带蒂，以带蒂者较多见
  - 腺瘤常发生在患恶性贫血和慢性萎缩性胃炎者中
  - 恶变的程度与肿瘤的大小相关，小于 2cm 者，约 2% 可发生恶变，大于 2cm 的腺瘤切除标本中，有 40% ～ 50% 可发生恶变（50% 被发现存在着一个或多个癌中心）平坦型腺瘤进展为癌的倾向性较高
  - 多发性胃腺瘤或息肉常有遗传性家族史
  - 多数胃绒毛状腺瘤发生于 50 岁以上病人

大体病理及手术所见

- 肿瘤呈圆形或椭圆形，以单发多见，也可多发，或与增生性（炎症性）息肉同时发生
- 带蒂或者不带蒂，但通常是狭蒂
- 大多数病变在诊断时直径不超过 2cm。最多见的是 1cm 左右

显微镜下特征

- 胃腺瘤中，如含有绒毛成分则称为绒毛状腺瘤或乳头状腺瘤
- 与结肠绒毛状腺瘤一样，胃绒毛状腺瘤也形成有许多叶状突起的息肉样肿块。由覆有上皮细胞的黏膜固有层和含血管的结缔组织索蕊构成指状突出于黏膜上

【临床表现】

表现

- 本病进展缓慢，常有不同程度的上腹部不适，合并胃炎及溃疡病者经常有腹胀、食欲差、反酸及黑便和（或）缺铁性贫血
- 胃绒毛状腺瘤有时可引发胃十二指肠套叠，也可见到发生于胃底或胃体上部的腺瘤通过贲门进入远端食管，引起吞咽障碍
- 也有无明显临床症状者，在检查其他病或查体时被偶然发现
- 胃腺瘤较少见，可单独发病亦可与其他胃病并存，如胃炎，十二指肠球部溃疡及肠息肉等

自然病史

- 预后较好
  - 胃腺瘤的恶变倾向与肿瘤的大小和组织学分级有关。小于2cm者，约2%可发生恶变；大于2cm的腺瘤切除标本中，有40%～50%可发生恶变。平坦型腺瘤进展为癌的倾向性较高

治疗

- 因为胃绒毛状腺瘤的高度恶变危险性，一旦发现应做胃大部切除而不应做经内镜手术

【影像表现】

概述

- 最佳诊断依据：双对比X线造影对胃腺瘤的发现和显示很有利，尤其是多发病变者。在充气胃腔内可直接显示腺瘤的各种形象，近地壁病变的表现为“环圈状”影，带蒂者则表现为“网球手帽”征或“墨西哥帽征”。远地壁病变可见附有“悬滴”的息肉影
- 部位
  - 腺瘤好发于胃窦部

X线表现

- X线摄片
  - 胃腺瘤分为单发及多发。单发的胃腺瘤好发于幽门前区。附着于胃的前壁或后壁，透视下或X线平片上表现为圆形肿块突于腔内的充盈缺损，边缘光滑锐利
  - 带蒂的胃腺瘤在压迫时有一定的移动性，我们将其称为“移位征”，移动的幅度大小与蒂的长短有关，长者活动幅度大。幽门前区带长蒂的腺瘤X线透视表现比较特殊，腺瘤在检查时在窦部
  - 胃绒毛状腺瘤在钡造影上表现典型。病变较大，肿瘤表面呈“皂泡”样，由于胃内分泌液较多，双对比造影时黏膜常涂布不良。钡剂存在于肿瘤的叶状间隙内，可形成柔软、可弯曲的“羽毛”状突起，在手法压迫下，病变大小、形状可变
- CT表现
  - CT检查，特别是在胃腔内充有一定量的中性（低密度）对比剂情况下，对起自于胃黏膜面，并突向胃腔里，以隆起病变为特征的胃腺瘤来说，是理想的检查方法。表现为，自胃黏膜面突出的，境界清楚、光整的小息肉样病变增强后有强化

【鉴别诊断】

表3-5-1 胃腺瘤与增生性息肉X线鉴别

	腺瘤	增生性息肉
部位	胃窦部常见	分散或局限于炎症区
大小	1～2cm常见	稍小（<1cm）也有很大者
数目	单发多见	长多发
轮廓	乳头样	较光整
蒂	常有	常无
移位-脱垂	可有	常无

诊断与鉴别诊断要点

- 双对比 X 线造影对胃腺瘤的发现和显示很有利，尤其是多发病变者。在充气胃腔内可直接显示腺瘤的各种形象，近地壁病变的表现为“环圈状”影，带蒂者则表现为“网球手帽”征或“墨西哥帽征”。远地壁病变可见附有“悬滴”的息肉影

重点推荐文献

[1] 尚克中 . 中华影像医学 消化系统卷 . 北京：人民卫生出版社，2002：73-99.

[2] 郭俊渊 . 现代腹部影像诊断学 . 北京：科学出版社，2001：184-289.

[3] 陈星荣 陈九如 . 消化系统影像学 . 上海：上海科学技术出版社，2010：127-328.

典型病例

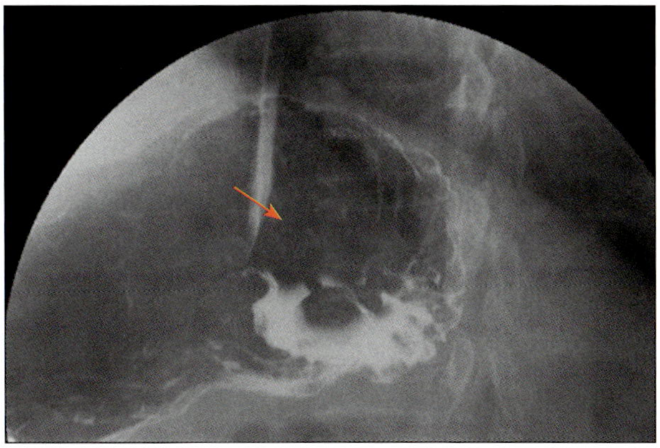

图 3-5-2 **胃腺瘤**
X 线气钡双重造影示胃底部可见一圆形突起，境界清楚、光整，周围黏膜光滑

三、十二指肠息肉

【概念与概述】

十二指肠息肉（duodenal polyp）发生于十二指肠的赘生物或突出于黏膜表面的生长物的通称，息肉组织学分为肿瘤性和非肿瘤性。大多为腺瘤性息肉，即腺瘤

【病理与病因】

一般特征

- 一般发病机理
  - 起源于十二指肠的黏膜上皮组织，常发生于十二指肠第二段近 vater 乳头处，也见于十二指肠球部
- 分型 腺瘤性息肉可分为
  - 管状腺瘤
  - 绒毛状腺瘤
  - 管状绒毛状腺瘤

流行病学

- 腺瘤性息肉，常发生于十二指肠第二段近 vater 乳头处，也见于十二指肠球部
- 年龄分布范围广，但以 40 ~ 59 岁多见（约 45.5%），80% 的十二指肠绒毛状腺瘤发生于 50 岁以上病人
- 男性多于女性

大体病理及手术所见

- 病变起自十二指肠第一段或第二段肠壁，突向肠腔内，直径小于 2cm 大小，呈单个生长，表面光滑，通常无蒂，质软

显微镜下特征

- 十二指肠息肉质软，有多数绒毛突起呈绒毛状

【临床表现】

表现

- 十二指肠息肉较少见，多数可无临床症状，在检查其他病或查体时被偶然发现。
- 虽然腺瘤病变较大，但因其柔软，极少引起肠道阻塞症状
- 可有轻度胃肠道出血、黑便和（或）缺铁性贫血的症状
- 发生于十二指肠乳头部的绒毛状腺瘤，有时可引起胆、胰管出口的阻塞，出现典型的阻塞性黄疸症状

自然病史

- 预后较好
  - 十二指肠腺瘤的恶变倾向与肿瘤的大小和组织学分级有关。十二指肠绒毛状腺瘤具有很高的恶变危险性（高于结肠绒毛状腺瘤）
  - 腺瘤恶变与其大小、形态、组织类型有关，绒毛状腺瘤，直径大于 2 cm，基底部大，腺瘤表面高低不平或伴糜烂出血较易恶变

治疗

- 因为十二指肠绒毛状腺瘤具有很高的恶变危险性，一旦发现应手术切除

【影像表现】

概述

- 最佳诊断依据：低张双对比 X 线造影是本病发现和诊断的主要手段，X 线表现病变起自十二指肠第一段或第二段肠壁，突向肠腔内，直径小于 2cm 大小，呈单个生长，表面光滑，通常无蒂

X 线表现

- X 线摄片
  - X 线表现病变起自十二指肠第一段或第二段肠壁，突向肠腔内，直径小于 2cm 大小，呈单个生长，表面光滑，通常无蒂
  - 十二指肠绒毛状腺瘤在扩张良好的十二指肠肠腔内，其 X 线表现极具特征性，呈现为较大的息肉样肿块。肿瘤表面呈“皂泡”样或“网格”样，钡剂潜入肿瘤的叶状突起裂隙间，使肿块边缘呈锯齿状或羽毛状，由于病变的柔软特性，在手法压迫下，病变大小、形状可随压力的大小而改变，在透视观察中亦可见肿块在肠腔内前后来回摆动

CT 表现

- 发生于十二指肠第二段近 vater 乳头处的绒毛状腺瘤阻塞胰胆管出口，以阻塞性黄疸症状就诊时，CT 就成为首选的检查方法
- 表现为自十二指肠黏膜面突出的，境界清楚、光整的小息肉样病变，增强后有强化
- CT 检查中，特别是在十二指肠腔内充有一定量的中性（低密度）对比剂情况下，对以隆起病变为特征的腺瘤来说，是理想的检查方法

EUS 表现

- 内镜超声：边界清晰的等回声病变，内部回声不均匀，病变位于黏膜层

【鉴别诊断】

- 十二指肠布氏腺增生
  - 布氏腺增生认为是十二指肠近端黏膜内大部（甚至全部）布氏腺，被过多的纤维间隔分开、组成的多发、小息肉样或结节样病变所形成的腺体弥漫性增大。布氏腺增生也可由单个腺体明显增大而形成。表现为与布氏腺分布一致，十二指肠第 1 或第 2 段的黏膜下结节，直径多小于 5mm

诊断与鉴别诊断要点

- X 线表现病变起自十二指肠第一段或第二段肠壁，突向肠腔内，直径小于 2cm 大小，呈单个生长，表面光滑，通常无蒂

重点推荐文献

[1] 尚克中 . 中华影像医学 消化系统卷 . 北京：人民卫生出版社，2002：73-99.
[2] 郭俊渊 . 现代腹部影像诊断学 . 北京：科学出版社，2001：184-289.
[3] 陈星荣 陈九如 . 消化系统影像学 . 上海：上海科学技术出版社，2010：127-328.

典型病例

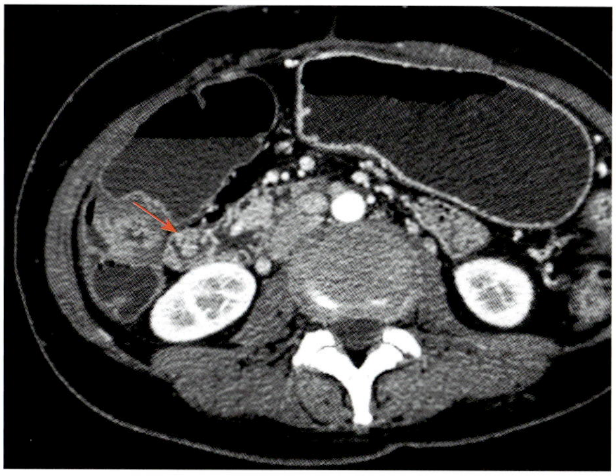

图 3-5-3　十二指肠息肉
CT 增强示十二指肠降部向腔内突出的软组织影，境界清楚，并轻度强化

四、胃神经鞘瘤

【概念与概述】

神经鞘瘤（neurilemmoma，Schwannomas）又称施万细胞瘤，多为良性，好发于外周神经干、脊神经根及脑神经，少数发生于消化道

【病理与病因】

一般特征

- 一般发病机理
  - 胃神经鞘瘤好发于胃体部黏膜下，胃窦、胃底、贲门次之。胃神经鞘瘤大部分由黏膜下层向胃腔内生长，向胃外生长者较少
  - 胃神经鞘瘤起源于胃肠道壁肌间神经丛神经鞘 Schwann 细胞
- 流行病学
  - 胃神经鞘瘤好发于胃体部黏膜下，胃窦、胃底、贲门次之。胃神经鞘瘤大部分由黏膜下层向胃腔内生长，向胃外生长者较少
  - 胃肠道神经鞘瘤是一种极为少见的肿瘤，仅占全身神经鞘瘤的 0.2%，胃肠道神经鞘瘤常见于胃，占整个消化道神经鞘瘤 90%；通常是良性的，恶性者占 6% ～ 7.7%

大体病理及手术所见

- 肿瘤包膜完整，表面可有溃疡出血，一般不累及周围组织及脏器

显微镜下特征

- 免疫组化试验：胃神经鞘瘤对 S100- 蛋白阳性，但对肌动（纤）蛋白和 CD117（KIT）都是阴性

【临床表现】

表现

- 本病无典型及特异临床表现。可伴发消化道其他部位疾病。主要表现为上消化道出血（黑便与呕血），这与肿瘤溃疡形成有关，其次为慢性腹痛和腹部包块等

治疗

- 对放疗、化疗不敏感，手术切除是唯一有效手段
- 良性者术后复发率低，预后佳
- 恶性者由于少有淋巴结转移，多发生血行转移，故扩大切除范围即可达到治愈目的，而不必行淋巴结清扫。术后积极采取放疗、化疗、

介入治疗等综合治疗措施，以提高治疗效果

【影像表现】

- 部位
  - 发病部位以胃体多见

X 线表现

- X 线上，胃神经鞘瘤具有胃黏膜下良性肿瘤的共性，隆起肿物的边缘逐渐移行于周围正常胃黏膜，其覆盖的黏膜面可合并溃疡。钡剂检查可无阳性发现，病变较大时可表现为边缘光滑的充盈缺损外，肿瘤中有时可见钙化

CT 表现

- CT 检查对这类病变的发现和诊断特别有利，显示为实质性肿块，圆形或卵圆形 / 扁圆形，境界清楚，有完整包膜，偶可于病灶中心见到低密度的坏死腔，或高密度的钙化灶，钙化出现率为 37.5%。强化程度不明显或仅呈轻度强化

EUS 表现

- 内镜超声：肿瘤呈半球形隆起，突入腔内，表面光滑；超声所见病灶处管壁层次清晰，内部回声均匀，其内可见强回声光斑

【鉴别诊断】

- 胃间质瘤：分叶状或不规则形，非均质肿块（肿瘤中心常出现坏死、囊变和出血而呈不均性强化或边缘强化），中度或明显强化

诊断与鉴别诊断要点

- CT 检查对这类病变的发现和诊断特别有利，显示为实质性肿块，圆形或卵圆形 / 扁圆形，境界清楚，有完整包膜，偶可于病灶中心见到低密度的坏死腔，或高密度的钙化灶，钙化出现率为 37.5%。强化程度不明显或仅呈轻度强化

重点推荐文献

[1] 尚克中 . 中华影像医学 消化系统卷 . 北京：人民卫生出版社，2002：73-99.

[2] 郭俊渊 . 现代腹部影像诊断学 . 北京：科学出版社，2001：184-289.

[3] 陈星荣 陈九如 . 消化系统影像学 . 上海 . 上海科学技术出版社，2010：127-328.

典型病例

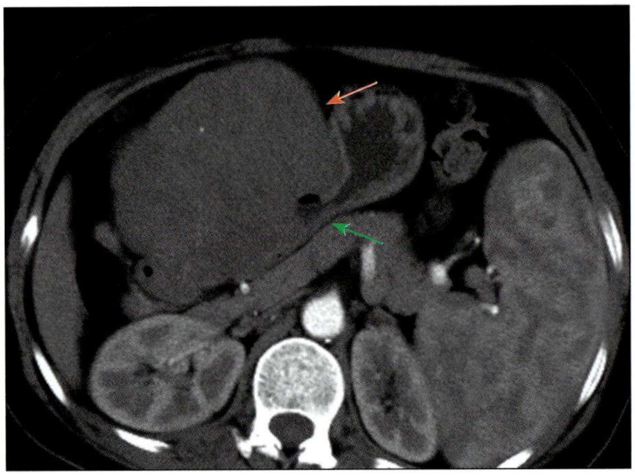

图 3-5-4 胃神经鞘瘤

CT 增强示胃前壁巨大占位（红箭头），边缘清晰，强化不明显，内可见点状钙化灶，并可见溃疡形成（绿箭头）

五、胃动静脉血管畸形

【概念与概述】

动静脉血管畸形（arteriovenous malformation，AVM）又称作动静脉血管瘤（arteriovenous hemangioma）可能与先天血管发育异常、后天获得性血管退行性变及慢性的黏膜缺血有关

【病理与病因】

一般特征

- 一般发病机理
  - 胃肠道血管畸形的病因和发病机制尚未完全明了，可能与先天血管发育异常、后天获得性血管退行性变及慢性的黏膜缺血有关
  - 胃壁黏膜下静脉进入肌层时受到肌肉收缩的影响，使静脉血流呈间断性和低度阻塞，随后逐渐扩大
  - 多年后小静脉扩张更明显并呈迂曲状，进一步发展使毛细血管扩张，造成小静脉、小动脉直接沟通即引起黏膜下血管扩张
- 流行病学
  - 胃肠道血管瘤和血管畸形约占所有胃肠道良性病变的 5% ～ 16%，仅次于胃肠道间质肿瘤

大体病理及手术所见

- 血管畸形的病变范围差异极大，从数毫米到数厘米不等
- 表现为突向腔内的新生物，呈蓝色、紫红色，甚至鲜红色，质软
- 可见肠黏膜、浆膜或系膜血管扩张、扭曲，有时可见血栓形成

显微镜下特征

- 黏膜下层脂肪组织增生，其间可见大量扭曲及扩张的血管，如同肌内血管瘤中的伴发现象

【临床表现】

表现

- 主要为不同程度消化道出血、继发性贫血和休克
- 轻者为大便隐血，重者可表现为突发性大出血，危及生命

治疗

- 首选方法多为胃楔形切除及肠管部分切除，或者节段性肠切除等。杜绝盲目剖腹探查和盲目远端胃大部切除术
- 动脉栓塞：应用超选择性进入供血动脉，栓塞介入治疗本病
- 内镜治疗：包括内镜下电凝、激光以及硬化剂注射等

【影像表现】

X 线

- 钡剂检查：对排除其他原因消化道出血有一定意义，但对本病诊断价值不大

CT

- CT 增强多期扫描可以发现细微的血管畸形，表现为异常强化灶，并可见到异常的供血动脉及引流静脉

ECT

- 无创，对 Treitz 韧带以远的消化道活动性出血较敏感，可检出 0.1ml/min 的出血，但对出血量小或出血间歇期的病变常不能检出，且对出血病变定位性较差，更不能明确病变的性质，从而限制了对治疗的指导作用

DSA

- 选择性血管造影，可清晰地显示肠道血管的形态、分布、走行及是否存在异常血管并准确定位，同时还可依据影像作出诊断及鉴别诊断，出血期间同样适用

诊断与鉴别诊断要点

- CT 增强多期扫描可以发现细微的血管畸形，表现为异常强化灶，并可见到异常的供血动脉及引流静脉

重点推荐文献

[1] 尚克中 . 中华影像医学 消化系统卷 . 北京：人民卫生出版社，2002：73-99.
[2] 郭俊渊 . 现代腹部影像诊断学 . 北京：科学出版社，2001：184-289.
[3] 陈星荣 陈九如 . 消化系统影像学 . 北京：上海科学技术出版社，2010：127-328.

典型病例

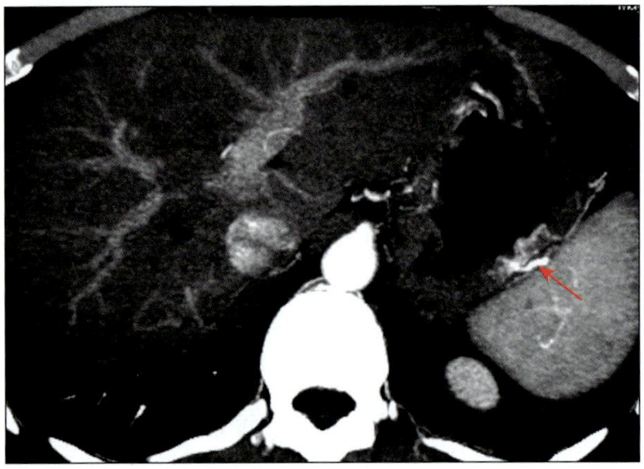

图 3-5-5 **胃动静脉血管畸形**
轴位 CT 增强示胃底部异常强化灶，周围可见异常血管影

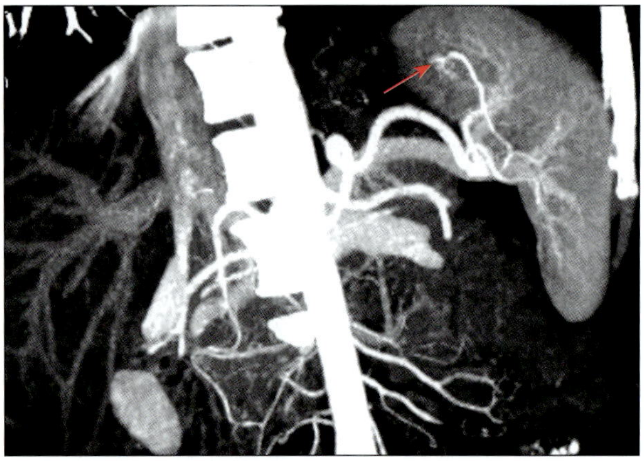

图 3-5-6 **胃动静脉血管畸形**
CT 三维重建示，异常增粗的供血动脉

六、胃脂肪瘤

【概念与概述】

胃脂肪瘤（gastric lipoma，GL）是由成熟的脂肪细胞被纤维囊包裹而成的良性肿瘤

【病理与病因】

一般特征

- 一般发病机理
  - 由成熟的脂肪细胞被纤维囊包裹而形成
- 流行病学
  - 胃脂肪瘤占胃良性肿瘤的 2% ～ 3%
  - 95% 为黏膜下生长的较小无症状的单发病变
  - 5% 则位于浆膜下向胃外生长

大体病理及手术所见

- 由成熟的脂肪细胞被纤维囊包裹而形成
- 体积较小，质地柔软，位于黏膜下向腔内生长
- 肿块较大者其覆盖的黏膜有浅溃疡

显微镜下特征

- 脂肪瘤内的脂肪细胞分化良好

【临床表现】

表现

- 大多数胃的脂肪瘤不引起症状
- 有些向腔内生长的肿瘤可以长至极大和形成溃疡并脱垂至十二指肠，出现出血和梗阻症状

自然病史

- 预后佳
  - 文献上未见有恶性变的报道

治疗

- 如果肿瘤偶尔发现，无症状或症状较轻、肿块小于 1 cm 者可以不必进行手术治疗，此时应用 CT 扫描进行定期随访
- 对症状严重、出血或肿瘤难于与其他恶性肿瘤鉴别者应及时行手术治疗，手术方法以局部切除肿瘤或胃部分切除为主，必要时可术中冰冻切片以排除胃癌可能

【影像表现】

X 线表现

- X 线钡剂检查
  - 多发生在胃窦部，多为单发
  - 肿块所致的缺损区透亮度更大，对比更鲜明
  - “变形”征：由于脂肪质软，检查中随腔内压力的变化，由脂肪瘤造成的缺损影大小、形态可发生明显改变

○ "位移 - 脱垂"征：位于胃幽门部黏膜下的脂肪瘤，可随着手法推压或胃肠蠕动而移位，甚至从胃经幽门管部分移入十二指肠球底部，幽门管也同时增宽

CT 表现

- CT 平扫显示为胃腔或胃壁单个境界清楚、质地均一的低密度灶（CT 值：−80 ～ −100 HU）

MRI 表现

- 病变在 T1WI 和 T2WI 上均为高信号
- T1WI 压脂序列上信号明显变低
- 其信号强度与皮下、腹腔内以及腹膜后间隙脂肪信号的改变相一致

诊断与鉴别诊断要点

- CT 平扫显示为胃腔或胃壁单个境界清楚、质地均一的低密度灶（CT 值：−80 ～ −100 Hu）

重点推荐文献

[1] 尚克中 . 中华影像医学 消化系统卷 . 北京：人民卫生出版社，2002：73-99.
[2] 郭俊渊 . 现代腹部影像诊断学 . 北京：科学出版社，2001：184-289.
[3] 陈星荣 陈九如 . 消化系统影像学 . 上海：上海科学技术出版社，2010：127-328.
[4] 李世正等，胃脂肪瘤的诊断与治疗 66 例 . 世界华人消化杂志，2009（35）：3649-3652.
[5] Thompson，W.M.，A.I. Kende and A.D. Levy，Imaging Characteristics of Gastric Lipomas in 16 Adult and Pediatric Patients. Am. J. Roentgenol，2003. 181（4）：981-985.

典型病例

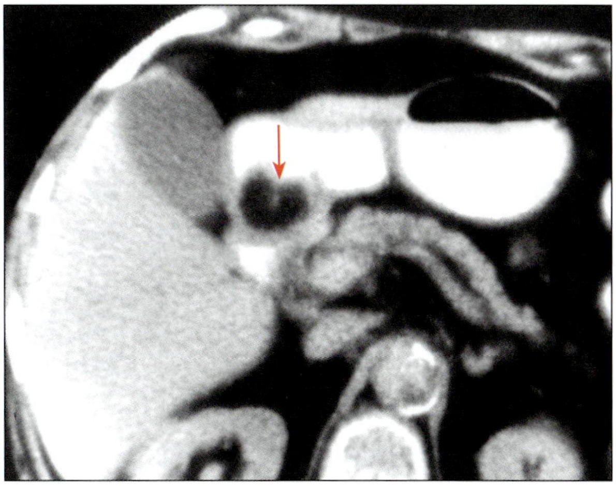

图 3-5-7　**胃脂肪瘤**
CT 平扫示胃窦部可见一脂肪密度肿块，突入腔内，境界清楚、质地均一

（汤　浩　胡道予）

第 6 节 胃、十二指肠恶性肿瘤

一、胃间质瘤（GIST）

【概念与概述】

- 胃间质瘤是起源于幼稚间充质细胞向胃肠壁 Cajal 间质细胞分化的肿瘤
- 以往多被诊断为平滑肌源性肿瘤或神经源性肿瘤
- 近年来随着免疫组化及分子病理学的发展，逐渐被证实其是一种独立的、非定向分化的间叶性肿瘤，常伴有向平滑肌或神经方向分化

【病理与病因】

一般特征

- 胃间质瘤是胃肠道最常见的间叶细胞肿瘤
- 可向消化道腔内或浆膜外膨胀性生长，并可伴有溃疡形成
- 病理可分为良性、交界性和恶性三种
- 近年来发现恶性多于良性，而且良恶性之间没有明显的交界
- 一些组织学上判断为良性的 GST 也可发生转移
- 在判断其的良、恶性时，不能单靠病理组织学诊断，CT 征象的分析尤为重要
- GST 镜下肿瘤细胞形态与平滑肌瘤、神经纤维瘤、神经鞘瘤难以区分
- 需使用免疫组化技术鉴别，CD117、CD34、SMA、S100 是常用的筛选指标，也可做 MSA、Vim、Demin、c-kit 试验

病因学

- 原癌基因 c—Kit 突变是 GIST 的主要发病机制
- 血小板源性生长因子受体（PDGFRA）基因也在参与驱动其发生中起着重要作用。

流行病学

美国目前的研究表明，胃间质瘤的发生率 3000 ~ 4000/ 年，3 年生存率约 73%

【临床表现】

表现

- 最常见的临床表现是上腹部不适，腹部包块
- 其次是消化道出血和不明原因的贫血
- 临床症状与肿瘤部位、病理类型和生长方式有关

疾病人群分布

- 多见于老年人，中位发病年龄为 55 ~ 60 岁，罕见于儿童
- 本病国内男女之比为 13 ：16

自然病史及预后

- 瘤体越大，越倾向于恶性
- Heinrich 等以肿瘤直径大于 6.3 cm 为界分组比较发现，生存率差异有显著性
- 但也有学者认为肿瘤直径大于 5cm 或者大于 10cm 预后较差

治疗

手术是胃间质瘤的最主要和最有效的治疗方法，且是根治本病的唯一方法，多行局部胃切除即可

【影像表现】

- 肿瘤多为单发，圆形或椭圆形，包膜完整，多位于胃体沿胃小弯或大弯后壁生长。胃镜检查可见胃壁呈外压状改变，胃黏膜可有炎症或溃疡改变

X 线

- 腔内型
  - 多表现为腔内突出的圆形、半圆形软组织肿块
  - 在切线位瘤体基底部多与胃、肠壁呈锐角，多数钡剂通过无明显受阻
  - 管壁柔软，瘤体周围局部黏膜撑开、推移改变，连续性无中断
- 腔外型
  - 仅见胃壁弧形受压改变，瘤体基底部多与胃壁呈钝角，与腔外脏器的压迫鉴别困难

CT 表现

- CT 平扫表现
  - 多呈低密度，密度可均匀或不均匀
  - 容易合并坏死、囊变、黏液样变或出血，钙化少见
  - 肿块易出现溃疡，溃疡较大时可出现气液平面
- CT 增强扫描
  - 肿块多可轻中度强化，少部分强化明显
  - 良性病变多均匀强化，直径多 <5cm，边界

清楚，不侵犯邻近结构，坏死少见

- 恶性者多不均匀强化，可见片状低强化区，亦可呈间隔状强化，直径多 >5cm，边界常不清楚，多容易侵犯邻近组织器官甚至远处转移
- 病灶内钙化以恶性多见
- 肿块静脉期强化比动脉期明显，坏死囊变区无强化

- 此外，我们可以运用多平面重建（MPR）及最大密度投影（MIP）来评估病变及血供

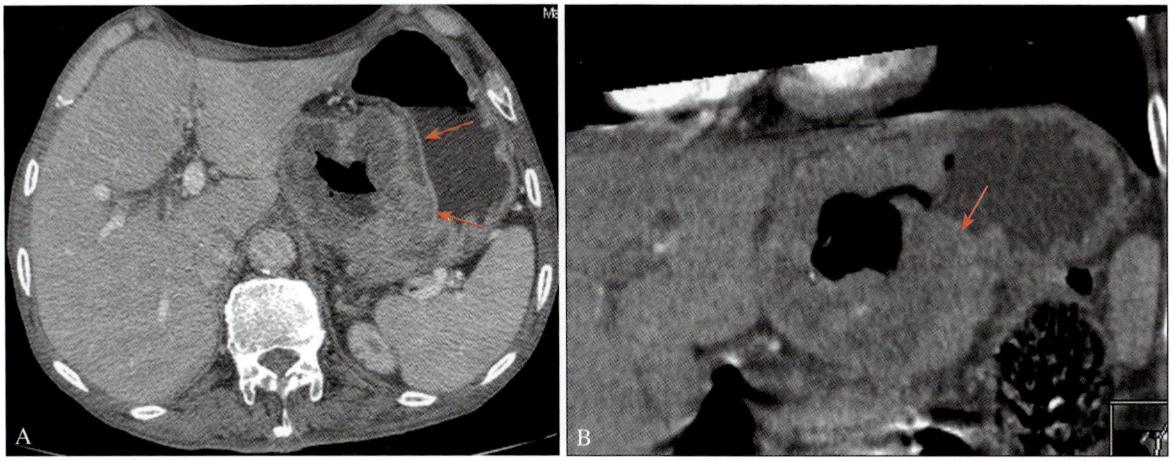

图 3-6-1　胃间质瘤

A．为胃小弯巨大间质瘤，可见其中心液化坏死，其密度欠均匀，可见强化；B．为其 MPR 像，可见其与胃腔相通

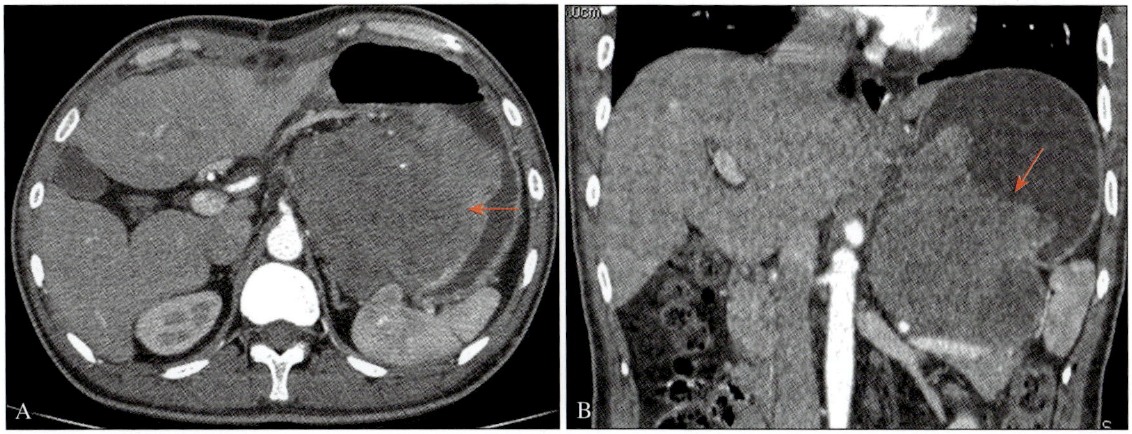

图 3-6-2　胃小弯间质瘤

A．可见胃小弯侧块状实性肿块，与胃壁分界不清，密度欠均匀，可见稍强化；B．为其 MPR 像，可更清晰显示其与胃壁关系

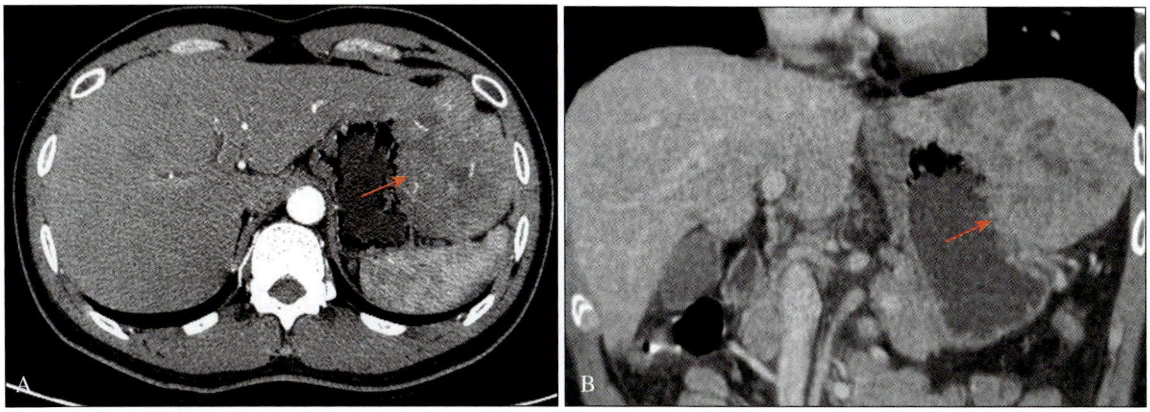

图 3-6-3　膈下胃间质瘤

A．为动脉期，可见肿块不均匀强化；B．为门脉期 MPR 成像，肿块明显强化，其内可见不强化低密度区

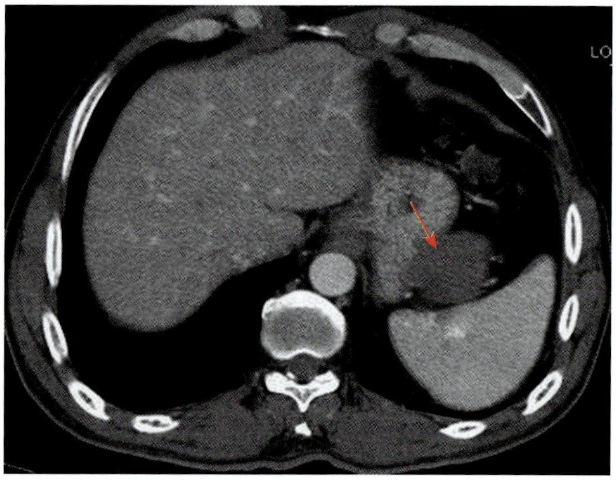

图 3-6-4 胃底大弯侧间质瘤
未见明显强化

MR 表现

- 在 T1 加权中，胃间质瘤呈中等信号，伴出血时可出现高信号
- 在 T2 加权中，肿块也呈等信号，但较肠系膜脂肪信号低
- 增强扫描时，由于 GST 常有出血或坏死，在 T1 中常表现为不均匀强化
- MR 同样可以用来评估治疗效果，T2 加权呈高信号预示着治疗有效
- MR 增强扫描可以来评估肿块的血管生成情况，如果血管生成减少，强化减低，意味着治疗有效

超声检查

- 超声检查可以偶然发现 GST，尤其是较大者，然后通过进一步的检查进行确认

推荐影像学检查

最佳检查法：CT 增强扫描

【鉴别诊断】

- 胃间质瘤与胃平滑肌瘤、神经纤维瘤及神经鞘瘤在影像学上极难鉴别，需通过免疫组化试验进行鉴别
- CD117 免疫组织化学阳性可以说是诊断 GST 的“金标准”
- SMA 及 S-100 对于鉴别平滑肌瘤及神经鞘瘤有帮助

重点推荐文献

[1] 韩路军，张雪林，花蒲倩 . 胃间质瘤的 CT 诊断 . 临床放射学杂志，2007，26（7）：688-690.

[2] 纪元，潘文生．胃肠道间质瘤临床病理研究现状．中国 l 临床医学，2001，8：693-695

[3] Nishida T，Hirota S．Biological and clinical review of stromal tumors in the gastrointestinal tract ［J］．Histol Histopathol，2000，15（4）：1293-1301．

[4] Ulusan S，Koc Z，Kayaselcuk F． Gastrointestinal stromal tumours：CT findings．Br J Radiol，2008，81（968）：618-623.

[5] Miettinen M，Lasota J．GastrointestinaI stromaI tumors definition，clinical，histological，immunohistochemical and molecular geneticfeatures and differential diagnosis [J]．Virchows Arch，2001，438（1）：1-12．

二、胃癌

【概念与概述】

胃癌（gastric carcinoma，Gc）是胃黏膜上皮和腺上皮发生的恶性肿瘤

【病理与病因】

- 一般发病机理
  - 胃癌的发生是一个多步骤、多因素进行性发展的过程
  - 在正常情况下，胃黏膜上皮细胞的增殖和凋亡之间保持动态平衡，可通过癌基因、抑癌基因及一些生长因子的共同调控来维持这种平衡
  - 当一些因素引起这种平衡的破坏时，即癌基因被激活，抑癌基因被抑制，生长因子参与以及 DNA 微卫星不稳定，使胃上皮细

胞过度增殖又不能启动凋亡信号，则可能逐渐进展为胃癌
- 此外，环氧合酶 -2（COX-2）在胃癌发生过程中亦有重要作用

- 遗传学

胃癌一般有较明显的家族聚集倾向，与遗传因素密切相关，尤其是浸润性胃癌有相对更高的家族发病倾向

病因学

- 环境和饮食因素
  - 某些环境因素如火山岩地带、水土硝酸盐过多、微量元素比例失调或化学污染可直接或间接参与胃癌发生
  - 经常使用霉变食物、含硝酸盐较高的食品、腌制烟熏食品等也可增加患病危险性
  - 幽门螺杆菌感染
  - HP 感染与胃癌的发生有着共同的流行病学特点
  - 胃癌高发区人群 HP 感染率高，HP 抗体阳性人群发生胃癌的危险性高于阴性人群
  - 1994 年 WHO 宣布 HP 是人类胃癌的 I 类致癌原
- 某些长期未治愈的慢性胃疾病，如慢性萎缩性胃炎、胃息肉、胃溃疡病、胃黏膜大肠型肠上皮化生均是胃癌发生的病理学基础

- 流行病学
  - 胃癌其约占胃恶性肿瘤的 95% 以上
  - 每年新诊断出的癌症病例数中，胃癌居第四位，在癌症病死率中排列第二位
  - 其发生有一定的地理分布特点，约三分之二的胃癌病例分布在发展中国家
  - 胃癌在我国是最常见的恶性肿瘤之一，死亡率下降并不明显

大体病理及手术所见

胃癌起自于黏膜上皮细胞，因此绝大部分为腺癌，其好发部位胃窦（58%）、贲门（20%）、胃体（15%）、全胃或大部分胃（7%）。

- 根据胃癌的进程可分为
  - 早期胃癌：其大体分为三种类型
    - Ⅰ型（息肉型）
    - Ⅱ型（表浅型）
      - Ⅱ a 型（浅表隆起型）
      - Ⅱ b 型（浅表平坦型）
      - Ⅱ c 型（浅表凹陷型）
    - Ⅲ型（溃疡型）
  - 进展期胃癌：分为四型
    - Ⅰ型（息肉或蕈伞型）
    - Ⅱ型（溃疡型）
    - Ⅲ型（溃疡浸润型）
    - Ⅳ型（弥漫浸润型）
- 根据肿瘤的起源可将胃癌分为
  - 肠型胃癌：源于肠腺化生，多发生于胃的远端并伴有溃疡
  - 弥漫性胃癌：波及范围广，无腺体结构，多见于年轻患者
- 根据肿瘤生长方式可分为
  - 膨胀型：癌细胞含黏附分子，呈团块生长，预后较好
  - 浸润型：细胞以分散方式向纵深扩散，预后较差
- 根据组织形态可分为
  - 管状腺癌：分化良好，可向胃腔呈乳突状生长
  - 黏液腺癌：可产生黏液在间质大量积聚，称之为胶质癌，若癌细胞充满大量黏液，将细胞核推向一侧，称之为印戒细胞癌
  - 髓样癌：多分化较差
  - 弥漫型癌：癌细胞弥漫分布，分化极差

【临床表现】

- 早期胃癌多无症状，或仅一些非特异性的消化道症状
- 进展期胃癌最早出现的症状是上腹痛
- 患者亦常有早饱感及软弱无力以及肿瘤的恶病质
- 有时常出现胃癌转移或并发的一些特殊症状，如吞咽困难、恶心呕吐、腹痛，黄疸或发热等
- 可出现副癌综合征，包括反复发作的浅表性血栓静脉炎及过度色素沉着等

疾病人群分布

- 年龄

以中老年居多，35 岁以下较低，55 ~ 70 岁为高发年龄段。

- 性别

男性高于女性

自然病史及预后

- 胃癌的预后直接与其分期相关

- 而胃癌早期诊断率较低，大部分在确诊时已经处于中晚期，故其5年生存率仍较低，约7%～34%

治疗

- 目前治疗胃癌的主要手段是外科手术切除加区域淋巴结清扫；即便是进展期胃癌，如无手术禁忌证或远处转移，应尽可能手术切除
- 早期胃癌亦可选择内镜下治疗，可电凝切除或剥离切除（EMR或EPMR）

另外，可选择术前及术后化疗，以增加手术及根治机会

【影像表现】

概述

- X线检查对胃癌的诊断仍有较大的价值，应用气-钡双重对比法、压迫法及低张造影技术，其仍作为首选检查
- 对胃癌的TNM分期以及术后复查以明确复发证据时选择CT或MRI检查有较大的临床价值

X线检查

- 早期胃癌
  - Ⅰ型、Ⅱa型可表现为小的充盈缺损，边界比较清楚，基底宽，表面光滑或粗糙不平，附近黏膜增粗或紊乱
  - Ⅱ型c、Ⅲ型常表现为龛影，前者凹陷不超过5mm，后者深度常大于5mm，边缘不规则呈锯齿状
  - 在微小癌或黏膜内癌，多僵直强硬不明显，仅与正常区比较显出不调和舒张状态
  - 对黏膜内或黏膜下的小胃癌及微小胃癌，立体充盈像大多有1cm左右边缘不整呈毛刷状或夹有针尖样小龛影现象，将其命名为“边缘毛刺征”，此为诊断早期胃癌的有价值的X线征象
- 进展期胃癌

  放射学界常将其分为蕈伞型、溃疡型、浸润型及混合型

  - 蕈伞型胃癌即病理学上Borrmann Ⅰ型，其特征表现为
    - 肿块向胃腔内生长形成腔内较大菜花样肿块，表面可见凹凸不平
    - 可显示为分叶状充盈缺损，若肿块表面有溃疡形成，在加压相时充盈缺损中有钡残留
    - 于切线位还能观察到肿块基底附着部的胃壁改变
  - 溃疡型胃癌即病理学上Borrmann Ⅱ和Ⅲ型，其X线特征为：
    - 癌肿中恶性溃疡的形成，表现为形态不规则的大而浅的龛影，充盈加压时可见环堤征，即龛影周围高低、宽窄及形态均不规则的透亮区
    - 龛影周围纠集的黏膜纹显示为中断、破坏，邻近胃壁有不同程度的浸润，表现为胃壁僵硬，蠕动消失
      - 浸润型癌相当于Borrmann Ⅳ型，可分为弥漫及局限浸润型：
    - 弥漫型浸润者胃或大部分胃被癌浸润，充盈相时见胃壁增厚，僵硬，胃腔缩小，胃呈皮革样改变
      - 双对比相时可显示出胃黏膜消失或呈颗粒样增生改变
    - 局限性浸润者则仅仅浸润胃的某一节段，表现为胃壁的局限性增厚、僵硬和黏膜皱襞的展平、增粗、破坏
      - 进展到晚期时，也可以引起胃腔的狭窄变形

CT表现

CT可直接显示胃癌在胃壁内的生长情况，肿瘤对邻近器官的侵犯情况，及是否有淋巴结增大及远处转移。CT三维重建可以从各个角度对病变进行观察，能更好地显示病灶形态及精确定位，对周围器官的受侵情况也可更好显示

- 早期胃癌，胃壁增厚不明显，CT显示欠佳
- 中晚期胃癌在CT上表现为病变区胃壁异常增厚，或胃腔内或胃腔外的肿块
- 增厚的胃壁多位于一侧，增厚胃腔面可见不同程度不规整，表面可见微小溃疡形成
- 浸润型生长的胃癌，可见胃壁呈环形或广泛性增厚，胃壁僵硬，胃腔狭窄
- 腔内外生长的胃癌，可见位于胃腔内、腔外或腔内外的软组织肿块，形态可不规整，病变附着处可见胃壁增厚，肿块表面可有出血坏死或溃疡形成
- 增强扫描时，胃癌管壁增厚者可见壁较正常胃壁强化明显；肿块型胃癌亦可见肿块强化

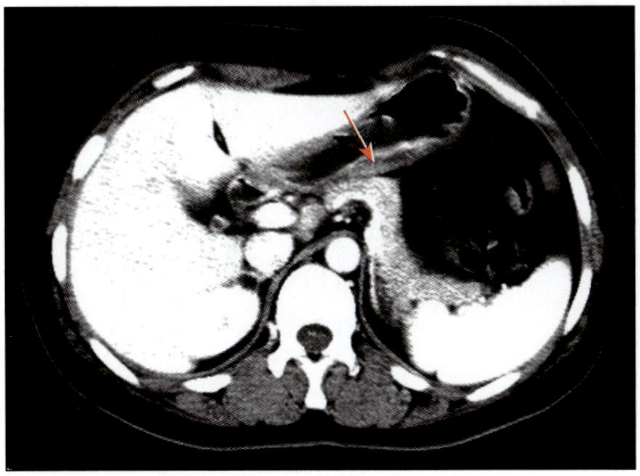

图 3-6-5 **胃印戒细胞癌**

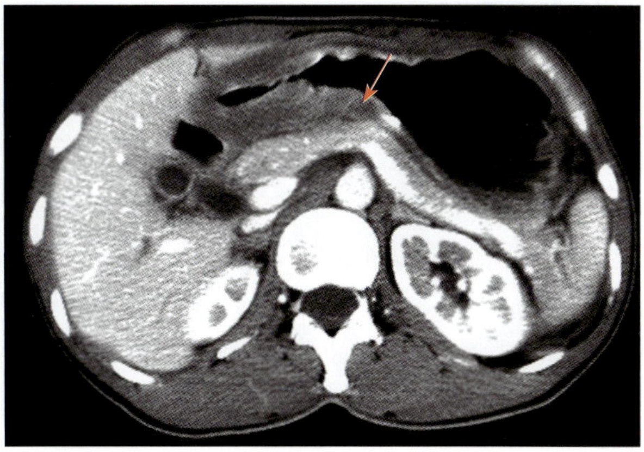

图 3-6-6 **胃低分化腺癌并侵及胃壁全层**

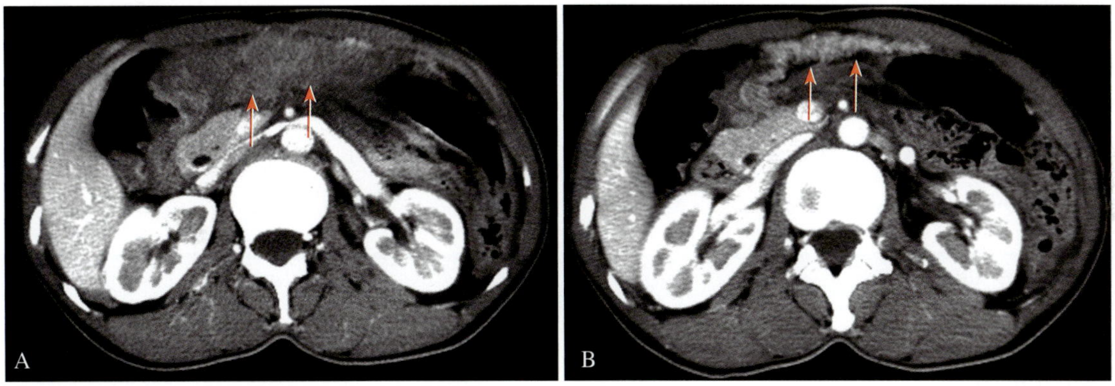

图 3-6-7 **胃癌**
胃癌转移至大网膜，可见网膜密度增高，呈饼状

- 当肿瘤累及浆膜，CT 表现为浆膜面毛糙，胃壁轮廓不清
- 肿瘤向胃周侵犯时，可见胃周脂肪层模糊，密度增高，其中胰腺，横结肠及大网膜常见受累
- 当胃癌发生淋巴结转移时，可见肝胃韧带、腹腔动脉根部及肝十二指肠韧带内增大的淋巴结，增强后未见强化
- CT 对淋巴结转移 N_1 及 N_2 的灵敏度分别为 60% 和 71%，特异性分别为 85%。
- 胃癌血行转移最常见为肝，亦可种植于腹膜腔、大网膜、盆腔等
- CT 可直接或间接显示转移征象，如腹水形成、肠系膜增厚，腹膜增厚及密度增高，腹膜结节形成及肾盂积水等
- 当转移至腹膜时可以形成“网膜饼”
- 女性患者转移至双侧或单侧卵巢时，可出现双侧或单侧卵巢囊实性或实性肿块并伴中至大量腹水形成，即 Krukenberg tumor

MR 表现

目前的研究表明，MR 成像对胃壁解剖分层的描述比较可靠，其对胃癌可以精确地定位，描述大体形态及评估肿瘤对胃壁侵犯的深度，以及判断是否有局部淋巴结转移

超声内镜

- 胃超声内镜检查由内向外区分出胃肠壁 5 层结构，在判断肿瘤侵入胃壁深度方面较优
- 其对胃周淋巴结的转移及周围淋巴结侵犯亦可做出判断，但对远处淋巴结及远处脏器的转移仍有一定限度

推荐影像学检查

X 线胃肠造影检查

【鉴别诊断】

- 胃恶性淋巴瘤
  - 胃淋巴瘤胃壁增厚平均较浸润型胃癌厚 2cm 左右
  - 胃壁的柔软度不一致，胃癌的胃腔缩小，胃周脂肪消失及邻近脏器侵犯较胃淋巴瘤

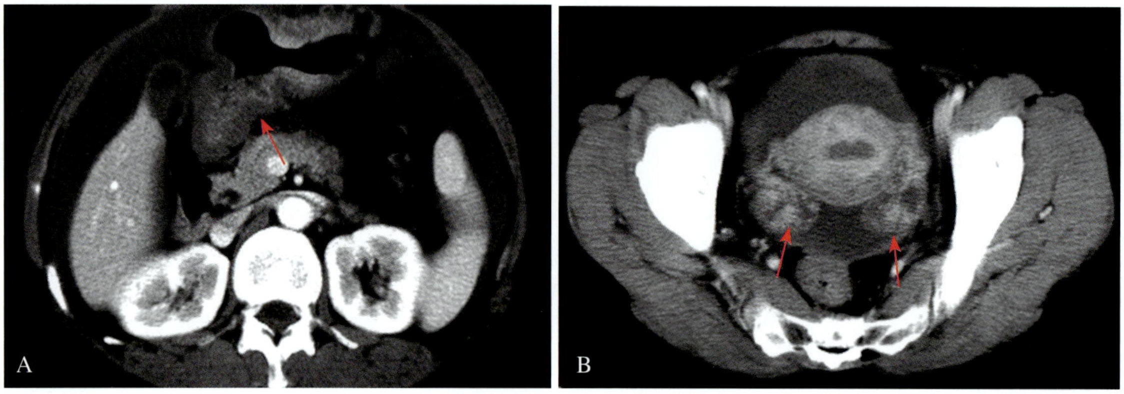

图 3-6-8 胃癌

A．为胃窦部腺癌，可见胃壁增厚并异常强化；B．可见胃癌转移至双侧卵巢，并伴大量腹水形成

多见

- 增强扫描时，胃癌较胃淋巴瘤强化效应高
- 胃淋巴瘤伴发的腹腔内淋巴结常较胃癌转移淋巴结大，且位于肾蒂平面以下的淋巴结较胃癌多

- 对蕈伞型胃癌需与息肉型及结节型胃淋巴瘤进行鉴别
- 溃疡型胃癌需与胃炎胃溃疡及溃疡型淋巴瘤等进行鉴别

重点推荐文献

[1] 萧树东，江绍基 . 胃肠病学〔M〕. 上海：上海科技出版社，2001.350-351.

[2] 李松年，唐光健 . 全身 CT 诊断学：胃肠，北京，中国医药科技出版社，2007：1194-1121.

[3] Dux M，Roeren T，Kuntz C，et al. MRI for staging of gastric carcinoma：first results of an experimental prospective study. J Comput Assist Tomogr，1997，21（1）：66-72.

[4] Il Yong Kim，Sang Won Kim，Hyeong Cheol Shin，et al.MRI of gastric carcinoma：Results of Tand N-stanging in an in vitro study.World J Gastroenterol，2009 August 28;15（32）：3992-3998.

三、胃淋巴瘤

【概念与概述】

胃淋巴瘤（gastric lymphoma，GL）是起自黏膜固有层或黏膜下层的淋巴组织

- 常在黏膜固有层或黏膜下层沿器官长轴生长，再向腔内、腔外侵犯
- 胃淋巴瘤有霍奇金淋巴瘤和非霍奇金淋巴瘤，多数为非霍奇金淋巴瘤
- 以来源于边缘区 B 细胞的黏膜相关淋巴组织淋巴瘤（mucosa-associated lymphoid tissue lymphoma，MALT）最为常见
- 胃恶性淋巴瘤有原发及继发之分，病变局限于胃及区域性淋巴结者为胃原发性淋巴瘤，胃继发性淋巴瘤为全身淋巴瘤伴有胃受侵犯

【病理与病因】

- 胃淋巴瘤病因不明确，有研究表明可能胃幽门螺杆菌的感染有关，胃黏膜固有层中可见反应性淋巴滤泡增生和聚集，这一抗原的刺激促使胃 MALT 淋巴瘤的生长
- 同时 EB 病毒的感染以及自身免疫性疾病和继发性免疫功能异常均与其发病相关

大体病理及手术所见

- 胃恶性淋巴瘤的大体病理形态有：
  - 浸润型
  - 溃疡型
  - 息肉型
  - 结节型
- 镜下黏膜组织中可见反应性淋巴滤泡结构
  - 瘤细胞中等大小，核不规则，呈三角形或不规则圆形，浸润至腺体上皮组织中，破坏腺上皮或嗜酸性变
  - 有时可见肿瘤细胞向浆细胞分化倾向，尚可见反应性淋巴滤泡，质浅染或透明

【临床表现】

- 常见症状：上腹痛、恶心、呕吐、厌食、上胃

肠道出血
- 继发性胃淋巴瘤则可出现发热、体重减轻、肝、脾大等全身症状
- 体征：上腹部扪及肿块及上腹触痛

疾病人群分布

胃淋巴瘤发病年龄较胃癌为轻，平均约 42.3 岁，男性较女性多见

自然病史及预后

肿瘤较小（直径＜ 5cm），呈低度恶性，病理分期为ⅠE 及ⅡE、手术根治者以及术后辅以化疗者预后较好

治疗
- 目前尚无统一的最佳治疗方案，但多数学者主张以手术切除为主，且术后辅以化疗的综合治疗方案
- 有研究提示，在清除 HP 治疗后低度恶性的胃黏膜相关淋巴组织淋巴瘤可以出现逆转现象，因此，可以对早期高度恶性的胃 B 细胞淋巴瘤患者进行单纯根治 HP 治疗，有可能使肿瘤消退

影像表现

X 线
- 浸润型
  - 多数侵犯胃体及胃窦部，胃腔正常或变小，胃轮廓光滑或不规则
  - 有的如浸润型胃癌的“皮革胃”，但胃腔有一定扩张能力，与胃癌不同
  - 黏膜较巨大，走行紊乱，类似慢性胃炎，但加压后黏膜皱襞的形态固定不变
- 充盈缺损型
  - 病理类型息肉型及结节型可表现为此型
  - 其表现与蕈伞型胃癌相似，以菜花状充盈缺损为主，边缘清楚，黏膜皱襞粗大、扭曲、交叉，胃的轮廓较光滑完整
- 溃疡型
  - 巨大溃疡常见，多位于中心，周围环堤光滑整齐，酷似溃疡型胃癌
  - 但胃癌的环堤周围有明显的指压迹，黏膜中断、不规则

CT 表现
- 浸润型
  - 胃壁广泛性或节段性浸润增厚，胃壁浸润增厚平均可达 4 ～ 5cm
  - 胃壁增厚不规则，胃壁内、外缘均不整齐
  - 可见胃腔变形、变小，但在胃不同的充盈情况下，其大小、形态仍可有改变，提示胃壁尚具有一定的扩张能力和柔韧性
  - 增厚的胃壁密度均匀，增强扫描时，可见均匀强化，其强化程度较皮革样胃癌 CT 值低 10 ～ 20Hu
- 胃腔内肿块型，其边缘光滑锐利，平扫密度较均匀，增强后明显均匀强化
- 少数溃疡型病变由于其主要累及胃黏膜下，累及黏膜较晚，溃疡一般较浅，CT 难于发现；
- 继发性胃淋巴瘤还可发现有肠系膜、腹膜后淋巴结肿大，肝、脾大等；当胃周围脂肪间隙消失或不清时，提示邻近器官受累

超声内镜检查

存 EUS 下，PGL 主要有 4 种声像学改变，分别为：
- 表浅扩散型，胃壁第 1 、2 层增厚，为低回声取代
- 弥漫浸润型，胃壁弥漫性增厚，第 2 、3 层为低回声取代，涉及范围较广
- 肿块型，局部形成低回声团块，突向胃腔，并可形成溃疡
- 混合型，同时具有表浅扩散型和肿块型的特点

推荐影像学检查

CT 增强扫描

【鉴别诊断】

PGL 的影像表现易与胃癌、胃肠道间质瘤（GIST）混淆。
- 浸润型胃癌
  - 其胃壁增厚的范围和厚度不及胃淋巴瘤明显，且壁僵硬，病变局限形态固定
  - 而淋巴瘤累及胃壁有一定扩张性和柔软度，即使病变段胃壁弥漫性增厚，梗阻征象也较少见
  - 淋巴瘤引起的胃周淋巴结增大通常比在胃癌多见
- 胃恶性间质瘤
  - 其肿块常较大，可向腔内或腔外生长，坏死多见
  - CT 增强扫描病灶强化较胃淋巴瘤明显
  - GIST 常无腹腔淋巴结肿大

重点推荐文献

[1] 彭卫斌，王冬青，赵亮，等．胃原发性恶性淋巴瘤的多层螺旋 CT 诊断 [J]．中国医学影像杂志，2006，14（4）：277-279．
[2] 李松年，唐光健．全身 CT 诊断学：胃肠．北京：中国医药科技出版社，2007：1121-1244．
[3] 许达生．胃恶性淋巴瘤的 X 线诊断．中华放射学杂志，1986，20：107．
[4] Merino S，Saiz A，Moreno MJ，et al．CT evaluation of gastric wall pathology [J]．Br J Radial，1999，72（863）：1124-1131．

典型病例

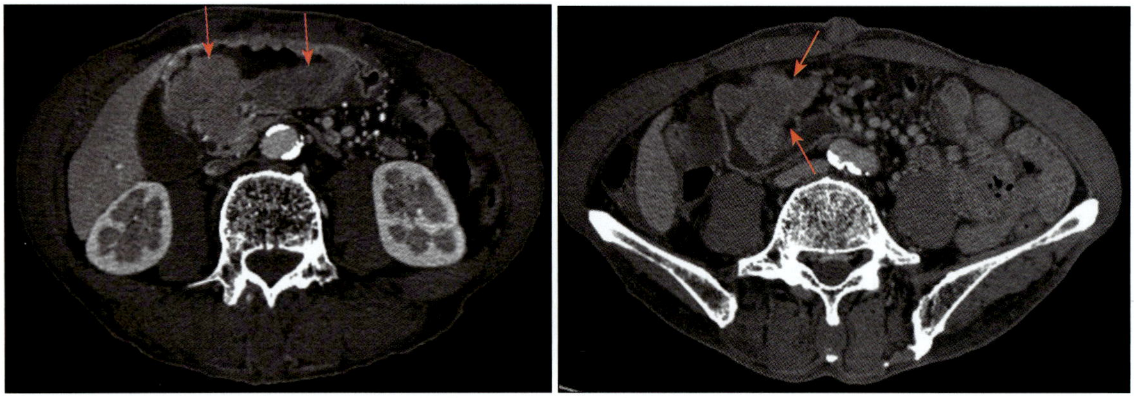

图 3-6-9 **胃十二指肠弥漫性大 B 细胞淋巴瘤**
可见胃十二指肠壁明显增厚，并强化

四、胃转移瘤

【概念与概述】

胃转移瘤（metastases to the stomach）是指其他部位的原发肿瘤，如乳腺癌、肺癌，其他胃肠道肿瘤及黑色素瘤等，通过各种途径转移至胃，引起的肿瘤性病变。

【病理与病因】

- 尸检材料显示胃转移瘤多来自乳腺癌、肺癌、其他胃肠道肿瘤及黑色素瘤，其次有报道来自卵巢、睾丸、肝、结肠和腮腺肿瘤的转移
- 胃转移瘤可发生在胃的任何部位，但不同的肿瘤具有不同的常见转移途径和方式
  - 胰腺、食管及胆囊肿瘤性病变可直接蔓延或经淋巴途径转移至胃
  - 卵巢腺癌常通过腹膜及淋巴管道转移；卵巢癌可经血行转移
  - 大网膜的转移性肿瘤可直接蔓延至胃窦或胃体大弯侧
  - 乳腺癌、恶性黑色素瘤及来自甲状腺、睾丸和膀胱等恶性肿瘤多经血行转移至胃
- 流行病学
  - 胃转移瘤在患癌症死亡的尸检材料中发现率＜ 2%
  - 多见于生前有过手术、放化疗等治疗经历，从而导致其生存期延长，有广泛转移的病人

【临床表现】

- 大多数胃转移瘤病人可有胃肠道症状，最常见为出血和腹痛，其次为呕吐、厌食
- 但由于大多胃转移瘤病人多处于恶性肿瘤晚期，可有全身转移，故其临床表现是胃转移瘤引起还是全身化放疗或广泛转移引起极难判断及分析

治疗

若转移瘤比较局限，可行手术切除，治疗原发肿瘤的基础上进行放化疗

【影像表现】

概述

胃转移瘤可通过不同的途径转移至胃，不同的蔓延和扩散方式可形成不同的影像表现

X 线

- 经血行转移的肿瘤可表现为一个或多个散在的

黏膜下肿块，病灶大小不一，病灶中心可出现坏死或溃疡，形成典型的“牛眼征”或“靶征”

- 亦可出现“轮辐征”，即肿块表面出现从溃疡中心向四周辐射的裂隙
- 较大的分叶状转移肿块其中心坏死可出现较大空腔
- 乳腺癌转移至胃时也可表现为“皮革样”胃，但其并不侵犯胃窦，且胃的舒张变形仍可

- 经淋巴道播散的肿瘤，多见于食管鳞状上皮细胞癌转移至胃贲门或胃底，表现为黏膜下的肿块伴中心坏死性溃疡
- 由邻近结构的恶性肿瘤直接蔓延而来的胃转移瘤，可在X线上表现为结节、肿块效应、溃疡、针样皱襞或栓征，甚至瘘管形成

CT表现

- 经血行转移的肿瘤进行动态CT增强扫描，可见增厚的胃壁明显的强化，并可见典型的“轮辐征”
- 经淋巴管道转移的肿瘤，CT扫描可见黏膜下肿块，并伴中心坏死性溃疡，并可见低密度的上腹部转移淋巴结影
- 对于直接蔓延侵犯的肿瘤，CT增强扫描可较清晰显示胃受侵犯后的改变，并还能诊断和鉴别诊断侵犯的原因
- 对于由大网膜扩散而来的肿瘤性病变，可见网膜上较小的结节或广泛转移的网格样改变，或巨大肿块或“网膜饼”状结构，这些病变蔓延至胃窦或胃体大弯侧，侵犯浆膜面

推荐影像学检查

X线检查与CT检查均对胃转移瘤的诊断有较大价值

【鉴别诊断】

- 必须明确有无原发肿瘤病史
- 对于表现为“皮革样”胃的转移瘤需与浸润性胃癌及浸润性淋巴瘤进行鉴别
- 与胃的其他良性肿瘤进行鉴别

重点推荐文献

[1] 陈星荣，陈九如，消化系统影像学：上海：上海科技出版社，2010：267-269.

[2] Menuck Ls，Amberg JR. Metastatic disease involving the stomach. Am J Dig Dis，1975，20：903-913.

[3] Beckly DE. Alimentlary tract metastases from malignant melanoma Clin Radiol，1974，25：385-389.

典型病例

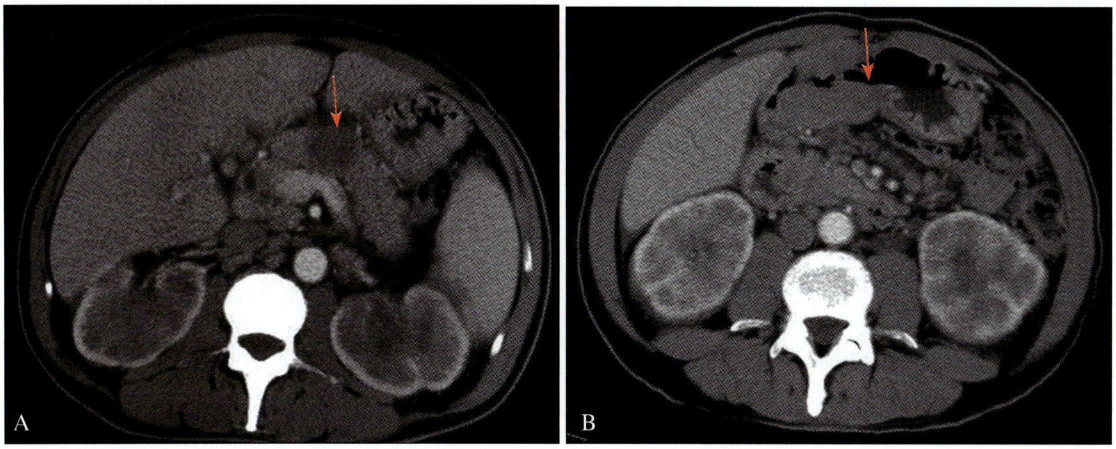

图 3-6-10 **胃转移瘤**

A．为胰腺内分泌肿瘤，可见腹膜后淋巴结明显肿大，双肾实质密度异常；B．可见胃窦发生转移，胃窦壁增厚

五、胃平滑肌肉瘤

【概念】

胃平滑肌肉瘤（gastric leiomyosarcoma）是起源于胃平滑肌、血管平滑肌和黏膜平滑肌的一种低度恶性的间叶组织肿瘤，可以原发，也可以由胃平滑肌瘤恶变而形成。

【病理生理改变】

- 一般特征
  - 好发于胃底和胃体部
  - 肿瘤可单发或多发，直径数毫米至十几厘米，肿瘤直径多 >5cm
  - 肿瘤可以向腔内生长亦可向腔外生长。肿瘤可因缺血或机械刺激而出现坏死、溃疡或穿孔等。肿瘤可向周围组织浸润，远处转移多为血行转移，淋巴转移少见
- 组织学改变
  - 与正常的平滑肌细胞有些类似，但肿瘤细胞多而密集，明显异型性，核分裂像多见，瘤细胞呈束状或编织状排列

【临床表现】

- 表现
  - 早期多无症状，当肿瘤较大时可出现：
    - 腹痛：上腹部不适和腹痛，以左上腹为主
    - 出血：上消化道出血症状，如呕血或者黑便
    - 其他：腹部包块，消瘦、贫血等
- 流行病学 少见，占胃肿瘤的 2.4%。
- 治疗和预后
  - 对放疗和化疗均不敏感，治疗以手术切除为主
  - 切除后的 5 年生存率 50% 左右

【影像学表现】

概述

- 最佳诊断依据 胃壁的圆形或类圆形肿瘤，血供丰富，其内见坏死及溃疡
- 部位 胃体多见，其次为胃底
- 大小 几毫米到十几厘米，肿瘤多较大

X 线表现

- 肿瘤向腔内生长表现为基底较宽的腔内充盈缺损，外形光整或有小分叶
- 部分病例表面有龛影，圆形或浅盘状，直径 1 ~ 2cm，边缘有切迹
- 肌壁间的肿块表现为邻近黏膜呈弧形展开
- 肿瘤向腔外生长表现为胃呈外压性改变

CT 表现

- 平扫 CT
  - 边界清楚的较大软组织密度肿块影，圆形或分叶状，其内可见低密度坏死囊变区，不规则
  - 部分可见出血，表现为小片状稍高密度影
  - 部分病例肿瘤中央可见小斑片状钙化
- 增强 CT 均匀或不均匀强化

MR 表现

- T1 加权 与正常胃壁相比，呈等信号或低信号。出血坏死信号不均匀，坏死为极低信号，出血信号改变与出血时间相关
- T2 加权 为中等信号，较均匀。坏死为高信号，出血信号改变与出血时间相关
- T1 增强 肿瘤明显强化，且有延迟强化的特点，囊变坏死部分不强化

超声表现

- 实时动态检查
  - 形态不规则的低回声区，内部回声不均，可见无回声区（坏死）和强回声区（钙化）

【鉴别诊断】

良性肿瘤

- 胃平滑肌瘤 边缘光滑，坏死多位于中央、较小，较少出现溃疡，一般生长缓慢。大部分病例在影像学上二者不易鉴别，需组织学鉴别
- 胃息肉 可发生胃的各部位，单发或多发，圆形和椭圆形，基底较窄，部分有蒂。一般较少出现溃疡

恶性肿瘤

- 胃癌 肿块边缘多不规则，黏膜破坏中断，有环堤、指压迹及尖角征。邻近侵犯多见，贲门和胃窦的肿瘤易累及贲门和幽门

诊断与鉴别诊断要点

- 对于胃体或胃底部较大的软组织肿块，边界清楚，中央坏死明显，可见溃疡、钙化，应考虑本病

重点推荐文献

[1] 李书鹏，王新勇．胃平滑肌肉瘤的 MRI 特点分析（附 9 例报告）．山东医药， 2008，48（10）：108．

[2] 迟海涛．CT 诊断胃肠道平滑肌肿瘤．医学影像学杂志，2011，21（2）：247，251．

[3] 赵桐，周经志．不同影像学检查在胃平滑肌肉瘤诊断中的应用价值．中国全科医学，2007，10（23）：1962-1964，1975．

六、胃脂肪肉瘤

【概念】

胃脂肪肉瘤（gastric liposarcoma）是一种起源于脂肪母细胞向脂肪细胞分化的间叶细胞的少见的恶性肿瘤。

【病理生理改变】

- 肿瘤发生于胃壁，可以向腔内生长，也可以向腔外生长
- 胃脂肪肉瘤分为 5 种病理组织类型：高分化型、黏液样型、小圆细胞型、去分化型和多形性型
- 肿瘤发现时多较巨大，临近侵犯和淋巴结转移少见。

【临床表现】

- 表现　部分无症状，部分出现腹痛、黑便
- 流行病学　此病罕见

【影像学表现】

概述

- 最佳诊断依据 胃壁的圆形或类圆形巨大肿瘤，可见坏死囊变和脂肪组织
- 大小　发现时多较巨大

X 线表现

- 生长于胃底腔内的肿瘤，在胃泡气体的衬托下见软组织肿块影
- 肿瘤向腔内生长，表现为基底较宽的胃内充盈缺损，边缘光整或稍毛糙，局部黏膜显示不清，部分病例可见不规则的龛影
- 肿瘤向腔外生长，胃呈外压性改变

CT 表现

平扫

- 胃壁、胃腔内或胃腔外与胃壁相连的圆形、半圆形软组织肿块，其内可见坏死
- 部分病例可见囊变和分隔，大部分病例可见脂肪密度

增强 CT

实性部分和分隔可见强化，坏死和囊变部分不强化

MRI 表现

- T1 加权 与脂肪成分的多少有关。实性部分为中等信号，囊变部分为低信号，脂肪部分为高信号，在抑脂序列中脂肪也为低信号
- T2 加权 不均匀的中等或高信号。实性部分为稍高信号，囊变和脂肪部分均匀明显高信号，在抑脂序列中脂肪信号为低信号
- T1 增强 实性部分和分隔可见强化，囊变、脂肪部分不强化

超声表现　分叶状内部回身不均匀的肿块影

【鉴别诊断】

胃脂肪瘤

边界清楚圆形或分叶状的脂肪密度肿块，较均匀，部分有细小分隔

畸胎瘤

边界清楚或不清楚的肿块影，密度混杂，多为囊性或囊实性，部分病例可见脂肪和钙化成分病例

诊断与鉴别诊断要点

- 胃内、胃壁内和与胃壁相连的较大软组织肿块影，可见囊变坏死，其内可见脂肪成分，应考虑本病

重点推荐文献

[1] 杨建峰，赵振华，王伯胤，等．胃脂肪肉瘤 1 例报道和文献复习．中国临床医学影像杂志，2009，20（7）：578-579.

[2] Francesco Ferrozzi，Davide Bova，Giacomo Garlaschi. Gastric liposarcoma：CT appearance. Abdominal Imaging，1993，18（3）：232-233.

[3] Ferrozzi F，Tognini G，Bova D，et al. Lipomatous tumors of the stomach：CT findings and differential diagnosis. J Comput Assist Tomogr，2000，24（6）：854-858.

七、十二指肠癌

【概念】

原发性十二指肠癌（primary carcinoma of the duodenum）是指原发于十二指肠各段的恶性肿瘤，不包括壶腹部、胆总管下段和胰头部的肿瘤

【病理生理改变】

- 肿瘤好发于十二指肠降部乳头周围
- 肉眼形态分为息肉肿块型和浸润狭窄型
- 病理以腺癌多见，多为乳头状腺癌或管状腺癌，还有黏液腺癌等。另外还有类癌和纤维类癌

【临床表现】

表现

- 早期可无临床症状，出现症状时可有：
  - 腹痛　位于上腹部，为钝痛，进食后疼痛，可向背部放射
  - 恶心呕吐　当引起肠梗阻时出现
  - 出血　因肿瘤溃烂引起，多表现为黑便
  - 黄疸　十二指肠乳头周围的肿瘤引起黄疸
  - 腹部肿块　当肿瘤较大或侵犯周围组织时，可以扪及右上腹包块
  - 其他症状　厌食，贫血、体重下降等

流行病学

- 发病率占胃肠恶性肿瘤的 0.4% ～ 0.5%，占小肠恶性肿瘤的 25% ～ 54.4%.
- 好发年龄 >50 岁，男女比例 1.45 ∶ 1

【影像学表现】

概述

- 最佳诊断依据：十二指肠腔内不规则肿块，十二指肠壁不规则增厚，与正常肠壁截然分界
- 部位：十二指肠降部多见，十二指肠球部少见
- 周围侵犯：十二指肠边缘模糊，脂肪间隙消失

X 线表现

- 息肉肿块型：十二指肠腔内的充盈缺损，边缘光滑或毛糙，有小分叶。出现溃疡时可见腔内龛影，形态不规则，边缘不光整，可见尖角征
- 浸润狭窄型　为环形或偏心性狭窄，狭窄段与正常肠管截然分界，黏膜破坏，管壁僵硬，蠕动消失。梗阻以上肠管扩张

CT 表现

- CT 平扫
  - 息肉肿块型：类圆形或不规则形软组织肿块影，部分病例出现坏死，在边缘或中央出现低密度
  - 浸润狭窄型：肠壁不规则增厚，管腔狭窄，为偏心性或环形，狭窄段以上肠管扩张
  - 癌肿浸及浆膜或脂肪组织，出现十二指肠周围模糊，周围脂肪间隙消失；周围淋巴结肿大表现为大小不等的结节影，部分可以融合
- 增强 CT
  - 动脉期强化，门脉期部分消退；坏死部分不

强化。也可以表现为各期轻度强化

MR 表现

- T1 加权 稍低信号或中等信号，坏死部分表现为低信号
- T2 加权 稍高信号，坏死部分表现为高信号
- T1 增强 中等强化

超声表现

肠壁非均匀增厚或分叶状不规则低回声区，边界不清，内部回声不均匀，肠壁层次不清

【鉴别诊断】

肿瘤

- 良性肿瘤十二指肠腺瘤、平滑肌瘤等
  - 向肠腔外或肠腔内生长的边界清楚的软组织肿块，密度均匀，无邻近肠壁增厚，增强扫描动脉期明显均匀强化
  - 较少发生坏死
  - 直径一般＜ 5cm
- 十二指肠淋巴瘤
  - X 线表现为十二指肠黏膜紊乱，增粗，可见大小不等的结节状充盈缺损
  - CT 可见十二指肠管壁增厚明显，相对较均匀，周围淋巴结肿大推挤肠管，增厚的肠管与肿大淋巴结可以融合，但是肠梗阻不明显

炎症

- 十二指肠结核 十二指肠黏膜破坏，肠腔狭窄，狭窄近端肠管扩张，狭窄段与正常肠管呈移行性，可见激惹征
- Crohn's 病
  - X 线黏膜粗乱，多发充盈缺损或小溃疡，溃疡为多发毛刺状，位于边缘
  - CT 表现为肠壁局限性增厚伴小溃疡形成，黏膜下水肿，增强扫描黏膜强化均匀
  - 肠壁厚度一般＜ 1.5cm

诊断与鉴别诊断要点

- 十二指肠腔内不规则肿块，十二指肠壁不规则增厚，与正常肠壁截然分界，其表面可见溃疡

重点推荐文献

[1] 郝鹏，许乙凯，吴元魁 . 多层螺旋 CT 在原发性十二指肠癌诊断中的应用 . 临床放射学杂志，2009，28（11）：1500-1502.

[2] 宋鲁新，蒋学祥，仁全敬 . 原发性十二指肠恶性肿瘤的 X 线诊断 . 中国医学影像技术，2000，16（5）：378-380.

[3] 洪舒拉 . 原发性十二指肠癌的超声诊断 . 中国超声诊断杂志，2003，4（3）：194-195.

典型病例

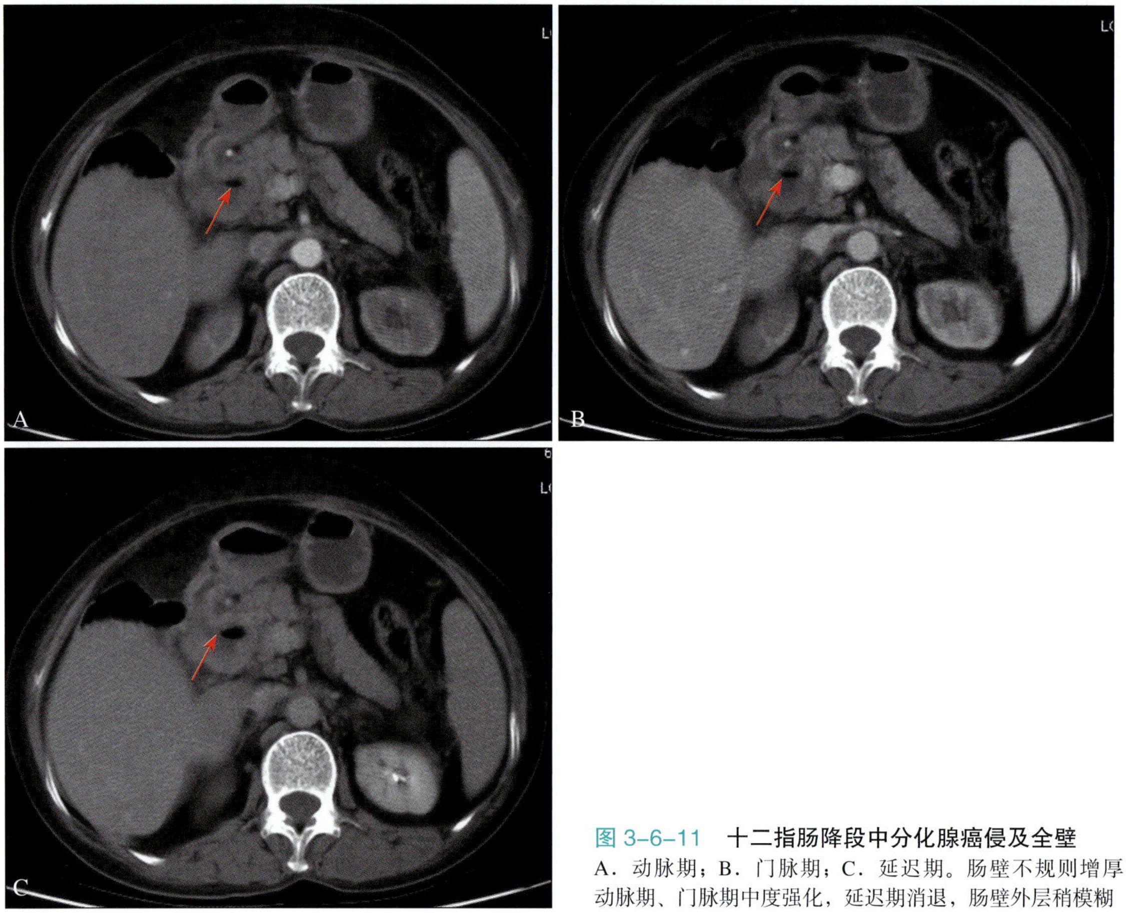

图 3-6-11　十二指肠降段中分化腺癌侵及全壁
A. 动脉期；B. 门脉期；C. 延迟期。肠壁不规则增厚，动脉期、门脉期中度强化，延迟期消退，肠壁外层稍模糊

八、十二指肠转移瘤

【概念】

胃肠道、泌尿生殖系统、皮肤癌等恶性肿瘤可以通过血行、淋巴或种植转移途径侵犯十二指肠，形成十二指肠转移瘤（metastasis of the duodenum）。

【病理生理改变】

- 十二指肠转移瘤非常少见，可以单发或多发。直径几毫米至十几厘米不等，表面可以发生溃烂，中央发生坏死
- 组织学分类以腺癌和鳞癌居多，其次为黑色素瘤
- 全身各处的恶性肿瘤都可以通过血行转移至十二指肠；胃肠道或卵巢的肿瘤可以通过种植转移至十二指肠；腹腔脏器的恶性肿瘤可以通过淋巴途径转移至十二指肠，右半结肠多转移至十二指肠水平段，左半结肠多转移至十二指肠升部

临床表现

表现

- 腹痛　上腹部痛
- 出血　当黏膜面出现溃烂时出现黑便
- 肠梗阻　表现恶心、呕吐
- 其他　腹部肿块、消瘦以及原发肿瘤的症状等

流行病学　此病极其少见

【影像学表现】

概述

- 最佳诊断依据　有肿瘤病史，十二指肠出现局部软组织肿块
- 部位　十二指肠水平部和升部多见
- 数目　单发或多发
- 大小　大小不等

X 线表现 与原发十二指肠癌类似

CT 表现

- CT 平扫
  - 十二指肠壁内的结节状软组织密度影，肿块中央可见坏死，区域淋巴结肿大多见。
  - 如果为胃结肠来源的转移瘤，除了显示十二指肠和区域淋巴结改变外，还可以显示原发灶
- 增强 CT

  坏死部分不强化，实体部分轻中度强化

MRI 表现 与原发肿瘤有关

- T1 加权 黑色素瘤为稍高信号，胃肠道来源的多为稍低信号，中央有坏死，为更低信号
- T2 加权 黑色素瘤为低信号，胃肠道来源的多为稍高信号，中央坏死为更高信号
- T1 增强 实体部分强化，坏死部分不强化

超声表现 不均质偏强回声肿块（黑色素瘤）

【鉴别诊断】

肿瘤

- 原发十二指肠癌 无肿瘤病史，肿瘤中央较少发生坏死
- 十二指肠淋巴瘤 肠黏膜紊乱，增粗，可见大小不等的结节状充盈缺损。肠管增厚明显，周围淋巴结肿大，但肠梗阻相对较轻

炎症

- 十二指肠结核 十二指肠黏膜破坏，肠腔狭窄，狭窄近端肠管扩张，狭窄段与正常肠管呈移行性，可见激惹征
- Crohn's 病
  - X 线黏膜粗乱，多发充盈缺损或小溃疡，溃疡为多发毛刺状，位于边缘
  - CT 表现为肠壁局限性增厚伴小溃疡形成，黏膜下水肿，增强扫描黏膜强化均匀
  - 肠壁厚度一般＜ 1.5cm

诊断与鉴别诊断要点

- 有肿瘤病史，单发或多发的十二指肠壁中央坏死的软组织肿块，应考虑本病

重点推荐文献

[1] Eiji Hinoshita，Hisashi Nakahashi，Kenzo Wakasugi，et al. Duodenal metastasis from large cell carcinoma of the lung：Report of a case. Surgery Today，1999，29（8）：799-802.

[2] 杨蕾，李长锋，李丹丹. 胃、十二指肠转移性恶性黑色素瘤 1 例报告. 中国内镜杂志，2003，9（7）：94.

[3] 魏振军，黄启阳，孙国辉，等. 恶性黑色素瘤胃十二指肠转移 1 例. 军医进修学院学报，2008，29（5）：363.

九、十二指肠淋巴瘤

【概念】

原发性十二指肠淋巴瘤（primary duodenal lymphoma）指原发于十二指肠淋巴组织的恶性肿瘤

【病理生理改变】

- 起源于十二指肠黏膜下的淋巴组织，可向肌层或黏膜层侵犯
- 肿瘤多为单发，多发少见
- 按病理类型可以分为霍奇金淋巴瘤或非霍奇金淋巴瘤
- 除了小肠系膜区域淋巴结外，表浅和纵隔淋巴结无增大
- 可以通过淋巴、血运或直接种植转移，淋巴结转移发生较早

临床表现

表现

- 腹痛 为最常见的症状，表现为上腹部钝痛或隐痛，晚期疼痛为持续性
- 肠梗阻 表现恶心、呕吐
- 其他 腹部肿块、消瘦、贫血、乏力等

流行病学

- 好发年龄 40 岁左右，男女比例（1 ～ 3）：1
- 在我国，发病率占小肠恶性肿瘤的 15% 左右

【影像学表现】

概述

- 最佳诊断依据：肠壁不规则增厚明显，肠系膜淋巴结明显肿大，但肠梗阻相对较轻
- 部位　十二指肠各部均可发生
- 大小　弥漫分布

X 线表现

- 肠腔稍狭窄，十二指肠黏膜紊乱，增粗，可见大小不等的结节状充盈缺损
- 小肠可以呈囊状扩张

CT 表现

- 可见十二指肠管增厚明显，相对较均匀，周围淋巴结肿大推挤肠管，增厚的肠管与肿大淋巴结可以融合，但是肠梗阻不明显
- 部分病例可见肠系膜淋巴结增大，融合

【鉴别诊断】

肿瘤

- 十二指肠转移瘤　十二指肠壁内的肿块影，中央坏死明显。有肿瘤病史，或者可以见到胃、结肠壁的增厚
- 十二指肠癌　多表现为黏膜的破坏，肠腔狭窄与正常肠管截然分界。管壁僵硬，蠕动消失。狭窄程度与肠壁增厚基本一致

炎症

- 十二指肠结核　十二指肠黏膜破坏，肠腔狭窄，狭窄近端肠管扩张，狭窄段与正常肠管呈移行性，可见激惹征。肠壁增厚不明显
- Crohn's 病
  - 病变呈跳跃性，不对称性
  - X 线黏膜粗乱，多发充盈缺损或小溃疡，溃疡为多发毛刺状，位于边缘
  - CT 表现为肠壁局限性增厚伴小溃疡形成，黏膜下水肿，增强扫描黏膜强化均匀
  - 肠壁厚度一般＜ 1.5cm

诊断与鉴别诊断要点

- 肠壁明显增厚，但是肠梗阻相对较轻，可见周围淋巴结和肠系膜淋巴结增大，部分融合，应考虑本病

重点推荐文献

[1] R Zissin，A Osadchy，G Gayer，et al. CT of duodenal pathology. British Journal of Radiology，2002，75（889）：78-84.

[2] 郝鹏，许乙凯，吴元魁. 多层螺旋 CT 在原发性十二指肠癌诊断中的应用. 临床放射学杂志，2009，28（11）：1500-1502.

[3] 宋鲁新，蒋学祥，仁全敬. 原发性十二指肠恶性肿瘤的 X 线诊断. 中国医学影像技术，2000，16（5）：378-380.

第 7 节　治疗相关疾病

一、胃底折叠术及其并发症

胃底折叠术（fundoplication）

【概念与概述】

- 胃底折叠术是外科治疗胃食管反流的主要术式
- 临床多采用腹腔镜胃底折叠术
- 胃食管反流首选 Nissen 胃底折叠术

【适应证】

- 反流性胃炎伴食管炎
- 食管炎症伴狭窄
- 食管旁疝

【手术方式】

- 胃底折叠术有 Nissen、Toupet、Dor、Belsey 等术式
- 常用 Nissen 和 Toupet 术式
  - Nissen 术式：胃底以 360° 包裹食管下段
  - Toupet 术式：胃底以 270° 包裹食管下段的后壁

■ 适用于食管蠕动差患者
■ 适用于消化性狭窄伴吞咽困难，已行内镜扩张治疗患者

【并发症】

- 最常见的并发症：吞咽困难
- 最严重的并发症：消化道穿孔
- 其他：气胸、血管损伤和食管旁疝等

吞咽困难

- 术后暂时性吞咽困难常见，一般术后 3 个月内消失
- 早期吞咽困难与术后胃食管连接部水肿、食管裂孔过紧有关
- 晚期瘢痕化引起食管裂孔狭窄

食管裂孔旁疝

- 发生率小于 7%
- 大多发生在术后近期
- 术中常规修补裂孔和应用止吐药可以减少食管旁疝的发生

气胸

- 发生率小于 2%
- 分离食管时，左胸膜损伤而发生气胸
- 不需放置胸腔引流，术后胸腔内的 CO_2 气体能迅速自行吸收

消化道穿孔

- 发生率约 1%
- 可并发消化道穿孔，尤其是食管或胃穿孔
- 腹腔镜器械分离食管后侧可引起食管后壁穿孔
- 胃穿孔通常由于手术不当，致胃贲门撕裂伤引起
- 胃或食管穿孔需再次通过腹腔镜或开放性手术缝合修补

肺栓塞

- 肺栓塞罕见，后果严重

【疗效评价】

腹腔镜胃底折叠术

- 疗效确切，创伤小、痛苦轻和恢复快
- 是一种治疗反流性食管炎长期有效的方式

重点推荐文献

[1] Canon CL, Morgan DE, Einstein DM, Herts BR, Hawn MT, Johnson LF. Surgical approach to gastroesophageal reflux disease: what the radiologist needs to know. Radiographics, 2005. 25 (6): 1485-99.

[2] Young CA, Menias CO, Bhalla S, Prasad SR. CT features of esophageal emergencies. Radiographics, 2008, 28 (6): 1541-1553.

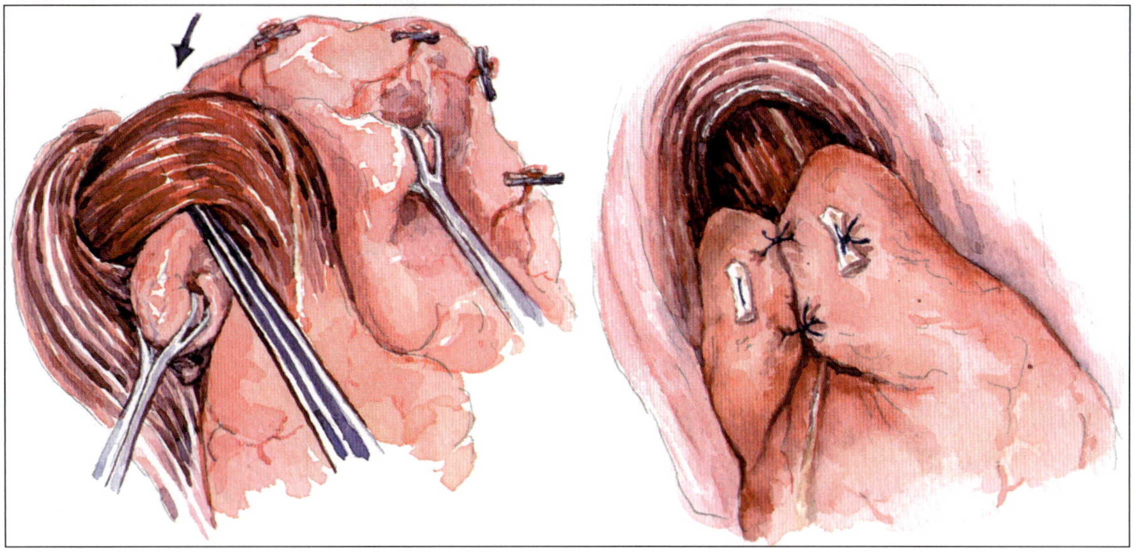

图 3-7-1 Nissen 胃底折叠术

二、胃旁路术及其并发症

胃旁路手术（gastric bypass）

【概念与概述】

- 一系列类似的用于治疗肥胖和Ⅱ型糖尿病的外科手术
- 临床标准术式：腹腔镜 Roux-en-Y 胃空肠吻合式胃旁路手术
- 2004 年，美国国立卫生研究院（National Institute of Health）正式认可胃旁路手术为病态肥胖症的最佳疗法之一

【手术步骤】

- 将胃切成两部分：近端小囊状的胃（15 ~ 20ml）和远端的残端胃（约占胃容积的 95%）
- 于 Trietz 韧带下 20 ~ 50cm 处分离、切断空肠
- 远端空肠与近端胃大弯侧吻合
- 近端空肠与距胃空肠吻合口远端 50 ~ 150cm 处空肠壁行端侧吻合

【手术机制】

- 减少食物摄入
- 减少食物吸收

【适应证】（美国肥胖症外科学会标准）

- BMI ＞ 40，或 30 ＜ BMI ＜ 40 且有合并症，可能通过减低体重而改善
- 年龄 18 ~ 70 岁
- 肥胖症持续稳定 5 年以上
- 饮食或药物治疗超过 1 年无效
- 无内分泌系统病理改变
- 患者对手术危险和并发症能充分理解和接受
- 无药物成瘾或嗜酒

【禁忌证】

- 具有腹腔镜腹部手术禁忌证：腹内严重粘连、腹内严重感染、呼吸循环功能严重受损、不能耐受全麻、肝肾功能严重损害、重度出血倾向、膈疝等
- 肥胖少于 5 年
- 有较严重的精神病、心理障碍或酒精中毒史
- 病情复杂，估计手术难以成功，手术风险率大
- 不愿接受长期饮食习惯的改变

【并发症】

最常见的并发症有

- 吻合口狭窄（1.6% ~ 27.1%）
- 肠梗阻（1.5% ~ 20%）
- 吻合口出血（0.6% ~ 3.3%）
  - 胃空肠吻合、空肠吻合和残胃的切割吻合口出血
  - 呕血和（或）排黑便，出血量多则可引起休克症状
  - 保守治疗无效时，手术探查和切割吻合线的缝扎止血
- 腹内疝（0.7% ~ 2.5%）
  - 临床表现腹胀、腹痛等症状，缺乏特异性
  - 大多于手术后 2 年内发生
  - 导致术后发病率和死亡率的一个重要原因
  - 腹腔镜手术较开放性手术具有更高的发生率
  - 严重可引起吻合口破裂，小肠缺血梗死，或败血症等
- 吻合口漏（0 ~ 5%）
  - 胃旁路术主要的致死原因之一
  - 1.2% ~ 3% 是因为操作不当或吻合器吻合失败所致

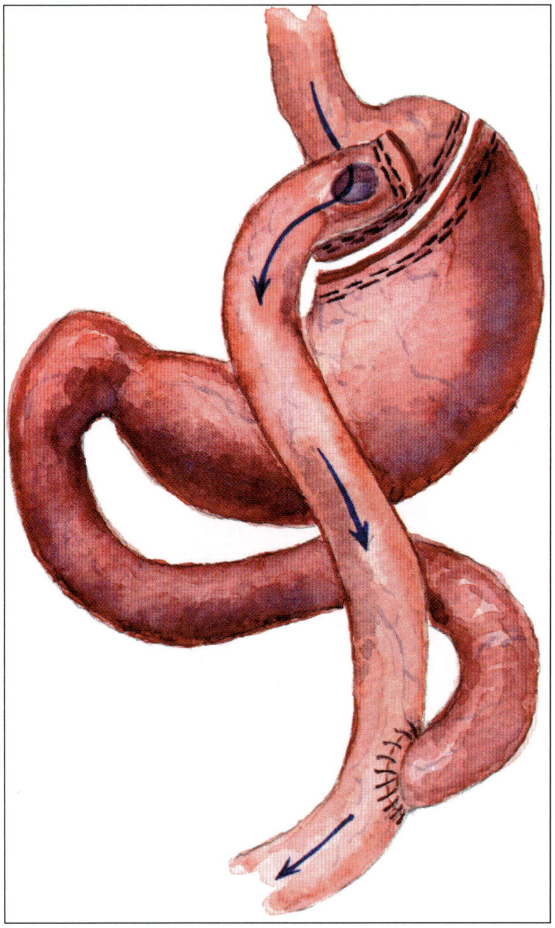

图 3-7-2 Roux-en-Y 胃空肠吻合式胃旁路手术

- 患者早期表现为烦燥、心动过速等
- 目前，术中多采用经鼻胃管注入美蓝或充入氧气等检查有无吻合口漏

- 胃旁路手术远期并发症
  - 主要为营养缺乏

（李建军　胡道予）

重点推荐文献

[1] 王晨曦 . 腹腔镜 Roux-en-Y 分流胃旁路手术的现状及进展（文献综述）. 国外医学（外科学分册）. 2004.（05）：288-290.

[2] Scheirey CD，Scholz FJ，Shah PC，Brams DM，Wong BB，Pedrosa M. Radiology of the laparoscopic Roux-en-Y gastric bypass procedure：conceptualization and precise interpretation of results. Radiographics，2006，26（5）：1355-1371.

[3] Sunnapwar A，Sandrasegaran K，Menias CO，Lockhart M，Chintapalli KN，Prasad SR. Taxonomy and imaging spectrum of small bowel obstruction after Roux-en-Y gastric bypass surgery. AJR Am J Roentgenol，2010，194（1）：120-128.

第 8 节　胃、十二指肠其他病变

一、胃石（gastric bezoar）

【概念与概述】

- 摄入胃内的食物、物品或异物，聚集而成的特殊凝固物或质硬肿块，不能被正常消化，又不能通过幽门
- 临床最常见的类型
  - 植物性胃石，又称胃柿石症
  - 主要与进食柿子有关

【病理与病因】

病因机制及分类

- 植物性胃石
  - 多为一次大量吃生柿、黑枣或山楂等导致
  - 未成熟的柿和黑枣内含鞣酸达 25%，鞣酸在胃酸的作用下与蛋白质结合生成不溶于水的鞣酸蛋白，并与柿子中的树胶和果胶黏合，混合柿皮、食物残渣等，累积形成柿石
- 毛发性胃石
  - 吞服大量毛发，与胃内容物混合成块
  - 多见于儿童和精神不正常的成年人
- 药物性胃石
  - 长期服用钙、铋等无机化学药物或制酸剂，在胃内沉积或与食物残渣凝集而成
- 乳胃石
  - 多见于高浓度奶喂养的低体重新生儿
- 混合性胃石
  - 以上各类混杂形成

好发因素

- 常见于胃蠕动减慢、排空延迟的患者
- 年老体弱
- 胃部手术
- 糖尿病
- 甲状腺功能减退等

流行病学

- 多见于男性，好发于 20 ~ 40 岁
- 北方地区多于南方地区
- 具有季节性

【临床表现】

表现

- 常见症状和体征
  - 上腹部疼痛、不适、饱胀感，伴有恶心、呕吐等
  - 部分可扪及边缘清楚、质硬、活动性的包块
- 临床病史：患者有大量进食柿子、黑枣和山楂等的病史

并发症

- 胃黏膜糜烂、溃疡、出血
- 幽门梗阻

- 偶见胃穿孔、大出血和胃石引起肠梗阻

治疗

- 非手术治疗：口服碱性药物、抑酸剂、果胶酶
- 手术治疗：内镜下激光碎石取石术、外科切开取石术

【影像表现】

概述

- 最佳诊断依据：胃内移动性肿块，与胃壁分界清楚
- 部位：常位于胃底或胃体部
- 形态、数目：为圆形或椭圆形，单个或多个

X 线表现

- 腹平片
  - 胃内圆形或椭圆形块状阴影
- 钡餐造影
  - 胃内移动性充盈缺损影
  - 或胃石位置较为固定（胃石与胃壁粘连所致）
  - 充盈缺损影表面呈纵横交错的网状阴影
  - 透视下，胃石两侧钡剂分流，勾画出胃石轮廓
  - 胃黏膜正常

CT 表现

- 胃内圆形或椭圆形边界清楚的肿块，与胃壁分界清楚
- 肿块边缘呈高密度，内部密度不均匀，混有斑状气体及液体密度影
- 无强化

胃镜表现

- 胃内结石，单发或多发
- 圆形或椭圆形，表面不光滑、质硬
- 结石大多在胃底或胃体大弯侧
- 呈黑色、青黑色、棕褐色或黄褐色
- 约 60% 胃内可见到大而深的溃疡，胃角多见

超声表现

- 胃腔内一个或多个前缘呈弧形或带状的强回声团块，后方伴声影
- 结石内部不均质增强回声
- 强回声团块随体位改变而移动

【鉴别诊断】

- 胃肿瘤
  - 与胃壁关系密切，不能随体位移动
  - 胃黏膜皱襞破坏、扭曲
  - 溃疡与肿瘤相关，不规则，呈“火山口”状

重点推荐文献

[1] Ripolles T, Garcia-Aguayo J, Martinez MJ, Gil P. Gastrointestinal bezoars: sonographic and CT characteristics. AJR Am J Roentgenol, 2001, 177 (1): 65-69.

[2] Images of interest. Gastrointestinal: gastrointestinal bezoars. J Gastroenterol Hepatol, 2004, 19 (1): 107.

[3] Wai CT, Lau G, Sutedja DS. Clinics in diagnostic imaging (104): Gastric trichobezoar (or hairball). Singapore Med J, 2005, 46 (7): 359-361; quiz 362.

二、胃扭转（gastric volvulus，GV）

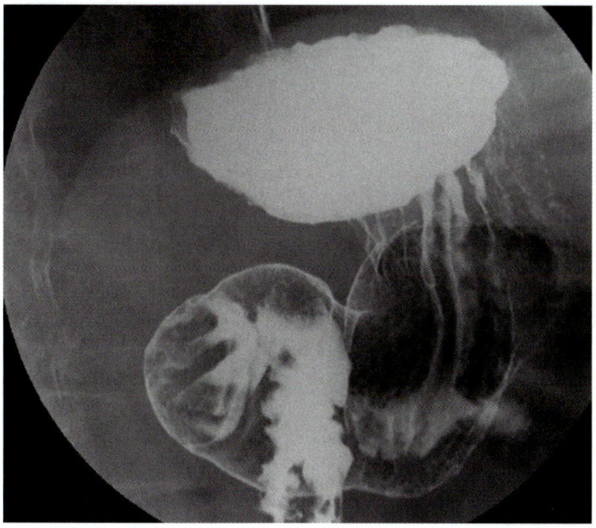

图 3-8-1 胃扭转

【概念与概述】

- 胃部分或全部发生旋转，胃大小弯的位置发生改变，导致高位闭袢性肠梗阻
- 高发病年龄多为 50 ~ 60 岁，年幼者也较常见
- 男女发病率相似
- 约 1/3 胃扭转急性起病

【病理与病因】

病因

- 2/3 胃扭转是继发于其他因素引起
- 最常见于食管旁疝的并发症
- 胃扭转的易患因素如表 3-8-1

分类

- 按旋转轴线分类
  - 器官轴扭转：以贲门与幽门连线为轴心，向上翻转，致小弯向下，大弯向上，此类型最常见，多与膈疝或膈膨出有关，约占 60%
  - 系膜轴扭转：以长轴相垂直的方向，向左或向右翻转，多为自发性，常为部分性扭转，约占 10%
  - 混合型扭转：兼有上述两型不同程度的扭转，约占 2%
  - 此外，尚有 8% ~ 10% 的病人无法根据旋转的轴向进行分类
- 按扭转性质分类
  - 急性胃扭转
  - 慢性胃扭转
- 按扭转范围分类
  - 完全性胃扭转
  - 部分性胃扭转

表 3-8-1 胃扭转的易患因素

Ⅰ	固定胃的韧带过长、松弛或缺如
	1．先天性
	2．术后造成（胃底折叠术，高选择性迷走神经切断术，胃成形术）
	3．获得性胃脾韧带、胃结肠韧带、胃肝韧带或大网膜过长
Ⅱ	胃解剖或功能异常
	1．急性或慢性扩张（胃出口梗阻、低张胃、吞气症）
	2．消化性溃疡病
	3．肿瘤
	4．沙漏胃（hourglass stomach）
	5．胃下垂
Ⅲ	邻近器官异常
	1．横膈
	a．裂孔疝
	b．Bochdaleks 或 Morgagni 疝
	c．膈破裂
	d．膈突出
	e．膈神经麻痹
	2．脾大
	3．横结肠扭转
	4．中肠扭转和旋转不良
	5．左肝移位或左肝发育不良

表 3-8-2 不同类型胃扭转的比较

	器官轴扭转	系膜轴扭转
扭转轴	纵轴或贲门幽门轴	横轴
梗阻部位	贲门和幽门	幽门、胃窦
发生率	较常见	少见
临床症状	Borchardt 三联征	腹部体征为主
胃管通过	不易	通常可以
坏疽发生	常见	少见

- 按扭转原因分类
  - 自发性（原因不明）
  - 继发性（解剖及病理因素异常）

【临床表现】

表现

常见症状和体征

- 急性胃扭转
  - Borchardt 三联征
    - 剧烈的上腹部疼痛和饱胀
    - 强烈干呕
    - 鼻胃管入胃困难
  - 产生假性心绞痛症状，胸痛并有心电图改变
- 慢性胃扭转
  - 症状轻微，轻度持续性或间歇性上腹部不适

预后

- 急性胃扭转后坏疽发生率 5%
- 胃扭转总的死亡率是 42% ～ 56%
- 胃梗死合并消化道出血、休克和急性心肺窘迫

治疗

- 发生胃扭转而无明显原因者：可行胃固定术
- 胃扭转原因病因明确者：针对病因解除扭转
- 胃扭转原因手术纠正困难者：可行胃部分切除
- 发生胃梗死：根据缺血范围选择性胃切除或全胃切除

【影像表现】

- 最佳影像依据：胃大小弯位置错位、旋转，胃窦及贲门位置改变
- 最佳影像检查：单或双对比剂上消化道造影

X 线表现

- X 线摄片
  - 立位腹平片可见两个气液平面
- 胃肠造影
  - 器官轴扭转
    - 贲门部下降，食管段延长
    - 胃大弯向右上翻转呈突起的弧形，向右下方延伸与十二指肠相连
    - 胃小弯向下，凹面向下
    - 黏膜皱襞呈螺旋状
    - 系膜轴扭转
    - 胃底移至右下，胃窦移至左上
    - 胃窦和十二指肠近端与胃体部交叉，或越过胃体部至左侧

【鉴别诊断】

- 瀑布胃
  - 只有一个液平面
  - 胃窦低于胃底，贲门不下移
  - 无胃大小弯位置错位

重点推荐文献

[1] Peterson CM，Anderson JS，Hara AK，Carenza JW，Menias CO. Volvulus of the gastrointestinal tract: appearances at multimodality imaging. Radiographics，2009，29（5）：1281-1293.

[2] 吴恩惠，医学影像诊断学. 北京：人民卫生出版社，2004：620-624.

三、（腹）主动脉肠瘘（aortoenteric fistula，AEF）

【概念和概述】

- 指主动脉由于某些原因和邻近肠道相通
- 临床少见，是潜在威胁生命的上消化道出血的重要原因

【病理与病因】

- 见表 3-8-3

表 3-8-3　病因机制及分类

分类	原发性	继发性
病史	未经外科治疗	已行血管修复术或支架置入术
机制	腹主动脉瘤扩张侵犯或直接穿破入肠道内	移植的腹主动脉长期接触造成肠壁压迫性坏死，侵蚀肠壁及肠壁周围发生感染，形成内瘘 或移植腹主动脉吻合口破裂，形成假性主动脉瘤后，通过机械性或炎性机制侵蚀肠壁，发生消化道出血
病因	最常见于腹主动脉瘤，少数源于十二指肠溃疡，恶性肿瘤、异物或腹部放疗后	发生于腹主动脉重建术数月或数年后，血管移植物感染、局部炎性改变、腹主动脉壁破裂、缝线断裂等
部位	主要位于十二指肠的第三和第四段，亦可见于邻近的空肠或横结肠	约 80% 发生在十二指肠，10% ~ 15% 在空、回肠，胃及结肠不足 5%
发病率	尸检发现率仅为 0.04% ~ 0.07%	0.4% ~ 4.0%

【临床表现】

表现

- 最常见症状 / 体征
  - 胃肠道出血
  - 约 48% 表现为急性出血，少量或大量
  - 90% 以上表现为“前哨性出血”或“前驱性出血”：起初为间歇自限性出血，数小时或数天可复发或表现为大出血
  - 腹部波动性肿物
  - 感染、体温升高
    - 主要为金黄色葡萄球菌、表皮葡萄球菌或大肠埃希菌感染
- 临床病史
  - 血管修复术或支架置入术病史
  - 腹主动脉瘤病史

预后

- AEF 是腹主动脉重建术后最致命并发症之一，致死率及致残率极高
- 未予治疗，继发移植物感染的 AEF 病死率达 100%

治疗

- 手术治疗
  - 切除感染移植物联合解剖外旁路术（extra-anatomic bypass，EAB）异位重建或原位重建
  - 腔内隔绝治疗：利用腔内隔绝技术，采用血管内移植物（覆膜支架）封堵瘘口，控制出血

【影像表现】

概述

- 最佳诊断依据：腹主动脉假性动脉瘤，并血管造影剂流入邻近肠腔
- 部位：常见于十二指肠第三和第四段

内镜表现

- 可见小红斑、黏膜溃疡、十二指肠化脓性病变等
- 甚至见到人工血管或覆膜支架线条
- 内镜检查：出血后病情平稳病人，宜先采用内镜检查，但确诊率不足 50%

CT 表现

- 平扫 CT
  - 假性动脉瘤
  - 移植物与肠壁之间积气，周围低密度积液影
  - 移植物与肠壁粘连
- 增强 CT
  - 破裂处移植物周围有造影剂外渗，并进入肠腔

MRI 表现

- 平扫 MR
  - 可见假性动脉瘤
  - 移植物周围积液及炎性反应
- 增强 MR
  - 能够更加明确移植物和周围组织的关系
  - MR 检查：敏感性和特异性低于 CT 检查

血管造影表现

- 假性动脉瘤
- 移植物缠结扭曲
- 造影剂流入肠腔或腹膜后
- DSA 检查：约 30% 病例中可提示诊断

超声检查

- 超声内镜：对瘘管定位安全、方便、准确

核医学表现

- 同位素 ^{99}Te 及 ^{111}In 标记白细胞及血小板
- 诊断移植物感染的敏感性达 95%，特异性低

推荐影像学检查

- 最佳检查法：内镜检查和增强 CT 检查
- 检查建议
  - 如上述检查不能证实，病情允许，可以进一步其他检查
  - 尽早外科手术探查，是诊断 AEF 的金标准

（李建军　胡道予）

重点推荐文献

[1] Rakita D，Newatia A，Hines JJ，Siegel DN，Friedman B. Spectrum of CT findings in rupture and impending rupture of abdominal aortic aneurysms. Radiographics，2007，27（2）：497-507.

[2] Vu QD，Menias CO，Bhalla S，Peterson C，Wang LL，Balfe DM. Aortoenteric fistulas：CT features and potential mimics. Radiographics，2009，29（1）：197-209.

主要参考文献

[1] 蔡秀军，郑雪咏．腹腔镜食管裂孔疝修补、胃底折叠术的综合评价．中华外科杂志，2006，(01)：7-9.

[2] 秦鸣放，赵宏志，曹占国．胃食管反流性疾病的腹腔镜胃底折叠术治疗．外科理论与实践，2007，(06)：559-561.

[3] 刘云明．胃旁路手术治疗 2 型糖尿病的进展．中外医疗，2009，(15)：175-177.

[4] 吴刚，张谢夫．胃旁路手术治疗 2 型糖尿病研究进展．中华实用诊断与治疗杂志，2009，(09)：836-838.

[5] 毛永平．胃石症的诊断和治疗．中国消化内镜，2007，(04)：42-44.

[6] 孙志强，高娟，黄文才，阳昱恒，陈信坚，曾晓华．胃食管石症的影像学诊断．临床军医杂志，2009，(05)：867-868.

[7] 张贺军，崔荣丽，金珠．胃石症临床特征分析及其与幽门螺杆菌感染的关系．世界华人消化杂志，2010，(16)：1714-1716.

[8] 潘国宗．// 胃肠急症学．2 版，北京：中国协和医科大学出版社，2000：201-211.

[9] 王吉甫，胃肠外科学．北京：人民卫生出版社，2000：203-215.

[10] 徐智章，现代腹部超声诊断学．2 版，北京：科学出版社，2008：279-280.

[11] 吕新生，李劲东．原发性腹主动脉瘤肠瘘（1 例报道并文献复习）．中国普通外科杂志，2001，(05)：426-428.

[12] 李雪松，塞里木，戈小虎．原发性主动脉消化道瘘的诊断和治疗（1 例报道并文献复习）．中国普外基础与临床杂志，2009，(12)：1033-1034.

[13] 刘冰，唐波，王海洋．继发性腹主动脉消化道瘘的诊治进展．中国实用外科杂志，2008，(10)：893-895，898.

小 肠

4

第1节 概 述

一、解剖

【大体解剖】

小肠（small bowel）系膜

- 小肠包括十二指肠（duodenum）、空肠（jejunum）和回肠（ileum），5 ～ 7m
- 空回肠从 Treitz 韧带起，至回盲瓣止，通过肠系膜与后腹壁相连
- 肠系膜根部从第 2 腰椎左侧，斜向右下，止于右骶髂关节处，呈扇形
- 小肠管悬吊于肠系膜，肠系膜内有供应小肠的血管、淋巴管和神经

小肠肠管

- 空回肠中，2/5 是空肠，3/5 是回肠，两者没有截然的分界
- 空肠管径约为 2 ~ 3cm，回肠管径 1.5 ~ 2.5cm
- 充盈扩张良好的小肠管壁厚度仅有 1 ～ 2mm，不超过 3mm
- 空肠较回肠的黏膜皱襞多，前者皱襞数 16 ～ 28/dm，后者 12 ～ 20/dm

【组织学】

小肠分层

- 小肠壁分为黏膜层、黏膜下层、肌层和浆膜层
- 黏膜层分为上皮、固有层和黏膜肌层，黏膜层和部分黏膜下层折叠成皱襞
- 上皮层和固有层细指状突起形成绒毛，上皮细胞表面有微绒毛

各层细胞结构特点

- 黏膜固有层含较多的淋巴细胞、浆细胞、嗜酸性粒细胞和巨噬细胞
- 黏膜下层含有丰富的淋巴组织

二、检查方法

【X 线造影检查】

口服钡剂小肠造影检查（peroral enterography）

- 口服 30% ～ 50%（重量 / 体积，W/V）稀钡 300ml，完成胃、十二指肠检查后再服 300ml。然后，每隔 15 ～ 30 分钟追踪透视各段小肠，辅以适当加压，直至钡剂达到回盲部
- 适应证
  - 小肠功能紊乱
  - 小肠炎症性病变
  - 小肠肿瘤性病变
- 禁忌证
  - 急性胃肠道穿孔
  - 完全性小肠梗阻
  - 不能自主吞咽、神志不清
- 优点
  - 病人易接受
  - 操作简单易行
  - 能了解小肠功能和钡剂通过时间
- 缺点
  - 检查时间长
  - 管腔不能完全扩张

- 钡剂被胃内容物稀释

小肠插管钡剂灌肠造影检查（enteroclysis）

- 插入胶管达小肠，注入 18% ~ 20%（重量 / 体积，W/V）稀钡，透视下见钡剂充盈小肠
- 适应证
  - 小肠炎症性病变
  - 小肠肿瘤性病变
  - 小肠先天性病变
- 禁忌证
  - 上消化道严重变形不能插管者
  - 上消化道活动性出血者
  - 急性胃肠道穿孔
- 优点
  - 小肠可以充分扩张，易于发现细小病变
  - 透视检查时间短，减少患者辐射量
  - 对较多的小肠疾病均有较高的阳性和阴性预测值
- 缺点
  - 医生花费在插管上的时间长
  - 插管时患者比较痛苦
  - 不能反映小肠功能情况

【CT、MR 小肠造影检查】

CT 小肠造影检查（CT enterography）

- 通过口服大剂量对比剂充盈小肠腔，然后再进行 CT 平扫和增强扫描，可以观察小肠腔内外、肠壁和相邻组织器官的解剖、病理情况
  - 对比剂
    - 高密度：2% ~ 3% 的泛影葡胺
    - 水样密度：2.5% 的等渗甘露醇，多排 CT 增强扫描建议使用此对比剂
    - 低密度：脂肪乳
  - 检查方法
    - 检查前禁食 3 ~ 4 小时
    - 检查前 1 小时起口服对比剂，300 ~ 400ml/15min，总量 1500 ~ 2000ml
    - 平扫 + 静脉注射对比剂 1.5ml/kg 体重，速率 3ml/s，延时时间 60 秒
    - 范围从膈顶 ~ 耻骨联合下方
    - 多排螺旋 CT 层厚 0.5 ~ 3mm，单排螺旋 CT 层厚 5mm
- 适应证
  - 小肠肿瘤
  - 小肠炎症
  - 了解小肠外病理情况
- 禁忌证
  - 碘过敏患者
- 优点
  - 急腹症的检查
  - 更准确地观察管腔外病变（如脓肿、窦道、大肿瘤、肠系膜血管疾病）
- 缺点
  - 发现小肠溃疡不如口服钡剂小肠造影检查
  - 发现小肠腔内和小肠壁的小肿瘤不如口服钡剂小肠造影检查
  - 检查小肠腔轻度狭窄和粘连不如口服钡剂小肠造影检查
  - 不能反映小肠功能情况

MR 小肠造影检查（MR enterography）

- 通过口服大剂量对比剂充盈小肠腔，然后再进行 MR 平扫和增强扫描，可以观察小肠腔内外、肠壁和相邻组织器官的解剖、病理情况
  - 对比剂
    - T1WI 高信号：稀释的钆剂；超顺磁性氧化铁
    - T1WI 低信号：甘露醇；硫酸钡溶液
  - 检查方法
    - 检查前禁食 3 ~ 4 小时
    - 检查前 1 小时起，每隔 15 分钟口服对比剂 300 ~ 400ml
    - 使用消化道低张药物
    - T1WI 的梯度回波和 T2WI 的 SSFSE 序列扫描，可冠状扫描或压脂扫描
- 适应证
  - 小肠肿瘤
  - 小肠炎症，尤其适用于小肠炎症性肠病变治疗后的多次追踪复查
  - 了解小肠外病理情况
- 禁忌证
  - 带心脏起搏器或人工耳蜗等 MR 检查禁忌证者
- 优点
  - 无电离辐射
  - 可观察管腔外病变（如脓肿、窦道、大肿瘤、肠系膜血管疾病）
- 缺点
  - 出现肠蠕动和肠内气体影响图像质量较 CT

检查明显

- 对病变钙化显示不如 CT 检查敏感
- 不能反映小肠功能情况

三、鉴别诊断基本要点

- 小肠黏膜均匀增厚，与肠腔垂直，平行排列，厚度超过 3mm
  - 广泛性
    - 水肿，如门脉高压性
    - 感染，如贾第鞭毛虫病
    - 嗜酸性胃肠炎
  - 局限性
    - 出血，如外伤、使用抗凝药物
    - 缺血
    - 血管炎
    - 放射性肠炎
- 小肠黏膜小结节样改变
  - Whipple 病
  - 分枝杆菌感染
  - 无 β- 脂蛋白血症
  - 组织胞浆菌病
  - 淋巴管扩张症
  - 巨球蛋白血症
- 小肠黏膜不规则弥漫性增厚
  - 淋巴管扩张症
  - 淋巴管阻塞
  - 淀粉样变
  - 肥大细胞病
  - 淋巴瘤
- 回肠末端黏膜增厚、管腔狭窄
  - 克罗恩病
  - 结核
  - 淋巴瘤
  - 盲肠癌
- 小肠“动脉瘤”样扩张
  - 淋巴瘤
  - 转移瘤（尤其是黑色素瘤）
  - 医源性（侧侧吻合）
- 非肿瘤性梗阻性病变
  - 先天性
    - 闭锁或狭窄
    - 中肠旋转不良
    - 索带压迫
    - 疝（腹内疝和腹外疝）
  - 炎症性或后天性病变
    - 粘连
    - 狭窄
    - 疝（腹内疝和腹外疝）
    - 肠套叠（也可以是肿瘤引起）
    - 炎症性纤维性息肉
  - 管腔内病变
    - 胆石
    - 浓厚胎粪（胰腺纤维囊性病）
    - 粪石
    - 蠕虫、寄生虫
    - 内翻的梅克尔憩室
  - 外伤或血管性病变
    - 血肿
    - 血管炎
    - 缺血
- 肿瘤或肿瘤样病变
  - 良性肿瘤
    - 间质性肿瘤（间质瘤“GIST”、平滑肌瘤、脂肪瘤、纤维瘤等）
    - 腺瘤
    - 血管瘤
    - 神经源性肿瘤（神经纤维瘤或神经鞘瘤）
    - 错构瘤病（息肉病）
  - 恶性肿瘤
    - 恶性间质性肿瘤
    - 腺癌（空肠较远端小肠多见）
    - 类癌（回肠较近端小肠多见）
    - 淋巴瘤
    - 转移瘤
    - Kaposi 肉瘤
  - 小肠息肉病
    - Peutz-Jeghers 综合征（黑斑 - 息肉病）（遗传性；累及胃、小肠、结肠；错构瘤病；皮肤黏膜色素沉着）
    - Cowden 综合征（多发性错构瘤综合征）（遗传性；累及小肠、结肠；面部多发乳头状瘤）
    - Cronkhite-Canada 综合征（息肉病 - 色素沉着 - 秃发 - 甲萎缩综合征）（非遗传性；炎症性；外胚层多发病变）

- Gardner 综合征（遗传性；腺瘤性息肉病；结肠较小肠多见）
- 多发"靶征"、"牛眼"征
- 腹腔内或腹壁等软组织肿瘤
- 转移性肿瘤（尤其是黑色素瘤）
- 淋巴瘤
- Kaposi 肉瘤

重点推荐文献

[1] Federle M P. Jeffrey R B. Desser T S. et al. Diagnostic Imaging: Abdomen. Canada. Amirsys Inc，2004:1-4-2–1-4-8.

[2] 章士正 . 小肠影像诊断学 . 北京：人民军医出版社，2006：1–52.

[3] Boudiaf M. Jaff A. Soyer P. et al. Small-Bowel Diseases: Prospective Evaluation of Multi–Detector Row Helical CT Enteroclysis in 107 Consecutive Patients.Radiology，2004，233:338–344.

典型病例

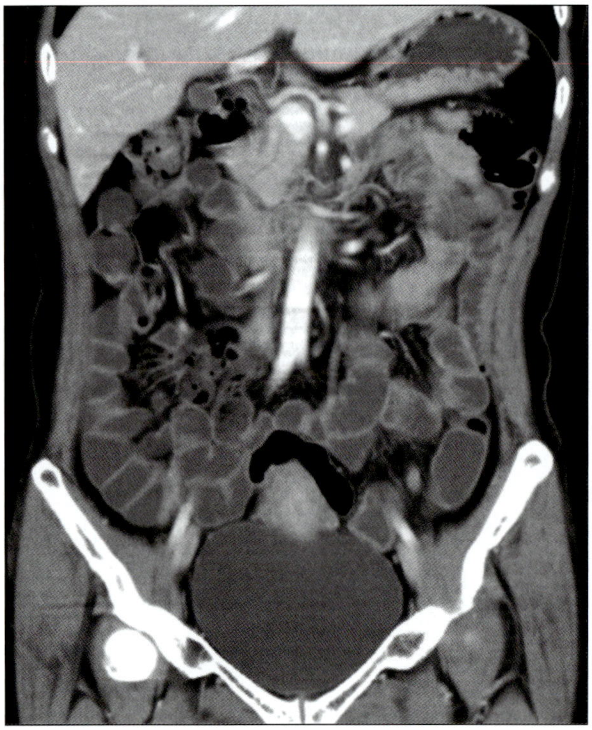

图 4–1–1 小肠 CT 造影检查

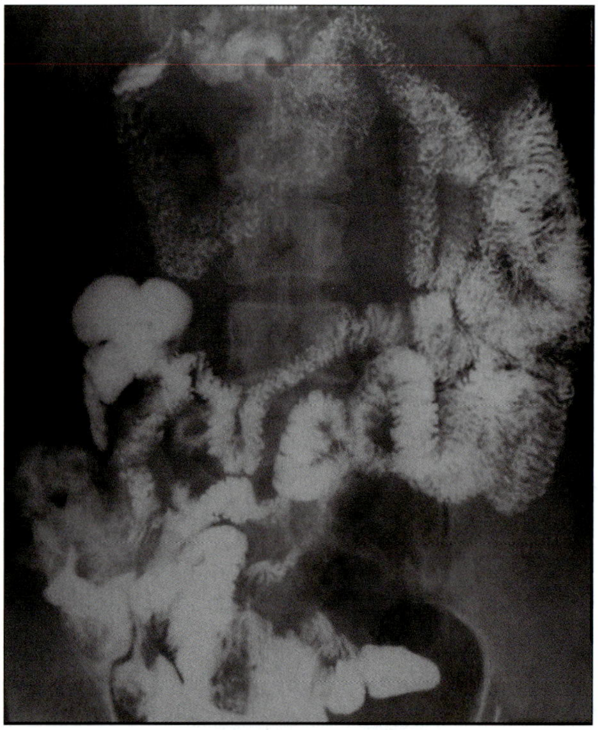

图 4–1–2 小肠钡餐造影检查

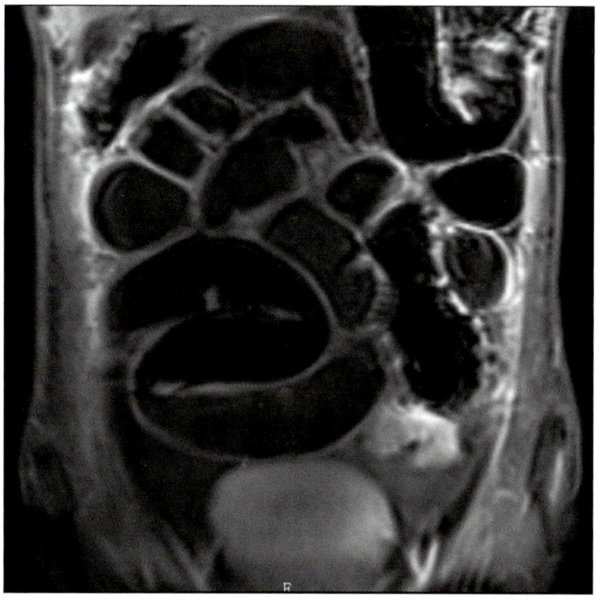

图 4-1-3 小肠 MR 造影检查

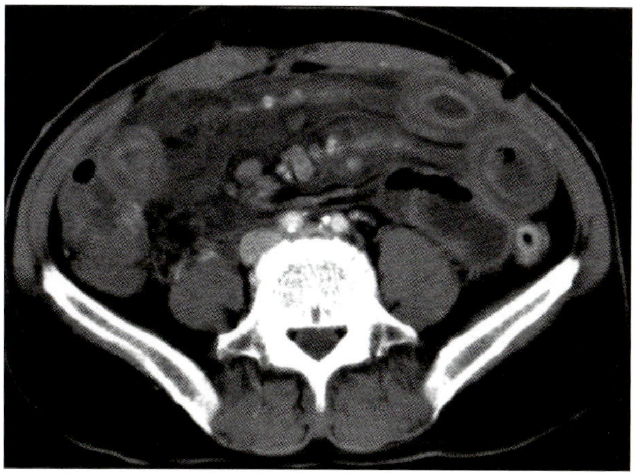

图 4-1-4 肠系膜上静脉血栓栓塞

小肠黏膜广泛增厚，肠系膜上静脉血栓所致

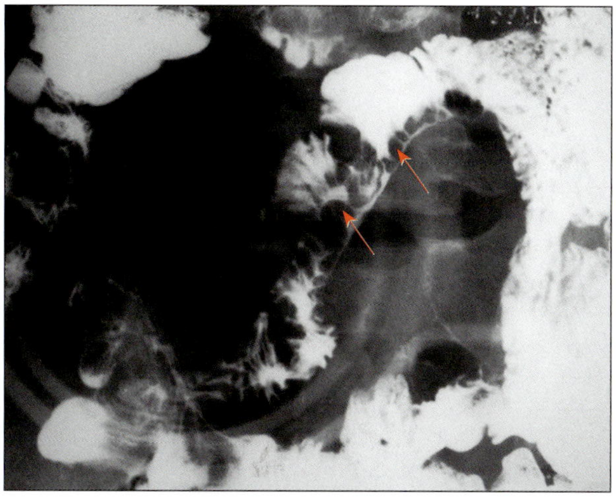

图 4-1-5 克罗恩病

小肠黏膜小结节样改变，克罗恩病"卵石"征（箭头）

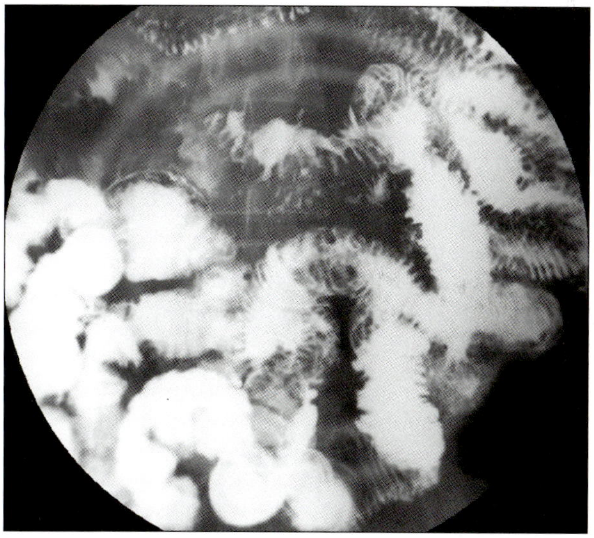

图 4-1-6 小肠黏膜不规则弥漫性增厚，淋巴管扩张症

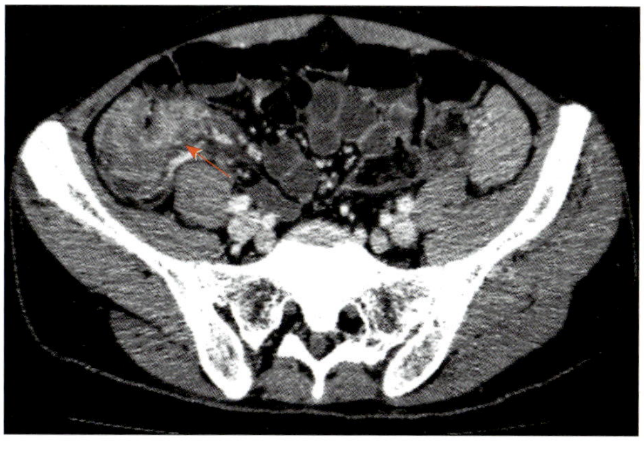

图 4-1-7 回肠末端黏膜增厚、管腔狭窄（箭头）

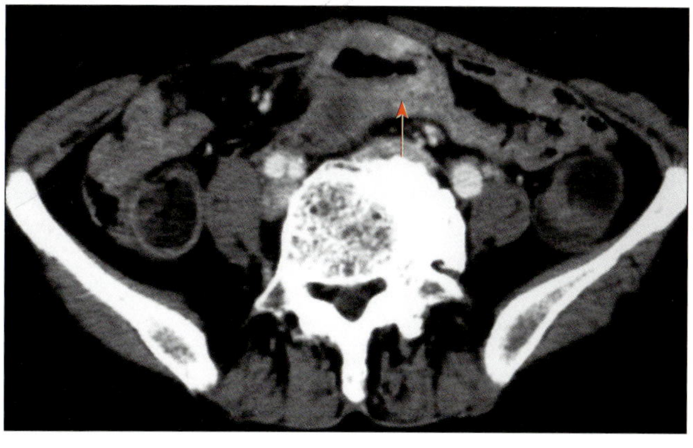

图 4-1-8 小肠淋巴瘤"动脉瘤"样扩张

肠壁增厚，肠管扩张（箭头）

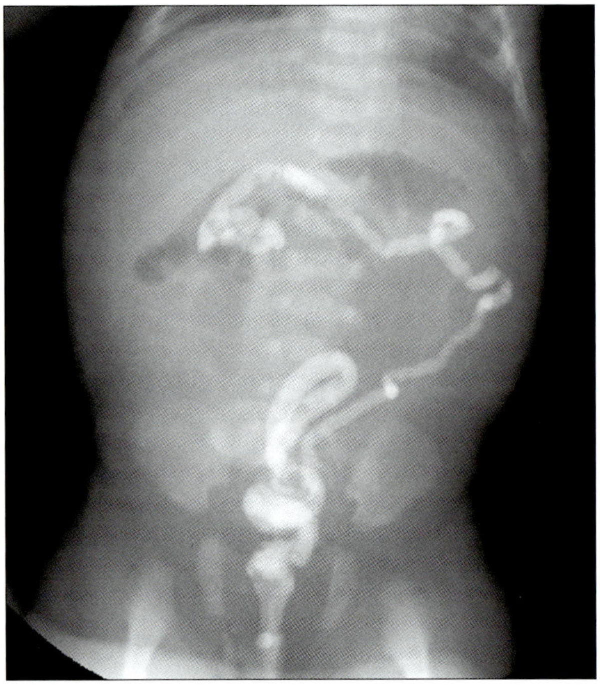

图 4-1-9 非肿瘤性梗阻性病变
患儿出生 4 天，呕吐 3 次。手术证实小肠先天性狭窄，结肠发育不良，纤细

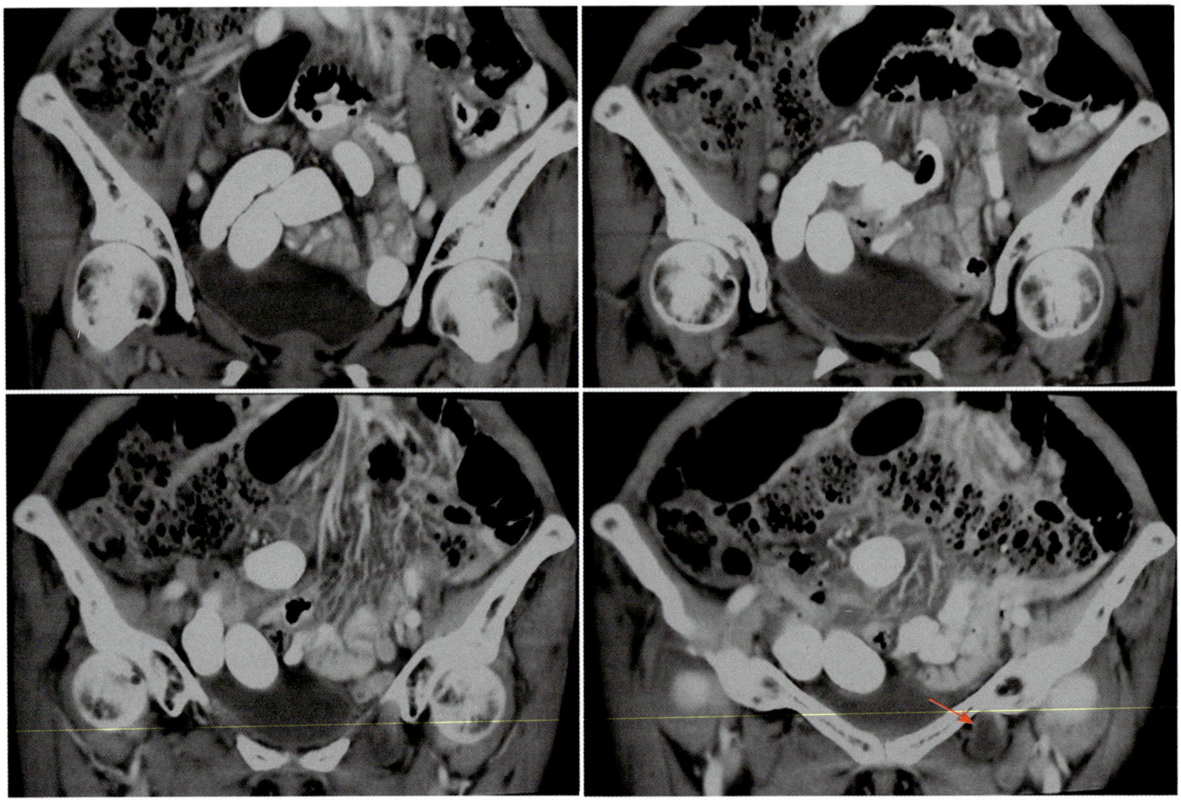

图 4-1-10 非肿瘤性梗阻性病变，闭孔疝（箭头）

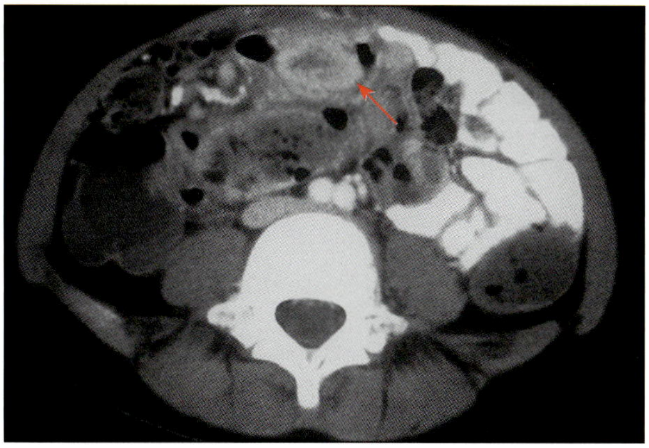

图 4-1-11 非肿瘤性梗阻性病变
美克尔憩室内翻（箭头）所致

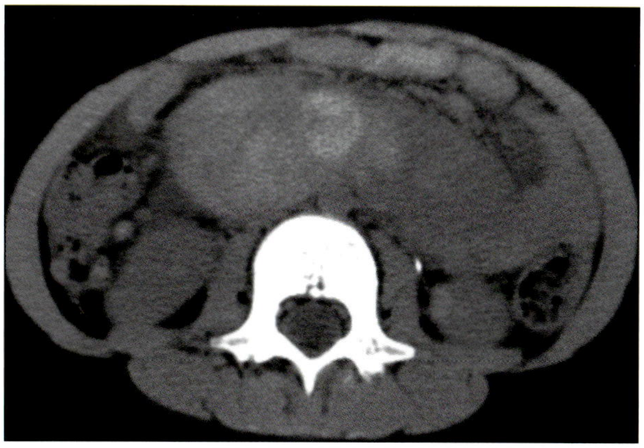

图 4-1-12 非肿瘤性梗阻性病变
外伤后空肠壁黏膜下出血

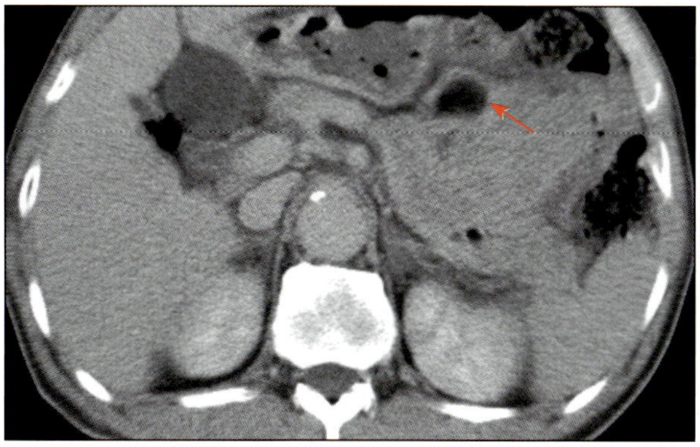

图 4-1-13 肿瘤或肿瘤样病变
良性脂肪瘤（箭头），密度与皮下脂肪一致

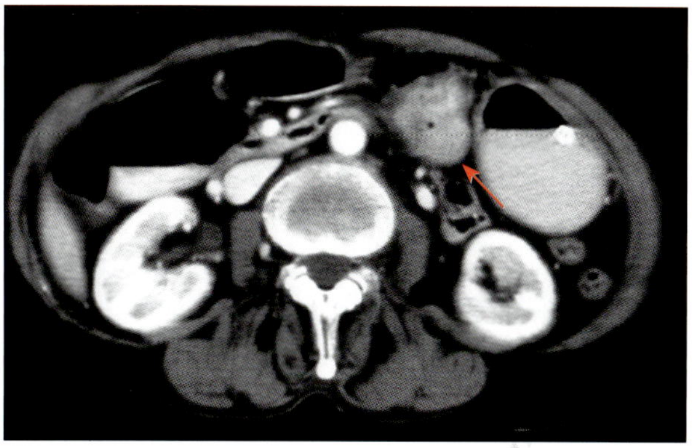

图 4-1-14 肿瘤或肿瘤样病变
腺癌（箭头），管壁增厚，管腔狭窄

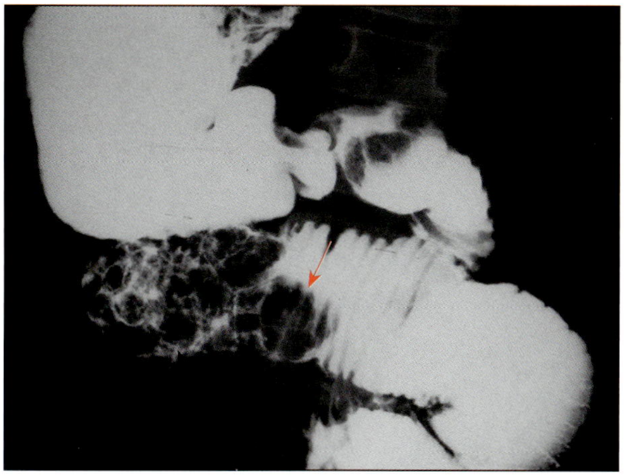

图 4-1-15 Peutz-Jeghers 综合征
小肠内大量大小不一的充盈缺损（箭头）

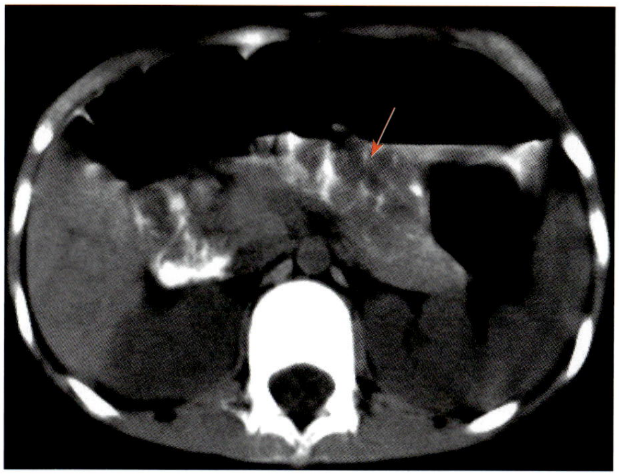

图 4-1-16 Peutz-Jeghere 综合征
与图 4-1-15 同一病例，CT 平扫，见小肠内大量大小不一的息肉（箭头）

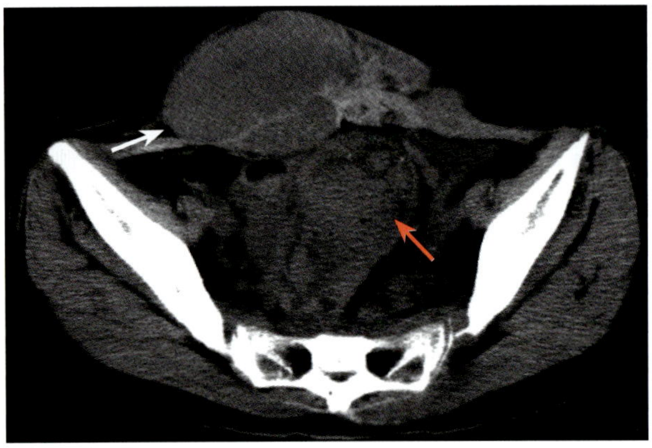

图 4-1-17 Gardner 综合征
结肠腺瘤性息肉恶变（箭头），腹壁韧带样纤维瘤（箭头）

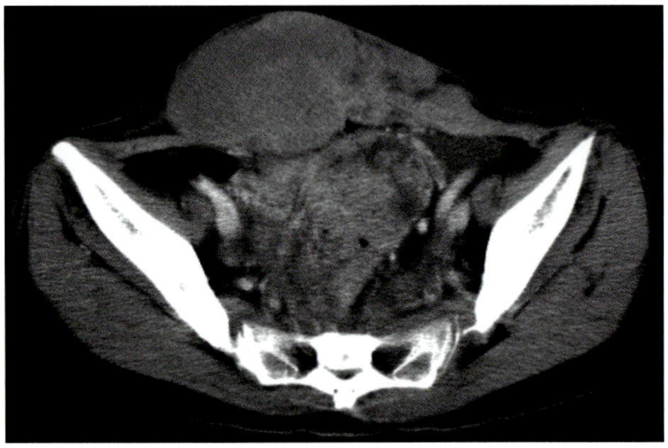

图 4-1-18 Gardner 综合征
与图 4-1-17 同一病例，增强扫描，病变强化

第 2 节 小肠先天异常

一、肠旋转不良

【概念与概述】

- 肠旋转不良（malrotation of intestine）是继发于胚胎发育过程中，中肠（十二指肠 3、4 部至横结肠近侧 2/3）旋转和固定障碍
- 肠系膜根部附着处变短，容易导致小肠扭转

【病理与病因】

一般特征

- 一般发病机理
  - 胚胎学
    - 孕期第 6 ~ 8 周：中肠生理性脐疝，并以肠系膜动脉为支点，中肠肠管逆时针旋转 90°
    - 第 10 周开始：中肠返回腹腔内，再完成逆时针 180° 旋转
    - 第 20 周：盲肠下降及小肠的固定，盲肠达到相当于髂嵴水平
    - 十二指肠空肠袢和盲肠结肠袢先后分别固定于第 2 腰椎左侧和右骶髂关节处，呈扇形
- 流行病学
  - 发病率约 1/6000 新生儿
- 相关异常
  - 脐膨出、腹裂、膈疝
  - 无脾或多脾综合征、十二指肠狭窄或闭锁、环形胰腺、先天性巨结肠
  - 十二指肠前门静脉症、下腔静脉异常

【临床表现】

表现

- 最常见的症状和体征
  - 急腹症、腹胀
  - 慢性呕吐、胆汁性呕吐、生长发育差

疾病人群分布

- 年龄：40%、50% 和 75% 的患儿分别在出生 1 周、1 个月和 1 年内诊断；25% 在 1 年后诊断
- 性别：男女比例为 2 ∶ 1

自然病程和预后

- 并发症：肠梗阻、肠扭转、十二指肠旁索带
- 预后：及时治疗预后好

治疗

- Ladd 肠扭转矫正术：肠扭转复位、肠系膜索带分离、右侧小肠和左侧结肠换位术

【影像表现】

概述

- 最佳诊断依据
  - 小肠在右侧腹部，结肠在左侧腹部
  - 十二指肠空肠连接部异常
  - 钡剂灌注或全消化道钡餐检查发现盲肠位置异常
  - 肠扭转：十二指肠螺旋状或“Z”形，不过中线的左侧
- 其他征象
  肠旋转不良的分类

■ 肠不旋转：中肠回缩至腹腔，不旋转
■ 部分旋转不良：十二指肠空肠袢没有完成最后的 90° 旋转
■ 逆向旋转：盲肠袢先旋转，十二指肠空肠袢旋转 90° 后就不再逆时针旋转

X 线表现
- X 线摄片
  - 可以表现正常
  - “双泡”征：增大的胃泡和十二指肠球部，其余的小肠有少量气体
  - 腹部无气体；腹胀、小肠壁增厚
- 胃肠透视
  - 肠不旋转：小肠在右侧；结肠在左侧
  - 部分旋转不良：盲肠位于幽门下
  - 逆向旋转：十二指肠在肠系膜上动脉（SMA）的前方，SMA 在横结肠的前方
  - 十二指肠迂回在脊柱的右侧
  - 十二指肠和空肠在脊柱的右侧
  - 十二指肠和空肠走向呈 Z 形
  - 十二指肠和空肠连接部低位，而且位于中线处或是左侧椎弓根的内侧，或仅过右侧椎弓根
  - 钡剂突然中断或呈螺旋状

CT 表现
- 肠系膜上静脉位于肠系膜上动脉的左侧
- 胰头沟突发育不良或不发育

超声表现
- 肠系膜上静脉位于肠系膜上动脉的左侧

推荐影像学检查
- 最好的影像学方法：钡剂透视检查

【鉴别诊断】

消化道位置异常
- 例如，腹腔肿块压迫移位
- 非肠旋转不良的十二指肠空肠曲扭曲

肠扭转
- “漩涡”样表现：小肠袢和相邻肠系膜脂肪向扭转点集中
- “漩涡”征：肠系膜上静脉围绕肠系膜上动脉旋转

内疝
- 例如，十二指肠旁疝

重点推荐文献

[1] Feng S T. Chan T. Sun C H. et al. Multiphasic MDCT in small bowel volvulus. European Journal of Radiology, 2010, 76: e13–e18.

[2] Pickhardt P J. Bhalla S. Intestinal malrotation in adolescents and adults:spectrum of clinical and imaging features. AJR 2002, 179:1429-1435.

诊断与鉴别诊断要点

- 所有小肠梗阻的患者都要想到此病可能
- 影像表现特征：肠系膜上动脉和肠系膜上静脉左右位置颠倒；十二指肠和空肠在脊柱的右侧；盲肠位置异常

典型病例

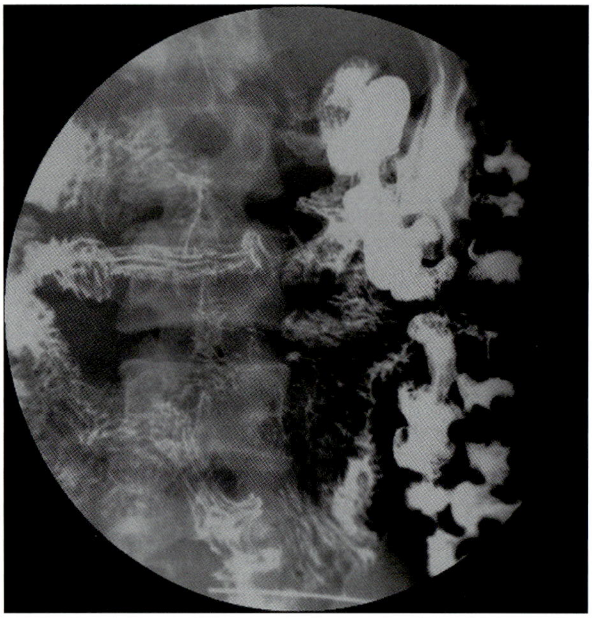

图 4-2-1 肠旋转不良
钡餐检查示，小肠在右侧腹部，结肠在左侧腹部

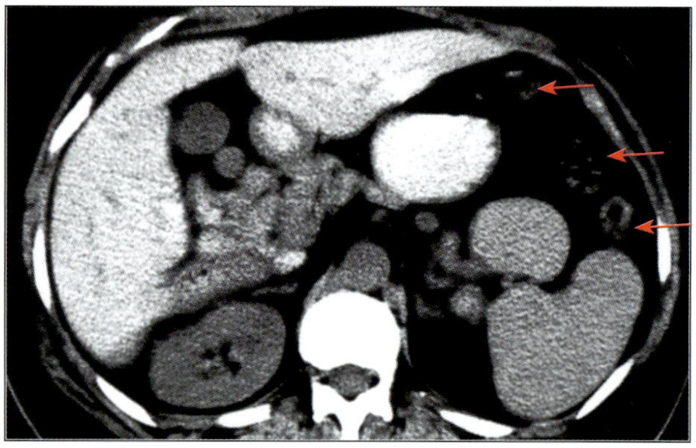

图 4-2-2 肠旋转不良
CT 检查示，小肠在右侧腹部，结肠（箭头）在左侧腹部

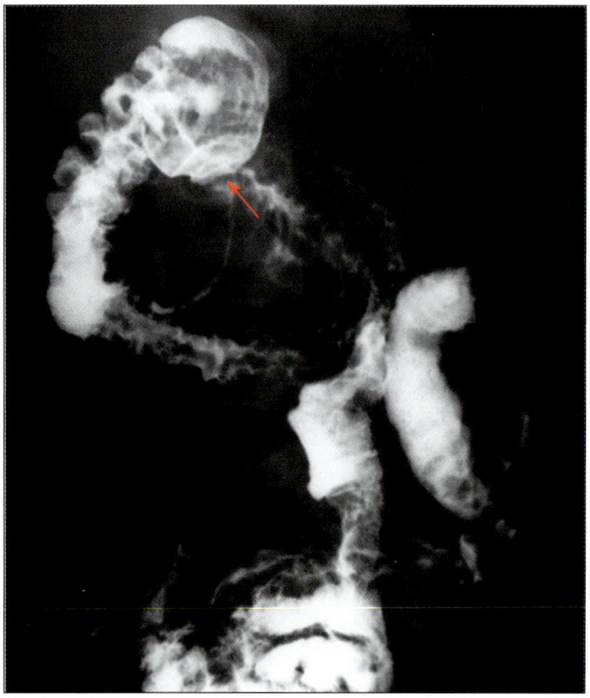

图 4-2-3 肠旋转不良
盲肠、阑尾（箭头）位于幽门下

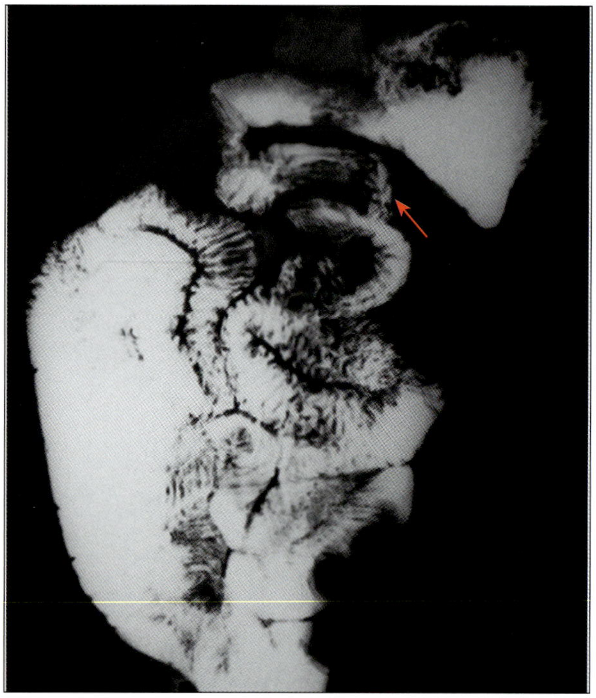

图 4-2-4 肠旋转不良并肠扭转
十二指肠螺旋状或“Z”形（箭头），不过中线的左侧

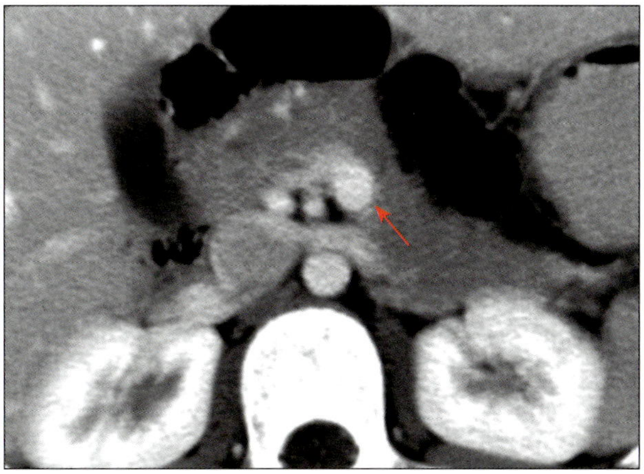

图 4-2-5 肠旋转不良
肠系膜上静脉（箭头）位于肠系膜上动脉的左侧

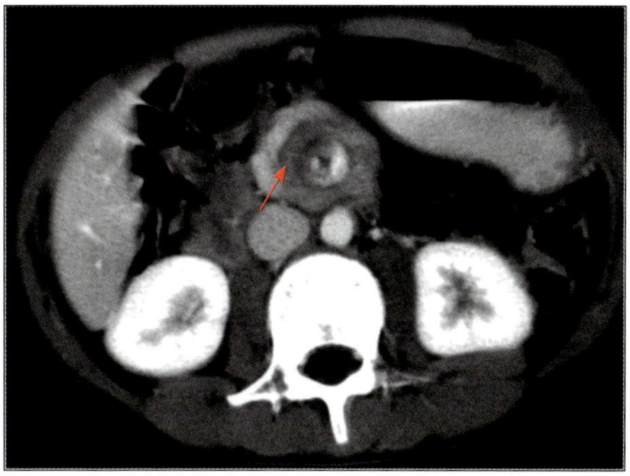

图 4-2-6 肠旋转不良并肠扭转，"漩涡"征：
肠系膜上静脉围绕肠系膜上动脉（箭头）旋转位于肠系膜上动脉的左侧

二、美克尔憩室

【概念与概述】

- 先天性脐肠管或卵黄管的持续存在，导致回肠外突
- 美克尔憩室（Mechel diverticulum，MD）

【病理与病因】

一般特征

- 一般发病机理
  - 胚胎学 - 解剖学
    - 脐肠管或卵黄管连接卵黄囊和原始中肠，正常于胚胎第 5 周消失
- 病因学
  - 胎儿早期：原始中肠通过卵黄管与卵黄囊相通，卵黄管不全退化导致异常
  - MD（更常见）；纤维索、瘘管、囊肿（较少见）
- 流行病学
  - 发病率：0.3% ~ 3%

大体病理和手术所见

- 位于距回盲瓣近端 50 ~ 60cm 处，肠系膜对侧缘的孤立性憩室，长 5 ~ 6cm
- 有些病例可见肠石

显微镜下特征

- 由胃肠道各层组织组成（真性憩室）
- 也许可以见到异位胃黏膜或胰腺组织

【临床表现】

表现

- 最常见的症状和体征
  - 一生中只有 4.2% 的患者可能出现症状
    - 右下腹痛
    - 常在 2 岁前出现症状，60% 在 10 岁前就诊
  - 儿童：2 岁前出现消化道出血
  - 成人：出现憩室炎、肿块或肠梗阻

疾病人群分布

- 年龄：任何年龄
- 性别：男女比例为 3∶1
- 男性更常见出血或其他并发症
- 人群发病率为 2%

自然病程和预后

- 并发症：发生率 4%
  - 胃肠道出血：憩室炎、穿孔、脓肿
  - 肠道结石、罕见恶变
  - 肠套叠或肠扭转引起肠梗阻
  - 憩室突出成腹股沟疝
    - Littre 疝（憩室疝）
  - MD 翻转：肠套叠→肠梗阻
  - 巨大 MD：梗阻比出血更常见
- 预后：术后预后好

治疗

- 无症状者：无需治疗
- 有症状者：手术切除

【影像表现】

概述

- 最佳诊断依据：回肠系膜对侧缘，远侧盲端的囊或外突肠腔
- 部位

- 距回盲部 50 ~ 60cm 处
  - 右下腹到中腹部，位置可变
- 大小：4 ~ 10cm 长
- 形态学：回肠的管状突起
- 其他表现
  - 胃肠道最常见的先天性异常
  - 真性憩室（有胃肠道各层组织）
  - 起自远段回肠的肠系膜对侧缘，有独立的血液供应
  - 由回肠远端卵黄管不完全退化消失导致
  - 常位于距回盲瓣 50 ~ 60cm 处
  - 50% 的 MD 含有异位胃黏膜
    - 也可含有胰腺组织、十二指肠或结肠黏膜
  - 并发出血的病例，90% 含有胃黏膜
  - 可有代表卵黄管退化后的纤维带连接憩室尖端与脐部
  - 成人患者两大并发症：憩室炎（20%）；肠梗阻（40%）

X 线表现

- X 线摄片
  - 前后位腹平片
    - 右下腹见圆形气体影，少数有孤立的或多发的高密度钙化影（肠结石）
- 小肠插管透视
  - 最好的检查方法，小肠腔最大程度地扩张
  - 在回肠系膜对侧缘广基或窄基的盲袋样囊
  - 广基憩室
    - 在憩室起始部见特征性的三角形连接部黏膜皱襞
  - 窄基憩室
    - 根据憩室的盲端显示和起源于肠系膜对侧缘来诊断
  - 最初憩室较小，充盈后憩室腔增大
  - 翻转的MD
    - 见于 20% 的患者
    - 孤立、长形、边缘光滑、与回肠远段长轴平行、常呈杵状的肠内肿块
    - 可导致肠套叠
- 气钡灌肠双重造影
  - 钡剂反流至回肠，可偶然发现 MD
- 常规小肠钡餐检查
  - 很难发现憩室

CT 表现

- 右下腹肠管样密度的盲袋样突起，与阑尾炎相似
- 偶然可以发现憩室腔内钙化密度的肠内结石
- 憩室和小肠相通
- CT 显示憩室活动性出血优于血管造影
- 美克尔憩室炎
  - 盲袋样突起并腔内积液、积气或颗粒状内容物
  - 发炎时：口服对比剂不进入憩室内
  - 管壁增厚：憩室壁和邻近肠管壁
  - 肠系膜脂肪炎性渗出和积液，少数有结节
  - 少数伴不全性或完全性小肠梗阻
  - 增强扫描示肠壁强化

超声表现

- 实时超声
  - 右下腹低回声肿块少数伴强回声钙化（非特征性）
  - 翻转性MD：回声增强区域的中央靶样肿块

血管造影表现

- 常规
  - 远端回肠动脉超选择性插管造影
  - 活动性出血：右下腹对比剂一过性漏出
  - 确诊依据：卵黄管动脉（肠系膜上动脉的异常末支）

核医学表现

- ^{99m}Tc 硫胶体（隔 5 ~ 10 分钟连续显像 1 小时）
  - 诊断出血性憩室最常用的检查方法
  - 敏感性 > 85%；特异性 > 95%；准确性 > 85% ~ 88%
  - 阳性扫描见右下腹同位素浓聚
  - 闪烁扫描正常或不确定的患者，可用胃泌素刺激MD胃黏膜摄取核素
  - 假阳性结果：胃黏膜异位、阑尾炎、炎症性肠病
  - 假阴性结果：无或很少异位胃黏膜

推荐影像学检查

- 小肠插管造影透视辅以加压检查
- 有症状（腹痛、压痛）的成人行 CT 检查
- 出血患者（儿童）行 ^{99m}Tc 闪烁扫描
- 活动性出血患者行血管造影检查

【鉴别诊断】

阑尾炎

- CT 为最佳影像检查方法
  - 扩张的管状阑尾内见阑尾石（通常钙化）
- 扩张强化的阑尾周围炎症（脂肪密度增高）
- 盲肠或回肠末端管壁增厚
- 右下腹淋巴结增大
- 阑尾穿孔病例
  - 常见右下腹或盆腔积液
  - 脓肿、小肠梗阻
- 超声所见
  - 高回声的阑尾结石伴声影
  - 大于 6mm 的不可压缩的盲管样结构
  - 右下腹积液或脓肿
- 临床表现和影像学检查与 MD 相似
- 通常手术才能做出鉴别诊断

克罗恩病

- 症状
  - 回肠末段炎、节段性肠炎、回结肠炎
- 慢性、复发性、节段性、肉芽肿性炎症性肠病
- 部位：从口腔到肛门的任何消化道
  - 最常见部分：回肠末段
- 特征性表现
  - 跳跃性病灶：节段性或不连续性
  - 透壁性炎症、非干酪样肉芽肿
  - 黏膜卵石征、裂隙样溃疡、瘘管、窦道
- 病变限于回肠末段伴右下腹痛及黑便时，临床上无法与美克尔憩室炎鉴别
- 诊断：肠镜下行黏膜活检

肠系膜淋巴结炎

- 右下腹痛的其他常见原因
  - 主要发生于儿童和青少年
- 病理学：肠系膜淋巴结的良性炎症
- 影像学表现
  - 肠系膜和右下腹增大、聚簇的淋巴结
  - 可出现回肠管壁增厚
- 通常 2 天内自愈

盲肠憩室炎

- 穿孔并盲肠周围局部炎症或脓肿
  - 盲肠憩室的最常见并发症
- 部位：右下腹
- 影像学表现
  - 肠壁增厚、脂肪密度增高、游离液体或气体
  - 充气、对比剂、粪便的肠腔突起
  - 急性：增厚的结肠壁强化
  - 盲肠周围改变：脓肿、窦道或瘘管
  - 有或没有肠系膜静脉、门静脉内气体或血栓
  - 有或没有肝脓肿
- 临床表现
  - 右下腹痛、压痛、发热
  - 常见于中老年人群
- 临床和影像学表现可以类似有并发症的 MD

诊断与鉴别诊断要点

- 除外右下腹其他炎症性疾病后要考虑 MD
- 小肠插管透视检查，在回肠系膜对侧缘广基或窄基的盲袋样囊状突起
- 美克尔憩室：CT 表现肠壁增厚、周围肠系膜脂肪密度增高、积液或肠结石

重点推荐文献

[1] Murakami R. Sugizaki K. Kobayashi Y. et al. Strangulation of small bowel due to Meckel diverticulum: CT findings. Clinical imaging，1999，23：181-183.

[2] Bennett G L. Birnbaum B A. Balthazar E J. CT of Meckel's diverticulitis in 11 patients. AJR，2004，182：625-629.

[3] Seitun S. Vito L D. Rossi U G. et al. Perforated Meckel's diverticulitis on the mesenteric side: MDCT findings. Abdominal imaging，2012，37：288-291.

[4] Elsayes K M. Menias C O. Harvin H J. et al. Imaging Manifestations of Meckel's Diverticulum. AJR 2007，189:181-188.

典型病例

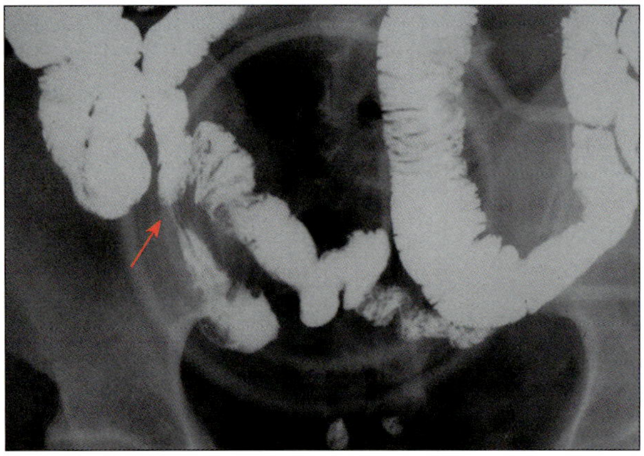

图 4-2-7 美克尔憩室
呈“T”型盲端突起（箭头）

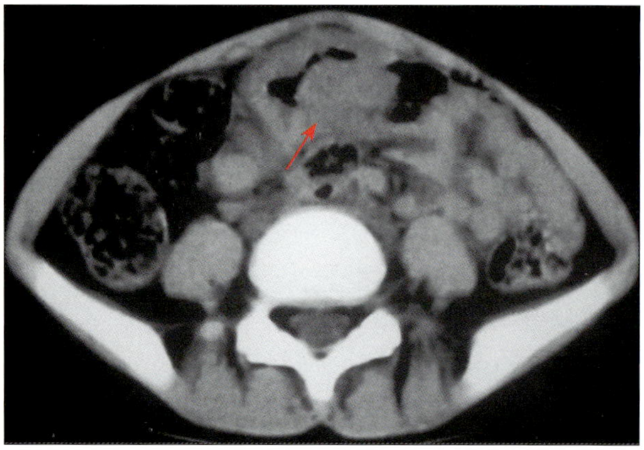

图 4-2-8 美克尔憩室内翻并肠套叠
肠腔内见软组织肿块（箭头），邻近肠管壁增厚

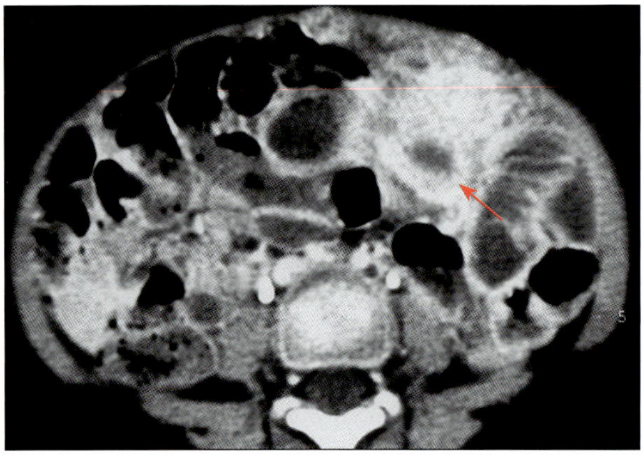

图 4-2-9 美克尔憩室炎
CT 扫描憩室周围增厚、强化（箭头）

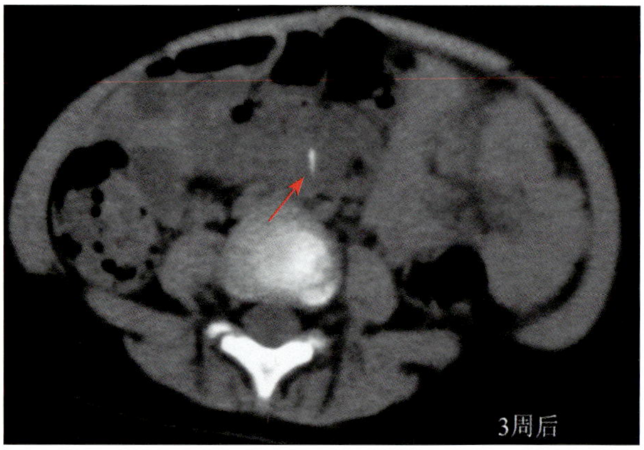

图 4-2-10 美克尔憩室炎
与图 4-2-9 同一病例，治疗 3 周后炎症消失，但见小钙化点（箭头）

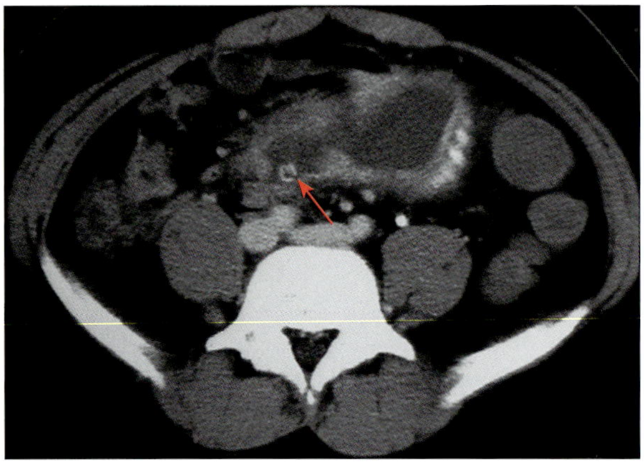

图 4-2-11 阑尾炎
CT 扫描阑尾周围脓肿，可见阑尾粪石（箭头）

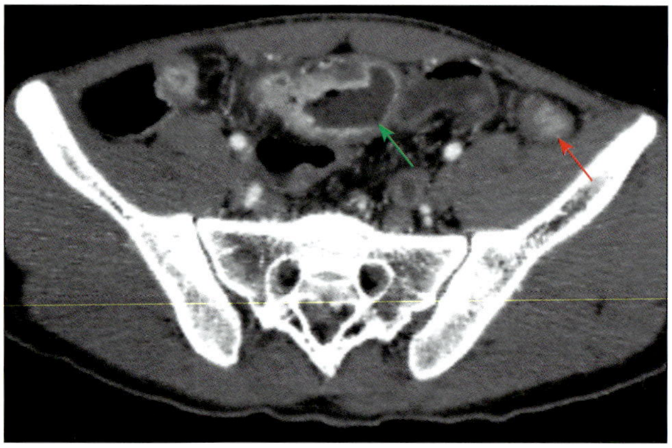

图 4-2-12 小肠克罗恩病
CT 增强扫描小肠黏膜增厚，多段性（箭头）

三、小肠重复畸形

【概念与概述】

- 小肠重复畸形（duplication of the small intestine），近小肠系膜类圆形或管状结构的空腔器官
- 三个特点
  - 外层是发育良好的平滑肌
  - 内衬上皮有消化道上皮的某些成分
  - 黏附或曾经黏附于消化道的一部分
- 属于肠系膜和大网膜囊肿的一部分，包括淋巴管畸形、肠囊肿、非胰源性假囊肿、神经原肠囊肿和间皮囊肿
- 这些病变在病理上可以区分，影像学表现通常重叠
- 分泌消化道物质（如胃酸、胰酶、黏液）的重复畸形容易破裂和出血
- 神经原肠囊肿常与椎体和脊髓内异常有关
- 同义词：小肠囊肿、肠囊肿、肠囊瘤、肠源性囊肿、前肠畸形、背侧小肠囊肿、中肠或后肠重复畸形、消化道重复畸形

【病理与病因】

一般特征

- 一般发病机理
  - 发病机理尚不清楚
- 病因学
  - 有几个假说
    - 脊索原肠分离障碍说：胚胎发育期，内、外胚层不正常粘连
    - 憩室样外袋说：胚胎期的憩室样外袋残留
    - 原肠腔化障碍说：原肠腔化期发生障碍
    - 原肠缺血坏死说：原肠发生缺血性坏死，后残留肠段自获血供发育
- 流行病学
  - 发病率：0.025% ～ 1.0%
- 其他相关异常：神经原肠囊肿并椎体异常，如脊柱裂、半椎、蝴蝶椎

大体病理和手术所见

- 小肠重复畸形可与主肠管相通或分离
- 可发生于小肠任何部位，但以回肠与盲肠最多

显微镜下特征

- 与主肠管有相同的组织结构，如黏膜、平滑肌及浆膜
- 50% ～ 60% 含胃黏膜或胰腺组织

【临床表现】

表现

- 最常见的症状和体征
  - 疼痛、腹部包块或梗阻症状
  - 回肠重复畸形常表现为小肠梗阻、肠套叠
- 其他症状和体征
  - 罕见急性穿孔、溃疡和出血
  - 重复囊肿肿块压迫至肠缺血
  - 产前超声可以发现小肠重复畸形

疾病人群分布

- 年龄：先天性病变，通常儿童期诊断，最常在 2 岁前，30% 见于成人
- 性别：男女比例为 1.2 ∶ 1

自然病程和预后

- 并发症
  - 术前可以并发急性穿孔、溃疡和出血
  - 可并发：肠套叠、肠梗阻、肠扭转、腹膜炎
  - 邻近胰腺者可以引起急或慢性胰腺炎
  - 极少数报道无手术切除的肠囊肿可恶变
- 预后：预后好

治疗

- 手术切除
- 需要仔细查找管状重复畸形是否多部位与主肠管相通
- 建议对累及胰腺的重复囊肿作部分胰腺切除

【影像表现】

概述

- 最佳诊断依据：囊性病灶，囊壁清楚，邻近消化道
- 超声见肠壁特征：高回声的黏膜、低回声的肌层和高回声的浆膜
- 部位：小肠重复畸形占消化道重复畸形的 60%
- 形态学：梭形、卵圆形或哑铃形；壁清楚，有强化；偶见囊壁钙化
- 管状小肠重复畸形
  - 可以多点与主肠管相通
  - 可以较短，也可以很长（有报道长达 85cm）
  - 可以跨膈上及膈下

X 线表现

- X 线摄片
  - 前后位腹平片
    - 肠管受压移位、不全性肠梗阻

- 脊柱平片
  - 椎体异常
- 胃肠透视
  - 肠管弧形受压、双管腔或钡剂分流

CT 表现
- 增强 CT
  - 卵圆形或圆形囊性病灶，壁较厚，有强化
  - 可见液 - 液（出血）平征

MR 表现
- 多方向观察，更有利于评价神经原肠囊肿的脊髓内范围

超声表现
- 实时超声
  - 3 层特征性结构：高回声的黏膜、低回声的肌层和高回声的浆膜
  - 并发炎症、溃疡或穿孔可以影响肠壁特征的观察
  - 囊性的病变最常见于下腹部
  - 每次检查位置可稍有变化
  - 通常囊内回声不均
  - 囊壁钙化
  - 可见部分重复囊肿壁蠕动

推荐影像学检查
- 最佳影像检查方法
  - 腹部病变最好用超声
  - 并发胸部病变时可用 CT 或 MR 检查

【鉴别诊断】

肠系膜囊肿
- 表现为肠系膜边缘部、囊性、多分隔

卵巢囊肿或畸胎瘤
- 位置与最常见的回肠重复畸形类似

囊性淋巴管瘤
- 囊性、多分隔，影像学难于与肠重复畸形鉴别

胎粪性假囊肿
- 无肠重复畸形特有的厚外层壁

脐尿管囊肿
- 无肠壁特征，与膀胱顶相连

子宫阴道积水
- 仔细寻找起源器官以明确诊断

诊断与鉴别诊断要点

- 儿童疼痛、腹部包块或梗阻症状要考虑小肠重复畸形
- 最佳诊断依据：囊性病灶，囊壁清楚，邻近消化道
- 超声见肠壁特征：高回声的黏膜、低回声的肌层和高回声的浆膜

重点推荐文献

[1] Berrocal T. Lamas M. Gutiérrez J. et al. Congenital Anomalies of the Small Intestine，Colon，and Rectum. RadioGraphics，1999，19:1219-1236.

[2] Donnelly L F. Jones B V. O’Hara S M. et al. Diagnostic Imaging: Pediatrics. Canada. Amirsys Inc，2005:4-158，4-160.

典型病例

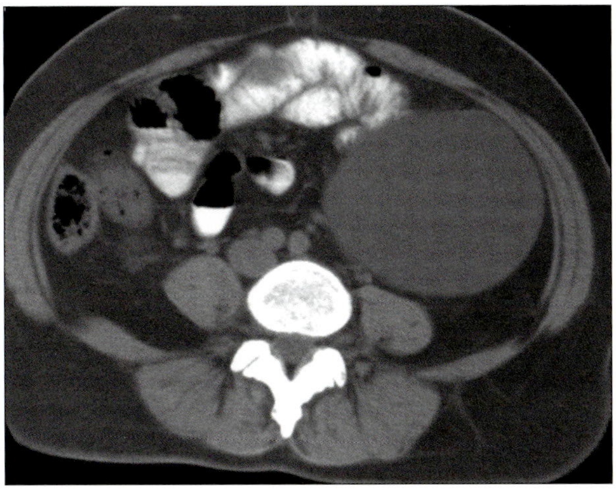

图 4-2-13 肠重复畸形
CT 平扫，肠重复囊肿壁薄，无分隔

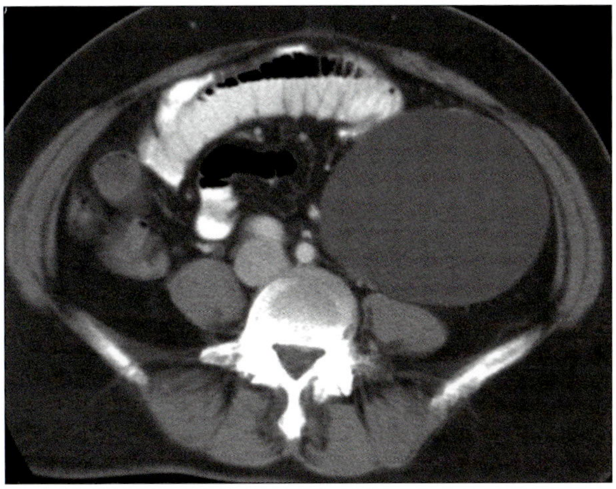

图 4-2-14 肠重复畸形
与图 4-2-13 同一病例，CT 增强，无强化

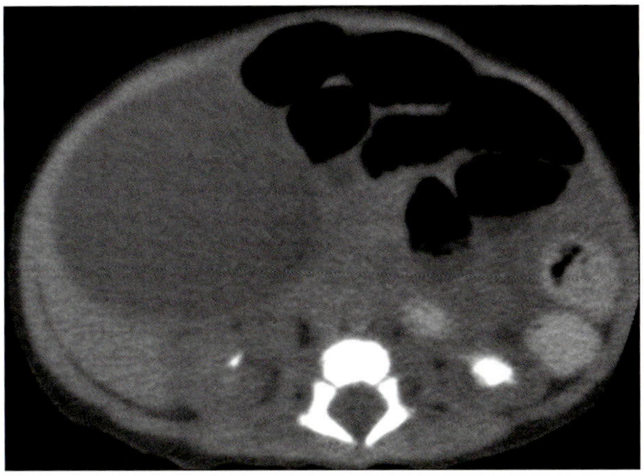

图 4-2-15 肠重复畸形
CT 平扫，肠重复囊肿壁薄，无分隔

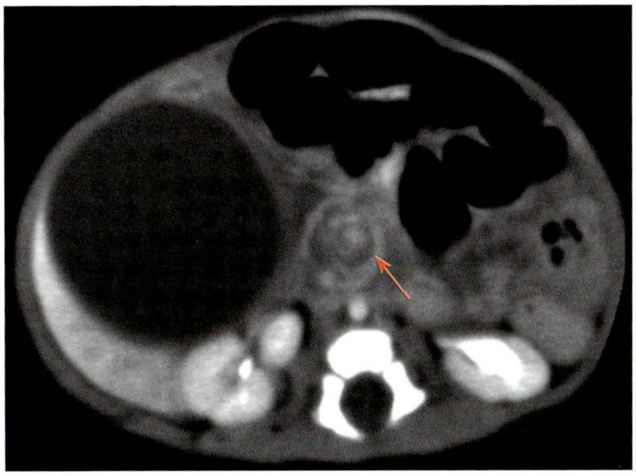

图 4-2-16 肠重复畸形
与图 4-2-15 同一病例，CT 增强扫描，无壁强化和分隔。肠系膜血管受推移呈漩涡状扭转（箭头）

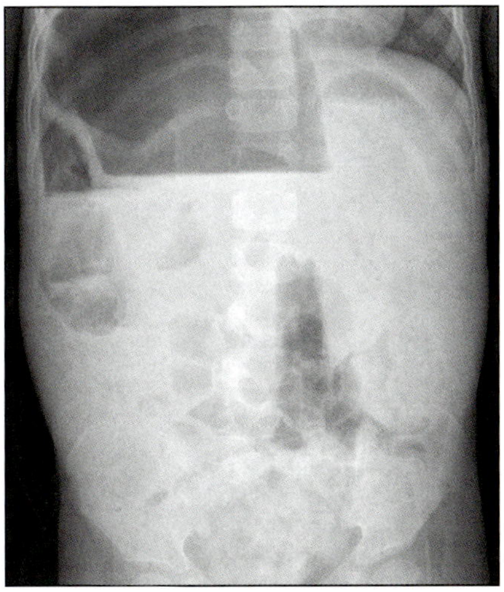

图 4-2-17 肠重复畸形
腹部平片，右膈下见巨大气液平面

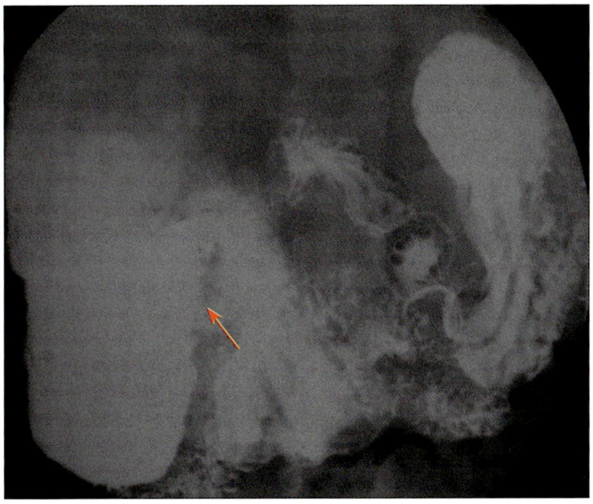

图 4-2-18 肠重复畸形
与图 4-2-17 同一病例。上消化道钡餐造影检查，右膈下扩张的巨大肠管内见充盈对比剂（箭头）

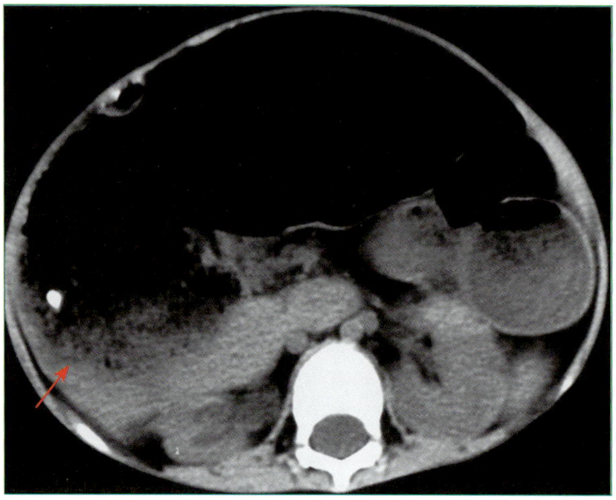

图 4-2-19 肠重复畸形
与图 4-2-17 同一病例 CT 平扫，右膈下扩张的肠管内见大量肠内容物（箭头）。手术证实为重复扩张的小肠

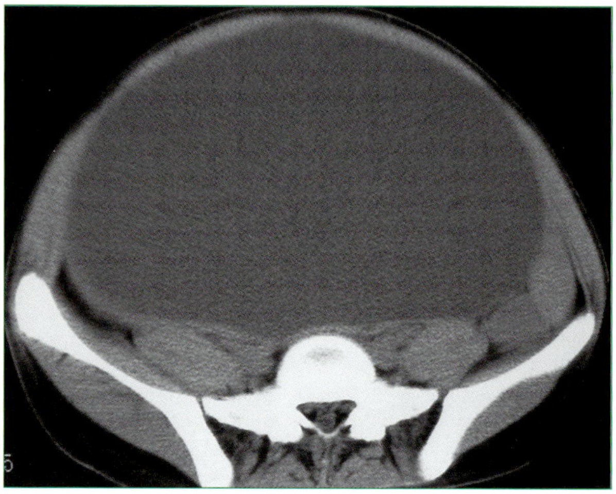

图 4-2-20 卵巢囊肿
女性，主要位于盆腔

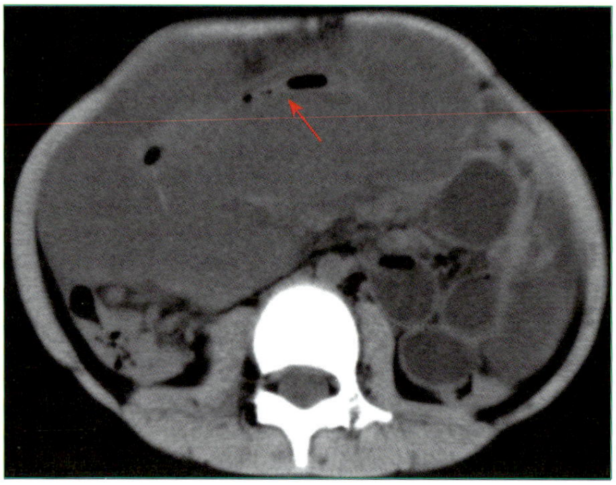

图 4-2-21 囊性淋巴管瘤
分隔，包绕肠管（箭头）

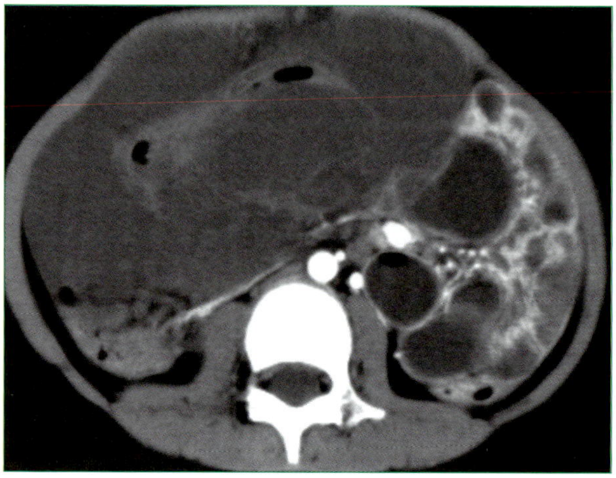

图 4-2-22 囊性淋巴管瘤
与图 4-2-21 同一病例，增强扫描，见肠管受压向左移位

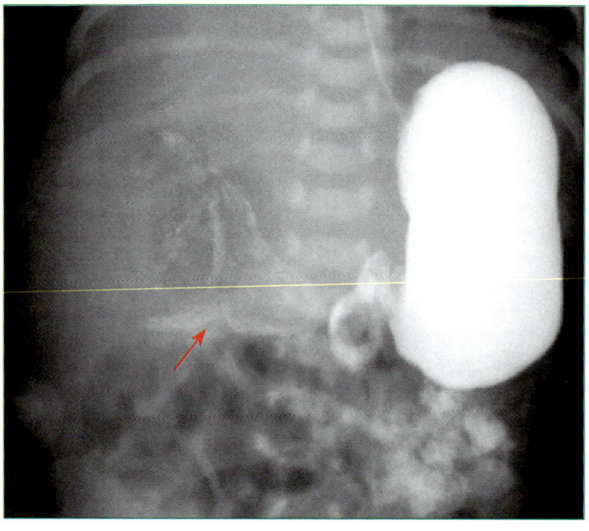

图 4-2-23 胎粪性腹膜炎
经胃管碘水造影。右中上腹见肿块，并见片状钙化影（箭头）

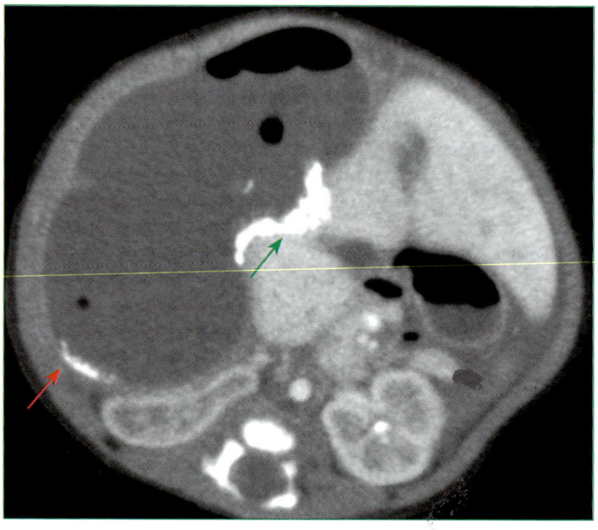

图 4-2-24 胎粪性腹膜炎
与图 4-2-23 同一病例，CT 扫描见右中腹局限性积液，壁见钙化（箭头）

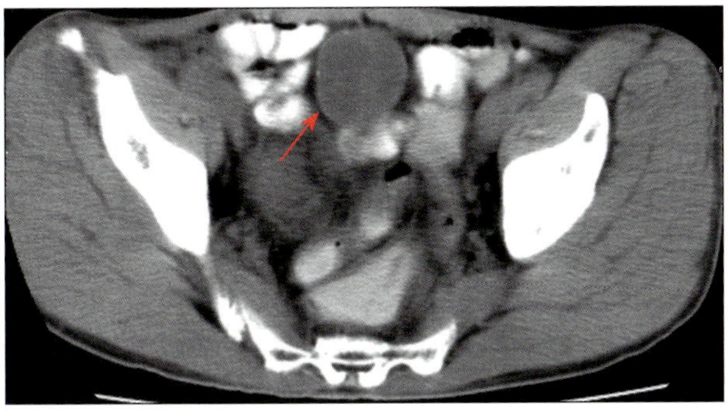

图 4-2-25 脐尿管囊肿

盆腔前腹部下正中见囊性病灶（箭头）

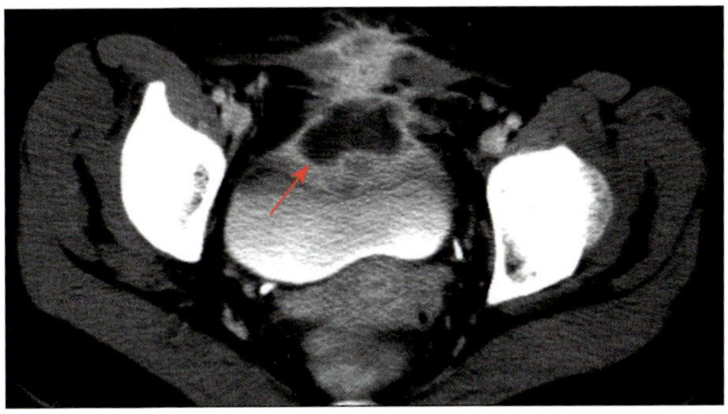

图 4-2-26 脐尿管囊肿合并感染

盆腔前腹部下正中见囊性病灶，壁厚，壁强化明显（箭头）

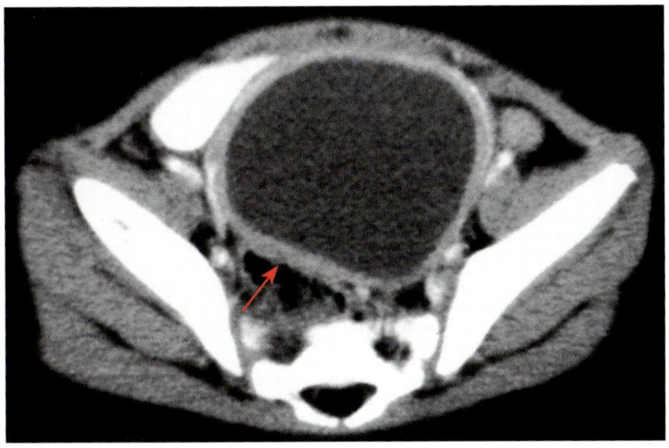

图 4-2-27 阴道闭锁并积液

盆腔见单房囊性病灶、壁厚（箭头）

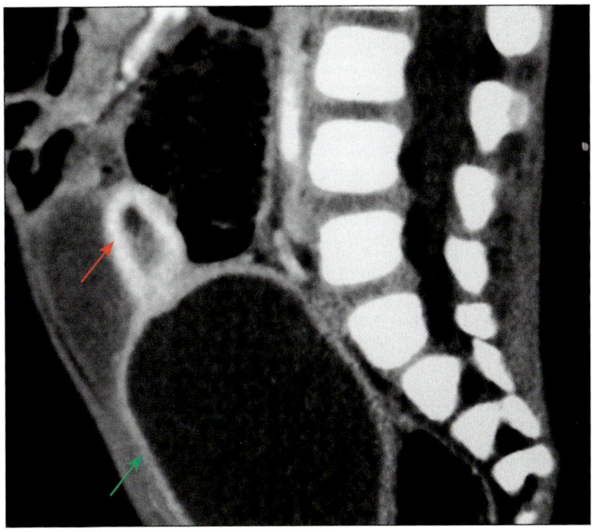

图 4-2-28 阴道闭锁并积液

与图 4-2-27 同一病例，矢状重组图，见阴道积液（绿箭头），上方是子宫积液（红箭头）

第 3 节 小肠感染

一、小肠结核

【概念】

- 小肠结核（tuberculosis，TB）：小肠感染结核杆菌

【病理与病因】

一般特征

- 一般发病机理
  - 大多为继发性结核，肺结核是肠结核的感染源
- 流行病学
  - 好发于青壮年
  - 女性略多于男性

大体病理和手术所见

- 80% ~ 90% 发生在回肠远段和回盲部，空肠少见
- 溃疡型：线状或星状溃疡，与肠管长轴垂直，横行或环形分布
- 增殖型：结核性肉芽肿、纤维组织增生，大量结节或肿块
- 溃疡型与增殖型常同时存在

显微镜下特征

- 早期侵犯肠壁集合淋巴结和孤立淋巴滤泡，同时引起淋巴管炎、肠炎

- 结核性肉芽肿：中央为干酪样坏死，周围上皮细胞、朗汉斯细胞组成
- 肠系膜淋巴结有结核肉芽肿、钙化

【临床表现】

表现

- 最常见的症状和体征
  - 腹痛、腹泻、腹泻便秘交替
  - 右下腹压痛，可有包块或肠梗阻
  - 其他系统的结核：如肺结核
  - 长期低热、盗汗乏力、体重下降

疾病人群分布

- 分布：我国是结核高发地区

自然病程和预后

- 抗结核药物治疗预后好

【影像表现】

概述

- 最佳诊断线索
  - 小肠钡餐检查见回盲部缩短、“跳跃”征、肠壁横行溃疡
  - CT 检查：回盲部肠壁增厚，干酪样坏死灶，淋巴结钙化或环形强化
- 好发部位：回肠末段和盲肠部

X 线表现

- X 线摄片
  - 腹部平片：斑点状钙化及肠梗阻，价值有限
- 钡餐透视检查
  - 回盲部溃疡：溃疡与肠管长轴垂直，呈肠管轮廓小点状、小刺状突起
  - 回盲部“跳跃”征：溃疡激惹回盲部痉挛，钡剂通过加快
  - 回盲部缩短变形：较大结节、瘢痕形成使肠管变形
  - 黏膜皱襞紊乱、息肉状，溃疡瘢痕致黏膜纠集甚至环形狭窄

CT 表现

- 增强 CT
  - 回盲部肠壁增厚、肠腔狭窄，早期肠壁水肿环形分层，增殖灶明显强化
  - 增厚的肠壁内见无强化的局灶性干酪样坏死灶
  - 增厚肠壁内斑点状钙化
  - 肠旁或腹膜后淋巴结肿大，环形强化、钙化
  - 肠周脂肪密度增厚、腹水、腹膜均匀增厚

超声表现

- 实时超声
  - 低回声的增厚肠管壁
  - 肠旁或腹膜后肿大淋巴结

推荐影像学检查

- 最佳影像检查方法
  - 小肠钡餐检查和增强 CT 检查

【鉴别诊断】

克罗恩病

- 小肠钡餐检查
  - 受累肠管黏膜和黏膜下水肿、淋巴滤泡增生，呈“卵石”征
  - 阿弗他溃疡或系膜缘与肠管长轴平行的纵行溃疡
  - 系膜对侧缘假性憩室
  - 可累及全消化道，节段性跳跃分布
  - 窦道、瘘管形成
- 增强 CT
  - 肠管壁增厚，分层
  - 黏膜强化
  - 肠周脂肪水肿，密度增高
  - 肠周血管充血“梳样征”
  - 窦道、瘘管或脓肿形成

淋巴瘤

- 钡餐表现形式多样：结节样、浸润性、息肉型和动脉瘤样扩张
- 增强 CT
  - 局部肠壁增厚，但肠腔扩张，无肠道梗阻
  - 增厚肠壁密度均匀、轻到中度强化
  - 腊肠样肿块
  - 肠系膜、腹膜后淋巴结肿大，密度均匀，轻到中度强化
  - 其他肠外受累病灶

溃疡性结肠炎

- 主要累及左半结肠
- 浅表溃疡、黏膜肉芽肿
- 早期肠壁增厚，黏膜下水肿，分层状
- 后期长段向心性狭窄，肠袋消失
- 肠管周围脂肪沉积

诊断与鉴别诊断要点

- 要与克罗恩、淋巴瘤、溃疡性结肠炎鉴别
- 最佳诊断依据：横行溃疡、“跳跃征”、回盲部缩短，局灶性无强化干酪样坏死，肠旁淋巴结环形强化、钙化

重点推荐文献

[1] Vanhoenacker F M. De Backer A I. Op de Beeck B. et al. Imaging of gastrointestinal and abdominal tuberculosis. Eur Radiol，2004，14:E103–E115.

[2] 章士正 . 小肠影像诊断学 . 北京：人民军医出版社，2006：83–91.

[3] Engin G. Acunas B. Acunas G. Et al. Imaging of extrapulmonary tuberculosis. Radiographics，2000，20:471–488.

[4] Burrill J. Williams C J. Bain G. et al. Tuberculosis: A Radiologic Review. Radiographics，2007，27:1255-1273.

典型病例

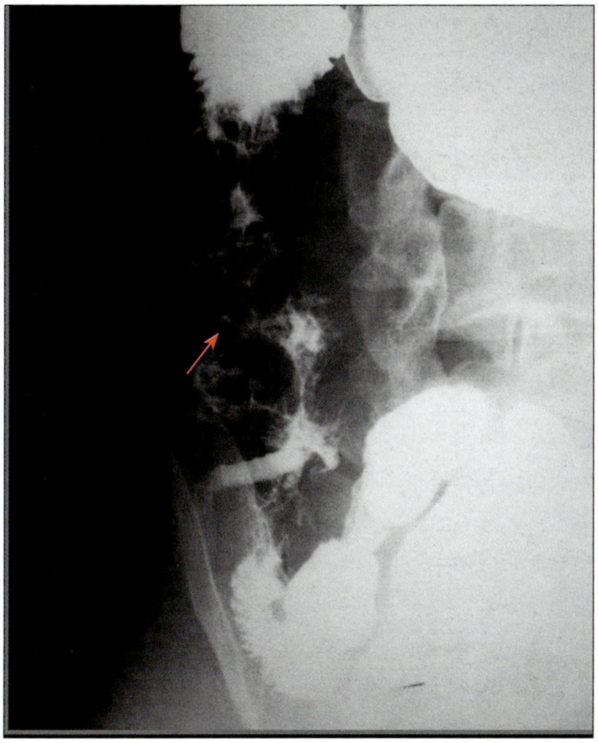

图 4–3–1　回盲部结核

回肠末段及盲肠钡剂充盈欠佳呈“跳跃”征，黏膜混乱，息肉样突起（箭头），尖角样溃疡

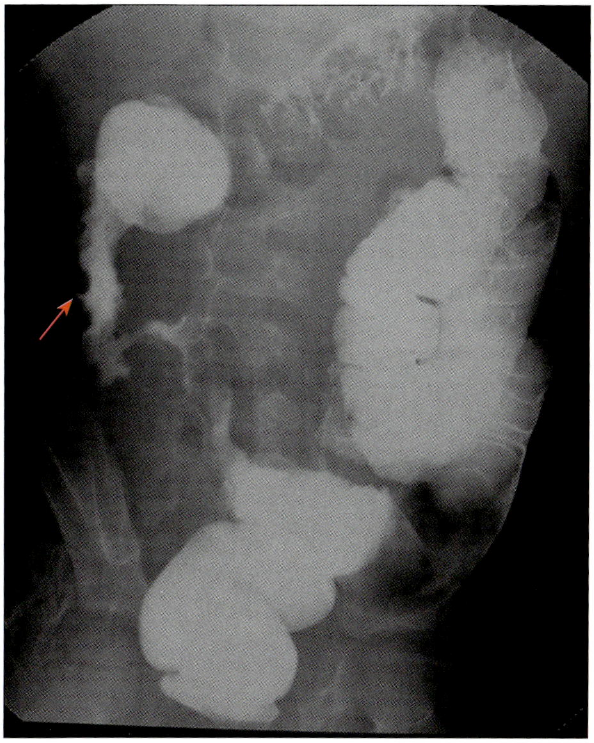

图 4–3–2　回盲部结核

回肠末段及盲肠缩短，尖角样溃疡突起（箭头）

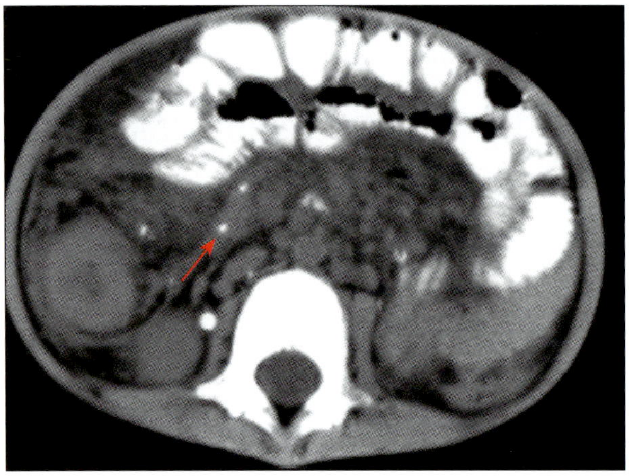

图 4-3-3 回盲部结核
CT 平扫，盲肠增厚，肠旁和腹膜后淋巴结钙化（箭头）

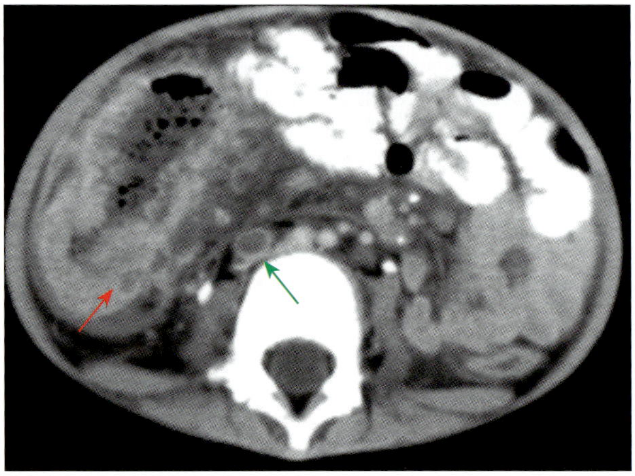

图 4-3-4 回盲部结核
与图 4-3-3 同一病例。CT 增强扫描，盲肠壁增厚，壁内见小的不强化干酪样坏死区（箭头），腹膜后淋巴结也呈环形强化（箭头）

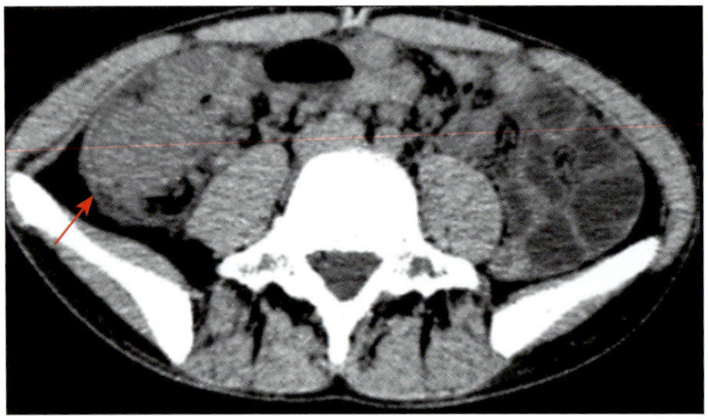

图 4-3-5 回盲部结核
CT 平扫，回肠末段及盲肠增厚（箭头）

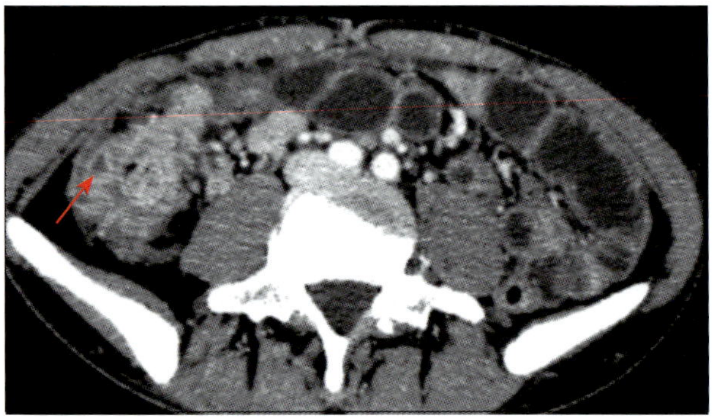

图 4-3-6 回盲部结核
与图 4-3-5 同一病例 CT 增强扫描，增厚的回肠末段及盲肠壁内见干酪样坏死的不强化小区（箭头）

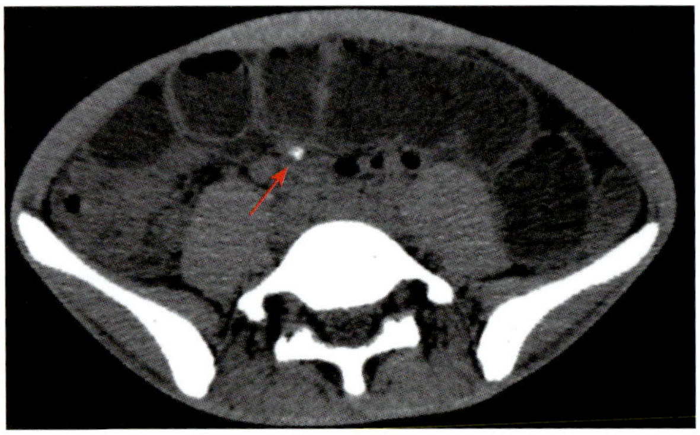

图 4-3-7 回盲部结核
CT 平扫，回肠末段及盲肠增厚，腹膜后淋巴结增大、钙化（箭头）

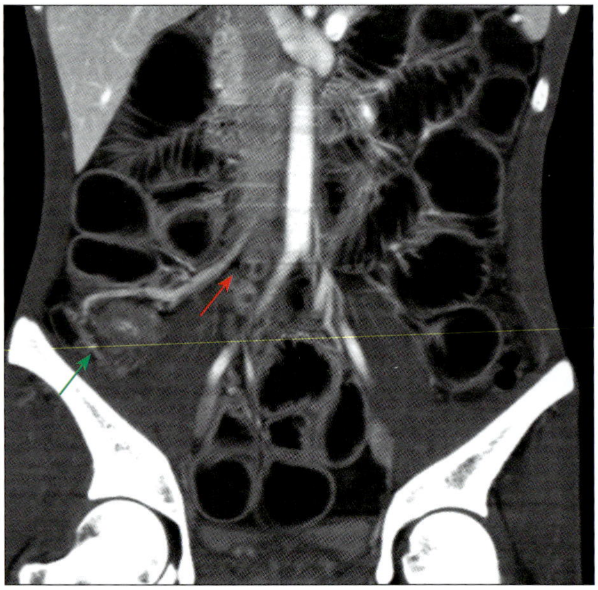

图 4-3-8 回盲部结核
与图 4-3-7 同一病例。CT 增强扫描冠状重组，回肠末段及盲肠增厚（绿箭头），腹膜后淋巴结增大、环形强化（红箭头）

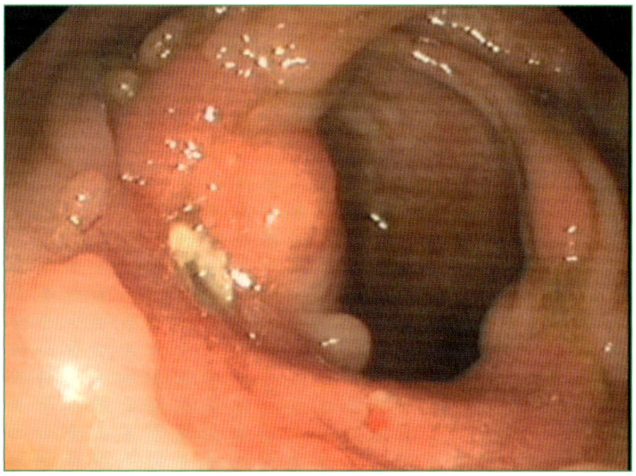

图 4-3-9 回盲部结核
与图 4-3-7 同一病例。内镜见回肠末段黏膜增厚，呈息肉状突起

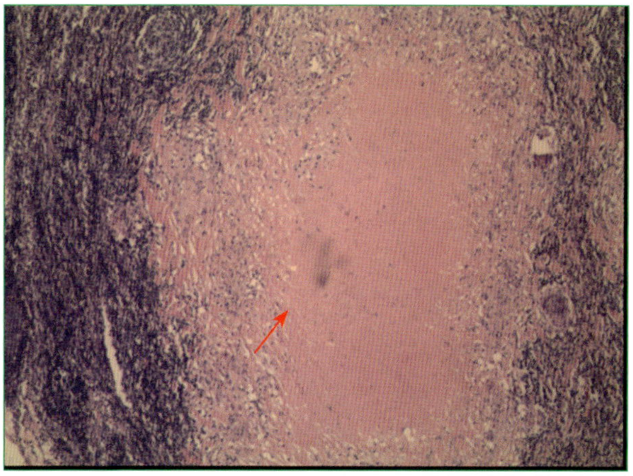

图 4-3-10 回盲部结核
与图 4-3-7 同一病例。手术切除腹膜后淋巴结，镜下见中心无结构的干酪样坏死区（箭头）

二、小肠蛔虫病与巨细胞病毒感染

【概念与概述】

- 病原体
  - 蛔虫病（ascariasis）：肠道感染蛔虫
  - 巨细胞病毒（cytomegalovirus，CMV）感染：CMV 感染免疫抑制患者胃肠道

【病理与病因】

一般特征

- 一般发病机理
  - 蛔虫病：小肠梗阻，胰胆管梗阻
  - CMV 感染
    - DNA 疱疹病毒
    - 引起血管炎导致胃肠道溃疡、缺血、出血和穿孔
- 流行病学
  - 世界人群的蛔虫感染率为 25%
  - HIV 感染和其他免疫抑制的患者易感 CMV

大体病理和手术所见

- 蛔虫病：蛔虫团导致小肠梗阻；阑尾炎、胰腺炎和胆管炎

显微镜下特征

- 蛔虫病：蛔虫附着的区域小肠黏膜破坏；阑尾、胰胆管炎症性改变
- CMV：肠细胞胞浆内包涵体、巨噬细胞、成纤维细胞和内皮细胞

【临床表现】

表现

- 最常见的症状和体征
  - 蛔虫病：腹痛、腹泻、小肠梗阻；阑尾炎、胰腺炎、生长发育迟缓
  - CMV：腹痛、恶心、腹泻、发热；消化道出血
- CMV 临床病史：HIV 或免疫抑制的患者

疾病人群分布

- 年龄：任何年龄
- 性别：男 = 女

自然病程和预后

- 蛔虫病：小肠梗阻，阑尾炎，胰腺炎
- 治疗
  - 蛔虫病：驱虫药治疗，甲苯咪唑、阿苯达唑、驱虫灵
  - CMV 早期对甲唑尼特治疗有效
  - CMV：用阿昔洛韦或丙氧鸟苷作抗病毒治疗

【影像表现】

概述

- 最佳诊断线索
  - 蛔虫病：小肠钡餐检查见线状充盈缺损
  - CMV：小肠或结肠钡剂检查见增厚皱襞和深在的溃疡
- 部位
  - 蛔虫病：小肠、结肠、胆总管或胰管
  - CMV：小肠、结肠、胃

X 线表现

- X 线摄片
  - 蛔虫病：回盲瓣盘绕蛔虫形成的软组织肿块，可以导致小肠梗阻
- 钡餐透视

- 蛔虫病：小肠内近 35cm 长的线样充盈缺损
- CMV
  - 小肠水肿增厚的皱襞
  - 小肠散在的溃疡形成，溃疡深，窦道
- 钡灌肠检查
  - CMV
    - 弥漫性溃疡
    - 早期类似溃疡性结肠炎
    - 阿弗他溃疡
    - 有特征性的回肠末段皱襞增厚和（或）溃疡
    - 后期表现为深在的溃疡

CT 表现

- 增强 CT
  - 蛔虫病：小肠梗阻
  - CMV
    - 结肠、胃、小肠壁增厚，尤其是回肠末段
    - 深在溃疡导致肠系膜条索状密度增高影

推荐影像学检查

- 最佳影像检查方法
  - 蛔虫用小肠钡餐检查
  - CMV 用小肠钡餐检查和增强 CT 检查

【鉴别诊断】

克罗恩病

- 阿弗他溃疡、小肠和结肠跳跃性病灶、肠系膜窦道、肠壁外纤维脂肪肿块

溃疡性结肠炎

- 浅表溃疡、黏膜肉芽肿、长段狭窄、累及直肠

结核

- 继发于肺部感染或吞入牛结核分枝杆菌
- 最常见的症状、体征是：慢性腹痛、体重减轻、发热、腹泻或腹部包块
- 侵犯回盲部，类似克罗恩病
- 腹膜炎引起腹水、腹膜和大网膜的增厚
- 肠系膜和门静脉周围淋巴结密度减低，环形强化
- 回肠远端肠旁淋巴结或腹膜后钙化
- 溃疡型结核 - 回盲部“跳跃征”，跳跃部分肠腔见溃疡形成、炎性息肉
- 增殖型结核 - 肠腔狭窄、缩短、变形

胃肠淋巴瘤

- 高级别大细胞或免疫母细胞型的非霍奇金淋巴瘤最常见
- Burditt 型常见于儿童
- 最常见症状：腹痛、体重减轻、发热、贫血
- 钡餐表现形式多样：结节样、浸润性、息肉型和动脉瘤样扩张
- 增强 CT：局部肠壁增厚，但无肠道梗阻；腊肠样肿块

诊断与鉴别诊断要点

- 要与克罗恩、溃疡性结炎、肠结核和淋巴瘤鉴别
- 最佳诊断依据：蛔虫病：线状充盈缺损；CMV：深在溃疡，局部小肠或结肠炎

重点推荐文献

[1] Rodriguez E J. Gama M A. Ornstein S M. et al. Ascariasis causing small bowel volvulus. Radiographics，2003，23: 1291-1293.

[2] Lawlor G. Moss A C. Cytomegalovirus in inflammatory bowel disease: Pathogen or innocent bystander? Inflamm Bowel Dis，2010，16:1620–1627.

[3] Federle M P. Jeffrey R B. Desser T S. et al. Diagnostic Imaging: Abdomen. Canada. Amirsys Inc，2004:1-4-12–1-4-13.

典型病例

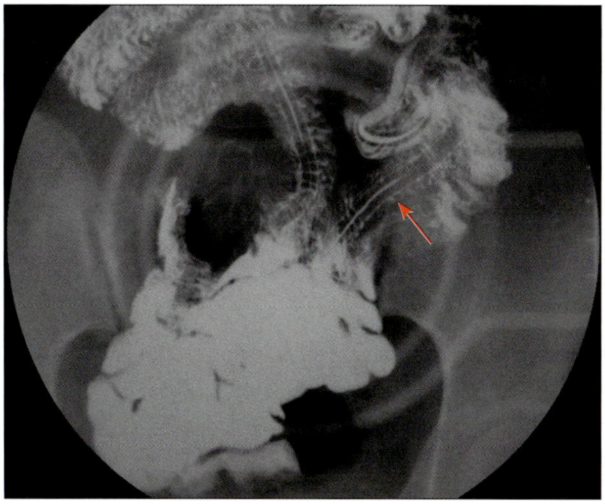

图 4-3-11 小肠蛔虫症
线样充盈缺损（箭头）

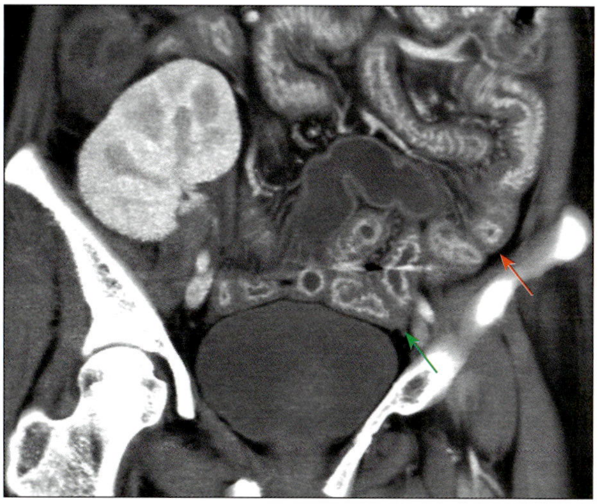

图 4-3-12 肾移植后消化道 CMV 感染
CT 增强扫描冠状重组。小肠壁增厚、黏膜强化明显（箭头）

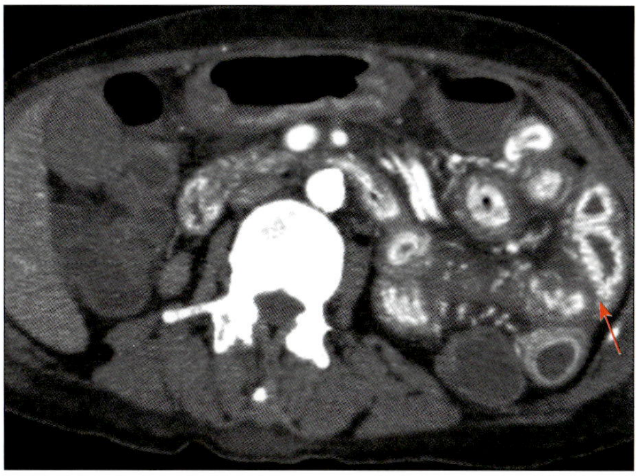

图 4-3-13 肾移植后消化道 CMV 感染
与图 4-3-12 同一病例，肾移植后消化道 CMV 感染，CT 增强扫描。小肠壁增厚、黏膜强化明显（箭头）

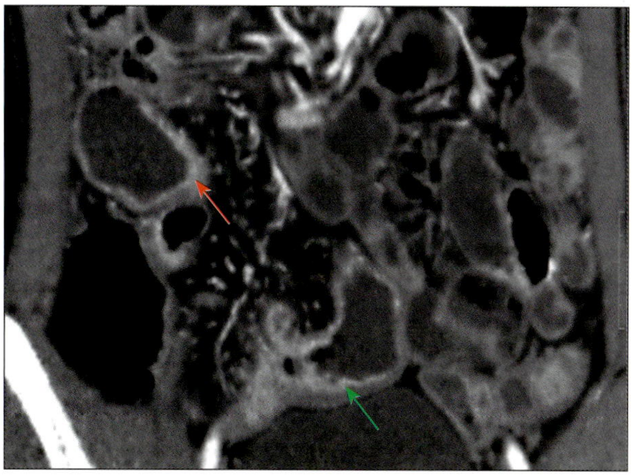

图 4-3-14 小肠克罗恩病
节段性、跳跃性（箭头）

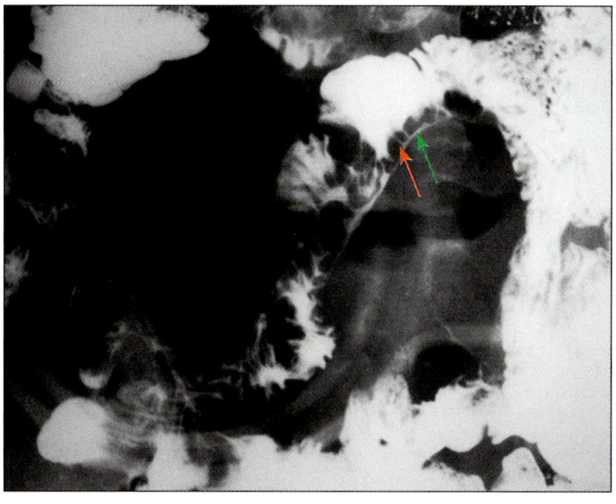

图 4-3-15 小肠克罗恩病
卵石样充盈缺损（绿箭头），系膜缘纵向溃疡，对侧缘假性憩室（红箭头）

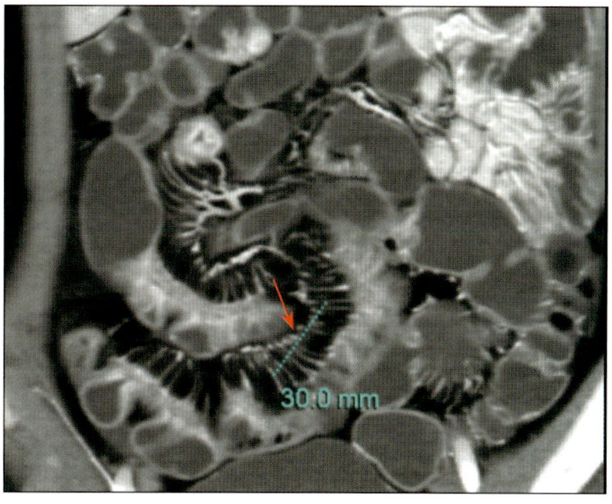

图 4-3-16 小肠克罗恩病
肠外脂肪堆积，血管充血（箭头）

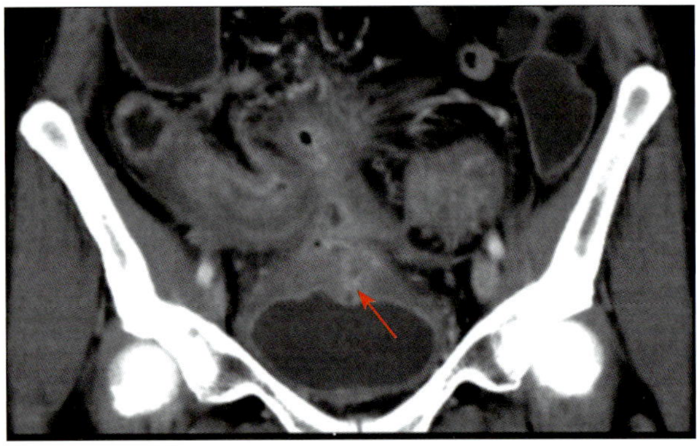

图 4-3-17 小肠克罗恩病
小肠膀胱瘘管形成（箭头）

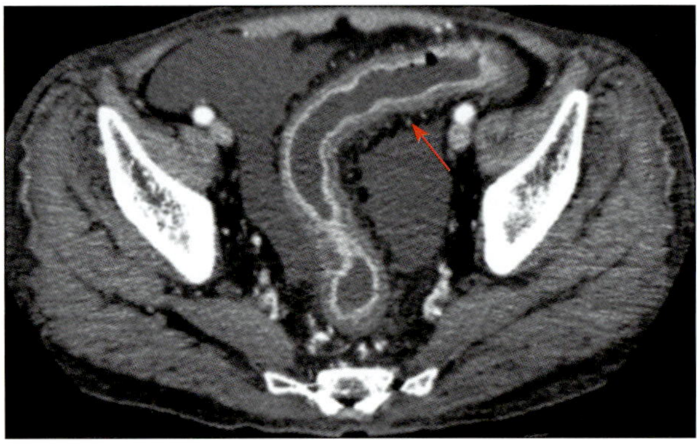

图 4-3-18 溃疡性结肠炎
乙状结肠壁增厚水肿，黏膜明显强化（箭头）

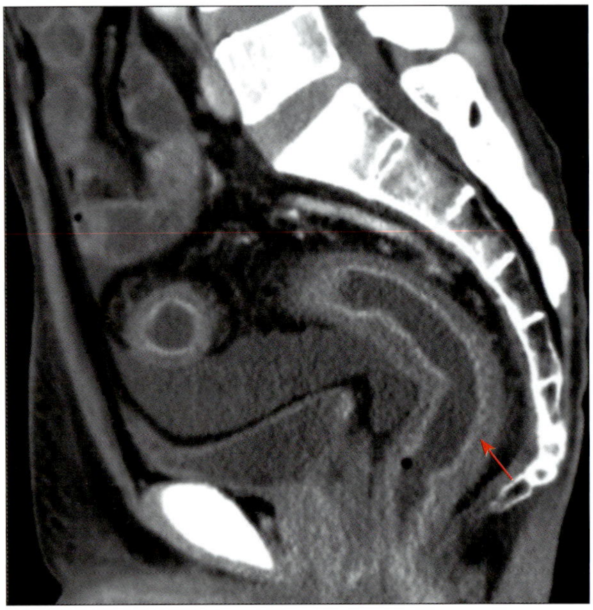

图 4-3-19 溃疡性结肠炎
与图 4-3-18 同一病例。矢状位，同样见乙状结肠壁增厚水肿，黏膜明显强化（箭头）

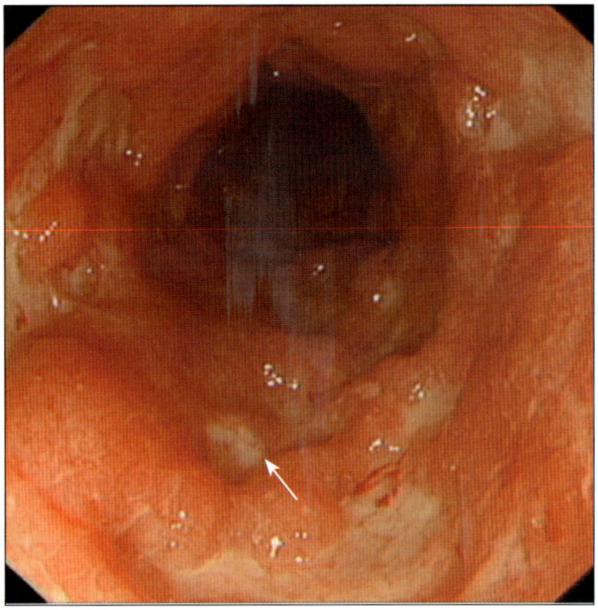

图 4-3-20 溃疡性结肠炎
与图 4-3-18 同一病例。内镜所见，多发溃疡（箭头）

（李子平、李雪华）

第 4 节 小肠炎症

一、乳糜泻

【概念与概述】

乳糜泻（sprue-celiac disease），对麦胶（麸质）蛋白不耐受引起的以小肠黏膜病变为特征的一种原发性吸收不良综合征

- 非热带口炎性乳糜泻（nontropical sprue）和热带口炎性乳糜泻（tropical sprue）
- 同义词：特发性脂肪泻、麦胶性肠病、非热带口炎性乳糜泻

【病理】

一般特征

- 一般病理所见
  - 非热带口炎性乳糜泻
    - 累及近段小肠
    - 空肠绒毛萎缩，肠隐窝增生，黏膜延长和平坦，固有层慢性炎症
    - IgA 和 IgM 抗麦胶蛋白抗体产物升高

- 固有层上皮内的淋巴细胞数增加和 T 细胞激活
  - 热带口炎性乳糜泻
    - 类似非热带口炎性乳糜泻，累及整个小肠
- 遗传学：非热带口炎性乳糜泻 - Ⅱ级人体白细胞抗原（HLA）-HLA-DR3 和 HLA-DQw2
- 病因学
  - 非热带口炎性乳糜泻：对麦胶内的麦胶蛋白成分过敏、免疫性和毒性反应
  - 热带口炎性乳糜泻：不清楚，可能由肠产毒性大肠埃希菌引起
- 流行病学
  - 非热带口炎性乳糜泻：爱尔兰和北欧发病率升高，非洲、中国和日本发病率不清楚
  - 热带口炎性乳糜泻：热带特别是越南、波多黎各发病率升高
- 相关异常
  - 疱疹样皮炎、IgA 缺乏
  - 脾功能减退症、良性淋巴结肿大
  - 肠系膜空洞性淋巴结综合征（罕见）
    - 脾功能减退症、空洞性淋巴结肿块

大体病理及手术所见

- 小肠扩张，小肠壁和皱襞增厚，空回肠皱襞翻转

显微镜下特征

- 小肠绒毛萎缩，固有层增厚，肠隐窝增多及细胞浸润
- 免疫过氧化物酶染色显示带有 IgA 和 IgM 抗麦胶蛋白抗体的免疫细胞

【临床表现】

表现

- 最常见体征 / 症状
  - 吸收不良，脂肪泻，腹胀
  - 腹泻，体重减轻，舌炎，贫血
- 临床病史：年轻患者有麸质饮食史，脂肪泻，腹胀和腹泻
- 无症状时的敏感指标：抗网硬蛋白抗体（ARA）水平升高
- 实验室数据
  - 特异性筛选检查：抗麦胶蛋白抗体 IgG 和抗肌内膜抗体 IgA
  - 粪便脂肪苏丹染色阳性和 D- 木糖吸收减少
  - 铁、叶酸、钙离子、钾离子、白蛋白和胆固醇减少
- 诊断
  - 十二指肠、空肠活检
  - 对无麸质饮食反应的临床和影像

疾病人群分布

- 年龄
  - 2 岁幼儿
  - 第二个高峰 30 ～ 40 岁
- 性别：男 = 女

自然病史与预后

- 自然病史
  - 成人疾病：童年发病延伸至成人；新发生的病例
- 并发症
  - 溃疡性空回肠炎
  - 空肠 T 细胞淋巴瘤和癌的危险性增加
- 预后
  - 非热带口炎性乳糜泻：48 小时内症状改善；数周至数月症状完全缓解
  - 热带口炎性乳糜泻：4 ～ 7 天症状改善；6 ～ 8 周完全康复

治疗

- 非热带口炎性乳糜泻
  - 终身无麸质饮食
- 热带口炎性乳糜泻
  - 广谱抗生素（四环素）和叶酸

【影像表现】

概述

- 最佳诊断依据：小肠灌肠造影中，空肠皱襞数减少（<12 个 /dm），回肠皱襞数增加（16 ～ 24 个 /dm）
- 部位
  - 非热带口炎性乳糜泻：多见近段小肠
  - 热带口炎性乳糜泻：全部小肠
- 形态学：非热带口炎性乳糜泻：小肠扩张，肠壁及皱襞增厚，空回肠皱襞翻转
- 其他普遍特征
  - 吸收不良综合征
  - 小肠对 α- 麦胶蛋白敏感
  - 有基因家族易感性
  - 有证据显示小肠黏膜存在免疫反应
  - 典型表现：脂肪泻，体重减轻和发育不良

X 线表现

- 胃肠钡餐透视下小肠通过试验检查
  - 小肠扩张（空肠）：>3cm
  - 环状皱襞：可表现为 5 种模式
    - 正常：大多数皱襞表现正常
    - 方端：皱襞末端呈直角，而不是钝圆
    - 空回肠皱襞翻转：空肠皱襞减少，回肠皱襞增加
    - 皱襞缺乏：蜡管征（moulage sign），特征性表现
    - 增厚：严重病例和低蛋白血症
- 空肠结肠化：空肠皱襞消失，类似结肠袋
- 高分泌相关的过多液体：
  - 絮凝样产物：由于过多液体，钡剂聚集形成粗大、颗粒状表现；主要伴发脂肪泻
  - 分段：小肠正常柱状形态打断，局部管腔扩大含钡剂，由线样肠管分隔
  - 通过时间：延长、缩短或正常
  - 无推进性蠕动（肠袢蠕动弛缓及收缩力弱）
  - 黏膜皱襞正常或增厚或消失：依低蛋白血症程度而不同
  - 无痛性、暂时性肠套叠常见
- 透视引导下小肠灌肠检查
  - 有利于诊断或排除大多数非热带口炎性乳糜泻
  - 空肠皱襞
    - 近段空肠皱襞数减少（<12 个 /dm）；正常（20 或 >20 个 /dm）
    - 皱襞间距增加和缺乏皱襞
    - 空肠呈回肠表现
  - 回肠皱襞
    - 远段回肠皱襞数增加（16 ~ 24 个 /dm）；正常（8 ~ 16 个 /dm）
    - 皱襞厚度增加≥ 1mm：78% 的病例可见到回肠“空肠化”
  - 空回肠皱襞翻转：诊断敏感性 83%
  - 马赛克征：绒毛萎缩引起
    - 由充盈钡剂的黏膜沟槽围成的 1 ~ 2mm 黏膜岛
  - 十二指肠改变
    - 皱襞数减少，皱襞不规则，尤其在远段
    - “多泡状”十二指肠：黏膜呈结节状

CT 表现

- 小肠肠袢扩张、积液
- 回肠黏膜增厚
- 小肠肠套叠（典型“靶征”）
- 淋巴结肿大

超声表现

- 实时超声
  - 腔内游离液体回声增加；小肠肠袢蠕动弛缓及轻度扩张
  - 肠壁和环状皱襞中度增厚
  - 肠系膜上动脉管径增加
  - 肠系膜淋巴结肿大；腹水

推荐影像学检查

- 小肠灌肠检查，小肠通过试验，CT

【鉴别诊断】

Whipple 病

- 近段小肠皱襞增厚类似口炎性腹泻
- 小肠灌肠检查可见空肠微小结节
- 肠系膜增厚和淋巴结肿大
- 希夫染色（PAS）阳性
- 电子显微镜：trophermyma whippleii 菌

克罗恩病

- 主要累及远段回肠和结肠
- 钡餐检查典型征象：细线征“string sign”
- 跳跃式病变 / 瘘管 / 裂隙 / 透壁炎症
- 诊断：活检和组织学

机会性感染

- AIDS（如隐孢子虫病，结核，巨细胞病毒）
- 隐孢子虫病
  - AIDS 患者肠炎的最常见原因
  - 病理：黏膜损害和分泌性腹泻
  - 肠壁和皱襞增厚，腔内液体增多
  - 诊断：粪便找到隐孢子虫卵囊和黏膜活检
- 结核分支杆菌结核
  - 举例：（非典型性）鸟型结核分枝杆菌细胞内感染
  - 小肠皱襞增厚，细小结节
  - CT 增强扫描：低密度（干酪化）淋巴结
  - 诊断：黏膜活检
- 巨细胞病毒（CMV）
  - 引起 AIDS 患者回肠末端炎
  - 肠腔狭窄，皱襞增厚，针状溃疡
  - 诊断：圆形核内包涵体

缺血

- 血供不足引起
  - 肠系膜上动脉（SMA）血凝块或狭窄
    - 小肠节段性增厚 >3mm
    - 门静脉及肠壁积气

囊性纤维化

- 十二指肠（降段）：皱襞增厚或变平，结节状充盈缺损，侧缘囊袋状突出
- 近段空肠皱襞增厚和网格状黏膜类似非热带口炎性乳糜泻

免疫性疾病

- 巨球蛋白血症
  - B 细胞淋巴瘤
  - IgM 过度分泌
- IgA 缺乏
  - 常伴有机会性感染（如贾第鞭毛虫）
  - 可引起小肠皱襞呈结节状及吸收不良

诊断与鉴别诊断要点

- 麸质饮食病史，与其他类似病变鉴别
- 空回肠皱襞翻转；空肠呈结肠化；空肠皱襞间距增大或皱襞缺如

重点推荐文献

[1] Scholz FJ，Afnan J，Behr SC. CT findings in adult celiac disease. Radiographics，2011，31（4）：977-992.

[2] 温小恒，钱家鸣. 乳糜泻诊断新进展. 胃肠病学，2006，11（5）：312-314.

典型病例

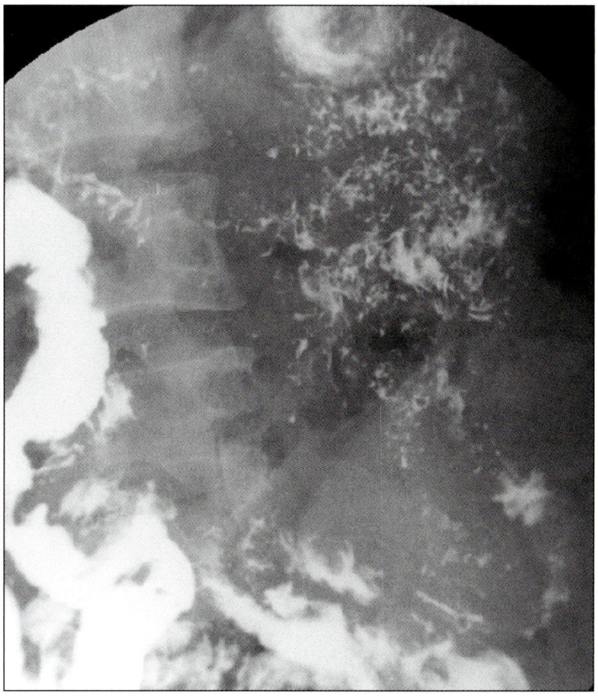

图 4-4-1 乳糜泻
小肠钡餐检查：小肠吸收不良表现。钡剂聚集形成粗大、颗粒状表现

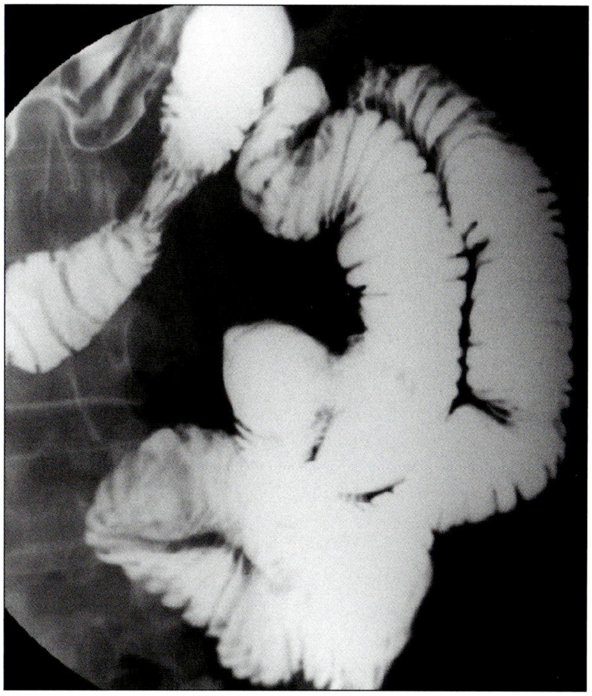

图 4-4-2 乳糜泻
小肠钡餐检查：小肠肠袢扩张、蠕动减弱

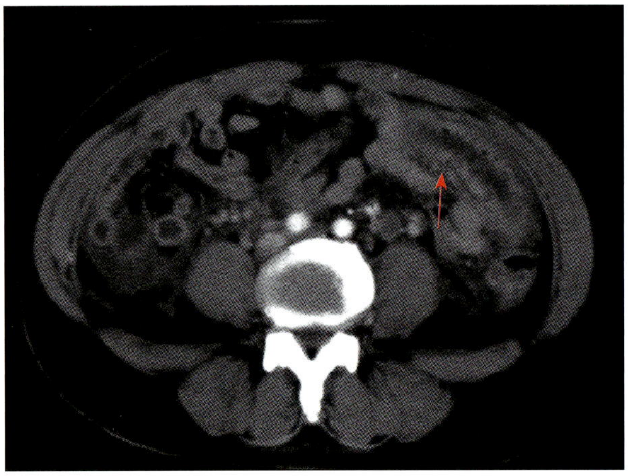

图 4-4-3 乳糜泻
小肠 CT 扫描：小肠肠袢扩张、积液

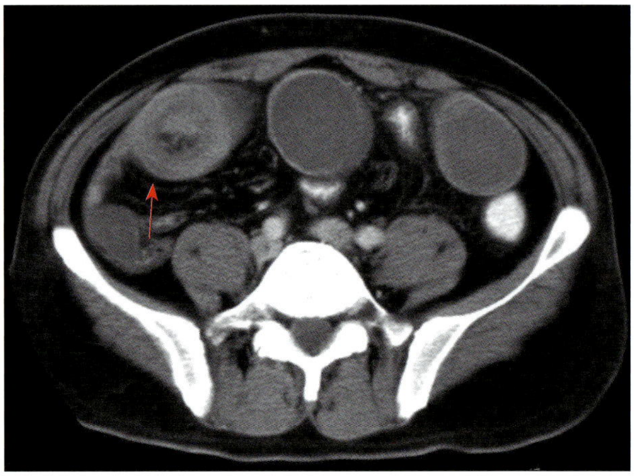

图 4-4-4 乳糜泻
小肠 CT 扫描：小肠肠套叠，典型的“靶征”（箭头）

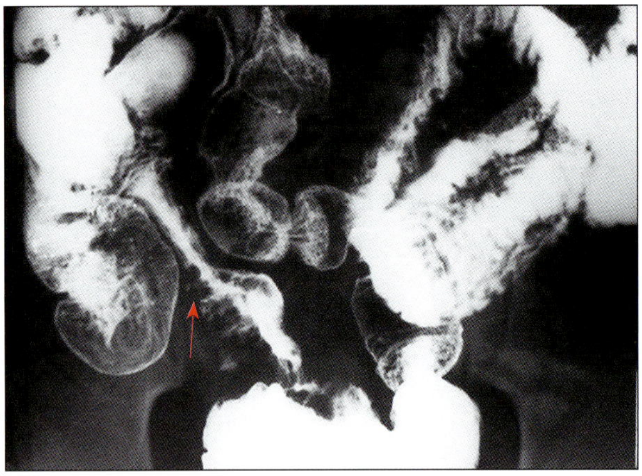

图 4-4-5 小肠克罗恩病
钡餐检查：病变主要累及小肠末段（箭头）

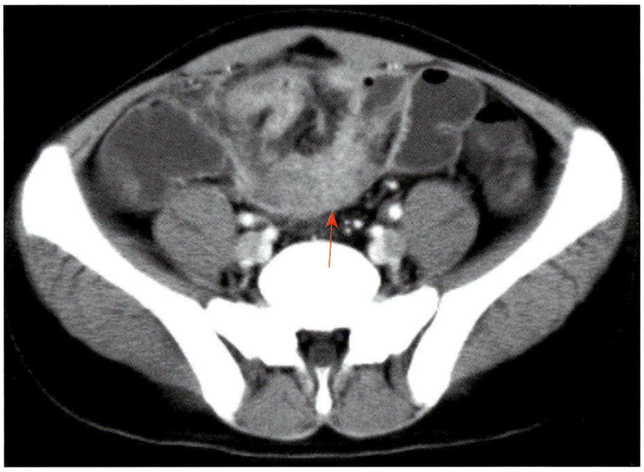

图 4-4-6 小肠克罗恩病
病变主要累及小肠末段（箭头）

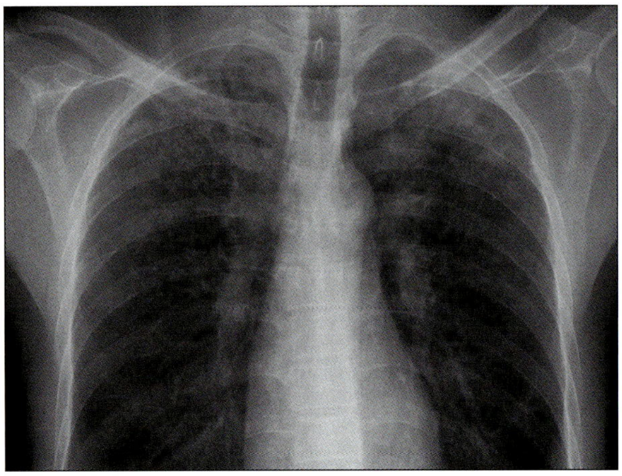

图 4-4-7 肺结合并小肠结核
小肠结核患者胸部平片：双上肺结核灶

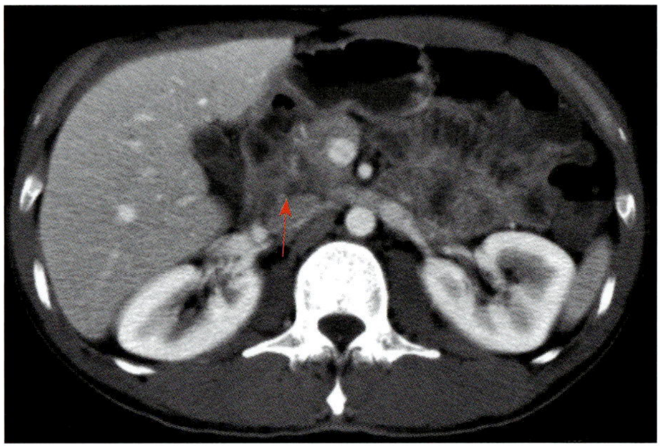

图 4-4-8 肺结核合并小肠结核
与 4-4-5 同一病例，CT 增强扫描：见胰头周围肿大淋巴结内干酪样坏死，呈环形强化（箭头）

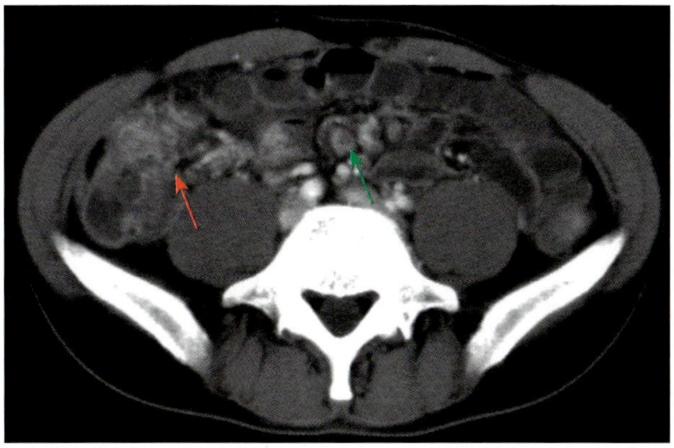

图 4-4-9 肺结核合并小肠结核

与 4-4-5 同一病例，回肠末段结核。CT 增强扫描：见回盲部肠壁增厚（红箭头）；腹膜后淋巴结呈环形强化（绿箭头）

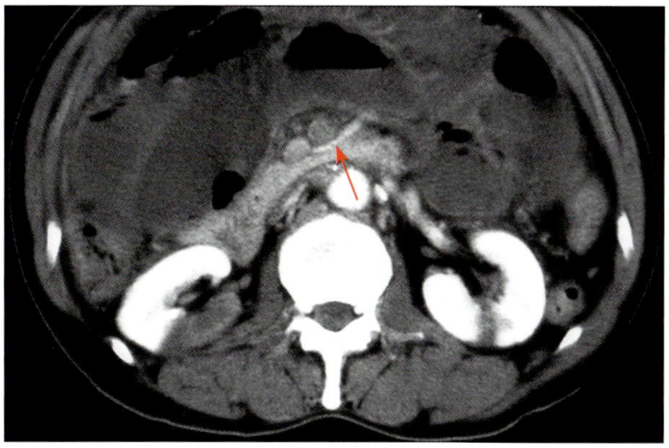

图 4-4-10 肠系膜上动脉栓塞并肠缺血

CT 增强扫描：见肠系膜上动脉充盈缺损（箭头）；小肠扩张，肠壁不强化

二、Whipple 病

【概念与概述】

惠普尔病（Whipple disease），是一种罕见的慢性细菌感染的全身性疾病，主要引起慢性腹泻和吸收不良

- 同义词：肠源性脂肪代谢障碍

【病理】

一般特征

- 遗传学：可能与 HLA-B27 有关
- 病因学：tropheryma whippleii 革兰阳性杆菌
- 流行病学：美国和欧洲引起吸收不良原因之一
- 相关异常：胸膜心包炎，骶髂关节炎，中枢神经系统异常

大体病理及手术所见

- 十二指肠和近段空肠
  - 肠绒毛明显增厚
  - 黏膜皱襞增厚、不规则

显微镜下特征

- 希夫染色（PAS）阳性
  - 肠系膜淋巴结和固有层内绒毛膨胀，并含有充满细菌的巨噬细胞

【临床表现】

表现

- 最常见体征 / 症状
  - 腹泻，发热，脂肪泻，淋巴结肿大
  - 吸收不良综合征常见
  - 其他体征 / 症状
    - 关节痛，皮肤色素沉着增加，贫血
    - 胸膜炎，心包炎，中枢神经系统症状

疾病人群分布

- 年龄：40 ~ 49 岁（通常为中年白种人）
- 性别：男：女 =10 ∶ 1

自然病史与预后

- 不治疗可致命
- 即使长期治疗亦可复发
  - 中枢神经系统复发对抗生素治疗耐药

治疗

- 抗生素治疗 1 年或更多年（通常有效）
  - 开始时注射青霉素 + 链霉素
  - 随后口服 1 年复方新诺明
  - 甲氧苄氨嘧啶 / 新诺明

【影像表现】

概述

- 最佳诊断依据：近段小肠皱襞增厚伴微小结节（1 ~ 2mm）和低密度肿大的肠系膜淋巴结（近脂肪密度）
- 部位：小肠：空肠和十二指肠空肠连接部
- 形态学：小肠黏膜固有层内充满膨胀的巨噬细胞，其内含杆形细菌

X 线表现

- 透视引导下小肠灌肠检查
  - 近段小肠微小结节（1 ~ 2mm）
  - 皱襞增厚（特别是空肠）
  - 肠系膜增厚，肠袢分离
  - 小肠肠管正常或轻度扩张
  - 严重病例远段小肠可受累

CT 表现

- 肠系膜和腹膜后淋巴结肿大，其密度为低密

度，近似脂肪
  - 脂肪物质来自消化的 Whipple 杆菌
- 近段小肠皱襞增厚
  - 低蛋白血症引起黏膜下水肿
- 腹水，脾大，肠壁积气

推荐影像学检查

小肠灌肠检查；增强 CT

【鉴别诊断】

AIDS 机会性感染

- 贾第鞭毛虫病
  - 十二指肠和空肠
    - 皱襞增厚、不规则，蠕动增强
    - 肠管变窄，分泌增加
  - 回肠：通常表现正常
- 隐孢子虫病
  - 十二指肠和近段空肠：皱襞增厚
  - 远段小肠表现絮凝区域
  - CT 可显示小淋巴结
- 鸟型分枝杆菌细胞内感染
  - 可有低密度淋巴结，类似 Whipple 病
  - Wet bowel pattern，但无结节

丙种球蛋白异常血症

- 巨球蛋白血症
- 老年人 B 细胞肿瘤，血清 IgM 升高
- 单克隆 IgM 蛋白升高，导致高黏滞血综合征
- 淋巴结肿大，肝脾肿大，贫血
- 钡餐检查：黏膜微小结节类似 Whipple 病（固有层内 IgM 蛋白大量沉积导致淋巴管堵塞）

淋巴瘤（非霍杰金）

- 结节、息肉、浸润，肠系膜侵犯
- 回肠末端局部浸润

诊断与鉴别诊断要点

- 排除其他原因引起的吸收不良综合征
- 小肠灌肠检查：弥漫或片状微小结节（1~2mm），近段小肠为主
- CT：肠系膜和腹膜后淋巴结密度接近脂肪

重点推荐文献

[1] Rubesin SE，Rubin RA，Herlinger H. Small bowel malabsorption：clinical and radiologic perspectives. How we see it. Radiology，1992，184（2）：297-305.

[2] Ramzan NN，Loftus E，Burgart LJ，et al. Diagnosis and monitoring of Whipple's disease by polymerase chain reaction. Ann Intern Med，1997，126（7）：520-527.

典型病例

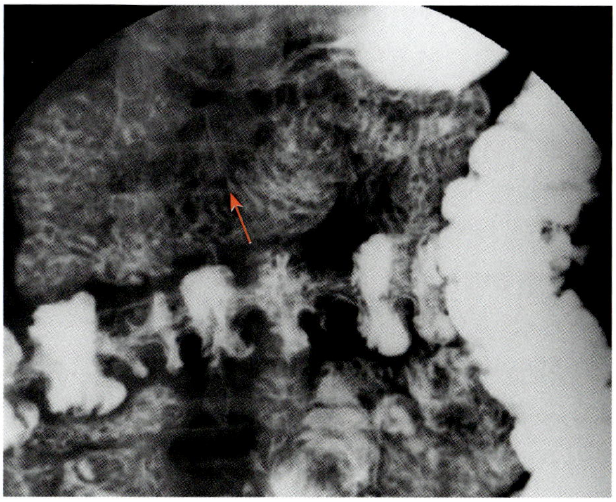

图 4-4-11 Whipple 病
小肠钡餐检查：见小肠黏膜增粗，呈小结节状（红箭头）

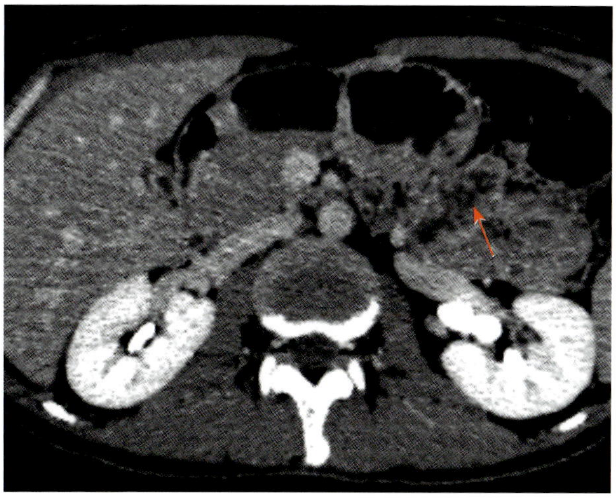

图 4-4-12 Whipple 病
CT 增强扫描：见小肠黏膜增粗，呈小结节状（红箭头）

三、肥大细胞增多症

【概念与概述】

肥大细胞增多症，是一种罕见病，以骨髓、肝、脾、淋巴结、胃肠道和皮肤内肥大细胞异常增多为特征

- 同义词：系统性肥大细胞病（systemic mast cell disease，SMCD）

【病理】

一般特征

- 遗传学：c-kit 原癌基因突变
- 病因学
  - 不明原因刺激引起细胞增生肥大
  - 发病机理：组胺、前列腺素、蛋白酶
- 流行病学：极罕见病
- 相关异常：色素性荨麻疹，骨病变，造血疾病

大体病理及手术所见

- 溃疡，肠壁及皱襞增厚，黏膜病变

显微镜下特征

- 细胞：梭形核，嗜酸性颗粒

【临床表现】

表现

- 最常见体征 / 症状
  - 吸收不良：疼痛，腹泻，恶心，呕吐
  - 皮肤：斑疹，丘疹，结节，斑块
  - 骨痛，肝脾大
  - 实验室数据
    - CBC：贫血，白细胞减少，血小板减少
    - 类胰蛋白酶 >20ng/ml，组胺两倍于正常

疾病人群分布

- 年龄：儿童（75%），成人 30 ～ 49 岁（25%）
- 性别：男 = 女
- 种族：白种人 > 非裔美国人

自然病史与预后

- 并发症
  - 胃、食管反流，出血和穿孔，绿色瘤
  - 恶性造血细胞转变率 30%

治疗

- 肾上腺素，激素，H_1+H_2 拮抗剂，质子泵抑制剂，抗胆碱能药，化疗
- 对症治疗

【影像表现】

概述

- 最佳诊断依据：多发消化性溃疡，肠壁增厚，黏膜结节和“牛眼”病变
- 部位：胃肠道：胃，十二指肠，小肠
- 其他普遍特征
  - 与成人比较，儿童病变表现更多为暂时性和自限性
  - 肥大细胞增生的系统性疾病

- 最常累及皮肤
- 色素性荨麻疹（最常见）
- 16% 患者累及胃肠道
  - 消化性溃疡和吸收不良
- 可表现为孤立的血液系统疾病或伴有其他血液系统恶性肿瘤
  - 骨髓增生异常综合征或急性白血病

X 线表现

- 透视引导下钡餐
  - 胃
    - 多发性溃疡：圆形或卵圆形钡斑，黏膜纠集
  - 十二指肠和小肠
    - 十二指肠多发性溃疡，钡剂通过时间减少
    - 黏膜结节（2 ~ 3mm，沙粒样结节）
    - 肠壁：弥漫性增厚
    - 皱襞：增厚、不规则、变形
    - “牛眼”病变，小肠肠袢扩张
  - 结肠：弥漫性炎症改变
  - 中轴骨骼：混合性硬化和溶骨病变

CT 表现

- 小肠壁和黏膜皱襞增厚
- 小肠肠袢积液扩张
- 淋巴结肿大，肠系膜和网膜增厚
- 肝大（成人 40%）
- 脾大伴结节（50% 病例）
- 食管静脉曲张，腹水（门脉高压所致）
- Budd-Chiari 肝静脉闭塞疾病

核医学表现

- 骨扫描：溶骨性病变，骨质疏松或硬化

推荐影像学检查

- 最佳检查法：钡餐双重造影检查

【鉴别诊断】

类癌综合征

- 潮红，腹泻等，提示肝转移
- 色素性荨麻疹仅见于 SMCD，
- 实验室检查：类癌中 5- 羟色胺水平升高

Zollinger-Ellison 综合征（ZES）

- 胃泌素瘤（胰腺肿瘤）+ 消化性溃疡
- 实验室检查：IgA 和 IgM 抗麦胶蛋白抗体升高

吸收不良疾病

- Whipple 病，淋巴管扩张症

诊断与鉴别诊断要点

- 检查皮肤、骨病变，血液系统病变
- 临床、生化和影像相关表现

重点推荐文献

[1] Avila NA，Ling A，Worobec AS，et al. Systemic mastocytosis：CT and US features of abdominal manifestations. Radiology，1997，202（2）：367-372.

[2] 李红，高琳，沈柱，等. 肥大细胞增生征的研究进展. 国际皮肤性病学杂志，2006，32（6）：383-385.

典型病例

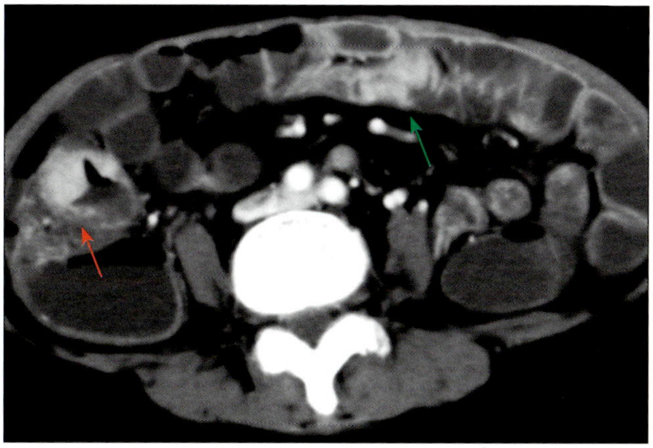

图 4-4-13 肥大细胞增多症
CT 增强扫描：见小肠黏膜增粗，呈小结节状（箭头）

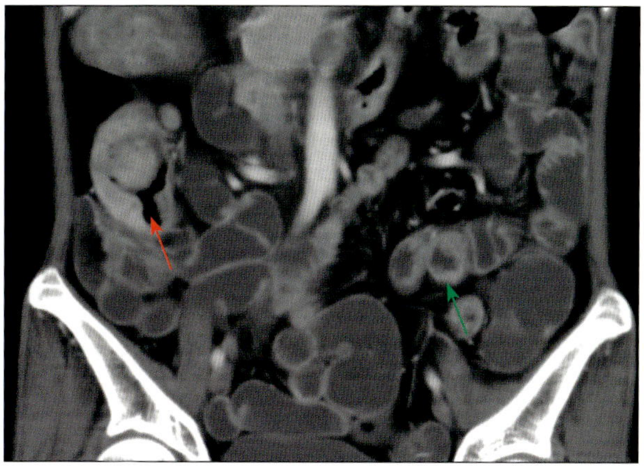

图 4-4-14 肥大细胞增多症
CT 增强扫描（冠状位）：见小肠黏膜增粗，呈小结节状（箭头）

四、Crohn 病（克罗恩病）

【概念】

克罗恩病（Crohn' diseases），是一种慢性节段性肉芽肿性炎症性肠道疾病

- 同义词：局限性肠炎、末端回肠炎、回结肠炎、节段性肠炎、肉芽肿性肠炎

【病理】

一般特征

- 一般病理所见
  - 根据病理分三个阶段
    - 早期：淋巴样组织增生和黏膜下阻塞性淋巴水肿，导致浅表黏膜糜烂（口疮样溃疡）
    - 中期：病变累及黏膜及黏膜下，导致皱襞明显增厚
    - 进展期：病变累及浆膜及浆膜外，深的线性溃疡 / 裂沟
- 遗传学
  - 单卵双生和兄弟姐妹常见
  - 多基因遗传方式
- 病因学
  - 确切的病因不清楚
  - 可能的因素包括
    - 基因、环境、感染和心理
    - 免疫：抗体和细胞介导
    - 营养、激素、血管和创伤
- 流行病学：发生率，0.6 ~ 6.3 例 /10 万人群
- 相关异常
  - 关节炎、胆囊结石、硬化性胆管炎、葡萄膜炎
  - 强直性脊柱炎

大体病理及手术所见

- 跳跃性病灶常见于远段回肠
- 水肿、炎症、纤维化、肠腔狭窄
- 粘连、瘘管、裂隙、狭窄

显微镜下特征

- 透壁性炎症，淋巴细胞聚集，非干酪性肉芽肿

【临床表现】

表现

- 最常见体征 / 症状
  - 腹泻，腹痛，黑便，体重减轻，发热
  - 吸收不良，裂沟和瘘管（肛周区域）
- 诊断：黏膜活检

疾病人群分布

- 年龄：15 ~ 25 岁（50 ~ 80 岁小高峰）
- 性别：男 = 女
- 种族：白种人和犹太人常见

自然病史和预后

- 并发症
  - 瘘管，窦道，中毒性巨结肠
  - 梗阻，穿孔，恶性肿瘤
- 预后
  - 10% ~ 20% 无症状

- 复发：30% ～ 53% 术后复发
  - 通常在吻合口近侧

治疗
- 药物
  - 激素，咪唑硫嘌呤，氨水杨酸
  - 灭滴灵，抗体治疗
- 外科
  - 切除病变肠管
  - 狭窄成形术，原发瘘管切开术

【影像表现】

概述
- 最佳诊断依据：钡餐检查显示节段性回结肠溃疡＋管壁增厚
- 部位
  - 从口至肛管任何区域
    - 最常见：回肠末端和近端结肠
  - 分布
    - 回肠末端（95%），结肠（22% ～ 55%）
    - 直肠（14% ～ 50%）
- 形态学
  - 特征
    - 跳跃性病变（节段性或不连续）
    - 透壁，肉芽肿（非干酪性）
    - 鹅卵石黏膜，裂沟和瘘管
    - 钡灌肠显示线样征
- 其他特征
  - 原发性炎症性肠道疾病
  - 有家族倾向
  - 病程长，不可预测
  - 危险因素
    - 白种人，犹太人（8 倍）
    - 城市，家族史（4 倍）

  克罗恩病较溃疡性结肠炎少见

X 线表现
- 钡餐检查
  - 早期改变
    - 淋巴样增生：1 ～ 3mm 黏膜隆起，无环形阴影
    - 口疮样溃疡："靶征"或"牛眼征"表现（水肿晕围绕点状浅表钡斑）
    - 鹅卵石征：纵行和横行溃疡联合形成
    - 深溃疡（裂沟溃疡）
    - 壁增厚：透壁性炎症，纤维化（较溃疡性结肠炎常见）
  - 晚期改变
    - 跳跃性病变：节段性／正常相间区域
    - 囊袋状突出：见于系膜缘对侧（肠腔压力升高所致）
    - 炎症性假性息肉，结肠袋消失，壁内脓肿
    - 线样征：肠腔变窄＋回肠狭窄
    - 窦道，裂沟，瘘管：病变特征
    - 肛管直肠病变：溃疡，裂沟，脓肿，痔疮，狭窄

CT 表现
- 不连续和不对称肠壁增厚（>1cm）
- 急性或非瘢痕期：轻度狭窄
  - 壁分层：完整，清楚地分为黏膜、黏膜下、肌层
  - 内环：软组织密度（黏膜）
  - 中环：低密度（黏膜下水肿／脂肪）
  - 外环：软组织密度（肌层－浆膜）
  - 肠系膜脂肪增生，淋巴结肿大
  - 增强 CT："靶征"或"双晕征"
  - 内侧黏膜和外侧肌层强化，黏膜下水肿密度减低
- 慢性或瘢痕期：管腔狭窄明显＋无"靶征"
  - 壁无分层
  - 增强 CT：肠壁增厚，密度均匀
  - 脓肿，瘘管，窦道
  - 肠系膜改变：脓肿，纤维脂肪区，淋巴结
  - 肛周病变，肠系膜淋巴结增大
  - "梳样征"：肠系膜血管增生（血管扩张，扭曲和增宽）
    - 提示活动性病变

MRI 表现
- 屏气（FLASH），脂肪抑制和 Gd-DTPA
  - 显示程度，肠壁增厚和疾病的严重性
  - 肛周病变
    - MRI 显示瘘管，窦道和脓肿敏感

超声表现
- 实时动态检查
  - 经直肠超声
    - 肠壁增厚，脓肿，瘘管
    - 肛门括约肌不均质回声

推荐影像学检查
- 钡灌肠，小肠灌肠造影检查

- CT 平扫 + 增强
- MRI 适于肛周及直肠病变

【鉴别诊断】

溃疡性结肠炎

- 25% 有回肠末端病变
- 回盲瓣开大，皱襞轻度增厚
- 黏膜可有结节状或颗粒状表现
- 无狭窄，可见邻近结肠病变
- 常见病变：连续，非透壁，息肉，结肠癌的危险性增加

感染

- 耶尔森鼠疫杆菌肠道病（革兰阴性杆菌）
  - 常见位置：回肠末端
  - 黏膜皱襞增厚，结节，口疮样溃疡
  - 肠腔狭窄：罕见，克罗恩病常见
  - 溃疡：浅表，克罗恩病溃疡深
  - 缓解期（resolution）：超过 6 ～ 8 周
- AIDS 患者感染
  - 结核分枝杆菌，隐孢子菌病，巨细胞病毒
- 典型：结核分枝杆菌
  - 回盲部（常见）：透壁，狭窄，瘘管
  - 水平溃疡，结节状黏膜增厚
  - 盲肠收缩，回盲瓣开大
  - CT 显示盲肠周围淋巴结肿大
- 非典型：鸟型分枝杆菌细胞内感染
  - 小肠：最常见感染部位
  - 皱襞弥漫性增厚，黏膜微小结节
  - CT：肠系膜淋巴结肿大，脓肿
- 隐孢子虫病
  - AIDS 患者肠炎最常见的原因
  - 皱襞和肠壁增厚，肠腔积液
  - CT：可显示小的淋巴结
  - 诊断：粪便找到隐孢子虫卵囊，黏膜活检
- 巨细胞病毒（CMV）
  - 回肠末端炎，与克罗恩病难于鉴别
  - 诊断：圆的核内包涵体

肠缺血

- 由于血供不足引起
- 肠系膜上动脉血凝块或狭窄
  - 气囊：感染的小肠壁内“气泡”或“带状”气体 + 节段性增厚（>3mm）
  - 肠系膜或门静脉内见到气体

放射性肠炎

- 原因：放射治疗或腹部过度照射
- 部位：回肠末端 + 邻近结肠和直肠
- 肠壁增厚，盆腔肠袢狭窄
- 狭窄，窦道，瘘管，类似克罗恩病

转移性肿瘤和淋巴瘤

- 转移（小肠）
  - 例如：恶性黑色素瘤，肺 / 乳腺癌
  - 位置：系膜缘对侧（由于富黏膜下血管丛）
  - 恶性黑色素瘤
    - 不同大小光滑的息肉样病变
    - 息肉样病变伴溃疡，放射状皱襞形成典型的“车辐征”
  - 支气管癌
    - 单发或多发壁内病变（扁平 / 息肉样）
    - 常见溃疡，狭窄和梗阻
  - 乳腺癌
    - 黏膜下富细胞肿块
- 非霍杰金淋巴瘤：更常见
  - 分布：胃（51%），小肠（33%）
  - 结节状，息肉状，浸润性，肠系膜浸润
  - 回肠末端局部浸润方式
    - 皱襞消失，肠管节段性增宽
    - 腊肠状管壁增厚
    - 有时难与克罗恩病鉴别

肠系膜淋巴结炎

- 儿童和青少年右下腹痛常见原因
- 肠系膜淋巴结肿大，回肠壁增厚
- 通常 2 ～ 4 天自行缓解

诊断与鉴别诊断要点

- 检查相关表现（胆管炎，关节炎）
- 胃肠钡餐检查：回肠末段，“卵石征”，口疮样溃疡，纵行溃疡，假性憩室，脓肿，瘘管，窦道
- CT：小肠壁增厚，肠系膜脂肪增生和充血（梳样征）
- MR：肛瘘

重点推荐文献

[1] 朱庆强，王中秋，朱文荣，等. 克罗恩病的影像学诊断. 临床放射学杂志，2011，30（1）：62-65.

[2] Kambadakone AR，Prakash P，Hahn PF，et al. Low-dose CT examinations in Crohn's disease：Impact on image quality，diagnostic performance，and radiation dose. AJR Am J Roentgenol，2010，195（1）：78-88.

典型病例

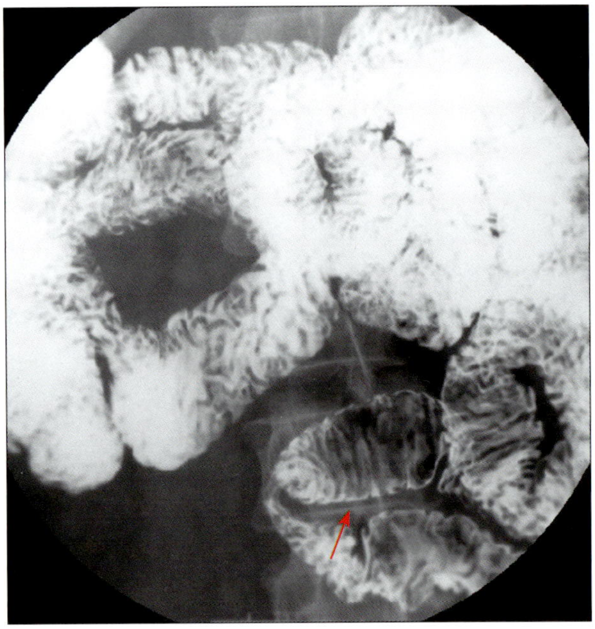

图 4-4-15 克罗恩病早期
钡餐检查：见小肠上段黏膜增粗，张力减低（箭头）

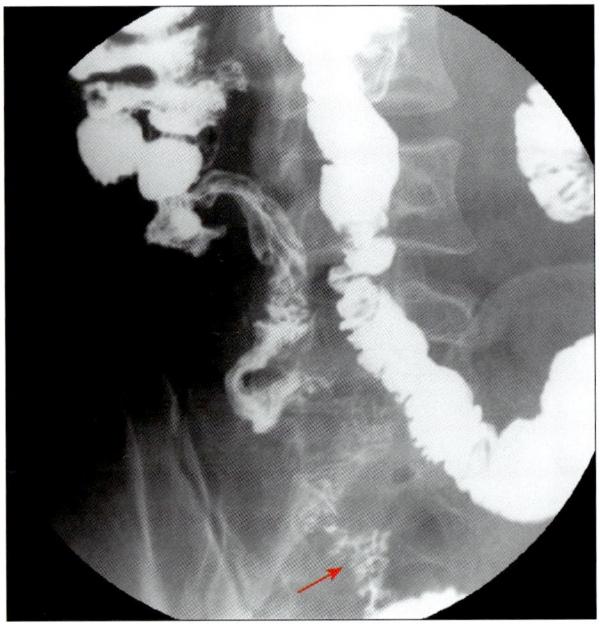

图 4-4-16 克罗恩病早期
与图 4-4-15 同一病例。钡餐检查：示回肠末段（卵石征）（箭头）

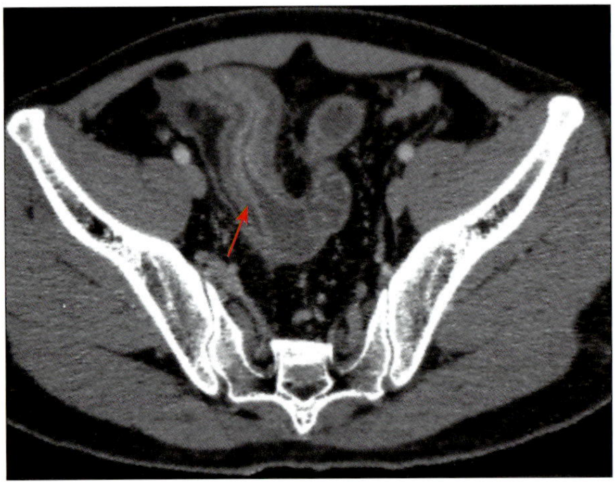

图 4-4-17 克罗恩病早期
与图 4-4-15 同一病例。CT 增强扫描：示回肠末段管壁增厚，水肿，分层状，黏膜强化明显（箭头）

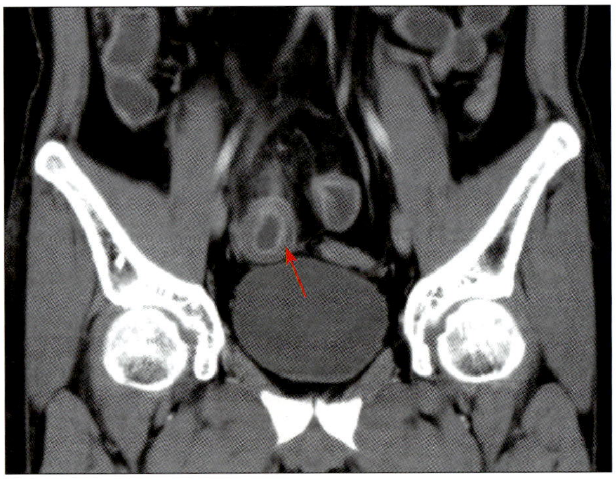

图 4-4-18 克罗恩病早期
与图 4-4-15 同一病例。CT 增强扫描，冠状重组：示回肠末段管壁增厚，呈“环靶征”（内、中、外三环），黏膜强化明显，系膜缘脂肪密度增高（箭头）

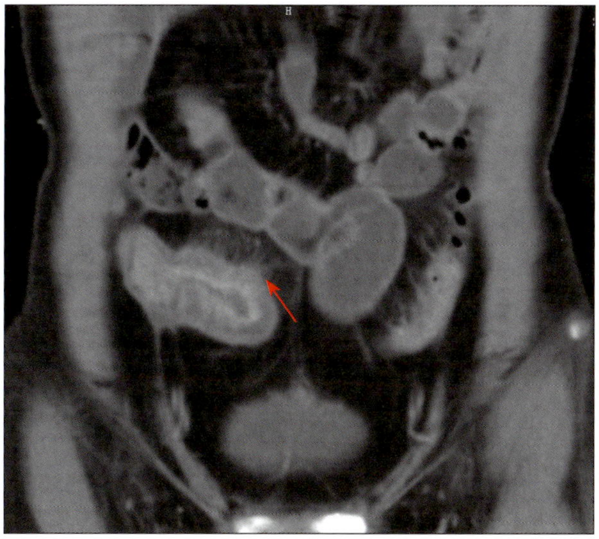

图 4-4-19　**克罗恩病早期**
与图 4-4-15 同一病例。CT 增强扫描，冠状重组：示回肠末段管壁增厚，水肿，黏膜强化明显，系膜缘脂肪密度增高，血管充血呈"梳样征"（箭头）

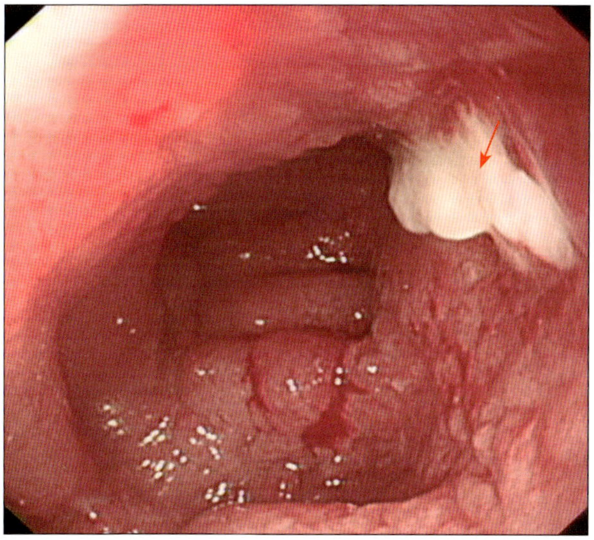

图 4-4-20　**克罗恩病早期**
与图 4-4-15 同一病例。内镜检查：示纵行溃疡（箭头），溃疡周围结节样增生

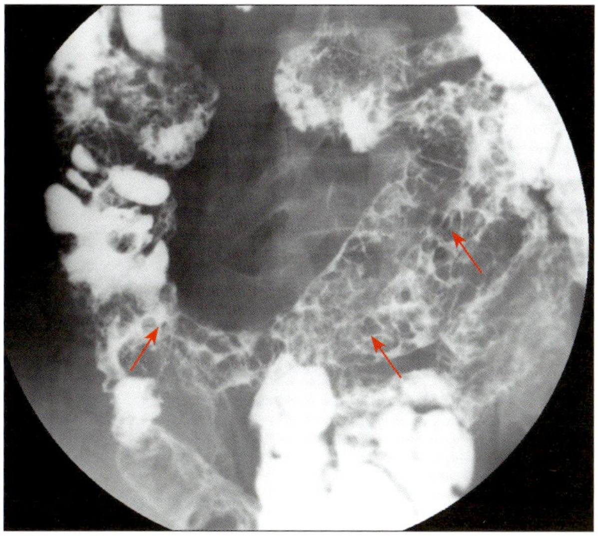

图 4-4-21　**克罗恩病**
全消化道钡餐检查示：小肠纵行溃疡（箭头）与"卵石征"和口疮样溃疡（箭头）

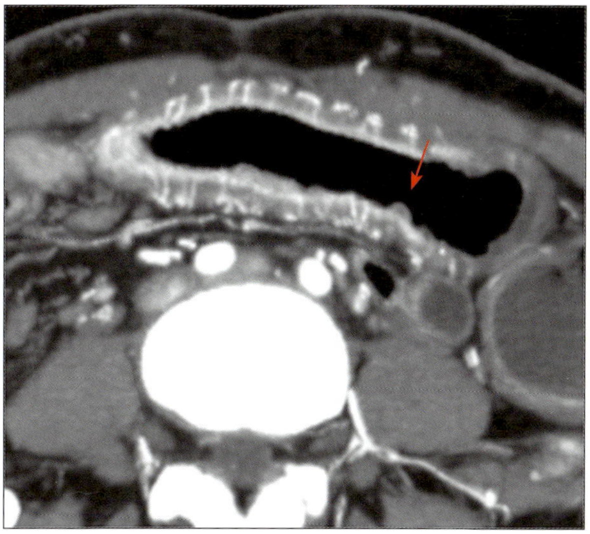

图 4-4-22　**克罗恩病**
CT 增强扫描示：小肠肠壁增厚并多发结节状隆起（箭头），"卵石征"

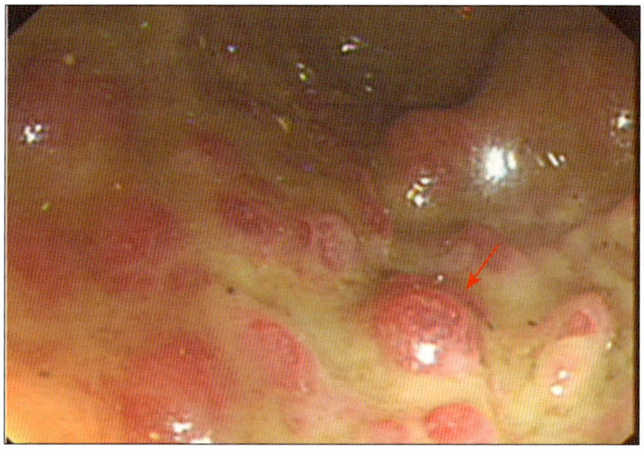

图 4-4-23　**克罗恩病**
与图 4-4-22 同一病例。内镜示：小肠多发结节样隆起，"卵石征"（箭头）

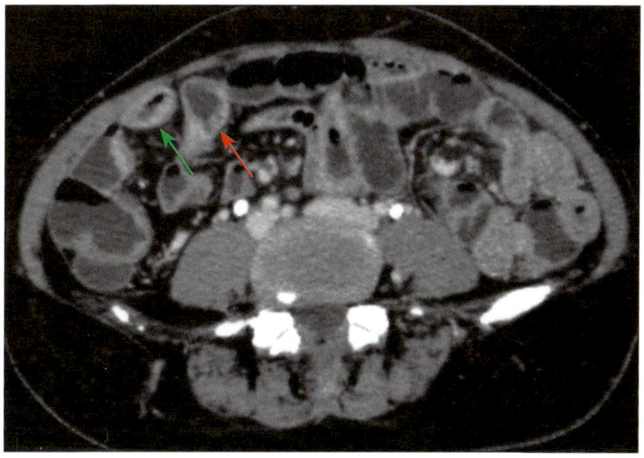

图 4-4-24　**克罗恩病后期**
CT 增强扫描示：小肠壁增厚强化明显，呈单环状，管腔狭窄（箭头）

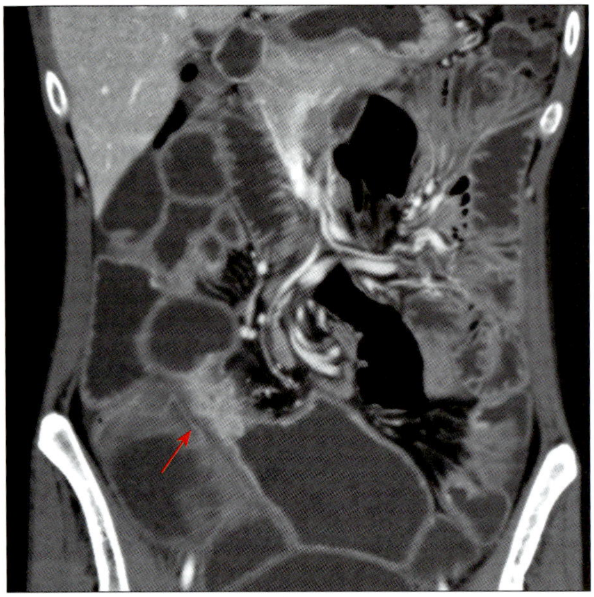

图 4-4-25 克罗恩病后期
CT 增强冠状位显示：回肠局部肠壁增厚（箭头），管腔狭窄引起小肠梗阻

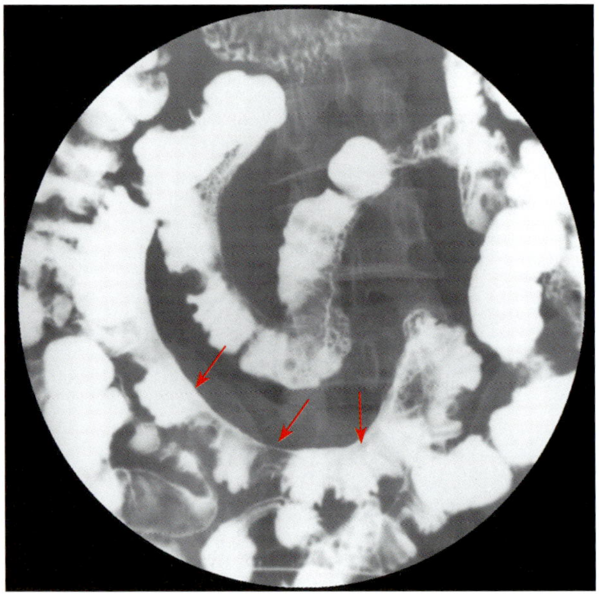

图 4-4-26 克罗恩病
全消化道钡餐检查示：小肠系膜缘僵硬呈线状，对侧可见多发假性憩室

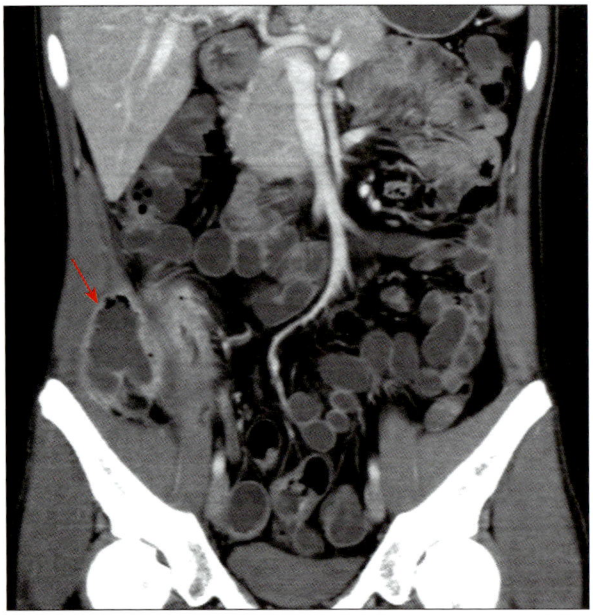

图 4-4-27 克罗恩病
CT 增强冠状位显示：回肠末端壁增厚，右旁可见含气、含液脓肿（箭头）

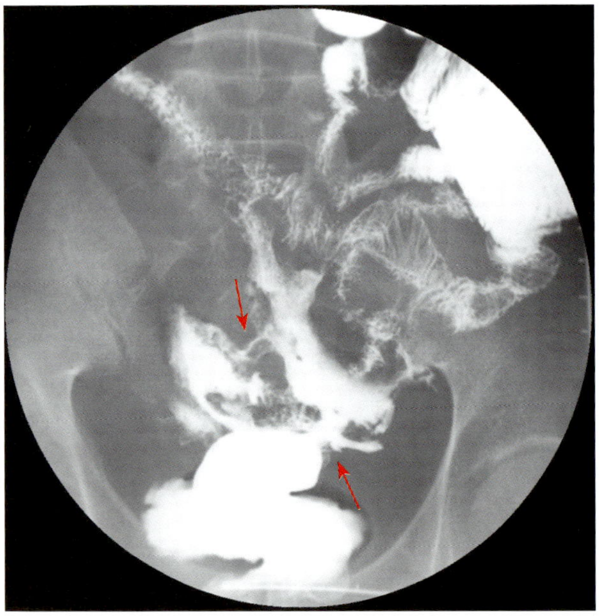

图 4-4-28 克罗恩病
全消化道钡餐显示：小肠之间及小肠与直肠之间瘘管形成（箭头）

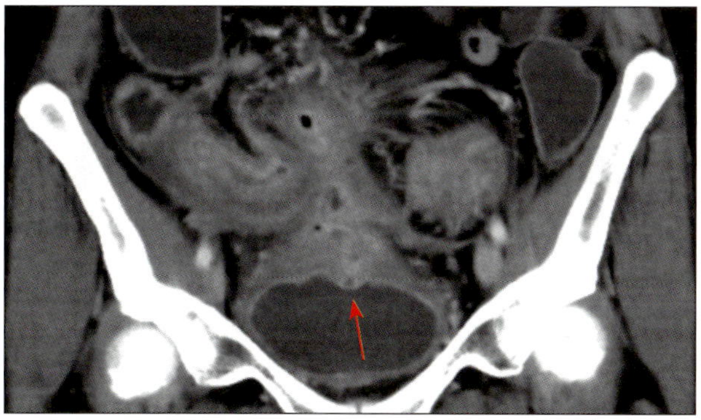

图 4-4-29 克罗恩病
CT 增强扫描冠状重组显示：小肠与膀胱之间瘘管形成（箭头）

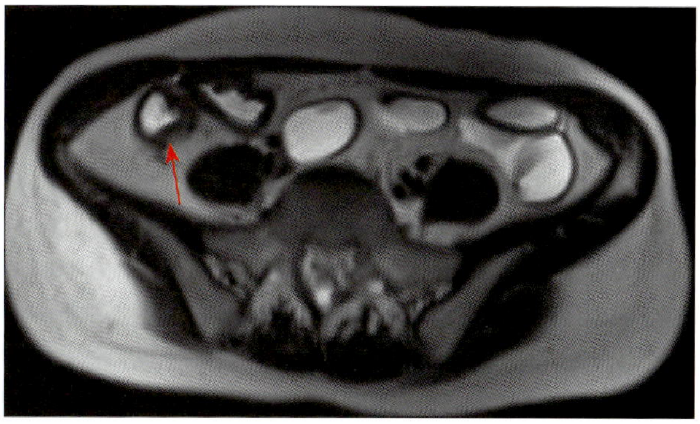

图 4-4-30 克罗恩病
MR 扫描，T2WI 显示：小肠远端肠壁增厚（箭头）

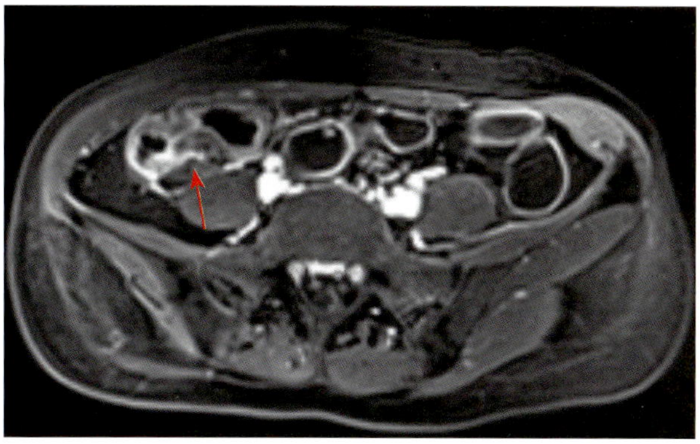

图 4-4-31 克罗恩病
MR 增强扫描显示：小肠远端肠壁增厚，黏膜强化，肠壁水肿（箭头）

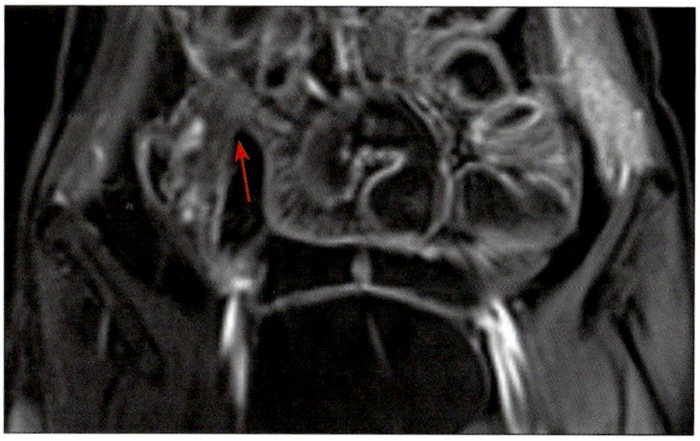

图 4-4-32 克罗恩病
MR 增强冠状扫描显示：小肠远端肠壁增厚，黏膜强化，肠壁水肿（箭头）

五、小肠硬皮病

【概念与概述】

小肠硬皮病，原因不明的小血管和结缔组织多系统病变（胶原血管性疾病）

- 同义词：进行性系统硬化（progressive systemic sclerosis，PSS）

【病理】

一般特征

- 一般病理所见
  - 起初平滑肌萎缩和碎裂
  - 随后胶原沉积和纤维化
- 遗传学
  - 弥漫性：抗拓扑酶 1 抗体与 HLA-DR5 有关
  - 局灶性：抗拓扑酶抗体与 HLA-DR1，4，5 有关
- 病因学
  - 原因不明，具遗传易感性自身免疫
  - 可能由环境抗原如二氧化硅、L- 左旋色氨酸触发
  - 免疫性机理（迟发性超敏反应）
    - 细胞因子（TNF-α 或 IL1 产物升高，导致胶原产物增加
    - 血管损害和成纤维细胞激活
- 流行病学
  - 发生率：14.1 例 / 百万
  - 患病率：（19 ～ 75）/10 万
- 相关异常：可能与系统性红斑狼疮（SLE）、多发性肌炎、皮肌炎有关

大体病理及手术所见

- 食管如橡胶管缺乏弹性：食管下 2/3
- 黏膜薄、黏膜溃疡

- 小肠肠袢扩张，积气、积液，并囊袋状突出

显微镜下特征
- 血管周围淋巴细胞浸润
- 早期毛细血管和小动脉损害
- 平滑肌萎缩＋碎裂→胶原沉积＋纤维化

【临床表现】

表现
- 最常见体征／症状
  - 食管
    - 吞咽困难，反流
    - 上腹饱胀，烧灼样疼痛
  - 小肠
    - 腹胀，腹痛
    - 体重减轻，腹泻，贫血
  - 结肠
    - 慢性便秘，发作性肠梗阻
- 实验室数据
  - 红细胞沉降率（ESR）增快
  - 铁，B_{12} 和叶酸缺乏性贫血
  - 抗核抗体（ANA）增加

疾病人群分布
- 年龄 30 ～ 50 岁
- 性别：年轻非裔美国女性，男：女 =1：3
- 种族：非裔美国人多于白种人

自然病史与预后
- 并发症
  - Barrett 食管炎→腺癌
  - 小肠假性梗阻
- 预后
  - 具有 ANA 小体的自限性疾病：预后良好
  - 弥漫性疾病：预后不良，累及肾、心和肺多于胃肠道

治疗
- 少食多餐，床头抬高
- 忌茶和咖啡
- 西咪替丁、雷尼替丁、奥美拉唑
- 胃复安、轻泻剂
- 严重吸收不良患者：肠外静脉输入营养液

【影像表现】

概述
- 最佳诊断依据：小肠扩张，运动弛缓，黏膜堆挤，并囊袋状突出，囊袋口宽大
- 其他普遍特征
  - 多系统免疫性和炎症性改变
  - 以皮肤、血管和器官萎缩、纤维化和硬化为特征
  - 累及皮肤、滑膜和多种器官实质（胃肠道、肺、心脏、肾和中枢神经系统）
  - 胃肠道硬皮病
    - 随皮肤病变和雷诺现象后的第三常见表现
    - 约见于 90% 患者
    - 最常见部位：食管＞肛管直肠＞小肠＞结肠
    - 慢性小肠假性梗阻最常见原因
  - 硬皮病分两种
    - 弥漫性硬皮病
    - CREST 综合征（良性过程）
  - 弥漫性硬皮病：弥漫性皮肤＋早期血管受累
    - 炎症肺间质纤维化
    - 倾向女性：多见器官衰竭
    - 与抗拓扑酶 1 抗体（抗 -Scl 70）有关
  - CREST 综合征：轻度皮肤和迟发性血管受累
    - 皮肤钙质沉着
    - 雷诺现象
    - 食管运动障碍
    - 指端硬皮病（手指受累）
    - 毛细血管扩张
    - 与抗拓扑酶抗体有关

X 线表现
- 透视下食管造影
  - 主动脉弓以上食管蠕动正常（食管近 1/3 为横纹肌）
  - 张力减退、弛缓、停止：食管下 2/3（平滑肌）
  - 食管轻至中度扩张
  - 下部食管括约肌松弛：早期表现
  - 糜烂、浅表溃疡，梭形消化性狭窄（反流性食管炎）
  - 胃食管反流（70%）→（37%）发展成 Barret 食管或消化性狭窄
    - 远端狭窄＋无蠕动、扩张的食管类似贲门失弛缓症
  - 裂孔疝
- 透视下钡餐检查
  - 胃：胃扩张＋排空延迟

- 透视下小肠钡餐检查
  - 小肠明显扩张（十二指肠第 2、3 段和空肠明显）
  - 特征性表现：弹簧征（hidebound sign）
    - 小肠扩张（空肠），薄的环形皱襞堆挤
    - >60% 病例可见硬皮病相关的假性肠梗阻
    - 由于肌萎缩，纵行纤维被胶原不均匀性取代 + 黏膜下纤维化增加所致
  - 肠系膜对侧缘宽基底真性憩室
  - 十二指肠通过时间延迟至 24 小时
  - 肠壁积气 + 气腹
  - 暂时性、非梗阻性肠套叠
- 钡灌肠
  - 肠系膜对侧缘囊袋状突出（横结肠和降结肠）
  - 肠管明显扩张（类似先天性巨结肠症）
  - 慢性阶段：结肠袋完全消失，类似慢性溃疡性结肠炎
  - 积粪性溃疡
  - 良性气腹

推荐影像学检查

- 单对比或双对比钡餐造影检查
  - 上消化道钡餐和钡灌肠

【鉴别诊断】

肠系膜上动脉（SMA）压迫综合征

- 肠系膜上动脉与腹主动脉夹角变小可压迫十二指肠第三段，引起近端小肠梗阻扩张
  - 体质衰弱者常见，体重及腹膜后脂肪迅速减少
  - 长期卧床或制动
    - 如全身烧伤、高处坠落，脊髓损伤或外科手术
- 钡餐表现
  - 十二指肠第一、二段明显扩张
  - 十二指肠水平部垂直、外压性线状及带状充盈缺损
  - 偶尔，俯卧位梗阻部分减轻
- CT 可显示十二指肠水平段位于 SMA 和腹主动脉间压迫呈鸟嘴样
- 正常人十二指肠水平段暂时性钡剂延迟通过，类似此综合征

非热带口炎性乳糜泻

- 小肠节段性扩张
- 肠腔过分积液（钡剂凝聚）十二指肠和空肠皱襞萎缩，回肠皱襞相对肥大
- 暂时性肠套叠

小肠梗阻

- 由于急性上腹部炎症引起近段十二指肠明显扩张
  - 如急性胰腺炎、胆囊炎和消化性溃疡
  - 小肠皱襞通常正常或增厚，而不是变薄和堆挤

壁内出血

- 黏膜下出血
- 病因学：外伤、抗凝
- 皱襞增厚，其间距缩小
- “钱币堆叠征”

诊断与鉴别诊断要点

- 排除其他病变引起的小肠扩张和皱襞异常
- 排查胶原血管疾病的家族史
- 明显扩张、弛缓的小肠，环形皱襞变薄、堆挤，钡剂通过时间延迟

重点推荐文献

[1] Shanks MJ, Blane CE, Adler DD, et al. Radiographic findings of scleroderma in childhood. AJR, 1983, 141（4）: 657-660.

[2] 周茂松，严煜林 . 硬皮病病因及发病机制的研究进展，2008，14（1）：88-89.

[3] Johnson RW, Tew MB, Arnett FC. The Genetics of systemic sclerosis. Curr Rheumatol Rep, 2002, 4（2）: 99-107.

典型病例

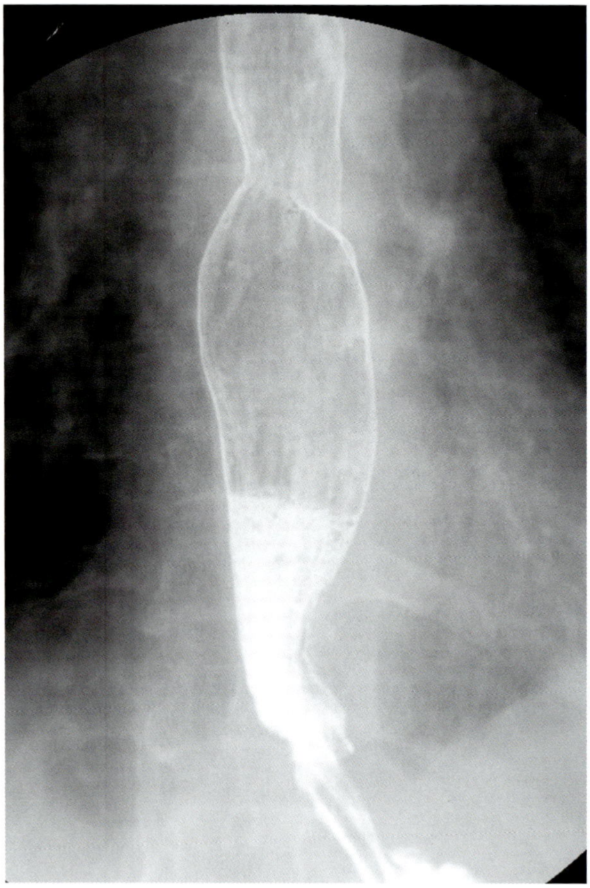

图 4-4-33 食管硬皮病
食管造影显示：食管下段扩张，蠕动弛缓，钡剂通过缓慢

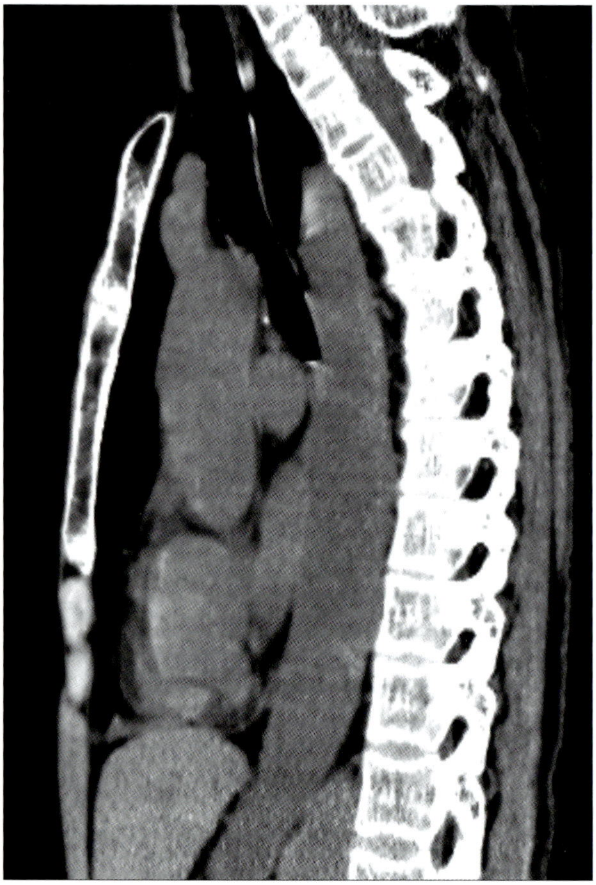

图 4-4-34 食管硬皮病
CT 平扫矢状位显示：食管中下段扩张积液，但未见狭窄

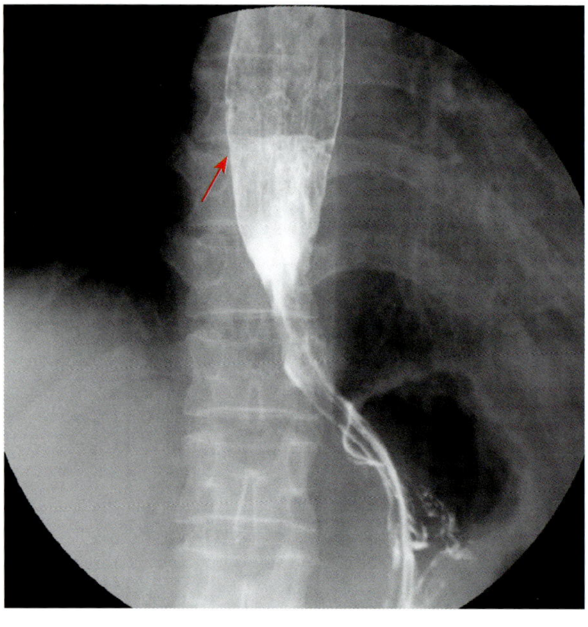

图 4-4-35 食管硬皮病
食管造影显示：食管下段扩张，蠕动弛缓，钡剂通过缓慢，可见液气平征（红箭头）

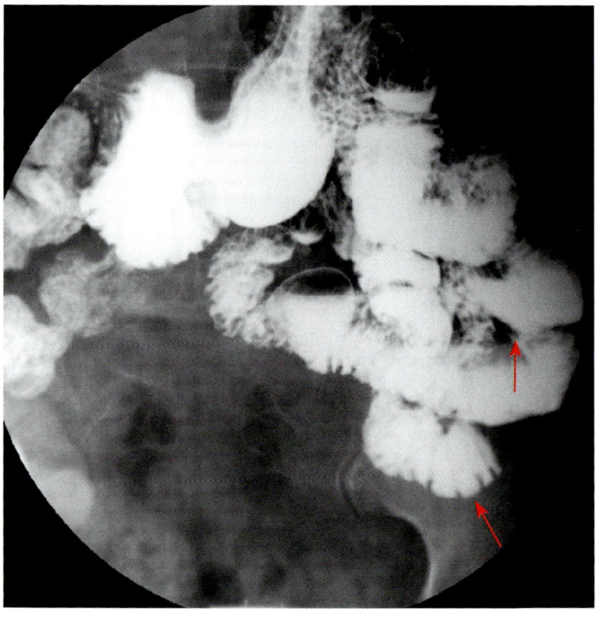

图 4-4-36 小肠硬皮病
与图 4-4-35 同一病例，小肠钡餐检查显示：小肠管腔扩张，蠕动减慢，假性肠梗阻，环形黏膜皱襞（红箭头）

第 5 节 小肠血管疾病

一、肠气囊肿病

【概念与概述】

肠气囊肿病（pneumatosis intestinalis），胃肠道壁浆膜下或黏膜下囊状或线状积气

- 同义词：肠气肿（duvernoy）综合征、肠囊样积气征、肠道气性囊肿

【病理】

一般特征

- 一般病理所见
  - 肠气囊肿病是一个征象，不是一种疾病
  - 15% 是原发，85% 是继发
  - 门静脉积气
    - 常伴肠气囊肿病
    - 积气量与病因、预后及是否需要治疗无相关性
    - 并不总是肠梗死所致
    - 缺血性小肠炎发生透壁性梗死较缺血性结肠炎的可能性大
- 病因学
  - 继发性肠气囊肿病（至少有 50 种原因的报道）
    - 肠坏死（最常见）：坏死性小肠结肠炎，肠梗死，腐蚀性灼伤
    - 黏膜破坏：内镜检查，溃疡，梗阻，炎症性肠病（IBD）或肠吻合
    - 黏膜渗透性增加：激素，化疗，免疫抑制治疗，免疫缺陷状态
    - 自身免疫：系统性红斑狼疮，硬皮病或其他胶原血管疾病
    - 肺：气肿，慢性阻塞性肺病，正压性通气，气胸或创伤
  - 门静脉积气
    - 肠壁病变：缺血或炎症性肠病
    - 肠扩张：内镜检查，梗阻或创伤

败血症：憩室炎，胆囊炎，阑尾炎，结肠炎

  - 发病机理
    - 胃肠道内气体：肠腔压力或黏膜损伤→气体进入肠壁
    - 细菌产气：细菌侵犯→高张力→气体弥散
    - 肺内气体：游离气体

大体病理及手术所见

- 原发：气囊肿位于正常结肠
- 继发：小肠常为正常或缺血

显微镜下特征

- 原发
  - 肠黏膜下或浆膜下多个薄壁、不交通、含气囊肿
  - 正常肌层和黏膜
- 继发
  - 与肠壁平行的线条状积气
  - 坏死、炎症、溃疡或缺血特征

【临床表现】

表现

- 最常见体征 / 症状
  - 原发：无症状，无重要意义
  - 继发
    - 腹痛，腹胀，黑便，发热，呕吐和咳嗽
    - 依病因而定

疾病人群分布

- 年龄
  - 原发：成人
  - 继发：任何年龄
- 性别：男 = 女

自然病史与预后

- 并发症
  - 气囊自行破裂→气腹
- 预后
  - 影像不能判断预后好坏
  - 原发：预后好
  - 继发：依气体病因而定，不是程度
  - 气囊和门静脉肠系膜上静脉积气的检测
    - 平片阳性→ 75% 死亡
    - CT 阳性→ 25% 死亡（更敏感）
  - 气囊与气腹或门静脉气体有关，可能“良好”和暂时的

治疗

- 原发：无治疗，自行吸收
- 继发
  - 依病因而定

- 吸氧可能有益：组织气体张力下降

【影像表现】

概述

- 最佳诊断依据：CT 上见沿肠壁囊样或线状分布的气体
- 其他普遍特征
  - 分类
    - 原发
    - 继发

X 线表现

- 平片
  - 原发
    - 位置：结肠
    - 气囊沿肠壁聚集
  - 继发
    - 位置：小肠或结肠
    - 气体线状分布，肠袢扩张
- 钡餐检查
  - 原发
    - 沿肠轮廓分布的丛状透亮气囊，类似息肉
    - 肠壁多发、大的气囊具扇贝样缺损，似壁内出血炎性假性息肉或指印所见
    - 气囊可向心性压迫肠腔
    - 通常无意义，无症状，自发性
  - 继发
    - 肠壁斑点状、气泡状或线状气体
    - 肠袢扩张，指印
    - 通常由于缺血、药物治疗或其他已知原因

CT 表现

- 增强 CT
  - 原发
    - 气泡征：左半结肠壁孤立的或丛状气泡
  - 继发
    - 带状征：受累肠壁带状或线状气体分布
    - 线状或曲线状
    - 缺血性者，肠管扩张（肠梗阻），肠壁增厚，异常强化
    - 气腹或腹膜后积气
    - 肠系膜静脉或门静脉积气（门静脉积气：聚集在肝周边部；胆管积气：位于中央胆管近肝门处）
    - 肠系膜动脉或静脉血栓形成

推荐影像学检查

- 最佳影像学检查
  - CT
    - 肺窗：检测壁内和静脉气体
- 检查建议
  - 水为口服对比剂，有利于血管成像
  - CT 准直：1.5 ~ 3mm。延迟 35 秒，重复静脉期 80 秒，注射速率 3 ~ 4ml/s，多平面重组

【鉴别诊断】

肠坏死

- 缺血性小肠炎，肠扭转或坏死性小肠结肠炎
- 黏膜损害→细菌进入肠壁入口（主要胃肠道微生物）→壁内气体
- 坏死性小肠结肠炎
  - 位置：回肠和右半结肠
  - 右半结肠粪渣样表现
  - 年龄：早产儿或体弱婴儿
  - 预后：非常低的生存率
  - 门静脉分支积气：预后不良征象
- 缺血性结肠炎或小肠炎
  - 结肠缺血：常由于老年人、体弱者低灌注引起
  - 小肠梗死：常由于大血管栓子或血栓所致（肠系膜上动脉或静脉）与肠系膜浸润有关
  - 迟发性缺血→弥漫性或局灶性肠气囊肿病，肠系膜或门静脉积气肠气囊肿病可与透壁或部分壁坏死并存

内镜检查后

- 黏膜破坏，压力升高→扩张→气体游离进入肠壁

术后

- 如：肠道旁路
- 黏膜破坏，压力升高→扩张→气体游离进入肠壁

药物治疗诱导

- 激素，免疫抑制剂
- 黏膜渗透性增加，免疫力下降→细菌在肠壁产气

免疫性疾病

- 系统性红斑狼疮
- 黏膜渗透性增加，免疫系统功能下降→肠壁细菌产气

假性气肿

- 肠内半固体粪渣将气体滞留在黏膜表面

● 多见于升结肠

肺疾病

● 慢性阻塞性肺疾病和通气设备（气压伤）

● 部分支气管梗阻和咳嗽→肺泡破裂→气体游离入支气管周围和纵隔血管周围组织→食管和主动脉裂隙→腹膜后→肠系膜→肠壁黏膜和黏膜下

诊断与鉴别诊断要点

● 肠坏死是外科急诊
● 预后依赖疾病原因，不是影像表现
● 肠气囊肿病其他原因通常是无症状的，少有临床意义
● 认识肠气囊肿病很重要，但其意义依赖病因和临床背景

重点推荐文献

[1] Ho LM，Paulson EK，Thompson WM. Pneumatosis intestinalis in the adult：benign to life-threatening causes. AJR，2007，188（6）：1604-1613.

[2] 黄平，焦宛. 肠道气囊肿病. 国外医学外科学分册，1995，22（5）：280-282.

典型病例

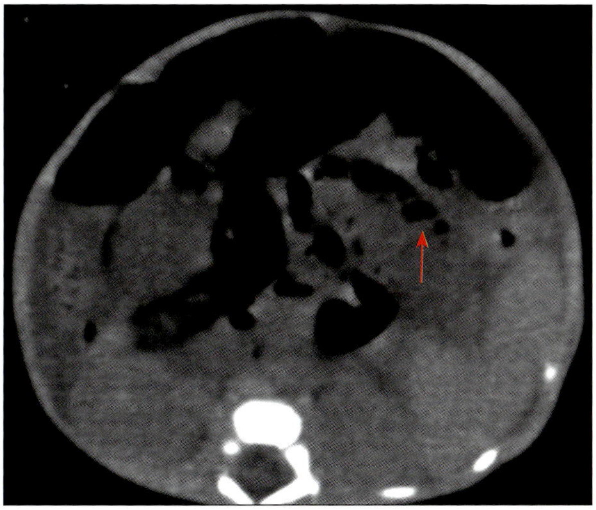

图 4-5-1 肠气囊肿病
CT 平扫显示：小肠扩张，小肠壁内囊状积气（箭头）

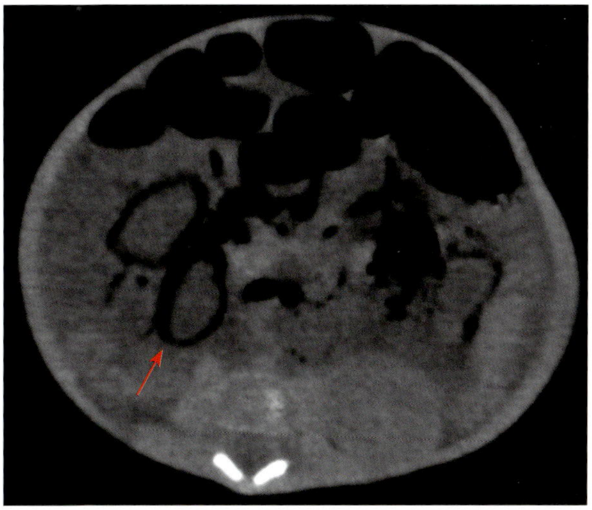

图 4-5-2 肠气囊肿病
与图 4-5-1 同一病例。CT 平扫显示：小肠扩张，小肠壁内环状积气（箭头）

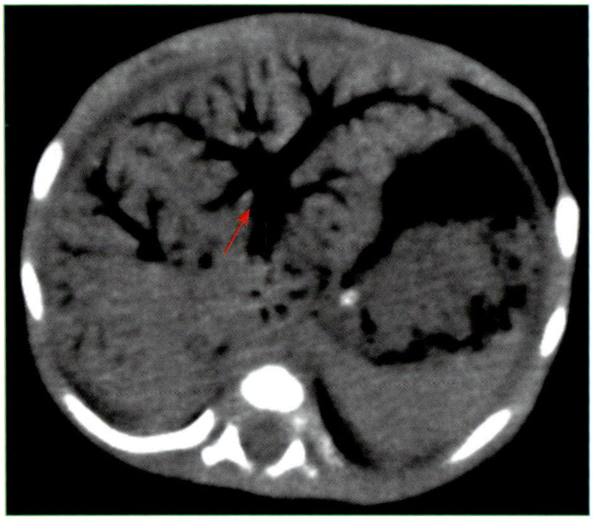

图 4-5-3 肠气囊肿病
与图 4-5-1 同一病例。 CT 平扫显示：肝内门脉内积气（箭头）

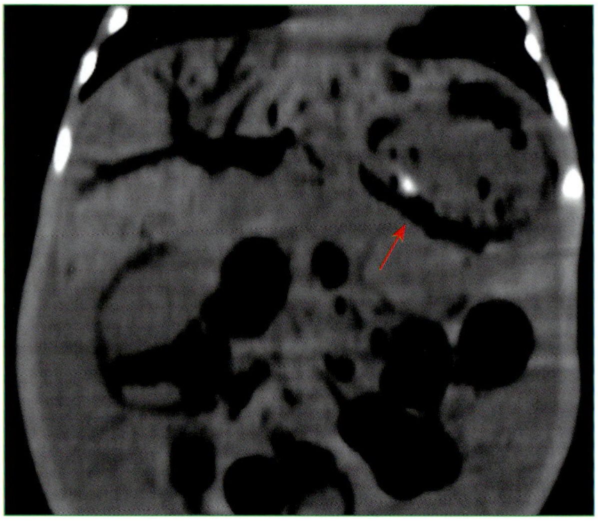

图 4-5-4 肠气囊肿病
与图 4-5-1 同一病例。CT 平扫冠状重组显示：胃壁内积气（箭头）

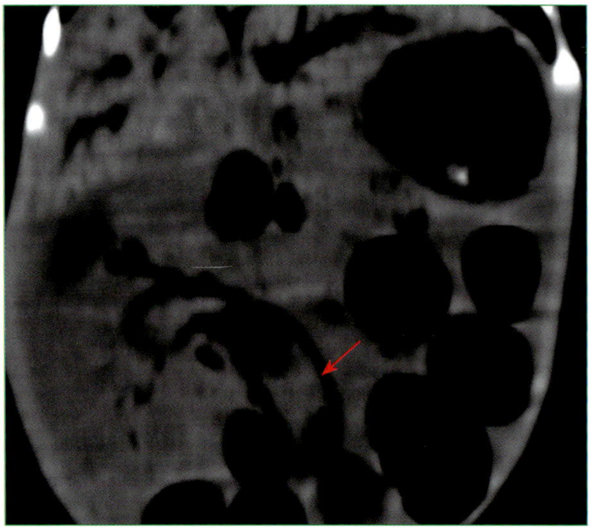

图 4-5-5 肠气囊肿病
与图 4-5-1 同一病例。 CT 平扫冠状重组显示：肠壁内弧线状积气（箭头）

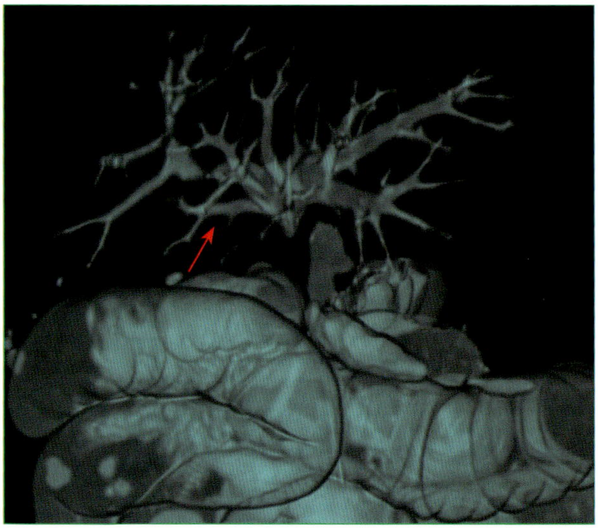

图 4-5-6 肠气囊肿病
与图 4-5-1 同一病例。 CT 平扫三维表面（气体为阈值）显示：扩张积气的肠管和肝内门脉积气（箭头）

二、缺血性小肠炎

【概念与概述】

缺血性小肠炎，肠系膜动脉或静脉狭窄或闭塞导致小肠营养和氧气供应不足

- 同义词：小肠缺血，肠系膜缺血

【病理】

一般特征

- 一般病理所见
  - 占急腹症 1%
  - 动静脉闭塞性缺血：动脉：静脉 =9 ∶ 1
  - 60% ～ 70% 急性缺血由动脉闭塞引起
  - 5% ～ 10% 急性缺血由静脉闭塞引起
  - 20% ～ 30% 急性缺血是非闭塞性缺血
- 病因学
  - 血管闭塞：栓子（心房颤动或心内膜炎），血栓形成（动脉粥样硬化），机械性梗阻（绞窄或肿瘤）
  - 闭袢性肠梗阻尤其危险
  - 低灌注（缺血性结肠炎中更常见）：低血流状态，低血压，败血症，心衰
  - 高凝状态：口服避孕药，蛋白 C 缺乏，凝

血因子缺乏
- 炎症：胰腺炎、腹膜炎或血管炎
  - 年轻患者缺血常见原因
  - 系统性红斑狼疮，结节性多动脉炎或其他胶原性血管疾病
  - 血管炎可影响肾和其他器官
  - 血管造影可显示微小动脉瘤和闭塞的血管
- 医源性原因：化疗、放疗、合法的药物（洋地黄，多巴胺，加压素）和非法药物（海洛因，可卡因）
- 慢性缺血危险因素：高血压、冠状动脉疾病或脑血管疾病
- 肠气囊肿病发病机理：缺血→黏膜损害→坏死和细菌进入肠壁入口（主要是肠微生物）→肠壁积气

大体病理及手术所见
- 污染的（紫色）、梗死的小肠

显微镜下特征
- 小肠壁以坏死、炎症或缺血为特征

【临床表现】

表现
- 最常见体征/症状
  - 急性缺血
    - 临床三联征：腹痛急性发作、腹泻、呕吐
    - 持续腹痛与体检不相称
    - 腹胀，里急后重，解血便
    - 腹肌紧张、反跳痛（梗死或穿孔）
    - 静脉缺血起病缓慢
  - 慢性缺血
    - 肠绞痛：餐后痛（餐后 1 ~ 2 小时）
    - 恶心，呕吐，腹泻和体重减轻
    - 剧痛→害怕进食（畏食）
  - 实验室数据
    - 白细胞升高：75%，酸中毒：50%，淀粉酶升高：25%
  - 诊断：临床高度怀疑是早期诊断的关键

疾病人群分布
- 年龄：大多数 >50 岁
- 性别：男 = 女

自然病史和预后
- 并发症
  - 狭窄、梗死、坏死和穿孔
- 预后
  - 急性缺血
    - 依赖诊断的及时性和可挽救的小肠多少
    - 手术切除后，静脉缺血通常预后更好
    - 死亡率 50% ~ 90%
  - 慢性缺血
    - 存活的关键依赖于侧支循环程度
  - 梗死：69% 死亡率
  - 肠气囊肿病：预后差，依赖积气的病因
  - 肠气囊肿病伴肠系膜后静脉积气
    - 平片阳性：75% 死亡率
    - CT 阳性：25% 死亡率（更敏感）

治疗
- 外科治疗
  - 剖腹探查、肠切除、肠系膜旁路（血流重建）
  - 主要治疗急性缺血、慢性缺血和并发症
- 血管内介入
  - 动脉内血栓溶解、经皮血管腔内成形术、放置支架
  - 溶栓剂（链激酶或尿激酶）
  - 血管扩张剂（罂粟碱）：减少血管痉挛
- 全身抗凝（华法林，肝素）用于静脉闭塞

【影像表现】

概述
- 最佳诊断依据：肠系膜上动脉（SMA）血凝块或狭窄，小肠壁增厚
- 其他特征
  - 影像表现多样：急性和慢性，动脉和静脉血栓
  - 缺血性小肠炎分类
    - 急性闭塞性缺血（动脉或静脉）
    - 急性非闭塞性缺血
    - 慢性缺血
  - 迟发性缺血可导致弥漫性或局灶性肠气囊肿病

X 线表现
- 平片
  - 多个气液平，肠梗阻
  - 环状皱襞增厚
  - 气体线状分布（肠气囊肿病）
- 钡餐检查
  - 环状皱襞增厚

- 指印征：壁内血液积聚扩张黏膜下→局部圆形的肠系膜皱襞，特别沿肠系膜缘
- 钱币堆叠征：增大，光滑，拉直，平行皱襞垂直于小肠纵轴（黏膜下水肿）
- 可见狭窄，近端小肠扩张
- 肠壁斑点状、多泡状或线状积气（肠气囊肿病）

CT 表现

- 增强 CT
  - SMA，SMV 或其他肠系膜血管血凝块或管腔变窄
  - 肠壁节段性增厚（>3mm），平均 8mm，最厚达 20mm
  - 栓子常见于 SMA 根部或 SMA 到中结肠动脉远端 3 ~ 20cm 内
  - 动脉血流减少→黏膜缺乏强化
  - 肠系膜模糊征：肠系膜脂肪水肿浸润，常伴静脉血栓形成
  - 黏膜下出血或充血→密度增高（静脉 > 动脉血栓）
  - 肠气囊肿病（静脉 > 动脉血栓）
    - 肠壁带状征（线状）、气泡样（囊状）表现
    - 线状，曲线状或囊状积气
    - 肠系膜或门静脉积气
    - 肠袢部分积液

超声表现

- 多普勒超声检查
  - 主要评价慢性缺血血管狭窄和闭塞程度
  - 狭窄或闭塞血管→血流减少

血管造影表现

- 常规造影检查
  - 急性动脉缺血：SMA 或其分支血凝块或狭窄
  - 急性静脉缺血：SMV 闭塞并侧支循环
  - 非闭塞性缺血：SMA 血流缓慢
  - 慢性缺血：腹腔干，SMA 或肠系膜下动脉狭窄或闭塞：侧支动脉增加

推荐影像学检查

- 最佳影像检查
  - 多层螺旋 CT 及 CT 血管成像
    - 评价肠绞窄更敏感
    - 肺窗：肠气囊肿病
  - 血管造影：证实诊断和治疗

【鉴别诊断】

“休克肠”

- 缺血，小肠再灌注，通常在创伤或其他低血压之后发生
- 黏膜强化明显
- 黏膜下和肠系膜水肿
- 肠壁可逆性复活

克罗恩病

- 部位：通常为远端小肠
- 与缺血鉴别
  - 不对称性，不连续性，增厚的肠壁，肠系膜脂肪增生
  - 皱襞异常持续存在，缺血性小肠炎皱襞在数天至数周内变化
  - 局灶性，炎症性，黏膜溃疡，黏膜下片状纤维化→皱襞变形和中断

纤维性肠系膜炎（硬化性肠系膜炎）

- 自发性炎症和纤维化累及肠系膜脂肪组织
- 肠壁增厚不常见，由于肠系膜静脉和淋巴管纤维收缩
- 模糊肠系膜征，脂晕围绕肠系膜血管但不推挤血管
- 肠系膜软组织肿块（进展期）
- 组织学可见钙化，影像学少见

类癌

- 局部肠壁增厚并促结缔组织增生反应
- 包裹肠系膜血管→水肿，缺血
- 通常可见多发肝转移

诊断与鉴别诊断要点

- 小肠缺血是一个临床 - 病理诊断
- 预后依赖于引起缺血的原因，不是影像表现
- 肠袢扩张、积液，可见多个气液平；肠壁增厚

重点推荐文献

[1] 孙瑾，董理，胡兵，等. 急性肠系膜缺血性疾病的多层螺旋 CT 诊断. 临床放射学，2009，28（10）：1409-1411.

[2] Wiesner W，Mortelé KJ，Glickman JN，et al. Pneumatosis intestinalis and portomesenteric venous gas in intestinal ischemia：correlation of CT findings with severity of ischemia and clinical outcome. AJR，2001，77（6）：1319-1323.

[3] Kernagis LY，Levine MS，Jacobs JE. Pneumatosis intestinalis in patients with ischemia：correlation of CT findings with viability of the bowel. AJR，2003，180（3）：733-736.

典型病例

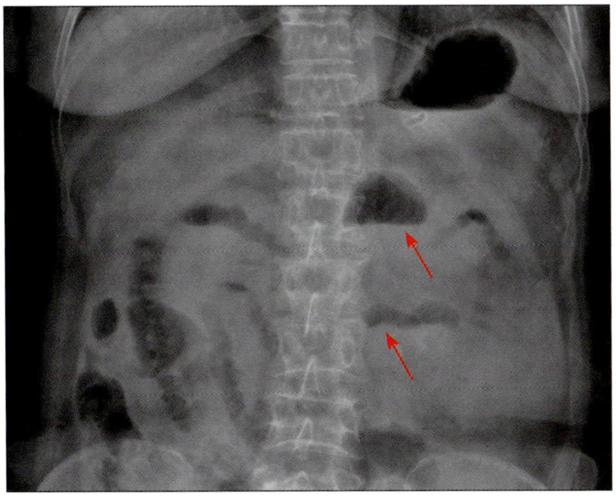

图 4-5-7　肠系膜上静脉栓塞

腹部平片见肠梗阻，小肠积气、积液，多个气液平面（箭头）

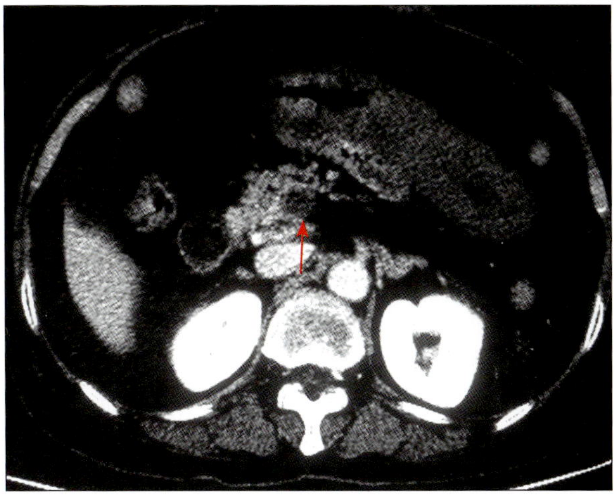

图 4-5-8　肠系膜上静脉栓塞

与图 4-5-7 同一病例。 CT 增强扫描显示：肠系膜上静脉不充盈对比剂（箭头），腹腔内见小肠肠管壁明显增厚，强化减弱

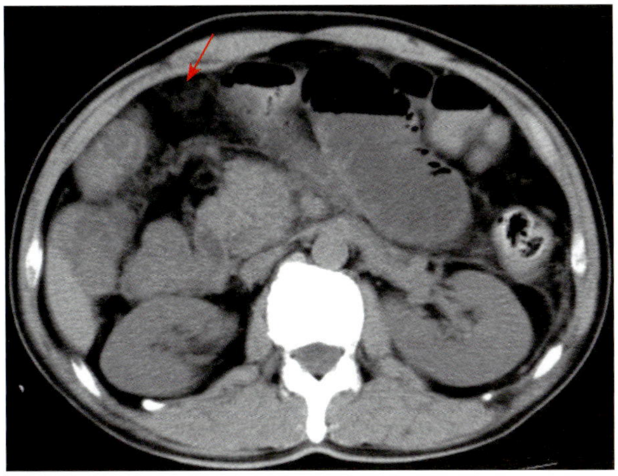

图 4-5-9　肠系膜上静脉栓塞

CT 平扫示肠管明显扩张、积液，肠系膜脂肪密度增高（箭头）

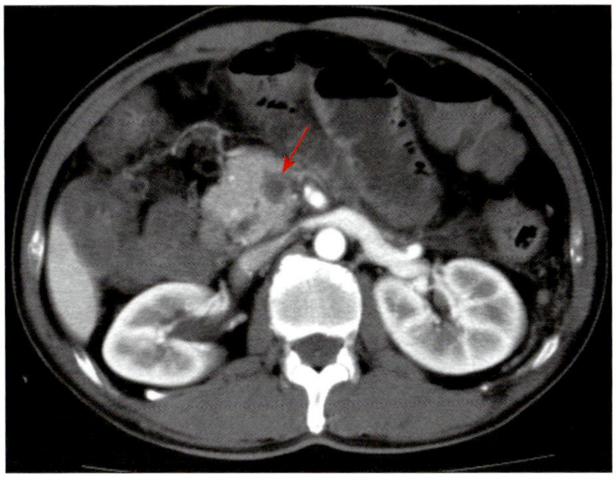

图 4-5-10　肠系膜上静脉栓塞

与图 4-5-9 同一病例。CT 增强扫描示：肠系膜上静脉充盈缺损（箭头）

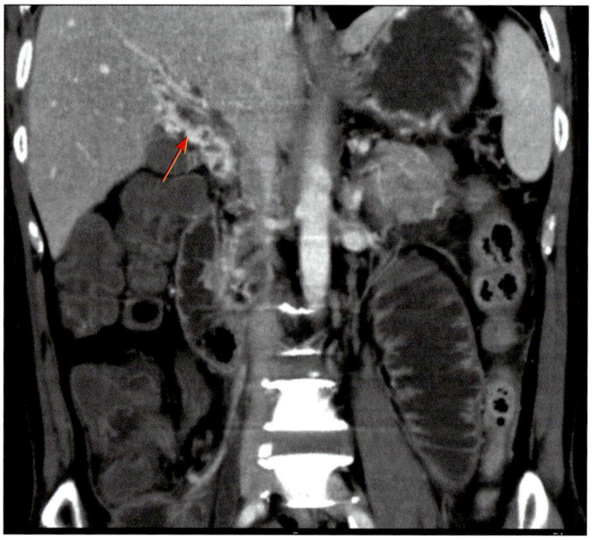

图 4-5-11　肠系膜上静脉栓塞
与图 4-5-9 同一病例。CT 增强扫描冠状重组示：肠管扩张，门静脉侧枝循环建立，门脉海绵样变（箭头）

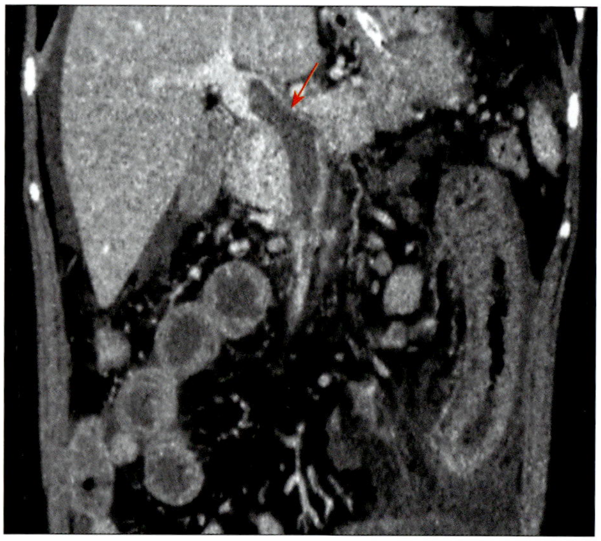

图 4-5-12　肠系膜上静脉血栓
CT 增强冠状重组图示：门静脉及肠系膜上静脉血栓形成（箭头），小肠壁增厚，呈分层状。可见少量腹水

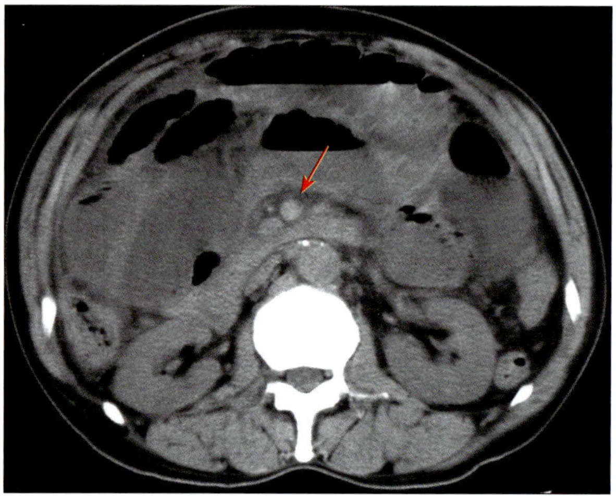

图 4-5-13　肠系膜上动脉血栓
CT 平扫示：肠系膜上动脉（箭头）密度高于右侧的肠系膜上静脉，小肠明显扩张、积液

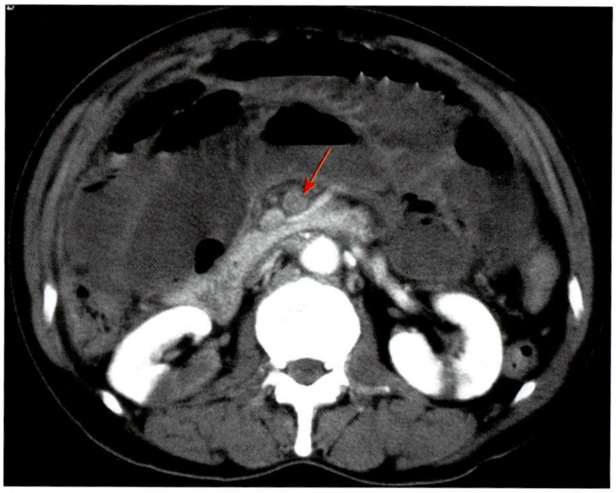

图 4-5-14　肠系膜上动脉血栓
与图 4-5-13 同一病例。CT 增强扫描示：肠系膜上动脉（箭头）未见对比剂充盈，小肠强化密度明显降低，并扩张、积液。双肾见不强化的局部梗死灶

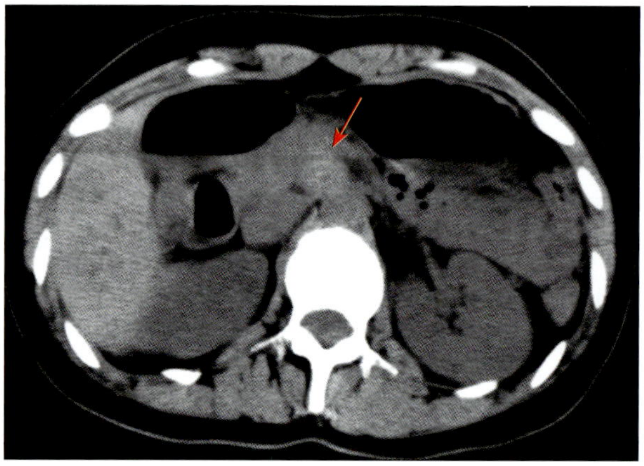

图 4-5-15　肠系膜上动脉夹层
CT 平扫示肠系膜上动脉（箭头）增粗，密度高于右侧的肠系膜上静脉，小肠壁增厚

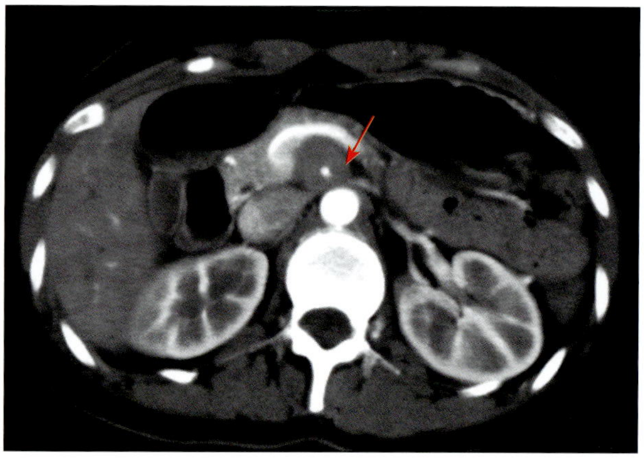

图 4-5-16　肠系膜上动脉夹层
与图 4-5-15 同一病例。CT 增强扫描示：肠系膜上动脉（箭头）管腔明显变细，周围为夹层内血肿，小肠强化密度降低

三、小肠血管炎

【概念与概述】

小肠血管炎，是一大组罕见系统性疾病引起的小肠血管炎症性疾病

【病理】

一般特征

- 病因学
  - 大血管
    - 巨细胞动脉炎
    - 多发性大动脉炎（高安动脉炎）
  - 中等血管
    - 结节性多动脉炎：>50% 累及胃肠道
    - 川崎病
    - 原发肉芽肿性中枢神经系统血管炎
  - 抗中性粒细胞胞浆抗体（ANCA）相关性小血管炎
    - 显微镜下多血管炎
    - 韦格纳肉芽肿
    - 变应性肉芽肿性血管炎
  - 免疫复合体性小血管炎
    - 过敏性紫癜（HSP）：>50% 累及胃肠道
    - 系统性红斑狼疮（SLE）：10% ～ 60% 累及胃肠道
    - 白塞综合征：10% ～ 40% 累及胃肠道
    - 冷球蛋白血症性血管炎
    - 风湿性血管炎
    - 干燥综合征
    - 低补体血症荨麻疹性血管炎（HUVS）
    - 肾炎综合征
    - 血清病
    - 药物诱导
    - 感染诱导
  - 瘤旁小血管炎
    - 肿瘤诱导淋巴增生
    - 肿瘤诱导骨髓增生
    - 癌诱导血管炎
  - 炎症性肠病小血管炎
  - 危险因素：HSP：细菌或病毒感染，过敏，昆虫叮咬，药物，食物
- 相关异常
  - 结节性多动脉炎：乙型肝炎感染
  - SLE：血液、免疫系统、神经系统受累，光敏性，口腔溃疡
  - HSP：肾受累
  - 白塞综合征：神经受累

大体病理及手术所见

- 节段性纤维素样坏死血管炎
- 非特异性溃疡或炎症
- 结节性多动脉炎：全层坏死性动脉炎、黏液样变性
- 白塞综合征：散在的“鸟眼状溃疡”，不规则穿孔

显微镜下特征

- 结节性多动脉炎
  - 急性：动脉壁全层和血管周围组织受多形核细胞浸润
  - 慢性：内膜增生，单核细胞浸润，血栓形成，血管周围炎症
- SLE：局部免疫复合物沉积
- HSP：血管壁 IgA 沉积
- 白塞综合征：血管壁免疫复合物沉积

【临床表现】

表现

- 最常见体征 / 症状
  - 腹痛、发热、恶心、呕吐、体重减少、腹泻、便秘
  - 结节性多动脉炎：周围神经病变
  - HSP：紫癜性侵害、关节炎、胃肠道出血
  - SLE：咳嗽（浆膜炎）、口腔溃疡、多关节炎、蝴蝶斑、盘状红斑
  - 白塞综合征：口腔和生殖器溃疡、关节炎、葡萄膜炎、结节性红斑
- 实验室数据
  - 结节性多动脉炎：冷球蛋白、乙肝表面抗原阳性
  - HSP：血尿、蛋白尿
  - SLE：抗核抗体、抗 -Simith 抗体
  - 诊断：受累组织活检有助于诊断

疾病人群分布

- 年龄
  - 结节性多动脉炎：18 ～ 81 岁
  - HSP：3 ～ 10 岁（最常见），>20 岁（30% 病例）
  - SLE：16 ～ 41 岁
  - 白塞综合征：11 ～ 30 岁

- 性别
  - 结节性多动脉炎：男∶女=2∶1
  - HSP：男∶女=2∶1
  - SLE：男∶女=1∶10
  - 白塞综合征：男∶女=2∶1

自然病史和预后

- 并发症
  - 麻痹性肠梗阻：缺血、出血、穿孔、狭窄、瘘管、腹膜炎、败血症
  - 结节性多动脉炎：肾衰竭、充血性心力衰竭、心肌梗死、肝硬化、肝细胞癌
  - HSP：儿童肠套叠，肾衰竭
  - SLE：肾衰竭
  - 预后：治疗并发症，预后良好

治疗

- 结节性多动脉炎：皮质激素、环磷酰胺
- HSP：自行缓解
- SLE：皮质激素、非类固醇类消炎药、羟化氯喹
- 白塞综合征：皮质激素、柳氮磺胺吡啶

【影像表现】

概述

- 最佳诊断依据：小肠管腔扩张，皱襞增厚变直
- 其他特征
  - 血管炎分类
    - 大血管炎：主动脉、主要内脏血管（如肠系膜上动脉）
    - 中等动脉炎：主要内脏血管及其分支
    - 小血管炎：小动脉、小静脉、毛细血管
  - 各种系统性疾病累及不同大小血管，但影像表现有重叠
  - 最常见的系统疾病包括
    - 结节性多动脉炎：小至中等血管
    - HSP：小血管
    - SLE：小血管
    - 白塞综合征：小血管

X 线表现

- 钡餐检查
  - 节段性或广泛性肠道受累
  - 鹅口疮样溃疡
  - 皱襞增厚、变直、肠管扩张
  - 同心圆充盈缺损（黏膜下出血）
  - 溃疡和狭窄（小血管）
  - 指印征，肠气囊肿病
  - SLE
    - 小肠皱襞结节状
    - 食管下段动力障碍
    - 食管炎，胃炎
  - 白塞综合征
    - 累及回盲部，特别是回肠末端，类似克罗恩病
    - 回肠末端狭窄和不规则，近段小肠轻度扩张
    - 小肠壁大的卵圆形或不规则溃疡，黏膜增厚
    - 小的、多发、散在、鸟眼状溃疡

CT 表现

- 肠壁增厚，靶征
- 肠壁强化
- 黏膜下出血和水肿
- 结节性多动脉炎
  - 肾轮廓分叶状，肾实质不规则变薄（皮质梗死）
  - 肾多发低密度带（动脉闭塞）或“条纹状肾图”
- SLE
  - 肠壁异常强化，肠管扩张
  - 梳样征
  - 腹水，淋巴结肿大
  - 肾多发线状低密度带
  - 肝脾大
- 白塞综合征
  - 同心圆肠壁增厚，息肉样肿块
  - 小肠或结肠周浸润

血管造影表现

- 常规造影检查
  - 动脉瘤形成：可见于结节性多动脉炎，SLE，韦格纳肉芽肿，风湿性血管炎，变应性肉芽肿性血管炎，滥用药物
  - 结节性多动脉炎内脏受累
    - 肾（80%～90%），胃肠道（50%～70%），心脏（65%）肝（50%～60%），脾（45%），胰腺（25%～35%），中枢神经系统（罕见）
    - 胃肠道中小肠受累最常见，肠系膜和结肠次之
    - 多发动脉瘤（50%～60%病例），主要位

于分支
- 多见 1 ~ 5mm 囊状动脉瘤或梭形动脉瘤
- 动脉狭窄或闭塞

推荐影像学检查
- 最佳影像检查：增强 CT 及 CT 血管成像

【鉴别诊断】

缺血性小肠炎
- 多种原因引起，包括：栓子、血栓、扭转
- 可见肠系膜上动脉、静脉或其他肠系膜血管内血凝块或狭窄
- 影像表现与大血管炎常难于鉴别

克罗恩病
- 跳跃性病变，透壁炎症、非干酪性肉芽肿、鹅卵石黏膜和瘘管
- 可以肠壁不规则明显增厚，皱襞扭曲、融合鉴别

小肠梗阻（SBO）
- 闭袢→节段性梗阻和缺血
- 气液平，光滑的“鸟嘴”征
- 肠壁增厚
- 门静脉积气，肠气囊肿病

“休克肠”
- 小肠缺血和再灌注，常在创伤或其他原因引起的低血压后发生
- 肠黏膜明显强化
- 黏膜下和肠系膜水肿
- 可逆性肠壁复活

诊断与鉴别诊断要点
- 与相关肠外受累和受累血管大小鉴别
- 诊断需要活检和临床表现
- 影像学可提示小肠疾病原因中的血管炎，但血管造影和其他检查也是必要的

重点推荐文献

[1] Ha HK，Lee SH，Rha SE，et al. Radiologic features of vasculitis involving the gastrointestinal tract. Radiographics (Review)，2000，20（3）：779-794.

[2] Chung SY，Ha HK，Kim JH Radiologic findings of Behçet syndrome involving the gastrointestinal tract. Radiographics (Review)，2001，21（4）：911-924.

典型病例

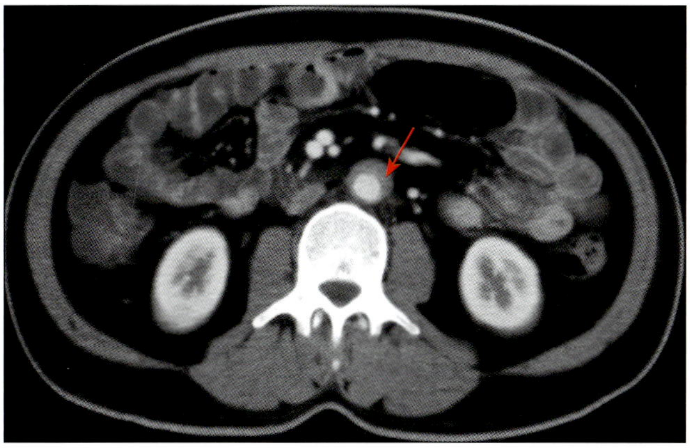

图 4-5-17 **大血管炎**
CT 增强扫描示：腹主动脉管壁明显增厚（箭头），小肠缺血张力低，管壁增厚

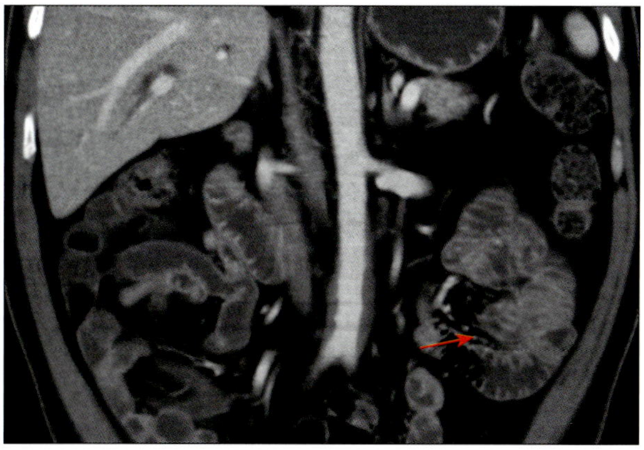

图 4-5-18 **大血管炎**
与图 4-5-17 同一病例。CT 增强扫描冠状重组示：腹主动脉管壁明显增厚，小肠缺血张力低，管壁增厚（箭头）

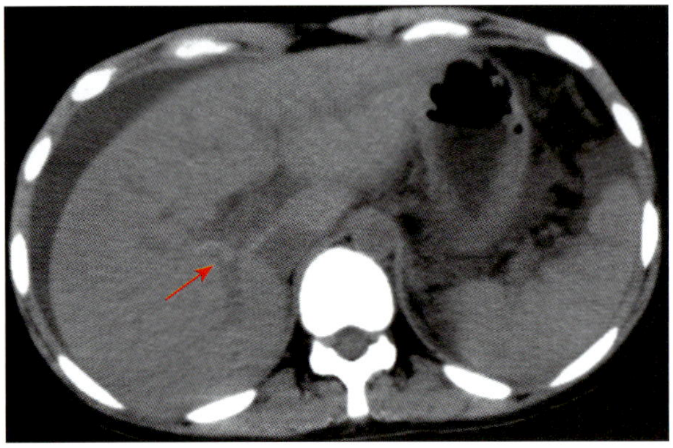

图 4-5-19 中血管炎
CT 平扫示：门静脉右支内小点状稍高密度影（箭头），是血管内血栓

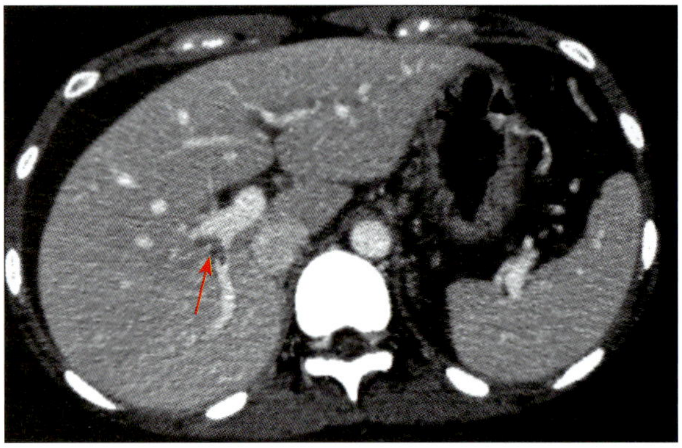

图 4-5-20 中血管炎
与图 4-5-19 同一病例。CT 增强扫描示：门脉内血栓表现为充盈缺损（箭头）

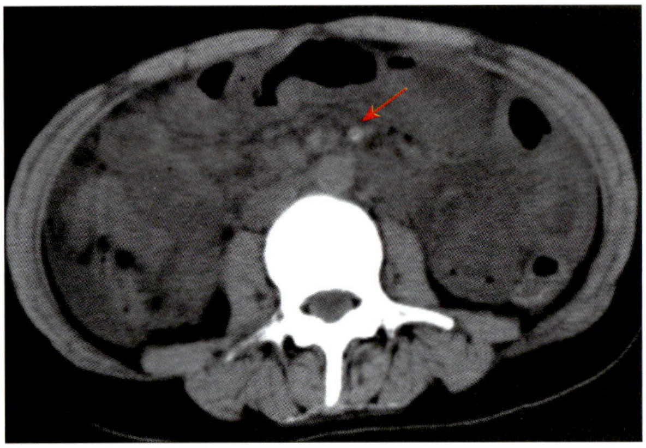

图 4-5-21 中血管炎
与图 4-5-19 同一病例。CT 平示：肠系膜上静脉分支内密度增高（箭头），是血管内血栓

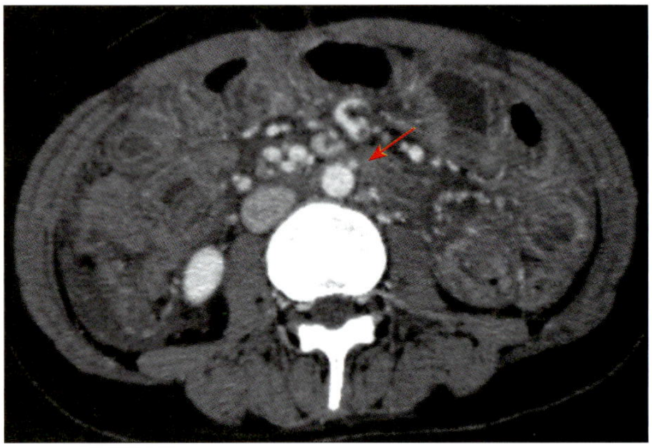

图 4-5-22 中血管炎
与图 4-5-19 同一病例。CT 增强扫描示：肠系膜上静脉内充盈缺损（箭头）小肠壁水肿，呈双环或三环征，小肠管壁强化密度降低

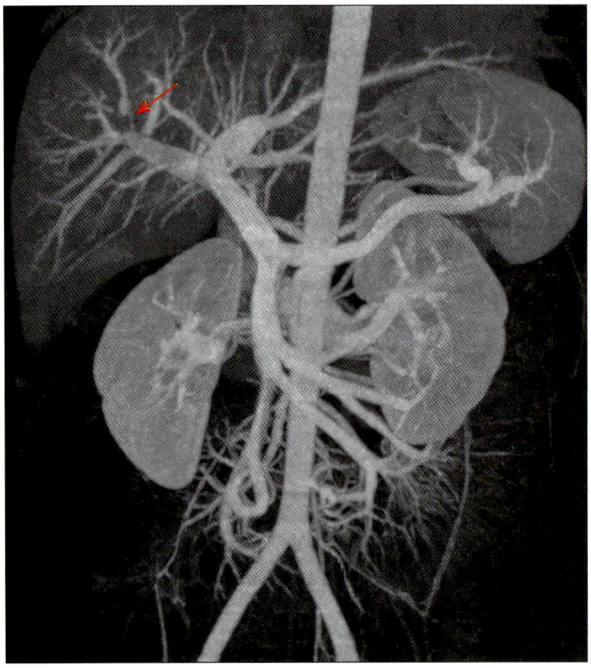

图 4-5-23 中血管炎
与图 4-5-19 同一病例。CT 增强扫描最大密度投影（MIP）示：大血管显示好，门静脉右支内见充盈缺损（箭头）

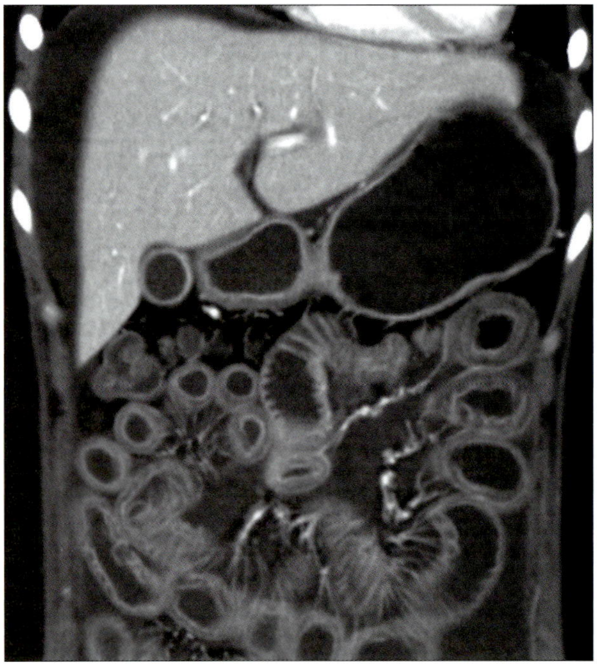

图 4-5-24 系统性红斑狼疮（SLE）
CT 增强冠状位显示：小血管炎致空回肠壁广泛水肿增厚，呈分层状；可见中量腹水

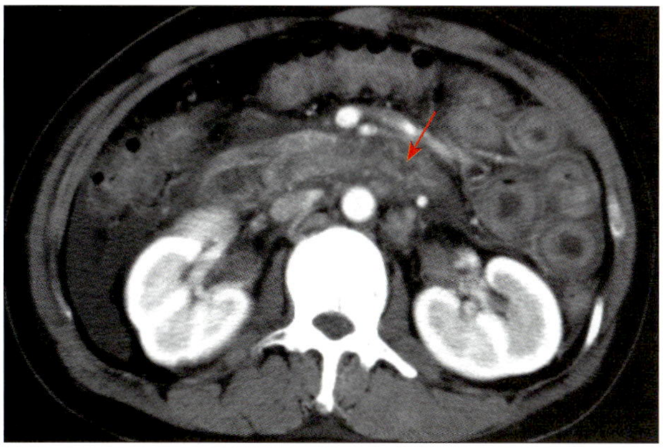

图 4-5-25 系统性红斑狼疮
与图 4-5-24 同一病例。CT 增强扫描示：肠系膜脂肪密度增高、水肿（箭头）

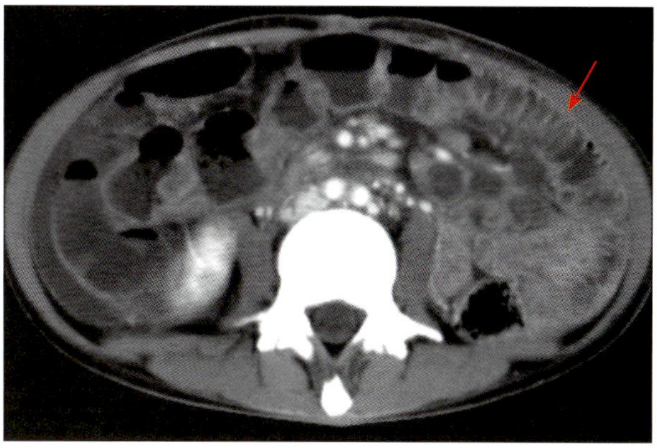

图 4-5-26 白塞病
CT 增强扫描示：小肠管腔扩张、黏膜增粗（箭头）

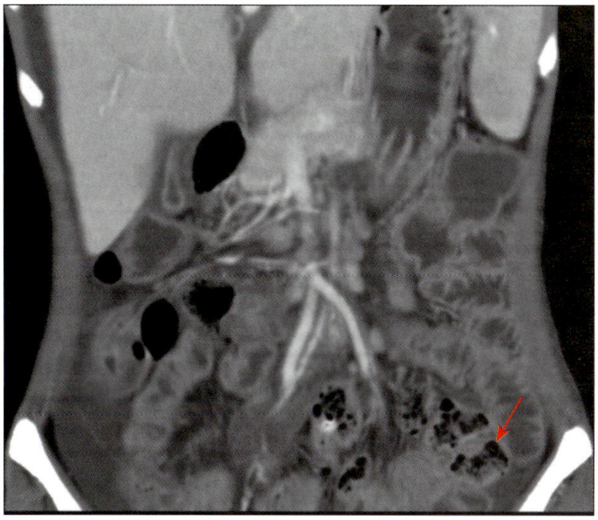

图 4-5-27 白塞病
与图 4-5-26 同一病例。CT 增强扫描冠状重组示：小肠管腔扩张、黏膜增粗（箭头）

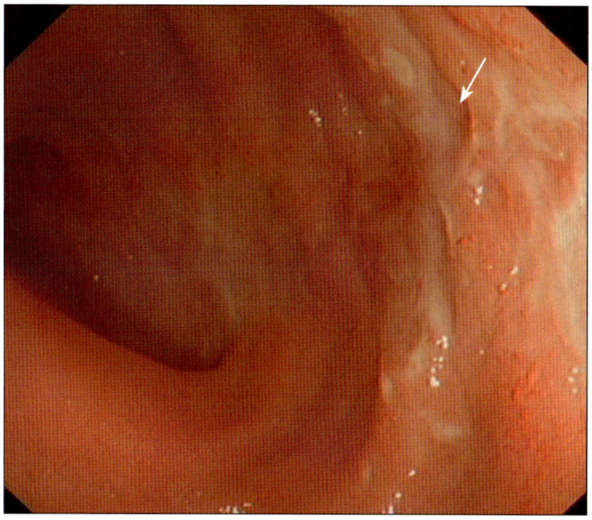

图 4-5-28 白塞病
与图 4-5-26 同一病例。肠镜示溃疡形成（箭头）和卵石样增生

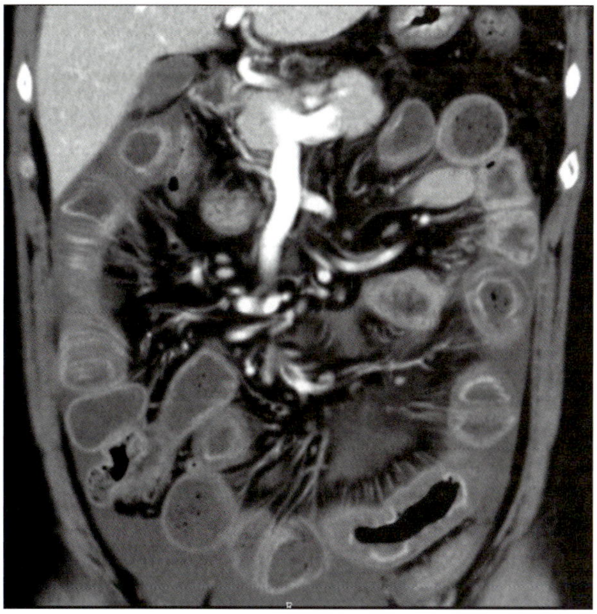

图 4-5-29 药物过敏
CT 增强扫描示：小肠壁增厚、水肿

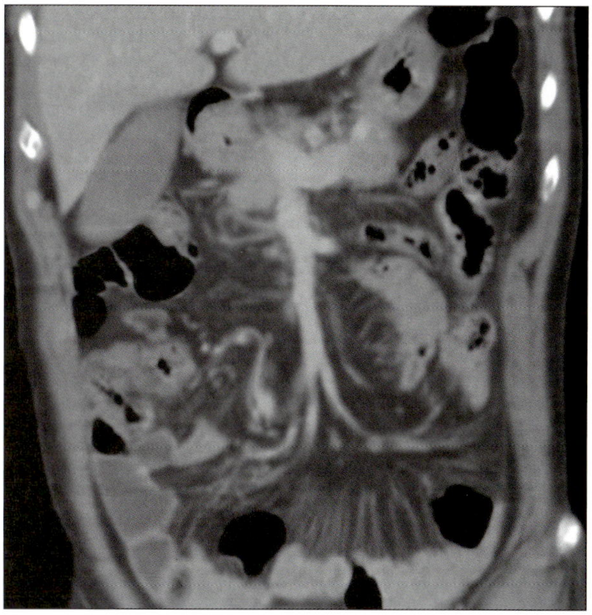

图 4-5-30 药物过敏
与图 4-5-29 同一病例。抗过敏药物治疗 2 周复查，小肠壁水肿消失

（孙灿辉 李子平）

第 6 节 小肠创伤

一、小肠创伤

【概念与概述】

- 小肠创伤（intestinal trauma）
- 包括十二指肠、空肠、回肠的创伤

【病理与病因】

一般特征

- 一般发生机制
  - 肠与脊柱的碰撞
    - 小肠的可活动性比较局限（十二指肠，Treitz 韧带和回盲瓣）
    - 肠系膜的横向撕裂→血肿→肠梗死
  - 快速减速导致的损伤
    - 由于近段空肠有 Treitz 韧带固定，其突然地迅速向前移动导致损伤
    - 固定和活动段肠管间的剪切伤：导致十二指肠空肠曲的横向切断
- 消化道不同部位的损伤
  - 胃损伤
    - 儿童较成人更为常见
    - 饭后因胃膨胀危险度会更高
    - 合并的损伤：脾破裂或左胸部的损伤
  - 十二指肠损伤
    - 一般表现：血肿；异位气体或对比剂（穿孔）
    - 位置：降段和水平段，水平段直接和脊柱的撞击和压缩
    - 合并的损伤：胰头，肝左叶
  - 空回肠损伤
    - 常见表现：血肿，肠壁不连续，肠壁增厚
    - 位置：Treitz 韧带、回盲瓣处或两者附近
    - 临床症状或体征发展较缓慢
  - 结肠损伤
    - 原因：上腹部挤压（方向盘或者安全带）
    - 位置：横结肠，乙状结肠，盲肠
      - 横结肠：壁内血肿或外膜撕裂
      - 升降结肠：肠系膜扭转，完全性增厚撕裂，切断，缺血

    并发症：缺血、狭窄或穿孔
  - 肠系膜损伤

    血肿：胃肠道损伤在 CT 上最常看到的征象

    并发症：肠系膜血管破裂，出血或胃肠道穿孔

    活动性的肠系膜出血需要手术
- 病因学
  - 车祸（最常见是摩托车事故）
  - 钝伤
  - 刺伤
  - 跌伤
  - 殴打伤
- 流行病学
  - 腹部外伤：为 40 岁以下的常见死因
  - 剖腹探查中有 50% 为钝伤
  - 儿童：壁内血肿的发生率较高
  - 成人：肠壁增厚的发生率较高
  - 肠或肠系膜的损伤：在腹部钝伤的病人中，约 50% 病人在剖腹探查时可发现
- 合并的损伤：肝、脾、肾及胰腺的损伤

大体病理及手术所见

- 挫伤、撕裂伤、肠管不连续
- 肠壁的增厚、血栓、断裂

临床表现

表现

- 最常见的体征 / 症状
  - 腹痛、腹胀、压痛、反跳痛
  - 低血压、心悸
  - 意识丧失，休克：大量失血所致
- 临床病史：外伤史
- 实验室检查
  - 血细胞计数减低，电解质紊乱，尿素氮、肌酐、淀粉酶升高，凝血酶原时间延长，凝血酶原活性下降，红细胞压积异常
  - 诊断性的腹膜盥洗：阳性，严重的损伤
    - 红细胞 $> 0.15 \times 10^{12}/L$；白细胞 $> 0.5 \times 10^{9}/L$
    - 抽吸物中有食物，胆汁以及细菌涂片染色阳性

疾病人群分布

- 年龄
  - 任何年龄组

- 性别
  - 男女相当

自然病史及预后

- 并发症：穿孔→感染→腹腔脓肿→腹膜炎→休克→死亡
- 预后
  - 好：早诊断，早治疗
  - 差：诊断和治疗均较晚，患病率和死亡率高达 65%

治疗

- 主要：手术（穿孔或活动性出血者）
- 次要：通气，静脉补液，监测生命体征，输血，抗生素

【影像表现】

概述

- 最重要的诊断依据：肠壁增厚；肠系膜渗出，肠或血管的对比剂外渗
- 部位
  - 十二指肠和近端空肠最为常见

X 线表现

- X 线平片
  - 腹脂线模糊征：腹膜反应、腹腔积液形成的致密带（腹腔积液＞800ml）将垂直的结肠段与腹膜外脂肪分开
  - "狗耳征"：盆腔积液使肠管与膀胱分离
- 胃肠透视：口服阳性水溶性对比剂
  - 肠壁增厚，肠腔狭窄，对比剂外渗
  - 主要见于十二指肠血肿和撕裂

CT 表现

- 必须用腹膜窗和肺窗观察
- 肠壁不连续：损伤后首先可以观察到，但不常见
- 肠对比剂外渗至肠外：对肠穿孔的诊断具有 100% 的特异性，但是不常见
- 肠腔外气体：腹膜内或腹膜后的气体
  - 不是肠穿孔的特异性征象，气压伤或机械性通气时也可出现
  - 位置
    - 肝周，脾周区
    - 围绕在肠系膜，大网膜间隙区域
    - 围绕在粘连区或韧带周（如镰状韧带）
- 肠壁内积气，肠腔外气体，气液平面
  - 提示肠壁全层撕裂
- 肠壁增厚：大于 3mm（75% 的透壁损伤可以看到）
  - 向心性或偏心性增厚：壁内血肿，肠系膜损伤（动脉或静脉的损伤）
- 肠壁明显强化：比腰大肌密度高或与强化后血管密度相等
  - 肠壁增强＋增厚＋游离液体：强烈提示消化道穿孔
- 肠系膜渗出
  - 少量出血：肠系膜脂肪模糊，密度不均匀
  - "哨兵血块"征：肠系膜血肿的密度＞60Hu，位于肠系膜出血点
- 腹膜内或腹膜后液气平面：腹腔积血或肠内容物
  - 肠系膜返折和肠袢之间不规则形积液
  - 血肿（＞60Hu）；积血（35～50Hu）
  - 肠内容物；肠外渗对比剂
  - 腹膜内游离液体：在肠和肠系膜损伤中较为常见
  - 腹腔积血：在腹膜内肠管和肠系膜损伤中常见
  - 活动性出血：和强化的血管密度相等
  - 肠破裂：对比剂外渗处为破裂点

超声表现

- 实时：腹腔或盆腔游离液体

血管造影表现

- 血管断裂，撕裂，假性动脉瘤，动静脉瘘

推荐影像学检查

- 螺旋 CT 增强扫描及口服对比剂：对比剂可选择阳性或阴性水溶性对比剂
  - 静脉注射对比剂，速度≥ 3ml/s

【鉴别诊断】

肠休克

- 明显的黏膜强化，黏膜下水肿（非出血）
- 常表现为弥漫性肠系膜水肿＋血容量不足征象
- 血容量不足征象：腔静脉和肾静脉塌陷
- 是一种可逆性的近期低血压征象
- 补液之后可较快恢复

凝血系统疾病

- 自发的，或抗凝治疗所致
- 自发出血：如原发性血小板减少性紫癜，白血病，血友病
- 腹痛，黑便，肠梗阻

- 小肠钡餐检查或 CT 检查
  - 节段性，广泛性，或局限性的改变
  - 普遍性，规则性的环状皱襞增厚，形成对称性的、钉样的轮廓，肠管管径减少类似于叠加的硬币征象
  - 局限性的出血有时会被误认为肠壁内的肿块

血管炎

- 结节性多动脉炎
  - 肠：弥漫性或节段性缺血 / 出血
  - 肾和肝的受累比较常见
  - 血管造影：肠系膜上动脉分支的小动脉瘤
- 系统性红斑狼疮
  - 10% ～ 60% 的患者会出现小肠的动脉炎
  - 节段性小肠病变→坏死→穿孔
- 过敏性紫癜
  - 儿童，中青年，胃肠道（> 50%）
  - 临床三联征：紫癜，关节炎，腹痛
- 小肠钡餐和 CT 检查在血管炎中的应用
  - 扩张性的肠壁增厚和管腔狭窄
  - 有时在肠系膜缘表现为拇纹征
  - 在紫癜的儿童中可以出现肠套叠

缺血性肠炎

- 病因：肠系膜上动脉血块或狭窄
- 小肠的钡餐检查
  - 明显增厚的环状皱襞
  - 拇纹征：肠系膜缘增厚且呈圆形的返折（壁内的积血）
- CT 表现
  - 肠系膜上动脉或肠系膜上静脉内的血栓或管腔狭窄
  - 小肠壁节段性增厚（> 3mm）
  - 晚期：积气症（局灶性或弥漫性）
  - 小肠壁内的积气和静脉残根征

诊断与鉴别诊断要点

- 腹部外伤史
- CT 发现肠外对比剂或气体，肠壁的增厚，游离液体以及肠系膜模糊

重点推荐文献

[1] Taourel P, Merigeaud S, Millet I, et al. Trauma of the thoraco-abdominal area：imaging strategy. J Radiol, 2008, 89 (11)：1833-1854.

[2] Brody JM, Leighton DB, Murphy BL, et al. CT of blunt trauma bowel and mesenteric injury：typical findings and pitfalls in diagnosis. Radiographics, 2000, 20 (6)：1525-1536.

[3] Delabrousse E, Lubrano J, Sailley N, Aubry S, Mantion GA, Kastler BA. Small-bowel bezoar versus small-bowel feces：CT evaluation. AJR Am J Roentgenol, 2008, 191 (5)：1465-1468.

[4] Killeen KL, Shanmuganathan K, Poletti PA, et al. Helical computed tomography of bowel and mesenteric injuries. *J* Trauma, 2001, 51 (1)：26-36.

典型病例

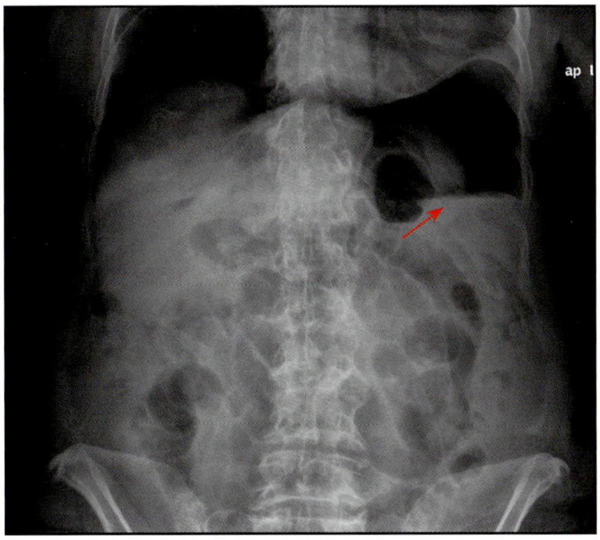

图 4-6-1 小肠破裂
腹部外伤，腹部立位片，左侧膈下见气液平面，腹腔积液、积气（箭头），急诊手术，经证实为小肠破裂

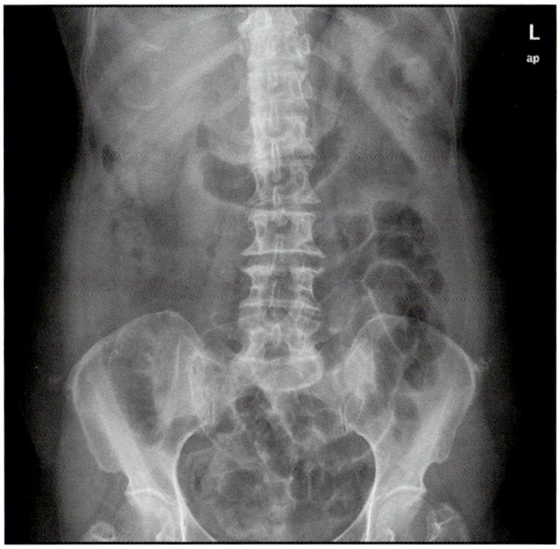

图 4-6-2 小肠破裂
与图 4-6-1 同一病例，腹部卧位片，小肠轻度积气、扩张

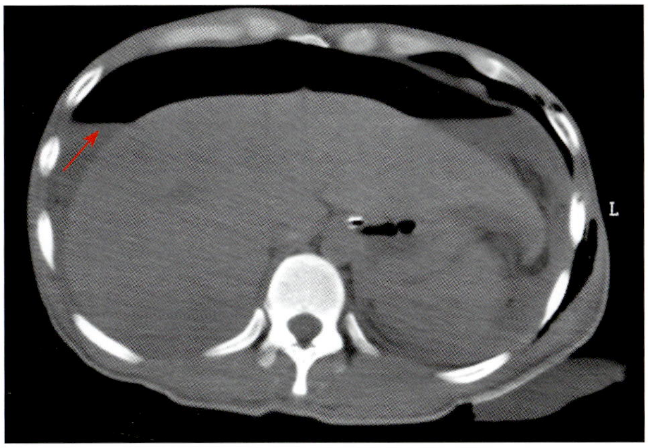

图 4-6-3 腹部外伤
腹部 CT 平扫，腹腔积气、积液，并见液气平面（箭头），提示消化道破裂

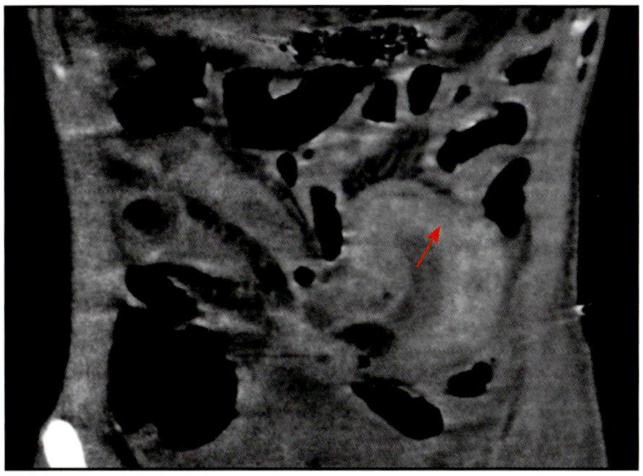

图 4-6-4 小肠创伤
与图 4-6-3 同一病例，腹部 CT 平扫，中腹部小肠肠壁明显增厚，密度增高，CT 值为 45Hu，周围脂肪间隙模糊，为小肠损伤出血（箭头）

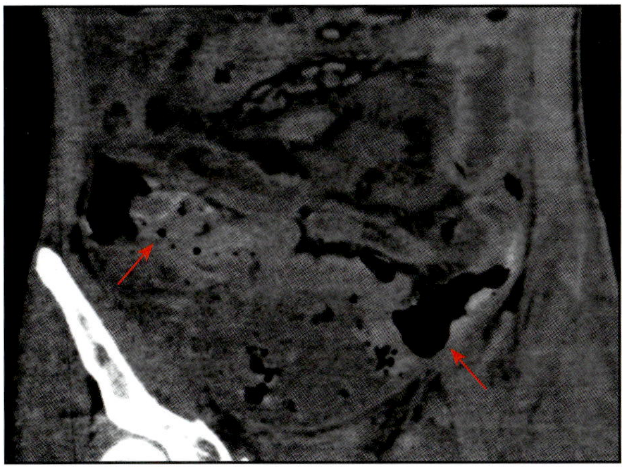

图 4-6-5 小肠创伤
与图 4-6-3 同一病例，腹部 CT 平扫，左下腹、右下腹小肠肠腔密度增高（箭头），并见高密度影，为小肠损伤出血

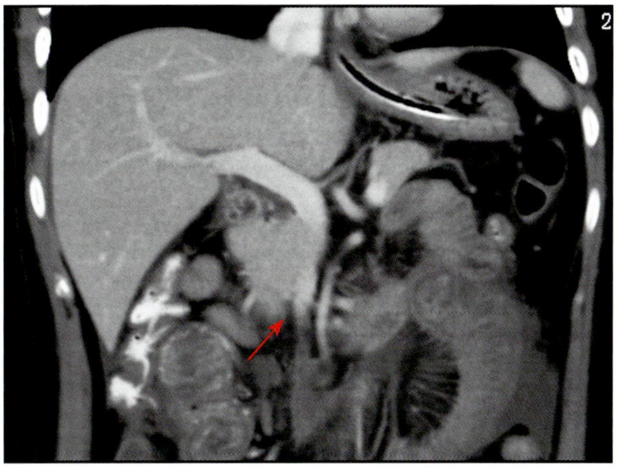

图 4-6-6 小肠创伤
腹部外伤，中上腹部 CT 增强扫描门静脉期，肠系膜上静脉断裂并血栓形成（箭头），肠系膜上静脉中远段未见显影，周围脂肪间隙模糊，见液体渗出。肠壁增厚、水肿，周围脂肪间隙不清

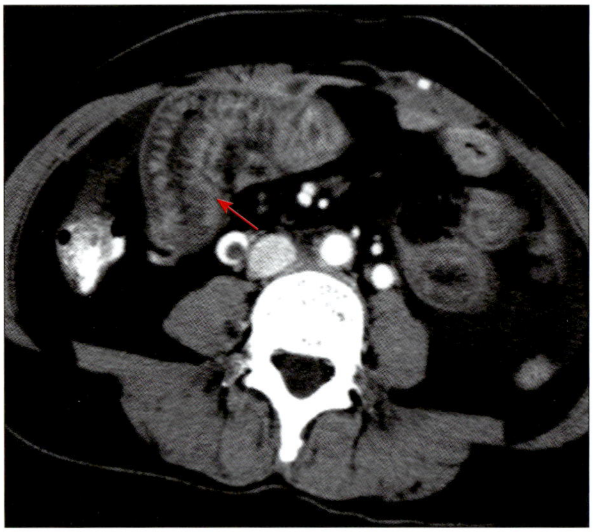

图 4-6-7 小肠创伤
与图 4-6-6 同一病例，腹部肠管明显增厚，黏膜及黏膜下水肿（箭头），腹腔少量积液

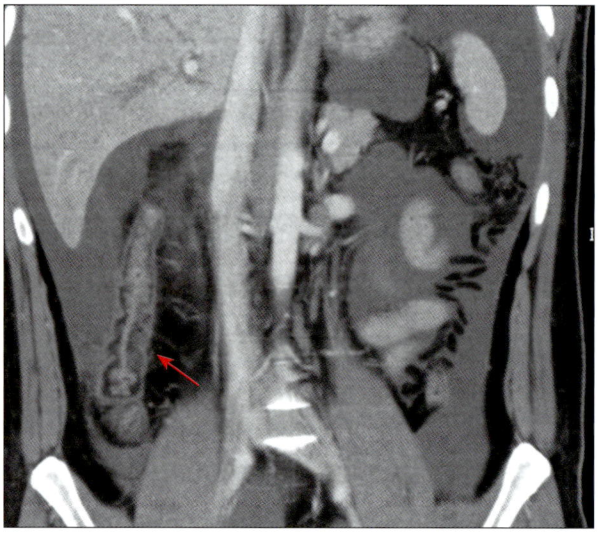

图 4-6-8 腹部外伤
中上腹部 CT 增强扫描门静脉期，右侧中腹部肠管创伤，管壁明显增厚（箭），为黏膜下水肿，腹腔积液

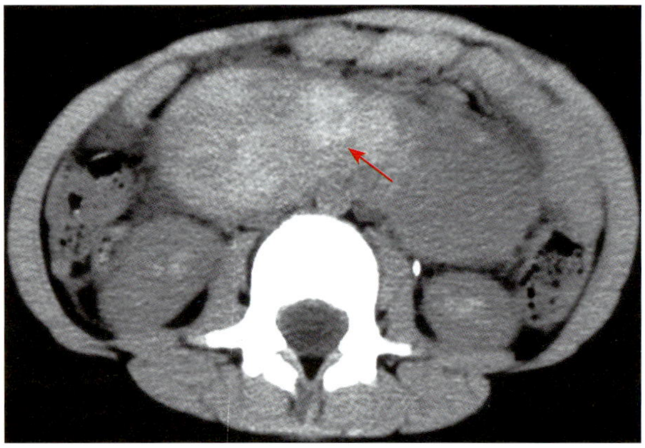

图 4-6-9 腹部外伤
十二指肠水平段壁内血肿。CT 平扫见十二指肠水平段增大，内有高密度血肿影（箭头）

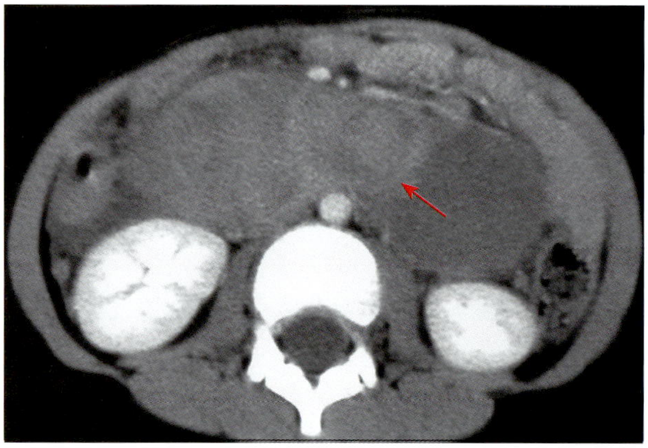

图 4-6-10 腹部外伤
与图 4-6-9 同一病例，增强扫描，血肿未见强化（箭头）

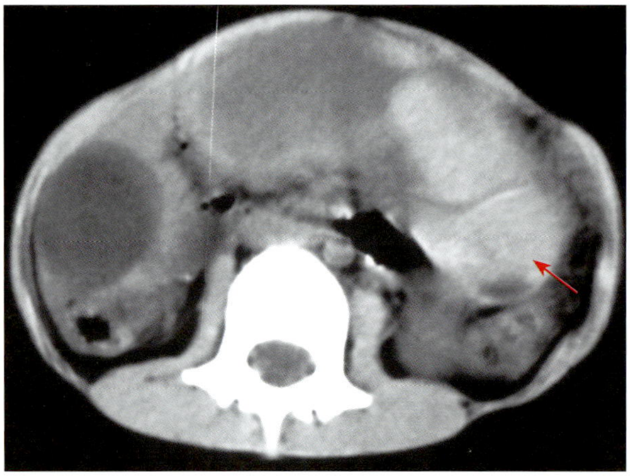

图 4-6-11 腹部外伤后，空肠壁内血肿
CT 平扫见空肠增大，内有高密度血肿影（箭头）

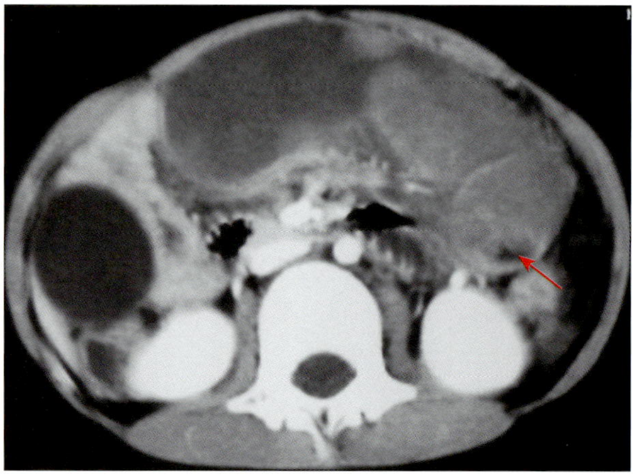

图 4-6-12 腹部外伤后，空肠壁内血肿
与图 4-6-11 同一病例，增强扫描，血肿未见强化，肠腔受压（箭头）

二、胃肠出血

【概念与概述】

- 胃肠出血（gastrointestinal bleeding）
- 定义
  - 急性或慢性胃肠道出血

【病理与病因】

一般特征

- 分类
  - 急性：主要表现为呕血、便血、黑便
  - 慢性：主要表现为缺铁性贫血
- 部位：消化道出血可来源于从口腔到肛门的任何部位，可能明显或隐匿
  - 上消化道出血：十二指肠悬韧带近段
  - 下消化道出血：十二指肠悬韧带远段
- 病因学
  - 上消化道出血：约占胃肠道出血的 76%，消化性溃疡（>50%）
    - 十二指肠溃疡（24%），胃糜烂（23%）
    - 胃溃疡（21%），血管曲张（10%）
    - 马洛里 - 魏斯二氏综合征（7%），急性食管炎（6%）
    - 肿瘤（3%），其他原因（11%）
  - 下消化道出血：约占胃肠道出血的 24%
    - 憩室（43%），血管扩张 20%
    - 特发性（12%），新生物（9%）
    - 大肠炎：放射性（6%），局部缺血（2%），溃疡性（1%）
- 上消化道出血的危险因素
  - 酒精、烟草、抗凝血药
  - 阿司匹林、非甾体类抗炎药物
- 流行病学
  - 每年发病率：20.5/10 万（男 > 女）

大体病理及手术所见

- 不同的病因有不同的改变

显微镜下特征

- 不同的病因有不同的改变

临床表现

表现

- 最常见的体征 / 症状
  - 上消化道出血
    - 呕血：血性呕吐物（红色、咖啡色）
    - 黑便：黑色，柏油状物质（出血量 > 100 ~ 200ml）
  - 下消化道出血
    - 便血：直肠排红血
    - 大量的上消化道出血（>1000ml）进入下消化道
  - 出血可位于消化道任何部位
    - 通过化学试剂测到的隐匿性出血
  - 出血后的症状和体征
    - 头晕、心动过速、低血压、休克
    - 潜在病理的症状和体征
- 实验室检查
  - 呕吐物或粪便中的新鲜出血
  - 粪便中的隐匿性出血，缺铁性贫血
  - 红细胞数，红细胞压积和血电解质下降
  - 血凝不正常（APTT，PT，血小板数量，出血时间）
  - 血清尿素氮 / 肌酸比 >25，提示上消化道出血

疾病人群分布

- 年龄
  - 老年人更常见
- 性别
  - 男性多于女性

自然病史及预后

- 并发症
  - 急性大量消化道出血：休克和死亡
  - 潜在原因的并发症
- 预后
  - 早期发现，复苏和治疗，效果好
  - 晚期发现，复苏和治疗，效果差
  - 死亡率
    - 上消化道出血：食管静脉曲张（30% ~ 50%）
    - 下消化道出血：0 ~ 20%

治疗

- 内科治疗：复苏（补液，电解质，补血）
- 内镜治疗
  - 局部：组织胶、胶原、凝固因子
  - 注射：组织硬化剂和血管收缩剂
  - 机械性：夹子、气球、缝合
- 经颈内静脉肝内门体循环分流（TIPs）
- 介入：栓塞疗法（明胶海绵和线圈）
- 外科治疗

【影像表现】

- 内镜表现
  - 上消化道出血的首选检查方法
  - 选择性检查；可以评价出血速度
  - 90% ～ 95% 可用内镜确诊
- 胶囊内镜：缺点
  - 肠腔狭窄或手术史可能导致检查失败
  - 检查时间长：检查前 8 小时开始进行肠道准备，8 小时整理数据
  - 病灶部位难以定位，容量漏诊
- 少见出血部位：十二指肠降段和回盲瓣之间的小肠
  - 占消化道出血的 3% ～ 5%
  - 难以诊断出血部位
  - 表现为长期病因未明的缺铁性贫血或者胃镜和结肠镜表现正常的便血

CT 表现

- CT 平扫
  - 肠腔内出现高密度血块
- CT 增强扫描及 CT 血管成像（CTA）
  - 急性出血
    - 肠管内高密度对比剂呈线性的、混合状或漩涡状的对比剂浓聚灶

血管造影表现

- 传统方法
  - 通常使用 ^{99m}Tc 标记的红细胞扫描
  - 出血速率（需要检测）
    - 肠系膜上动脉：>0.5ml/min
    - 非选择性主动脉：6ml/min
  - 诊断准确率：70% ～ 95%

核医学表现

- ^{99m}Tc 标记红细胞扫描
  - 出血速率：至少 0.2 ml/min 才可被探测到
  - 比 ^{99m}Tc 标记硫胶体扫描敏感度低
  - 血管外至少溢出 5 ～ 10ml 的血才能被识别
  - 敏感性（85% ～ 95%），特异性（70% ～ 85%）
  - 连续动态成像（大的 FOV 摄影）
    - 15min 动态成像序列
    - 重复成像直到探测到出血点
  - 阳性标准：大量放射性标记红细胞位于正常血管外
  - 优势
    - 可以在较长的时间段内探测
    - 探测到间断性出血的可能性加大
  - 缺点
    - 延迟扫描时出血部位显示不清
    - 血管性器官可能干扰检查
    - 球蛋白的缺少可以导致假阳性和假阴性
- ^{99m}Tc 标记硫体胶扫描
  - 出血速率：可以探测到 0.05 ～ 0.1ml/min
  - 比 ^{99m}Tc 标记的红细胞扫描更敏感
  - 活动期出血点出血同位素外渗
  - 探测活动期出血点具有高度敏感性和特异性
  - 血管内半衰期：2.5 分钟
    - 经过 12 ～ 15 分钟，注射的示踪剂从循环系统内清除，使得出血点部位和周围部位相比形成明显的聚集
  - 仅用于下消化道出血的定位

推荐影像学检查

- 检查方法取决于检查条件、出血严重程度、患者情况和临床怀疑的出血部位
- 血管造影术
  - 适应证
    - 血流动力学不稳定的患者
    - 活动期或大量出血的患者
  - 上消化道出血
    - 当内镜检查结果阴性时
  - 下消化道出血
    - 血管造影术是必须的选择
- 核医学检查
  - 适应证
    - 血流动力学稳定的患者
    - 活动期胃肠道出血
    - 出血原因未明的小肠间断性出血

【鉴别诊断】

消化性溃疡

- 圆形的或卵圆形的龛影或钡斑
- 巨大的溃疡，经常位于十二指肠球部（出血的危险性增高）
- 壁增厚或者肠腔狭窄

腐蚀性胃炎

- 完全性或天花样腐蚀
  - 多发小斑点状或裂隙状钡聚集
  - 圆齿状或结节状的胃窦壁黏膜皱襞
  - 部位：胃窦

- 不完全性或扁平状腐蚀
  - 部位：胃窦或胃体
  - 多发线性或点状钡斑
  - 胃体或大弯侧一系列线性或匐行性的侵蚀（NSAIDs 导致）

食管静脉曲张

- 黏膜皱襞改变
  - 萎缩的食管呈弯曲的、匐行性的和线性的充盈缺损
- 钡剂气钡双重造影：多发充盈缺损
- CT：圆齿形食管黏膜肿块

憩室

- 75% 发生于左半结肠，70% 的出血位于右半结肠
- 80% 自发消失
- 多达 20% 的病例可出现出血，5% 大量出血
- 细颈瓶样突出，颈长或大
- 伴有细长颈部的憩室：在气钡双对比剂下像小息肉样
- 伴有大颈部的憩室：就像没有颈部的息肉
- 灌肠：环形或圆形钡聚集
- “球帽”征：帽的基底部远离肠壁（憩室）；指向肠腔（息肉）
- CT 表现
  - 结肠肠壁增厚（4 ~ 15mm）
  - 多发含气或含钡或含粪便的膨出（憩室）

结肠静脉畸形（AVM）

- 动静脉畸形好发于盲肠、升结肠
- 血管造影
  - 动脉期小动脉紊乱
  - 早期灌注和膨大的静脉延迟排空

诊断与鉴别诊断要点

- 核医学检查用于血流动力学稳定的患者
- 多层螺旋 CT、血管造影术用于血流动力学不稳定的患者

重点推荐文献

[1] Tew K et al：MDCT of acute lower gastrointestinal bleeding. AJR Am J Roentgenol，2004，182（2）：427-430.

[2] Hastings GS：Angiographic localization and transcatheter treatment of gastrointestinal bleeding. Radiographics，2000，20（4）：1160-1168.

[3] Lefkovitz Z，Cappell MS，Kaplan M. Radiology in the diagnosis and therapy of gastrointestinal bleeding. Gastroenterol Clin North Am，2000，29（2）：489-512.

[4] Schillaci O，Spanu A，Tagliabue L，Filippi L，Danieli R，Palumbo B，et al. SPECT/CT with a hybrid imaging system in the study of lower gastrointestinal bleeding with technetium-99m red blood cells. Q J Nucl Med Mol Imaging，2008，3.

典型病例

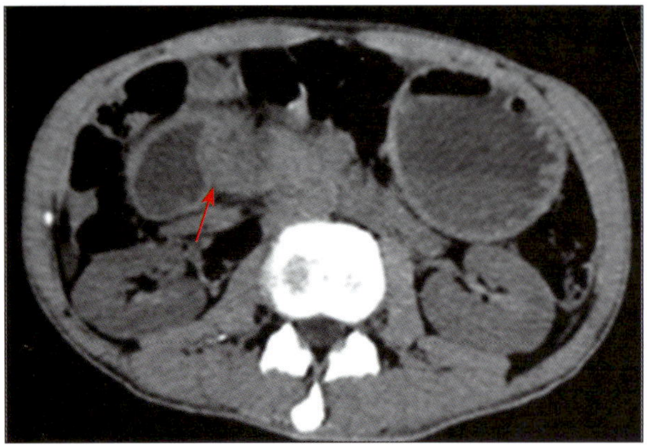

图 4-6-13 胃窦部溃疡
CT 平扫，胃窦部局部增厚（箭头）

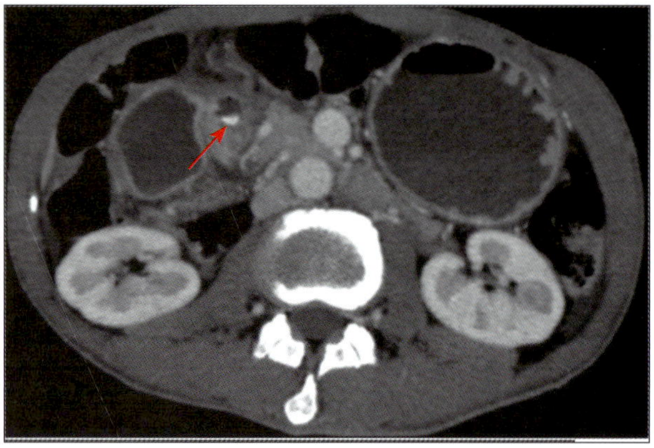

图 4-6-14 胃窦部溃疡
与图 4-6-13 同一病例，CT 增强扫描。胃窦部溃疡内见溢出的对比剂，形成点状高密度影（箭头）

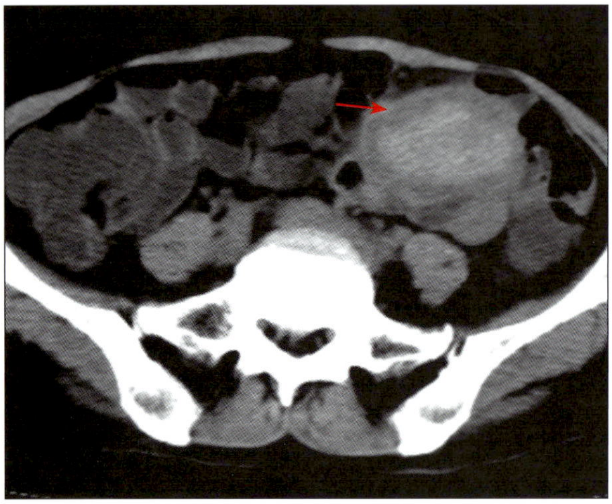

图 4-6-15 左下腹小肠间质瘤并出血
腹部 CT 平扫，左下腹小肠肠腔内见类圆形血肿，边界较清楚

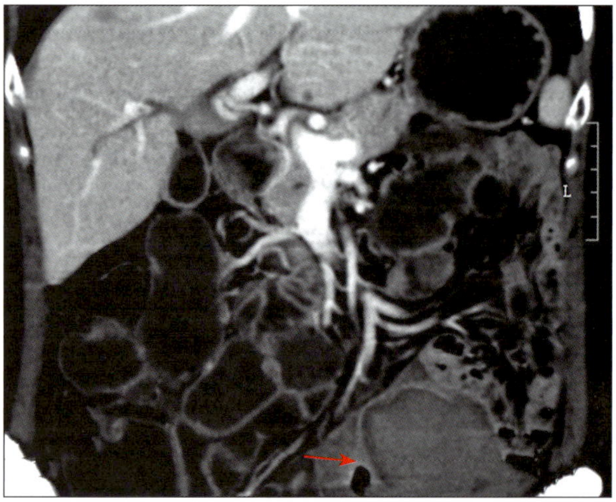

图 4-6-16 左下腹小肠间质瘤并出血
与图 4-6-15 同一病例，CT 增强扫描。左下腹小肠肠腔内见类圆形肿块未见强化，边界较清楚（箭头）

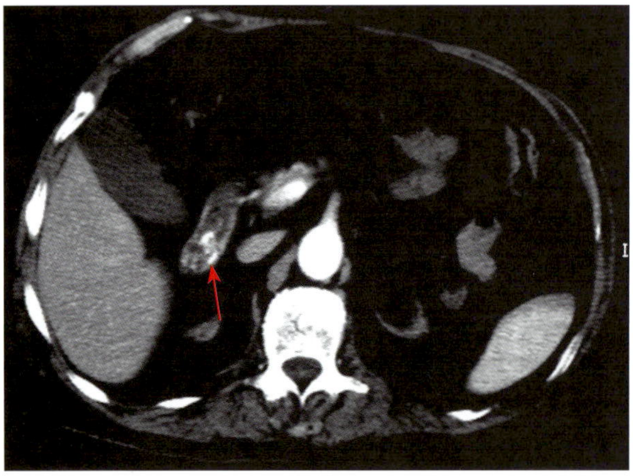

图 4-6-17 十二指肠降段动静脉畸形并出血
CT 增强扫描门静脉期，十二指肠降段肠腔内见溢出对比剂，肠壁黏膜层及黏膜下层见条索状强化（箭头）

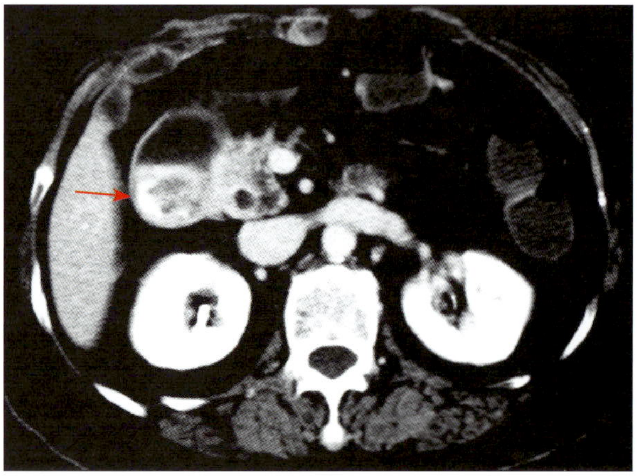

图 4-6-18 十二指肠降段血管瘤并出血
CT 增强扫描门静脉期，十二指肠降段轻度扩张，见一类圆形肿块，肠腔内见溢出对比剂（箭头）

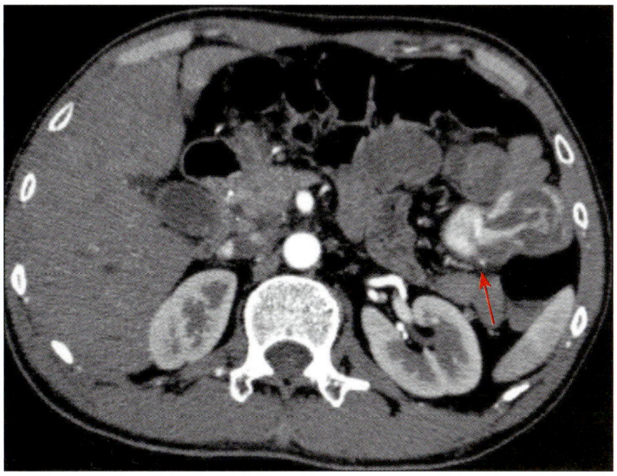

图 4-6-19　空肠上段憩室炎并出血
CT 增强扫描动脉早期，空肠上段见囊袋样突起，肠腔内见高密度对比剂进入，并见出血动脉（箭头）

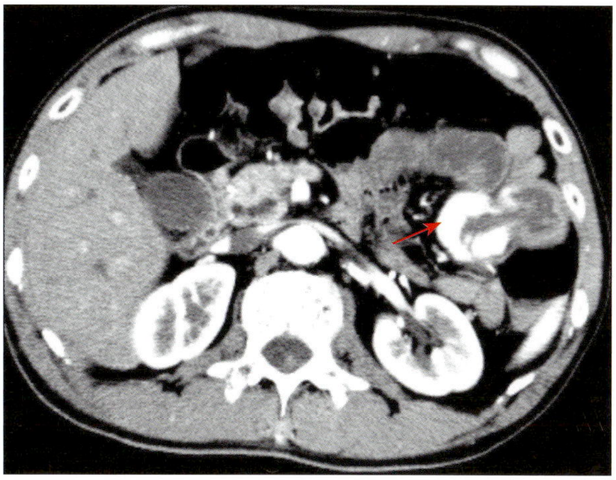

图 4-6-20　空肠上段憩室炎
与图 4-6-19 同一病例，CT 增强扫描动脉晚期。进入肠腔的对比剂较前增多（箭头），出血的动脉显示更清楚

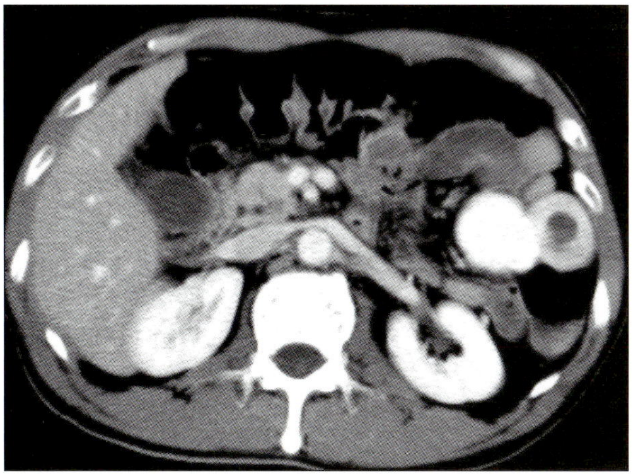

图 4-6-21　空肠上段憩室炎
与图 4-6-19 同一病例，CT 增强扫描门静脉期。进入肠腔的对比剂较前增多

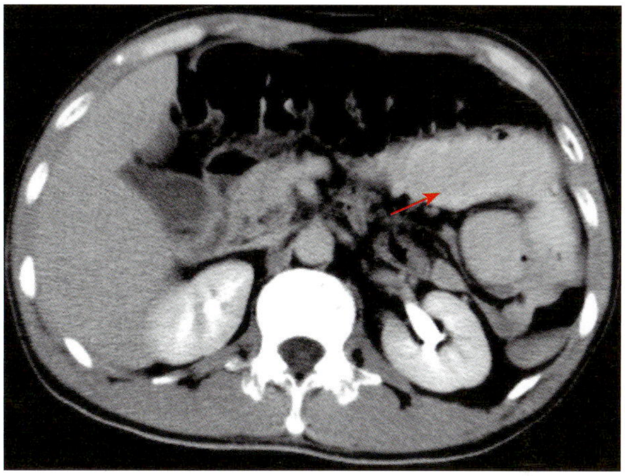

图 4-6-22　空肠上段憩室炎
与图 4-6-19 同一病例，CT 增强扫描延迟期。进入肠腔的对比剂较前明显增多，憩室前方的肠管亦见对比剂（箭头）

（冯仕庭　李子平）

第 7 节　小肠良性肿瘤

一、肠壁内良性肿瘤

【概念与概述】

小肠壁内良性肿瘤，是一组起源于小肠壁一种或多种组织成分的良性肿瘤

- 主要分类
  - 胃肠道间质瘤（gastrointestinal stromal tumor，GIST）
  - 平滑肌瘤
  - 脂肪瘤

【病理】

一般特征

- 一般病理所见
  - GIST
    - 起源于向 Cajal 细胞分化的原始间叶细胞或幼稚性干细胞
    - 肿瘤细胞表达 C-kit 蛋白（CD117，CD34）
    - 最常见的消化道间叶源性肿瘤，多为偏

心性局限性肿块
- 好发部位：胃（60%），小肠（30%），结直肠（5%），食管（<5%），消化道外
- 约占小肠肿瘤的 20%，多位于空肠
- 以血行转移和种植为主，好转移至肝，淋巴转移极少见
- 具有恶性潜能

○ 平滑肌瘤
- 起源于肠壁平滑肌细胞，单发病灶
- 在小肠的分布：空肠（44%），回肠（37%），十二指肠（19%）
- 分型：黏膜下型，壁间型，浆膜下型，混合型
- 恶变率 15% ~ 20%

○ 脂肪瘤
- 起源于小肠黏膜下脂肪组织
- 占小肠良性肿瘤的 8% ~ 20%，单发，约 5% 为多发性
- 在小肠的分布：回肠（50% ~ 60%），空肠（23.8%），十二指肠（13.2%）
- 较大者可发生坏死、液化、囊变以及钙化
- 易导致肠套叠，可为其首发症状

- 病因学
  - GIST：C-kit 基因突变
- 流行病学
  - GIST：（1 ~ 2）/10 万
- 相关异常
  - GIST：Ⅰ型神经纤维瘤病（von-Recklinghausen 病）

大体病理及手术所见
- GIST
  - 边界清楚的肿块，缺乏包膜
    - 腔内生长型
    - 壁内生长型
    - 腔外生长型
    - 混合型
  - 质嫩，切面灰红色、黄褐色或灰白色
  - 可见出血、黏液变、坏死、囊变等继发改变
- 平滑肌瘤
  - 向腔内、腔外或同时向腔内外生长的肿块，边界清晰
- 脂肪瘤
  - 边界清晰的黄色肿块，有包膜，质地柔软，切面呈油脂样光泽

显微镜下特征
- GIST
  - 分型
    - 梭形细胞为主型：50% ~ 70%
    - 上皮样细胞为主型：20% ~ 40%
    - 混合细胞型（梭形细胞与上皮样细胞混合）：10%
  - 免疫组化
    - C-kit（CD117）弥漫阳性：90% ~ 100%
    - CD34 弥漫阳性：60% ~ 82%
- 平滑肌瘤
  - 梭形平滑肌细胞，偶见少数核分裂像
- 脂肪瘤
  - 成熟的脂肪细胞伴不等量的纤维组织

【临床表现】

表现
- 最常见体征 / 症状
  - 多无症状
  - 腹痛、消化道出血、肠梗阻、肠套叠
  - 恶心、呕吐、体重减轻、腹部包块

疾病人群分布
- 年龄：>45 岁
- 性别：男 = 女

自然病史与预后
- 并发症
  - 肠梗阻
  - 肠套叠
  - 消化道出血
- 预后
  - 多数预后良好
  - 除非肿瘤 >5cm 或术后复发

治疗
- GIST
  - 手术治疗
  - 药物治疗
    - 分子靶向药物：伊马替尼（商品名：格列卫）
    - 适用于手术不可切除及转移性病例
- 其他类型肿瘤：手术治疗

【影像表现】

概述
- 最佳诊断依据：钡剂造影见肠壁内肿块形成边

界清晰的黏膜下充盈缺损

- 其他普遍特征
  - 肿块呈类圆形，较大者可能分叶状
  - 多数病变处肠黏膜连续，部分病例（≤ 50%）可见溃疡
  - 肿瘤密度多均匀，出血、坏死、液化者密度不均
  - 肿块效应

X 线表现

- 钡剂透视造影
  - GIST
    - 局部分叶状充盈缺损，边界光整，大小可从数毫米至 30cm 不等
    - 病变处肠黏膜撑开、展平，周围黏膜推移聚集
    - 肿瘤肠腔面裂隙状龛影（≤ 50%）
    - 肿块巨大，向腔外生长者，推压周围肠管
    - 肿块内部破溃，与肠腔相通，可见气液平面
  - 平滑肌瘤
    - 向腔内突出的类圆形充盈缺损，边界清晰
    - 向腔外推移、压迫邻近肠管
  - 脂肪瘤
    - 边界清晰的充盈缺损，可带蒂，多位于回肠
    - “挤压征”：肿瘤质软，其形状可因肠蠕动或受压而改变
    - 肠壁柔软，黏膜皱襞可无变化或轻微挤压即可推开

CT 表现

- GIST
  - 向腔内、腔外或同时腔内外生长的类圆形、分叶状软组织肿块
  - 肿块肠腔面可发生溃疡而不光整，中央溃疡大而深与肠腔相通
  - 肿块密度不均（出血、黏液变、坏死、液化等改变所致）
  - 增强扫描实质部分中度至明显强化，静脉期强化高于动脉期
  - 提示恶性的征象
    - 肿块 >5cm，形态不规则，分叶状，表面凹凸不平
    - 肿瘤出血、坏死、囊变
    - 边界不清，与周围组织器官粘连，远处转移
    - 其他可能征象：动脉期瘤体周围簇状或线状血管影，钙化
- 平滑肌瘤
  - 边界清晰的类圆形软组织肿块，大小 1 ～ 10cm 不等
  - 密度均匀，偶伴钙化，增强扫描均匀中度强化
- 脂肪瘤
  - 边界清晰的类圆形脂肪密度肿块（CT 值 –80Hu ～ –120Hu）

MR 表现

- GIST
  - 肿瘤实质
    - T1 加权：稍低信号
    - T2 加权：稍高信号
    - 增强扫描：明显强化
  - 瘤内出血：依据时间长短在 T1、T2 加权中由高信号向低信号变化
  - 瘤内坏死囊变
    - T1 加权：低信号
    - T2 加权：高信号
- 脂肪瘤
  - T1 加权：高信号
  - T2 加权：高信号
  - 脂肪抑制序列：低信号，具有鉴别意义

推荐影像学检查

- 最佳检查方法：口服对比剂和（或）对比剂灌肠后 CT 扫描

【鉴别诊断】

小肠转移瘤与淋巴瘤

- 转移瘤：存在原发肿瘤病史，如恶性黑色素瘤、肺癌、乳腺癌
- 淋巴瘤（非霍奇金淋巴瘤）：肠壁增厚或肿块，密度均匀，轻中度强化，可累及肠系膜，伴或不伴淋巴结肿大

小肠腺癌和神经内分泌肿瘤

- 腺癌：“苹果核征”，肠壁僵硬、肠管狭窄
- 神经内分泌肿瘤：富血供，黏膜皱襞聚集，肠管扭曲、固定、成角，肠腔狭窄，累及肠系膜

呈“星芒征”

肠壁内血肿

- 空肠多见，回肠次之
- 黏膜下较大的充盈缺损，可呈向心性
- 多见于：抗凝血治疗（10% ~ 35%），出凝血机制紊乱，外伤

诊断与鉴别诊断要点

- 钡剂造影见肠壁内肿块形成黏膜下边界清晰的充盈缺损
- 肠腔面可发生中央溃疡，大而深与肠腔相通
- 脂肪瘤因具备特征性影像学表现而易于诊断：脂肪密度 / 信号
- 其他小肠壁内良性肿瘤需与多种疾病鉴别

重点推荐文献

[1] Sailer J，Zacherl J，Schima W. MDCT of small bowel tumours. Cancer Imaging，2007，7：224-233.

[2] Miao F，Wang ML，Tang YH. New progress in CT and MRI examination and diagnosis of small intestinal tumors. World J Gastrointest Oncol，2010，2（5）：222-228.

[3] Ramachandran I，Sinha R，Rajesh A，et al. Multidetector row CT of small bowel tumours. Clin Radiol，2007，62（7）：607-614.

[4] Masselli G，Gualdi G. Evaluation of small bowel tumors：MR enteroclysis. Abdom Imaging，2010，35（1）：23-30.

[5] Horton KM，Juluru K，Montogomery E，et al. Computed tomography imaging of gastrointestinal stromal tumors with pathologycorrelation. J Comput Assist Tomogr，2004，28（6）：811-817.

典型病例

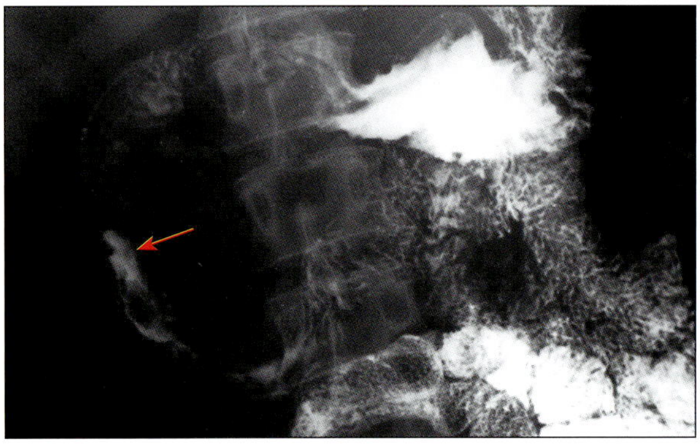

图 4-7-1 十二指肠降段间质瘤

钡餐检查见十二指肠“C”袢扩大，内侧见巨大溃疡（箭头）

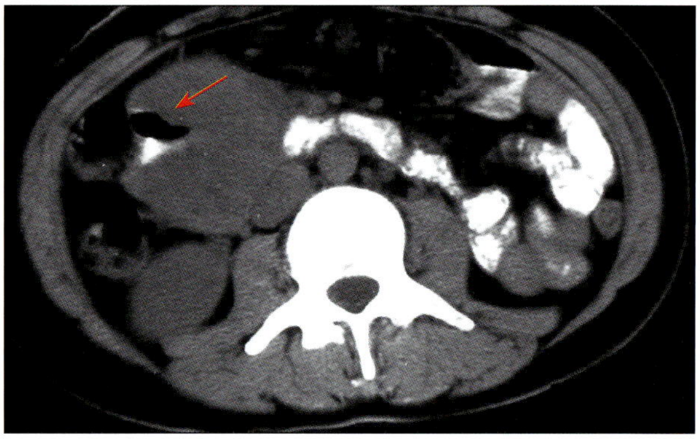

图 4-7-2 十二指肠降段间质瘤

与图 4-7-1 同一病例，CT 平扫见十二指肠“C”袢内侧见巨大肿块主要向肠腔外生长，肠腔测见溃疡（箭头）

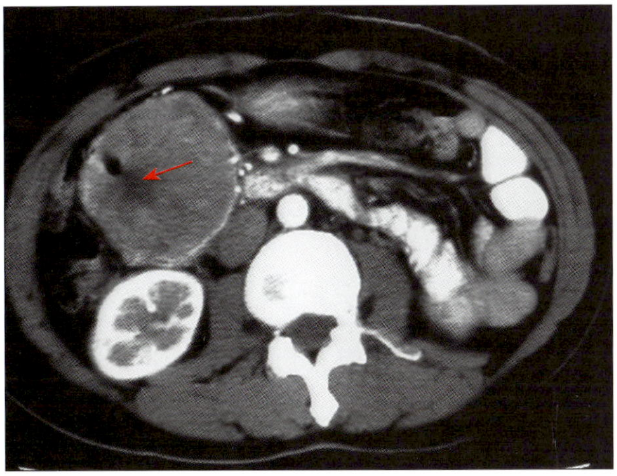

图 4-7-3 十二指肠降段间质瘤
与图 4-7-1 同一病例，CT 增强扫描见肿瘤边界清，明显强化，中央坏死区（箭头）

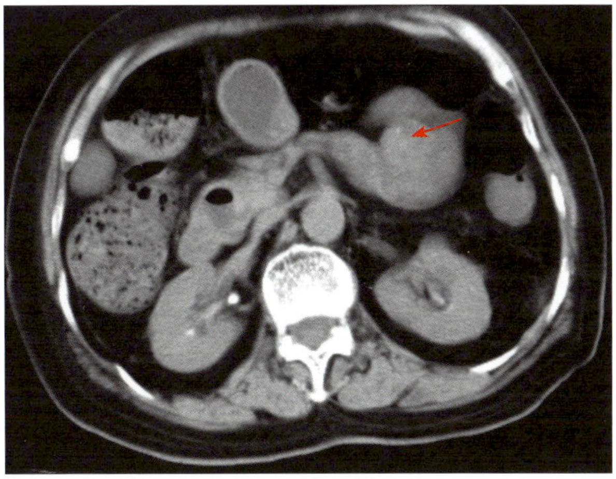

图 4-7-4 空肠间质瘤
CT 平扫见肿瘤向肠腔内外生长（箭头）

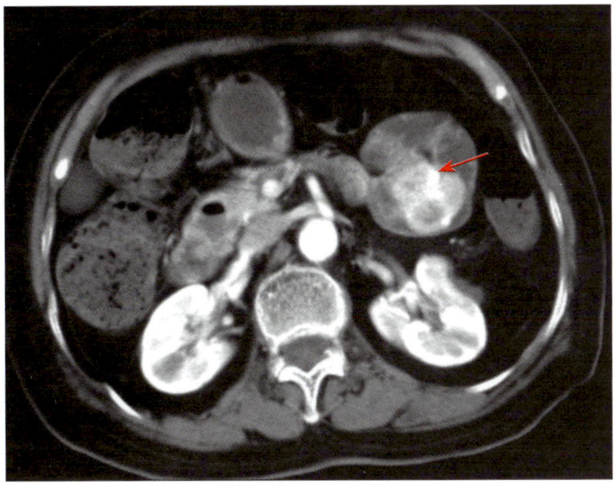

图 4-7-5 空肠间质瘤
与图 4-7-4 同一病例，CT 增强扫描见肿瘤边界清，明显强化（箭头）

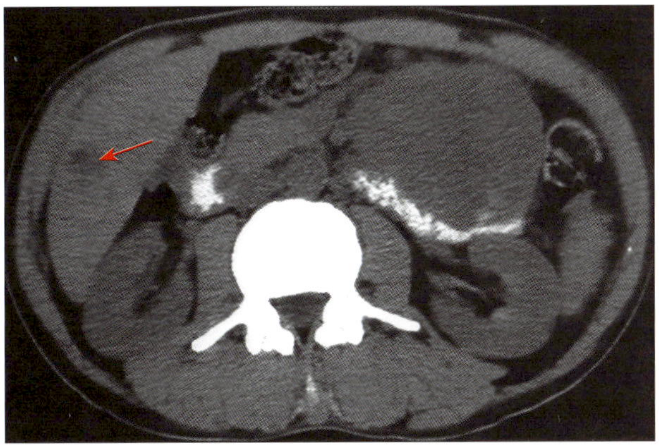

图 4-7-6 空肠间质瘤
CT 平扫见肿瘤边界清，向肠腔外生长。肝内见一转移灶（箭头）

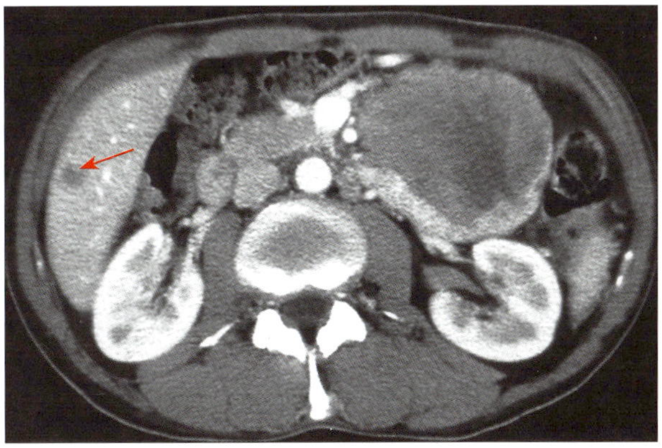

图 4-7-7 空肠间质瘤
与图 4-7-6 同一病例，CT 增强扫描转移灶呈厚环征（箭头）

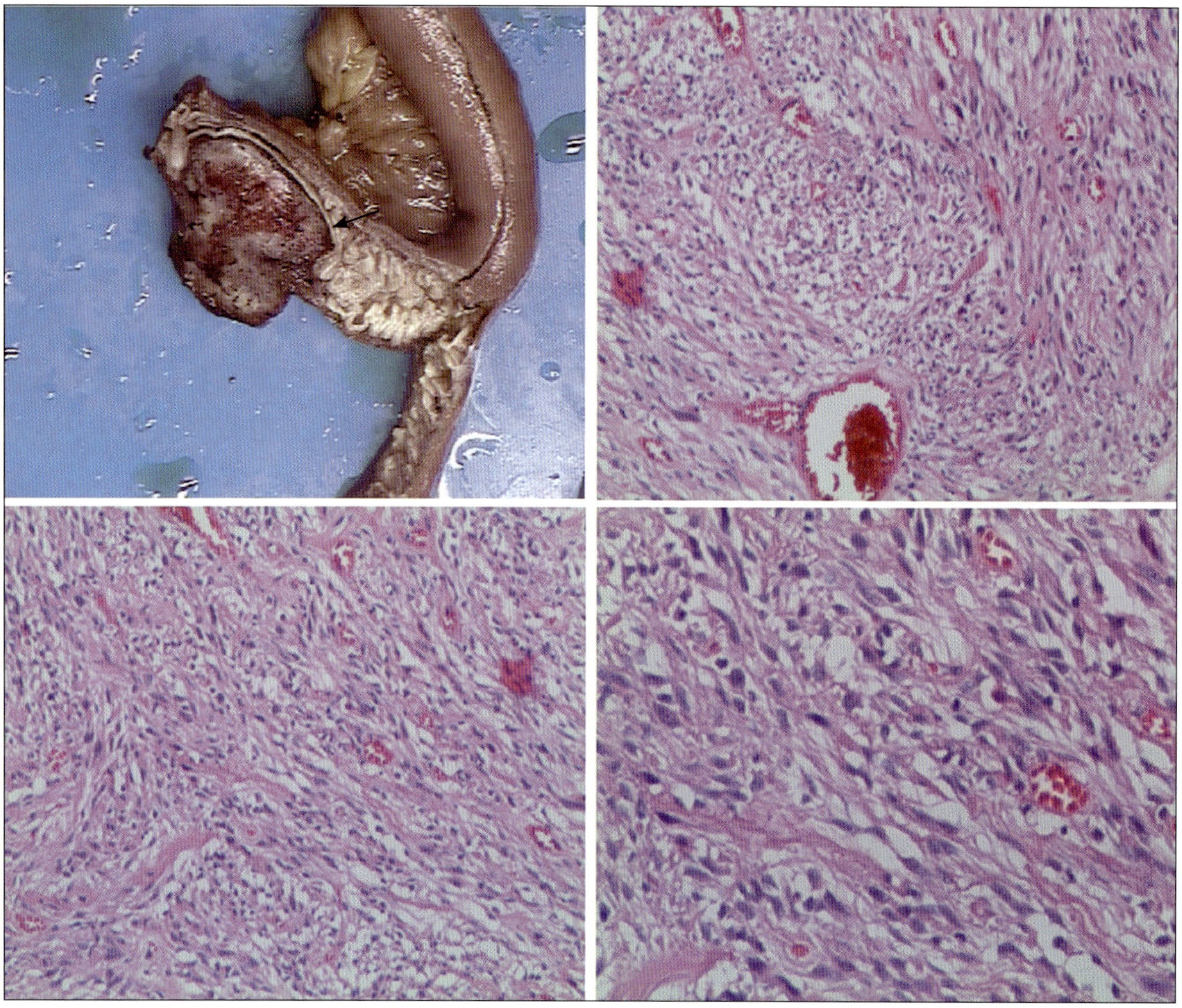

图 4-7-8 空肠间质瘤
与图 4-7-4 同一病例，大体标本及镜下所见。肿瘤向肠腔内外生长（箭头）

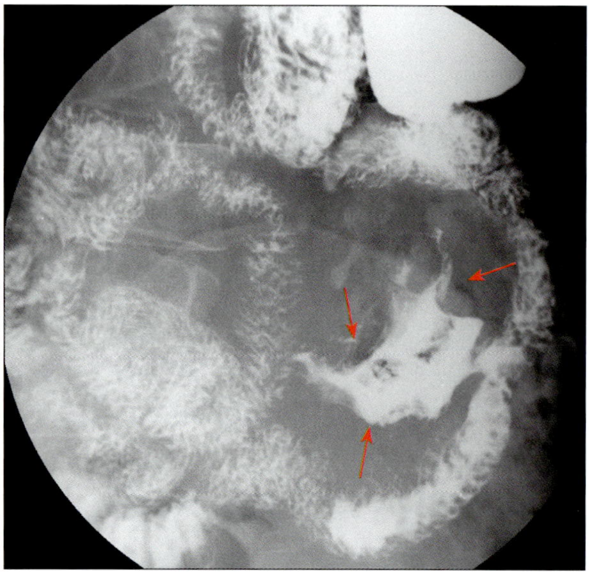

图 4-7-9 空肠间质瘤
上消化道钡餐检查见肠腔外不规则大块钡斑（箭头）

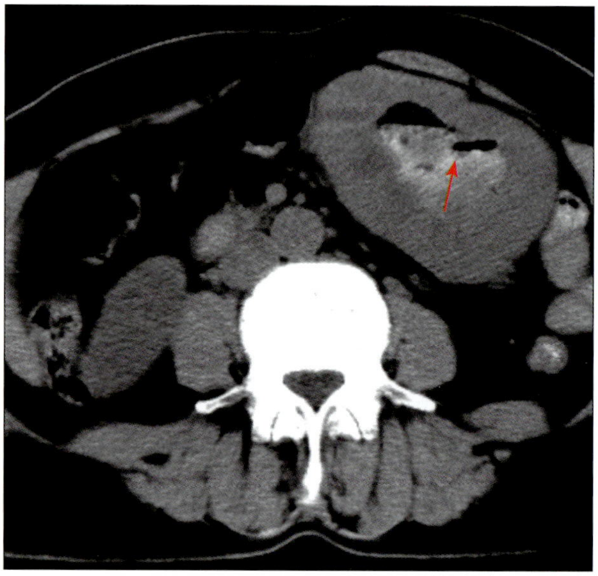

图 4-7-10 空肠间质瘤
与图 4-7-9 同一病例，CT 平扫见肿瘤边界清，厚壁状，内部巨大溃疡，内容物呈气液平面（箭头）

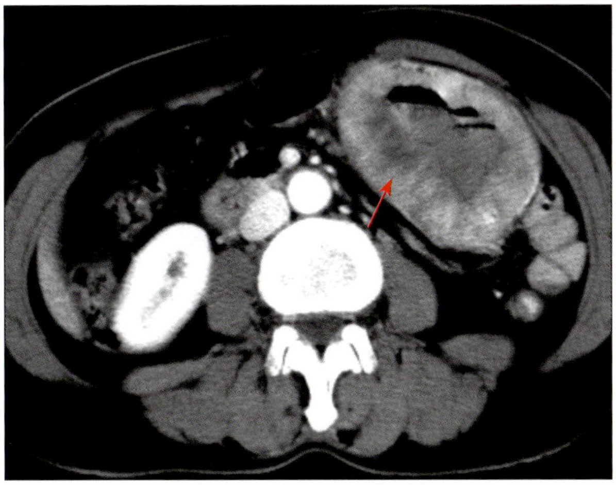

图 4-7-11 空肠间质瘤
与图 4-7-9 同一病例，CT 增强扫描见肿瘤实质明显强化（箭头）

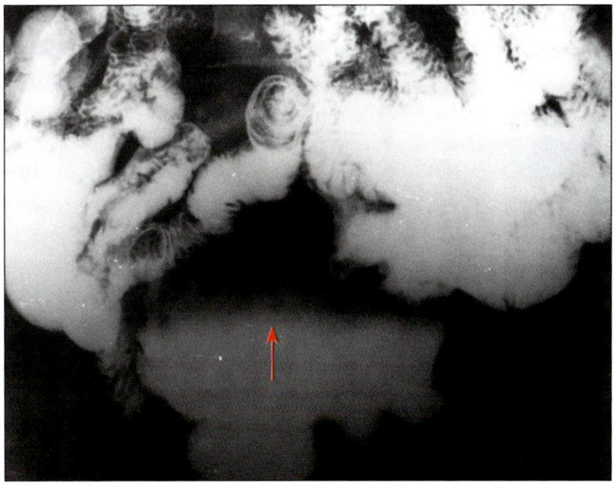

图 4-7-12 小肠间质瘤
上消化道钡餐检查立位，见肠腔外巨大不规则气液平面（箭头）

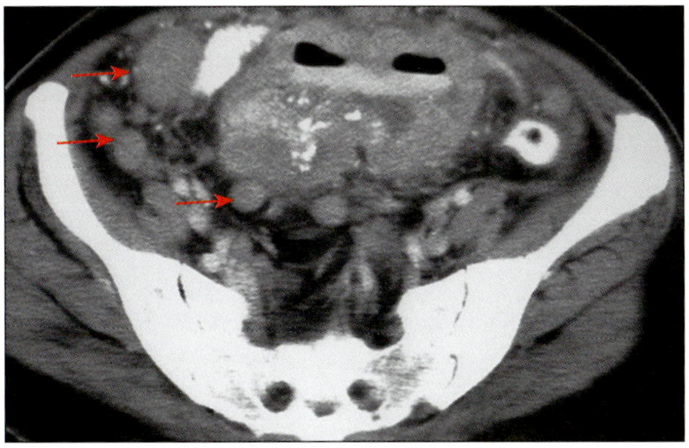

图 4-7-13 小肠间质瘤
与图 4-7-12 同一病例。CT 增强轴位示盆腔内巨大肿块，中心坏死空洞，其周围腹腔内见多发种植转移病灶（箭头）

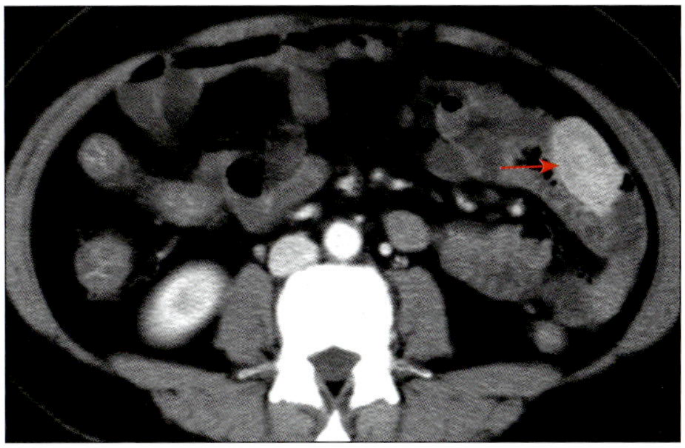

图 4-7-14 小肠平滑肌瘤
CT 增强轴位示空肠椭圆形实质性肿块，边界清晰，明显均匀强化（箭头）

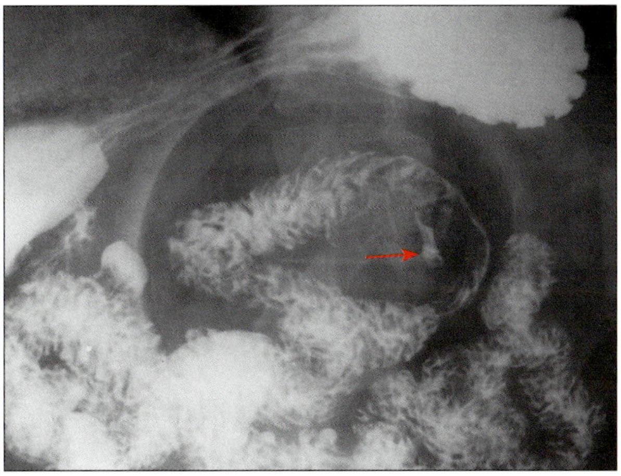

图 4-7-15 小肠平滑肌瘤
上消化道钡餐检查，见空肠上段黏膜下肿物并中心溃疡形成（箭头）

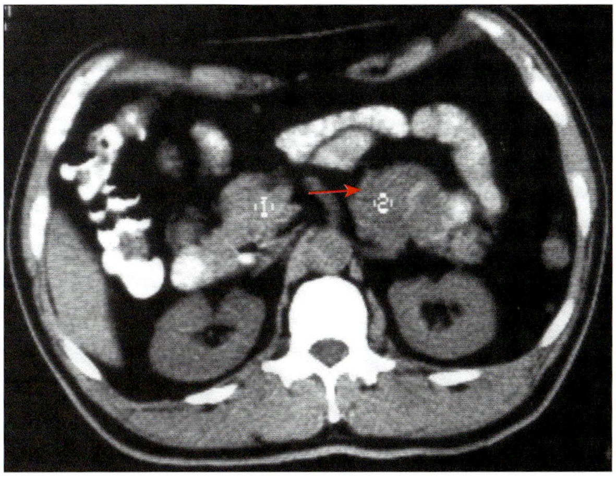

图 4-7-16 小肠平滑肌瘤
与图 4-7-15 同一病例。CT 平扫示空肠向外生长为主的肿块（箭头）

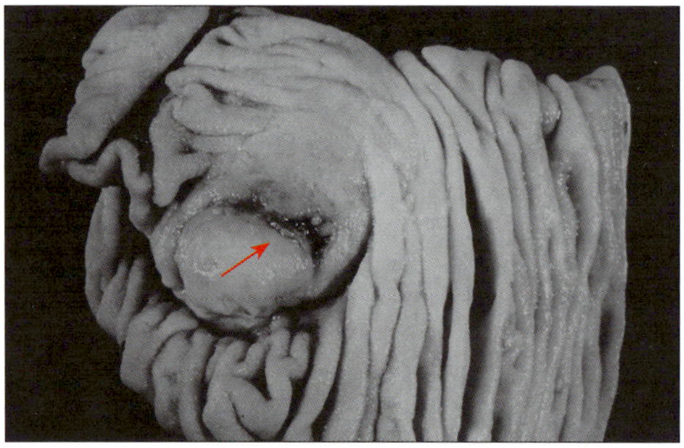

图 4-7-17 小肠平滑肌瘤
与图 4-7-15 同一病例。手术标本见黏膜下肿物及中央溃疡（箭头）

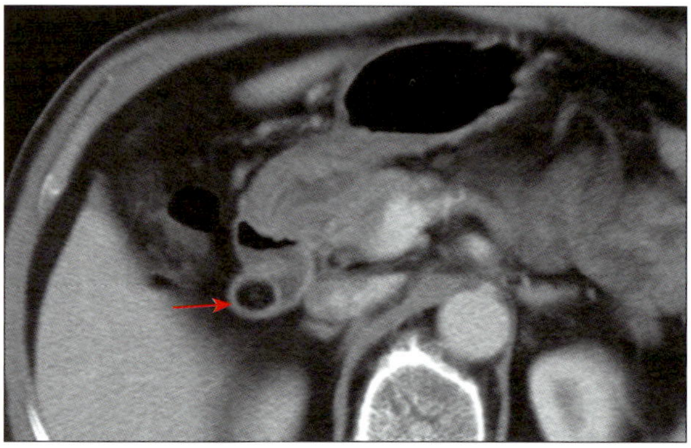

图 4-7-18 十二指肠脂肪瘤
CT 增强轴位示十二指肠降段肠壁内脂肪瘤，CT 值约 -100Hu（箭头）

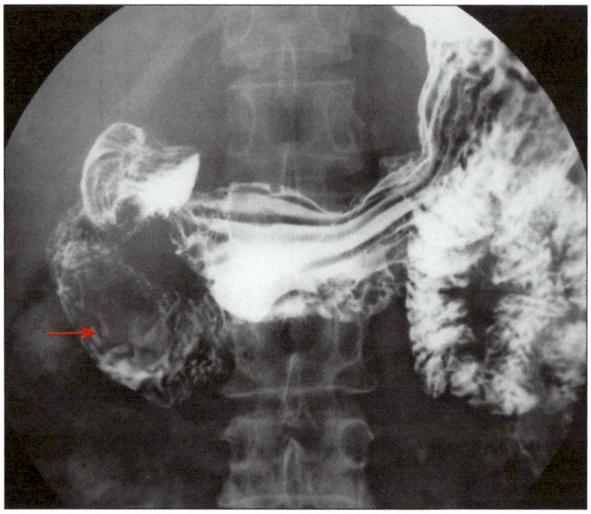

图 4-7-19 十二指肠脂肪瘤
上消化道钡餐检查，见十二指肠降段黏膜下肿物（箭头）

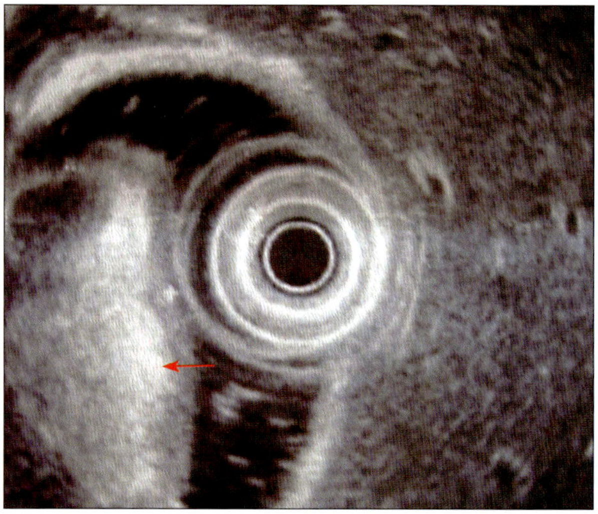

图 4-7-20 十二指肠脂肪瘤
与图 4-7-19 同一病例。超声内镜检查，见十二指肠黏膜下隆起的高回声肿物（箭头）

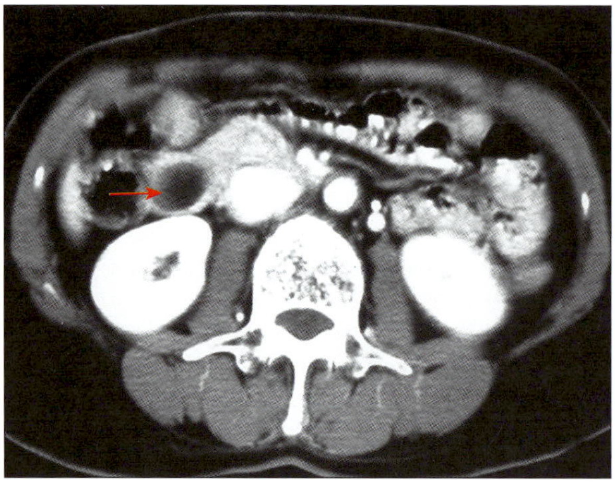

图 4-7-21 十二指肠脂肪瘤
与图 4-7-19 同一病例。CT 增强轴位示十二指肠降段肠壁内脂肪瘤，脂肪密度（箭头）

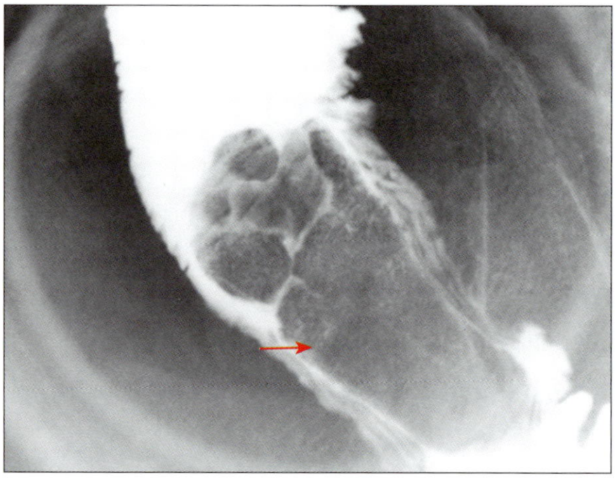

图 4-7-22 回肠脂肪瘤
小肠钡餐检查，见回肠远端充盈缺损（箭头）

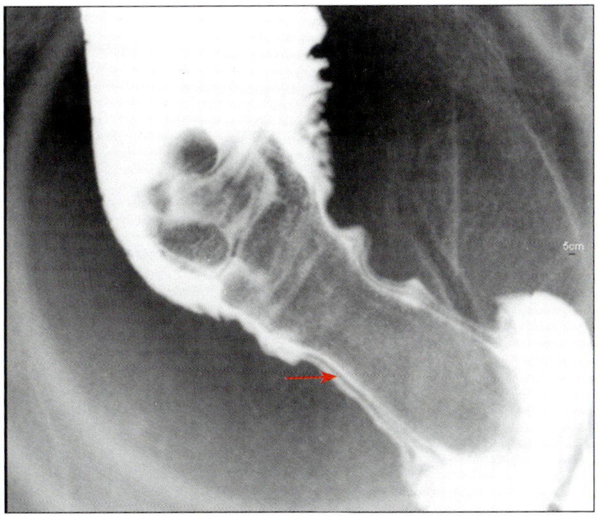

图 4-7-23 **回肠脂肪瘤**
与图 4-7-22 同一病例。小肠钡餐检查，见回肠远端充盈缺损，加压后可以变形（箭头）

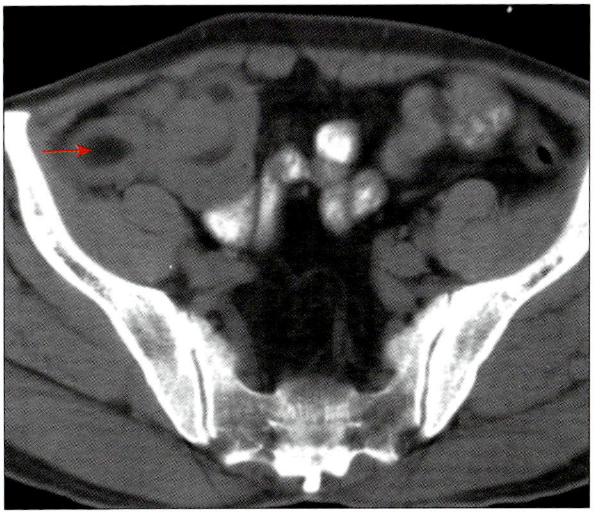

图 4-7-24 **回肠脂肪瘤**
与图 4-7-22 同一病例。CT 平扫轴位示空肠远端脂肪瘤，CT 值约 -100Hu（箭头）

二、错构瘤性息肉病（综合征）

【概念与概述】

错构瘤性息肉病（综合征），是一组遗传性或非遗传性的息肉病综合征，以消化道多发息肉并伴随其他异常为特征

- 主要分类
  - 黑斑息肉综合征（peutz-jeghers syndrome，PJS）
  - 多发性错构瘤综合征（multiple hamartoma syndrome，MHS）
  - 幼年性息肉病（juvenile polyposis，JP）
  - 克 - 卡二氏综合征（Cronkhite-Canada syndrome，CCS）
    - 又称：息肉 - 色素沉着 - 脱发 - 甲营养不良综合征

【病理】

一般特征

- PJS
  - 常染色体显性遗传病
  - 胃肠道错构瘤性息肉，好发部位：空肠、回肠、十二指肠、结肠、胃
  - 皮肤黏膜黑色素沉着
  - 可伴消化道外癌变：如胰腺癌、乳腺癌、生殖系统肿瘤等
- MHS
  - 常染色体显性遗传病
  - 表现
    - 皮肤黏膜损害：毛鞘瘤、角化病、乳头状瘤
    - 乳房：纤维囊变（50%）、乳腺癌（20% ~ 30%）
    - 甲状腺：腺瘤（62%）、甲状腺癌（7%）
    - 胃肠道肿瘤：息肉病（35% ~ 60%），多发生于结直肠
  - 可伴发其他多种异常：如巨颅、高颚、骨骼畸形、神经系统畸形等
- JP
  - 常染色体显性遗传病，但超过一半病例无家族史，好发于 10 岁内儿童
  - 可累及全消化道，多发生于结直肠
  - 可分为两个亚型
    - 儿童孤立性幼年性息肉病
    - 结肠或全消化道的幼年性息肉病
- CCS
  - 多认为是获得性、非遗传性疾病，可能与感染、砷中毒、免疫紊乱有关
  - 表现
    - 胃肠道多发息肉：好发部位依次为胃、结肠、小肠
    - 外胚层三联征：皮肤色素沉着，脱发，指（趾）甲萎缩脱落
    - 偶伴味觉减退、白内障，神经系统病变等

- 遗传学
  - PJS：19 号染色体基因突变
  - MHS：10 号染色体基因突变
- 病因学
  - 遗传性疾病：PJS，MHS，JP（25% 的病例）
  - 非遗传性疾病：CCS，JP（75% 的病例）
- 流行病学
  - PJS：约 1/20 万

大体病理及手术所见

- 宽基底或带蒂息肉，地毯样、簇状或散在分布

显微镜下特征

- 组织学：错构瘤
- 黏膜肌层的分支状平滑肌穿插于腺上皮之间

【临床表现】

表现

- 最常见体征 / 症状
  - 皮肤黏膜色素沉着（PJS）
    - 主要分布于嘴唇及唇周（95%）、颊黏膜（83%）
    - 手、脚、生殖器亦可见分布
  - 皮肤黏膜损害（MHS）
    - 毛鞘瘤，角化病，乳头状瘤
  - 外胚层三联征（CCS）
    - 皮肤色素沉着，脱发，指（趾）甲萎缩脱落
  - 腹痛、腹泻、黑便、血便、贫血及呕吐
- 实验室数据
  - 低色素性贫血
  - 大便潜血实验阳性

疾病人群分布

- 年龄
  - PJS：10 ~ 30 岁
  - MHS：30 ~ 40 岁
  - JP：<20 岁
  - CCS：>60 岁
- 性别
  - PJS：男 = 女
  - MHS：男 < 女
  - JP：男 > 女
  - CCS：男 < 女

自然病史与预后

- 并发症
  - 肠套叠
  - 肠梗阻
  - 癌变（PJS）
    - 发生癌症的风险比普通人高 18 倍，可达 10% ~ 20%
    - 息肉癌变可能机制：错构瘤→腺瘤→腺癌
    - 消化道外器官癌变
- 预后
  - 癌变风险：40 岁患者的癌变率可达 40%

治疗

- 内镜下切除息肉或手术治疗
- 随访监控

【影像表现】

概述

- 最佳诊断依据：透视下气钡双重对比造影可见小肠多发充盈缺损
- 大小：大小不一
- 分布：地毯样、簇状或散在分布

X 线表现

- 气钡双重对比透视造影
  - 肠道内多发大小不等的充盈缺损，边缘光滑，可带蒂，具有活动度
  - 动态观察息肉周围黏膜改变和钡剂通过情况，病灶间黏膜相对正常
  - 息肉表面不规整（龛影）合并肠壁僵硬时，提示恶变可能
  - PJS
    - 多发生于胃至结肠的消化道内，口腔及食管少见
    - 小肠（>95%）：多发宽基底、簇状分布充盈缺损，较大息肉呈分叶状
    - 结直肠（30%）：多发散在的充盈缺损
    - 胃和十二指肠（25%）：弥漫分布的充盈缺损

CT 表现

- 肠道内数量不等的结节状、息肉状软组织影，密度均匀，边缘光整
- 较大者密度不均，边缘不规整，提示恶变可能
- MPR 冠状重组图像有助于观察消化道整体情况
- 了解消化道外其他脏器情况

推荐影像学检查

- 最佳检查法：气钡双重造影

【鉴别诊断】

家族性结肠息肉综合征（familial adenomatous

polyposis，FAP）

- 常染色体显性遗传病，家系中 50% 成员有遗传可能
- 发病年龄平均 20 岁
- 息肉呈地毯状密集遍布结肠，>100 枚息肉，以左半结肠为主
- 病理为管状腺瘤或管状绒毛状腺瘤
- 结直肠息肉恶变率 100%

Brunner 腺体增生

- Brunner 腺位于十二指肠黏膜下层，分泌碱性黏液，抵抗胃酸作用
- 好发部位：十二指肠球部（57%）、降段（27%）
- 腺体增生：多发结节状、息肉状
- 病理：错构瘤样（类似错构瘤息肉）
- 合并增厚、不规则的黏膜皱襞

淋巴滤泡增生

- 无数小或微小的结节
- 普遍分布于消化道（十二指肠，小肠，结肠）
- 通过临床病史和大体所见可鉴别

小肠转移瘤

- 可类似息肉样软组织，单发或多发
- 原发肿瘤病史，肿块密度多不均，坏死多见

小肠淋巴瘤

- 弥漫或多发节段性肠壁增厚或肿块形成，亦可呈大小不等息肉样结节
- 肠管狭窄或“动脉瘤样”扩张
- 肠系膜及腹膜后多发肿大淋巴结，“三明治征”

诊断与鉴别诊断要点

- 一组遗传性或非遗传性的错构瘤性息肉病，表现为消化道多发息肉，可伴其他异常
- 气钡双重对比造影：消化道多发充盈缺损，地毯状、簇状或散在分布
- 鉴别诊断：除消化道多发息肉为共同点外，尚需结合病理（错构瘤性，腺瘤性等）及临床资料（年龄，皮肤黏膜表现，其他系统异常）综合分析

重点推荐文献

[1] Arber N，Moshkowitz M. Small bowel polyposis syndromes. Curr Gastroenterol Rep，2011，13（5）：435-441.

[2] Kopacova M，Tacheci I，Rejchrt S，et al. Peutz-Jeghers syndrome：diagnostic and therapeutic approach. World J Gastroenterol，2009，15（43）：5397-5408.

[3] 刘静，周茂义，李丽新，等. 色素沉着——胃肠道多发性息肉综合征的影像学综合诊断. 中国医学影像学杂志，2008，16（6）：464-465.

典型病例

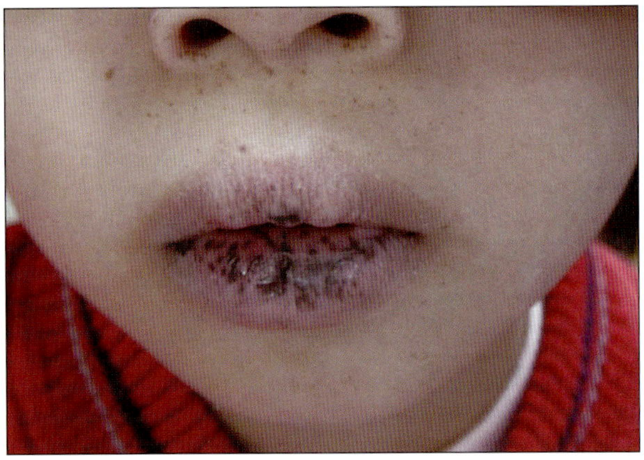

图 4-7-25 黑斑息肉综合征
口腔黏膜色素沉着

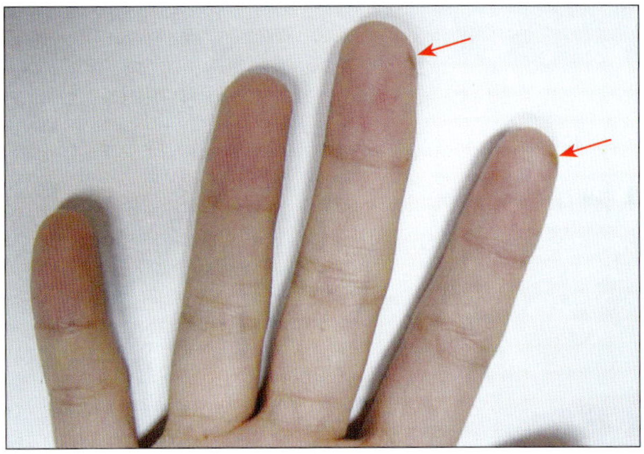

图 4-7-26 黑斑息肉综合征
与图 4-7-25 同一病例。指尖色素沉着斑（箭头）

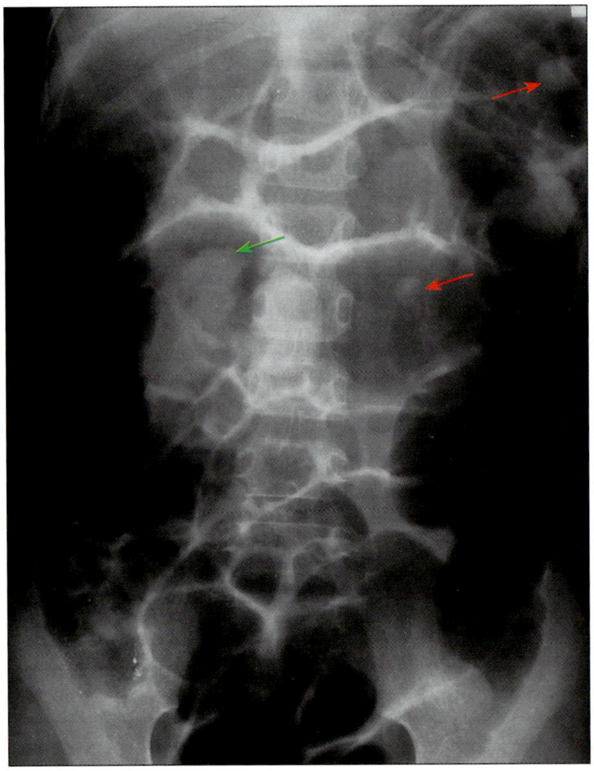

图 4-7-27 黑斑息肉综合征
与图 4-7-25 同一病例。腹部平片，见积气肠管内息肉（绿箭头）以及肠套叠套头呈软组织影（红箭头）

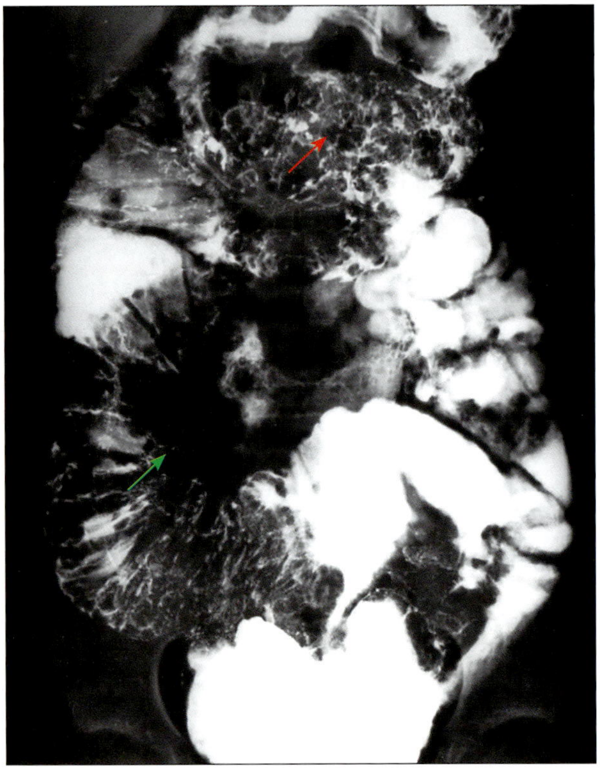

图 4-7-28 黑斑息肉综合征
与图 4-7-25 同一病例。上消化道钡餐检查，见肠管内息肉呈充盈缺损（绿箭头），以及肠套叠弹簧征（红箭头）

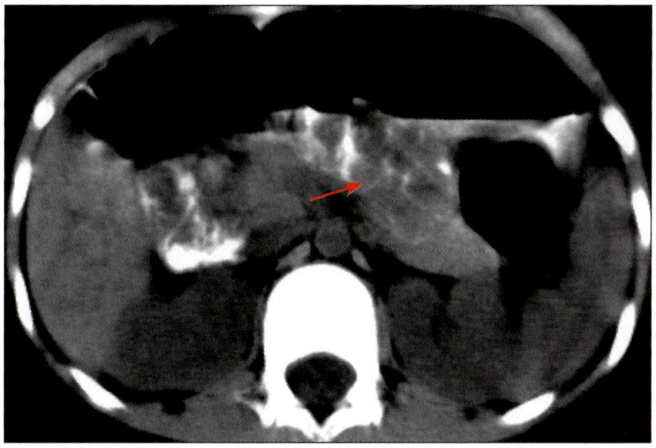

图 4-7-29 **黑斑息肉综合征**
与图 4-7-25 同一病例。CT 平扫，见肠管内息肉呈充盈缺损（箭头）

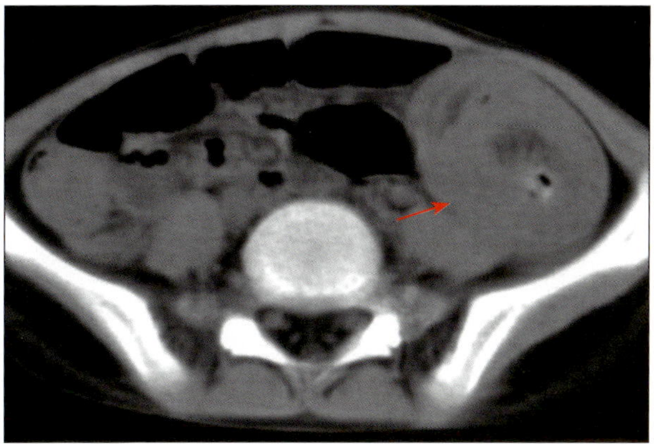

图 4-7-30 **黑斑息肉综合征**
与图 4-7-25 同一病例。CT 平扫，见肠套叠同心圆征（箭头）

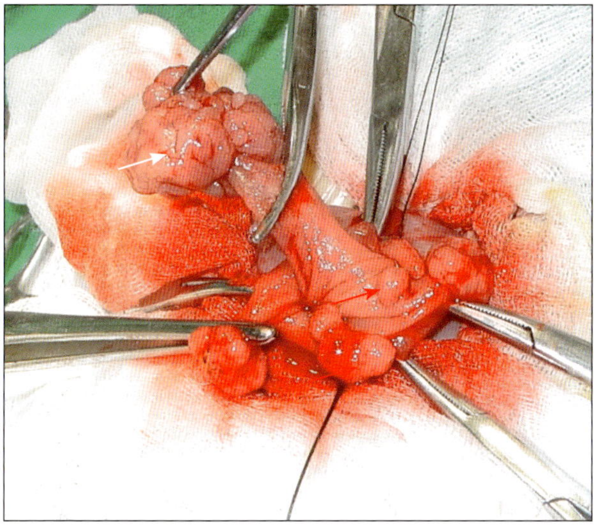

图 4-7-31 **黑斑息肉综合征**
与图 4-7-25 同一病例。手术所见，肠管内多发大小不等息肉（箭头）

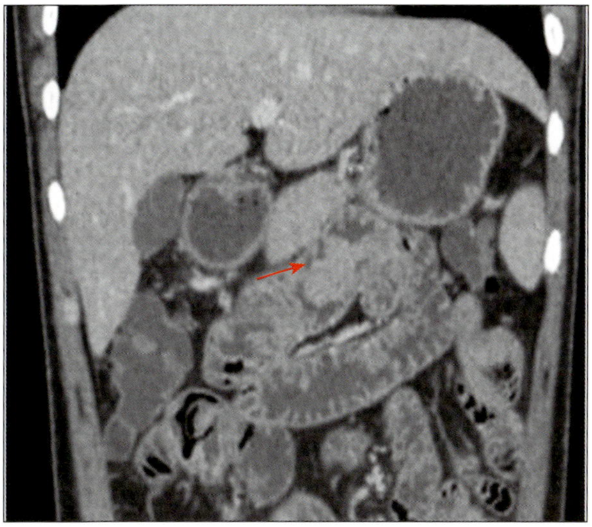

图 4-7-32 **黑斑息肉综合征**
CT 增强冠状重组图像，示空肠上段一带蒂的菜花状息肉（箭头）

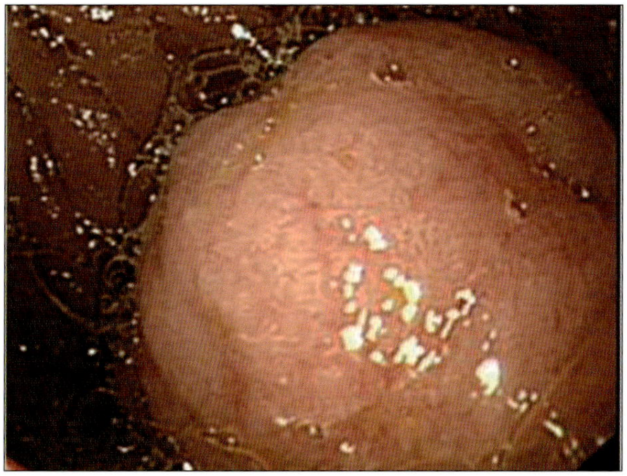

图 4-7-33 **黑斑息肉综合征**
与图 4-7-32 同一病例。内镜示空肠上段菜花状息肉

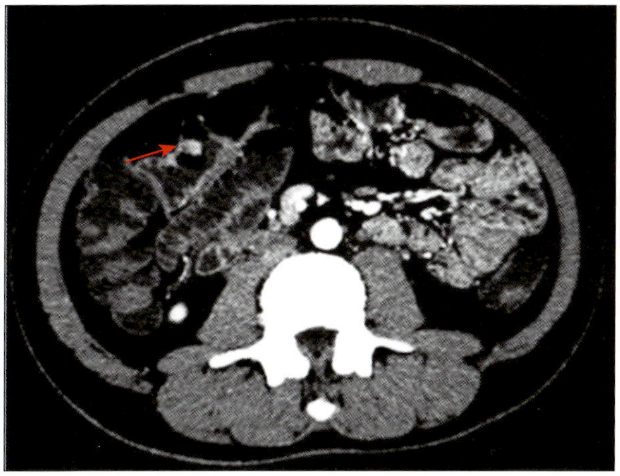

图 4-7-34 **黑斑息肉综合征**
与图 4-7-32 同一病例。CT 增强轴位示右腹部小肠腔内一小息肉（箭头），明显强化

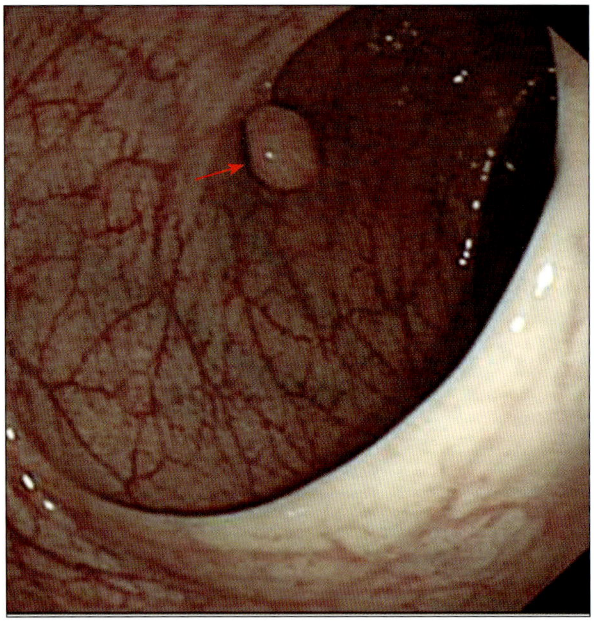

图 4-7-35 黑斑息肉综合征
与图 4-7-32 同一病例。内镜示小肠小息肉（箭头）

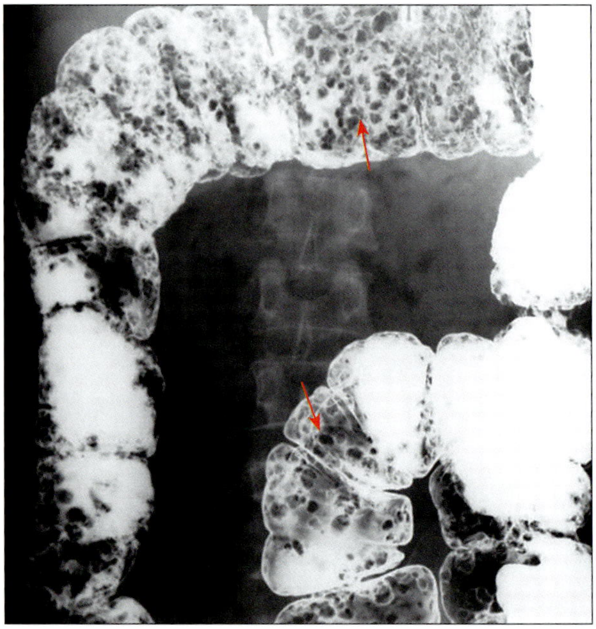

图 4-7-36 黑斑息肉综合征
钡剂灌肠检查，示结肠多发大小不等的息肉（箭头）

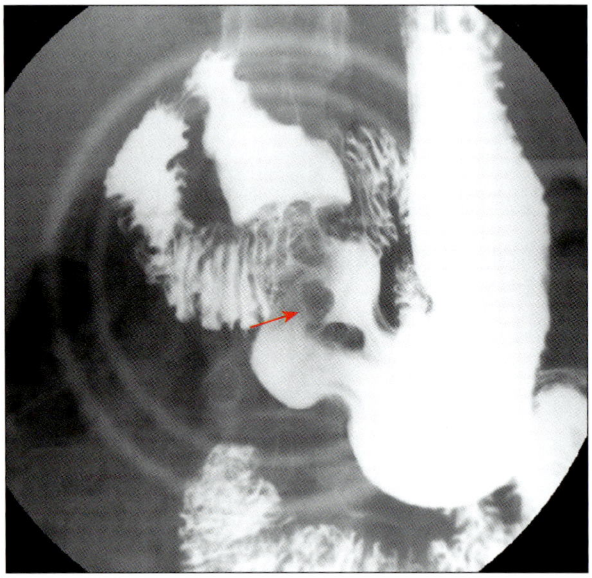

图 4-7-37 幼年性息肉病
上消化道钡餐检查，见胃窦部多发息肉（箭头）

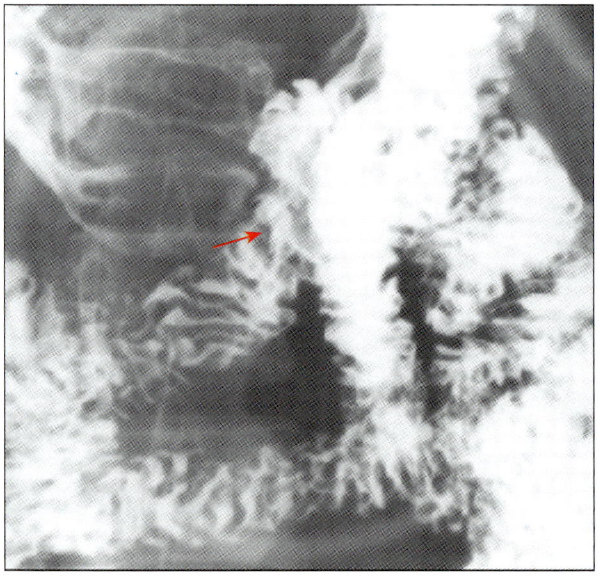

图 4-7-38 幼年性息肉病
与图 4-7-37 同一病例。上消化道钡餐检查，示空肠小息肉（箭头）

三、腺瘤

【概念与概述】

小肠腺瘤，是起源于小肠黏膜上皮的良性肿瘤

- 同义词：腺瘤性息肉

【病理】

一般特征

- 一般病理表现
  - 最常见的小肠良性肿瘤之一，占小肠良性肿瘤的 20% ～ 33%
  - 好发于十二指肠、空肠，回肠较为少见
  - 体积多较小，1 ～ 3cm，有或无蒂
  - 单发或多发，若为多发病灶则局限于节段性肠管内
  - 可发生恶变，与小肠腺癌关系密切
    - 多见于绒毛状腺瘤
    - 体积较大：<1cm 者恶变率约 8.3%，>1cm 者恶变率约 32.7%
    - 无蒂
    - 多发性，复发性
- 流行病学：少见

大体病理及手术所见

- 带蒂或宽基底结节，较大者呈分叶状，多不伴溃疡

显微镜下特征

- 病理分型
  - 管状腺瘤：增生的腺管样结构，腺管上皮细胞排列紊乱、失极性
  - 绒毛状腺瘤：增生的腺体并呈绒毛状
  - 混合型腺瘤（管状绒毛状腺瘤）

【临床表现】

表现

- 最常见体征 / 症状
  - 腹痛、腹胀、恶心、呕吐、消化道出血、贫血
  - 肠套叠、肠梗阻

疾病人群分布

- 年龄：40 ～ 60 岁
- 性别：男 = 女

自然病史与预后

- 并发症
  - 消化道出血
  - 肠套叠
  - 癌变：绒毛状腺瘤（30% ～ 50%）> 混合型腺瘤 > 管状腺瘤（3% ～ 14.3%）
- 预后
  - 腺瘤切除后预后良好；绒毛状腺瘤术后可复发，需复查
  - 癌变

治疗

- 内镜摘除或手术切除

【影像表现】

概述

- 最佳诊断依据：息肉状、结节状软组织，边界清晰，带蒂或宽基底，肠壁柔软
- 部位：多位于十二指肠和空肠
- 其他普遍特征
  - 密度 / 信号均匀，增强扫描轻中度强化
  - 表面可见点状溃疡、网格状钡影
  - 肠壁柔软，活动度可

X 线表现

- 钡剂透视造影
  - 边界清晰的充盈缺损，息肉状或类圆形，带蒂或宽基底
  - 肿块表面见网状钡影，为肿瘤分叶皱襞和绒毛之间涂布钡剂所致
  - 肠壁柔软，周围黏膜规则
  - 带蒂腺瘤
    - “球拍状”表现：瘤体与蒂同时显影
    - 具备活动性，可随肠道蠕动而移动
    - 肿瘤表面点状溃疡（龛影）

CT 表现

- 边缘光滑的类圆形结节状软组织影，与邻近肠壁分界清晰，部分可见蒂
- 肿瘤密度均匀，增强扫描轻中度强化
- 肠壁无明显增厚，周围脂肪密度清晰
- 对 <1cm 的病灶显示率不高

MR 表现

- 信号均匀，增强扫描中度强化
- 压脂序列周围脂肪信号正常

推荐影像学检查

- 最佳检查法：气钡双重对比造影检查

【鉴别诊断】

炎性纤维性息肉

- 边界清晰的息肉状、结节状软组织影，好发于回肠

- 密度 / 信号均匀，增强扫描轻中度强化
- 影像学上难以鉴别炎性纤维性息肉与腺瘤

小肠腺癌

- 体积可较大，表面欠光滑，溃疡形成，肿块内坏死多见
- 密度 / 信号不均，增强扫描不均匀强化
- 病变处肠管黏膜中断、破坏，僵硬
- 周围脂肪间隙模糊，区域淋巴结转移，远处转移
- 较小的腺癌有时与腺瘤难以鉴别

小肠淋巴瘤

- 边界清晰的结节状软组织影，或肠壁增厚并与邻近正常肠壁分界不清
- 密度 / 信号均匀，增强扫描轻中度强化
- 肠管狭窄或扩张，“动脉瘤样”扩张，肠壁尚柔软
- 伴周围淋巴结肿大、融合，密度均匀

诊断与鉴别诊断要点

- 小肠腺瘤是最常见的小肠良性肿瘤之一
- 密度 / 信号均匀，边界清晰，肠管柔软度正常
- 需与多种息肉、部分小肠腺癌、淋巴瘤鉴别

重点推荐文献

[1] Sailer J，Zacherl J，Schima W. MDCT of small bowel tumours. Cancer Imaging，2007，7：224-233.

[2] Miao F，Wang ML，Tang YH. New progress in CT and MRI examination and diagnosis of small intestinal tumors. World J Gastrointest Oncol，2010，2（5）：222-228.

[3] Ramachandran I，Sinha R，Rajesh A，et al. Multidetector row CT of small bowel tumours. Clin Radiol，2007，62（7）：607-614.

典型病例

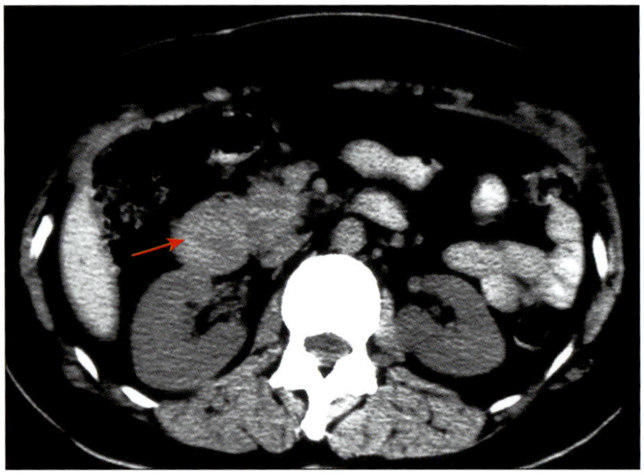

图 4-7-39 十二指肠腺瘤
CT 平扫轴位，示十二指肠降段肠管扩张，充盈软组织影（箭头）

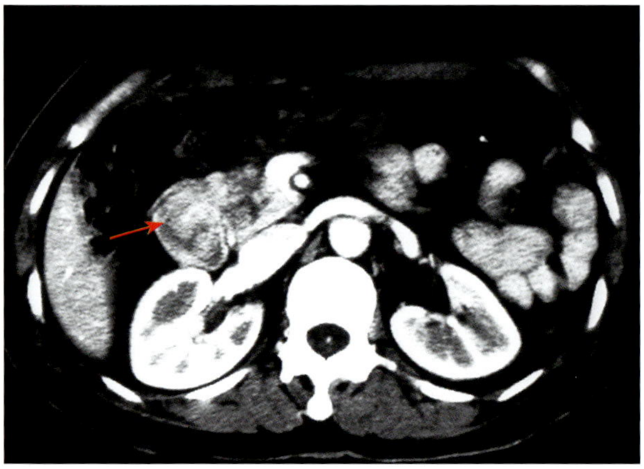

图 4-7-40 十二指肠腺瘤
与图 4-7-39 同一病例。CT 增强扫描轴位，示十二指肠降段内侧结节样强化，分叶（箭头）

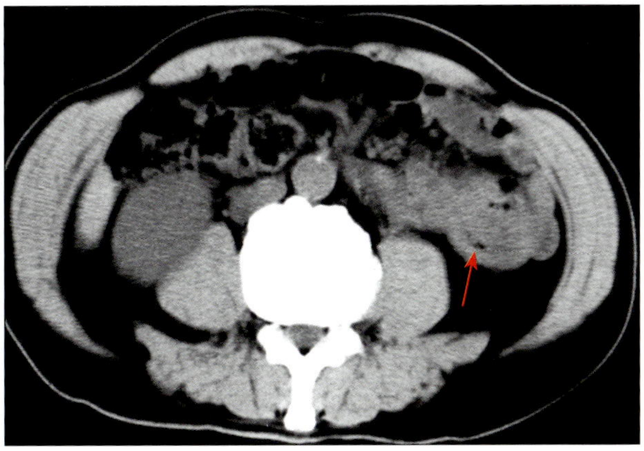

图 4–7–41　空肠上段腺瘤并肠套叠
CT 平扫轴位，示空肠上段腔内结节样软组织影（箭头）

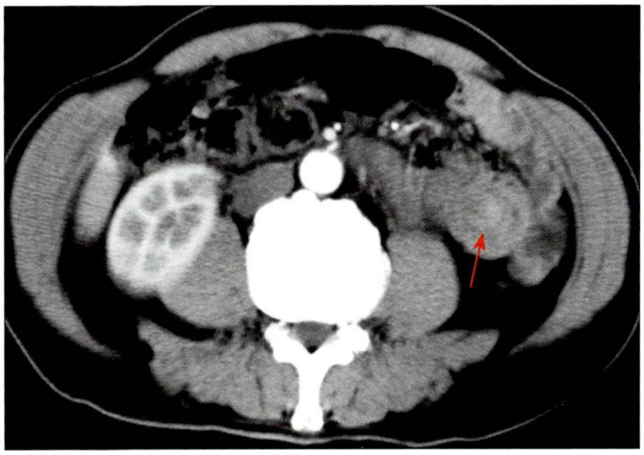

图 4–7–42　空肠上段腺瘤并肠套叠
与图 4-7-41 同一病例。CT 增强扫描轴位，示肠腔内结节样强化（箭头），并同心圆样改变（肠套叠）

第 8 节　小肠恶性肿瘤

一、小肠腺癌

【概念与概述】

小肠腺癌（small bowel adenocarcinoma，SBA），是一种原发于小肠黏膜上皮的恶性肿瘤

【病理】

一般特征

- 一般病理所见
  - 占消化道原发恶性肿瘤约 1% ～ 3%，占小肠原发恶性肿瘤约 40%
  - 好发部位：依次为十二指肠、空肠、回肠
    - 十二指肠：最多见，约 50%，多发生于降段乳头区
    - 空肠：多发生于近段空肠，即 Treitz 韧带以远 25 ～ 30cm 范围内
    - 回肠：<15%，多发生于回肠远段
- 病因学
  - 病因不明，可能源自腺瘤（腺瘤 - 腺癌序列）
  - 危险因素
    - 炎症性肠病：克罗恩病
    - 乳糜泻
    - 家族性息肉病
    - Peutz-Jeghers 综合征
    - Mechel 憩室
    - 肠重复畸形
    - 放疗、手术
- 流行病学
  - 少见，年发病率约 1/10 万

大体病理及手术所见

- 息肉型：肿瘤突向肠腔，易导致肠套叠
- 浸润型：肿瘤易环绕肠管生长，引起肠腔狭窄，可导致肠梗阻
- 溃疡型：肿瘤向深层生长，表面糜烂、破溃，形成溃疡，易引起出血、穿孔

显微镜下特征

- 瘤细胞体积较大，染色深，核大小不等，核分裂像多见
- 形成腺体样结构

【临床表现】

表现

- 最常见体征 / 症状
  - 腹痛
  - 消化道出血
  - 肠梗阻、肠套叠、肠穿孔
- 其他：发热、贫血、消瘦、食欲不振、腹部肿块
- 并发症
  - 肠套叠：多为息肉型肿瘤引起
  - 肠梗阻：病变处肠管狭窄、管壁僵硬或肠套叠使肠内容物通过受阻
  - 肠穿孔：可引起腹膜炎、炎性肿块、肠瘘等
  - 消化道出血：肿瘤表面溃烂而引起出血

疾病人群分布

- 年龄：60 ~ 70 岁
- 性别：男 > 女

自然病史与预后

- 病程隐匿，确诊时多为中晚期，预后较差，总的 5 年生存率约 37%

治疗

- 手术治疗为主
  - 原则：完整切除肿瘤所在肠管及相应的肠系膜、淋巴结
  - 邻近器官受累时亦需切除
- 辅以化疗：氟尿嘧啶、丝裂霉素、长春新碱

【影像表现】

概述

- 最佳诊断依据：肠壁不规则或环形增厚，软组织肿块形成，其内溃疡、坏死，病变处肠壁僵硬，肠腔狭窄

X 线表现

- 平片
  - 对并发的肠梗阻、肠穿孔（气腹）有诊断意义
  - 无法直接显示肠道肿瘤
- 钡餐检查
  - 黏膜皱襞破坏中断
  - 不规则充盈缺损及龛影
  - 边界清晰的管腔狭窄、管壁僵硬
  - 钡剂通过受阻以及病变近段肠管扩张（肠梗阻征象）

CT 表现

- 形态
  - 息肉状、菜花状结节或肿块
  - 肠壁不规则或环形增厚
- 向腔内生长为主，肿块较大时可向腔外突出
- 肿瘤表面欠光整，溃疡形成
- 因出血、坏死而密度不均，中等强化，动脉期强化程度高于门脉期
- 管壁僵硬，肿瘤与邻近正常肠管分界清晰
- 管腔狭窄，肠梗阻征象
- 周围脂肪间隙模糊，邻近脏器受累，淋巴结转移，远处转移

MR 表现

- T1 加权
  - 肿瘤呈稍低信号为主
  - 坏死、液化区呈低信号
  - 出血呈高信号
- T2 加权
  - 肿瘤呈稍高信号为主
  - 坏死、液化区呈高信号
- T1 增强
  - 不均匀、中度强化，坏死液化区不强化

血管造影

- 肿瘤染色，中央为少血管区，周边为多血管区
- 可显示异常肿瘤血管，发现出血位置，同时介入止血治疗

推荐影像学检查

- 最佳影像学检查：小肠造影 CT 扫描

【鉴别诊断】

小肠淋巴瘤

- 非霍奇金淋巴瘤最多见，好发于远段小肠
- 弥漫性或多发节段性肠壁增厚，腔内外软组织肿块
- 肿块密度均匀，少见出血、坏死、液化，增强轻中度强化
- 肠管狭窄与扩张交替，可呈瘤样扩张，病变与正常肠管分界不清
- 肠系膜淋巴结肿大，可形成“夹心面包征”

小肠间质瘤

- 多为边界清晰的类圆形或分叶状肿块
- 较小者密度均匀；较大者向腔外生长，可发生坏死、液化而密度不均匀
- 增强扫描不均匀强化，门脉期强化程度稍高于动脉期
- 淋巴结转移少见

小肠神经内分泌肿瘤

- 起源于 APUD 细胞（胺前体摄取和脱羧细胞）的一组异质性肿瘤
- 好发于远段小肠，常为富血供肿瘤，增强扫描强化明显
- 累及肠系膜时表现为肠系膜结节或肿块，可出现钙化及“星芒征”

小肠转移瘤

- 存在原发肿瘤，多为结肠癌、卵巢癌、黑色素瘤等转移而来
- 好发于回肠，空肠次之，十二指肠少见

- 小肠病灶可单发或多发，常存在肠外其他转移灶
- 影像学表现多样，部分转移瘤的表现与原发肿瘤有一定相关性

诊断与鉴别诊断要点

- 小肠腺癌少见，但却是小肠最常见的恶性肿瘤
- 好发于近段小肠，表现为肠壁增厚或肿块，密度/信号不均，肠壁僵硬，肠管狭窄，肿瘤边界清晰、侵袭性强，易转移
- 易导致肠梗阻、肠套叠、消化道出血等并发症

重点推荐文献

[1] Sailer J，Zacherl J，Schima W. MDCT of small bowel tumours. Cancer Imaging，2007，7：224-233.
[2] Miao F，Wang ML，Tang YH. New progress in CT and MRI examination and diagnosis of small intestinal tumors. World J Gastrointest Oncol，2010，2（5）：222-228.
[3] 邢古生，周纯武. 小肠恶性肿瘤的病理及影像学诊断进展. 癌症进展，2008，6（6）：595-600.

典型病例

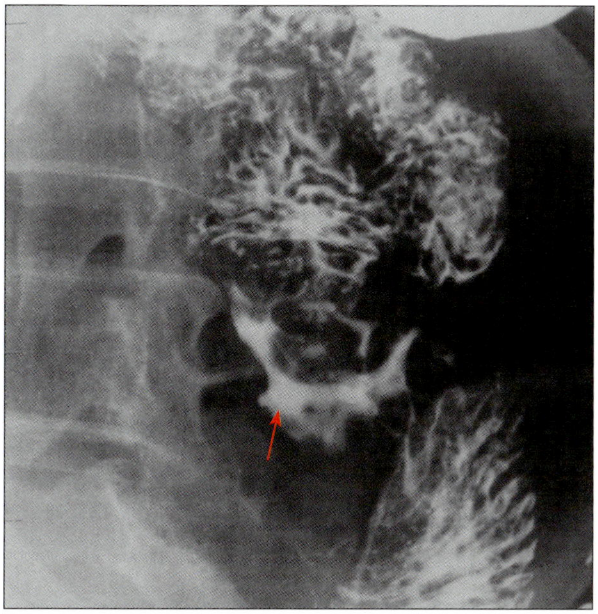

图 4-8-1 空肠上段腺癌
上消化道钡餐检查，示空肠上段肠腔狭窄、黏膜破坏及不规则溃疡形成（箭头）

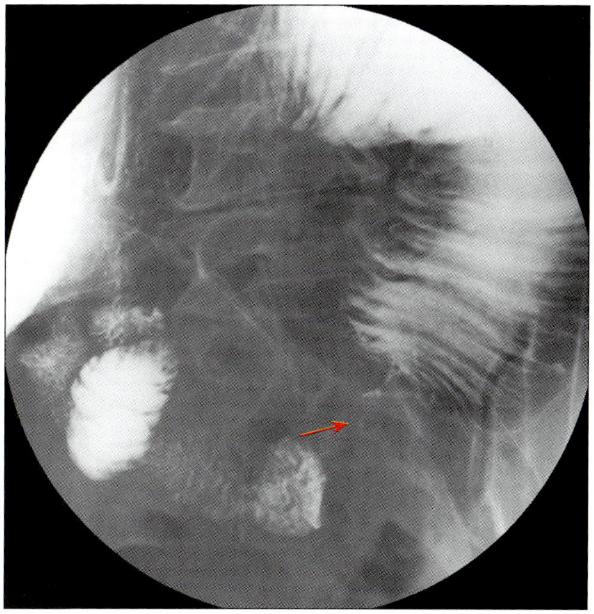

图 4-8-2 空肠上段腺癌
上消化道钡餐检查，示空肠上段肠腔狭窄（箭头），近段肠管扩张

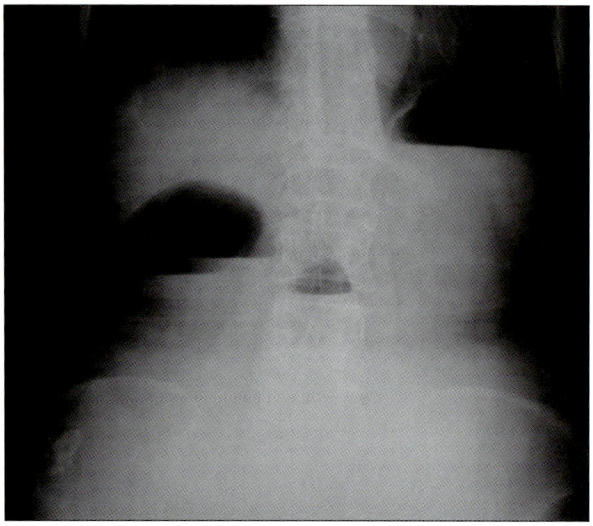

图 4-8-3 空肠上段腺癌
腹部平片见高位小肠梗阻

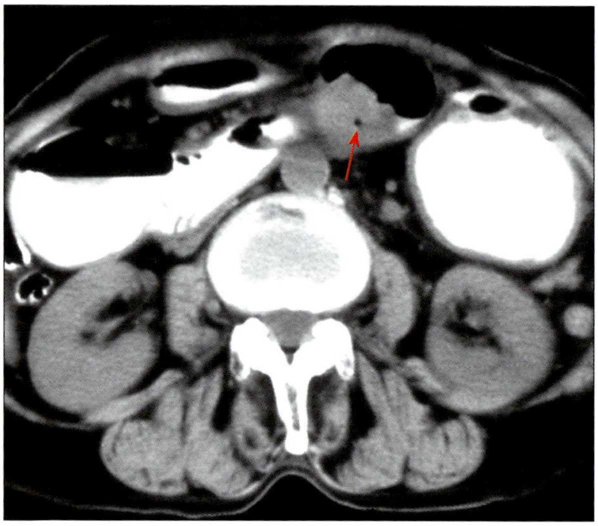

图 4-8-4 空肠上段腺癌
与图 4-8-3 同一病例。CT 轴位平扫，示空肠上段管壁环形增厚（箭头），管腔明显狭窄

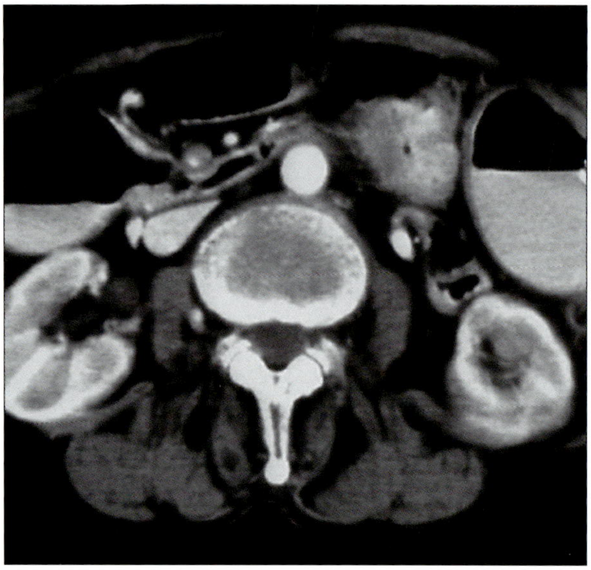

图 4-8-5 空肠上段腺癌
与图 4-8-3 同一病例。CT 轴位增强扫描，示病灶明显强化

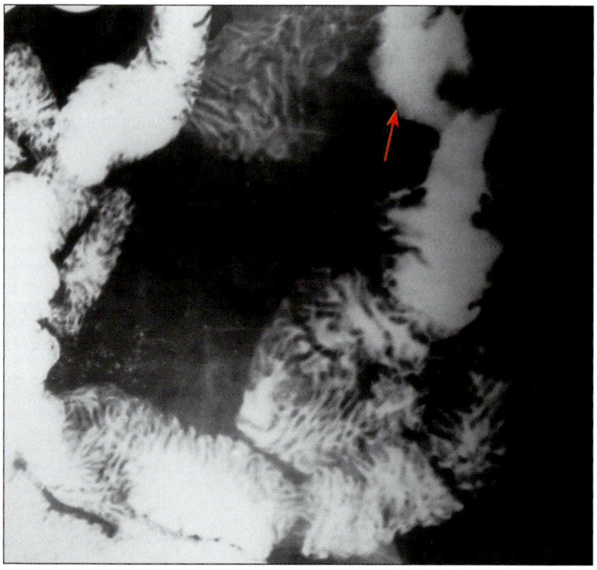

图 4-8-6 空肠上段腺癌
上消化道钡餐检查，示空肠上段肠腔狭窄、黏膜破坏及不规则溃疡形成（箭头）

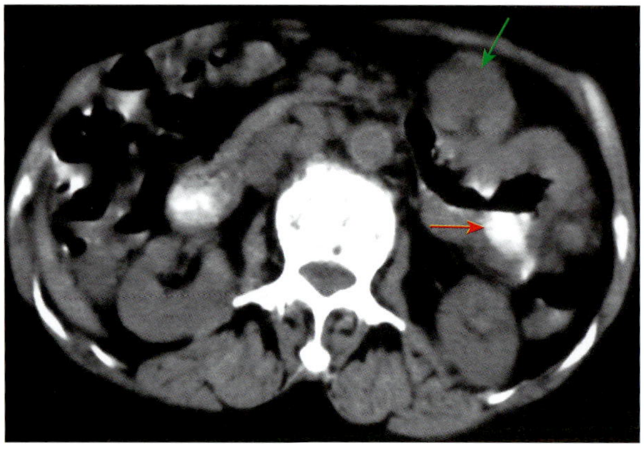

图 4-8-7 空肠上段腺癌
与图 4-8-6 同一病例。CT 轴位平扫，示空肠上段管壁环形增厚，并见巨大溃疡（红箭头）。前方见肿大的淋巴结转移瘤（绿箭头）

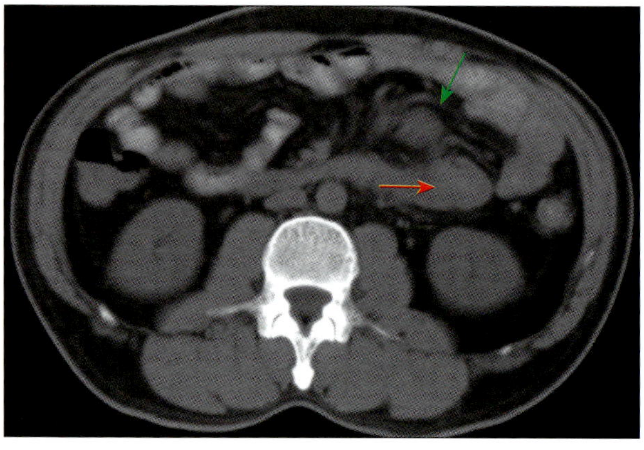

图 4-8-8 空肠上段腺癌
CT 轴位平扫，示空肠上段管壁增厚（红箭头），前方见肿大的淋巴结转移瘤（绿箭头）

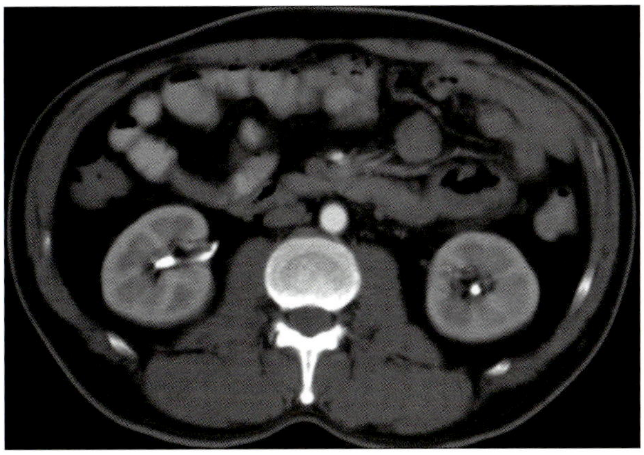

图 4-8-9 空肠上段腺癌

与图 4-8-8 同一病例。CT 轴位增强扫描，示病灶及淋巴结转移瘤轻度强化

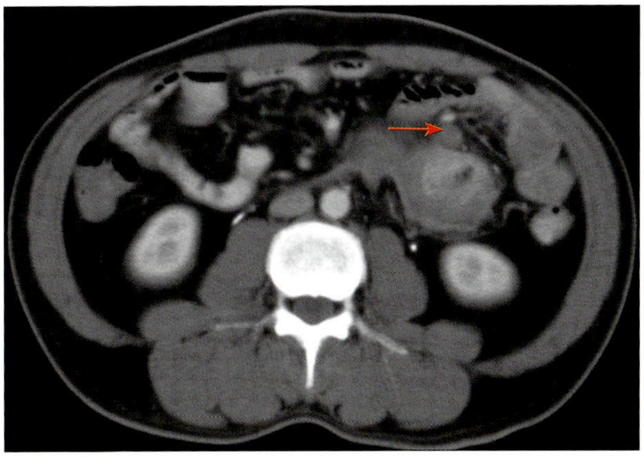

图 4-8-10 空肠上段腺癌

与图 4-8-8 同一病例。CT 轴位增强扫描，向下 2cm 层面，示病灶明显强化，前方见另一肿大的淋巴结转移瘤（箭头）

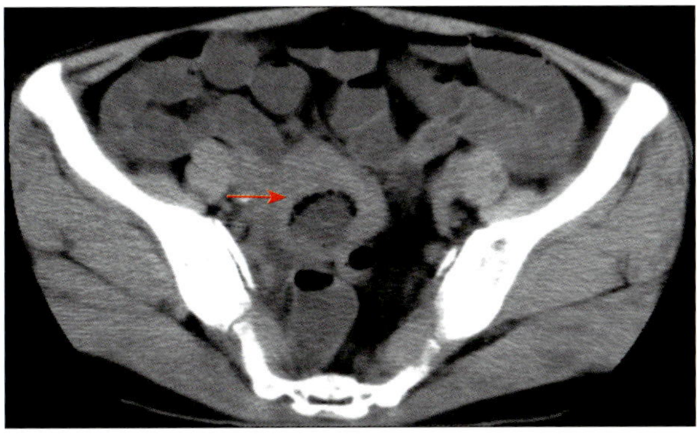

图 4-8-11 回肠腺癌

CT 轴位平扫，示回肠管壁增厚（箭头）

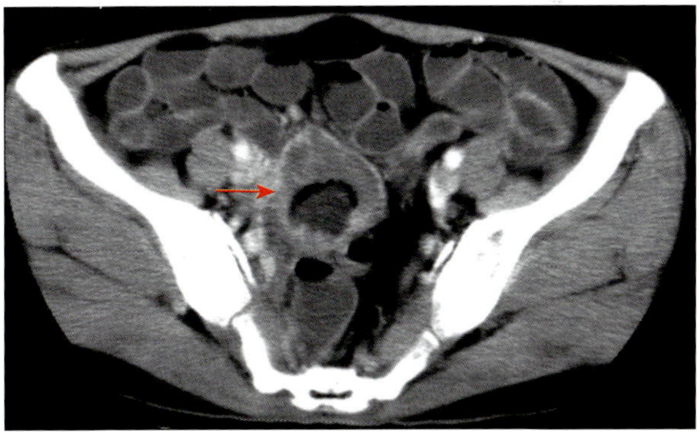

图 4-8-12 空肠上段腺癌

与图 4-8-11 同一病例。CT 轴位增强扫描，示病灶明显强化，密度不均（箭头）

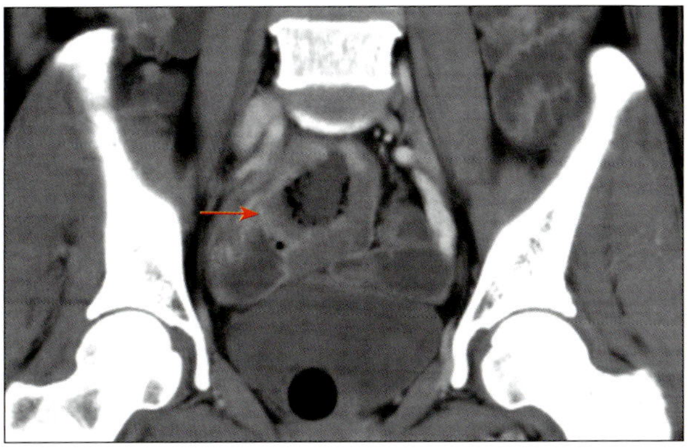

图 4-8-13 回肠腺癌

与图 4-8-11 同一病例。CT 增强冠状重组，示肠壁明显环形增厚，不均匀强化（箭头）

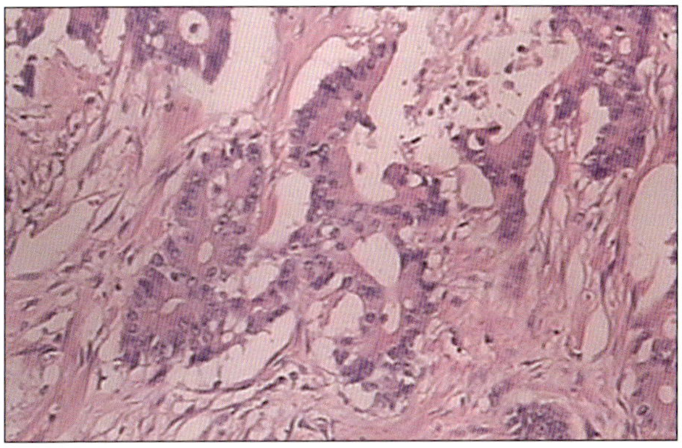

图 4-8-14 回肠腺癌

与图 4-8-11 同一病例。病理镜下示肿瘤细胞排列呈腺体样结构

二、小肠神经内分泌肿瘤

【概念与概述】

小肠神经内分泌肿瘤，是起源于小肠壁腺泡神经内分泌细胞的原发性恶性肿瘤，属于胃肠胰神经内分泌肿瘤（gastroenteropancreatic neuroendocrine tumors，GEP-NETs）中的一种

- 2010 年第 4 版消化系统肿瘤 WHO 分类，将 GEP-NETs 分成五大类
  - 神经内分泌瘤，第一级
  - 神经内分泌瘤，第二级
  - 神经内分泌癌
  - 混合腺神经内分泌癌
    - 大细胞癌
    - 小细胞癌
  - 增生性和肿瘤前病变
- 按功能分类
  - 功能性肿瘤
  - 无功能性肿瘤
- 同义词：类癌，内分泌肿瘤
- 最新版 WHO 分类建议不再使用“类癌”这一名称

【病理】

一般特征

- 一般病理所见
  - 是小肠最好发的恶性肿瘤之一，仅次于小肠腺癌
  - 在消化道的神经内分泌肿瘤中，小肠占 30% ~ 40%，仅次于阑尾（约 50%）
  - 好发于远段回肠，其次为十二指肠，约 30% 的患者为多发病灶
  - 肿瘤生长缓慢，潜在恶性
  - 体积：多为 1 ~ 2cm
    - 功能性肿瘤：因分泌激素，出现临床症状而较早发现，体积常较小
    - 无功能性肿瘤：体积较大，多意外发现或占位性效应明显而被发现
  - 检测激素水平有助于区分神经内分泌肿瘤类型
    - 胃泌素：90% 胃泌素瘤位于胃泌素三角，在小肠中多位于十二指肠
    - 生长抑素
    - 5- 羟色胺
  - 必选的神经内分泌标志物免疫染色
    - 突触素
    - 嗜铬粒蛋白 A
  - 必选的增殖标志物免疫染色
    - Ki67/MIB1
- 病因学
  - 起源于肠壁腺泡的神经内分泌细胞（肠嗜铬细胞）
  - 属于 APUD 细胞（胺前体摄取和脱羧细胞）瘤
  - 具有遗传易感性
    - 希佩尔林道综合征（von Hippel-Lindau，VHL）
    - 多发性内分泌腺瘤病 Ⅰ 型（multiple endocrine neoplasia type 1，MEN1）

大体病理及手术所见

- 黏膜下结节，质硬，黄色

显微镜下特征

- 神经内分泌瘤
  - 肿瘤细胞较小，多边形或卵圆形，核圆深染，核分裂像少见
  - 细胞排列呈实心巢状、结节状、菊团状等
- 神经内分泌癌
  - 小细胞癌
    - 小或中等癌细胞，巢状或弥漫生长，核分裂像常见
    - 坏死常见
  - 大细胞癌
    - 肿瘤由大细胞组成，胞浆丰富，核空泡化明显，核仁突出
    - 癌细胞呈巢状、梁状、菊团状等排列而成
- 混合腺神经内分泌癌
  - 由腺上皮和内分泌细胞 2 种成分组成
  - 每种成分至少占肿瘤组织 30%

【临床表现】

表现

- 最常见体征 / 症状
  - 多数病例临床表现无特征性
  - 类癌综合征
    - 典型，少见，<10%，多见于肝转移病例
    - 机制：5- 羟色胺在肝被灭活后进入体循环
    - 表现：潮红、腹痛、腹泻、脂肪泻、气

喘等
    - 累及右心瓣膜及心内膜（纤维性增厚）：60% ～ 70%，三尖瓣关闭不全及狭窄、肺动脉狭窄
  - 胃泌素瘤的表现
    - 卓艾综合征（Zollinger-Ellison syndrome，Z-E 综合征）
    - 表现：高胃泌素血症、高酸分泌、顽固性消化道溃疡
  - 生长激素释放抑制素瘤的表现
    - 生长激素释放抑制素瘤综合征
    - 表现：胃酸过少、胆石症、糖尿病、腹痛、腹泻等
  - 神经内分泌肿瘤位于十二指肠壶腹部
    - 容易引起梗阻性黄疸、胰腺炎
- 实验室检查
  - 血液 5- 羟色胺、5- 羟色氨酸升高
  - 24 小时尿液 5- 羟吲哚乙酸升高
- 并发症
  - 肠梗阻
  - 消化道出血

疾病人群分布

- 年龄：50 ～ 60 岁
- 性别：男 : 女 =2 : 1

自然病史和预后

- 转移
  - 十二指肠
    - <1cm 者，多不发生转移
    - >2cm 者，约 1/3 病例出现转移
  - 空肠和回肠
    - <1cm 者，12% ～ 69% 的病例发生淋巴结转移
    - 1 ～ 2cm 的回肠神经内分泌肿瘤，58% ～ 100% 发生转移
    - 确诊时，肿瘤多 >2cm 且侵入肌层，故常有局限性淋巴结转移
  - 转移目标：最常转移至区域淋巴结和肝
    - 肝转移：36% ～ 60%
    - 同时有肝和淋巴结转移：20%
    - 肺转移：4%
    - 骨转移：3%
  - 多达 93% 的病例确诊时已发生转移
- 预后
  - 具体预后与肿瘤分类、分级以及有无转移相关
    - 无淋巴结及肝转移时，术后预后良好
    - 5 年总生存率：90%
    - 肝转移患者的 5 年生存率：50%
  - 胃肠道神经内分泌肿瘤的不良预后因素
    - 男性
    - 高龄
    - 出现类癌综合征
    - 尿中 5- 羟吲哚乙酸数值升高
    - 嗜铬粒蛋白 A
    - 转化生长因子过度表现
- 部分（可多达 20%）病例合并消化道其他肿瘤，以腺癌最多见

治疗

- 外科治疗
  - 目前唯一能治愈 GEP-NETs 的方法
  - 适用于肿瘤局限于原发灶或仅伴有区域淋巴结转移
- 局部治疗
  - 消融或冷冻治疗肝转移灶
  - 有效减少激素分泌，改善生活质量
  - 适用于无手术机会或不能耐受手术者
- 放射性同位素治疗
  - 使用 ^{177}Lu- 奥曲肽治疗，有研究表明获完全缓解（2%）、部分缓解（28%）
  - 适用于生长抑素受体闪烁显像阳性者
- 药物治疗
  - 进展期、低分化肿瘤：铂类联合依托泊苷
  - 高分化肿瘤：对常规化疗不敏感
- 靶向治疗
  - 长效生长抑素类似物，奥曲肽
  - 控制细胞生长和血管生成，依维莫司和舒尼替尼

【影像表现】

概述

- 最佳诊断依据
  - 单发或多发的富血供小肠壁结节，多位于回肠末段
  - 肿瘤累及肠系膜，星芒征，钙化（>70%）
- 其他特征
  - 病变肠管僵硬、聚集、弯曲成角
  - 受累肠系膜血管狭窄或闭塞，肠缺血

  - 富血供的肝转移灶

X 线表现

- 钡餐检查
  - 孤立或多发充盈缺损，边界清晰，或仅见黏膜面的轻度隆起改变
  - 黏膜下者发生溃疡：靶征、牛眼征
  - 肿瘤分泌 5- 羟色胺，刺激局部组织发生成纤维反应而牵拉邻近组织：
    - 肿瘤周围黏膜皱襞纠集、毛糙
    - 肠壁增厚，向心性肠腔狭窄
    - 肠管形态固定僵硬、弯曲成角，发夹征
    - 严重者可并发肠梗阻
  - 肠缺血→肠管扩张，肠壁增厚

CT 表现

- 肿瘤本身
  - <1cm 的病灶，显示成功率 <50%
  - 黏膜下结节或菜花状肿块，边界清晰，发生溃疡时表面欠光整
  - 增强扫描呈富血供改变：动脉期明显强化，门脉期强化程度下降
- 肿瘤周围的改变
  - 肿瘤累及肠系膜
    - 肠系膜区结节或肿块，边界欠清晰，密度不均，偶可囊变
    - 钙化：>70%
    - 星芒征：肠系膜纤维化或促结缔组织增生反应肿块周围呈放射状条索影
  - 肠系膜血管的改变
    - 直接原因：肿瘤直接侵犯血管
    - 间接原因：肿瘤分泌激素导致血管壁增厚、血管腔狭窄或闭塞
    - 导致肠缺血：肠壁均匀增厚，增强扫描肠壁分层呈“靶征”
  - 肠管其他改变
    - 由于肠壁及肠系膜纤维化或促结缔组织增生反应，导致：肠壁不均匀增厚，肠管狭窄、僵硬、成角
  - 肝转移灶
    - CT 平扫：等密度，可见钙化
    - 增强扫描动脉期：明显强化，富血供
    - 增强扫描门脉期：强化密度等同于邻近肝组织
  - CT 三维血管成像
    - 可全程显示受累肠系膜血管情况及其与肿瘤关系
    - 有助于指导制定手术计划

MR 表现

- 肿瘤本身：信号改变与邻近肌肉组织相比
  - T1 加权：等信号
  - T2 加权：等或稍高信号
  - 增强扫描：均匀或不均匀中度至明显强化
- 肿瘤累及肠系膜
  - T1 加权、T2 加权
    - 肠系膜区结节：等信号，信号可均匀或不均匀
    - 结节周边条索影（星芒征）：低信号
    - 钙化：MRI 图像上不敏感
  - 增强扫描：结节中度至明显强化
- 增厚肠管的改变
  - T1 加权、T2 加权：等信号
  - 增强扫描：弥漫强化，分层强化，靶征
- 肝转移
  - T1 加权：稍低信号
  - T2 加权：稍高信号
  - 增强扫描
    - 动脉期：均匀明显强化，较大病灶因坏死而强化不均匀
    - 门脉期：强化程度类似于肝组织
    - 部分病灶可呈环形强化并逐渐向中央扩展

血管造影表现

- 常规造影检查
  - 肿瘤本身：肿瘤染色，富血供
  - 受累肠系膜血管：扭曲、出血、狭窄或闭塞
  - 肝转移灶：富血供

核素检查表现

- 生长抑素受体显像（somatostatin receptor imaging，SRI）
  - 55% ~ 95% 的神经内分泌肿瘤细胞表面有生长抑素受体
  - 放射性核素（^{111}In）标记生长抑素类似物（奥曲肽），与肿瘤受体结合
  - 可显影肿瘤，进而定位原发病灶与转移灶
  - 敏感性：60% ~ 92%，优于其他影像学检查方法
  - 不足

- 假阳性：部分疾病亦可表达该受体，如：克罗恩病
- 假阴性：肿瘤 <1cm；肿瘤不表达该受体时

- PET-CT 表现
  - 采用 18F- 脱氧葡萄糖（FDG），检测全身肿瘤代谢活性
  - 敏感性不及 SRI，可作为 SRI 的补充检查

推荐影像学检查

- 最佳影像检查
  - 多层螺旋 CT 小肠造影增强扫描
  - 生长抑素受体显像（SRI）

【鉴别诊断】

小肠腺癌

- 最常见的小肠恶性肿瘤
- 体积多较大，表面凹凸不平欠规整，坏死液化常见
- 增强扫描轻中度强化
- 腺癌浸润肠系膜或转移至淋巴结、肝与神经内分泌肿瘤相似

小肠淋巴瘤

- 累及肠系膜的小肠淋巴瘤最常见于非霍奇金淋巴瘤
- 表现为肠壁弥漫性或多发节段性增厚，与正常肠管分界不清
- 受累肠管狭窄与扩张交替，可呈动脉瘤样扩张
- 多发肿大淋巴结，融合成团包绕肠系膜血管，呈“三明治”征

小肠间质瘤

- 多为边界清晰的类圆形或分叶状肿块
- 增强扫描不均匀强化，可明显强化，门脉期强化程度稍高于动脉期
- 淋巴结转移少见

纤维性肠系膜炎（硬化性肠系膜炎）

- 自发性炎症和纤维化累及肠系膜脂肪组织
- 肠壁增厚不常见，由于肠系膜静脉和淋巴管纤维收缩
- 模糊肠系膜征，脂晕围绕肠系膜血管但不推挤血管
- 肠系膜软组织肿块（进展期）
- 组织学可见钙化，影像学少见

小肠转移瘤

- 存在原发肿瘤，常见于结肠癌、黑色素瘤、卵巢肿瘤等

韧带样纤维瘤

- 肠系膜肿块，边界可清晰或不清晰
- MR 检查平扫，T1 加权和 T2 加权多为低信号
- 增强扫描多轻中度强化

诊断与鉴别诊断要点

- 小肠神经内分泌肿瘤属于 GEP-NETs，建议不再使用“类癌”名词
- 肠壁黏膜下富血供结节，多发生于远段回肠
- 肠系膜结节或肿块，星芒征，钙化
- 好发肝转移，典型者出现“类癌综合征”
- 生长抑素受体显像敏感性高，是目前检测 GEP-NETs 高度有效的方法

重点推荐文献

[1] Hayashi D，Tkacz JN，Hammond S，et al. Gastroenteropancreatic neuroendocrine tumors：multimodality imaging features withpathological correlation. Jpn J Radiol，2011，29（2）：85-91.

[2] Gore RM，Berlin JW，Mehta UK，et al. GI carcinoid tumours：appearance of the primary and detecting metastases. Best Pract Res Clin Endocrinol Metab，2005，19（2）：245-263.

[3] Kamaoui I，De-Luca V，Ficarelli S，et al. Value of CT enteroclysis in suspected small-bowel carcinoid tumors. AJR Am J Roentgenol，2010，194（3）：629-633.

典型病例

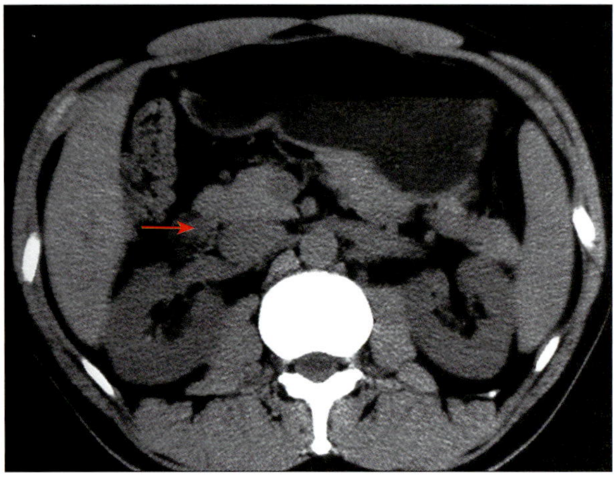

图 4-8-15 十二指肠乳头部神经内分泌肿瘤
CT 平扫轴位，示十二指肠乳头结节状软组织密度影（箭头）

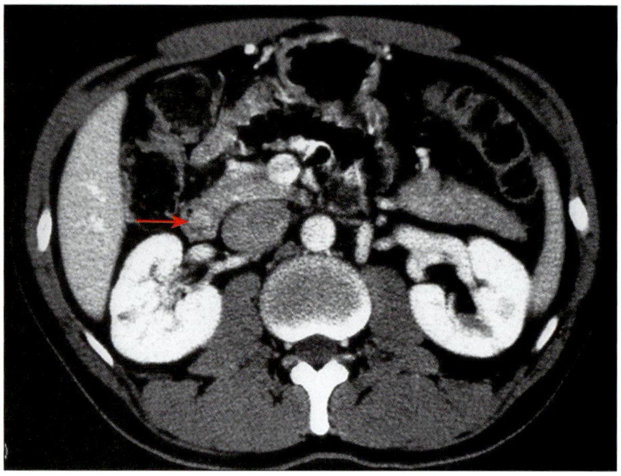

图 4-8-16 十二指肠乳头部神经内分泌肿瘤
与图 4-8-15 同一病例。CT 增强扫描轴位，见十二指肠乳头结节明显强化（箭头）

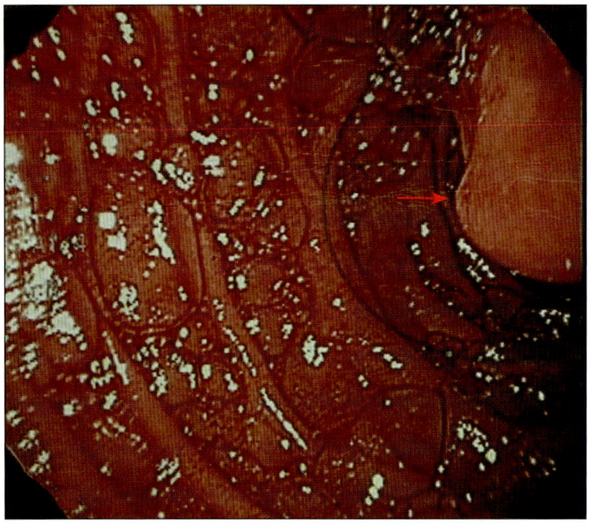

图 4-8-17 十二指肠乳头部神经内分泌肿瘤
与图 4-8-15 同一病例。内镜见肿块（箭头）

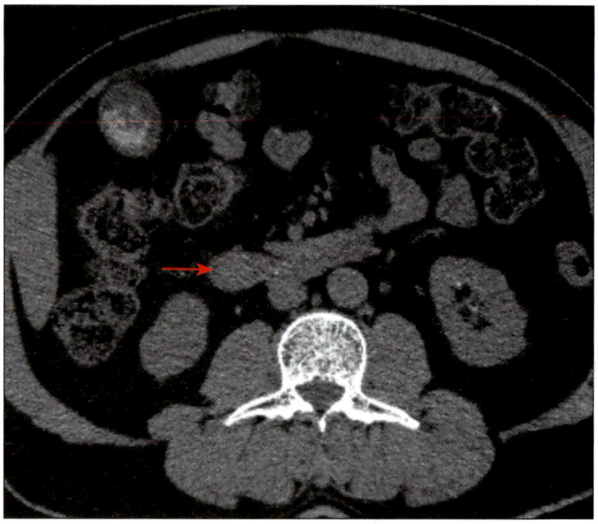

图 4-8-18 十二指肠乳头下方神经内分泌肿瘤
CT 平扫轴位，见十二指肠内软组织肿块（箭头）

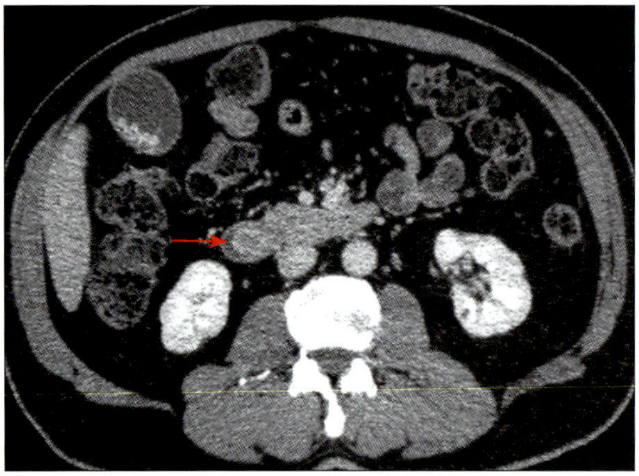

图 4-8-19 十二指肠乳头下方神经内分泌肿瘤
与图 4-8-18 同一病例。CT 增强扫描轴位，见病灶明显强化（箭头）

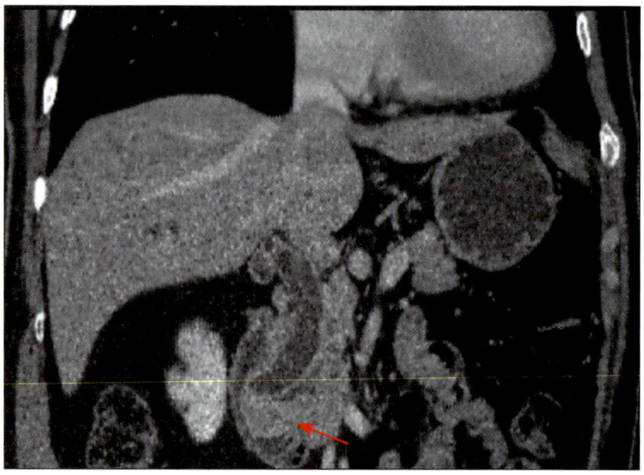

图 4-8-20 十二指肠乳头下方神经内分泌肿瘤
与图 4-8-18 同一病例。CT 增强扫描冠状重组，见十二指肠乳头结节明显强化（箭头），胆管梗阻扩张

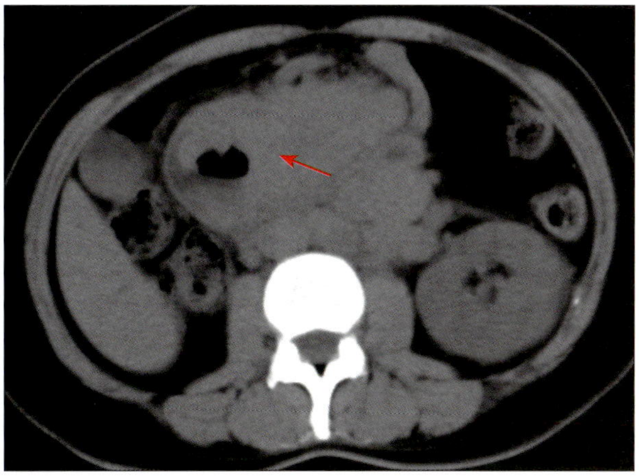

图 4-8-21　十二指肠乳头下方神经内分泌肿瘤
CT 平扫轴位，见十二指肠内软组织肿块（箭头），并溃疡形成

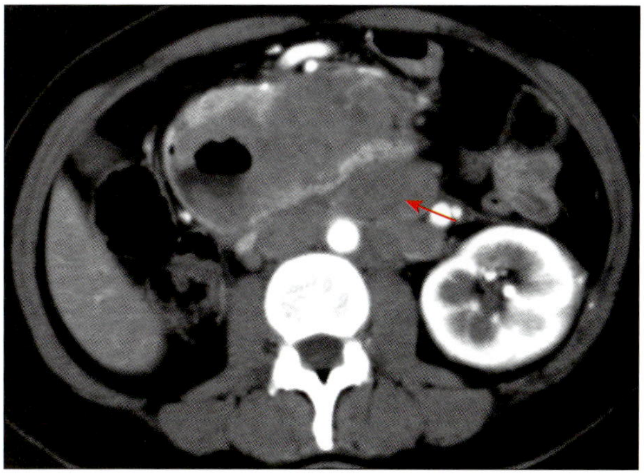

图 4-8-22　十二指肠乳头下方神经内分泌肿瘤
与图 4-8-21 同一病例。CT 增强扫描轴位，腹膜后淋巴结转移（箭头）

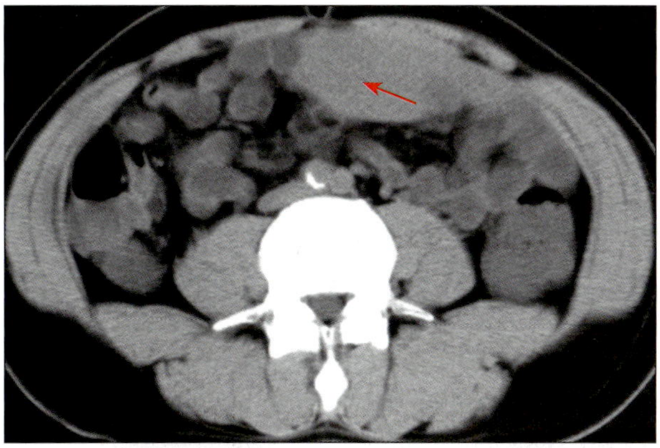

图 4-8-23　空肠神经内分泌肿瘤
CT 平扫轴位，见空肠并周围软组织肿块（箭头）

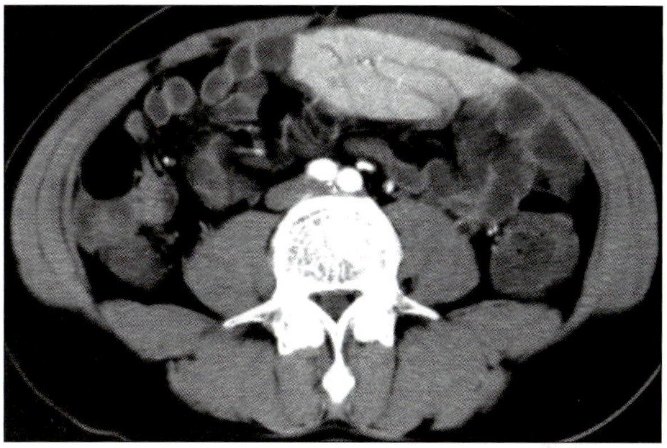

图 4-8-24　空肠神经内分泌肿瘤
与图 4-8-23 同一病例。CT 增强扫描轴位，病灶明显强化

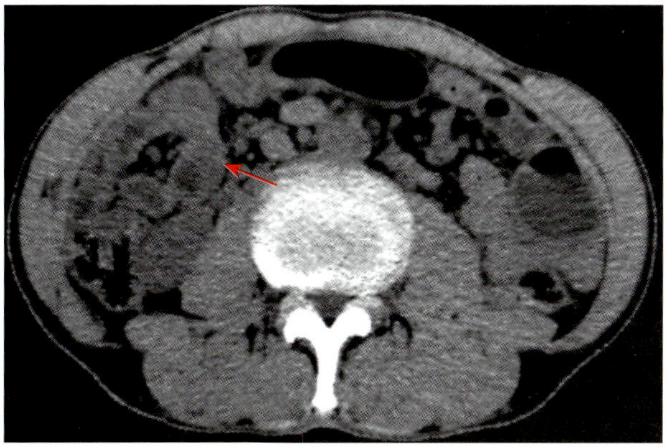

图 4-8-25　空肠神经内分泌肿瘤
CT 平扫轴位，见肠管不规则狭窄（箭头）

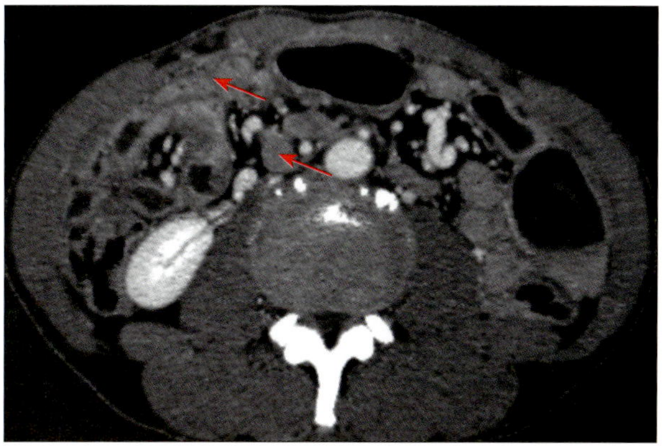

图 4-8-26　空肠神经内分泌肿瘤
与图 4-8-25 同一病例。CT 增强扫描轴位，病灶明显强化。腹膜后淋巴结及大网膜转移（箭头）

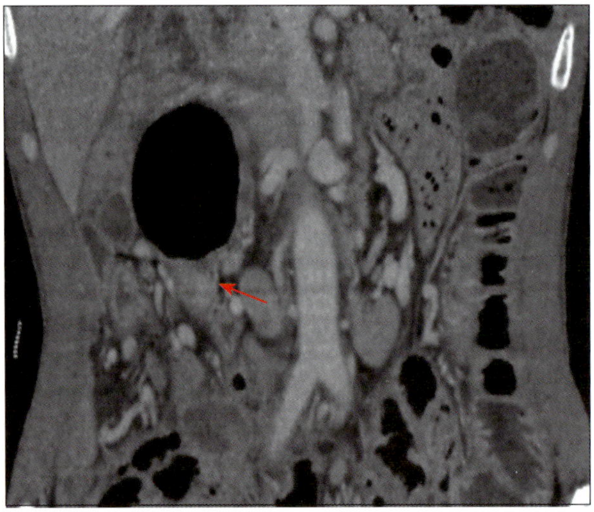

图 4-8-27 空肠神经内分泌肿瘤
与图 4-8-25 同一病例。CT 增强扫描冠状重组，见肠腔狭窄（箭头），近段扩张。其他肠管壁水肿增厚

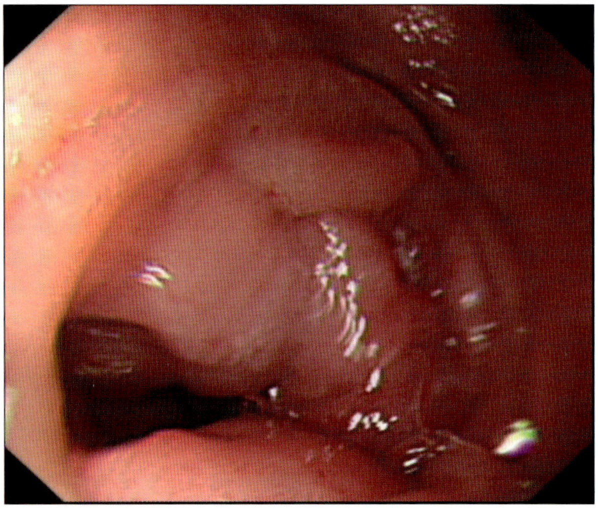

图 4-8-28 空肠神经内分泌肿瘤
与图 4-8-25 同一病例。内镜检查见回肠肠壁肿块，管腔狭窄

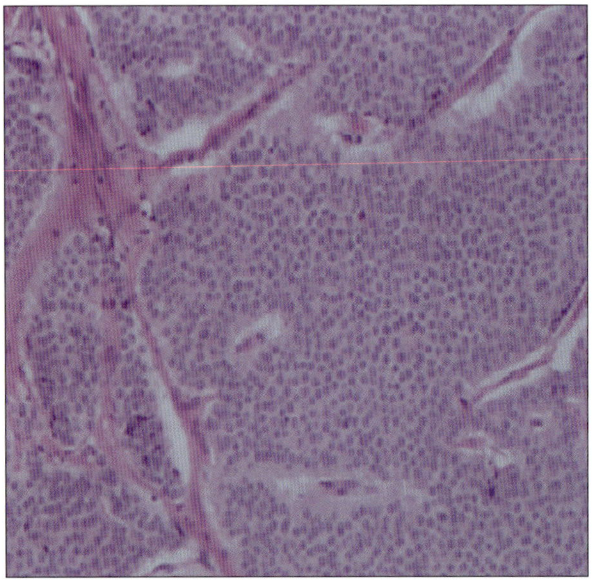

图 4-8-29 空肠神经内分泌肿瘤
与图 4-8-25 同一病例。病理镜下见瘤细胞呈巢状排列，大小较一致，核圆形，未见分裂像

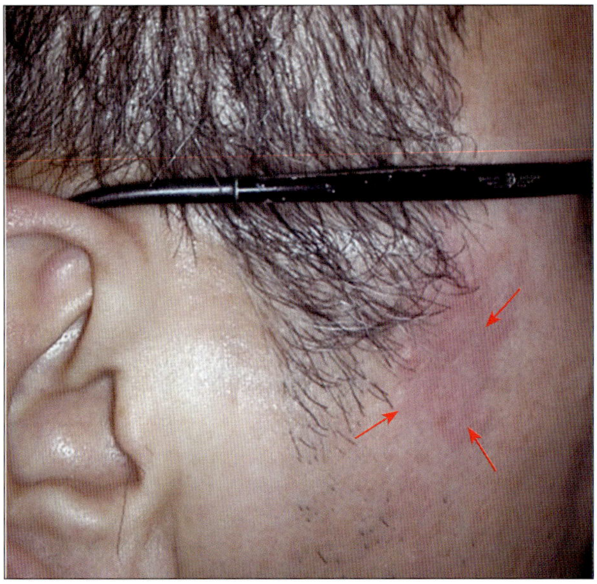

图 4-8-30 类癌综合征
见脸部皮肤潮红（箭头）

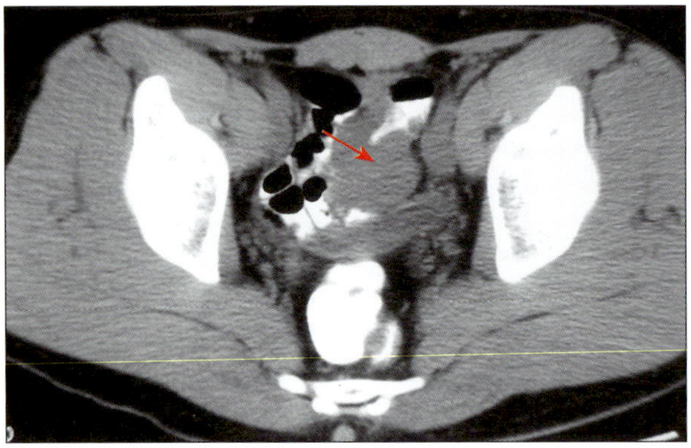

图 4-8-31 类癌综合征
与图 4-8-30 同一病例。CT 平扫轴位，发现回肠神经内分泌肿瘤，肠腔面见溃疡（箭头）

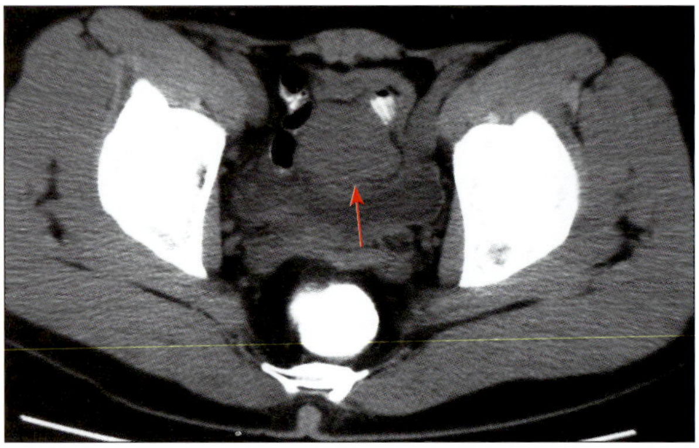

图 4-8-32 类癌综合征
与图 4-8-30 同一病例。下一层面 CT 平扫轴位，见病灶密度均匀（箭头）

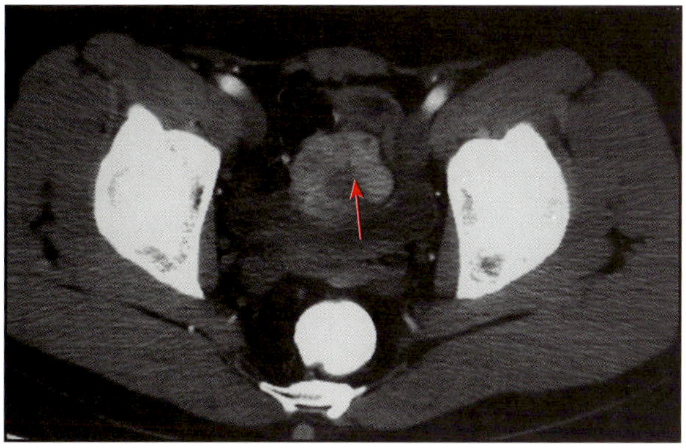

图 4-8-33 类癌综合征
与图 4-8-30 同一病例。CT 增强扫描轴位动脉期，病灶明显强化，以周边明显（箭头）

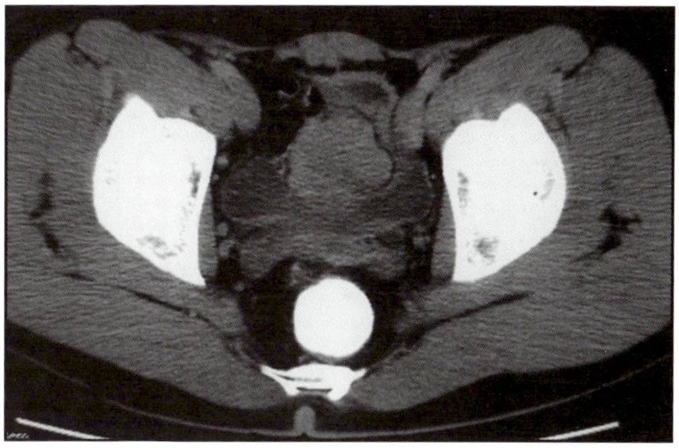

图 4-8-34 类癌综合征
与图 4-8-30 同一病例。CT 增强扫描轴位静脉期，病灶强化并均匀

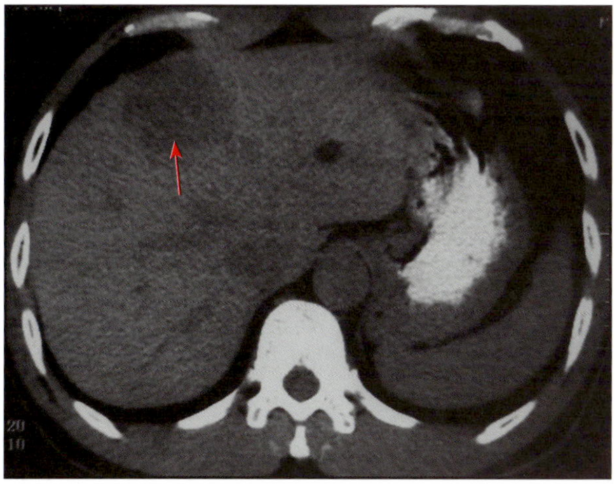

图 4-8-35 类癌综合征
与图 4-8-30 同一病例，肝转移。CT 平扫轴位肝 S4 低密度病灶（箭头）

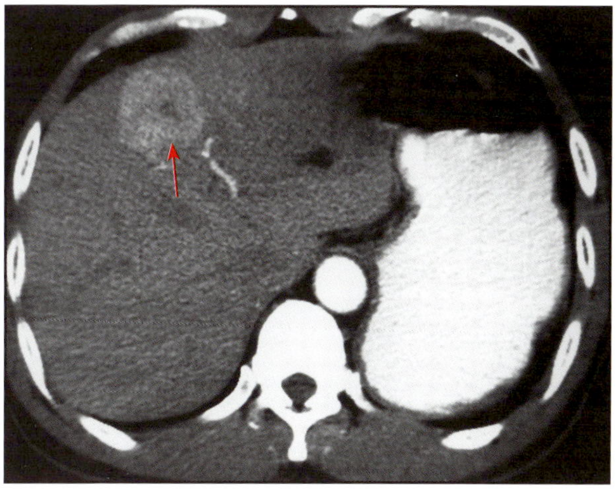

图 4-8-36 类癌综合征
与图 4-8-30 同一病例。CT 增强扫描轴位动脉期，肝内转移病灶明显强化（箭头）

三、小肠淋巴瘤

【概念与概述】

小肠淋巴瘤，是起源于小肠黏膜下层淋巴组织的恶性肿瘤

- 分类
  - 原发性，继发性
  - 霍奇金淋巴瘤，非霍奇金淋巴瘤
- 诊断原发性小肠淋巴瘤应满足 Dawson 标准
  - 无表浅淋巴结肿大
  - 无纵隔淋巴结肿大
  - 外周血像白细胞计数及分类正常
  - 肝、脾无异常发现
  - 病变主要位于消化道，仅转移至区域淋巴结

【病理】

一般特征

- 一般病理所见
  - 小肠是胃肠道淋巴瘤第二好发部位
    - 胃（51%），小肠（33%），结肠（16%），食管（<1%）
  - 小肠淋巴瘤好发于回肠远段
    - 回肠（60% ~ 65%），空肠（20% ~ 25%），十二指肠（6% ~ 8%），其他（8% ~ 9%）
  - 原发性小肠淋巴瘤多见
    - 非霍奇金淋巴瘤（B 细胞来源）多见：>90%
    - 最常见：弥漫大 B 细胞淋巴瘤
- 病因学
  - 原发性小肠淋巴瘤：多见，非霍奇金淋巴瘤

- 最常见：弥漫大 B 细胞淋巴瘤
  - 继发性小肠淋巴瘤：全身淋巴瘤的一部分
  - 地中海型淋巴瘤：阿拉伯人，中东地区犹太人
  - Burkitt 淋巴瘤：非洲儿童，常累及回盲部
  - 危险因素
    - 肠病相关淋巴瘤：乳糜泄
    - 病毒感染：HIV，HP，EBV
    - 免疫缺陷或抑制

流行病学

- 发病率在小肠恶性肿瘤中位居第三，占 10% ~ 25%

大体病理及手术所见

- 孤立或多发性病灶
- 黏膜面小结节或小息肉状突出物，溃疡，空洞

显微镜下特征

- 霍奇金淋巴瘤
  - Reed-Sternberg 细胞（R-S 细胞）
- 非霍奇金淋巴瘤
  - B 细胞淋巴瘤
  - T/NK 细胞淋巴瘤

【临床表现】

表现

- 最常见体征 / 症状
  - 发热，腹痛，恶心，呕吐，体重减少，腹部包块
  - 腹泻，吸收障碍
  - 急腹症
    - 肠梗阻
    - 肠穿孔
- 实验室数据
  - 血浆白蛋白：减低

疾病人群分布

- 年龄
  - 中位年龄：45 ~ 58 岁
- 性别
  - 男：女 = （2 ~ 3）：1

自然病史和预后

- 并发症
  - 肠梗阻
  - 肠穿孔
  - 消化道出血
- 预后
  - 无淋巴结转移：5 年生存率 40% ~ 60%
  - 伴淋巴结转移：5 年生存率 20%

治疗

- 手术治疗：切除病变肠管，清扫淋巴结
- 化疗
- 易导致消化道出血、肠梗阻

【影像表现】

概述

- 最佳诊断依据：小肠肠壁增厚，动脉瘤样扩张，“三明治征”
- 其他特征
  - 分型
    - 浸润型
    - 息肉型
    - 结节型
    - 肠内外生长型
    - 肠系膜型

X 线表现

- 钡餐检查
  - 浸润型淋巴瘤：最为常见
    - 肠壁环形增厚，黏膜皱襞平坦、消失
    - 肠管扩张与狭窄相间，存在一定柔软度
    - 肠管动脉瘤样扩张，肿瘤破坏肠壁肌层及其内神经丛所致
  - 息肉型淋巴瘤
    - 单发或多发，黏膜或黏膜下肿块
    - “牛眼征”：息肉型肿块发生溃疡（充盈缺损 + 溃疡）
    - 多发性淋巴瘤性息肉病：少见
  - 结节型淋巴瘤
    - 多发，黏膜下结节状充盈缺损
  - 肠内外生长型淋巴瘤（空洞形成）
    - 向肠内外生长伴深大溃疡，与肠腔相通，内见气液平面
    - 肿瘤破溃至肠系膜而形成局限性包块，钡剂、气体分布于小肠肠系膜缘
    - 瘘管，动脉瘤样扩张
  - 肠系膜型淋巴瘤
    - 小肠受推压、梗阻

CT 表现

- 浸润型淋巴瘤
  - 弥漫或多发节段性肠壁增厚，或肿块形成
  - 病变肠管与正常肠管分界欠清

- 肿瘤密度均匀，少出血、坏死、钙化，增强扫描轻中度强化
- 肠管动脉瘤样扩张
- 息肉型淋巴瘤
  - 肿块溃疡形成："牛眼征"，"靶征"
- 肠系膜型淋巴瘤
  - 腹膜后及肠系膜区多发肿大淋巴结
  - "三明治征"或"夹心面包征"：肿大融合的淋巴结包绕肠系膜血管
  - 肠系膜脂肪浸润，边界不清

推荐影像学检查

- 最佳影像检查：螺旋 CT 增强扫描 + 口服肠道阴性对比剂（2.5% 等渗甘露醇或气体）

【鉴别诊断】

出血

- 原因：外伤；华法林（抗凝血药）
- 局部肠壁出血可类似壁内肿块

小肠腺癌

- 最常见的小肠恶性肿瘤
- 肿瘤密度不均，坏死、液化常见，增强扫描轻中度强化
- 肠系膜及腹膜后淋巴结转移灶密度不均，增强扫描环形或不均匀强化
- 受累肠管僵硬和管腔狭窄均较淋巴瘤明显，肠梗阻多见

小肠神经内分泌肿瘤

- 小肠恶性肿瘤中位居第二
- 典型临床表现："类癌综合征"
- 好发于远段小肠，常为富血供肿瘤，增强扫描强化明显
- 存在成纤维反应，出现肠黏膜皱襞纠集，肠管扭曲、成角
- 累及肠系膜时表现为肠系膜结节或肿块，可出现钙化及"星芒征"

小肠间质瘤

- 易坏死、囊变而密度不均，增强扫描多数明显强化，呈富血供
- 淋巴结转移少见

小肠克罗恩病

- 好发于远端回肠，肠壁均匀增厚，跳跃性病变，透壁性炎症
- 钡剂检查："鹅卵石征"，"线样征"，裂沟和瘘管
- CT 增强扫描：肠壁明显强化、分层改变，"梳状征"

诊断与鉴别诊断要点

- 小肠淋巴瘤多属于非霍奇金淋巴瘤，在小肠原发性恶性肿瘤中位居第三
- 肠壁不规则增厚或肿块，密度均匀，增强扫描轻中度强化
- 肠管狭窄与扩张相间，呈动脉瘤样扩张
- "三明治征"或"夹心面包征"
- 影像学表现与小肠原发性腺癌有重叠，需鉴别

重点推荐文献

[1] 唐永华，陈克敏，钟捷，等. 原发性小肠淋巴瘤的多层螺旋CT诊断. J Diagn Concepts Pract，2008，7（1）：42-46.

[2] Mendelson RM，Fermoyle S. Primary gastrointestinal lymphomas：a radiological-pathological review. Part 2：Small intestine. Australas Radiol，2006，50（2）：102-113.

[3] Minordi LM，Vecchioli A，Mirk P，et al. Multidetector CT in small-bowel neoplasms. Radiol Med，2007，112（7）：1013-1025.

[4] Sailer J，Zacherl J，Schima W. MDCT of small bowel tumours. Cancer Imaging，2007，7：224-233.

典型病例

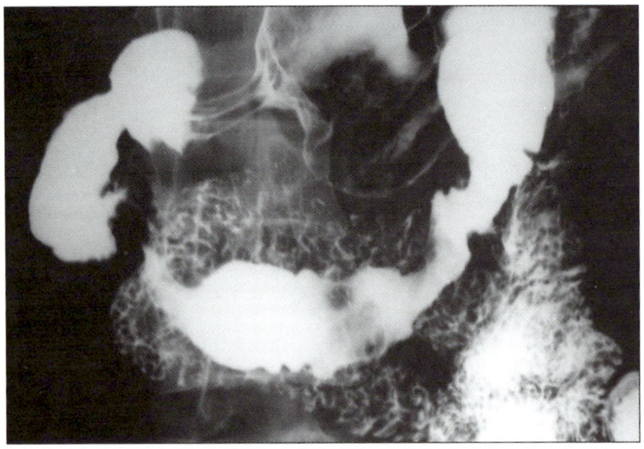

图 4-8-37 十二指肠淋巴瘤
上消化道钡餐检查，示十二指肠水平段和空肠近端管腔不规则狭窄和扩张相间，黏膜皱襞平坦、消失

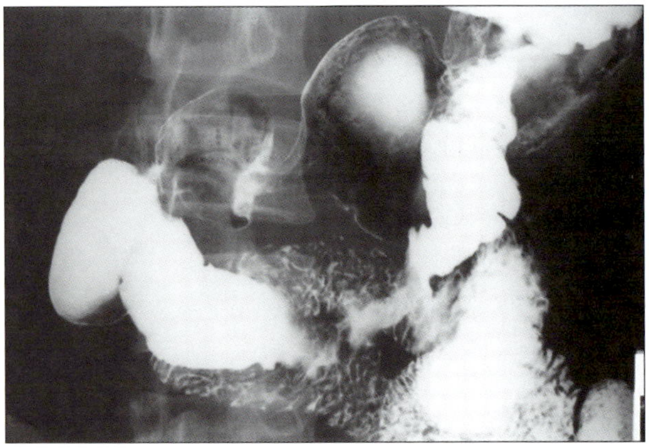

图 4-8-38 十二指肠淋巴瘤
与 4-8-37 同一病例。上消化道钡餐检查，示不同时相病变段肠管变化较大，说明存在一定柔软度

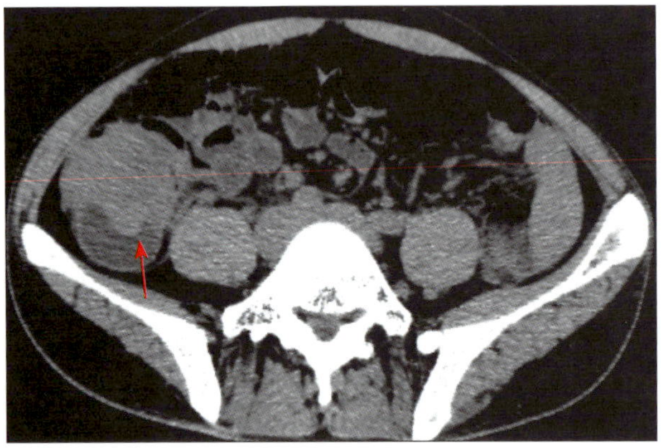

图 4-8-39 回盲部淋巴瘤
CT 平扫轴位，见回盲部结节样软组织肿块，密度均匀（箭头）

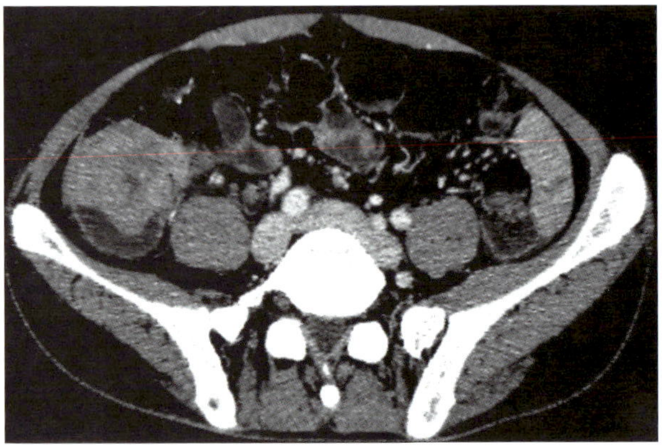

图 4-8-40 回盲部淋巴瘤
与 4-8-39 同一病例。CT 增强扫描轴位，见回盲部结节样软组织肿块，中度强化，密度稍不均匀

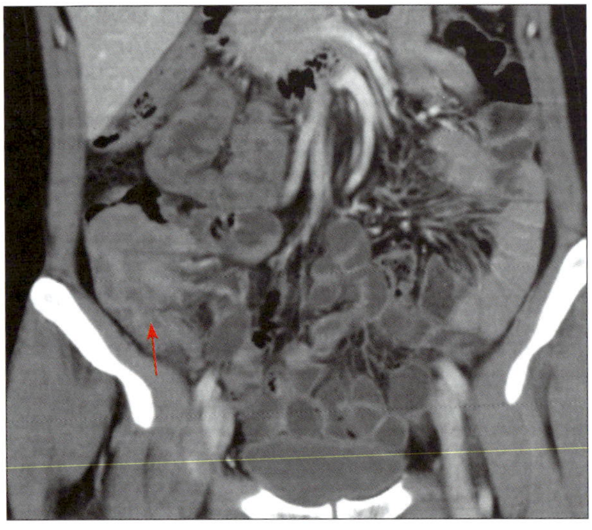

图 4-8-41 回盲部淋巴瘤
与 4-8-39 同一病例。CT 增强扫描冠状重组，见回盲部结节样软组织肿块突入盲肠

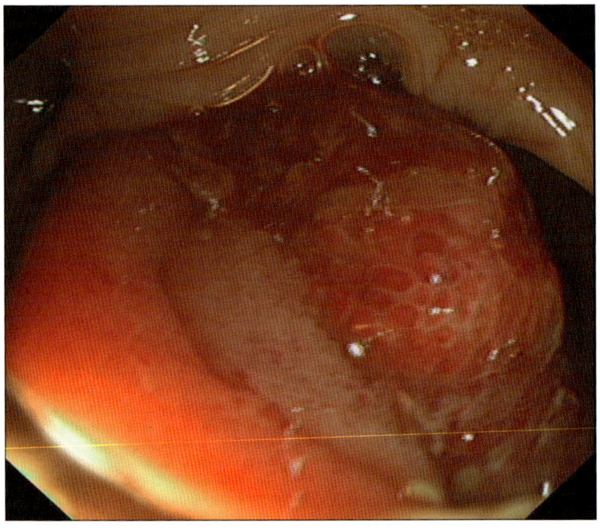

图 4-8-42 回盲部淋巴瘤
与 4-8-39 同一病例。内镜检查，见回盲部黏膜下肿瘤

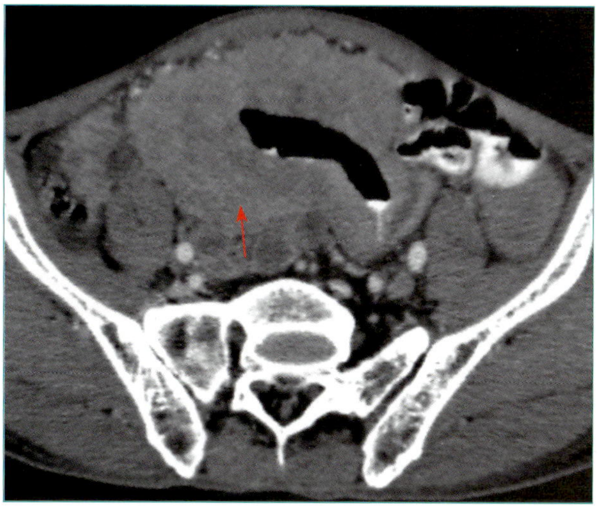

图 4-8-43 空肠淋巴瘤
CT 增强扫描轴位，见肠管壁明显增厚呈软组织肿块（箭头），轻度强化，密度均匀，类似中心坏死空洞形成的巨大肿瘤

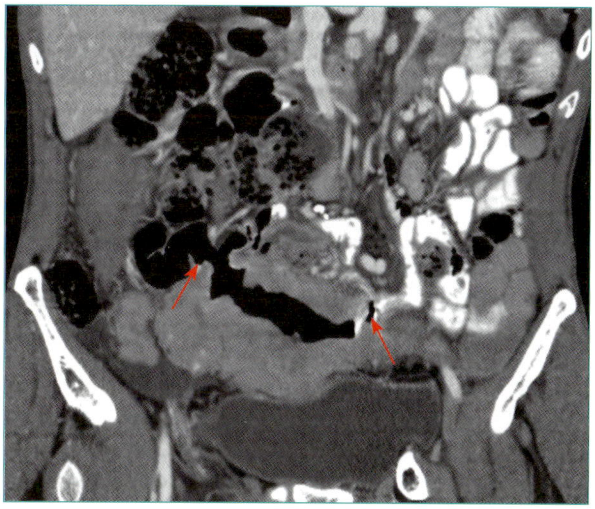

图 4-8-44 空肠巴瘤
与图 4-8-43 同一病例。CT 增强扫描曲面重组，见病变两端与肠管相连（箭头），说明肿块是增厚的肠壁

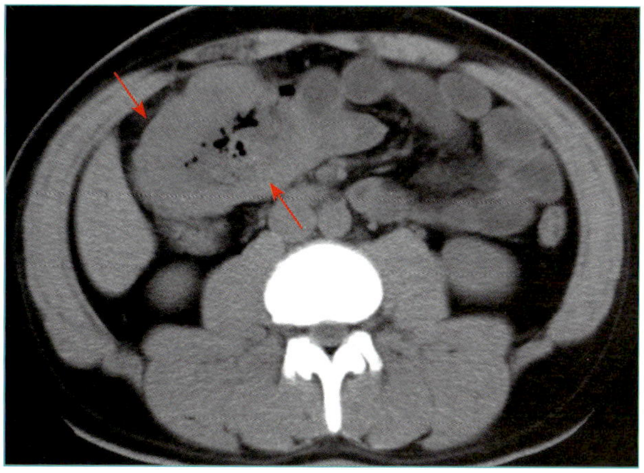

图 4-8-45 空肠淋巴瘤
CT 平扫轴位，见肠管壁明显增厚（箭头），肠腔反而扩大，病变密度均匀

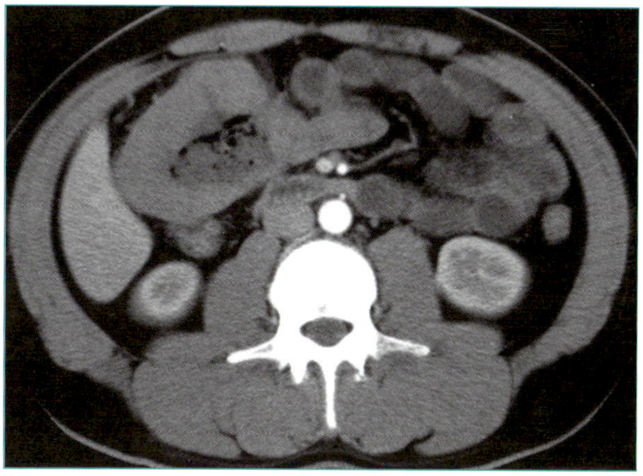

图 4-8-46 空肠淋巴瘤
与图 4-8-45 同一病例。CT 增强扫描轴位动脉期，见病变轻度强化

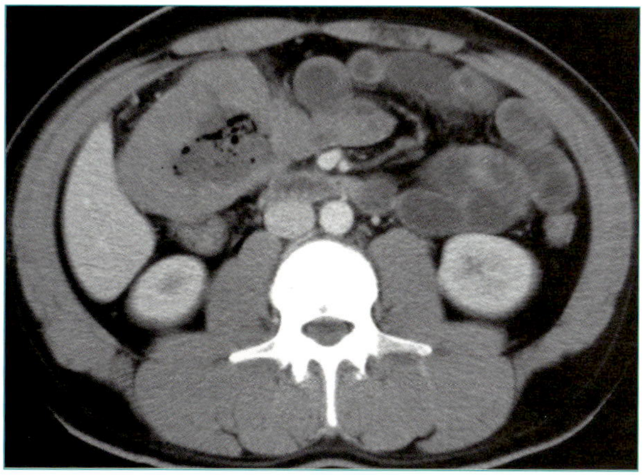

图 4-8-47 空肠淋巴瘤
与图 4-8-45 同一病例。CT 增强扫描轴位门脉期，见病变仍然轻度强化

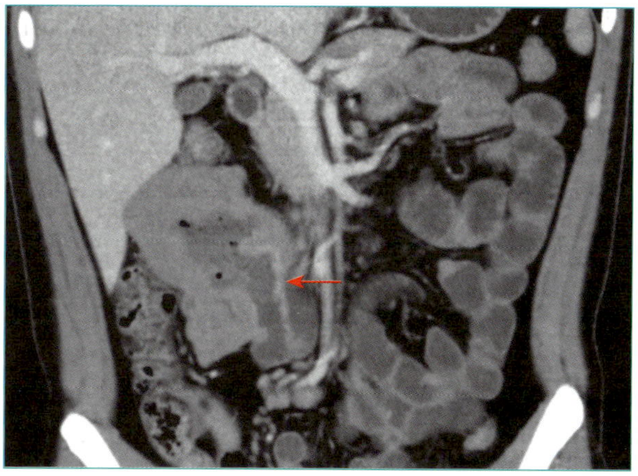

图 4-8-48 空肠淋巴瘤
与图 4-8-45 同一病例。CT 增强扫描冠状重组，见病变与肠管相通（箭头）

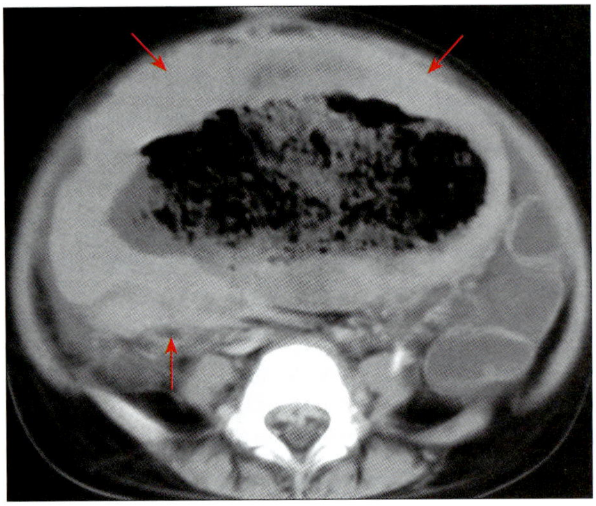

图 4-8-49 回肠淋巴瘤
CT 增强扫描轴位，见病变肠管壁明显增厚，密度均匀（箭头）

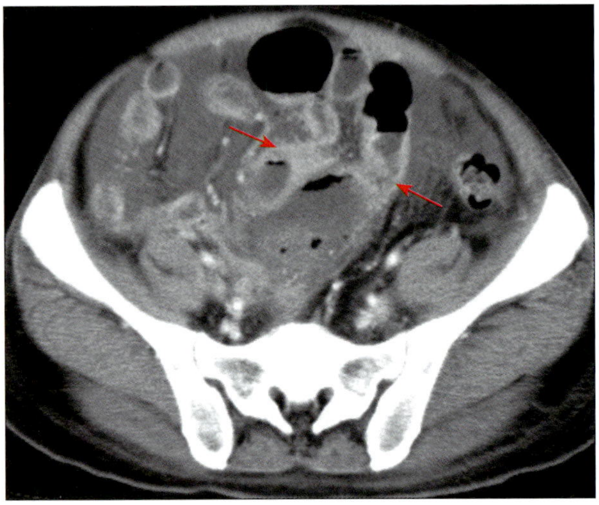

图 4-8-50 回肠淋巴瘤
CT 增强扫描轴位，见病变累及多段肠管（箭头）

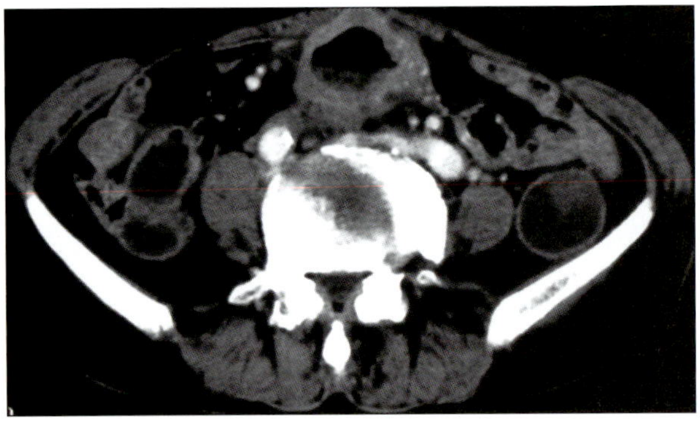

图 4-8-51 回肠淋巴瘤
CT 增强扫描轴位，见病变肠管壁明显增厚，但管腔扩张（箭头）

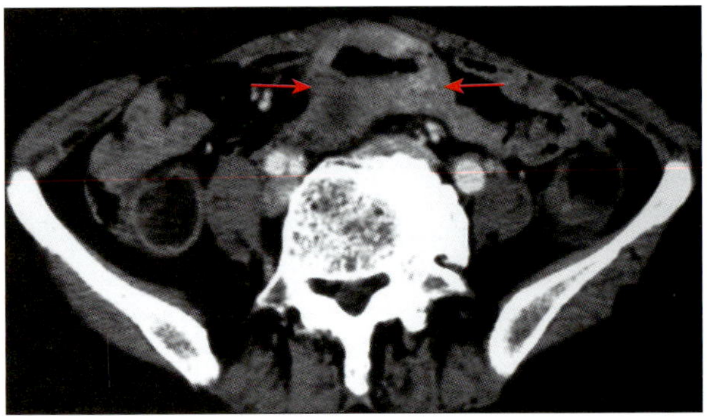

图 4-8-52 回肠淋巴瘤
与图 4-8-51 同一病例，下一层面。CT 增强扫描轴位，见病变两端肠管相通，病变段呈动脉瘤样扩张（箭头）

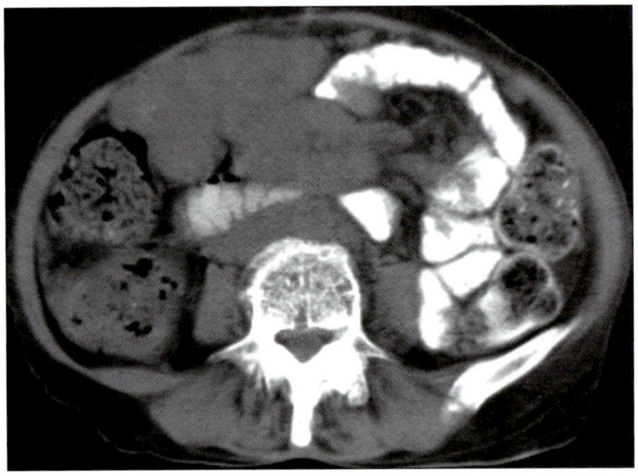

图 4-8-53 回肠淋巴瘤，并累及肠系膜淋巴结
CT 平扫轴位，见中腹部软组织肿块

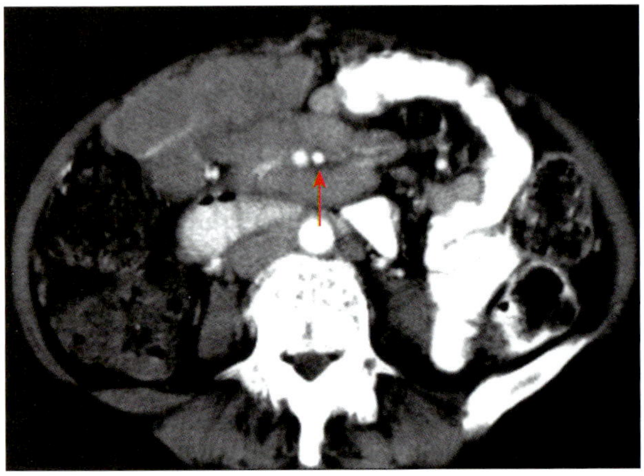

图 4-8-54 回肠淋巴瘤，并累及肠系膜淋巴结
与图 4-8-53 同一病例。CT 增强扫描轴位，见病变围绕肠系膜血管（箭头），呈“三明治征”

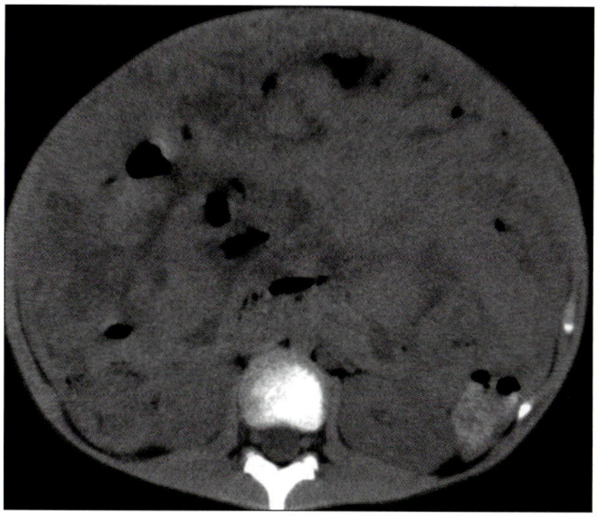

图 4-8-55 **大部分小肠及肠系膜淋巴瘤**
CT 平扫轴位，中腹部不规则软组织肿块

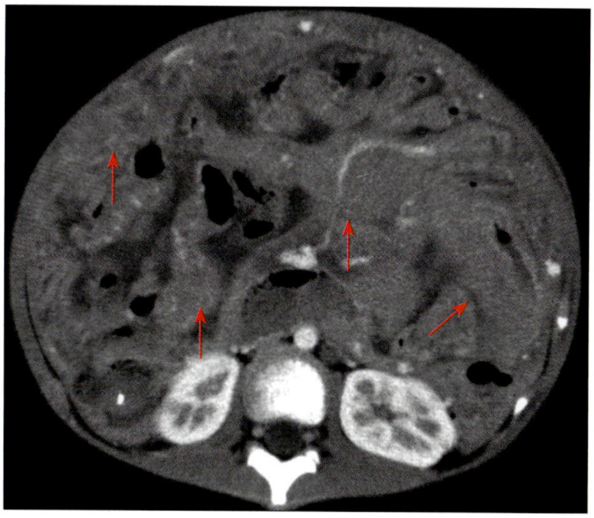

图 4-8-56 **大部分小肠及肠系膜淋巴瘤**
与图 4-8-55 同一病例。CT 增强扫描轴位，见多处小肠壁受累，肠系膜脂肪浸润，边界不清（箭头）

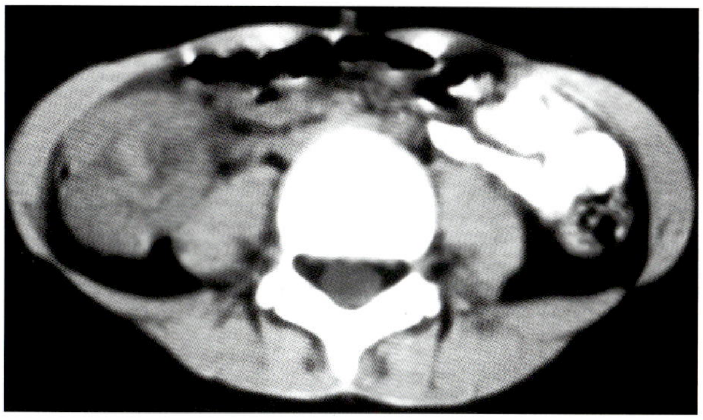

图 4-8-57 **回盲部淋巴瘤并肠套叠**
CT 平扫轴位，见右下腹不规则软组织肿块

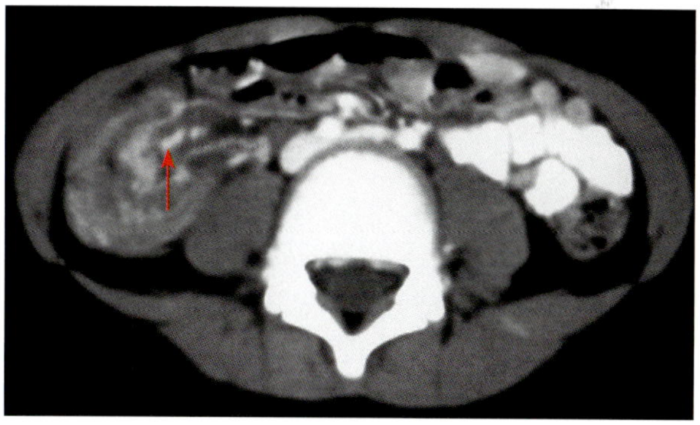

图 4-8-58 **回盲部淋巴瘤并肠套叠**
与 4-8-57 同一病例 CT 增强扫描轴位，见右下腹肿块呈同心圆样套叠，并有肠系膜血管套入（箭头）

四、小肠转移瘤

【概念与概述】

小肠转移瘤，是其他部位的原发性肿瘤转移至小肠所致的恶性肿瘤

- 同义词：转移性小肠肿瘤

【病理】

一般特征

- 有原发肿瘤病史，因消化道出血、肠梗阻等表现才发现小肠转移瘤
- 转移途径
  - 腹膜播散
    - 多源自原发性黏液性肿瘤，如卵巢癌、结肠癌、阑尾癌、乳腺癌等
    - 癌细胞通过腹水的聚集或流动种植于小肠浆膜面
    - 好发于：回盲部，小肠系膜，盆腔后陷窝
  - 血行转移
    - 黑色素瘤（最常见），肺癌，乳腺癌
    - 尸检发现小肠转移瘤：恶性黑色素瘤（35% ~ 58%），肺癌（11%）
    - 乳腺癌转移至胃和结肠更为常见，小肠中以十二指肠多见
    - 小肠转移瘤可在原发肿瘤切除多年后才被发现
  - 淋巴转移
    - 结肠癌，卵巢癌，乳腺癌，肺癌，神经内分泌肿瘤，黑色素瘤
  - 原发肿瘤直接侵犯

- 胰腺癌、胆管癌：侵犯十二指肠
- 盲肠癌、妇科肿瘤：侵犯远段回肠
- 结肠癌

- 病因学：其他部位的原发肿瘤转移至小肠
- 流行病学：多见于黑色素瘤和神经内分泌肿瘤的转移
- 相关异常：继发小肠原发性癌

大体病理及手术所见

- 孤立或多发，结节或肿块，溃疡，空洞

显微镜下特征

- 多样化，与原发肿瘤相关

【临床表现】

表现

- 最常见体征 / 症状
  - 腹痛、体重减轻、腹部包块
  - 吸收障碍，呕吐
  - 急腹症：肠梗阻、消化道出血

自然病史与预后

- 并发症
  - 肠梗阻
  - 肠穿孔
  - 消化道出血
- 预后：不良

治疗

- 手术治疗
- 化疗
- 对症治疗

【影像表现】

概述

- 最佳诊断依据：其他部位原发肿瘤，小肠多发黏膜下结节或肿块
- 其他普遍特征
  - 肿块发生溃疡、空洞
  - 肠腔狭窄、变形，肠管形态异常（僵硬、扭曲）
  - 腹膜、网膜多发转移，“网膜饼征”
  - 肠系膜脂肪密度增高，“星芒征”
  - 腹腔积液
  - 具体影像学表现与原发肿瘤有一定相关性

X 线表现

- 钡剂造影透视检查
  - 经腹膜播散者
    - 充盈缺损（多位于肠管的肠系膜缘），单发或多发，大小不等
    - 伴肠管肠系膜缘的固定、聚集和扭曲
    - 肠梗阻征象
  - 源自恶性黑色素瘤的转移
    - 孤立或多发散在的黏膜下肿块（充盈缺损）
    - “牛眼征”或“靶征”：黏膜下肿块发生中心溃疡
    - “轮辐征”：放射状的表面裂隙向中央溃疡聚集
    - 空洞形成，钡剂进入，气液平面（多见于黑色素瘤，淋巴瘤）
    - 肠腔内大肿块，但肠梗阻不多见
  - 源自肺癌的转移
    - 单发或多发，平坦或息肉状肿块（充盈缺损），溃疡（龛影）
    - 肠腔狭窄，肠梗阻，促结缔组织增生反应
    - 肠穿孔，转移瘤有明显穿透肠壁的趋势
  - 源自乳腺癌的转移
    - 黏膜下肿块（充盈缺损），伴或不伴溃疡（龛影）
    - 肠管可多发狭窄
  - 原发肿瘤直接侵犯小肠者
    - 针状黏膜皱襞，结节 / 肿块效应，溃疡，肠梗阻，瘘道（少见）

CT 表现

- 经腹膜播散者
  - 小肠浆膜面及壁内多发结节
  - 肠系膜受累：多发结节，“星芒征”（肠系膜脂肪受肿瘤浸润）
  - 网膜受累：“网膜饼征”
  - 腹腔积液
- 源自恶性黑色素瘤的转移
  - 黏膜下结节突向肠腔，分叶状肿块伴空洞形成，或肠壁局部增厚
  - 肠系膜区肿块
  - 好发于小肠远端，特别是回肠
- 源自肺癌的转移
  - 平坦或息肉状壁内肿块，溃疡
  - 肠管狭窄、肠梗阻
- 源自乳腺癌的转移
  - 黏膜下结节或肿块

- 肠管多发狭窄
- 原发肿瘤直接侵犯小肠者
  - 原发肿瘤与小肠分界不清、粘连，肠壁增厚或肿块形成
  - 脂肪间隙模糊、消失
- CT 的 MPR 重组冠状图像
  - 全程显示受累小肠
  - 同时观察原发肿瘤

核医学表现

- PET-CT
  - 原发肿瘤及转移瘤：异常 FDG 摄取（代谢活跃）
  - 可发现小转移瘤

推荐影像学检查

- 最佳检查法：螺旋 CT 增强扫描 + 口服肠道阴性对比剂（2.5% 等渗甘露醇或气体）

【鉴别诊断】

出血

- 原因：外伤；华法林（抗凝血药）
- 局部肠壁出血可类似壁内肿块

小肠腺癌

- 最常见的小肠恶性肿瘤
- 起源于小肠黏膜上皮，钡剂检查呈黏膜中断、破坏
- 肿瘤密度不均，坏死、液化常见
- 其影像学表现与小肠转移瘤有部分重叠

小肠神经内分泌肿瘤

- 典型临床表现："类癌综合征"
- 多为富血供肿瘤，增强扫描强化明显
- 存在成纤维反应，肠黏膜皱襞纠集，肠管扭曲成角
- 肠系膜结节或肿块，钙化，"星芒征"
- 可合并消化道其他肿瘤

小肠淋巴瘤

- 小肠恶性肿瘤中位居第三
- 密度均匀，少坏死、出血、液化，增强扫描轻中度强化
- 肠管狭窄与扩张相间，呈动脉瘤样扩张
- "三明治征"或"夹心面包征"

小肠克罗恩病

- 好发于远端回肠，肠壁均匀增厚，跳跃性病变，透壁性炎症
- 钡剂检查："鹅卵石征"，"线样征"，裂沟和瘘管
- CT 增强扫描：肠壁明显强化、分层改变，"梳状征"

诊断与鉴别诊断要点

- 存在其他部位原发肿瘤的病史
- 单发或多发散在的肠黏膜下结节 / 肿块，溃疡，空洞
- 经腹膜播散者，可伴发腹膜、网膜多发结节，"网膜饼征"
- 直接侵犯者，原发肿瘤与小肠分界不清，脂肪间隙模糊或消失
- 需与小肠原发性癌、淋巴瘤等相鉴别

重点推荐文献

[1] Ramachandran I, Sinha R, Rajesh A, et al. Multidetector row CT of small bowel tumours. Clin Radiol, 2007, 62 (7): 607-614.

[2] Sailer J, Zacherl J, Schima W. MDCT of small bowel tumours. Cancer Imaging, 2007, 7: 224-233.

[3] Miao F, Wang ML, Tang YH. New progress in CT and MRI examination and diagnosis of small intestinal tumors. World J Gastrointest Oncol, 2010, 2 (5): 222-228.

典型病例

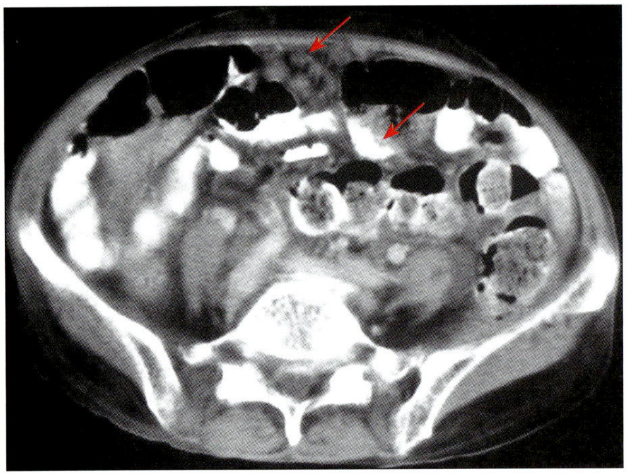

图 4-8-59 腹腔及小肠转移性肿瘤
CT 增强扫描轴位，见大网膜结节（箭头）及小肠壁增厚（箭头）

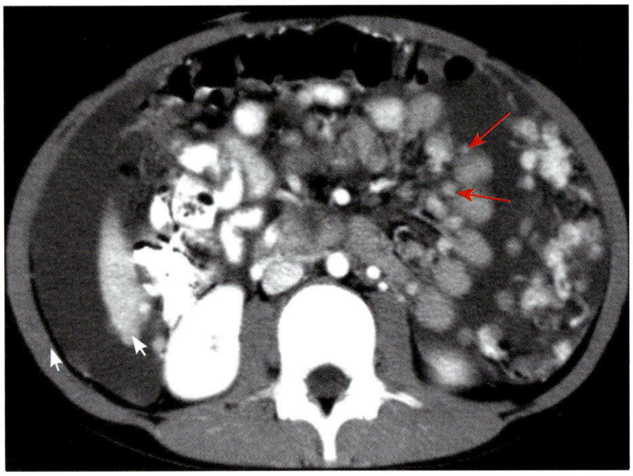

图 4-8-60 腹膜腔及小肠浆膜多发转移瘤
CT 增强扫描轴位，在腹水衬托下见腹膜（箭头）及小肠浆膜面（箭头）结节状转移灶

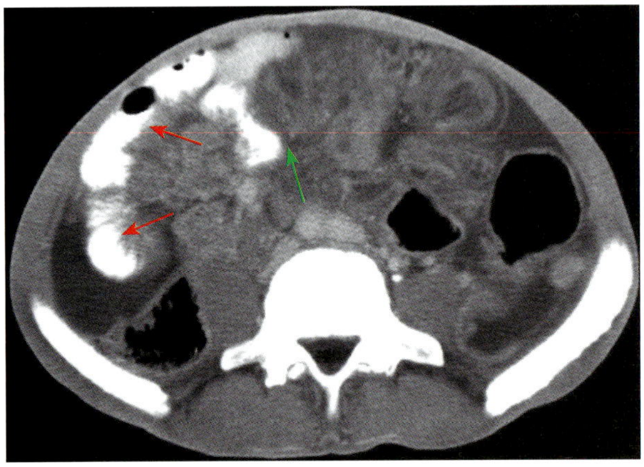

图 4-8-61 肠系膜多发转移瘤
CT 增强扫描轴位，见肠系膜密度增高（箭头），小肠系膜缘增厚（箭头），少量腹水

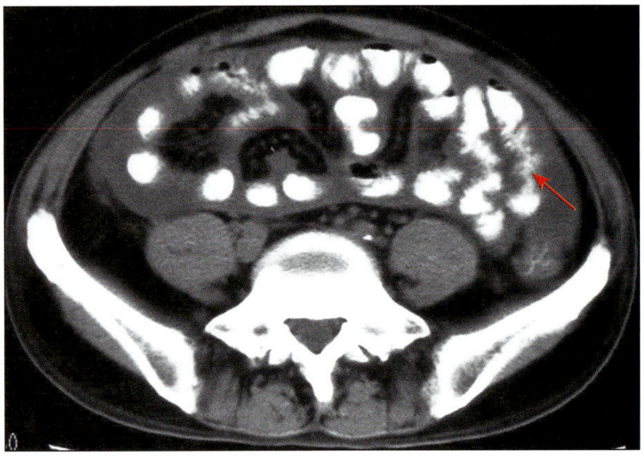

图 4-8-62 小肠转移性肿瘤
CT 平扫轴位，见少量腹水，空肠壁不规则（箭头）

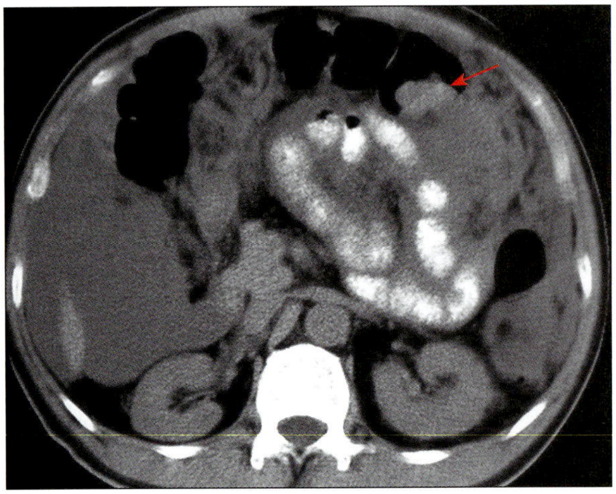

图 4-8-63 结肠癌直接侵犯小肠
CT 平扫轴位，结肠癌（箭头）向后侵犯累及小肠，少量腹水

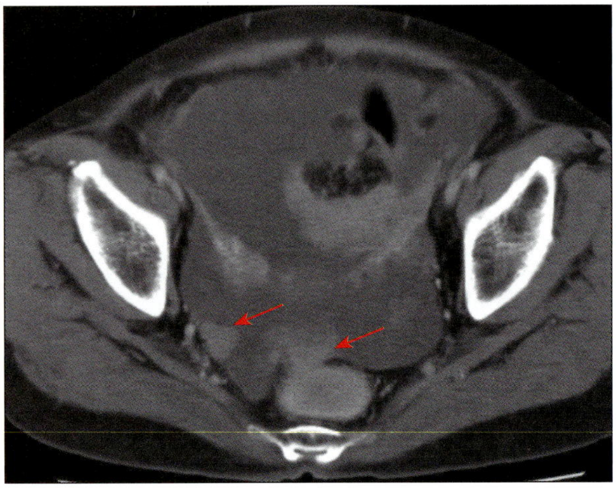

图 4-8-64 子宫直肠陷凹肿瘤种植转移
CT 增强扫描轴位，腹水衬托下子宫直肠陷凹结节（箭头）。子宫切除术后

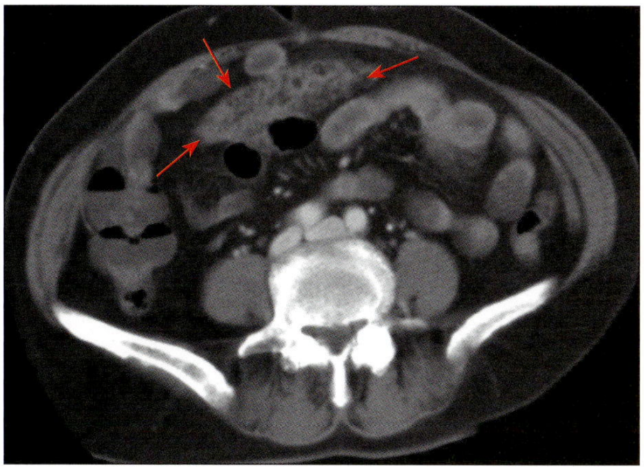

图 4-8-65 肠系膜肿瘤种植转移
CT 增强扫描轴位，肠系膜脂肪受肿瘤浸润（箭头）

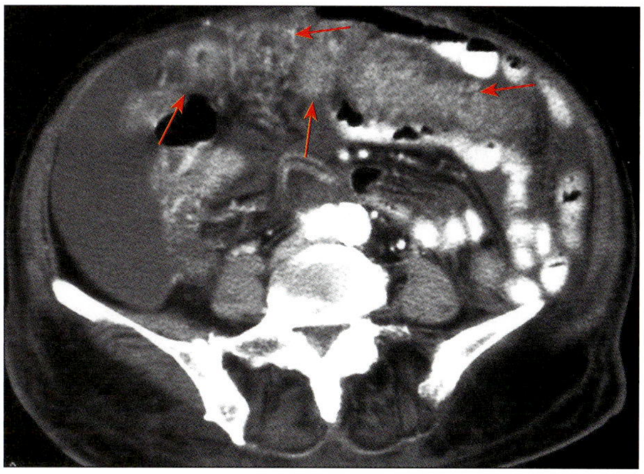

图 4-8-66 大网膜肿瘤种植转移
CT 增强扫描轴位，“网膜饼征”（箭头）

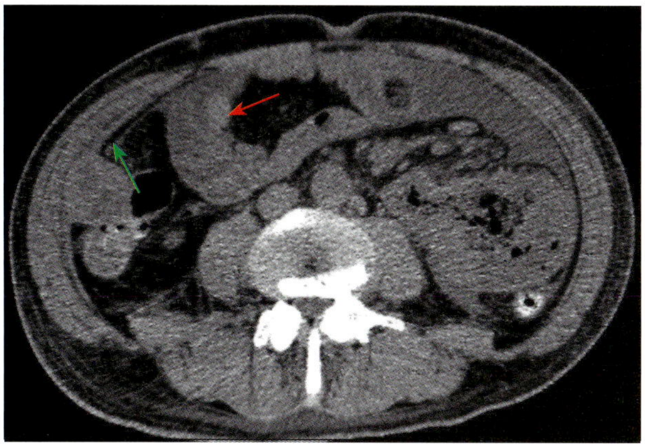

图 4-8-67 黑色素瘤小肠壁转移瘤
CT 平扫轴位，小肠壁内结节（绿箭头）及腹膜转移结节（红箭头），少量腹水

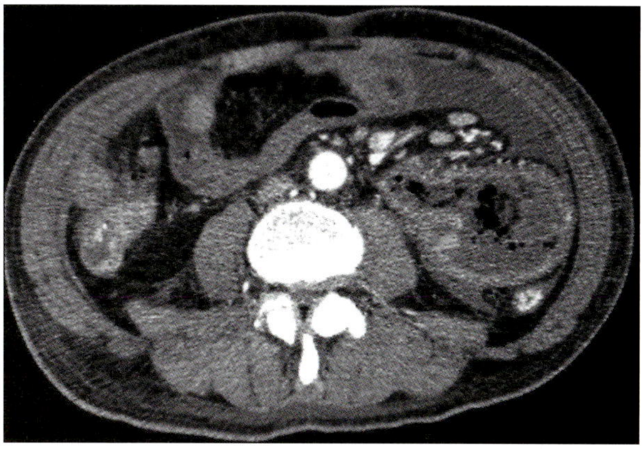

图 4-8-68 黑色素瘤小肠壁转移瘤
与图 4-8-67 同一病例，CT 增强扫描轴位，小肠壁内结节及腹膜转移结节强化

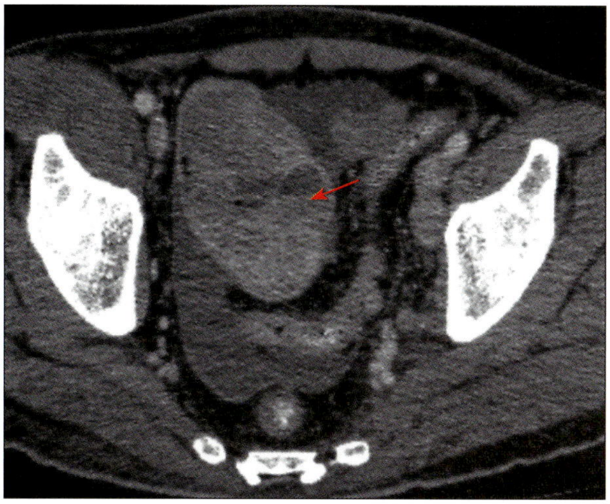

图 4-8-69 黑色素瘤小肠壁转移瘤
与图 4-8-67 同一病例。CT 增强扫描轴位，小肠壁转移瘤突入小肠腔内

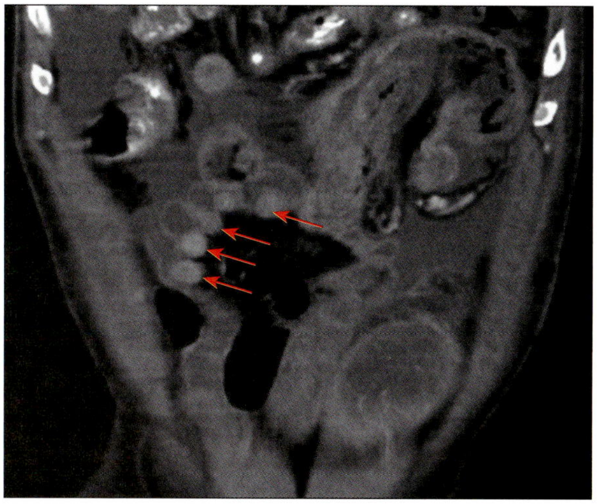

图 4-8-70 黑色素瘤小肠壁转移瘤
与图 4-8-67 同一病例。CT 增强扫描冠状重组，小肠壁内多发转移瘤灶

（李雪华 李子平）

第 9 节　小肠其他病变

一、小肠梗阻

【概念与概述】

- 小肠梗阻（small bowel obstruction）
- 定义
  - 小肠梗阻或堵塞

【病理与病因】

一般特征

- 发生机理
  - 小肠梗阻导致胃肠道内分泌物和气体聚集，梗阻近段的肠管扩张
- 分类
  - 按梗阻机理可分为
    - 机械性：外在的、内在的或肠腔内的病灶
    - 非机械性：麻痹性肠梗阻，动力性或痉挛性肠梗阻（由于神经肌肉功能紊乱）
    - 机械性小肠梗阻发生率是大肠梗阻的 4 ~ 5 倍
  - 小肠梗阻分为两类：单纯性，复杂性
    - 单纯性：根据梗阻程度可分为
      - 不完全性，部分性或低度肠梗阻（更常见）
      - 完全性，高度肠梗阻
    - 复杂性：可分为两类
      - 闭袢性或嵌顿性肠梗阻：粘连性 > 内疝或外疝
      - 绞窄性肠梗阻：闭袢性梗阻最常见的原因，合并血管闭塞
- 病因学
  - 常见：粘连（60%）、疝（15%）、肿瘤（15%，转移 > 原发）
  - 外部：粘连、外疝或内疝、肿瘤、脓肿、动脉瘤
  - 内部：肿瘤、炎症、血管（局部缺血）、代谢、放射性肠炎
  - 肠腔内：胆囊结石、胃肠结石、外部异物、蛔虫
- 流行病学
  - 发病率：占“急性腹痛”的 20%
  - 死亡率：单纯性小肠梗阻 5% ~ 8%，绞窄性 20% ~ 37%

大体病理及手术所见

- 近端肠管扩张 + 远端肠管塌陷 + 过渡带，扩张的小肠管径 > 2.5cm

临床表现

表现

- 最常见的体征 / 症状
  - 不同程度的腹痛，呕吐、便秘、发热
  - 腹胀、腹痛
  - 肠鸣音亢进或消失（晚期征象）

疾病人群分布

- 年龄

  可发生于任何年龄，成年人较多见
- 性别

  男女比例接近

自然病史及预后

- 并发症
  - 肠扭转、肠梗死、坏疽、穿孔、腹膜炎和败血症
- 预后
  - 单纯性肠梗阻预后好；复杂性肠梗阻预后差
  - 超过 36 小时后手术：死亡率 25%
  - 36 小时内手术：死亡率下降到 8%
  - 肠扭转梗阻未进行处理：死亡率 100%

治疗

- 内科治疗：鼻胃管、胃肠减压、静脉输液
- 不完全性肠梗阻：保守治疗
- 完全性肠梗阻：立即手术治疗

【影像表现】

概述

- 诊断依据
  - 腹部立位片上：小肠扩张和气液平面
  - 大小：小肠，近端梗阻：> 2.5cm
- 部位：正常和异常肠管之间的过渡带是梗阻定位和发病原因的关键点

X 线表现

- X 线平片
  - 需要卧位片、立位片或侧卧位水平投照
  - 梗阻近端小肠积气、扩张，出现多发气液平面，远端肠管萎陷
  - X 线漏诊小肠梗阻（积液较多，积气较少，肠腔扩张不明显）
  - “串珠征”：仰卧位上肠腔扩张，液体中见小的气泡
- 胃肠造影透视：口服阳性水溶性对比剂
  - 不完全性小肠梗阻
    - 梗阻部位肠腔狭窄，对比剂通过缓慢，梗阻点以上小肠扩张
  - 完全性小肠梗阻
    - 梗阻部位对比剂不能通过
  - 根据对比剂通过情况可以定位梗阻点和梗阻程度

CT 表现

- 小肠扩张（管径＞ 2.5cm），出现气液平面
- “小肠渣滓”征：在小肠梗阻近端可见混杂微粒物质的气泡
  - 比较少见，诊断小肠梗阻比较可靠的征象
- 肠外病灶
  - 粘连
    - 积液、扩张的小肠（管径＞ 2.5cm）肠管聚集，远端肠腔萎缩
    - 有或者无过渡区的肠管，肠壁增厚并强化
    - 非复杂性的粘连带：CT 上不能显示
  - 疝
    - 腹股沟管或其他部位发现含气体的肠管、肠系膜脂肪和血管
    - 绞窄疝：肠管壁增厚，密度增高
    - 内疝：肠管扩张、聚集＋肠系膜血管缠绕
  - 腹膜癌扩散：网膜肿瘤，肠管扩张，多发过渡带
  - 阑尾炎：右下腹炎症性肿物，肠管扩张，液体聚集，脓肿
  - 憩室炎
    - 复杂性：脓肿，腹膜炎，梗阻，肠管扩张
- 内部病灶：腺癌、克罗恩病、结核、放射性肠炎
  - 增厚的肠壁明显强化，过渡区肠腔狭窄
  - 萎陷肠管近端的肠管积气、积液、扩张
  - 肠套叠：靶征，腊肠形或肾形肿块
- 肠腔内病灶：胆石、体外异物、胃肠结石、蛔虫
  - “三联征”：异位高密度结石，胆囊、胆管积气，胆石性肠梗阻
  - 粪石：肠腔内肿块＋间隙积气＋扩张的肠管积液
- 闭袢性肠梗阻：输入和输出端两处梗阻＋肠系膜血管受累
- 闭袢性肠梗阻近端肠管的轻度扩张
  - 肠腔充满液体，少量积气（闭合的肠管内）
  - 肠扭转：C 形，U 形，或者“咖啡豆”形肠袢
  - 拉伸的肠系膜血管向扭转处聚集
  - “鸟嘴征”：呈纺锤形向扭转处和梗阻处逐渐变细
  - “漩涡征”：由于肠扭转导致肠系膜扭转
- 绞窄性肠梗阻：梗阻部位血流受阻
  - “靶征”或“晕征”：肠管壁环形增厚＋肠壁密度增高
  - “鸟嘴征”：肠管扭曲，肠系膜水肿，管壁增厚
  - 小肠积气，门脉肠系膜静脉积气
  - 病变区肠管强化减低、没有强化或延迟强化
  - 肠系膜血管：模糊，未见显示，充血或出血；腹水

推荐影像学检查

- 螺旋 CT
  - 急性发病；发现是否存在肠缺血、肿瘤或炎症性肠病
  - 在高位小肠梗阻中，准确性（95%），特异性（96%）
- 钡灌肠检查：适用间歇性，慢性或低位小肠梗阻
- 可疑肠穿孔：水溶性阳性对比剂

【鉴别诊断】

麻痹性肠梗阻

- 病因：术后、药物性、外伤后、缺血
- 大小肠同时扩张，没有过渡带，可见液平面但

肠管无蠕动
- CT 不能发现梗阻

吞气症
- 吞入大量气体导致的嗳气，胀气和腹胀
- 吞气：可单独发生或伴随着吃饭 / 喝水
- 病因：未知、功能性、行为性、神经性或心理性
- 小肠扩张和小肠梗阻相似
- 积气，结肠扩张；没有液气平面可与小肠梗阻鉴别

腹水
- 腹膜腔内液体病理性聚集
- 腹部平片
  - 器官移位 + 升结肠和降结肠塌陷

肠壁纤维化
- 由于肠壁增厚和肠腔内容物黏稠，可导致小肠功能性梗阻
- CT 表现
  - 经常伴有小肠肠腔内多发食物残渣（慢性低位肠梗阻）

诊断与鉴别诊断要点
- 诊断依据：立位片上发现小肠扩张和气液平面
- CT 能良好诊断小肠梗阻，发现梗阻部位和确定梗阻原因及并发症
- CT 上扩张的小肠伴有“小肠渣滓”征，仰卧位片“串珠征”高度提示小肠梗阻
- 单依靠影像难以确定是不完全性小肠梗阻或完全性小肠梗阻

重点推荐文献

[1] Khurana B et al：Bowel obstruction revealed by multidetector CT. AJR Am Roentgenol，2002，178（5）：1139-1144.

[2] Maglinte DD et al：Small bowel obstruction：Optimizing radiologic investigation and nonsurgical management. Radiology，2001，218：39-46.

[3] Furukawa A et al：Helical CT in the diagnosis of small bowel obstruction. Radiographics，2001，21（2）：341-355，2001.

[4] Caoli EM et al：CT of small bowel obstruction：Another perspective using multiplanar reformations. AJR，2000，174：993-998.

[5] Nevitt PC：The string of pearls sign. Radiology，2000，214（1）：157-158.

典型病例

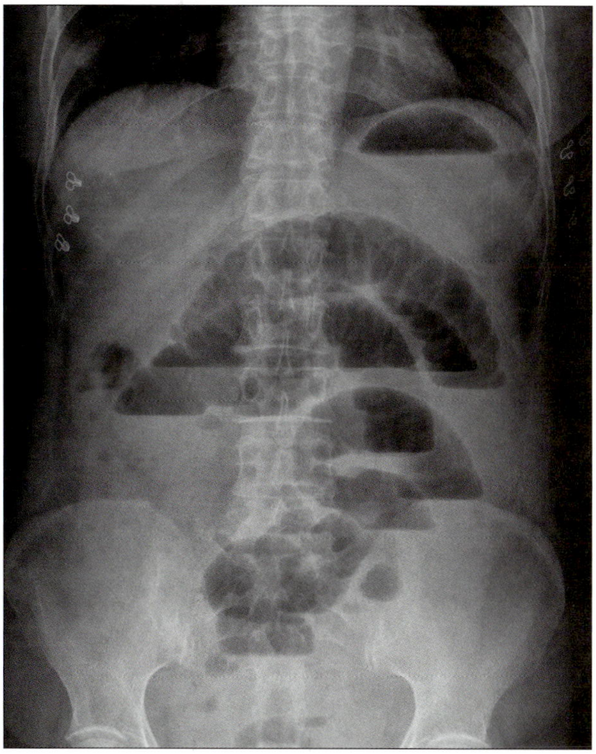

图 4-9-1 小肠不完全性机械性低位肠梗阻

腹部立位片，见中下腹部多发液气平面，气柱高低不等，呈阶梯状分布

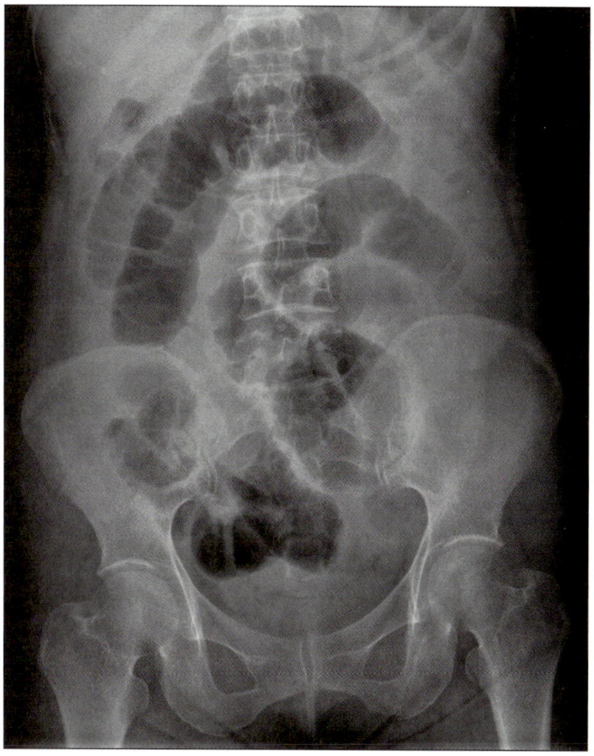

图 4-9-2 小肠不完全性机械性低位肠梗阻

与图 4-9-1 同一病例。腹部卧位片，小肠明显积气扩张，结肠内见少量积气、积粪，未见扩张

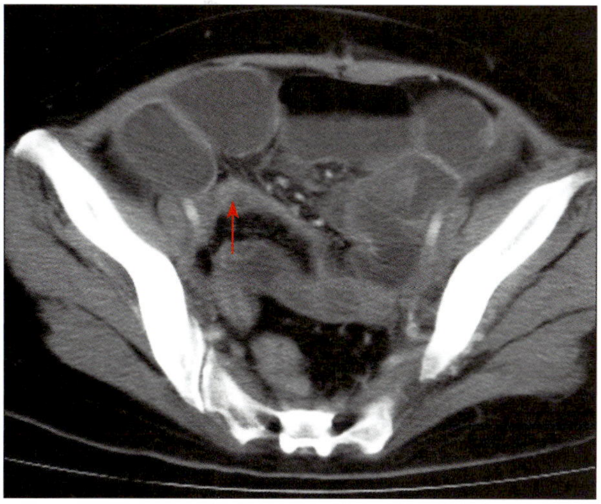

图 4-9-3 粘连性低位小肠梗阻

腹部 CT 增强扫描轴位，盆腔右侧肠管局部变细，周围脂肪间隙不清（箭头），为纤维条索。梗阻点以上肠管积液、扩张

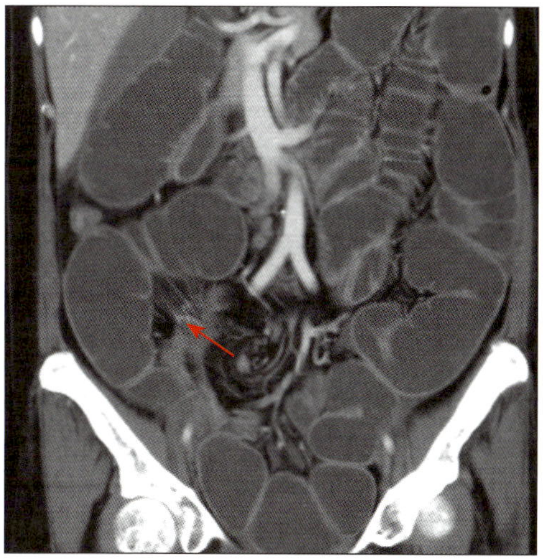

图 4-9-4 粘连性低位小肠梗阻

与图 4-9-3 同一病例。CT 增强冠状重组，示盆腔右侧结构较紊乱，周围脂肪密度增高，见纤维条索（箭头），经手术证实为粘连性小肠梗阻，梗阻点以上肠管积液、扩张

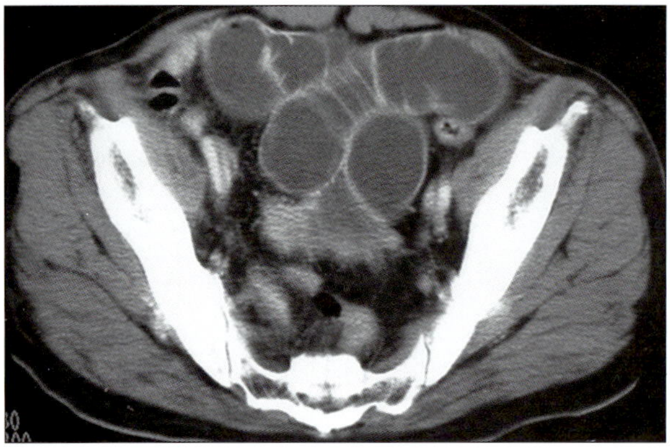

图 4-9-5 低位小肠梗阻
CT 增强扫描轴位，梗阻点以上肠管积液、扩张

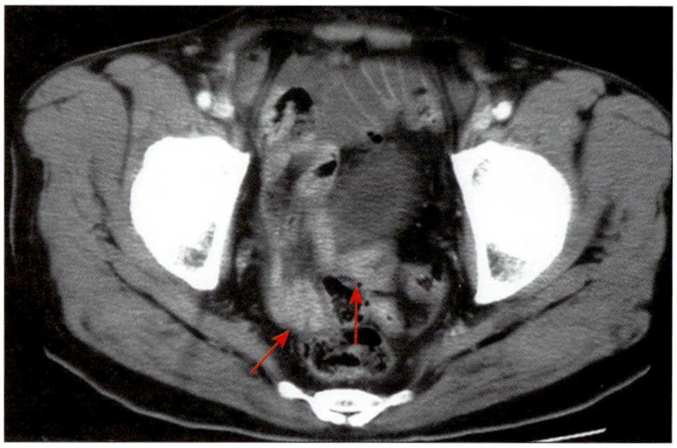

图 4-9-6 低位小肠梗阻
与图 4-9-5 同一病例。CT 增强扫描，示梗阻点以下肠管萎陷（箭头）

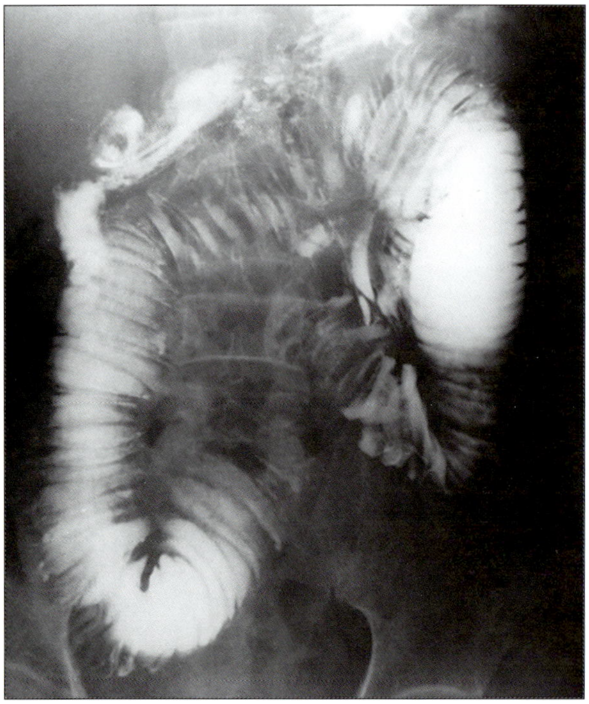

图 4-9-7 不完全性小肠梗阻
稀钡造影检查，见肠管扩张，黏膜呈弹簧状排列

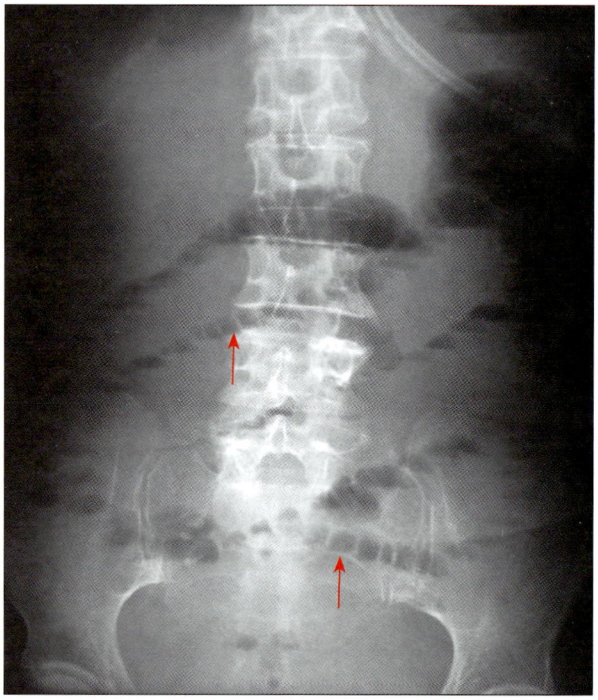

图 4-9-8 小肠梗阻
腹部平片，见“串珠征”（箭头）

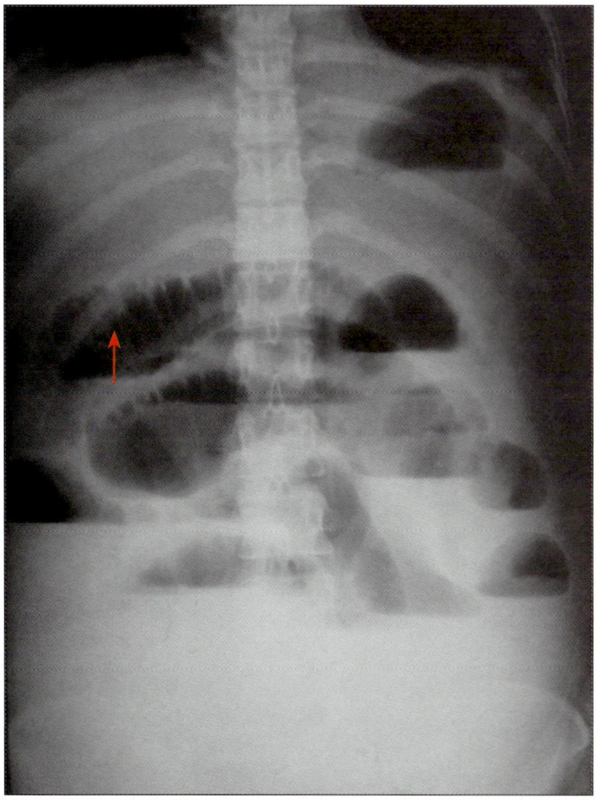

图 4-9-9 肠扭转
腹部立位片，见“空回肠换位征”，空肠位于右上腹（箭头）

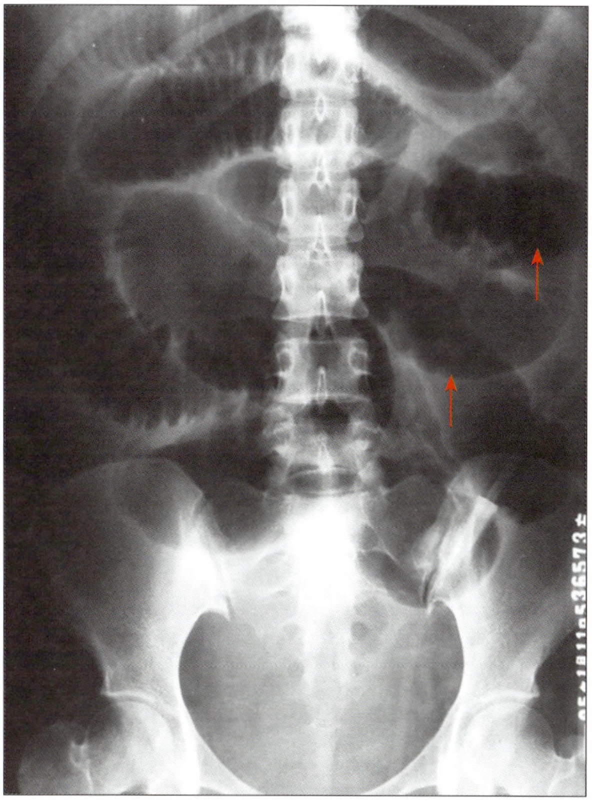

图 4-9-10 肠扭转
腹部卧位片，见“空回肠换位征”，黏膜多的空肠位于右上腹，黏膜少的回肠位于左上腹（箭头）

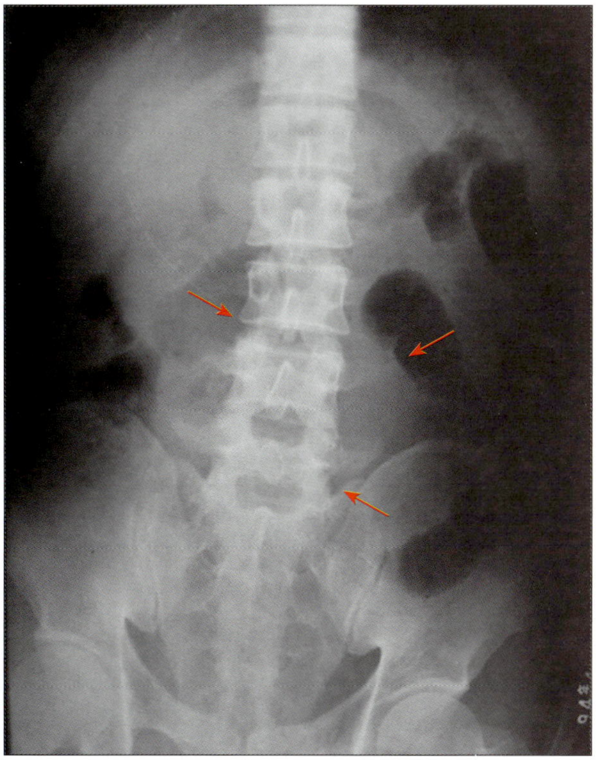

图 4-9-11 肠扭转
腹部卧位片，见“假肿瘤征”（箭头）

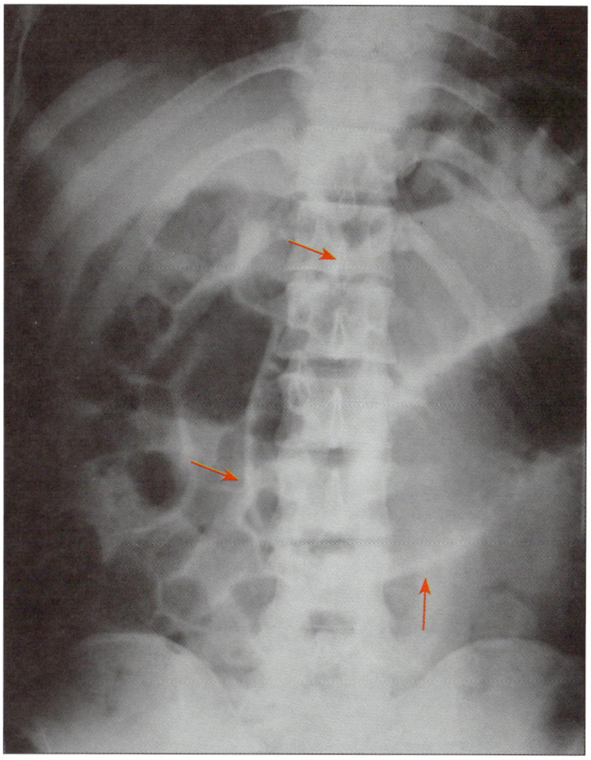

图 4-9-12 肠扭转
腹部卧位片，见“咖啡豆征”，（箭头）

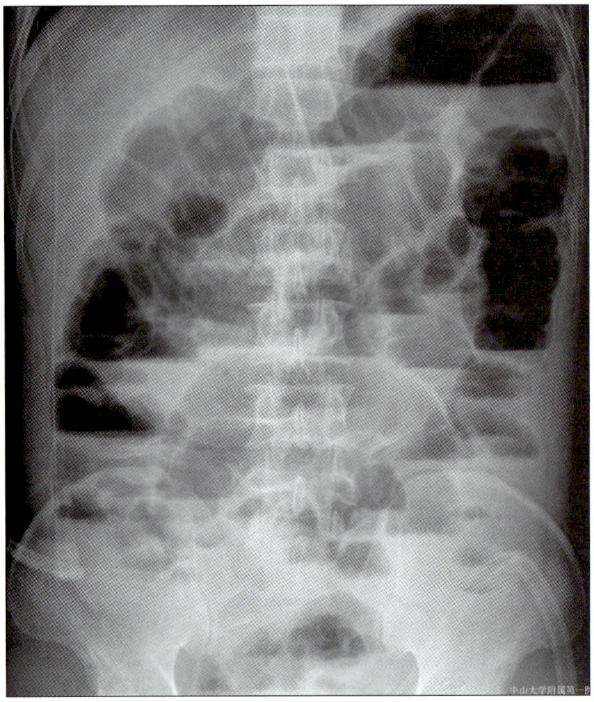

图 4-9-13 麻痹性肠梗阻
腹部立位片，见大小肠均扩张积气、积液，气多液少

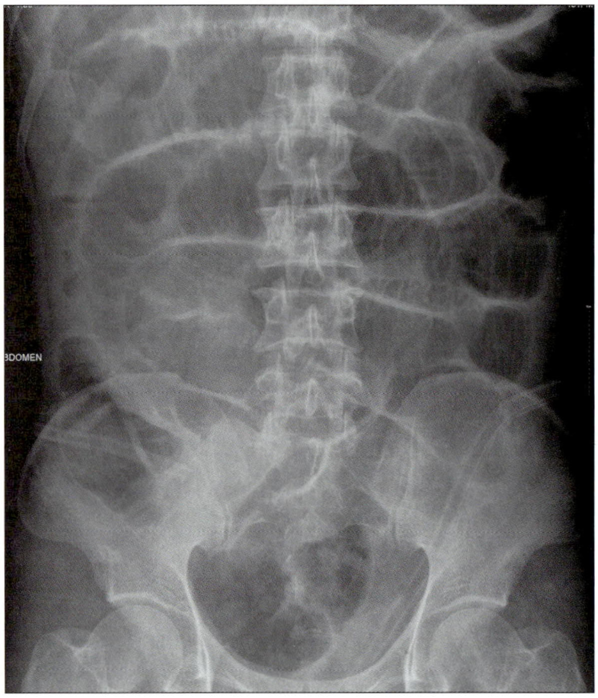

图 4-9-14 麻痹性肠梗阻
与图 4-9-13 同一病例。腹部卧位片，见大小肠均扩张积气

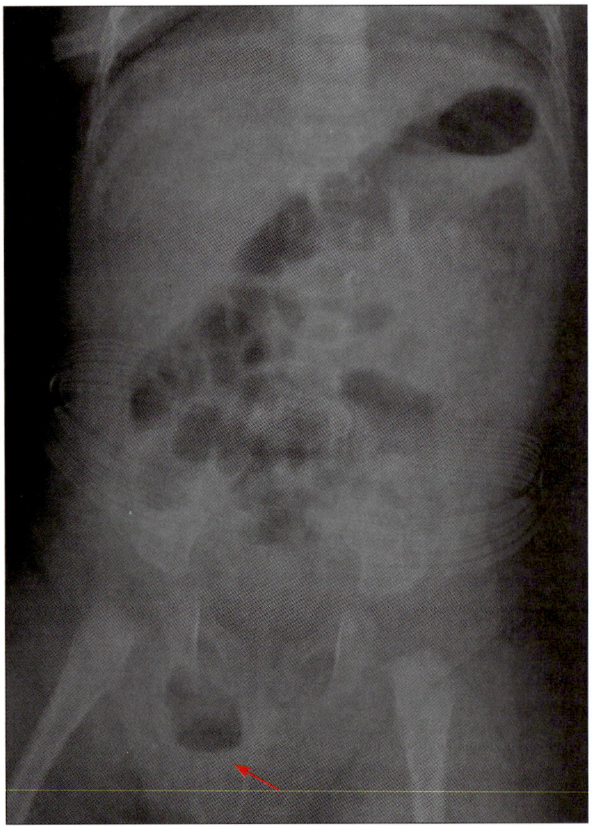

图 4-9-15 右侧腹股沟斜疝嵌顿
腹部立位片，见闭孔下方疝囊内小肠气液平面（箭头）

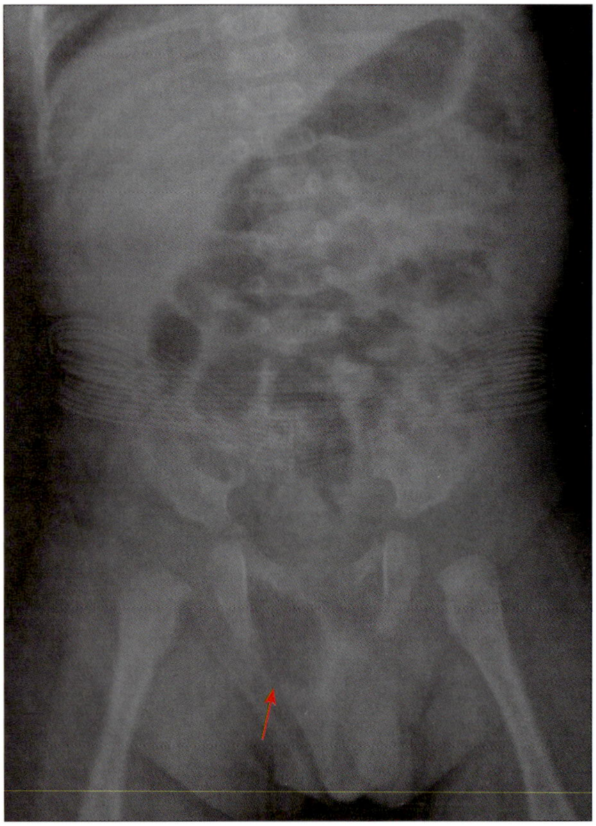

图 4-9-16 右侧腹股沟斜疝嵌顿
与图 4-9-15 同一病例。腹部卧位片，见闭孔水平气影（箭头）

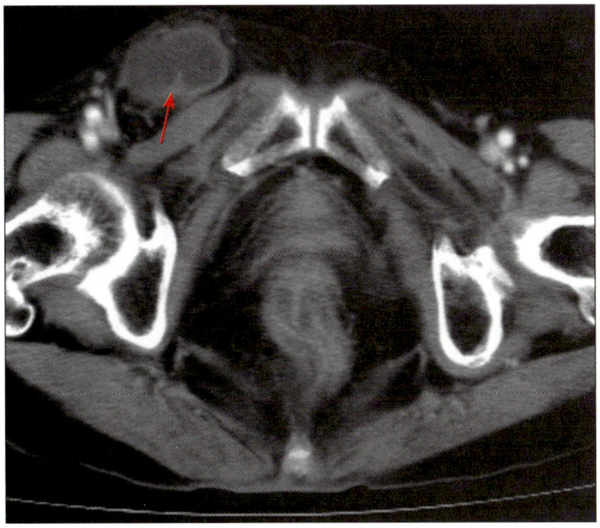

图 4-9-17 右侧腹股沟斜疝致肠梗阻
CT 增强扫描轴位，右侧腹股沟区见小肠肠管疝（箭头）

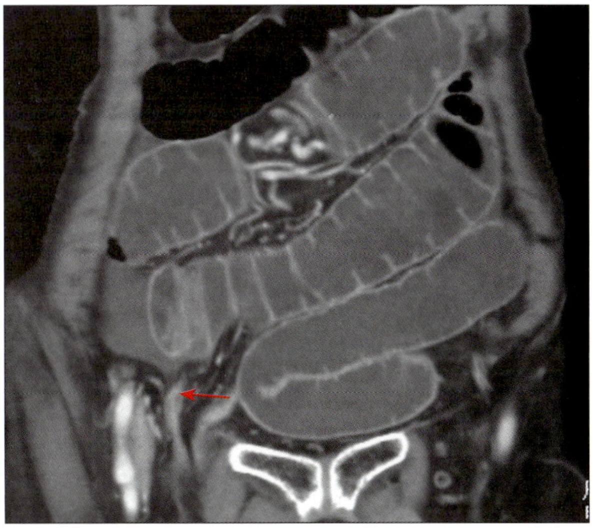

图 4-9-18 右侧腹股沟斜疝致肠梗阻
与图 4-9-17 同一病例。CT 增强扫描冠状重组，右侧腹股沟区见小肠肠管及肠系膜血管疝（箭头），梗阻点以上小肠明显积液、扩张

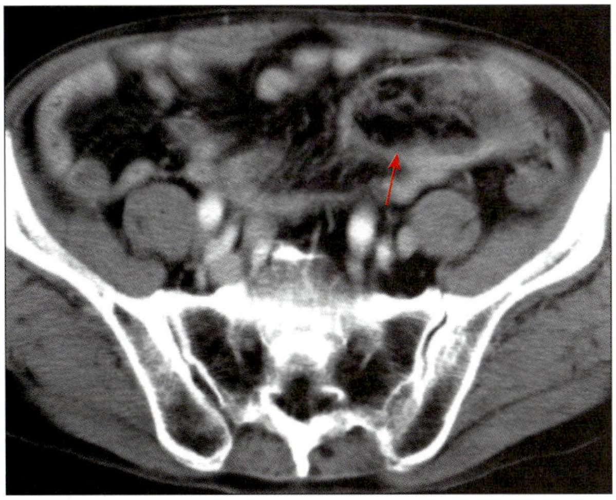

图 4-9-19 小肠粪石性肠梗阻
CT 增强扫描轴位，示小肠局部扩张，内见气粪混合的团块影（箭头）

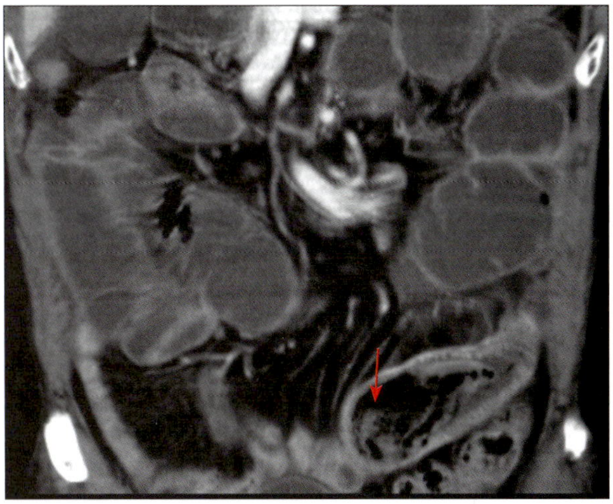

图 4-9-20 小肠粪石性肠梗阻
与图 4-9-19 同一病例。CT 增强扫描冠状重组，示粪石（箭头）梗阻以上小肠明显扩张，右下腹小肠肠管萎陷

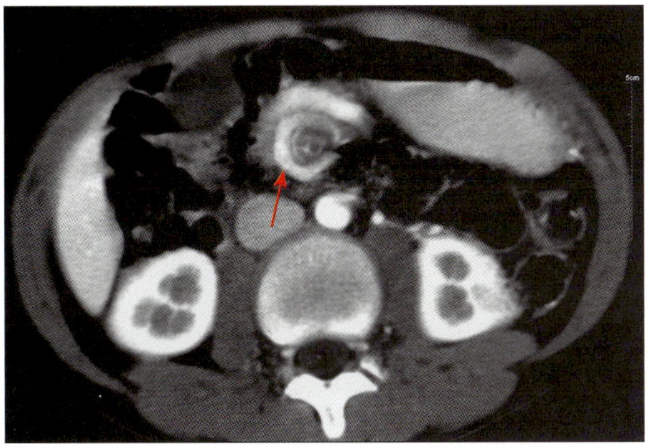

图 4-9-21 小肠扭转
CT 增强扫描轴位，小肠以肠系膜上动脉为中心扭转，根部呈“漩涡征”改变（箭头），梗阻点以上小肠积液、积气、扩张

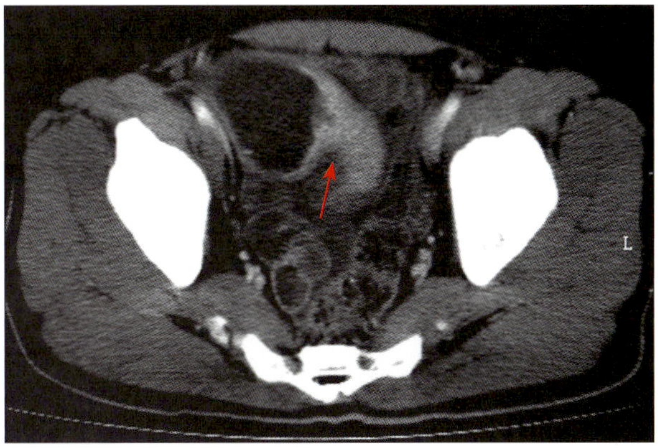

图 4-9-22 小肠癌致小肠不完全性梗阻
腹部 CT 增强扫描轴位，见小肠局部肠壁增厚（箭头），梗阻点以上肠管积液、扩张

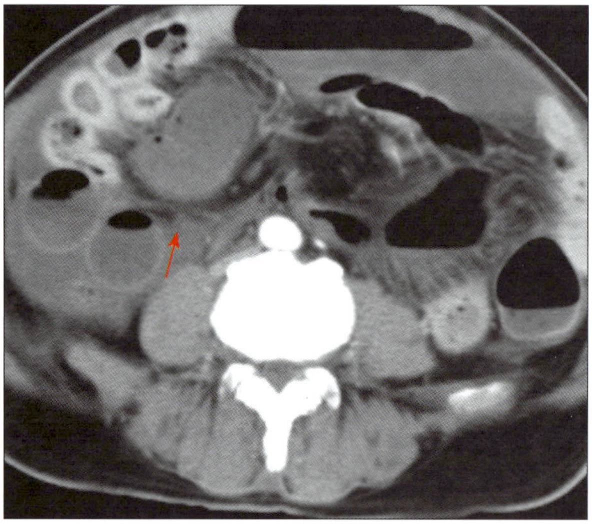

图 4-9-23 坏死性小肠炎
CT 增强扫描轴位，小肠部分积液、积气、扩张，肠壁坏死强化减弱（箭头）

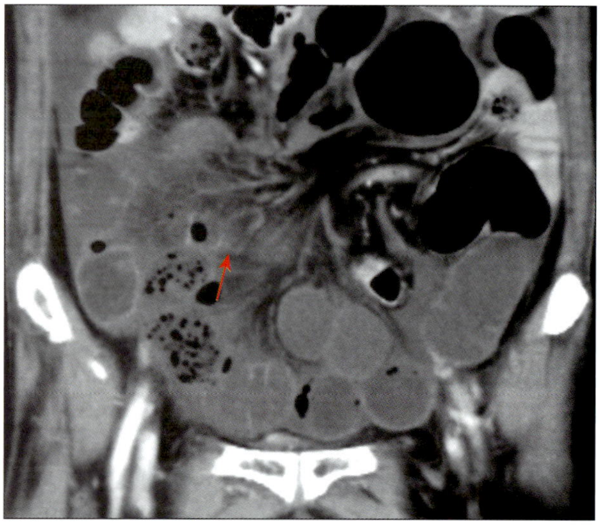

图 4-9-24 坏死性小肠炎
与图 4-9-23 同一病例。CT 增强扫描冠状重组，肠系膜血管及相应小肠强化减轻（箭头），肠系膜水肿密度增高模糊

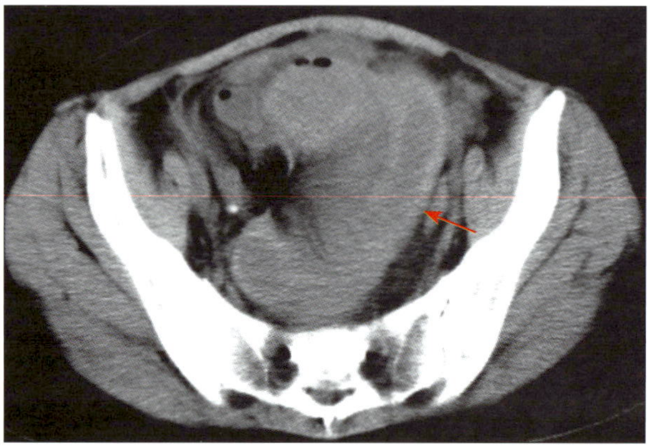

图 4-9-25 卵巢手术后纤维索粘连压迫至小肠坏死
CT 平扫轴位，小肠出血坏死部分密度相对增高（箭头）

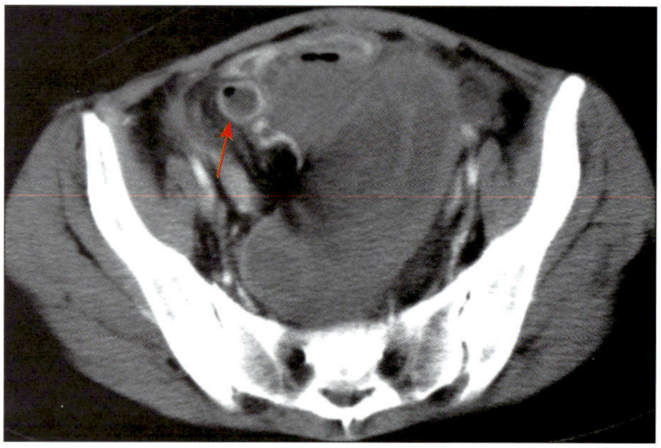

图 4-9-26 卵巢手术后纤维索粘连压迫至小肠坏死
与图 4-9-25 同一病例。CT 增强扫描轴位，小肠坏死部分不强化，周围相对正常小肠壁强化明显（箭头）

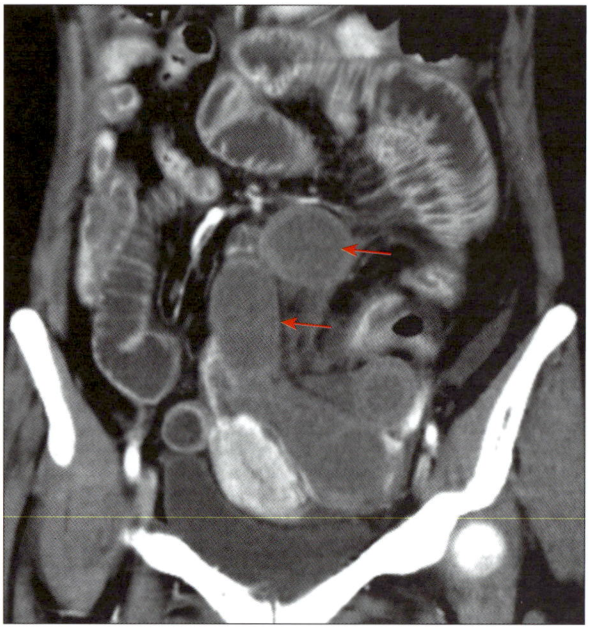

图 4-9-27 卵巢手术后纤维索粘连压迫至小肠坏死
与图 4-9-25 同一病例。CT 增强扫描冠状重组，小肠坏死部分不强化（箭头），其余相对正常小肠壁强化明显

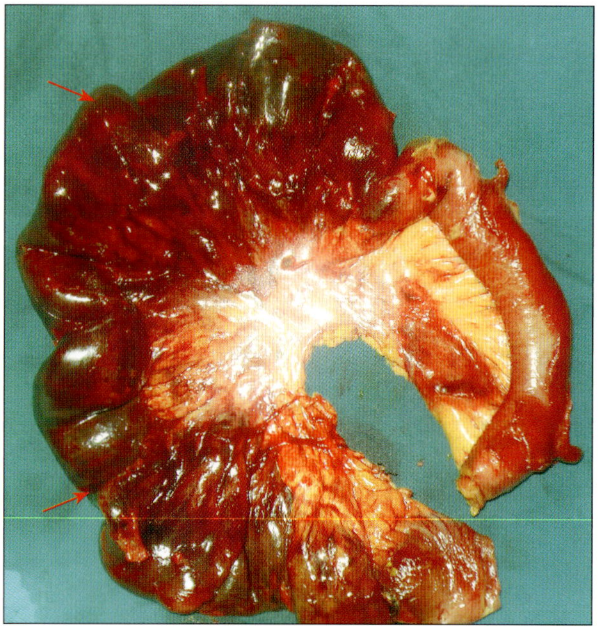

图 4-9-28 卵巢手术后纤维索粘连压迫至小肠坏死
与图 4-9-25 同一病例。手术切除标本，见出血坏死变黑的肠管（箭头）

二、胆石性肠梗阻

【概念与概述】

- 胆石性肠梗阻（gallstone ileus，GSI）
- 定义
  - 由一个或多个在肠道内的胆结石的嵌顿引起机械性肠梗阻

【病理与病因】

一般特征

- 病因学
  - GSI 一般起因于慢性胆囊炎
  - 由于胆道结石而做多次 MRCP 后出现并发症
  - 胆管内大的结石行内镜括约肌切开术后
- 流行病学
  - 0.4% ~ 5% 有肠梗阻
  - 小于 1% 病人有胆结石
  - 机械性肠梗阻的一种

临床表现

表现

- 最常见的体征 / 症状
  - 间歇的急性疝气性腹痛（20% ~ 30%）；恶心、呕吐、发热、扩张、顽固性便秘
  - 好发于老年妇女，常表现为病理性的结肠梗阻
  - ERCP 之后的并发症，通常是 2 个月后
  - 由于胆管内大的结石而行内镜括约肌切开术后出现小肠梗阻
  - 临床容易延误或漏诊

疾病人群分布

- 年龄
  - 随着年龄的增长而越来越高危，平均在 65 ~ 75 岁
- 性别
  - 男 ∶ 女 =1 ∶ (4 ~ 7)

自然病史及预后

  - 胆石可侵犯有炎症的胆囊壁；经过胃肠道，引起肠梗阻
  - 通常也可直接侵犯十二指肠
  - 较大的结石可进入十二指肠，特别在括约肌切开术后患者
  - 复发：5% ~ 10%
  - 预后：死亡率高，术后死亡率是 19%

治疗

- 外科治疗解除肠道梗阻
- 胆囊切除术和胆瘘切除防止复发
- 腹腔镜处理：GSI 和胆囊十二指肠瘘，安全系数高

【影像表现】

概述

- 诊断依据：小肠梗阻 + 胆管内有气体 + 异位的胆结石（三联征）
- 部位
  - 胆石可能嵌顿在狭窄的部位
  - 十二指肠
  - 十二指肠悬韧带
  - 回盲部
  - 乙状结肠等任何狭窄的部分
- 大小：大的胆石直径≥ 2.5cm

X 线表现

- X 线平片
  - 近端肠道扩张
  - 在收缩的胆囊和（或）胆管内可见气体
    - 胆树内的气体：约 1/3 病例出现，分支状
  - 异位钙化性胆结石（25%）
    - 不透 X 线的胆结石被梗阻的肠袢内的气体环绕
    - 难发现的结石：胆固醇性结石，与骶骨重叠，被扩张的肠管掩盖
  - 出现三联征的病例仅占 38%
  - 体位改变，结石的位置也改变
- 胃肠透视：
  - 上消化道钡餐造影或钡灌肠检查
  - 服钡后侧位片显示十二指肠降段
    - 钡剂充满萎缩的胆囊，胆管
  - 瘘道形成：胆囊 – 十二指肠瘘（60%）；胆总管 – 十二指肠瘘；胆囊 – 结肠瘘；胆总管 – 回肠瘘；胆囊 – 胃瘘

CT 表现

- CT 能够更好的显示小肠梗阻的病因
  - 显示结石被梗阻的肠袢内的气体所环绕
  - 胆固醇结石经常是低密度（接近于水），但经常可见到钙化环
- 显示萎缩的胆囊，胆道积气

推荐影像学检查

- CT 检查，可口服或不口服对比剂

【鉴别诊断】

- 肠套叠
  - ○ “弹簧征”，腊肠样肿块
- 胆结石跌落

腹腔镜术后或者胆囊切除术后，结石跌落于腹腔内

- 小肠肿物

平滑肌瘤（1 ~ 4cm），脂肪瘤、腺瘤

- 假性肠梗阻

小肠神经性功能障碍，出现多发层状类似胆结石的肠石

- 肠道缺血
  - ○ 肠壁增厚，近端肠道扩张

诊断与鉴别诊断要点

- 定义
  - ○ 由一个或多个在肠道内的胆结石的嵌顿引起机械性肠梗阻
- 诊断依据：肠壁增厚、肠系膜渗出、肠或血管的对比剂外渗
  - ○ 小肠梗阻 + 胆管内有气体 + 异位的胆结石（三联征）

重点推荐文献

[1] Vaidya JS et al：Gallstone ileus. Lancet，2003，362(9390)：1105.

[2] Lyburn ID et al：Gall-stone ileus：imaging fecture. Hosp Med，2002，63（7）：434-435.

[3] Gandhi A et al：Gallstone ileus following endoscopic sphincterotomy. Br J Hosp Med，1995，54（5）：229-230.

典型病例

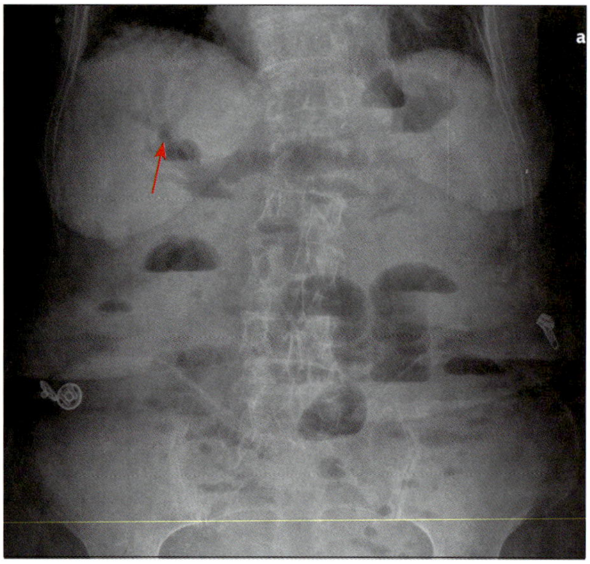

图 4–9–29 胆石性肠梗阻

腹部立位片，见胆管积气（箭头）、扩张，腹部见多发液气平面，气柱高低不等，呈阶梯状分布

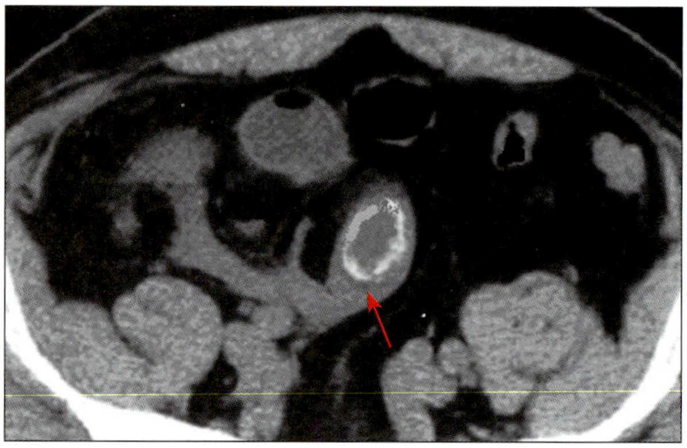

图 4–9–30 胆石性肠梗阻

腹部 CT 平扫轴位，小肠肠腔内类圆形高密度结石（箭头），肠梗阻点以上小肠积液、扩张

三、吸收不良

【概念与概述】

- 吸收不良（malabsorption conditions）
- 定义
  - 受损的肠道对食物营养成分的吸收功能减弱
  - 脂肪泻（排泄脂肪），正常值：低于 6g/d
    - 不正常排泄的有脂肪、脂溶性维生素（ADEK）（协助脂溶性维生素）、蛋白质、碳水化合物、矿物质和水

【病理与病因】

一般特征

- 基因异常
  - 遗传口炎性腹泻（Ⅱ级）：人白细胞抗原（+）（HLA-DR3/HLA-DQw2）
- 病因学
  - 乳糜泻：对谷蛋白的过敏性、免疫性和中毒性因素
  - 口炎性腹泻：病因不明，可能与肠产毒性大肠埃希菌有关
  - 克罗恩病：遗传，环境因素，感染，免疫，心理
  - Whipple 病：Tropheryma whippelii 菌（杆菌的一种）引起
  - ZES（卓 - 艾综合征）：胃泌素瘤导致胃酸分泌过多致使严重的胃溃疡
  - 嗜酸细胞性胃肠炎（EGE）：自限性疾病，引起机体变态反应性疾病
- 疾病分类
  - 乳糜泻：最常见的导致吸收障碍的小肠疾病
  - 吸收不良的分级
    - 消化不良
    - 黏膜水平的吸收障碍
    - 同化障碍
    - 细菌过度生长导致的吸收障碍
  - 消化不良
    - 慢性胰腺炎，胆汁淤积，回肠切除术后
    - 双糖酶缺乏症，Zollinger-Ellison 综合征
  - 黏膜水平吸收不良
    - 脂肪乳糜泻、克罗恩病、热带口炎性腹泻
    - 短肠综合征、囊性纤维化
    - 嗜酸细胞性胃炎、Whipple 病（肠源性脂肪代谢障碍）
    - 淀粉样变性、低丙球蛋白血症、肥大细胞增多症
  - 同化障碍
    - 原发或继发淋巴管扩张
    - 低 β 脂蛋白血症
  - 细菌过度生长导致的吸收障碍
    - 特异性假性肠梗阻、系统性硬化
    - 多发大量小肠憩室
- 流行病学
  - 乳糜泻在爱尔兰和北欧发病率高

大体病理及手术所见

- 不同的病因有不同的病理改变
- 乳糜泻：肠管扩张，肠壁增厚，空回肠黏膜逆转（空肠黏膜减少，回肠黏膜增多）

显微镜下特征

- 不同的病因有不同的改变

临床表现

- 最常见的体征 / 症状
  - 腹泻，脂肪泻，肠胃胀气
  - 腹部膨胀，体重减轻，贫血症
- 实验室检查
  - 维生素水平下降（ADEK）
  - 铁、叶酸、白蛋白、胆盐均下降
  - 脂肪排泄增加（15 ～ 30）g/d
  - D- 木糖呼吸实验异常：细菌过度生长
  - 乳糖酶缺乏
  - 全血细胞计数和肝功能测试异常
- 诊断：肠黏膜和组织活检

疾病人群分布

- 年龄
  - 任何年龄段

自然病史及预后

- 并发症
  - 小细胞性贫血、巨幼细胞贫血、骨性改变
  - 水肿、腹水、发育停滞
- 预后
  - 吸收不良治疗后
    - 乳糜泻：在 48 小时内改善
    - 口炎性腹泻：4 ～ 7 天后改善
    - 克罗恩病：10% ～ 20% 无症状，30% ～ 53% 术后复发

治疗

- 乳糜泻：无谷蛋白饮食
- 口炎性腹泻：抗生素治疗
- 克罗恩病
    - 药物治疗（类固醇、咪唑硫嘌呤、氨水杨酸）
    - 手术切除

【影像表现】

概述

- 诊断依据：小肠节段性扩张、痉挛，肠内积液，空肠黏膜逆转
- 部位
    - 乳糜泻：小肠近端
    - 口炎性腹泻：整个小肠
    - 克罗恩病：回肠末端

X 线表现

- 胃肠造影透视：小肠造影（口服阳性对比剂）
- 肠管扩张
    - 大于 3cm
    - 节段性或均匀扩张
- 皱襞的改变
    - 环状皱襞：增厚（超过 2mm），均匀，不规则，扭转或结节性
    - 增多，或减少或消失（由病因决定）
- 肠壁增厚
    - 局部或弥漫性增厚（超过 1 层面）
    - 黏膜结节或溃疡
- 结节：弥漫点状或沙样
- 溃疡：小溃疡或鹅卵石样
- 肠动力改变
    - 小肠传输时间正常或缩短或延长
    - 钡剂通过小肠时正常，通过盲肠时间延长 1 ～ 2 小时
- 肠腔狭窄
    - 局部性或全部
- 肠液的大量增多
    - 肠液吸收减少
    - 肠液分泌增多
- 多发憩室

CT 表现

- 肠管扩张、积液
- 肠壁和肠系膜增厚
- 黏膜皱襞增厚
- 小肠肠套叠
- 肠壁不连续，不对称性增厚
- 肠系膜或腹膜后淋巴结肿大
- 肠系膜血管增多

推荐影像学检查

- 小肠造影，螺旋 CT 平扫及增强扫描（口服阴性水溶性对比剂）

【鉴别诊断】

口炎性腹泻

- 小肠造影
    - 小肠扩张，管径大于 3cm：中段和远段空肠
    - 环状皱襞改变：多种形式
        - 正常：大多数病人
        - 空回肠黏膜逆转：空肠黏膜减少，回肠黏膜增多
        - 皱襞消失："蜡管征" 口炎性腹泻的特征
        - 增厚：严重病例和低蛋白血症
    - 空肠结肠化
        - 空肠皱襞消失，结肠皱襞形成
        - 对比剂传输时间：正常，缩短或延长
- 小肠造影：为诊断和鉴别诊断提供更多的信息
    - 空肠皱襞
        - 近段空肠皱襞数量减少（< 12 个皱襞 /dm，正常 ≥ 20 个皱襞 /dm）
        - 皱襞间隔增大或皱襞缺乏
    - 回肠皱襞
        - 皱襞数量增加（回肠远段 16 ～ 24 个皱襞 /dm，正常 8 ～ 16 个皱襞 /cm）
        - 皱襞厚度增加（≥ 1mm）：回肠 "空肠化"（78% 病例）
- 诊断
    - 十二指肠空肠黏膜活检
    - 抗麦醇溶蛋白抗体显示 IgA 和 IgM 升高

克罗恩病

- 大部分在远段回肠，从口到肛门可发病
- 小溃疡或鹅卵石样病灶
- 跳跃性病变、透壁性、串珠征
- 形成瘘、裂隙和窦道
- 诊断：黏膜下活检

Whipple 病（肠源性脂肪代谢障碍）

- 由 Tropheryma whippelii 菌引起（过碘酸染色芽孢呈阳性）
- 主诉为慢性腹泻和吸收障碍

- 十二指肠和近段空肠
  - 黏膜皱襞增厚、肠管扩张
  - 微结节：1～2mm；肠管分隔
  - 肠系膜淋巴结肿大
- 诊断：黏膜活检

机会性感染

- AIDS 患者感染贾第虫病或隐孢子虫病
- 贾第虫病
  - 蓝氏贾第鞭毛虫，简称贾第虫，有鞭毛的肠内原虫，寄生在人体小肠、胆囊，主要在十二指肠，可引起腹痛、腹泻和消化不良，导致贾第虫病
  - 此病在旅游者中发病率较高，故又称旅游者腹泻。近年，有关艾滋病患者及同性恋者合并贾第虫感染的报道不断增多
  - 临床症状：急性自限性腹泻，可发展为慢性腹泻，吸收障碍和体重减轻
  - 十二指肠和空肠
    - 皱襞增厚和功能亢进
    - 肠腔狭窄和分泌增加
    - 回肠：通常表现正常
  - 诊断：黏膜活检和粪便卵子培养
- 隐孢子虫病
  - 大部分的艾滋病患者肠炎是由隐孢子虫引起
  - 严重霍乱样病变和吸收障碍：腹泻，痉挛性腹痛，呕吐
  - 影像学表现
    - 十二指肠和近段空肠：皱襞增厚
    - 肠袢扩张，并见钡剂不完全涂布，可见小凝块
    - CT 显示小淋巴结（< 0.5cm）

胰腺疾病

- Zollinger-Ellison 综合征
  - 胃：黏膜皱襞增厚、溃疡
  - 十二指肠和空肠近段：扩张、结节状皱襞增厚、溃疡
  - 大量液体稀释钡剂，钡剂涂布不良
  - CT：显示相关病变
    - 胰岛细胞瘤：胃泌素瘤（75% 在胰腺）
    - 增强扫描显示血供丰富
    - 转移瘤血供丰富（一般在肝）
  - 诊断：血清胃泌素水平 > 1000pg/ml
- 囊性纤维化
  - 常染色体隐性遗传性疾病
  - 在染色体 7q 上的缺失囊性纤维化跨膜通道调节因子
  - 小肠钡剂造影
    - 十二指肠：皱襞增厚和扁平，结节状充盈缺损，沿十二指肠降段外侧缘形成个囊肿
    - 回肠：皱襞增厚及网状黏膜形成
  - CT 显示胰腺脂肪化

诊断与鉴别诊断要点

- 影像学征象：小肠扩张，皱襞增厚，黏膜结节，溃疡，动力改变，积液
- 影像学显示吸收障碍，明确的病因诊断较困难

重点推荐文献

[1] Farrell RJ et al：Celiac sprue. N Engl J Med，2002，346(3)：180-188.

[2] Antes G：Inflammatory disease of the small intestine and colon：contrast enema and CT. Radiology，1998，38：41-45.

[3] Horton KM et al：Uncommon inflammatory disease of the small bowel：CT findings，AJR Am J Roentgenol，1998，170（2）：385-388.

[4] Maglinte DD et al：Current status of small bowel radiography. Abdom Imaging，1996，21（3）：247-257

典型病例

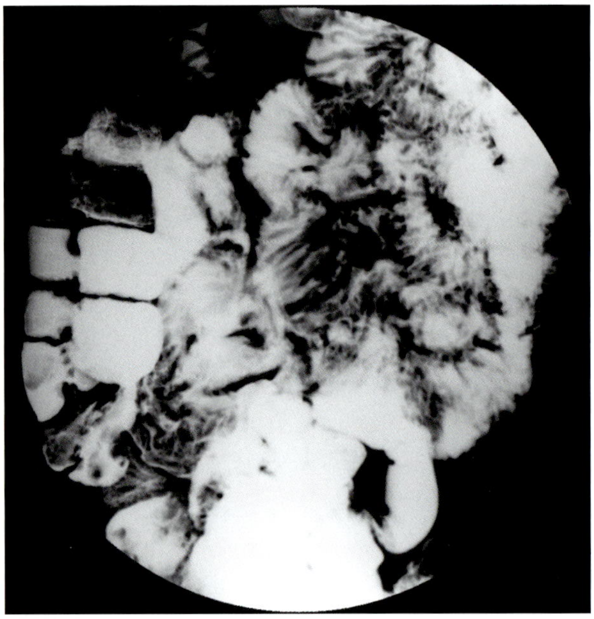

图 4-9-31 肠吸收不良
全消化道钡餐造影检查，示左上腹部2、3组小肠肠壁不光滑，轮廓不规则，部分肠管狭窄，黏膜增厚，部分小肠轻度扩张，小肠动力过速

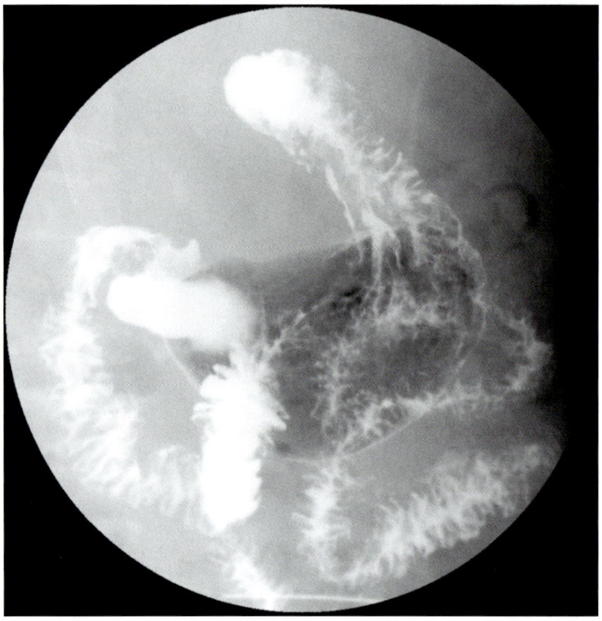

图 4-9-32 肠吸收不良
全消化道钡餐造影检查，示左上腹部2组小肠肠壁不光滑，黏膜涂布不良，黏膜增厚，黏膜间距增宽

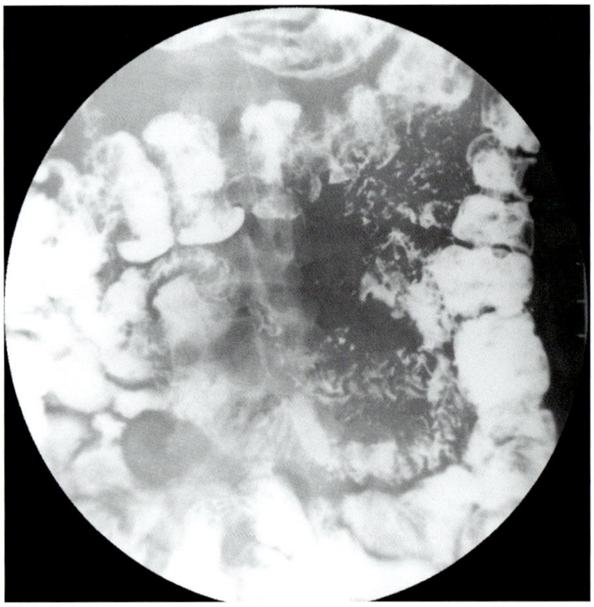

图 4-9-33 肠吸收不良
全消化道钡餐造影检查，示左上腹部2、3组小肠肠液分泌增多，黏膜涂布不良，小肠动力过速

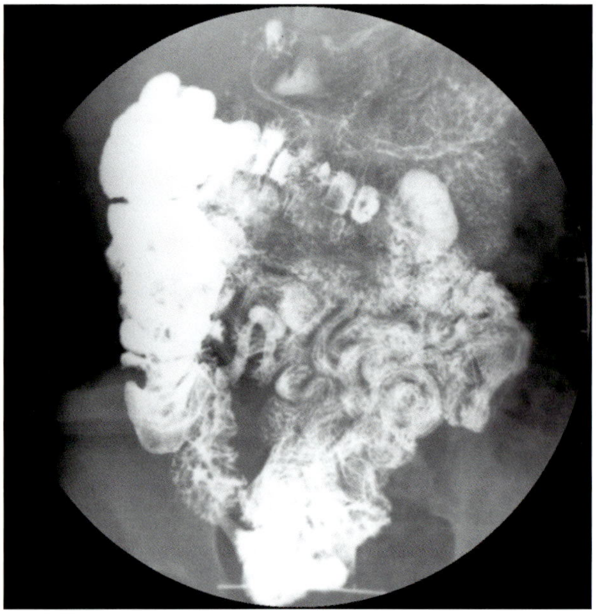

图 4-9-34 肠吸收不良
全消化道钡餐造影检查，示中腹部肠管管腔较细小，肠壁增厚

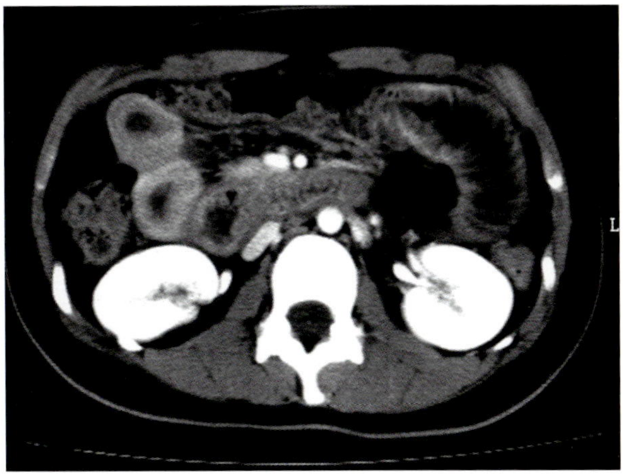

图 4–9–35 肠吸收不良
CT 增强扫描轴位，示全腹小肠肠壁增厚，肠腔扩张，黏膜及黏膜下层水肿

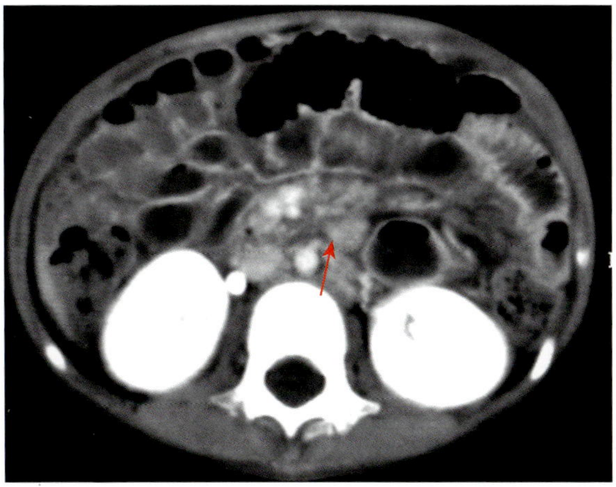

图 4–9–36 肠吸收不良
与图 4-9-35 同一病例。肠系膜、腹膜后见多发肿大的淋巴结（箭头），全腹小肠肠壁增厚，黏膜水肿，肠腔扩张

四、肠套叠

【概念与概述】

- 肠套叠（intussusception）
- 定义
  - 近端的肠段（肠套叠套入部）内陷或是嵌合进入远端的肠腔（肠套叠鞘部）

【病理与病因】

一般特征

分类

- 成人
  - 罕见，发生率占入院病人的 0.003% ~ 0.02%
  - 成人：与儿童有本质的区别
  - 占所有肠套叠的 5%，所有肠梗阻的 1%
  - 暂时性或持久性
  - 分两类：
    - 短袢型：无梗阻型肠套叠：自限性的，无明显肿块（自发的，粘连，肠壁增厚）
    - 长袢型：梗阻型肠套叠，多由肿块引起
  - 小肠：良性肿瘤较恶性肿瘤常见
  - 结肠：恶性肿瘤较良性肿瘤常见
- 婴幼儿和儿童
  - 占所有肠套叠的 95%
  - 90% 是自发性的（淋巴增生）
  - 在儿童急腹症中仅次于阑尾炎排第二
  - 位置：成人好发于小肠，儿童好发于回结肠
  - 影像表现（空气灌肠和 CT）可确诊肠套叠
- 病因学
  - 大多数成人的肠套叠是短袢型、短暂的，无梗阻，不伴随肿瘤样肿块
  - 肿瘤：良性、恶性
  - 良性
    - 息肉、平滑肌肉瘤、脂肪瘤、阑尾腺瘤
    - 阑尾残端肉芽肿（小肠常见）
  - 恶性
    - 原发性（结肠常见）
    - 转移瘤、淋巴瘤（小肠常见）
  - 术后：危险因素（小肠常见）
    - 缝线、造瘘口缝合位置异常
    - 粘连、小肠过长
    - 旁路（分流）小肠肠段、黏膜下水肿
    - 肠管活动异常，电解质失衡
    - 慢性扩张性肠袢
  - 其他
    - Meckel 憩室、腹腔和 Whipple 疾病
    - 结肠炎（嗜酸性和假膜性）
    - 肠脂垂炎
  - 特发性
- 流行病学
  - 发病率：成人少见，儿童多见

大体病理及手术所见

- 可见三层结构
- 肠套叠套入部：进入的内层肠管 + 中层肠管
- 肠套叠鞘部：鞘或外层肠管

显微镜下特征

- 早期：炎症性改变

- 晚期：缺血性坏死 + 黏膜糜烂

临床表现

- 最常见的体征 / 症状
  - 成人：间断性疼痛、呕吐、便血
  - 儿童：急性疼痛、触诊腹部长形肿块；果酱样大便
- 诊断：肠黏膜和组织活检

疾病人群分布

- 年龄
  - 任何年龄段均可发生
- 性别
  - 无性别差异

自然病史及预后

- 并发症
  - 肠梗阻、梗死或坏死
  - 出血、穿孔、腹膜炎
- 预后
  - 早期：预后好；复位后或手术切除后，很少复发
  - 晚期：预后差；严重的血管并发症；坏疽、穿孔

治疗

- 间歇性、无肠梗阻症状的无需治疗
- 回肠 - 结肠型、回肠 - 盲肠 - 结肠型、结肠 - 结肠型需手术切除
- 儿童
  - 空气灌肠复位
  - 手术复位或切除

【影像表现】

概述

- 诊断依据：肠中有肠，"弹簧"征
- 部位
  - 回肠与盲肠＞回肠与结肠＞结肠与结肠

X 线表现

- X 线平片
  - 可发现小肠梗阻
    - 液气平面，近端肠积气、扩张
    - 远端肠管塌陷，肠道积气减少
- 空气灌肠
  - 空气通过障碍
  - 肠套叠处出现软组织肿块
  - 随空气压力增加，软组织肿块缓缓向回盲部移动

CT 表现

- 轴位图像上看起来有三种形态
  - 靶征：肠套叠最初的阶段
    - 外层为鞘部
    - 内层为套入部
  - 腊肠形肿块：分层状（晚期）
    - 交替分布的低密度层（肠系膜脂肪）和高密度层（肠壁）
    - 肿块内出现强化的肠系膜血管
  - 肾形肿块：肠壁水肿或黏膜增厚合并血管损伤
    - 血管损伤：在肠套叠的折返部，中层肠壁增厚、水肿呈低密度，合并肠腔内的新月形积液或积气
- 肠梗阻的表现
  - 液气平面，近端肠积液、扩张，远端肠管塌陷

MRI 表现

- 肠内有肠或是"弹簧征"表现
- T2WI 表现最佳

超声所见

- 实时
  - 横向超声：靶征，甜甜圈征，或"牛眼"征
    - 外周低回声环：鞘部的水肿壁
    - 中间的高回声区域：套入部与鞘部之间的空间
    - 内周的低回声环：套入部形成
  - 纵向超声：假肾征
    - 多重的，薄的，低回声，条纹状回声
  - 彩色多普勒：套入部和折返部肠壁之间陷入的肠系膜血管

推荐影像学检查

- 根据患者的年龄和临床表现
- 超声检查，空气灌肠，螺旋 CT 平扫及增强扫描

【鉴别诊断】

原发性消化道肿瘤

- 良性肿瘤、腺类癌、间质瘤、脂肪瘤、腺癌
- 小肠造影
  - 发现肿块

转移瘤和淋巴瘤

- 转移瘤（小肠）
  - 恶性黑色素瘤、肺癌、乳腺癌

- 位置：肠系膜远端
  - 恶性黑色素瘤
    - 大小不等的平滑息肉状病灶
    - 车轮征：息肉灶合并溃疡及黏膜辐射状聚拢
  - 肺癌
    - 单发 / 多发壁内病变（脂肪 / 息肉）
    - 常伴溃疡，狭窄，梗阻
  - 乳腺癌
    - 黏膜下层高分化细胞肿块
    - 多发狭窄 + 受累肠道扩张
    - 肠壁溃疡套叠
- 非霍奇金淋巴瘤（多见）
  - 胃（51%），小肠（33%）
  - 结节状，息肉，浸润性，肠系膜侵犯
  - 局灶性浸润：受影响肠壁呈肠套叠腊肠型增厚
  - 可导致肠套叠

子宫内膜异位症
- 子宫以外的器官和组织出现子宫内膜组织
- 常见位置：盆腔器官
- 37% 病例累及肠道：直肠、乙状结肠（95%），小肠（7%），回肠末端多见
- 肠管反折皱缩或斑状变形
- 高度或低度小肠梗阻
  - 常由纤维化引起，肠套叠罕见
- 诊断：腹腔镜

梅克尔憩室
- 最常见的消化道先天异常
- 回肠外翻（距回盲瓣 2 英尺）
- 引起小肠梗阻的原因
  - 扭转：与系膜过长有关
  - 憩室的挤压，使肠管进入腹股沟疝内（利特雷疝）
  - 憩室反向的肠套叠

诊断与鉴别诊断要点

- 短袢型、无肠梗阻的肠套叠多见于成年人，无需治疗
- 最佳的影像诊断依据：肠中有肠，“弹簧”征
- 儿童肠套叠可使用空气灌肠确诊和复位

重点推荐文献

[1] Simpson T，Ivey J，Borkowski S. Pediatric management problems. Intussusception. Pediatr Nurs，2004，30（4）：326-327

[2] Navarro OM，Daneman A，Chae A. Intussusception：the use of delayed，repeated reduction attempts and the management of intussusceptions due to pathologic lead points in pediatric patients. AJR Am J Roentgenol，2004，182（5）：1169-1176.

[3] Ramachandran P，Gupta A，Vincent P，Sridharan S. Air enema for intussusception：is predicting the outcome important?Pediatr Surg Int，2008，24（3）：311-313.

典型病例

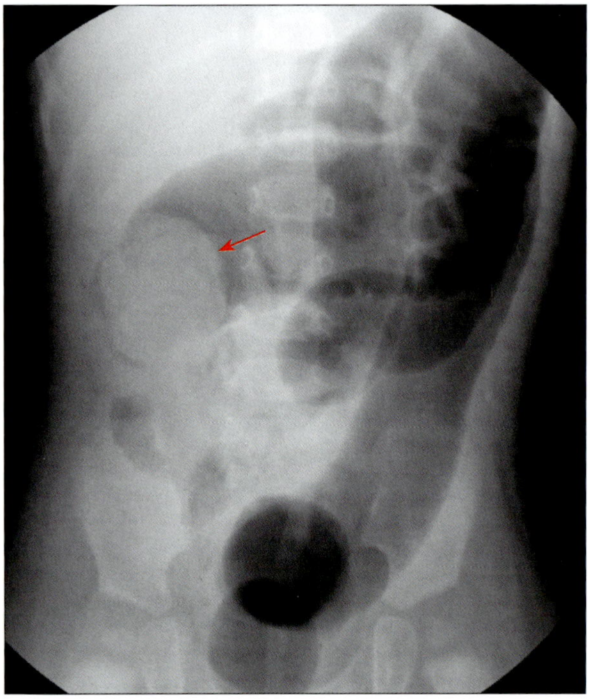

图 4-9-37 **肠套叠**
空气灌肠检查及复位，示结肠充气显影，右半结肠肝曲处见类圆形软组织肿块影（箭头），气体通过受阻，小肠未见气体进入

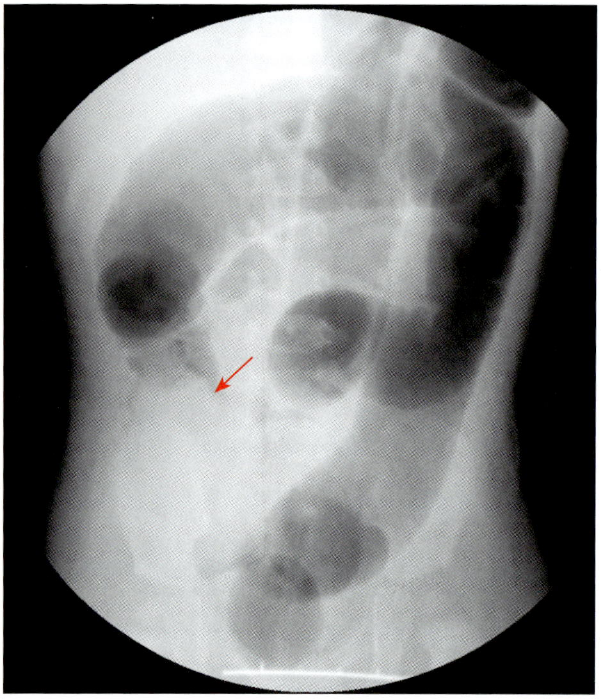

图 4-9-38 **肠套叠**
与图 4-9-37 同一病例。空气灌肠后，随压力增加结肠充气显影，软组织肿块缓缓向回盲部退缩（箭头）

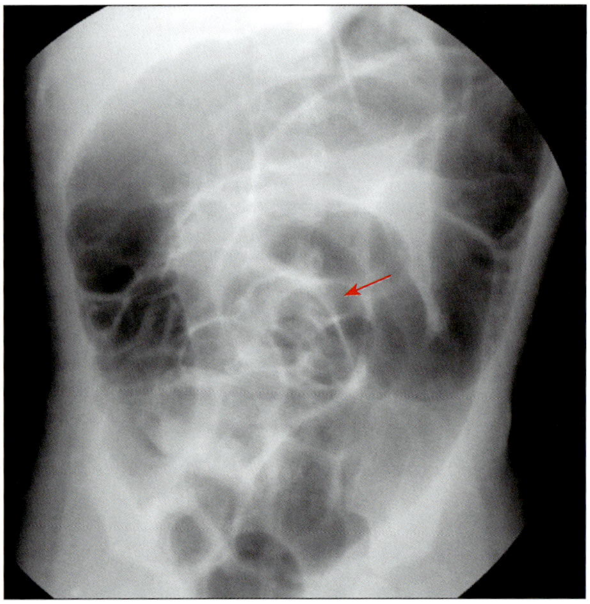

图 4-9-39 **肠套叠**
与图 4-9-37 同一病例。空气灌肠继续，软组织肿块消失，小肠充气呈网格状（箭头），肠套叠空气灌肠复位成功

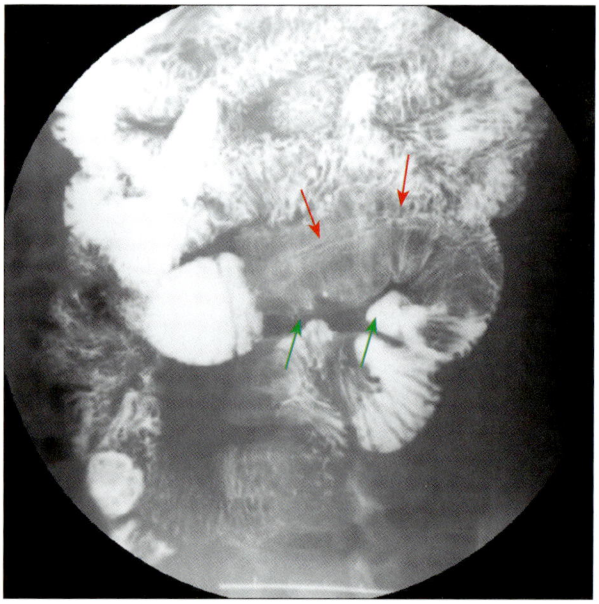

图 4-9-40 **黑斑息肉病并肠套叠**
上消化道钡餐检查，示空 - 空型肠套叠，套入部肠管腔（绿箭头）及套鞘部（红箭头）

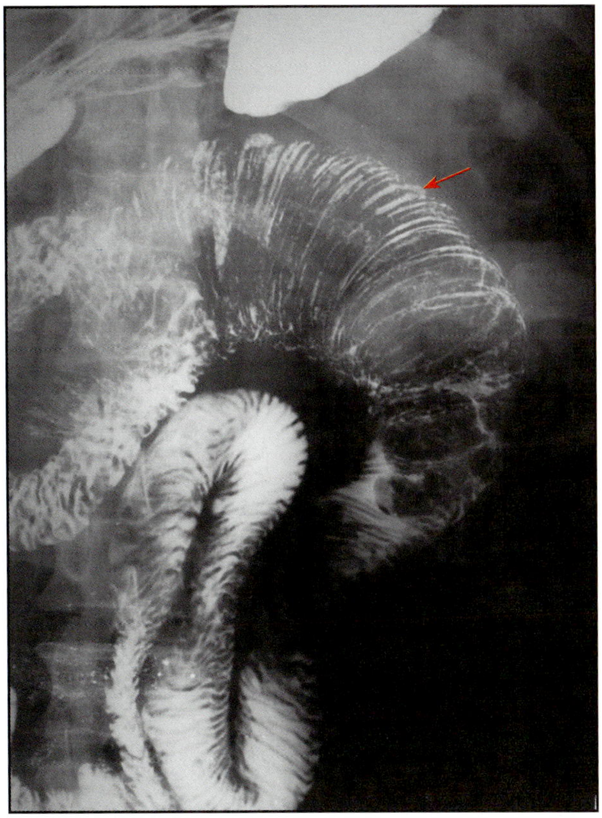

图 4-9-41 黑斑息肉病并肠套叠
上消化道钡餐检查，示空 - 空型肠套叠，套鞘部黏膜排列呈弹簧状（箭头）

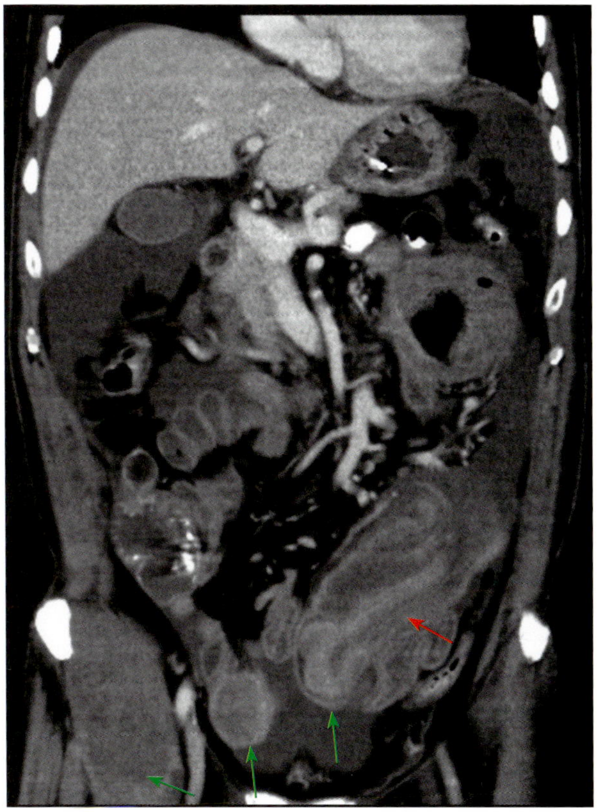

图 4-9-42 黑色素瘤小肠转移并肠套叠
CT 增强扫描冠状重组，示空 - 空型肠套叠，套入部肠壁水肿（红箭头），并见多发转移灶（绿箭头）

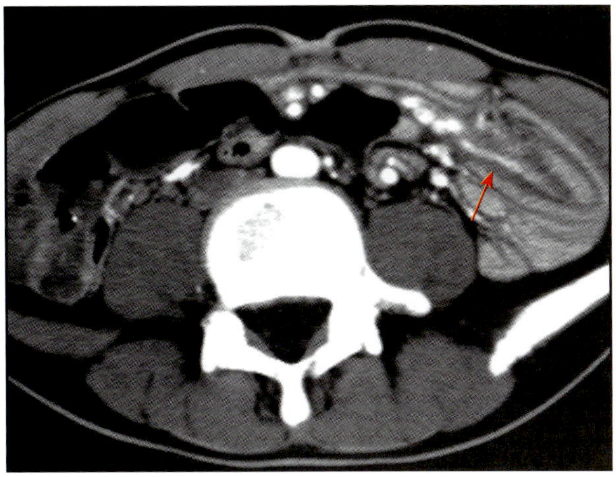

图 4-9-43 小肠间质瘤并肠套叠，回 – 回型
CT 增强扫描轴位，示左下腹腊肠状肿块，肠中有肠，肠壁水肿，呈分层状改变（箭头）

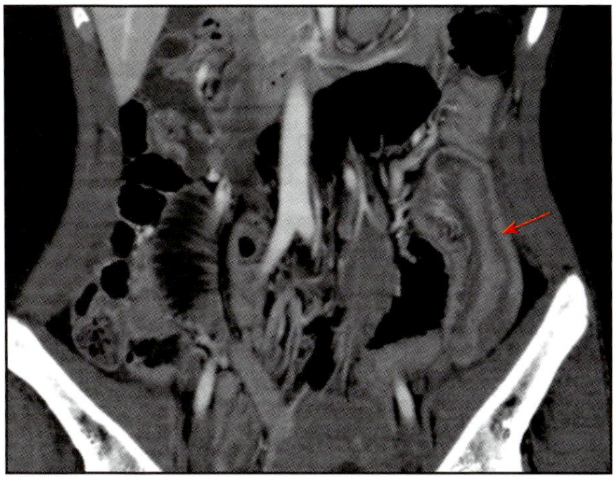

图 4-9-44 小肠间质瘤并肠套叠，回 – 回型
与图 4-9-43 同一病例。CT 增强扫描冠状重组，示左下腹腊肠状肿块，肠中有肠，肠壁水肿，呈分层状改变（箭头），盆腔左侧见一肿块，中央坏死

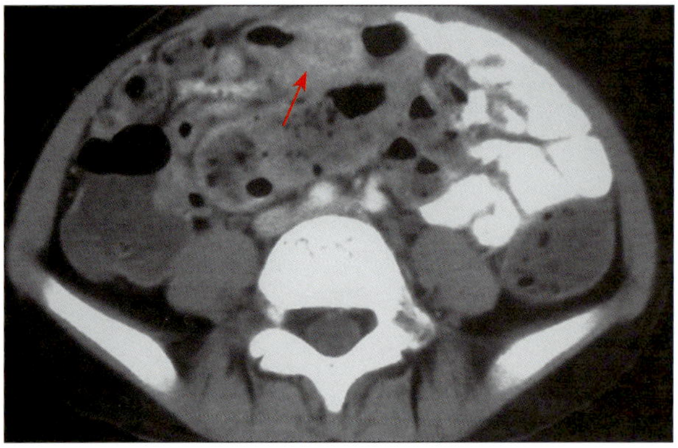

图 4-9-45 儿童 Mekel 憩室内翻并肠套叠

CT 增强扫描轴位，示中腹部肠腔内类圆形肿块（箭头），呈“靶征”，肿块外层为鞘部

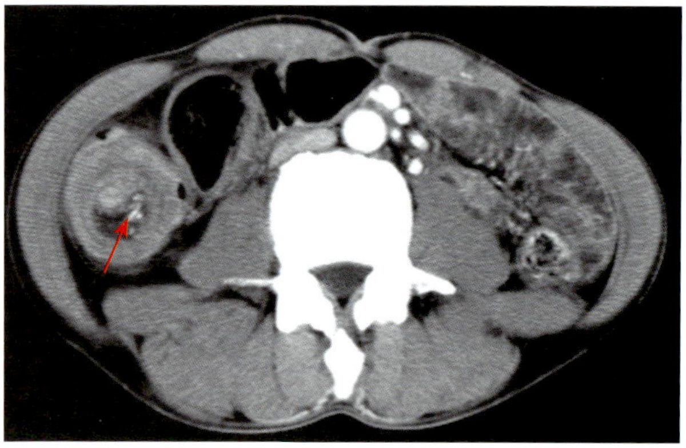

图 4-9-46 回 - 结型肠套叠

CT 增强扫描轴位，示右下腹“靶征”，肿块外层为鞘部，内层为套入部，并见肠系膜血管影和脂肪密度（箭头）

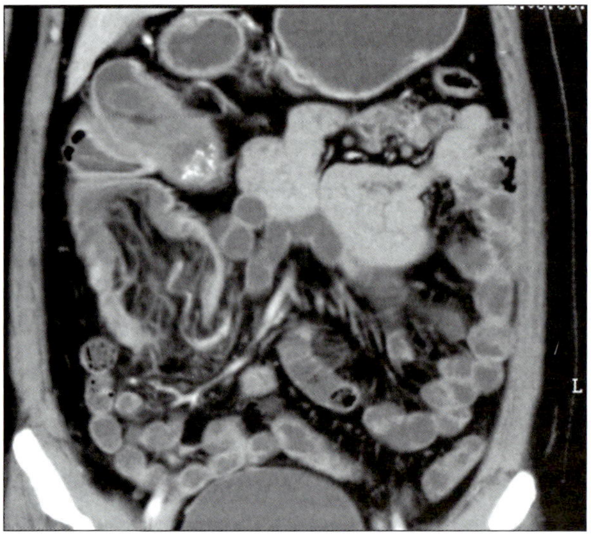

图 4-9-47 肠套叠，回 - 结型

CT 增强扫描冠状重组，见右侧中腹部见肾形肿块，肠中有肠，折返部肠壁明显水肿、增厚，强化程度减低（箭头），说明缺血

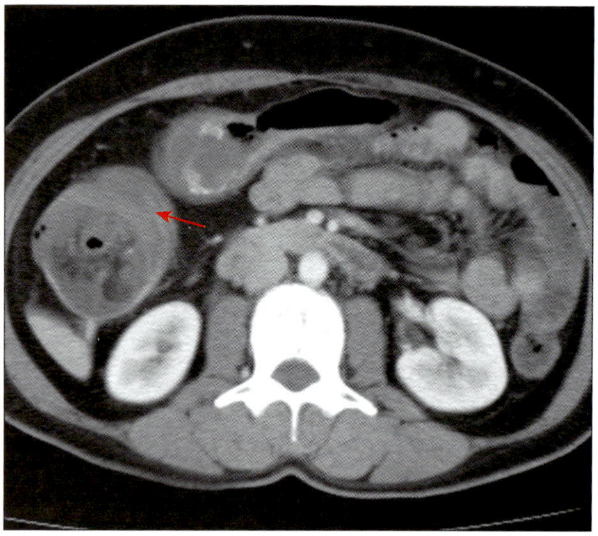

图 4-9-48 肠套叠，回 - 结型

与图 4-9-47 同一病例。CT 增强扫描轴位，见右侧中腹部肿块，肠中有肠，套入肠管管腔内见气体，折返部肠壁明显水肿、增厚，强化程度减低，提示缺血

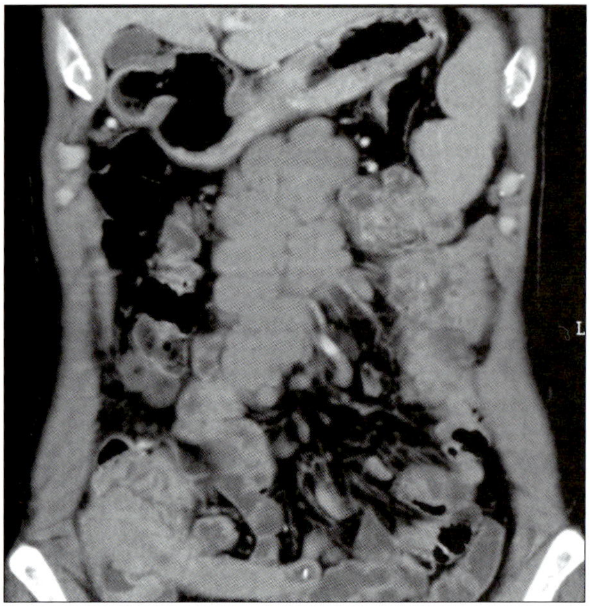

图 4-9-49 肠套叠，回 - 结型

CT 增强扫描冠状重组，见回肠末段套入结肠，回肠末段肠壁增厚（箭头），经手术证实为淋巴瘤

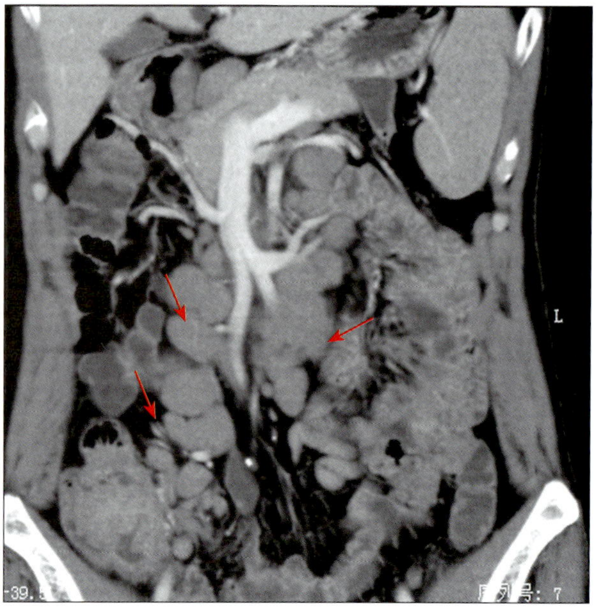

图 4-9-50 肠套叠，回 - 结型

与图 4-9-49 同一病例。CT 增强扫描冠状重组，见回盲部及小肠系膜见多发肿大的淋巴结（箭头）

五、放射性肠炎

【概念与概述】

- 放射性肠炎（radiation enteritis）
- 定义
  - 放疗或过度腹部辐射导致的小肠黏膜及肠壁损伤

【病理与病因】

一般特征

- 一般发病机理
  - 直接的细胞毒素效应：辐射 → 自由基与 DNA 相互作用 → 消除复制、转录及蛋白质合成 → 细胞瓦解和死亡
  - 缺血改变：中间壁增厚及内皮下增殖 → 闭塞性动脉内膜炎 → 纤维化
- 放射性肠炎分期
  - 急性期：放疗时发生或放疗后 2 个月内发病
  - 亚急性期：放疗后 2 ~ 12 个月
  - 慢性期：放疗后 12 个月后
- 病因学
  - 有宫颈、子宫、卵巢、盲肠、结肠、直肠及膀胱癌症的放射治疗史
  - 慢性放射性小肠炎的危险因子
    - 先前有腹部手术史 → 粘连
    - 放射治疗前有腹膜炎
    - 短期内高剂量辐射
    - 高血压、动脉粥样硬化、糖尿病
    - 化疗与放疗同时进行 → 增加放疗危害
  - 辐射耐受性
    - 辐射耐受性由高到低排列：十二指肠、空肠、回肠、横结肠、乙状结肠、食管和直肠
    - 辐射耐受剂量（TD 5/5）：可导致 5% 的患者在 5 年内出现放射损伤所接受辐射剂量
    - TD 5/5：小肠及结肠为 4500 cGy（1 centigray=1 rad）；直肠为 5000 cGy
- 流行病学
  - 5% ~ 15% 的患者接受放射治疗后会出现慢性放射性小肠炎
  - 放射性小肠炎：通常发生于接受放射治疗后 12 年内（可发生于接受放射治疗期间，潜伏期也可长达 25 年）
  - 放射性结肠炎：发生于接受放射治疗后 2 年内

大体病理及手术所见

- 皱襞增厚，溃疡形成，狭窄或粘连
- 急性期
  - 黏膜：变薄（隐窝细胞有丝分裂减少）和水肿
  - 黏膜下：水肿
  - 充血和溃疡形成
- 亚急性期
  - 黏膜：愈合过程
  - 黏膜下：小动脉闭塞及纤维化增厚
- 慢性期
  - 固有肌层：纤维化
  - 浆膜：弥漫性透明样变 → 肠管间粘连
  - 溃疡形成及纤维化 → 狭窄

显微镜下特征

- 小肠绒毛缩短，炎症细胞和上皮细胞巨红细胞症

临床表现

表现

- 最常见的体征 / 症状
  - 急性

    腹部绞痛，恶心、呕吐、里急后重和水样腹泻
    - 脱水和营养吸收不良（小肠菌群紊乱）
    - 症状的严重程度与接受的辐射剂量成比例
    - 放射性直肠炎：直肠黏液样便，直肠疼痛和直肠出血
  - 慢性
    - 腹部绞痛，恶心，呕吐，里急后重，血便，脂肪泻（每天 10 ~ 40g）和体重下降
- 实验室检查
  - 低钙血症
  - 铁和维生素 B_{12} 水平下降
- 诊断
  - 放射性小肠炎：小肠造影和螺旋 CT 的影像学表现
  - 放射性结肠炎：钡灌肠造影检查和螺旋 CT 的影像学表现

疾病人群分布

- 性别

- 男＜女

自然病史及预后

- 并发症
  - 瘘道、狭窄、小肠梗阻、出血、脓肿及穿孔
- 预后
  - 减少或停止放射治疗并采用药物治疗后预后良好
  - 假若患者具有慢性放射性损伤及各种并发症则预后不良

治疗

- 减少或停止放射治疗
- 药物治疗及低渣饮食
- 手术指征：当药物治疗无效

【影像表现】

概述

- 最佳的诊断依据：盆腔肠环肠壁增厚，肠腔狭窄
- 部位
  - 小肠（回肠较空肠常见）
  - 毗邻结肠（放射性结肠炎）和直肠（放射性直肠炎）

X 线表现

- 出现永久性的影像学改变：放射治疗后 1 个月～2 年
- 小肠造影

急性放射性肠炎

  - 肠壁僵硬，痉挛（肠腔直径减小）肠壁增厚（水肿）
- 慢性放射性肠炎
  - 黏膜皱襞增厚、粘连，肠襞增厚（水肿或纤维化）
  - 增厚的襞呈平直状
  - “叠币征”表现：增厚、光滑、平直的黏膜皱襞垂直于小肠的纵轴（黏膜下出血）
  - 钉样征表现：侧位上，相邻的襞增厚并彼此靠近，钡剂集于增厚的黏膜皱襞之间形成钉样改变
  - 肠腔狭窄，小肠梗阻，梗阻近端肠袢扩张
  - 单发或多发的不同长度的狭窄（可达到几个厘米）
  - 粘连：毗邻的肠环成角
  - “黏膜钉”：肠系膜远端的黏膜襞成角，变形；常见于回肠和空肠末端
  - 蠕动减弱或是消失
  - 形成大而深的溃疡，浅溃疡难以发现
  - 窦和瘘（尤其在放射引起的外科手术吻合处的破坏）
  - 受累的黏膜皱襞消失（晚期，萎缩特征）
- 钡灌肠检查
  - 急性放射性结肠炎和直肠炎
    - 黏膜断裂或扭转（水肿或出血）
  - 慢性放射性结肠炎和直肠炎
    - 边缘逐渐变细的弥散性或局灶性变窄
    - 直肠狭窄或直肠阴道瘘
    - 骶骨前间隙增宽（侧位）

CT 表现

- 肠壁增厚，肠腔狭窄
- 肠周纤维化 + 肠腔狭窄
- 小肠梗阻，多发液气平面和近端肠袢扩张
- 窦或瘘

MRI 表现

- T2WI
  - 增厚的高信号层提示黏膜下水肿；无肿瘤侵入
  - 牛眼征：增厚水肿的黏膜下层呈高信号，被低信号的肌层的固有层和黏膜环绕
  - 肠瘘：瘘道内的液体呈高信号与软组织和脂肪形成对比

推荐影像学检查

- 小肠造影，钡灌肠检查；螺旋 CT 平扫及增强扫描（口服对比剂）

【鉴别诊断】

克罗恩病

- 节段性病变，透壁性炎症，肉芽肿，鹅卵石样黏膜，瘘
- 持久的肠壁不规则增厚，黏膜皱襞融合变形，假息肉形成

转移瘤和淋巴瘤

- 转移瘤（小肠）
  - 恶性黑色素瘤，乳腺癌
  - 导致小肠梗阻和变窄
  - 腹部照射，腹部肿瘤的一种治疗方式
    - 难以与放射性的进行区分，二者可以共存
    - 定期复查观察病变的生长方式可协诊，

组织活检确诊

- 非霍奇金淋巴瘤
  - 部位：小肠（33%），结肠（16%）
  - 浸润形式与放射性肠炎相似
    - 环形浸润，累及长短不同的小肠→增厚→黏膜强化
  - 然而，非霍奇金淋巴瘤很少有相同的放射学征象
    - 肠管呈动脉瘤样扩张，很少形成梗阻
    - 其他典型的征象：多发结节样充盈缺损，息肉样改变，累及肠系膜
  - CT：肠系膜淋巴结肿大

局部缺血性肠炎

- 小肠局部缺血改变→小肠梗阻，类似于放射性肠炎
- 局部缺血和放射均能导致黏膜下层出血→叠币征
- 肠系膜上动脉、肠系膜上静脉或其他的肠系膜血管的血栓或狭窄

原发性小肠肿瘤

- 肠腔不规则狭窄
- 临床症状较放射性肠炎影响严重得多

诊断与鉴别诊断要点

- 影像表现：小肠梗阻，肠管壁增厚并形态固定或呈角状改变；蠕动减弱
- 放射治疗的病史：放射治疗的剂量分级，总剂量，辐射位置、范围，辐射类型和放射治疗后时间
- 需排除复发的肿瘤

典型病例

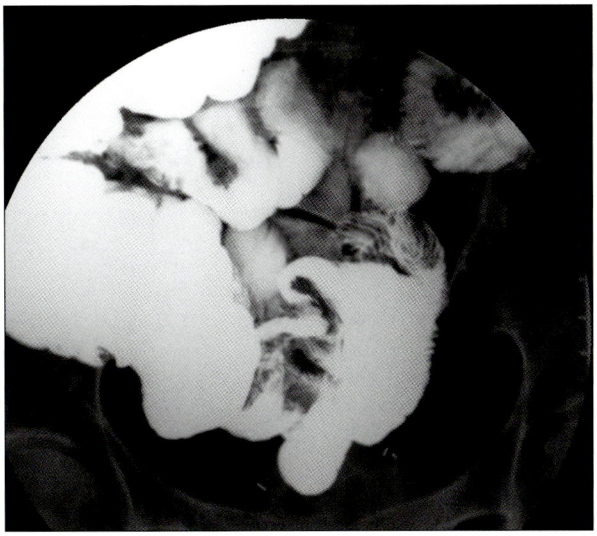

图 4-9-51　**放射性小肠炎**
患者有子宫颈癌放疗病史，全消化道钡餐造影检查，显示盆腔组小肠粗细不均匀，轮廓不光滑，多发节段性狭窄，形态较固定

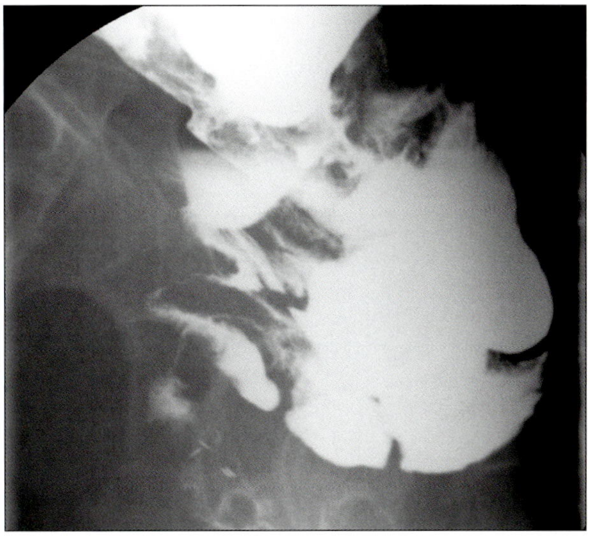

图 4-9-52　**放射性小肠炎**
与图 4-9-51 同一病例。全消化道钡餐造影检查，侧位片显示盆腔内小肠粗细不均匀，轮廓不光滑，多发节段性狭窄，形态较固定，部分成角，黏膜粗乱

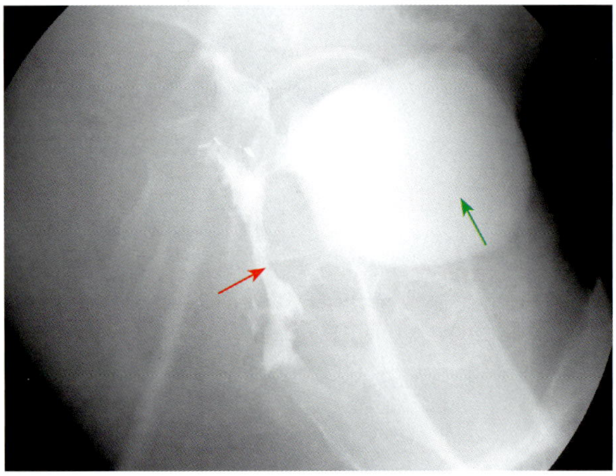

图 4-9-53 放射性小肠炎
与图 4-9-51 同一病例，并放射性结肠炎。结肠造影（直肠插管注入碘水），示对比剂进入阴道（红箭头）及膀胱（绿箭头），为结肠 - 阴道瘘、结肠 - 膀胱瘘

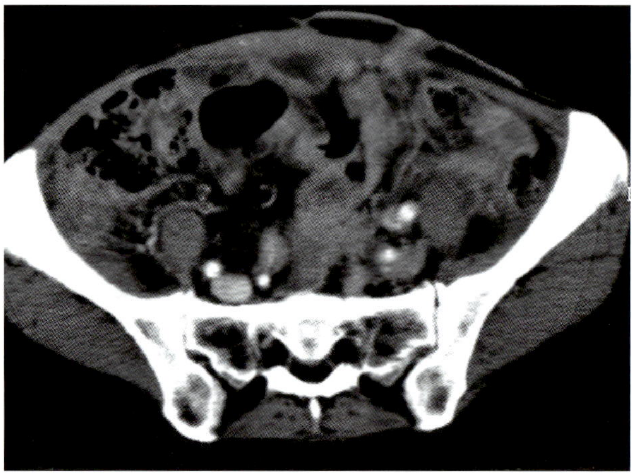

图 4-9-54 放射性小肠炎
与图 4-9-53 同一病例。CT 增强扫描轴位，见盆腔小肠肠壁明显增厚，形态不规则，周围脂肪间隙不清

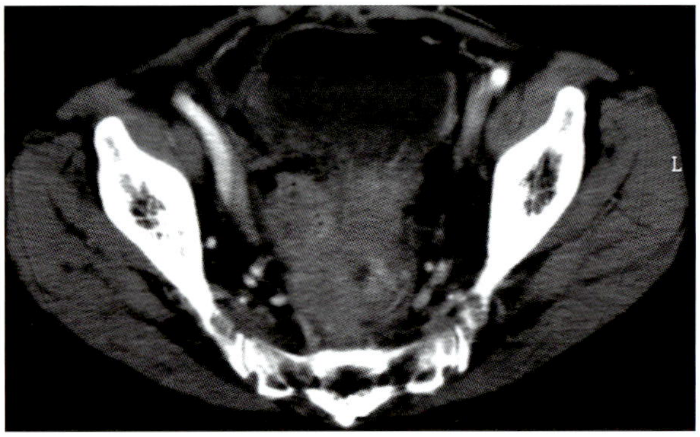

图 4-9-55 放射性小肠炎
与图 4-9-53 同一病例。放射性直肠炎，CT 增强扫描轴位，见直肠肠壁明显增厚，黏膜下水肿，形态不规则，周围脂肪间隙不清

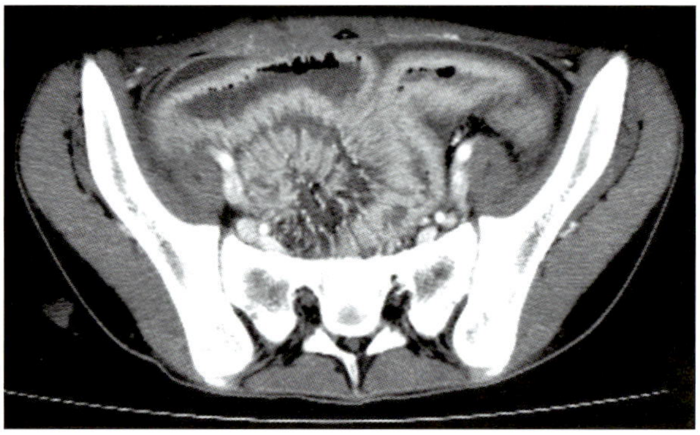

图 4-9-56 放射性小肠炎，放疗病史
CT 增强扫描检查，示小肠肠壁明显增厚，肠系膜血管增粗、增多，肠周见少量积液

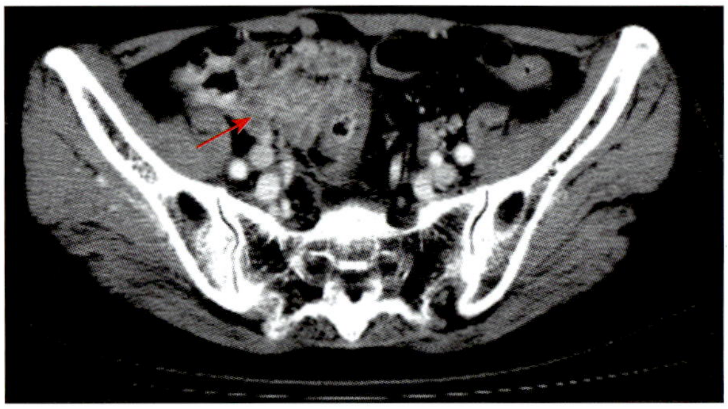

图 4-9-57 放射性小肠炎
前列腺癌行盆腔放疗病史。CT 增强扫描轴位，见盆腔内小肠肠壁明显增厚，相互粘连（箭头）

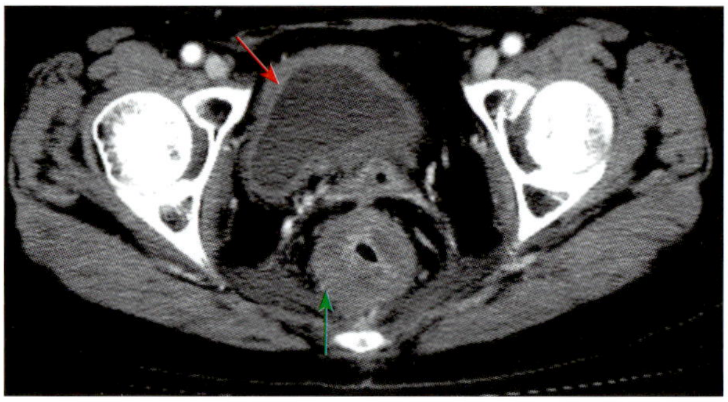

图 4-9-58 放射性小肠炎
与图 4-9-57 同一病例。CT 增强扫描轴位，见直肠肠壁明显增厚、水肿（绿箭头）。膀胱壁增厚，为放射性膀胱炎（红箭头）

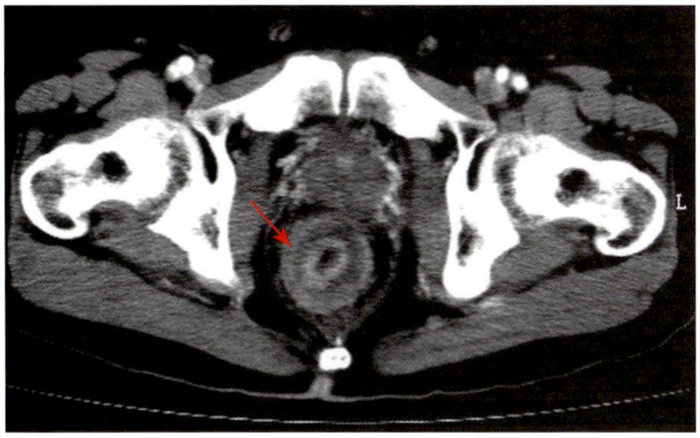

图 4-9-59　放射性小肠炎

与图 4-9-57 同一病例。CT 增强扫描轴位，见直肠肠壁明显增厚、水肿（箭头）

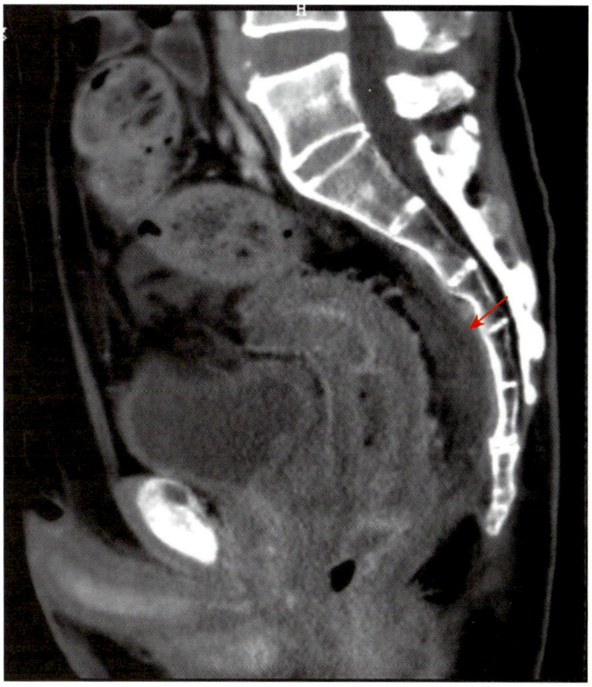

图 4-9-60　放射性小肠炎

与图 4-9-57 同一病例。CT 增强扫描矢状重组，见直肠肠壁明显增厚、水肿，骶骨与直肠间隙积液（箭头）

重点推荐文献

[1] Willett CG，Ooi CJ，Zietman AL，et al. Acute and late toxicity of patients with inflammatory bowel disease undergoing irradiation for abdominal and pelvic neoplasms. Int J Radiat Oncol Biol Phys，2000，46（4）：995-998.

[2] Demirer S，Aydintug S，Aslim B，et al. Effects of probiotics on radiation-induced intestinal injury in rats. Nutrition，Feb 2006，22（2）：179-186.

[3] Horwhat JD，Dubois A. Radiation enteritis. Curr Treat Options Gastroenterol，1999，2：371-381.

（冯仕庭、李子平）

主要参考文献

[1] Federle M P. Jeffrey R B. Desser T S. et al. Diagnostic Imaging：Abdomen. Canada. Amirsys Inc，2004：1-4-2-1-4-8.

[2] 章士正.小肠影像诊断学.北京：人民军医出版社，2006：1–52.

[3] Boudiaf M. Jaff A. Soyer P. et al. Small-Bowel Diseases：Prospective Evaluation of Multi–Detector Row Helical CT Enteroclysis in 107 Consecutive Patients.Radiology，2004，233：338–344.

[4] Feng S T. Chan T. Sun C H. et al. Multiphasic MDCT in small bowel volvulus. European Journal of Radiology，2010，76：e13–e18.

[5] Pickhardt P J. Bhalla S. Intestinal malrotation in adolescents and adults：spectrum of clinical and imaging features. AJR，2002，179：1429-1435.

[6] Murakami R. Sugizaki K. Kobayashi Y. et al. Strangulation of small bowel due to Meckel diverticulum：CT findings. Clinical imaging，1999，23：181-183.

[7] Bennett G L. Birnbaum B A. Balthazar E J. CT of Meckel's diverticulitis in 11 patients. AJR，2004，182：625-629.

[8] Seitun S. Vito L D. Rossi U G. et al. Perforated Meckel's diverticulitis on the mesenteric side：MDCT findings. Abdominal imaging，2012，37：288-291.

[9] Elsayes K M. Menias C O. Harvin H J. et al. Imaging

Manifestations of Meckel's Diverticulum. AJR，2007，189：181-188.

[10] Berrocal T. Lamas M. Gutiérrez J. et al. Congenital Anomalies of the Small Intestine，Colon，and Rectum. RadioGraphics，1999，19：1219-1236.

[11] Donnelly L F. Jones B V. O'Hara S M. et al. Diagnostic Imaging：Pediatrics. Canada. Amirsys Inc，2005：4-158–4-160.

[12] Vanhoenacker F M. De Backer A I. Op de Beeck B. et al. Imaging of gastrointestinal and abdominal tuberculosis. Eur Radiol，2004，14：E103–E115.

[13] Engin G. Acunas B. Acunas G. Et al. Imaging of extrapulmonary tuberculosis. Radiographics，2000，20：471–488.

[14] Burrill J. Williams C J. Bain G. et al. Tuberculosis：A Radiologic Review. Radiographics，2007，27：1255-1273.

[15] Rodriguez E J. Gama M A. Ornstein S M. et al. Ascariasis causing small bowel volvulus. Radiographics，2003，23：1291-1293.

[16] Lawlor G. Moss A C. Cytomegalovirus in inflammatory bowel disease：Pathogen or innocent bystander?Inflamm Bowel Dis，2010，16：1620–1627.

[17] Federle M P. Jeffrey R B. Desser T S. et al. Diagnostic Imaging：Abdomen. Canada. Amirsys Inc，2004：1-4-12–1-4-13.

[18] Scholz FJ，Afnan J，Behr SC. CT findings in adult celiac disease. Radiographics，2011，31（4）：977-992.

[19] 温小恒，钱家鸣. 乳糜泻诊断新进展. 胃肠病学，2006，11（5）：312-314.

[20] Rubesin SE，Rubin RA，Herlinger H. Small bowel malabsorption：clinical and radiologic perspectives. How we see it. Radiology，1992，184（2）：297-305.

[21] Ramzan NN，Loftus E，Burgart LJ，et al. Diagnosis and monitoring of Whipple' s disease by polymerase chain react ion. Ann Intern Med，1997，126（7）：520-527.

[22] Avila NA，Ling A，Worobec AS，et al. Systemic mastocytosis：CT and US features of abdominal manifestations. Radiology，1997，202（2）：367-372.

[23] 李红，高琳，沈柱，等. 肥大细胞增生征的研究进展. 国际皮肤性病学杂志，2006，32（6）：383-385.

[24] 朱庆强，王中秋，朱文荣，等. 克罗恩病的影像学诊断. 临床放射学杂志，2011，30（1）：62-65.

[25] Kambadakone AR，Prakash P，Hahn PF，et al. Low-dose CT examinations in Crohn' s disease：Impact on image quality，diagnostic performance，and radiation dose. AJR Am J Roentgenol，2010，195（1）：78-88.

[26] Shanks MJ，Blane CE，Adler DD，et al. Radiographic findings of scleroderma in childhood. AJR，1983，141（4）：657-660.

[27] 周茂松，严煜林. 硬皮病病因及发病机制的研究进展.2008，14（1）：88-89.

[28] Johnson RW，Tew MB，Arnett FC. The Genetics of Systemic Sclerosis. Curr Rheumatol Rep，2002，4（2）：99-107.

[29] Ho LM，Paulson EK，Thompson WM. Pneumatosis intestinalis in the adult：benign to life-threatening causes. AJR，2007，188（6）：1604-1613.

[30] 黄平，焦宛. 肠道气囊肿病. 国外医学外科学分册，1995，22（5）：280-282.

[31] 孙瑾，董理，胡兵，等. 急性肠系膜缺血性疾病的多层螺旋 CT 诊断. 临床放射学，2009，28（10）：1409-1411.

[32] Wiesner W，Mortelé KJ，Glickman JN，et al. Pneumatosis intestinalis and portomesenteric venous gas in intestinal ischemia：correlation of CT findings with severity of ischemia and clinical outcome. AJR，2001，77（6）：1319-1323.

[33] Kernagis LY，Levine MS，Jacobs JE. Pneumatosis intestinalis in patients with ischemia：correlation of CT findings with viability of the bowel. AJR，2003，180（3）：733-736.

[34] Ha HK，Lee SH，Rha SE，et al. Radiologic features of vasculitis involving the gastrointestinal tract. Radiographics（Review）. 2000，20（3）：779-794.

[35] Chung SY，Ha HK，Kim JH Radiologic findings of Behçet syndrome involving the gastrointestinal tract. Radiographics（Review）. 2001，21（4）：911-924.

[36] Taourel P，Merigeaud S，Millet I，et al. Trauma of the thoraco-abdominal area：imaging strategy. J Radiol，2008，89（11）：1833-1854.

[37] Brody JM，Leighton DB，Murphy BL，et al. CT of blunt trauma bowel and mesenteric injury：typical findings and pitfalls in diagnosis. Radiographics，2000，20（6）：1525-1536.

[38] Delabrousse E，Lubrano J，Sailley N，Aubry S，Mantion GA，Kastler BA. Small-bowel bezoar versus small-bowel feces：CT evaluation. AJR Am J Roentgenol，2008，191（5）：1465-1468.

[39] Killeen KL，Shanmuganathan K，Poletti PA，et al. Helical computed tomography of bowel and mesenteric injuries. J Trauma，2001，51（1）：26-36.

[40] Tew K et al：MDCT of acute lower gastrointestinal bleeding. AJR Am J Roentgenol，2004，182（2）：427-430.

[41] Hastings GS：Angiographic localization and transcatheter treatment of gastrointestinal bleeding. Radiographics，2000，20（4）：1160-1168.

[42] Lefkovitz Z，Cappell MS，Kaplan M. Radiology in the diagnosis and therapy of gastrointestinal bleeding. Gastroenterol Clin North Am，2000，29（2）：489-512.

[43] Schillaci O，Spanu A，Tagliabue L，Filippi L，Danieli R，Palumbo B，et al. SPECT/CT with a hybrid imaging system in the study of lower gastrointestinal bleeding with technetium-99m red blood cells. Q J Nucl Med Mol Imaging，2008，3.

[44] Sailer J，Zacherl J，Schima W. MDCT of small bowel tumours. Cancer Imaging，2007，7：224-233.

[45] Miao F，Wang ML，Tang YH. New progress in CT and MRI examination and diagnosis of small intestinal tumors. World J Gastrointest Oncol，2010，2（5）：222-228.

[46] Ramachandran I，Sinha R，Rajesh A，et al. Multidetector row CT of small bowel tumours. Clin Radiol，2007，62（7）：607-614.

[47] Masselli G, Gualdi G. Evaluation of small bowel tumors: MR enteroclysis. Abdom Imaging, 2010, 35 (1): 23-30.
[48] Horton KM, Juluru K, Montogomery E, et al. Computed tomography imaging of gastrointestinal stromal tumors with pathologycorrelation. J Comput Assist Tomogr, 2004, 28 (6): 811-817.
[49] Arber N, Moshkowitz M. Small bowel polyposis syndromes. Curr Gastroenterol Rep, 2011, 13 (5): 435-441.
[50] Kopacova M, Tacheci I, Rejchrt S, et al. Peutz-Jeghers syndrome: diagnostic and therapeutic approach. World J Gastroenterol, 2009, 15 (43): 5397-5408.
[51] 刘静，周茂义，李丽新，等. 色素沉着——胃肠道多发性息肉综合征的影像学综合诊断. 中国医学影像学杂志，2008，16 (6)：464-465.
[52] Sailer J, Zacherl J, Schima W. MDCT of small bowel tumours. Cancer Imaging, 2007, 7: 224-233.
[53] Miao F, Wang ML, Tang YH. New progress in CT and MRI examination and diagnosis of small intestinal tumors. World J Gastrointest Oncol, 2010, 2 (5): 222-228.
[54] Ramachandran I, Sinha R, Rajesh A, et al. Multidetector row CT of small bowel tumours. Clin Radiol, 2007, 62 (7): 607-614.
[55] Sailer J, Zacherl J, Schima W. MDCT of small bowel tumours. Cancer Imaging, 2007, 7: 224-233.
[56] Miao F, Wang ML, Tang YH. New progress in CT and MRI examination and diagnosis of small intestinal tumors. World J Gastrointest Oncol, 2010, 2 (5): 222-228.
[57] 邢古生，周纯武. 小肠恶性肿瘤的病理及影像学诊断进展. 癌症进展，2008. 6 (6)：595-600.
[58] Hayashi D, Tkacz JN, Hammond S, et al. Gastroenteropancreatic neuroendocrine tumors: multimodality imaging features withpathological correlation. Jpn J Radiol, 2011, 29 (2): 85-91.
[59] Gore RM, Berlin JW, Mehta UK, et al. GI carcinoid tumours: appearance of the primary and detecting metastases. Best Pract Res Clin Endocrinol Metab, 2005, 19 (2): 245-263.
[60] Kamaoui I, De-Luca V, Ficarelli S, et al. Value of CT enteroclysis in suspected small-bowel carcinoid tumors. AJR Am J Roentgenol, 2010, 194 (3): 629-633.
[61] 唐永华，陈克敏，钟捷，等. 原发性小肠淋巴瘤的多层螺旋 CT 诊断. J Diagn Concepts Pract, 2008, 7 (1): 42-46.
[62] Mendelson RM, Fermoyle S. Primary gastrointestinal lymphomas: a radiological-pathological review. Part 2: Small intestine. Australas Radiol, 2006, 50 (2): 102-113.
[63] Minordi LM, Vecchioli A, Mirk P, et al. Multidetector CT in small-bowel neoplasms. Radiol Med, 2007, 112(7): 1013-1025.
[64] Sailer J, Zacherl J, Schima W. MDCT of small bowel tumours. Cancer Imaging, 2007, 7: 224-233.
[65] Ramachandran I, Sinha R, Rajesh A, et al. Multidetector row CT of small bowel tumours. Clin Radiol, 2007, 62 (7): 607-614.
[66] Sailer J, Zacherl J, Schima W. MDCT of small bowel tumours. Cancer Imaging, 2007, 7: 224-233.
[67] Miao F, Wang ML, Tang YH. New progress in CT and MRI examination and diagnosis of small intestinal tumors. World J Gastrointest Oncol, 2010, 2 (5): 222-228.
[68] Khurana B et al: Bowel obstruction revealed by multidetector CT. AJR Am Roentgenol, 2002, 178 (5): 1139-1144.
[69] Maglinte DD et al: Small bowel obstruction: Optimizing radiologic investigation and nonsurgical management. Radiology, 2001, 218: 39-46.
[70] Furukawa A et al: Helical CT in the diagnosis of small bowel obstruction. Radiographics, 2001, 21 (2): 341-355.
[71] Caoli EM et al: CT of small bowel obstruction: Another perspective using multiplanar reformations. AJR, 2000, 174: 993-998.
[72] Nevitt PC: The string of pearls sign. Radiology, 2000, 214 (1): 157-158.
[73] Vaidya JS et al: Gallstone ileus. Lancet, 2003, 362(9390): 1105.
[74] Lyburn ID et al: Gall-stone ileus: imaging fecture. Hosp Med, 2002, 63 (7): 434-435.
[75] Gandhi A et al: Gallstone ileus following endoscopic sphincterotomy. Br J Hosp Med, 1995, 54 (5): 229-230.
[76] Farrell RJ et al: Celiac sprue. N Engl J Med, 2002, 346(3): 180-188.
[77] Antes G: Inflammatory disease of the small intestine and colon: contrast enema and CT. Radiology, 1998, 38: 41-45.
[78] Horton KM et al: Uncommon inflammatory disease of the small bowel: CT findings, AJR Am J Roentgenol, 1998, 170 (2): 385-388.
[79] Maglinte DD et al: Current status of small bowel radiography. Abdom Imaging, 1996, 21 (3): 247-257.
[80] Simpson T, Ivey J, Borkowski S. Pediatric management problems. Intussusception. Pediatr Nurs, 2004, 30 (4): 326-327.
[81] Navarro OM, Daneman A, Chae A. Intussusception: the use of delayed, repeated reduction attempts and the management of intussusceptions due to pathologic lead points in pediatric patients. AJR Am J Roentgenol, 2004, 182 (5): 1169-1176.
[82] Ramachandran P, Gupta A, Vincent P, Sridharan S. Air enema for intussusception: is predicting the outcome important?Pediatr Surg Int, 2008, 24 (3): 311-313.
[83] Willett CG, Ooi CJ, Zietman AL, et al. Acute and late toxicity of patients with inflammatory bowel disease undergoing irradiation for abdominal and pelvic neoplasms. Int J Radiat Oncol Biol Phys, 2000, .46 (4): 995-998.
[84] Demirer S, Aydintug S, Aslim B, et al. Effects of probiotics on radiation-induced intestinal injury in rats. Nutrition. Feb 2006, 22 (2): 179-186.
[85] Horwhat JD, Dubois A. Radiation enteritis. Curr Treat Options Gastroenterol, 1999, 2: 371-381.

5 结直肠

第1节 概述

解剖

- 结肠（colon）：包括盲肠、升结肠、横结肠、降结肠和乙状结肠，全长 120 ～ 200cm
  - 盲肠（cecum）：大肠的起始部，长 6 ～ 8cm，其下端为盲端，上续升结肠，左侧通过回盲瓣与末端回肠相连接，一般位于右髂窝内，大部分被腹膜包被
  - 升结肠（ascending colon）：长约 15cm，起自盲肠上端，以回盲瓣为界，沿右侧腹上行，转折处称为结肠肝曲（hepatic flexure of colon），其前面和两侧有腹膜覆盖，位置较固定
  - 横结肠（transverse colon）：长约 50cm，起自结肠肝曲，横行为一略向下垂的弓形弯曲，转折处称为结肠脾曲（splenic flexure of colon），由横结肠系膜连于腹后壁，活动度较大
  - 降结肠（descending colon）：长约 20cm，起自结肠脾曲，沿左侧腹下行，其管腔为结肠中较细的部分，降结肠前面和两侧有腹膜覆盖，位置较固定
  - 乙状结肠（sigmoid colon）：长约 45cm，全长呈“乙”字形弯曲，至第 3 骶椎平面续于直肠，变异较多，由乙状结肠系膜连于盆腔，活动度较大
- 直肠（rectum）
  - 大肠的终末段，位于小骨盆内偏后部，长 12 ～ 15cm
  - 第 3 骶椎平面上接乙状结肠，沿骶尾骨前面下行，穿过盆膈转向后下，至尾骨平面与肛管相连，形成约 90º 的弯曲
  - 以腹膜返折为界，分为上段直肠和下段直肠
    - 上段直肠的前面和两侧有腹膜覆盖
    - 下段直肠全部位于腹膜外
    - 直肠系膜位于中下段直肠的后方和两侧，内含动脉、静脉、淋巴组织及大量脂肪组织
- 肛管（anal canal）
  - 肛管上自齿状线（dentate line），下至肛门缘，长 1.5 ～ 2.0 cm
  - 肛管内上部为移行上皮，下部为角化的复层扁平上皮
  - 肛管为肛管内、外括约肌所环绕，平时呈环状收缩封闭肛门
- 结肠的血管解剖和生理
  - 右半结肠的动脉来自肠系膜上动脉（superior mesenteric artery）
  - 左半结肠和直肠上部的动脉来自肠系膜下动脉（inferior mesenteric artery）
  - 直肠中下部的动脉来自髂内动脉（internal iliac artery）
  - 结肠静脉与结肠动脉相伴行
  - 结肠中静脉、右结肠静脉和回结肠静脉汇成肠系膜上静脉（superior mesenteric vein），进入门静脉（portal vein）
  - 左结肠静脉、乙状结肠静脉和直肠上静脉汇成肠系膜下静脉（inferior mesenteric

vein），经脾静脉（splenic vein）入门静脉

影像学检查方法

- 钡剂检查
  - 结肠疾病常用的检查方法，以气钡双对比造影（double-contrast barium）为佳
  - 用于结直肠肿瘤、憩室、炎性肠病、先天性异常、直肠黏膜脱垂等疾病
  - 对肛管齿状线附近的病变无意义
  - 怀疑有肠穿孔的病人，应采用泛影酸钠水溶液代替钡剂
- 腔内超声检查
  - 能够观察直肠壁厚度及各层结构
  - 用于肛管直肠肿瘤的术前分期、明确肿瘤浸润深度和有无淋巴结受累
  - 肛门失禁、复杂肛瘘、直肠肛管周围脓肿等未确诊的肛门疼痛的诊断
- CT 检查
  - 直肠癌的诊断、分期、有无淋巴结转移以及向外侵犯
  - CT 模拟结肠镜（computed tomographic virtual colonoscopy，CTVC）检查，快速、无损伤性，广泛应用临床
- MRI 检查
  - 清晰地显示肛门括约肌及盆腔脏器的结构
  - 肛瘘的诊断及分型
  - 直肠癌浸润扩散范围、正确分期、术后复发的鉴别
- PET-CT 检查
  - 排除远处转移及评价手术价值，有助于制定治疗方案

第2节　感　染

一、感染性结肠炎

【概念与概述】

感染性结肠炎（infectious colitis），急、慢性感染性疾病累及结肠导致的感染性炎症或因微生物感染导致的结肠特异性炎症性病变

- 细菌性感染、病毒性感染、衣原体感染、寄生虫感染

【病理与病因】

病因学

- 细菌性感染：志贺菌（痢疾杆菌）、沙门菌、空肠弯曲杆菌、耶尔森菌、伤寒杆菌
- 病毒性感染：巨细胞病毒、单纯疱疹病毒、肠腺病毒、轮状病毒
- 衣原体感染
- 寄生虫感染：溶组织内阿米巴原虫、鞭虫、血吸虫

病理学

- 阿米巴性结肠炎（amebic colitis）
  - 溶组织内阿米巴原虫的包囊所致肠道传染病
  - 好发于盲肠和升结肠，其次为直肠和乙状结肠
  - 弥漫性黏膜充血、水肿、散在“烧瓶样”溃疡、阿米巴肉芽肿
- 结肠血吸虫病（colonic schistosomiasis）
  - 血吸虫卵大量沉积于肠壁所引起的结肠病变
  - 好发于直肠、乙状结肠及降结肠
  - 病程早期结肠黏膜充血，水肿和嗜酸性脓肿、溃疡、息肉状结节
- 性病性淋巴肉芽肿病（STD lymphogranulomatosis）
  - 由沙眼衣原体引起的一种由急性转慢性的性接触传播疾病
  - 原发感染部位常位于生殖器周围，但亦可为肛门或口腔
  - 黏膜下肉芽肿炎症、隐窝脓肿，肠壁内有滤泡状淋巴组织细胞、浆细胞和弥漫性单核细胞浸润，伴有神经性增生和广泛纤维化

【临床表现】

- 阿米巴性结肠炎
  - 常见于青壮年，可累及肝脏等其他脏器组织
  - 急性期：腹痛、腹泻、低热及果酱样便，有奇臭，一日数次到十多次
  - 慢性期：腹泻、肠功能紊乱
- 结肠血吸虫病
  - 感染初期：尾蚴性皮炎
  - 潜伏期后（约 40 天后）：发热、咳嗽、肝脾大、腹胀、腹泻等

- 反复感染可致肠道症状：腹痛、腹泻、粪便排出虫卵或孵化的尾蚴
- 其他：肝硬化、门脉高压、腹腔积液等

- 性病性淋巴肉芽肿病
  - 感染 2 ~ 3 周后：生殖器丘疹、糜烂或溃疡，溃疡很快自行消失
  - 感染 2 ~ 4 周后：可出现两侧腹股沟淋巴结肿大、疼痛，淋巴结可发生坏死和形成瘘管
  - 可伴非特异性全身感染症状，发热、头痛、关节疼痛、白细胞增多和高球蛋白血症
  - 排便疼痛、里急后重、黏液脓血便
  - 晚期并发症可因肠腔狭窄和瘢痕形成而出现便秘
  - 肛周可见脓肿、瘘管和肉芽肿

【影像表现】

概述

- 各种感染性结肠炎的影像学表现常有重叠
- 共同征象包括：肠壁增厚、肠周脂肪间隙索条影增多及不同程度的腹水
- 大部分感染可表现为全结肠弥漫性受侵，但不同病原生物病变分布有所不同
  - 右半结肠伴或不伴回肠受累：沙门菌、鼠疫耶氏菌、结核分枝杆菌及阿米巴原虫
  - 左半结肠：血吸虫、志贺菌、疱疹病毒、淋病、梅毒及淋巴肉芽肿
  - 弥漫性肠炎：巨细胞病毒、大肠埃希菌
- 由于影像学表现的重叠性，感染性肠炎的诊断依赖于临床病史和实验室检查
- 其中结核分枝杆菌（见第 4 节）及阿米巴原虫所致的结肠炎有一定的特异性

影像表现

- 阿米巴性肠炎
  - 急性期表现为右半结肠痉挛性改变，可见散在多发的口疮样溃疡（aphthoid ulcer）
  - 慢性期见肠壁纤维挛缩，肠袋消失，肠腔变窄缩短
  - 病变呈跳跃征（jump sign）、散在分布，病变间肠管正常
  - 常见于右半结肠及直肠，盲肠可变形、向心性狭窄，顶部形成圆锥形，即使治疗后，盲肠圆锥形改变常依然存在；病变一般不累及末端回肠，也较少单独侵犯阑尾
  - 弥漫性阿米巴结肠炎可出现中毒性巨结肠（toxic megacolon）、肠穿孔（enterobrosis）等并发症
  - 阿米巴瘤（ameboma）可见于约 10% 的患者，常位于右半结肠，表现类似于结肠肿瘤
  - 回盲瓣若受累可固定在开放状态，结肠内容可自由反流入回肠
- 结肠血吸虫病
  - 病变肠段可见肠管狭窄、肠袋消失、不规则龛影及息肉样充盈缺损
  - 龛影一般不大，边缘常不整齐，较浅
- 性病性淋巴肉芽肿
  - 急性期可表现为轻度、非特异性直肠炎，出现颗粒状黏膜和散在的针尖样溃疡
  - 病变进展可于直肠黏膜见颗粒状结节、溃疡加深，并造成直肠、乙状结肠狭窄，直肠周围窦道或直肠阴道瘘

推荐影像学检查

- 钡剂灌肠 X 线检查

诊断与鉴别诊断要点

- 钡剂灌肠检查如显示锥形盲肠、跳跃性病灶，而末端回肠正常，应高度提示阿米巴原虫感染，大便中或直肠活检找到阿米巴滋养体或包囊可确诊本病
- 结肠血吸虫病钡剂灌肠检查所见是非特异性的，黏膜的息肉样增生和血吸虫虫卵结节所致的炎性息肉常可提示肠血吸虫病的存在，大便中或直肠活检中发现血吸虫虫卵可作出诊断
- 性病性淋巴肉芽肿的诊断有赖于病史、实验室检查和直肠活检材料的免疫荧光染色检查

重点推荐文献

[1] Thoeni RF，Cello JP.CT Imaging of Colitis[J].Radiology，2006，240（3）：623-638.

[2] Stockinger ZT. Colonic ameboma：its appearance on CT—report of a case[J]. Dis Colon Rectum，2004；47：527–529.

[3] 陈星荣、陈九如 . 消化系统影像学 . 上海：科学技术出版社，2010：441-445.

二、假膜性肠炎

【概念与概述】

假膜性肠炎（pseudomembranous colitis，PMC），由难辨梭状芽胞杆菌及其毒素引起的急性感染性肠炎

- 同义词：难辨梭状厌氧芽胞杆菌性肠炎、手术后肠炎、抗生素肠炎、抗生素诱发的难辨梭状厌氧芽胞杆菌性肠炎

【病理与病因】

病因学

- 肠道无限制增多的难辨梭状厌氧芽胞杆菌及其分泌的毒素 A 和毒素 B

诱发因素

- 抗生素使用后的并发症，多见于克林霉素、头孢菌素和内酰胺类抗生素
- 并发于外科手术后，肠梗阻、尿毒症或肠壁低血供等情况
- 可见于消耗性疾病，如淋巴瘤、白血病或 AIDS

病理学

- 黏膜炎性反应：红斑、水肿、充血、易碎
- 黏膜固有层溃疡
- 溃疡性病灶相互融合并从肠壁剥离

流行病学

- 多为院内感染，可在医院及疗养所内单发或流行

【临床表现】

表现

- 症状和体征
  - 发热、水样腹泻、下腹或全腹散在痉挛性痛、压痛和腹胀，严重者可见黏液便
  - 血白细胞增多，少数粪隐血试验阳性、血便少见
  - 并发症：脱水、低蛋白血症、电解质紊乱、中毒性巨结肠、肠麻痹、肠穿孔和毒血症
- 临床病史
  - 本病发病急骤，一般发生在腹部大手术后并应用抗生素的患者
  - 最早可出现在开始用药后数小时至 2 天之内
  - 最晚可于停药后 3 周内发病，一般在用药 4 ~ 6 天出现

治疗

- 应立即停用原抗生素
- 万古霉素
- 支持疗法、并发症的对症治疗

预后

- 大多数患者治疗后可获病痊愈，其死亡率较低（2% ~ 5%）
- 老年人和衰弱者死亡率为 10% ~ 20%，重者死亡率达 30% ~ 80%
- 与死亡相关的唯一原因是延误诊断

预防

- 慎用抗生素，加强观察高危因素的患者
- 强调个人卫生用品管理和隔离
- 给风险病员服用增加机体对病株和毒素免疫抵抗的药物或使用浓缩的免疫蛋白

【影像表现】

X 线表现

- 腹部 X 线平片无特殊发现，可显示肠麻痹（enteroparalysis）或肠曲扩张，可见液平面

钡剂 X 线表现

- 在早期或轻型患者无特殊改变
- 晚期和重病者，可见结肠蠕动增快，肠管痉挛、扭曲，黏膜溃疡等
- 钡剂灌肠常可使病情加重，故一般不主张施行

CT 表现

- 肠壁肿胀、增厚，密度减低，“手风琴征（accordion sign）”、“靶征（target sign）”
- 肠壁改变可发生在全部或部分结肠，病变肠管与正常肠管之间边界清晰
- 病变肠管周围可见渗出
- 腹水
- 重症患者可出现黏膜内积气，伴或不伴门静脉及分支积气

推荐影像学检查

- 诊断主要依赖于病史和临床表现，CT 对其并发症的诊断有帮助

【鉴别诊断】

主要需与引起结肠壁增厚的疾病相鉴别，包括 Crohn 病、缺血性肠炎及其他感染性肠炎（巨细胞病毒性肠炎、隐孢子虫病感染、沙门菌感染）

- 结肠 Crohn 病
  - 病程较长，症状隐匿；间歇性腹部不适和疼痛；腹泻间歇性发作
  - 低热、乏力、食欲减退、贫血和消瘦
  - 实验室检查常无阳性致病菌
  - 肠壁增厚相对较为规则；晚期可见较深的溃疡
  - 一般不伴腹水，35% 的假膜性肠炎患者可出现不同程度的腹水
- 缺血性结肠炎
  - 老年人或年轻人，具有一过性低血压、吸毒史、长期用药史（避孕药），或有严重胰腺炎，主动脉手术史及慢性疾病如糖尿病、风湿性关节炎、多发性动脉炎等
  - 实验室检查无阳性病原菌
  - 肠壁增厚一般不如假膜性肠炎明显
  - 腹主动脉造影发现肠系膜动脉狭窄或闭塞可确诊
- 感染性肠炎（巨细胞病毒性肠炎、隐孢子虫病感染、沙门菌感染）
  - 实验室结果及临床病史可有助于鉴别诊断

诊断与鉴别诊断要点

- 结肠壁明显增厚是假膜性肠炎最显著性的改变
- 35% 的患者可伴有腹水，此为与 Crohn 病鉴别点之一
- 确诊假膜性肠炎需结合临床病史及实验室检查

重点推荐文献

[1]Gerding DN，Johnson S.Clostridium difficile infection in 2010：advances in pathogenesis，diagnosis and management of CDI[J].Nat Rev Gastroenterol Hepatol，2011，8（2）：67-68.

[2]Simor AE.Diagnosis，management，and prevention of Clostridium difficile infection in long-term care facilities：a review[J].J Am Geriatr Soc，2010，58（8）：1556-1564.

[3]Kawamoto S，Horton KM，Fishman EK.Pseudomembranous colitis：spectrum of imaging findings with clinical and pathologic correlation[J].Radiographics，1999，19（4）：887-897.

三、盲肠炎

【概念与概述】

盲肠炎（typhlitis），发生于粒细胞减少症患者的一种临床综合征，以发热和腹部疼痛为主要症状

- 本病曾有粒细胞减少性肠炎、坏死性肠炎和回盲肠综合征等多种命名
- 至 1970 年 Wagner 等对所谓的因坏死性结肠炎死亡的病例尸解后，发现病变部位大多局限在盲肠，将其称为盲肠炎，现此命名被多数学者认同

【病理与病因】

病因学

确切病因机理未明，一般认为白血病、恶性肿瘤、免疫功能低下及风湿病是患本病的高危因素，尤其是白血病患者化疗白细胞低下时

病理学

- 大体标本
  - 盲肠水肿或肿块
  - 可有坏死穿孔、脓肿形成等
  - 病变可累及回肠，阑尾多无异常
  - 易误诊为肿瘤、克罗恩病和憩室炎等
- 镜下所见
  - 黏膜下水肿、黏膜小溃疡和坏死
  - 伴黏膜下脓肿、出血，多无炎症反应（白细胞低下所致）

流行病学

一般认为男女发病率无明显差别

随着对该病的认识，盲肠炎发病率呈上升趋势

【临床表现】

症状和体征

- 右下腹痛和发热，可伴有恶心、呕吐、腹泻（可呈血样便）
- 多有明显的右下腹压痛、反跳痛，可伴肌紧张，常可触及包块
- 因症状体征酷似急性阑尾炎，常被误诊为急性阑尾炎而手术

治疗

- 非手术治疗
  - 适用体征较轻或疾病初期的患者
  - 肠道休息，胃肠减压，营养支持和使用广谱抗生素
- 手术治疗
  - 适用于有腹膜炎、腹腔脓肿和穿孔证据等的患者
  - 右半结肠切除术、末端回肠造口术

预后

- 由于多数病例都在前述原发病的基础上发病，故无论是手术与否预后都差

【影像表现】

概述

- 影像学在盲肠炎的诊断方面有辅助性作用
- CT 的诊断价值要高于超声和腹部平片

X 线表现

- 腹部平片
  - 右下腹软组织肿块，可见液平面
  - 邻近小肠扩张，“拇指征”
- 结肠气钡双重造影：因其可能引起肠穿孔而较少应用

CT 表现

- 肠壁圆形或偏心状增厚
- 盲肠扩张
- 盲肠壁高密度提示有出血
- 肠周及肠系膜脂肪内可见炎性浸润

超声表现

- 右下腹部肠蠕动减弱
- 肠壁增厚，呈低回声，黏膜层增厚明显
- 彩色血流图像可探及病变部位黏膜及肠壁丰富血流信号
- 探头压迫部位患者诉疼痛

推荐影像学检查

- CT 扫描

诊断与鉴别诊断要点

- 发热、腹部疼痛、CT 或超声检查肠壁增厚大于 4mm 为目前推荐的盲肠炎诊断三要素
- 影像学诊断缺乏特异性，但相应征象可增加诊断信心，CT 检查在确定患者是否存在肠穿孔及脓肿方面有显著意义，同时还可作为患者治疗疗效评估手段之一
- 超声在患者疗效评估方面有一定的优势

重点推荐文献

[1]Frick MP，Maile CW，Crass JR.Computed tomography of neutropenic colitis[J].AJR Am J Roentgenol，1984，143（4）：763-765.

[2]Kirkpatrick ID，Greenberg HM.Gastrointestinal complications in the neutropenic patient：characterization and differentiation with abdominal CT[J].Radiology，2003 Mar，226（3）：668-674.

[3]Alexander JE，Williamson SL，Seibert JJ.The ultrasonographic diagnosis of typhlitis（neutropenic colitis）[J].Pediatr Radiol，1988，18（3）：200-204.

典型病例

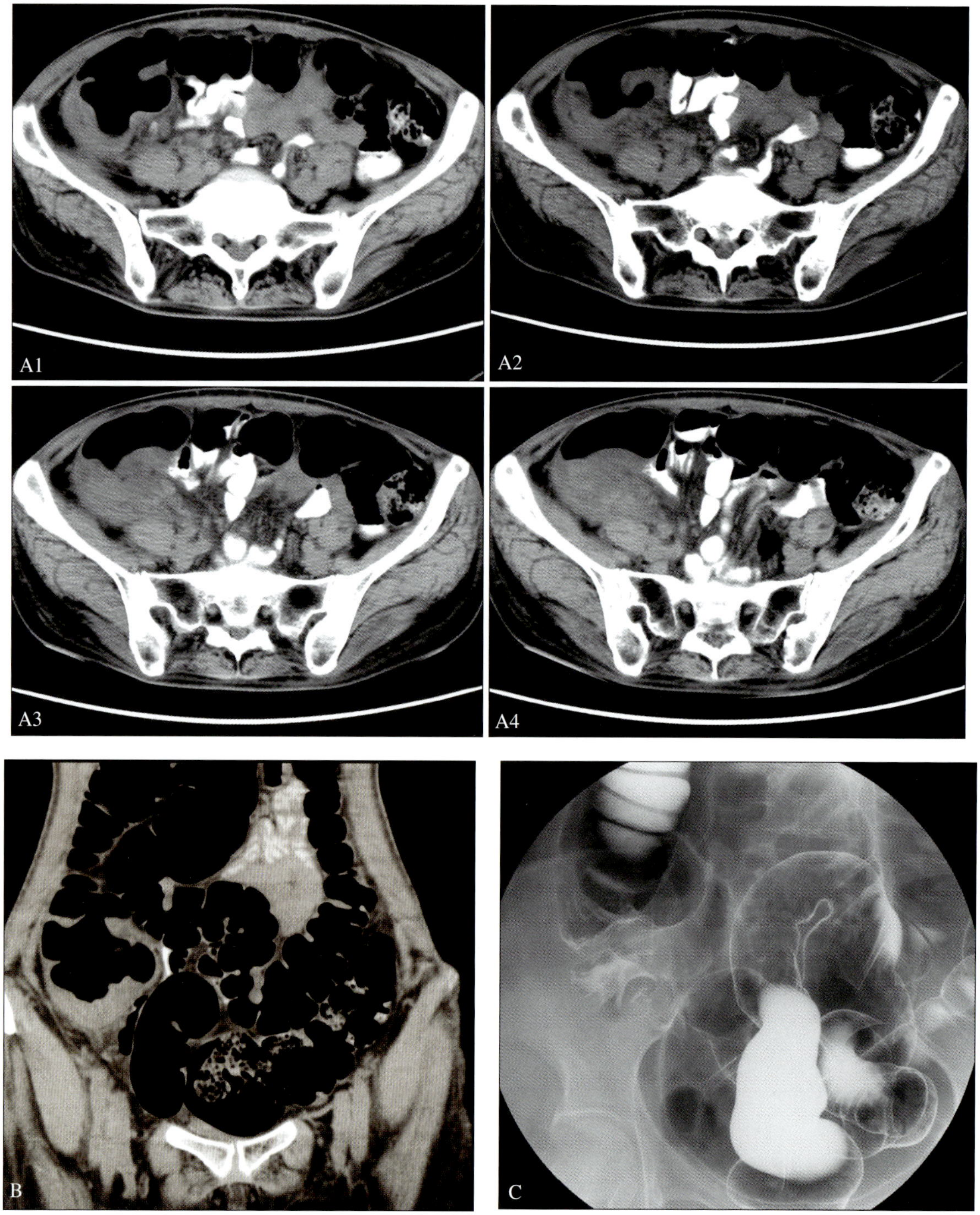

图 5-2-1 盲肠炎

患者，女性，59 岁，发现右下腹肿物 1 周，抗感染治疗 2 个月复查

A．治疗前腹部 CT 图像横断位 B．治疗前腹部 CT 冠状位图像 C．治疗前气钡双重造影图像

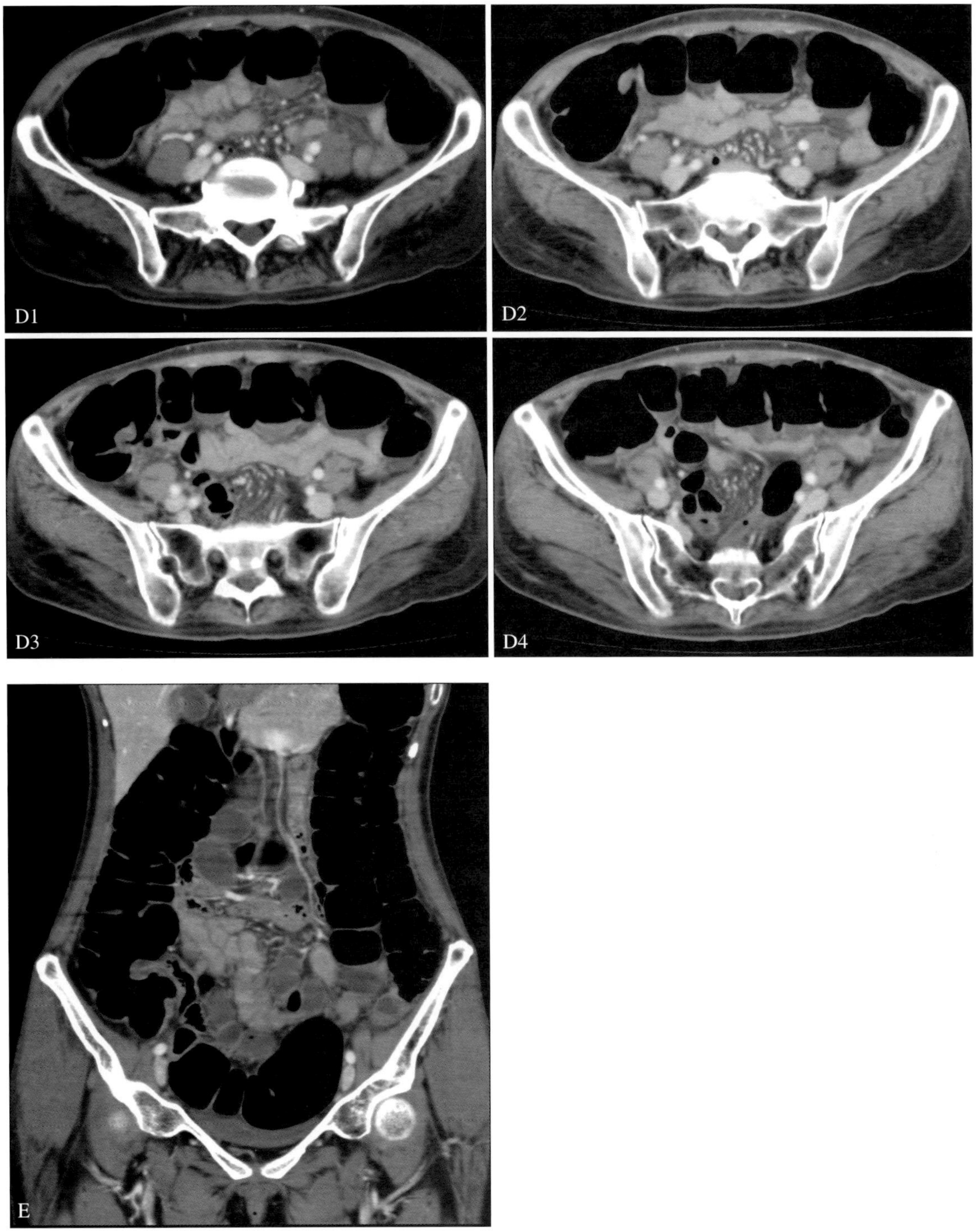

图 5-2-1 续　**盲肠炎**

D．治疗后腹部 CT 图像横断位；E．治疗后腹部 CT 冠状位。治疗前回盲部管壁显著增厚，气钡双重造影可见局部充盈缺损；治疗后回盲部增厚明显改善，病变显示不明确

四、结核

【概念与概述】

结肠结核（colon tuberculosis），结核分枝杆菌引起的结肠特异性炎症

- 按病变形态分为溃疡型、增殖型、混合型

【病理与病因】

一般特征

- 病变常侵犯回盲部，其好发部位依次为升结肠、横结肠、降结肠、乙状结肠
- 常继发于肠外结核灶，特别是排菌性肺结核，少数（10%）原发于肠道

病因学

- 胃肠道感染途径：结核分枝杆菌由口腔到达肠部并与肠黏膜接触而发生感染
- 血行播散感染：如急性粟粒型肺结核患者中半数以上合并肠结核
- 直接蔓延：一般源自盆腔结核或结核性腹膜炎等

病理学

- 溃疡型肠结核
  - 大小不一、边缘不规则的溃疡，沿肠壁扩散或向深部发展，可侵达浆膜
  - 由于肠壁淋巴管环绕肠管分布，溃疡常呈环形分布
  - 肠壁或肠系膜淋巴结可见干酪性坏死或肉芽肿或结核菌
  - 溃疡愈合、结疤后可起肠腔狭窄
- 增殖型结核
  - 黏膜下层产生大量结核性肉芽组织和纤维增生
  - 黏膜隆起呈大小不等的结节
  - 肠壁增厚、肠腔狭窄、肠曲挛缩

流行病学

- 多见于青少年及壮年，年龄在40岁以下者占91.7%
- 男性发病率略高于女性
- 近年结肠结核发病率有上升趋势

【临床表现】

- 症状和体征
  - 腹痛
  - 腹泻或便秘或两者交替
  - 全身症状：午后低热、不规则热伴盗汗；明显消瘦、全身虚弱
  - 腹部肿块
- 治疗原则
  - 一般治疗：合理休息，充分营养
  - 抗结核药物治疗
  - 手术治疗：用于增生型肠结核或有严重并发症的溃疡型肠结核患者

【影像表现】

概述

- 最佳诊断依据：可单发或多发呈跳跃式分布，回盲瓣受累为本病的重要特征
- 部位：肠结核大多累及回盲部和升结肠，常伴有小肠受累

X线表现

- 溃疡型肠结核
  - 跳跃征（jump sign）：钡剂不能在病变处停留或仅存留有少量钡剂呈细线状，而其近侧和远侧的正常肠管充盈正常
  - 肠管边缘呈现为不规则、锯齿状、突出于腔外的龛影
  - 病变愈合过程中，黏膜下纤维化可使肠管环状狭窄，可有假憩室（pseudodiverticulum）形成
  - 病变愈合后，结肠黏膜变得粗糙，正常袋形大多消失
- 增殖型肠结核
  - 主要表现为盲肠、升结肠和受累肠段的挛缩、变形
  - 病变段肠壁黏膜因息肉状增殖病灶而形成黄豆样大小的充盈缺损
  - 结核性肉芽肿有时可表现为类似肿瘤样的充盈缺损，但病变邻近肠段仍有相当柔软度，黏膜破坏也不甚明显，周围常有其他的炎症性改变
  - 形成肠瘘后可见钡剂自瘘口向肠管外溢出
- 混合型肠结核
  - 兼具上述两型的表现

CT表现

- 肠壁增厚，但较少出现肠黏膜分层现象
- 腹腔肿大淋巴结：常为中心低密度或伴钙化
- 腹水
- 部分患者可见腹膜增厚

首选影像学检查

- X 线造影检查

【鉴别诊断】

- 结肠 Crohn 病
  - 结肠结核病和 Crohn 病均可累及回盲部
  - 结核多同时累及升结肠和回盲部，病灶呈连续性损害、升结肠常有明显的挛缩和变形
  - Crohn 病多为节段性、可见裂隙状溃疡、有瘘道形成、病灶偏向肠腔一侧，特别是发现回肠有溃疡及肠腔狭窄时多考虑本病的诊断
- 溃疡性结肠炎
  - 多以左侧结肠受累为主，右侧结肠和回肠少见；而结肠结核以右侧结肠和回肠多见
  - 结肠结核以较弥漫的小锯齿状龛影，伴有形状不规则的假性息肉为特征；而溃疡性结肠炎溃疡不常见，且炎性息肉较为光滑、局限
  - 结肠结核后期可有右侧结肠肠管狭窄、变形和短缩改变；而溃疡性结肠炎则因纤维瘢痕形成，成“铅管”样改变
- 结肠癌
  - 发生于盲肠的癌肿需与回盲部增殖型结肠结核相鉴别
  - 结肠癌病变段通常较短，呈环形或覃伞状充盈缺损，形状不规则，有明显的黏膜破坏；而结核则病变区与正常移行段较长，境界不清，且可见盲肠和回盲部挛缩上移

诊断与鉴别诊断要点

- 腹泻与便秘交替存在是肠结核的典型症状
- 多有中毒症状、病史长、结核菌素试验阳性
- 可单发或多发呈跳跃式分布，回盲瓣受累为本病的重要特征

重点推荐文献

[1]Nagi B，Kochhar R，Bhasin DK.Colorectal tuberculosis[J]. Eur Radiol，2003，13（8）：1907-12. Epub 2002 Aug 2.

[2]Yilmaz T，Sever A，Gür S，Killi RM.CT findings of abdominal tuberculosis in 12 patients[J].Comput Med Imaging Graph. 2002 Sep-Oct；26（5）：321-325.

[3] 陈星荣、陈九如 . 消化系统影像学 . 上海：科学技术出版社，2010：439-441.

典型病例

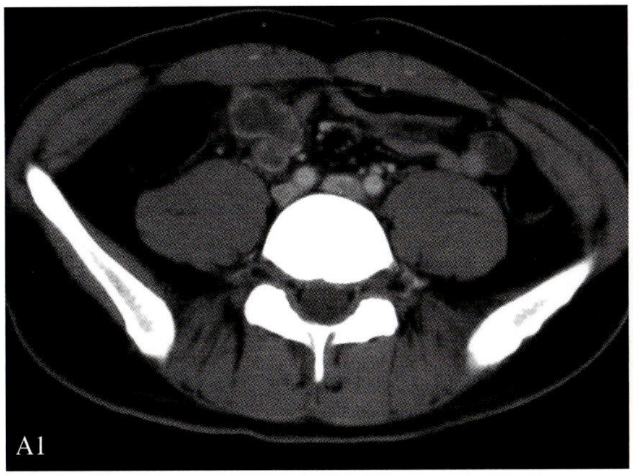
A1

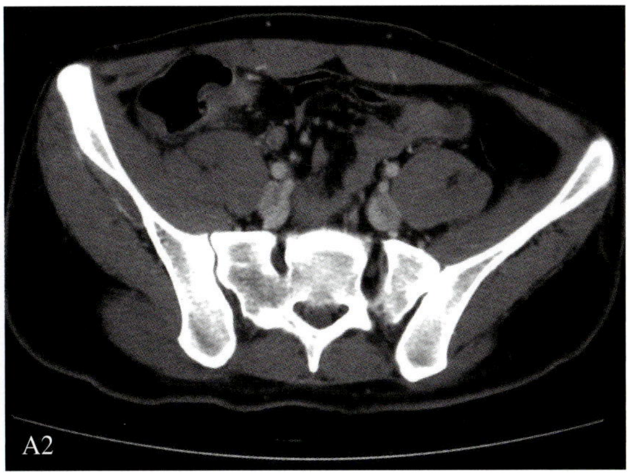
A2

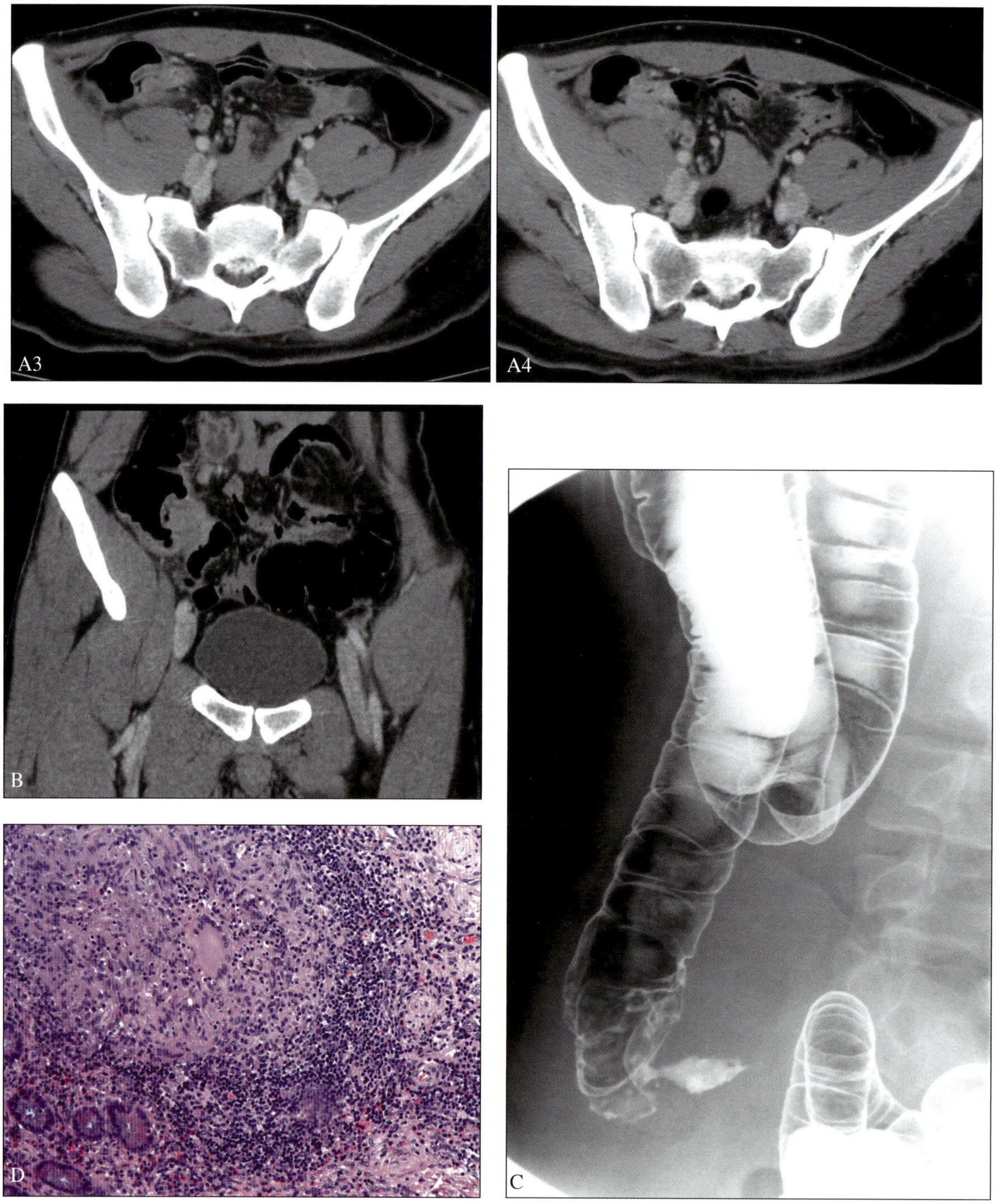

图 5-2-2 结核

患者，男性，24 岁，右下腹隐痛半年。

A．腹部 CT 增强横轴位图像；B．腹部冠状位 CT 重建图像；C．结肠气钡双重造影；D．HE 染色，中倍放大图片。回盲部管壁显著增厚并可见强化，结肠旁肿大淋巴结，呈环形强化，中心可见坏死；气钡双重造影示回盲部局部不规则充盈缺损、管腔狭窄。术后病理：结核

第3节 炎症及缺血

一、溃疡性结肠炎

【概念与概述】

溃疡性结肠炎（ulcerative colitis，UC），一种原因不明的结肠黏膜的慢性非特异性炎症性病变

- 同义词：慢性非特异性溃疡性大肠炎

【病理与病因】

病因学

病因和发病机制尚未完全明确，目前认为是由多因素相互作用所致

- 环境因素：如饮食、吸烟、卫生条件或暴露于其他尚不明确的因素
- 遗传因素：染色体上存在与疾病相关的易感区域及易感基因
- 感染因素：微生物在本病发病中的作用一直受到重视，但至今尚未找到特异性微生物病原
- 免疫因素：在肠道炎症发生、发展、转归过程中始终发挥重要作用

病理学

- 呈连续性弥漫性分布
- 多局限在黏膜层和黏膜下层，肠壁增厚不明显
- 黏膜大片水肿、充血、糜烂和溃疡形成

流行病学

- 发病率有明显的地域特征，与该地区的经济发达程度密切相关
- 本病高发于欧美及发达国家，而亚洲及发展中国家的发病率较低
- 男女发病率无明显差别
- 高发年龄为 30 ~ 60 岁

【临床表现】

概述

- 起病多数缓慢，少数急性起病，偶见急性暴发起病
- 病程呈慢性经过，多表现为发作期与缓解期交替，少数症状持续并逐渐加重
- 部分在发作间歇期可因饮食失调、劳累、精神刺激、感染等诱因诱发或加重

消化系统表现

- 腹泻和黏液脓血便
- 轻到中度的痉挛性腹痛
- 可有腹胀，里急后重，严重有食欲不振、恶心、呕吐
- 并发症可出现中毒性巨结肠、肠穿孔、结及直肠癌变等

肠外表现

- 外周大关节炎
- 皮肤黏膜病变有结节性红斑、坏疽性脓皮病、口腔复发性溃疡等
- 虹膜炎或虹膜睫状体炎

全身表现

- 一般出现在中、重型患者
- 活动期常有低度至中度发热，高热多提示合并症或见于急性暴发型
- 重症或病情持续活动可出现衰弱、消瘦、贫血、低蛋白血症、水与电解质平衡紊乱等

实验室检查

- 粪便有脓血
- 白细胞增多
- 血沉加快
- 低血色素性贫血
- 急性期免疫学检查 IgG、IgM 增加

治疗原则

- 一般治疗
  - 对症治疗
  - 抗菌治疗
- 药物治疗
  - 氨基水杨酸制剂柳氮磺吡啶（SASP）：治疗本病的常用药物
  - 糖皮质激素：急性发作期疗效较好
  - 免疫抑制剂硫唑嘌呤或巯嘌呤
- 手术治疗
  - 中毒性巨结肠、穿孔、出血、难以忍受的结肠外症状及癌变
  - 当出现顽固性症状时也可考虑手术治疗

预后

- 轻度及长期缓解者预后较好
- 急性暴发型、有并发症及年龄超过 60 岁者预后不良
- 慢性持续活动或反复发作频繁，预后较差
- 以上如能合理选择手术治疗，亦可望恢复

【影像表现】

概述

- 可发生在结肠、直肠的任何部位
- 以直肠和乙状结肠最为常见
- 也可累及结肠的其他部位或整个结肠，少数情况下也可累及回肠末端

X 线造影表现

- 急性期
  - 痉挛及激惹现象，严重时可见线样征（string sign）
  - 黏膜呈颗粒状或絮状形态
  - 多发浅溃疡表现为肠壁外缘呈锯齿状，黏膜上有小刺形成
  - 急性暴发期，结肠外形模糊不清；溃疡较大时出现向外突出的领扣状或 T 字形溃疡；溃疡继续进展形成假性息肉状表现
  - 黏膜水肿明显时，呈粗大颗粒状，肠外缘呈花边状或指印状
- 亚急性期
  - 黏膜的颗粒状、结节状及息肉状改变更为明显
  - 当溃疡较深而广泛时，肠外形常不规则
  - 病情较轻时，结肠袋可正常；严重者结肠袋常有变形、粗大、不规则
  - 肠管僵直、肠腔狭窄
- 慢性期
  - 结肠变短，结肠袋消失，肠腔变细如僵直的管状物
  - 累及全部结肠，肝、脾曲屈度减小，下降平直
  - 骶骨前间隙增大
  - 回流性回肠炎的表现
- 结肠中毒性扩张
  - 可发生于急性期或慢性期
  - 腹部平片上结肠管径超过 5.5 ~ 6.5cm，内含气体
  - 扩张的结肠外缘不规则，内见液平面数目较少而较长
- 良性狭窄
  - 结肠有局限性的僵硬变
  - 中心对称性管腔狭窄
  - 狭窄区与正常区结肠的移行段是渐变性的
- 并发结肠癌
  - 约 5% 发生癌变，发生率 10 倍于正常人群
  - 可为多发，发病年龄较一般结肠癌年轻
  - 单发或多发的充盈缺损区是肯定诊断的依据
  - 不典型者可表现为一数厘米长的狭窄段，多为偏心性，可见不规则僵硬管状物，近端肠管轻度扩张

CT 表现

CT 所示肠壁增厚为非特异性改变，且不能发现肠黏膜的轻微病变和浅表溃疡，对溃疡性结肠炎的诊断存在有一定的局限性

- 肠壁轻度增厚
- 增厚的肠壁内可显示有溃疡
- 增厚的结肠壁内、外层之间呈环状密度改变，似“花结”或“靶征”
- 可显示溃疡性结肠炎的并发症，如肠瘘、肛周脓肿

MRI 表现

- 在诊断溃疡性结肠炎的肠腔外病变和并发症方面可能有一定价值

超声表现

- 肠壁增厚，范围在 4 ~ 10mm
- 可显示病变的部位、范围和分布特点

推荐影像学检查

- X 线造影检查是诊断溃疡性结肠炎的重要方法
- 气钡双重对比造影明显优于单钡剂造影，有利于观察黏膜水肿和溃疡
- 重型或暴发型病例不宜做钡剂灌肠检查，以免加重病情或诱发中毒性巨结肠

【鉴别诊断】

- 急性自限性结肠炎
  - 各种细菌感染，如痢疾杆菌、沙门菌、耶尔森菌、空肠弯曲菌等
  - 急性发作时发热、腹痛较明显，粪便检查可分离出致病菌
  - 抗生素治疗有良好效果，通常在 4 周内痊愈
- 阿米巴性结肠炎
  - 病变主要侵犯右半结肠，也可累及左半结肠
  - 结肠溃疡较深，边缘潜行，溃疡间的黏膜多属正常
  - 粪便或溃疡渗出物活检可找到溶组织阿米

巴滋养体或包囊
- 血清抗阿米巴抗体阳性
- 抗阿米巴治疗有效

● 血吸虫病
- 有疫水接触史，常有肝脾大，粪便检查可发现血吸虫卵，孵化毛蚴呈阳性
- 直肠镜检查在急性期可见黏膜黄褐色颗粒
- 活检黏膜压片或组织病理检查发现血吸虫卵
- 免疫学检查亦有助鉴别

● 结肠 Crohn 病
- Crohn 病的腹泻一般无肉眼血便
- 病变主要在回肠末段和邻近结肠
- 呈非连续性、非弥漫性分布并有其特征改变
- Crohn 病单纯累及结肠时，与溃疡性结肠炎鉴别诊断十分重要，并可参考自身抗体的检测

● 结肠癌
- 多见于中年以后，大便习惯改变，腹痛、便血等症状
- X 线造影表现为不规则充盈缺损及黏膜破坏，管壁僵硬，管腔变窄，溃疡型可见大而不规则龛影，边缘有尖角
- CT 可显示腔内软组织块影、不规则管壁增厚或狭窄，周围脂肪界限不清提示向腔外侵犯，可出现周边及肝、局域淋巴结转移
- 须注意溃疡性结肠炎也可发生结肠癌变

● 肠易激综合征
- 粪便可有黏液但无脓血，显微镜检查正常，隐血试验阴性。
- 结肠镜检查无器质性病变证据

● 其他感染性肠炎（如抗生素相关性肠炎、肠结核、真菌性肠炎等）、缺血性结肠炎、放射性肠炎、过敏性紫癜、胶原性结肠炎、贝赫切特病、结肠息肉病、结肠憩室炎以及 HIV 感染合并的结肠炎等应和本病鉴别

诊断与鉴别诊断要点

- 具有持续或反复发作的腹泻和黏液脓血便、腹痛、里急后重，伴有或不伴不同程度全身症状
- 常见于直肠和乙状结肠，病变呈连续性分布，黏膜粗糙、颗粒状，肠管易痉挛激惹，炎性息肉常见，可出现中毒性巨结肠及发生癌变
- X 线造影检查尤其是气钡双重对比造影检查作为首选，其他影像学方法作为辅助
- 主要需与结肠 Crohn 病、肠结核及阿米巴性结肠炎等相鉴别

重点推荐文献

[1]Thoeni RF，Cello JP.CT imaging of colitis[J].Radiology，2006，240（3）：623-638.

[2]Maccioni F，Colaiacomo MC，Parlanti S.Ulcerative colitis：value of MR imaging[J].Abdom Imaging[J]，2005，30（5）：584-592.

[3]Zalis M，Singh AK.Imaging of inflammatory bowel disease：CT and MR[J].Dig Dis. 2004，22（1）：56-62.

典型病例

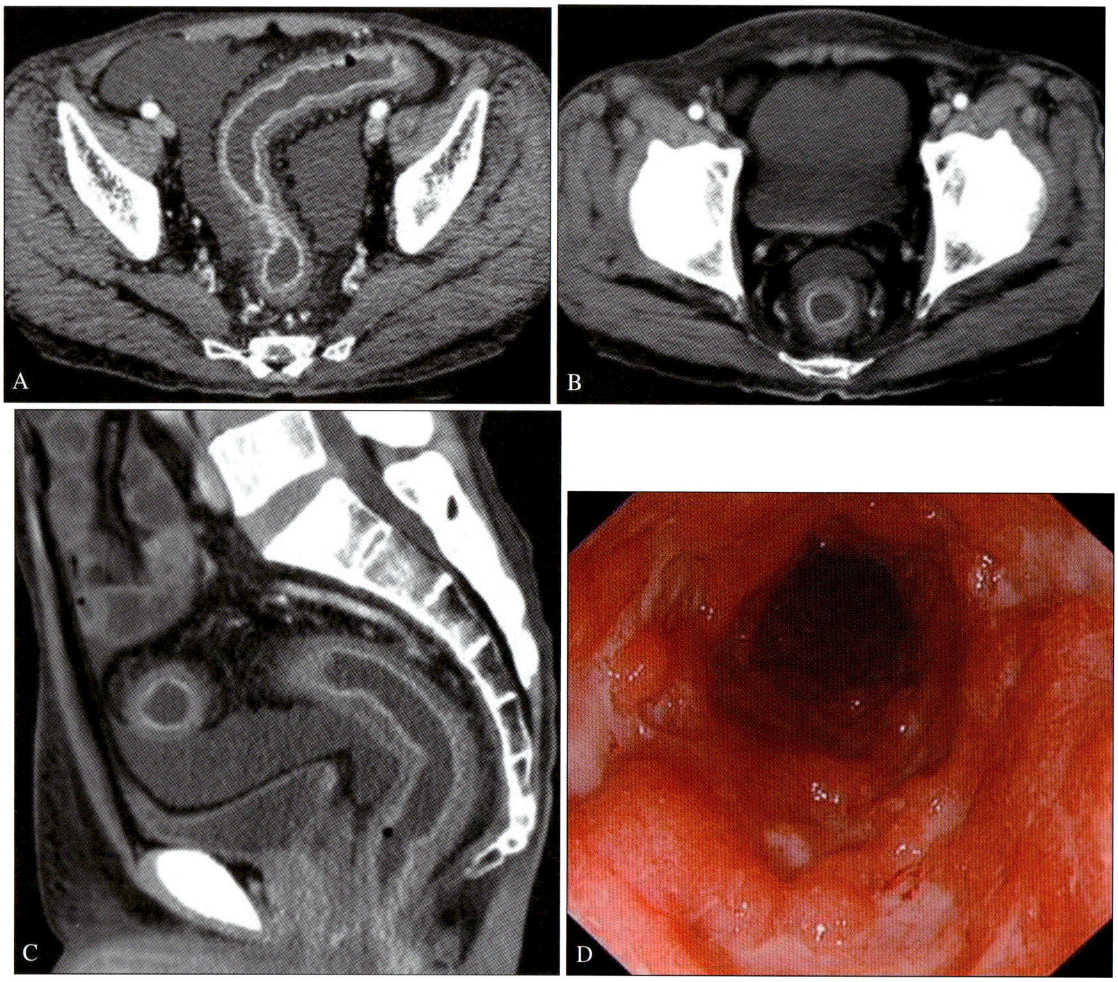

图 5-3-1 溃疡性结肠炎

男性，58 岁，反复腹痛，黏液脓血便 2 年。

A. 盆腔增强 CT 薄层横断位图像；B. 盆腔 CT 增强横断位图像；C. 盆腔 CT 多平面重建矢状位图像；D. 肠镜图像。直肠管腔狭窄，黏膜增厚、强化，周围间隙增宽。肠镜：溃疡性结肠炎（本病例由中山大学附属第一医院 李子平教授提供）

二、中毒性巨结肠

【概念与概述】

- 中毒性巨结肠（toxic megacolon）：多种原因引起的严重或致命的并发症，以全身中毒症状及全结肠或节段性结肠扩张为临床表现
- 同义词：中毒性结肠扩张

【病理与病因】

病因学

- 常因低钾、钡剂灌肠、使用抗胆碱能药物或阿片类制剂而诱发
- 肠道准备的泻剂促使肠腔内压升高，可促进细菌、肠内容物经溃疡进入肠壁血流，造成菌血症或毒血症，导致肠管进一步扩张
- 钡灌肠和肠镜检查过程中注气和操作可导致肠扩张加重、穿孔

病理学

- 黏膜岛是中毒性巨结肠炎的一个常见表现，表明黏膜已经受到严重损坏

流行病学

- 发生率为 1.6% ～ 13%。国外报道发生率在重症患者中约有 5%。

【临床表现】

症状与体征

- 不同程度脱水、发热、心动过速、贫血、白细胞增高甚至休克

- 原有的腹泻、便血、腹痛可反而减轻
- 电解质紊乱、贫血、低蛋白血症及中毒性神经精神症状等可不同程度存在
- 病情急剧恶化，毒血症明显，有脱水与电解质平衡紊乱，出现鼓肠、腹部压痛，肠鸣音消失

实验室检查

- 血常规白细胞计数显著升高

治疗

- 早期需要严密监护，密切观察患者生命体征。避免一切人为的诱发因素，如内镜检查、钡灌肠以及应用诱发中毒性巨结肠的药物
- 一旦确诊为中毒性巨结肠应立即禁食，使肠道处于休息状态，并置入鼻胃管抽吸气体及液体，以降低胃肠压力，缓解结肠扩张
- 若经严格内科处理48小时后患者仍持续发热，中毒症状及体征进一步加重，则提示有结肠局部穿孔或形成脓肿可能，需立即手术

预后

- 是外科急诊手术的适应证
- 如不及时处置，病死率很高
- 预后差，易引起急性肠穿孔

【影像表现】

X线平片

- 一般先见于横结肠，可累及结肠任何部位
- 结肠扩大，结肠袋形消失，结肠扩张平均达8.5cm

诊断与鉴别诊断要点

- 结肠袋因受到炎症和溃疡的侵犯而丧失袋形，因此如出现正常的结肠袋，则可排除中毒性巨结肠炎的诊断

重点推荐文献

[1]Levine CD.Toxic megacolon：diagnosis and treatment challenges.AACN Clin Issues[J]，1999 Nov，10（4）：492-499.

[2]Tsuchiya T，Watanabe T，Konishi T.Toxic megacolon associated with Crohn's disease[J].Gastrointest Endosc，2006，64（6）：1012-1013.

[3]Benchimol EI，Turner D，Mann EH.Toxic megacolon in children with inflammatory bowel disease：clinical and radiographic characteristics[J].Am J Gastroenterol，2008，103（6）：1524-1531.

三、结肠Crohn病

【概念与概述】

结肠Crohn病（crohn disease of the colon，CD），一种病因未明的发生于肠壁的非特异性肉芽肿性炎症

同义词：局限性肠炎、节段性肠炎

【病理与病因】

病因学

- 病因至今仍不清楚
- 多认为与免疫缺陷、感染和遗传等因素有关
- 所涉及的病因学说还包括食物、细菌、化学物质、损伤、供血不足、精神心理因素等，但未得到证实

病理学

- 好发于回肠末段，可同时累及小肠和结肠
- 病理特征为非干酪性肉芽肿性炎症（non-caseating granulomatous inflammation），伴有溃疡和纤维化，呈节段性或跳跃性分布
- 早期病理改变为黏膜表面充血水肿，并有口疮样溃疡（aphthoid ulcer）
- 肠壁的裂隙状溃疡（Fissured ulcer）可达固有肌层
- 黏膜面可呈鹅卵石样改变（cobblestone appearance）
- 黏膜下层增宽，肠壁增厚，形成纤维狭窄
- 受累的肠系膜水肿、增厚和淋巴结炎性肿大

流行病学

- 多见于40岁以下青壮年
- 男女发病率无明显差别
- 欧美国家发病率较我国高

【临床表现】

症状和体征

- 病程较长，症状隐匿
- 间歇性腹部不适和疼痛
- 腹泻间歇性发作，为不成形稀便
- 全身表现：低热、乏力、食欲减退、贫血和消瘦
- 并发症
  - 肠梗阻：多数为不完全性肠梗阻
  - 消化道出血：大便隐血可呈阳性
  - 肠穿孔：可继发急性腹膜炎、腹腔脓肿、瘘道和瘘管形成
  - 癌变：多见于结肠型

实验室检查

- 可有贫血
- 活动期或腹腔脓肿及瘘管形成时白细胞和中性粒细胞增高，血沉加快
- 粪便检查无致病菌
- 大便潜血多为阳性

治疗

- 内科治疗
  - 水杨酰偶氮磺胺吡啶、甲硝唑、皮质激素、免疫抑制剂、免疫刺激剂、抗生素、非特异性止泻药、肠内外营养支持
- 手术适应证
  - 并发肠梗阻
  - 慢性肠穿孔后形成腹腔脓肿
  - 肠内外瘘
  - 消化道出血
  - 腹膜炎以及诊断难以排除癌肿等

预后

- 无并发症时以支持治疗为主
- 有并发症时需外科手术治疗
- 术后复发率可达 50% 以上，复发部位多在肠吻合口附近

【影像表现】

概述

首选的影像学方法包括：腹部平片、结肠气钡双重造影、腹部 CT 检查

超声和 MR 用于不能接受 X 照射的患者病变的评估

腹部平片表现

- 在 Crohn 病的诊断中价值非常有限
- 拍摄腹部平片主要解决两个问题
  - 是否存在肠梗阻
  - 是否存在肠穿孔
- 骶髂关节炎、肾结石对 Crohn 病的诊断有辅助支持作用

气钡双重造影表现

- 病变分布范围：多数结肠病变同时累及小肠，病变特点是节段性分布（segmental distribution），右侧结肠病变多于左侧结肠
- 最早期的改变：黏膜口疮样溃疡，表现为散在分布的类圆形钡点，周围为水肿所致的透亮晕环
- 结肠袋的变化：结肠袋增厚，结肠变僵硬，分泌增多
- 假憩室形成：肠壁一侧变僵硬时，对侧肠壁可以不受累，产生偏心性病变
- 黏膜卵石征：裂隙溃疡纵横交错，其间的炎性黏膜即出现卵石状结构，表现为大小不等的隆起性病变
- 深的领口状溃疡（neckline ulcer）：晚期溃疡加深，穿透肠壁全层，形成填埋状深溃疡，凸出于肠腔轮廓以外，如 T 字形或领口状
- 肠狭窄：晚期出现肠腔分段性狭窄，多呈线性状，可引起不全性肠梗阻
- 瘘道形成：晚期裂隙溃疡穿透至邻近器官或其他部位肠管，发生复杂的瘘道
- 腹腔内脓肿与肠壁肌内脓疡：脓肿部位形成一炎性包块，肠管围绕其排列

CT 表现

CT 能显示肠壁改变和肠外并发症，判断病变的活动度、病变范围和程度

- 肠壁增厚：一般为 5 ～ 15mm
  - 急性期显示分层现象，表现为靶征或双晕征
  - 慢性期分层现象消失，增强后增厚肠壁轻度强化或无强化
  - 肠壁纤维化、增厚可引起肠腔狭窄，导致不全肠梗阻
- 肠系膜肥厚，肠间距加大，肠系膜脂肪组织 CT 值明显升高
- 蜂窝织炎表现为靠近肠系膜或网膜脂肪的边界模糊的索条影或混杂密度肿块，分界不清，增强后强化

- 腹腔脓肿表现为圆形或椭圆形低密度肿块，增强后脓肿壁环形强化，中心的坏死组织不强化
- 出现瘘管与窦道时表现为肠腔内高密度造影剂溢出肠外
- 肠系膜内淋巴结炎性肿大

MR 表现

- 肠壁增厚，在 T2WI 上肠壁表现为高信号，提示病变处于活动期
- 肠壁强化增加、分层为活动性炎症的特异性表现
- 多个节段性病变，表现为多个肠段肠壁增厚和强化增加
- 蜂窝织炎和脂肪纤维增生在脂肪抑制 T2WI 上表现为肠管周围脂肪信号增加，边缘模糊，提示病变处于活动期，增强后明显强化
- 腹腔脓肿呈长 T1、长 T2 信号，增强后边缘强化，坏死区无强化
- 肠系膜及腹膜后淋巴结肿大

超声表现

- 管壁增厚：结肠壁厚度在超声检查一般小于 5mm，Crohn 病患者增厚 5 ～ 20mm
- 肠腔狭窄：弥漫性低回声中心可见线样高回声
- 病变节段性分布：未受侵肠管呈气球样囊性扩张，受侵肠管多普勒超声可见血流信号
- 腹腔脓肿或肠系膜纤维组织炎：病变早期末端回肠可见均匀高回声结节，随后病变呈等回声或低回声
- 肠系膜淋巴结肿大：活动性病灶中可见肠系膜上椭圆形低回声结节，可分叶状，可多个结节融合
- 并发症
  - 蜂窝织炎表现为腹腔低回声肿物，边界不清，无明确液性成分
  - 脓肿：厚壁肿物，中心为液性暗区，常可见点状高回声
  - 瘘管：低回声管腔样病变，若有气体则表现为局灶性高回声伴后方声影

推荐影像学检查

- 气钡双重对比结肠造影可显示早期溃疡性改变、病变部位及范围以及肠管狭窄、瘘管等肠壁的病变，是最有价值的诊断方法
- CT 除能显示肠壁增厚外还能显示肠外并发症，CT 引导下腹腔脓肿抽吸术是 Crohn 病重要的治疗方法
- MRI 与超声检查作为辅助方法，用于对放射剂量有特殊要求的患者如儿童或孕妇

【鉴别诊断】

- 溃疡性结肠炎
  - 病变呈连续性分布，好发于直肠和乙状结肠
  - 黏膜呈颗粒状，有溃疡而无裂隙溃疡
  - 肌层病变引起结肠变短，纤维性狭窄少见
  - 很少发生瘘道，炎性息肉很常见
  - 癌变已经公认，发生率较正常人高 10 倍
- 肠结核
  - 回盲部发病率最高
  - 常伴发肺或骨关节结核
  - 可分为溃疡型和增殖型
  - 溃疡型表现为跳跃征和激惹征象，充盈时小刺状龛影使管壁轮廓不规则，黏膜皱襞增粗、紊乱及管腔狭窄
  - 增殖型表现为管腔狭窄、短缩和僵直感，黏膜皱襞增粗紊乱、消失
- 阿米巴性结肠炎
  - 常累及盲肠而回肠末段正常
  - 慢性期病变是连续性的
  - 钡剂灌肠时常出现明显的痉挛现象，器质性改变不明显
  - 肠管变窄、变短，在盲肠部可形成圆锥形盲肠
  - 阿米巴瘤形成时，表现为偏心性肠管狭窄，与正常肠管的移行段是渐变性的
- 缺血性结肠炎
  - 腹痛及便血急性发作
  - 炎性水肿迅速进行至肠指压痕状边缘变形、痉挛、激惹、节段分布的病变、分泌增加等征象
  - 此病可很快缓解或肠道很快变窄
  - 缺血性改变消失后炎性改变消失
- 结肠 Crohn 病并发结肠癌
  - 患者年龄较一般结肠癌者为轻
  - 患者有长期患 Crohn 病的病史
  - 分布部位与 Crohn 病的好发部位相一致
  - 预后较一般结肠癌差

诊断与鉴别诊断要点

- 多见于 40 岁以下青壮年，具有间歇性腹痛、腹泻及全身症状，可并发肠梗阻、消化道出血及肠穿孔等
- 好发于回肠末段，可同时累及小肠和结肠，半数病例直肠正常
- 节段性或跳跃性分布，黏膜可见卵石征及裂隙溃疡，纤维性狭窄常见
- 首选的影像学方法包括腹部平片、结肠气钡双重造影、腹部 CT 检查，其他影像学检查方法作为辅助
- 主要需与溃疡性结肠炎、肠结肠、阿米巴性结肠炎、缺血性结肠炎等相鉴别

重点推荐文献

[1]Laghi A，Borrelli O，Paolantonio P.Contrast enhanced magnetic resonance imaging of the terminal ileum in children with Crohn's disease[J].Gut，2003，52（3）：393-397.
[2]Thoeni RF，Cello JP.CT imaging of colitis[J].Radiology，2006，240（3）：623-638.
[3]Zalis M，Singh AK.Imaging of inflammatory bowel disease：CT and MR[J].Dig Dis，2004，22（1）：56-62.

典型病例

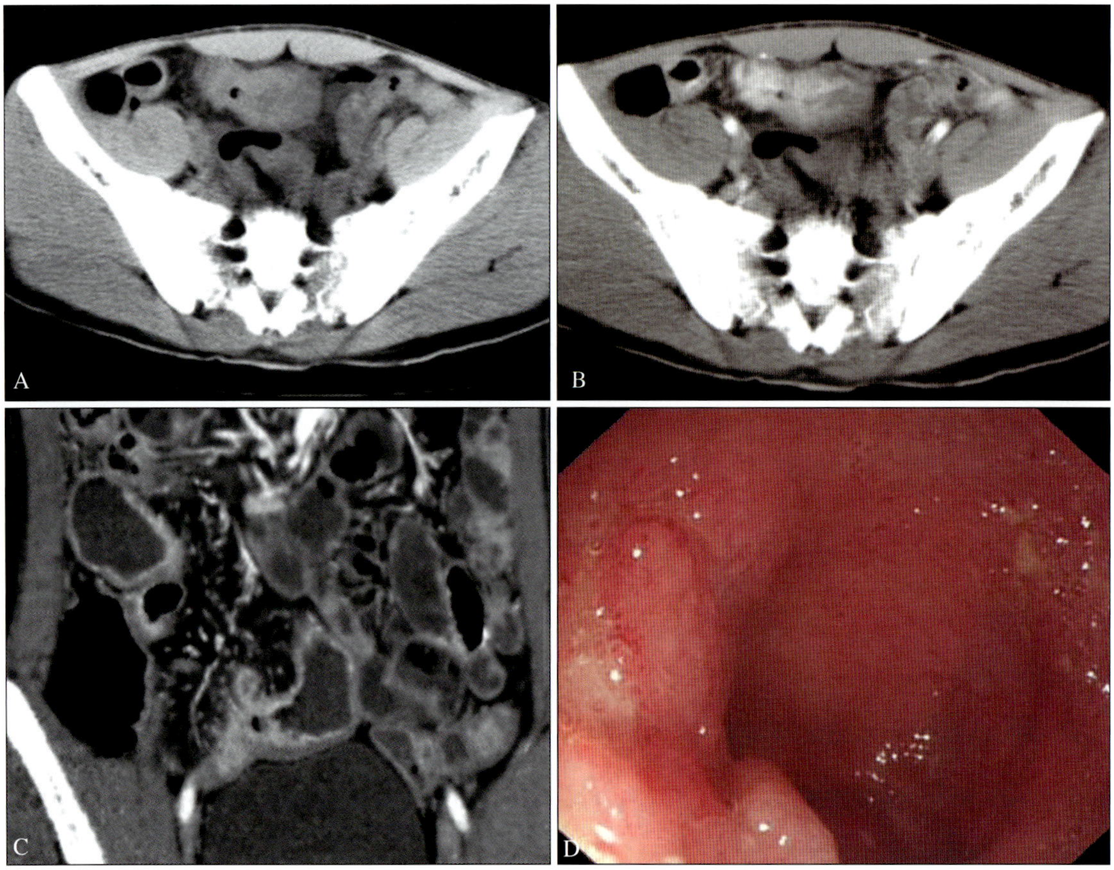

图 5-3-2 结肠 Crohn 病
男性，31 岁，反复腹痛、腹泻 9 年，加重 3 个月。
A. 盆腔 CT 平扫横断面图像；B. 盆腔 CT 增强横断面图像；C. 腹盆腔 CT 增强冠状面重建图像；D. 结肠镜。乙状结肠增厚、水肿，可见分层。结肠镜检：Crohn 病（本病例由中山大学附属第一医院 李子平教授提供）

四、缺血性结肠炎

【概念与概述】

缺血性结肠炎（ischemic colitis），由于结肠某一段供血不足而引起的病变

- 1963 年由 Boley 首先报道，1966 年 Marston 将不明原因的自发性和局限性结肠缺血引起的结肠炎命名为缺血性结肠炎
- 坏疽型、缺血狭窄型、一过性缺血性结肠炎型

【病理与病因】

病因学

- 血管阻塞型结肠缺血
  - 肠系膜动脉的创伤：腹部钝性伤
  - 肠系膜血管血栓形成或栓塞：如腹主动脉造影可诱发肠系膜动脉内的血栓形成、动脉粥样硬化的脱落物、来自房颤的左心房栓子等
  - 腹主动脉重建手术或结肠手术时结扎肠系膜下动脉
- 非血管阻塞型结肠缺血
  - 大多为自发性，通常不伴有明显的血管阻塞
  - 低血压，如感染性休克、心源性休克、过敏性休克、神经性休克等
  - 心脏病、高血压、糖尿病以及服用可影响内脏血流的药物（如升压药等）导致肠系膜血供减少

病理学

- 黏膜充血、水肿、糜烂，炎性细胞浸润
- 黏膜下层高度水肿、增厚，肉芽组织和瘢痕形成
- 血管内可见血栓

流行病学

- 发生率占所有消化道缺血性病变的 50% ~ 60%
- 女性略多于男性，女性约占 53%，男性 47%
- 可发生于任何年龄，但老年人多发，约 90% 以上的病人在 70 岁以上

【临床表现】

- 通常为自发性的，没有特异性的症状或体征
- 临床表现由于其严重性、累及范围、缺血损害发生的快慢、肠壁对缺氧的耐受程度不同而不同
- 其最一致的症状和体征是：腹痛、腹泻及便血
- 可出现继发于肠梗阻的症状，如厌食、恶心、呕吐
  - 坏疽型
    - 起病急骤，突发左下腹或左季肋部剧痛，呈绞痛性质，阵发性加重
    - 腹胀，暗紫色或鲜血便，血水样腹泻，每天数次至数十次
    - 肠穿孔及腹膜炎：腹部压痛、反跳痛、肠鸣音减弱
  - 狭窄型
    - 腹胀、腹痛、腹泻，严重者也可有便血，但轻者可无症状
  - 一过型
    - 不同程度的左侧腹痛，多有血便和腹泻，并可伴有发热、心动过速
    - 肠壁的结构和功能可在 1 ~ 2 周内完全恢复
    - 一般不复发

【影像表现】

概述

- 发病部位
  - 靠肠系膜下动脉供血的左半结肠发生率最高
  - 继发于全身低血压的缺血性病变多发生于右半结肠
  - 伴发于腹主动脉手术后的患者，病变多位于左半结肠

X 线平片

- 肠淤胀，结肠袋紊乱
- 结肠穿孔时可见腹腔内游离气体

钡灌肠造影

- 结肠皱襞粗大，结肠袋变浅或消失
- 肠壁水肿、黏膜下出血形成肠缘的指样压迹或充盈缺损（拇指印征，thumb print syndrome），有时肠管中间可见横行增粗的黏膜皱襞（横脊征，transverse ridge syndrome）
- 病变晚期见节段性结肠狭窄，部分患者可同时伴有结肠囊性扩张

肠系膜动脉造影

- 腹主动脉造影发现一支主干血管的阻塞
- 大部分缺血性结肠炎的动脉阻塞部位在小动脉，肠系膜动脉造影检查难以发现动脉阻塞的

征象
- 造影剂有可能引起进一步的血栓形成，应谨慎使用

CT 表现
- 可显示缺血肠段所呈现的局灶性或节段性肠壁增厚
- 黏膜下水肿，出血，由外环的浆膜层，中间的水肿带和内环的黏膜、肌层组成的“靶”征
- 由存在于肠壁间小气泡或条状积气所构成的“肠壁内气囊肿（pneumatosis cystoids intestinalis，PCI）”征
- 由存在于肠系膜静脉或门脉的肝内分支的少量气体形成的“门静脉积气（portal venous gas）”
- 由肠系膜脂肪水肿、增厚造成的“缆绳征（cable syndrome）”等急性肠缺血的病理表现

推荐影像学检查
- 腹部 X 线平片
- 钡剂灌肠造影
  - 可以对病变的程度和范围有全面的了解
  - 有引起结肠穿孔的危险，病情严重、伴有大量便血及怀疑有肠坏死者应慎用
- 增强 CT
  - CT 检查可发现结肠缺血后较多具特征性的改变，应作为常规选用
  - 多层螺旋 CT 增强扫描和 CT 血管造影等可极大限度地消除移动伪影，提高诊断肠缺血的水平

【鉴别诊断】
- 感染性结肠炎
  - 钡剂灌肠检查如显示锥形盲肠、跳跃性病灶，应高度提示阿米巴感染，大便中或直肠活检找到阿米巴滋养体或包囊可确诊本病
  - 黏膜的息肉样增生和血吸虫卵结节所致的炎性息肉常可提示肠血吸虫病的存在，大便中或直肠活检中发现血吸虫虫卵可作出诊断
  - 性病性淋巴肉芽肿的诊断有赖于病史、实验室检查和直肠活检材料的免疫荧光染色检查
- 憩室炎
  - CT 主要表现为结肠肠壁增厚和脂肪条索影
  - 病变周围不伴有淋巴结肿大，而伴有邻近炎症（周围脂肪炎）超过 10cm 时，提示为憩室炎
- 溃疡性结肠炎
  - 病变呈连续性分布，好发于直肠和乙状结肠
  - 黏膜呈颗粒状，有溃疡而无裂隙溃疡
  - 肌层病变引起结肠变短，纤维性狭窄少见
  - 很少发生瘘道，炎性息肉很常见
  - 癌变已经公认，发生率较正常人高 10 倍
- Crohn 病
  - 多见于 40 岁以下青壮年
  - 具有间歇性腹痛、腹泻及全身症状，可并发肠梗阻、消化道出血及肠穿孔等
  - 好发于回肠末段，可同时累及小肠和结肠
  - 节段性或跳跃性分布，黏膜可见卵石征及裂隙溃疡，纤维性狭窄常见
- 假膜性肠炎
  - 结肠壁明显增厚是假膜性肠炎最显著性的改变
  - 35% 的患者可伴有腹水
  - 确诊假膜性肠炎需结合临床病史及实验室检查

诊断与鉴别诊断要点
- 老年人或年轻人，具有一过性低血压、吸毒史、长期用药史（避孕药），或有严重胰腺炎、主动脉手术史及慢性疾病如糖尿病、风湿性关节炎、多发性动脉炎等
- 具有结肠坏疽，狭窄或可逆性缺血表现
- 腹主动脉造影发现一支主干血管的阻塞，可以确诊

重点推荐文献

[1]Greenwald DA，Brandt LJ.Colonic ischemia[J].J Clin Gastroenterol，1998 Sep，27（2）：122-128.
[2]Carlson RM，Madoff RD.Is "ischemic" colitis ischemic[J]?Dis Colon Rectum，2011，54（3）：370-373.
[3]Sreenarasimhaiah J.Diagnosis and management of intestinal ischaemic disorders[J].BMJ，2003，326（7403）：1372-1376.

五、放射性结肠炎

【概念与概述】

放射性肠炎（radiation colitis），盆腔、腹腔、腹膜后恶性肿瘤经较大剂量（达60Gy以上）的放射线照射所致的结肠并发症

- 多发生在放疗后期或放疗结束后6周～6个月时出现，少数甚至有在放射治疗后10年才出现放射性直肠慢性病损者
- 分类
  - 根据肠道遭受辐射剂量的大小、时间的长短、发病的缓急，分为急性和慢性
  - 根据射线来源放置位置分为外照射放射病和内照射放射病

【病理与病因】

病因学

- 肠上皮细胞增生受抑制
- 肠黏膜下小动脉受阻
- 肠壁组织受损

病理学

- 急性期

  在辐射期间或期后即可发生
  - 上皮细胞变性脱落，隐窝细胞有丝分裂减少
  - 肠黏膜变薄、绒毛缩短，毛细血管扩张
  - 肠壁黏膜充血水肿及炎症细胞浸润
  - 形成隐窝脓肿、弥漫性溃疡
  - 黏膜病变易出血
- 亚急性期

  起始于照射后2～12个月
  - 黏膜有不同程度的再生和愈合，但黏膜下小动脉内皮细胞肿胀并与它们的基底膜分离，最后发生空泡变性脱落，形成闭塞性脉管炎
  - 血管内膜下出现大量特殊的“泡沫巨噬细胞（macrophage foam cells）”，对血管放射性损伤有诊断意义
  - 血管的闭塞导致肠壁进行性缺血，黏膜下层纤维增生伴有大量成纤维细胞，并可见平滑肌的透明变性，胶原含量减少
  - 肠壁出现严重血供不足，可引起直肠壁溃疡、脓肿和直肠阴道瘘或直肠膀胱等形成
- 慢性期
  - 肠壁的缺血程度不同，病期与病变显露时间长短不一
  - 一般在放疗后1～5年出现，小肠病变可在放疗后6年半出现。直肠慢性病损可在放疗后10年出现
  - 受损的肠段黏膜糜烂，可有顽固的钻孔或瘘管形成
  - 可并发肠梗阻，腹膜炎、腹腔脓肿等
  - 晚期可发生癌变，但不多见

流行病学

- 国外报道的发病率在2.4%～2.5%之间
- 应用 ^{60}Co、超高压X线外照射或Ra等内照射，在5周内照射量超过5000rad（拉德）时，约8%的患者发生放射性肠炎
- 引起肠道放射性损伤的最低照射量差异很大
  - 与照射的强度和时间有关
  - 腹腔或盆腔内粘连固定的肠段易受放射性损伤
  - 子宫切除后直肠所受到的辐射量较子宫未切除者高，更易发生放射性直肠炎
  - 不同部位的肠道内辐射耐受量的强弱依次为：直肠、乙状结肠、横结肠、回肠、空肠、十二指肠
  - 由于宫颈和恶性肿瘤常进行放疗，且直肠前壁紧贴宫颈或膀胱，所以放射性直肠炎最多见，发病率可达10%～60%，回肠的远端接近盆腔器官，位置也较固定，易受到盆腔照射的损伤

【临床表现】

- 放射性肠炎的临床症状，一般照射总剂量在3000rad以下者很少发病

- 腹腔内放疗总量超过 4000rad 时发生症状，若达 7000rad 以上则发病率高达 36%
- 症状可出现在治疗早期，疗程结束后不久或治疗后数月至数年

早期症状

- 一般多出现在放疗开始后 1 ~ 2 周内
- 胃肠道的症状：恶心、呕吐、腹泻、排出黏液或血样便。累及直肠者伴有里急后重。持久便血可引起缺铁性贫血。便秘少见
- 偶有低热
- 痉挛性腹痛则提示小肠受累

晚期症状

- 腹泻、便血、黏液便和里急后重、大便变细和进行性便秘，出现腹痛者提示肠道发生狭窄
- 严重的病损与邻近脏器形成瘘管：如直肠阴道瘘，粪便从阴道排出；直肠膀胱瘘可出现气尿；直肠小肠瘘可出现食糜混于粪便中排出
- 肠穿孔引起腹膜炎、腹腔或盆腔脓肿
- 肠道的狭窄和肠袢缠绕可发生肠梗阻

预后

- 2/3 轻症患者可在 4 ~ 18 个月内好转或痊愈
- 广泛的盆腔手术如再放疗则病变组织血供更加不良，其预后常较差
- 严重的肠道放射性损伤的死亡率为 22%

治疗

- 一般治疗
  - 卧床休息
  - 对症治疗
- 药物治疗
  - 收敛解痉
  - 给予镇痛剂和粪便软化剂
  - 激素灌肠
  - 骶前封闭疗法
  - 止血
  - 抗感染
  - α_2 巨球蛋白
- 手术治疗

肠狭窄、梗阻、瘘道等后期病变

- 中医治疗

【影像表现】

X 线钡剂灌肠表现

- 早期
  - 肠管激惹、痉挛、黏膜粗乱
  - 肠曲僵硬、形态固定、扩张差
  - 可见到突出于肠轮廓线外的多数刺状龛影（niche）
- 晚期
  - 结肠不同程度变形及狭窄，与正常肠管分界不清
  - 直肠后壁至骶前间隙增宽
  - 少数见溃疡（ulcer）和瘘道（fistulous tract）形成

CT 表现

- 肠壁轻度增厚
- 可见黏膜下水肿所致的低密度区
- 直肠肠腔狭窄，肠周脂肪增生
- 直肠周围筋膜增厚，纤维组织增生
- 可发现直肠壁或肠外软组织肿块，提示有肿瘤残留或复发可能

推荐影像学检查

- 影像学表现无特异性

【鉴别诊断】

- 放射性肠炎的晚期表现和肿瘤的复发与转移需要鉴别，需作 X 线钡剂检查、肠系膜血管造影、内镜检查、活组织检查以资鉴别
- 在鉴别诊断时还应考虑其他疾病，如非特异性溃疡性结肠炎、Crohn 病、肠结核、肠道脂代谢障碍综合征（Whipple 病）等
- 一般结合临床放疗史，照射部位及剂量，结合与照射野相关的病变分布范围，以及放疗密切相关的发病时间，诊断是比较容易的

诊断与鉴别诊断要点

- 影像学表现无特异性
- 诊断需结合临床放疗史，包括照射部位、剂量及时间

重点推荐文献

[1] 陈星荣、陈九如. 消化系统影像学. 上海：科学技术出版社，2010：441-445.
[2]Nylund K，Hausken T，Gilja OH.Ultrasound and inflammatory bowel disease[J].Ultrasound Q，2010 Mar，26（1）：3-15.
[3]Horton KM，Corl FM，Fishman EK.CT evaluation of the colon：inflammatory disease[J].Radiographics，2000，20（2）：399-418.

六、憩室炎

【概念与概述】

憩室炎（colonic diverticulitis），憩室、邻近肠壁及其周围组织的炎症，10% ~ 20% 的结肠憩室患者可发生憩室炎

【病理与病因】

解剖特征

- 憩室是由结肠壁向外突出的、大小不一的囊袋样结构。憩室壁大多由黏膜、黏膜下层和浆膜组成，而缺乏肌层。罕见含结肠壁全层者
- 结肠憩室大多位于结肠系膜带的两侧，因该处有小直动脉穿过肠壁肌层，导致该处肠壁相对较薄弱、这与憩室的发生以及引起出血有一定关系
- 长期增高的肠腔压力或经常性的高压收缩波会发生局部肠壁肌性肥厚，而在相对薄弱点则可发生结肠黏膜疝出，引起憩室
- 结肠憩室多为先天性，常多发，以 5 ~ 10 mm 大小多见

病因学

- 与结肠痉挛、肠腔内压增高、高脂低渣饮食、肠壁的退行性改变等因素有关
- 憩室壁缺乏肌纤维，进入憩室内的存留物排空慢，如憩室浅、小或颈部较宽，则内容物易于进出，发生炎性感染的机会小
- 当憩室较大、深或憩室颈部狭小，或有水肿、阻塞时，则分泌的黏液积聚使憩室扩张，憩室内粪渣不易排出，易导致细菌繁殖，可引起憩室炎症

病理学

- 初期的憩室炎症仅侵及黏膜层，浆膜可限制炎症扩展，使炎症局限于憩室内形成炎症性憩室
- 进展期可出现小穿孔，引发憩室周围组织炎症，出现脂肪条索
- 进一步在肠道周围形成局限性蜂窝织炎
- 反复的感染和炎症可导致腹膜炎、瘘道和盆腔或腹腔的脓肿
- 炎症还可沿着肠壁纵向蔓延，形成肠壁内窦道，从而导致其他憩室的继发受累

流行病学

- 结肠憩室在西方经济发达国家常见，亚、非国家发病率较低。发病率与经济水平和饮食习惯密切相关
- 在 40 岁的人群中发病率为 5 %，50 岁以上者发病率可达 33% ~ 50%，80 岁以后可高达 50 % 以上
- 西方国家结肠憩室大多发生在左半结肠，尤其是乙状结肠，而在右半结肠相对少见
- 在亚洲地区结肠憩室大多发生在右半结肠。也有仅限于回盲部的憩室，由于直肠的结肠带已融合为一环状保护层，故直肠憩室较罕见

【临床表现】

表现

- 症状
  - 腹痛，多位于下腹部尤其是左下腹部，疼痛
  - 程度轻重不一，依炎症程度而异。
  - 同时可合并发热、恶心、呕吐、腹胀、便秘等症状
- 体征
  - 病变局部可有压痛
  - 可触及炎性包块
- 并发症
  - 腹膜炎
  - 瘘
  - 出血
  - 腹腔脓肿
  - 结肠梗阻

预后

- 老年、脓肿形成和出现游离性气体者，预后较差
- 右半结肠憩室炎病人，多趋向年轻、病灶范围及程度常较小、较轻，黏膜水肿常见而并发穿

孔相对少见，预后较好

【影像表现】

X 线表现

- 可使累及的结肠肠段出现刺激征象
- 早期的憩室炎为黏膜灶性炎症改变，致憩室不规则状
- 严重的憩室炎时形成窦道和脓肿，可见对比剂从憩室溢出至肠道外

CT 表现

- 憩室炎 CT 征象
  - 肠壁增厚（bowel wall thickness）：小肠肠壁＞3mm，大肠肠壁＞4mm 者
  - 脂肪条索征（pericolic fat infiltration）：在脂肪内存在有间隔的线条状不均质软组织密度
  - 憩室（diverticulum）：突出于肠壁外的袋状结构
  - 筋膜增厚：腹膜壁层或在脂肪中的间隔较正常为厚
  - 游离液体：在腹腔间隙内存在的水样密度液体影
  - 感染（炎症）性憩室：位于脂肪条索中间的憩室
  - 游离气体：见于腹腔内，肠道外出现的气体影
  - “箭头”征（arrow sign）：在憩室开口部显示的、由肠腔内对比剂勾出的“箭头”样轮廓
  - 脓肿：液体或软组织（可含有或不含有游离气体）的局部聚集
  - 蜂窝织炎（phlegmon）：没有明确边界的软组织块状影，其内不含有气体
  - 肠壁内积气：气体出现在肠壁内
  - 肠壁内窦道形成：在肠壁内发现条状（阳性或阴性）对比剂
- 憩室炎并发症的 CT 征象

结肠憩室炎的并发症包括结肠周围脓肿（35%）、念珠菌性腹膜炎（16%）、结肠梗阻（12%）、肠壁内窦道（9%）、穿孔或瘘管形成（14%）

  - 局限性或弥漫性结肠穿孔
    - 局限性游离性气体常提示为憩室的局限性穿孔
    - 如出现膈下游离气体则可提示较大穿孔
    - 气体可由穿孔部位进入肠系膜静脉和门静脉，出现肠系膜或门脉积气
  - 窦道或瘘管形成
    - 增厚的结肠壁内见有液体和（或）对比剂聚集
    - 炎症扩展所造成的内瘘：如乙状结肠 - 膀胱瘘、结肠 - 小肠瘘和结肠 - 子宫瘘。以结肠 - 膀胱瘘最为常见，可呈现典型的三联征：结肠憩室、与膀胱相连的结肠段肠壁增厚和膀胱内气体
    - 窦道或瘘管可引发腹膜炎，腹、盆腔脓肿，以及感染扩展至盆腔外并发膈下间隙及腰大肌脓肿和肝脓肿等
  - 肠梗阻
    - 憩室炎所引起的肠管狭窄与肿瘤性梗阻区分较难。诊断不明时应作结肠钡剂造影或结肠镜检查
  - 结肠出血
    - 出血量大时可显示造影剂外渗，出血量较小时 CT 常不能作出诊断

推荐影像学检查

- 最佳检查方法：CT 检查
  - CT 在诊断结肠憩室与憩室炎方面较钡灌肠检查更有优势
  - CT 是急性憩室炎既安全又准确的诊断方法
  - CT 不仅能显示结肠，而且还可同时显示腹内其他脏器及其受累情况
  - CT 可显示炎症在结肠壁和周围软组织中的真正位置和发生发展过程，对脓肿进行分期，由此来决定治疗方案
- 检查建议
  - CT 扫描范围应包括膈肌至耻骨联合间以便显示其他并发症的存在
  - CT 检查时，必须在肠腔内充盈对比剂和扩张情况下进行，否则影响诊断的准确性

【鉴别诊断】

- 结肠癌
  - 约有 10% 结肠憩室炎病人的炎症过程可造成局限性（≤ 3cm 长）肠壁环形增厚，使其在 CT 上难以鉴别是否有癌症可能
  - 而结肠癌的肠壁增厚则常表现为局限性、向心性，且具肠壁明显僵硬的特征，甚至可在局部出现肿块，周围亦可发现肿大的

淋巴结

- 憩室炎憩室炎的肠壁仅中等度增厚（4～5mm），造成的肠壁病变常较局限，可呈现锯齿状改变，但邻近肠系膜的炎性反应范围却较大

● 阑尾炎

- 阑尾炎较憩室炎更为常见，多有转移性腹痛的特点
- 盲肠憩室炎早期疼痛固定于右髂窝，而不在脐周或上腹部，疼痛亦不是从脐周或上腹部开始，从症状出现到入院时间较长（3～4天），呕吐少见，恶心和腹泻多见
- 如果不排除阑尾炎，需进行手术探查，如发现有憩室炎，通常一并切除

● 炎症性肠病

- 溃疡性结肠炎易同憩室炎鉴别，溃疡性结肠炎几乎都波及直肠，故直肠镜检即可简单准确地排除溃疡性结肠炎
- 憩室炎和 Crohn 病均可形成窦道、梗阻和脓肿，当造影发现多发的腔内病变和纵形的黏膜下瘘管，则 Crohn 病的可能性较大
- 老年病人的憩室病和 Crohn 病较难鉴别时，可行灌肠或内镜检查以获正确诊断

诊断与鉴别诊断要点

● 结肠肠壁增厚和脂肪条索影是 CT 上最敏感的两个征象

● 病变周围不伴有淋巴结肿大，而伴有邻近炎症（周围脂肪炎）超过 10cm 时，提示为憩室炎；病变周围若存在淋巴结肿大时则高度怀疑结肠癌

重点推荐文献

[1]West AB；NDSG.The pathology of diverticulitis[J].J Clin Gastroenterol，2008 Nov-Dec，42（10）：1137-1138.

[2]Sarma D，Longo WE；NDSG.Diagnostic imaging for diverticulitis[J].J Clin Gastroenterol，2008，42（10）：1139-1141.

[3]Hollerweger A.Colonic diseases：the value of US examination[J].Eur J Radiol，2007，64（2）：239-249.

典型病例

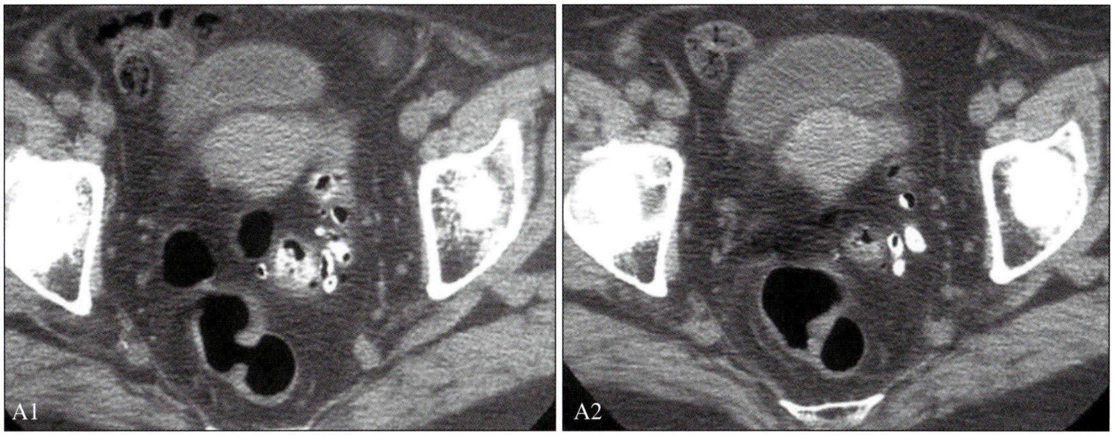

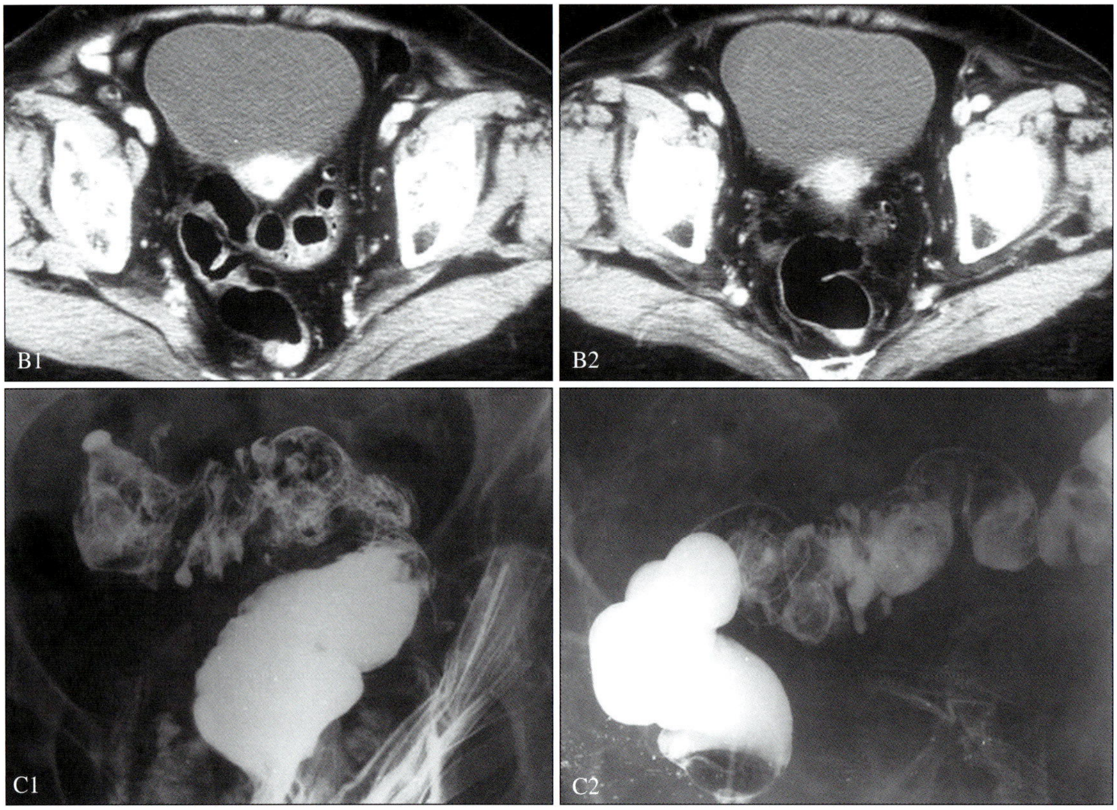

图 5-3-3 憩室炎

女性，87 岁，消化道出血入院，2 天后出血停止，肠镜未见肠腔内肿物。A. 盆腔 CT 平扫横断位图片；B. 盆腔 CT 增强扫描横断位图片；C. 气钡双重造影图像。乙状结肠肠壁可见多发囊袋样存钡区，增强扫描可见对比剂外渗至肠腔（本病例由中山大学附属第一医院 李子平教授提供）

七、肠脂垂炎

【概念与概述】

原发性肠脂垂炎（epiploic appendagitis），肠脂垂扭转伴有血供障碍或自发的静脉血栓引起的缺血所致

- 1956 年有人把栓塞后继发的肠脂垂炎症称为“肠脂垂炎”
- 1994 年由 Rioux 等将此名再次确认

【病理与病因】

病因学

- 肠脂垂扭转伴有血供障碍：肠脂垂多见于盲肠和乙状结肠，它是由肠壁浆膜下的脂肪组织集聚而成，通过一个狭窄的短蒂供血；这个短蒂的特点及较大的活动性大大增加了扭转及梗死概率
- 自发的静脉血栓

病理学

- 病理组织学变化与发病时间和手术切除标本的时间有关
- 早期栓塞脂肪组织充血，随之继发炎症性变化，最终坏死并由纤维组织取代

流行病学

- 肠脂垂炎可于任何年龄发病，包括儿童，发病高峰在 40 岁
- 男性高于女性

【临床表现】

临床表现无特异性，均为急腹症共同表现

症状与体征

- 固定性腹部疼痛，患者可准确指出腹痛位置，伸展腹部疼痛加剧
- 疼痛可很剧烈，但全身反应表现多不严重，疼痛常位于左下腹、右下腹
- 很少出现恶心、呕吐、腹泻。
- 基本无发热，局限性腹膜炎也很少见
- 偶尔腹部可触及包块

实验室检查

- 白细胞和血细胞沉降率轻微升高或正常

治疗

- 是否手术治疗存在争议
  - 部分学者认为，肠脂垂炎患者均可保守治疗，必要时可用止痛药，无需住院
  - 部分学者认为确诊后应及时手术治疗。因为坏死组织留在腹中的危险性并不清楚。手术治疗可避免脓肿和粘连形成，可尽早缓解腹痛，而且可除外其他先天畸形和肿瘤

【影像表现】

CT 表现

- 疼痛部位结肠旁可见与结肠壁相连肿块，直径在 1.5 ~ 3.5cm
- 肿块为戒指样或卵圆形低密度脂肪团，近似于乳腺密度，中心密度较低，边缘密度较高，此为肠脂垂炎特异性的 CT 表现
- 肿块邻近脂肪间隙模糊，局部腹膜增厚

MRI 表现

- T1、T2 加权像上一个椭圆形的脂肪信号的肿块
- 注射对比剂后，脂肪信号肿块的周边可强化

超声表现

- 不可压缩的强回声脂肪团块，位置紧贴于腹壁且与腹壁粘连
- 早期患者肠脂垂炎的超声表现为高回声区中含低回声结节
- 进展期高回声区内有低回声带环绕成结节状
- 恢复期弥漫性高回声区

推荐影像学检查

- 典型的 CT 特征可以为大多数病例提供确切的诊断
- CT 较 B 超更敏感，尤其对肥胖患者 CT 优势更大

【鉴别诊断】

- 阑尾炎
  - 转移性右下腹痛、麦氏点压痛
  - 急性阑尾炎时阑尾肿大增粗、边缘模糊，阑尾壁及局部盲肠壁增厚，穿孔引起气腹和弥漫性腹膜炎
  - 阑尾周围炎：右下腹阑尾及盲肠周围脂肪间隙模糊、密度增加，可见少量液体渗出，伴有盲肠壁局部增厚
  - 阑尾脓肿与阑尾周围脓肿：右下腹软组织肿块，密度不均，内伴气体、液体或阑尾石
- 憩室炎
  - CT 表现为结肠肠壁增厚和脂肪条索影
  - 病变周围不伴有淋巴结肿大，而伴有邻近炎症（周围脂肪炎）超过 10cm 时，提示为憩室炎
- 其他妇科疾病

重点推荐文献

[1]Almeida AT，Melão L，Viamonte B.Epiploic appendagitis：an entity frequently unknown to clinicians--diagnostic imaging，pitfalls，and look-alikes[J].AJR Am J Roentgenol，2009，193（5）：1243-1251.

[2]Pereira JM，Sirlin CB，Pinto PS.CT and MR imaging of extrahepatic fatty masses of the abdomen and pelvis：techniques，diagnosis，differential diagnosis，and pitfalls[J].Radiographics，2005，25（1）：69-85.

[3]Sirvanci M，Tekelioğlu MH，Duran C.Primary epiploic appendagitis：CT manifestations[J].Clin Imaging，2000，24（6）：357-361.

典型病例

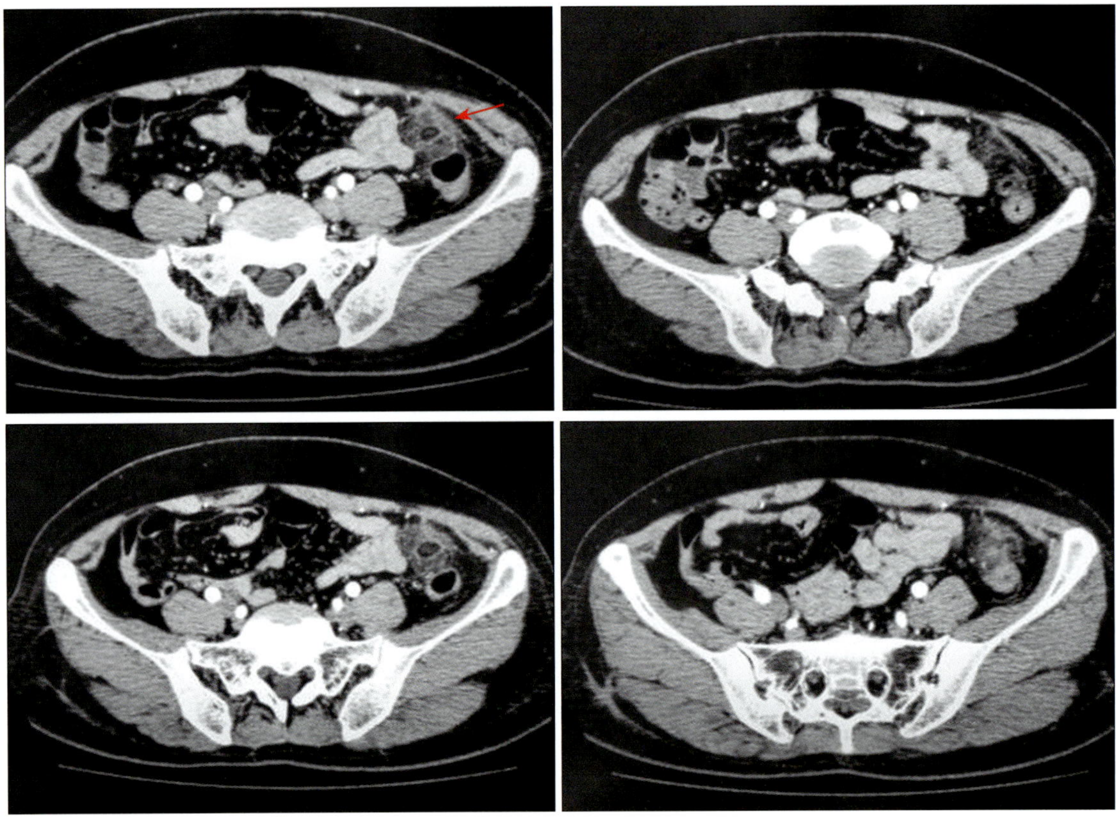

图 5-3-4 肠脂垂炎

女性，52 岁，左下腹疼痛 5 天。盆腔 CT 横断位增强扫描图像，左下腹部结肠旁软组织影（箭头），部分呈脂肪密度，邻近腹膜增厚（本病例由广东东莞泌尿医院，张克云主任提供）

第 4 节 结肠息肉与息肉病

【概念与概述】

息肉（polyp），突出黏膜面的一种赘生物

- 分类：肿瘤性息肉，非肿瘤性息肉
  - 肿瘤性息肉（易发生癌变）：腺瘤
  - 非肿瘤性息肉（极少或不发生癌变）：错构瘤、炎性息肉、增生性息肉

一、腺瘤

【概念与概述】

腺瘤（adenoma），经典的定义为由异型增生上皮构成的境界清楚的良性肿瘤；WHO 定义为无明确原因，组织学上有上皮内瘤变存在的病变

- 上皮内瘤变（intraepithelial neoplasia，IN）或异型增生（dysplasia）
  - 指细胞形态和组织结构上与其发源的正常组织存在不同程度的差异
  - 是肿瘤组织形成浸润性癌的病变
- 上皮内瘤变分类
  - 低级别上皮内瘤变：轻度和中度异型增生
  - 高级别上皮内瘤变：重度异型增生和原位癌

【病理与病因】

一般特征

- 病因学
  - 饮食性因素：高脂肪、高蛋白、低纤维性饮食
  - 胆汁代谢紊乱：胆汁酸、脱氧胆酸和石胆酸
  - 遗传因素
    - 家族性息肉病具有明显的家族遗传性
    - 曾经患过其他部位癌肿，如消化道癌、乳腺癌、子宫癌以及膀胱癌的患者结直

肠息肉的发生率也明显升高
- 肠道炎性疾病：慢性炎症病变是导致炎症性息肉发生的主要原因
- 基因异常：大肠腺瘤病基因（adenomatous polyposis coli gene，APC gene）突变

- 一般发病机理
  - 细胞生物学机制
    - 肠干细胞细胞生物学功能紊乱，导致其自我更新和克隆增殖、分化和凋亡失去平衡
  - 分子生物学机制
    - b-catenin 的积聚

流行病学
- 人群发病率：22% ~ 61%
- 患病率：腺瘤发生率随年龄的增加而增加
  - 50 岁以前：17%
  - 50 ~ 59 岁：35%
  - 60 ~ 69 岁：56%
  - 70 岁以上：63%

内镜及病理所见
- 早期分类
  - 小扁平腺瘤：呈管状腺瘤样改变，病变黏膜增厚，异形上皮累及黏膜患部，向周围延伸，而不向底部垂直延伸
  - 小凹陷腺瘤：即黏膜凹陷区呈管状腺瘤结构，可占据整个黏膜层
  - 微小腺瘤：即仅在光镜下可发现的累及整个腺管的管状腺瘤
- 成熟期分类
  - 管状腺瘤（tubular adenoma，TA）：又称腺瘤性息肉或息肉样腺瘤
    - 占全部腺瘤：60% ~ 80%
    - 半球形或椭圆形，表面光滑或呈分叶状色粉红或灰红，表面可有充血、水肿和糜烂
    - 息肉多小于 1cm，1cm 以上者大多有蒂，少数（15%）广蒂或无蒂
  - 管状绒毛状腺瘤（tubuiovillous adenoma，TVA）：
    - 占全部腺瘤：10% ~ 30%
    - 腺瘤表面部分光滑，部分粗糙，体积较大
  - 绒毛状腺瘤（villous adenoma，VA）：又有称为乳头状腺瘤
    - 占全部腺瘤：8% ~ 20%
    - 一般瘤体较大，外形似草莓或菜花样，有的呈分叶结构
    - 基底通常较宽，有的可有蒂，大小 0.6 ~ 9cm
    - 组织较松软附在肠壁上．质软较脆，触之易出血，腺瘤表面有一层绒毛状和乳头状突起．伴黏液附着
    - 特殊表现：高出黏膜表面，蔓延生长，面积较大，表面呈丝绒或粗颗粒状，常有一层黏液覆盖
  - 锯齿状腺瘤（serrated adenomas，SA）：
    - 占全部腺瘤：0.5% ~ 2%
    - 腺瘤由增生性息肉及腺瘤的上皮特征的腺体组成
    - 约 2/3 瘤体小于 1cm
- 腺瘤癌变镜下
  - 腺管柱状上皮显著增大变圆，核仁明显，并可出现病理性核分裂
  - 腺管上皮增生呈假复层或有不典型增生腺管向黏膜下层浸润
  - 可见腺瘤的不典型增生与癌变的移行关系

生物学行为
- 腺瘤癌变
  - 癌变途径
    - 主要通路：腺瘤（TA，TVA，VA）—腺癌
    - 锯齿状通路：增生性息肉—锯齿状腺瘤—锯齿状腺癌
  - 癌变时间：至少 5 年，平均 10 ~ 15 年
  - 癌变相关因素：大小、组织类型、蒂的形态、数目等相关
  - 癌变率比较
    - 大　小：<1cm 5% 以　下；1 ~ 2cm 10% ~ 15%；>2cm 50% 左右
    - 组织类型
      - 绒毛状腺瘤：29% ~ 70%；
      - 管状绒毛状腺瘤：15% ~ 30%
      - 管状腺瘤：小于 10%
    - 蒂的形态
      - 长蒂：3.2%
      - 亚蒂：6.6%

    - 无蒂：12.7%
    - 宽蒂：50%
  - 数目：多发息肉癌变率高于单发

【临床表现】

表现

- 最常见体征 / 症状
  - 主要体征：便血、腹痛、腹泻、黏液便、大便习惯改变
  - 其他少见症状腹胀、消瘦、贫血
  - 无症状

疾病人群分布

- 年龄
  - 发病高峰年龄为 50 ~ 70 岁
- 性别
  - 男性发病率高于女性
  - 癌变率无性别差异

自然病史与预后

- 主要预后影响因素
  - 腺瘤完整切除与否、腺瘤癌变
- 5 年生存率
  - 腺瘤预后良好，当发生癌变时，应按照结肠癌治疗

治疗

- 主要治疗手段
  - 小于 0.5cm：无需治疗
  - 0.5 ~ 1cm：内镜切除
  - >1cm 或癌变：内镜切除或手术切除

【影像表现】

概述

- 根据蒂的有无
  - 无蒂型：腺瘤无蒂结构与大肠黏膜表面
  - 带蒂型：腺瘤与大肠黏膜之间有长蒂相连
  - 亚蒂型：肿瘤与大肠黏膜有宽蒂结构相连，肿瘤与大肠黏膜表面有切迹
  - 地毯型：肿瘤匍匐于黏膜表面

腺瘤 X 线表现

- 腺瘤呈圆形、卵圆形或分叶状
- 分类
  - 无蒂型
    - 正面为圆形或卵圆形致密影
    - 侧面为半球形或丘状致密影
  - 带蒂型
    - 正面呈“靶心征”或“草帽征”，中心的小圆形为蒂的轴位投影，外缘的环为息肉的轮廓
    - 斜位方向投照示靶心呈偏心位，侧面可以清楚地显示蒂的形态
  - 亚蒂型
    - 介于上述两者之间，息肉与肠壁间形成切迹，但未形成完全的蒂，因钡剂存在于切迹而显示出切迹的环状影
    - 正面息肉的环状影几乎与切迹的环状影重叠形成一个环状影；切线位，息肉被覆薄层钡剂，切迹形成钡剂一部分
- 恶变指证
  - 腺瘤表面毛糙不规则，呈分叶状或菜花状，表面出现溃疡凹陷
  - 腺瘤大且基底宽
  - 腺瘤附着的肠壁内陷、僵直
  - 腺瘤增长迅速
- 绒毛状腺瘤的 X 线表现
  - 菜花型
    - 腺瘤瘤体较大，表面不光，有绒毛状的突起，呈菜花样，基底较宽
    - 瘤体表面呈砂粒状，病变见不规则条状钡纹、部分呈网格状
    - 常位于肠壁一侧，局部肠壁不规则，基底多有凹陷，提示可能恶变
  - 息肉型
    - 瘤体较小，表面光滑，呈息肉或乳头状
    - 基底较窄，常有蒂，活动度大，与肠管分界清晰
  - 地毯型
    - 沿肠管长轴走行的不规则管壁增厚、僵直，伴局限性管腔狭窄，扩张受限，病变表现呈颗粒样突起，并有融合

CT 表现

- 平扫 CT
  - 腺瘤呈突向肠腔的局限性结节样隆起或局限性管壁增厚
  - 腺瘤呈等密度
- 增强 CT
  - 腺瘤明显强化，强化程度与黏膜表面相似
- CT 仿真内镜
  - 普通腺瘤
    - 隆起于黏膜表面的圆形、卵圆形或分叶

样结节
- 小于 1cm 或大于 2cm 的腺瘤多无蒂结构
- 侧向发育型肿瘤（laterally spreading tumor，LST）
  - 匍匐于黏膜表面，瘤体表面呈颗粒样
- 癌变倾向性腺瘤
  - 瘤体大，多大于 1cm，形态不规则、分叶样
  - 瘤体表面出现溃疡
  - 大肠管壁平直或凹陷

MR 表现
- T1 加权 等信号
- T2 加权 等或稍高信号
- T1 增强 明显强化、持续强化

超声表现
- 黏膜隆起性病变
- 血流信号丰富

推荐影像学检查
- 最佳检查法：CT 仿真内镜
- 检查建议
  - 用空气或二氧化碳气体作为对比剂经肛门注入来扩张大肠
  - 增强扫描有利于腺瘤与肠内容物鉴别
  - 多平面重建有助于腺瘤恶变及分期

【鉴别诊断】

肿瘤
- 类癌
  - 病变小、位于黏膜下
  - 触诊质地硬
  - 鉴别依赖于病理
- 淋巴瘤
  - 淋巴瘤息肉样改变者少见
  - 伴有淋巴结肿大
  - 鉴别依赖于病理

诊断与鉴别诊断要点
- 息肉型病变诊断需结合临床查体
- 增强扫描明显强化有助于鉴别肠内容物

重点推荐文献

[1]Geenen RW，Hussain SM，Cademartiri F，et al.CT and MR colonography：scanning techniques，postprocessing，and emphasis on polypdetection.Radiographics，2004 Jan-Feb，24（1）：e18.

[2]Pickhardt PJ.Differential diagnosis of polypoid lesions seen at CT colonography（virtual colonoscopy）.Radiographics，2004 Nov-Dec，24（6）：1535-1556；discussion 1557-1559.

[3] 王铸，周纯武，赵心明，等 . 结肠绒毛状腺瘤影像诊断的价值 . 中国医学影像技术，2001，17（11）：1077-1079.

典型病例

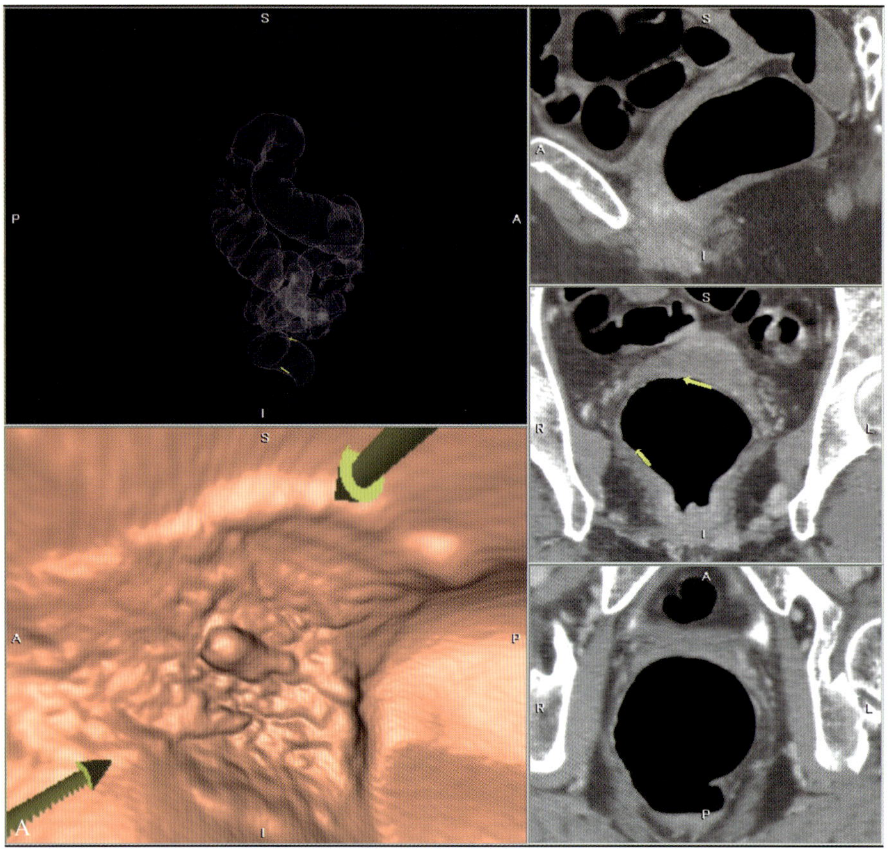

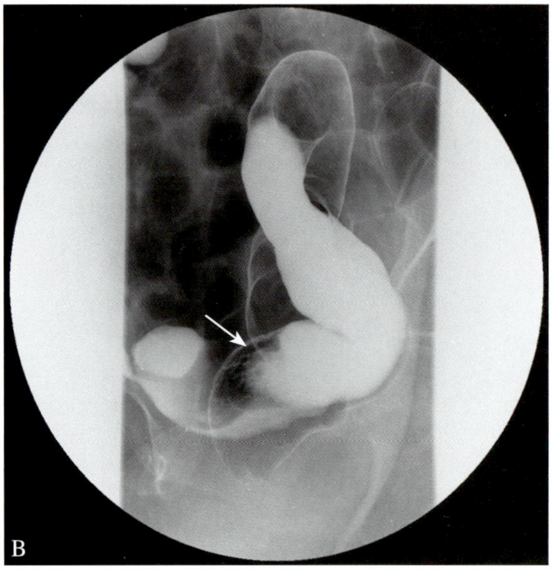

图 5-4-1 **绒毛状管状腺瘤**

CT 大肠多种重建技术图像（侧方发育型）。女性，54 岁。右上为大肠容积重建图像，右下为大肠仿真内镜图像，左侧为多平面重建图像。A．右下图仿真内镜：直肠中段黏膜隆起，呈匍匐样生长，表面呈颗粒样改变，为典型侧方发育型肿瘤；A 左侧图多平面重建：直肠中段黏膜局限性增厚，呈小串珠样强化结节；B．钡灌肠图像：直肠中段黏膜不规则，呈地毯样（箭头）改变；病理：绒毛状管状腺瘤，伴中度不典型增生；局灶呈高级别上皮内肿瘤（重度不典型增生），累及黏膜肌层，未累及黏膜下层

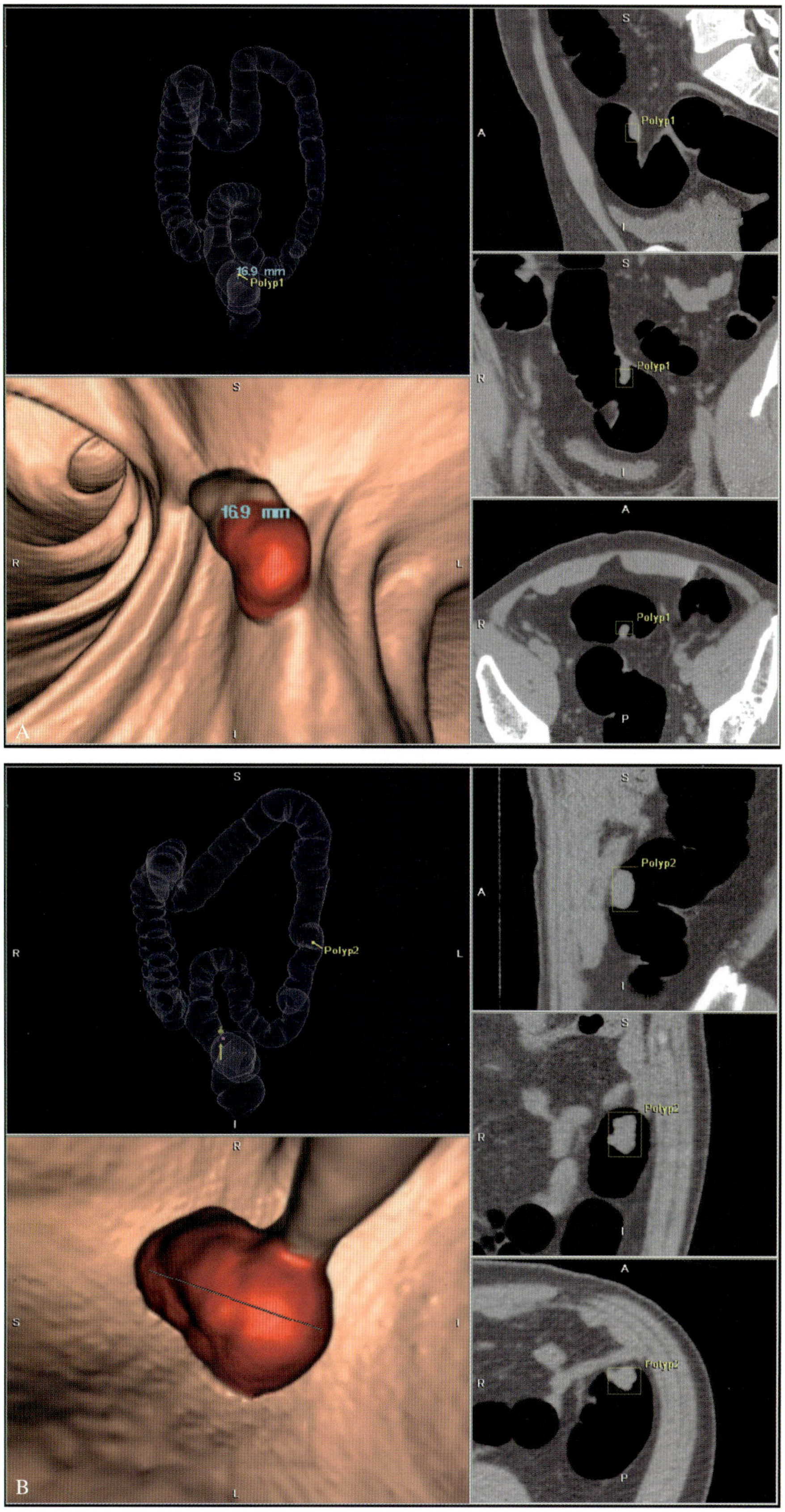

图 5-4-2 **大肠多发腺瘤**

CT 多种重建技术图像。男性，48 岁。腹部不适，偶有腹泻、便血半年。右上为大肠容积重建图像，右下为大肠仿真内镜图像，左侧为多平面重建图像。A. 示乙状结肠远端浅分叶亚蒂息肉，大小约 1.7cm。病理：绒毛状管状腺瘤，伴中度不典型增生，局部重度不典型增生；B. 示降结肠前壁长蒂息肉，息肉表面局部凹陷，大小约 2.1cm。病理：管状腺瘤，伴轻中度不典型增生；(待续)

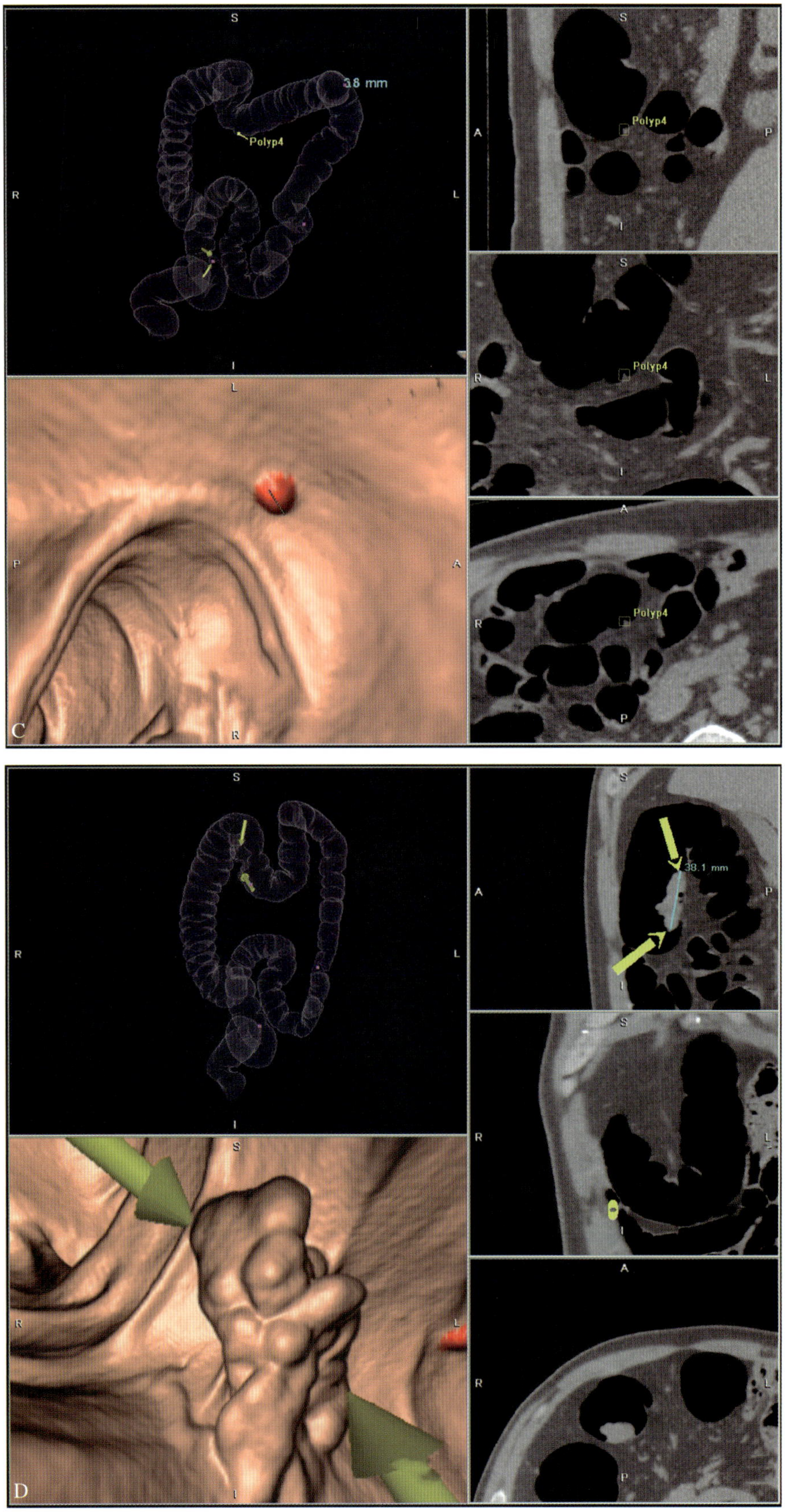

图 5-4-2 续 **大肠多发腺瘤**

C. 示横结肠无蒂小息肉，大小约 0.4cm。病理：管状腺瘤，伴轻度不典型增生；D. 横结肠菜花样隆起型宽蒂息肉，长约 3.8cm；病理：绒毛状管状腺瘤伴轻 - 中度不典型增生

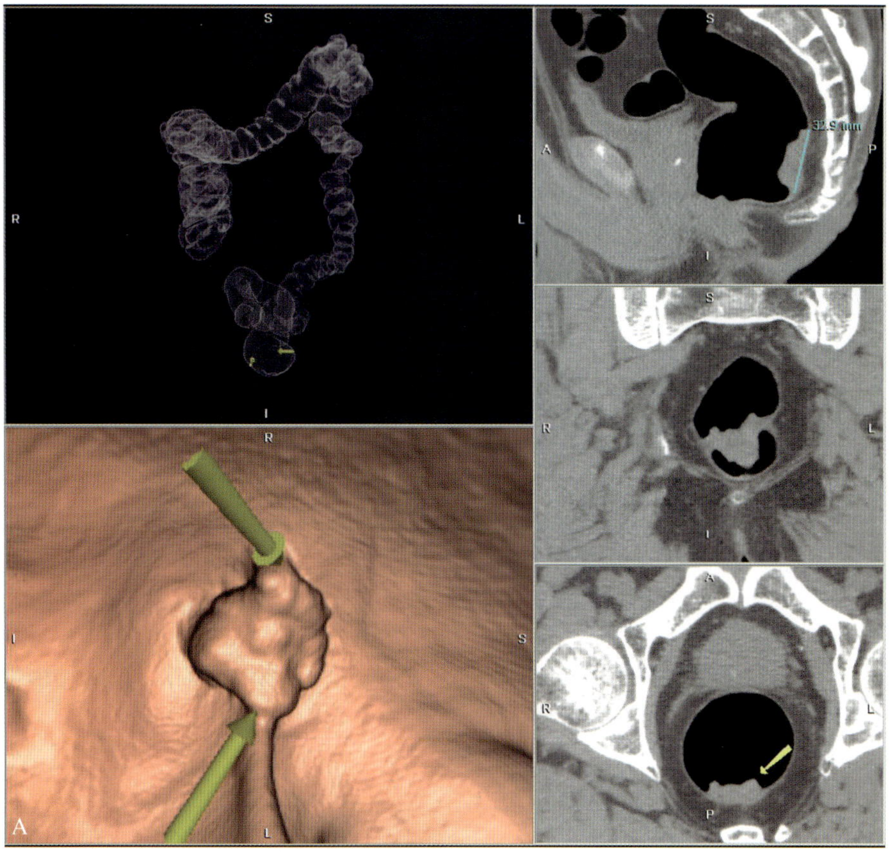

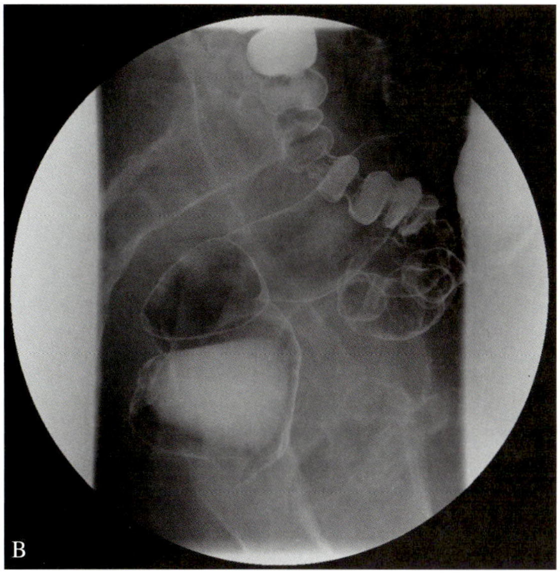

图 5-4-3　**绒毛状腺瘤恶变**

CT 多种重建技术图像。男性，75 岁。大便次数增多伴便血 1 个月。右上为大肠容积重建图像，右下为大肠仿真内镜图像，左侧为多平面重建图像。A. 右下图仿真内镜：直肠下段后壁隆起型肿物，中心部分略凹陷，周围呈多发结节样突起；A. 左侧多平面重建图：矢状位示管壁局部轻度凹陷，肠周脂肪间隙清晰；B. 钡灌肠图像。直肠下段后壁隆起型肿物，病变内多发条形钡剂存留，局部肠壁不规则，基底小灶状凹陷（箭头）；病理：绒毛状腺瘤恶变，恶变区呈中分化腺癌 侵达黏膜下层

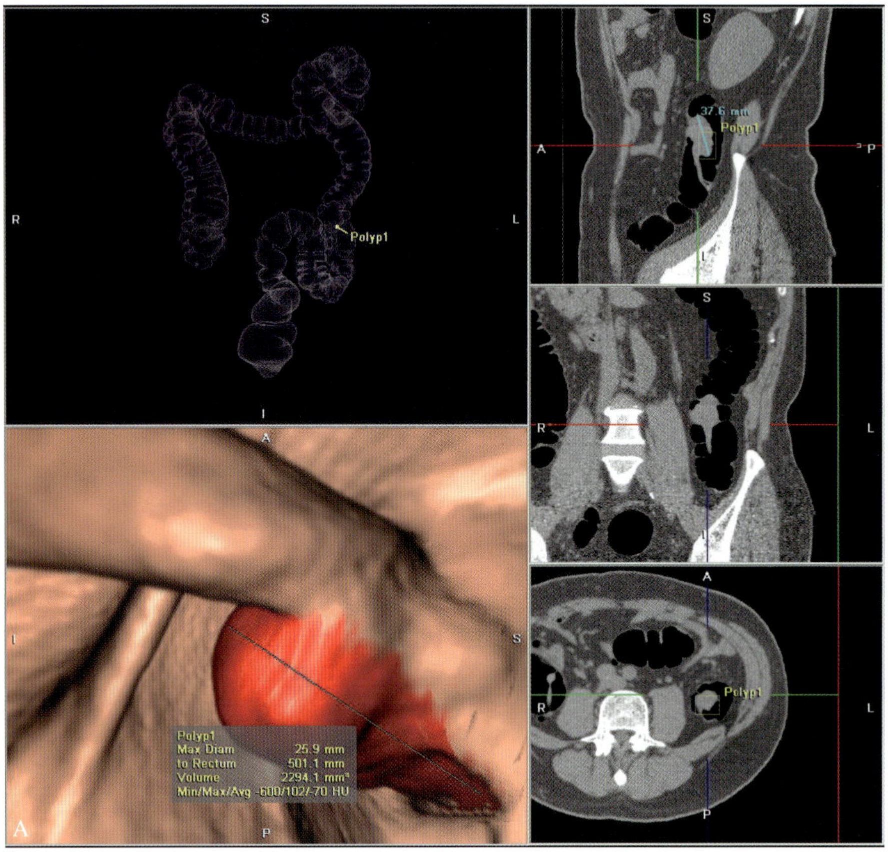

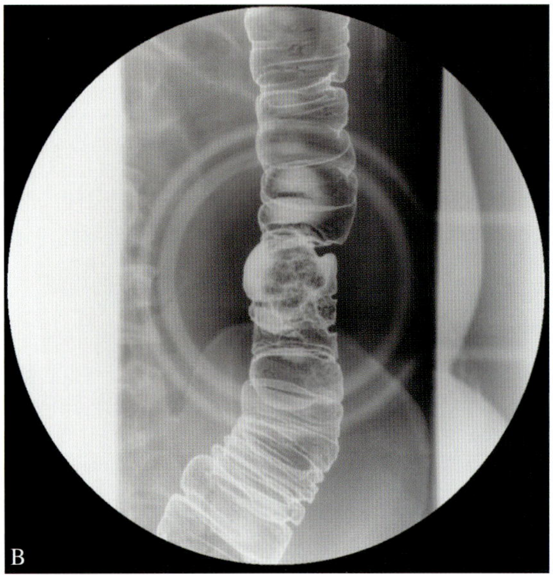

图 5-4-4 **大肠多发息肉**

男性，42 岁。排便困难 1 周，偶发便血及腹泻 1 年。A，C，E.CT 多种重建技术图像；B，D，F. 钡灌肠图像。A. 降结肠宽基底息肉，浅分叶样改变；B. 息肉表面呈砂粒状，内不规则条状钡纹、呈网格状；病理：绒毛状腺瘤伴中度不典型增生（待续）

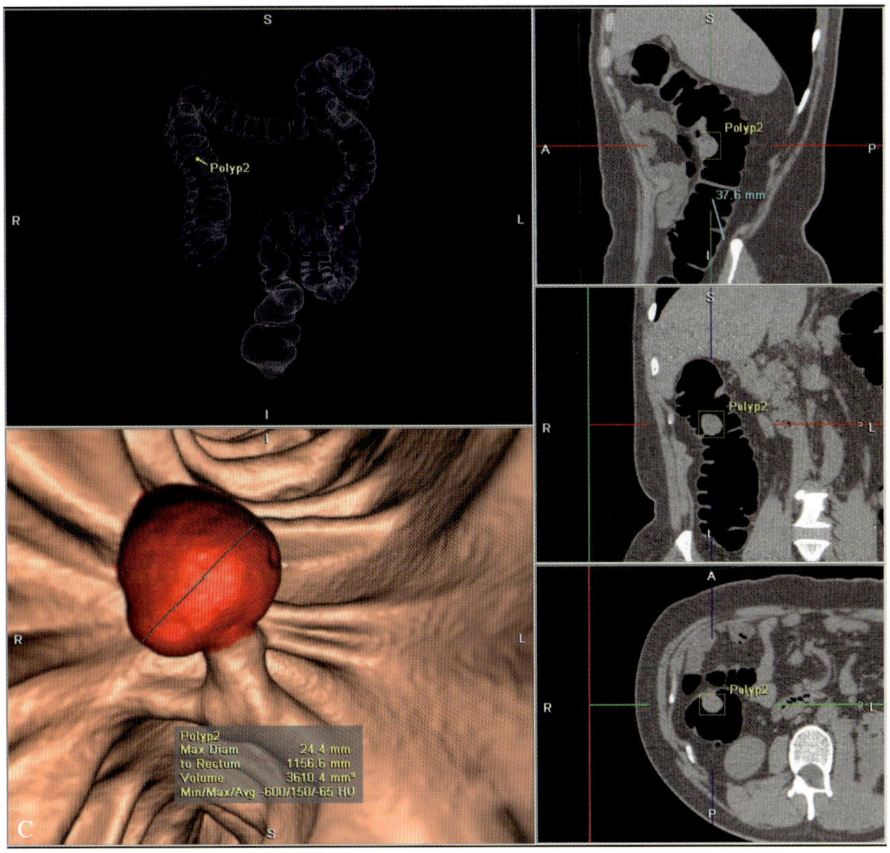

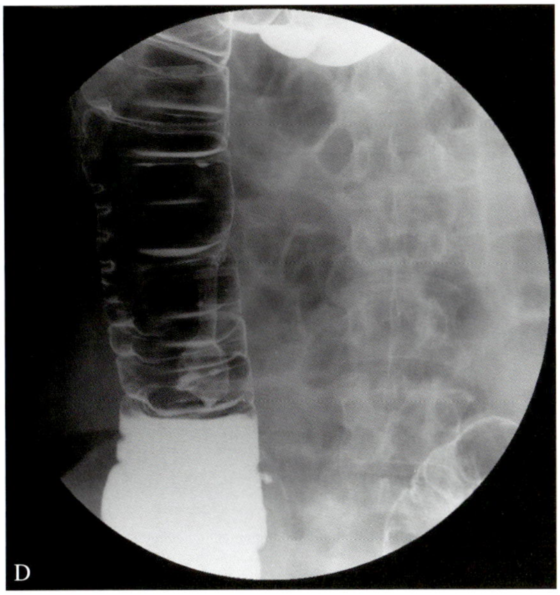

图 5-4-4 续 **大肠多发息肉**

C. 升结肠近肝曲长蒂息肉，表面呈磨砂样改变；D. 长蒂息肉，下方可见钡剂悬滴；病理：绒毛状管状腺瘤 局部高级别上皮样瘤变；(待续)

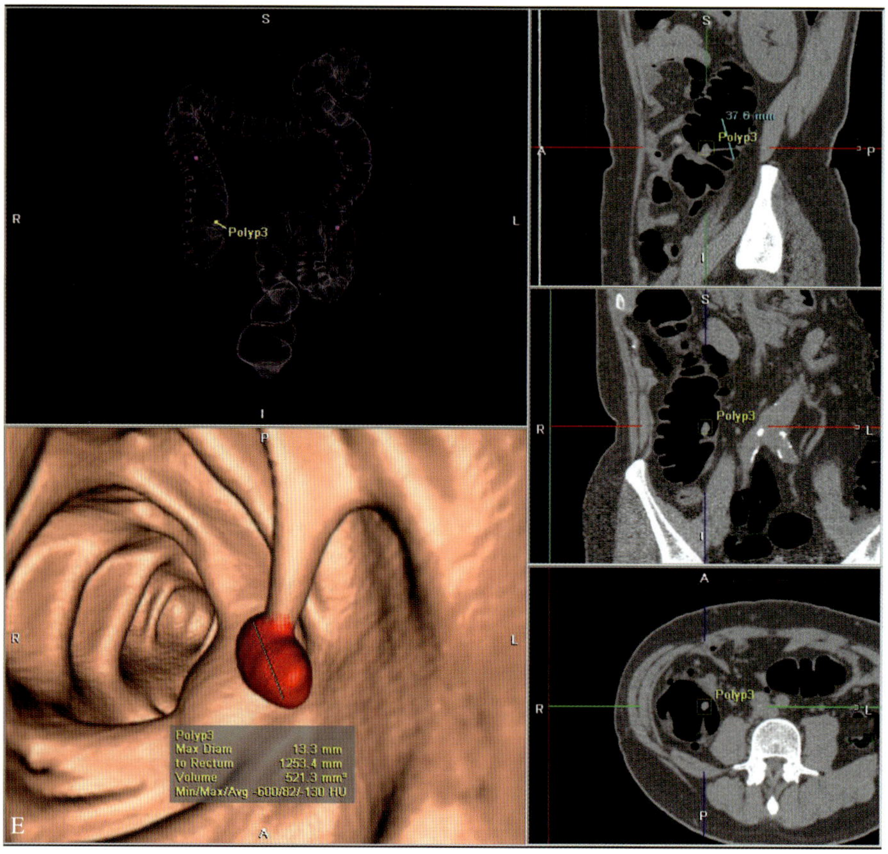

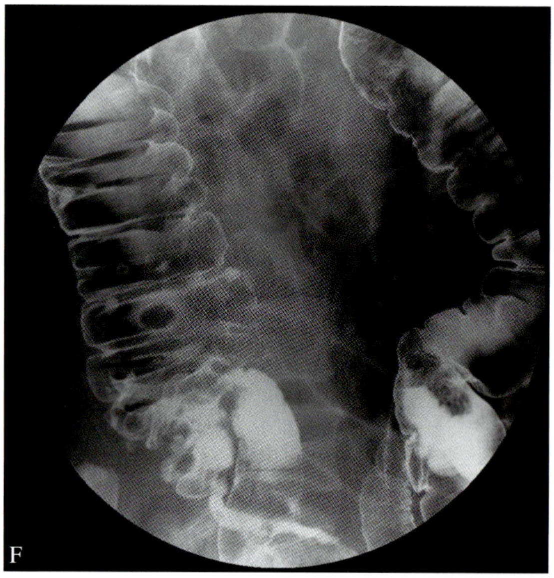

图 5-4-4 续 **大肠多发息肉**

E. 升结肠近回盲瓣长蒂息肉；F. 升结肠近回盲瓣中部小充盈缺损，周围钡剂包裹，伴多发憩室。病理：绒毛状管状腺瘤伴轻中度不典型增生

二、家族性腺瘤性息肉病

【概念与概述】

家族性腺瘤性息肉病（familial adenomatous poIyposis，FAP），是一种常染色体显性遗传的大肠息肉病，主要表现为全大肠多发性腺瘤性息肉

- 家族性结肠息肉病（familial polyposis coli，FPC），腺瘤性息肉病（adenomatous polyposis coli，APC）
- 亚型：经典型家族性腺瘤性息肉病（classical FAP，CFAP）、衰减型家族性腺瘤性息肉病（attenuated FAP，AFAP）、Gardner 综合征（Gardner syndrome，GS）、Turcot 综合征（Turcot syndrome，TS）等
- Gardner 综合征：结直肠多发息肉伴有骨瘤、牙齿异常、软组织肿瘤等
- Turcot 综合征：结直肠多发息肉伴有中枢神经系统肿瘤

【病理与病因】

一般特征

- 一般发病机理
  - 染色体 5q2l 上的 APC（Adenomatous Polyposis Coli）基因突变
  - APC 基因突变位点与临床表型关系
    - 密码子 169 ~ 1393：CFAP
    - 密码子 1250 ~ 1464：结直肠息肉密集型（>5000）
    - 密码子 463 ~ 1578：结直肠息肉病伴发视网膜病变
    - 密码子 1403 ~ 1578：Gardner 综合征
    - 5' 端、9 号外显子和 3' 远端：AFAP
- 流行病学
  - 家族史
    - 有家族史：75% ~ 80%
    - 无家族史：20% ~ 25%，其后代仍延续常染色体显性遗传
  - 患病率：1/（7000~22000）

大体病理及手术所见

- FAP 诊断标准
  - 大肠内弥漫腺瘤性息肉，100 枚以上
  - 腺瘤性息肉不足 100 枚，伴有家族史或先天性视网膜色素上皮肥厚
  - 被诊为 FAP 者应进行 APC 基因的突变检测
- 大体所见
  - 结直肠弥漫性息肉
  - 多为宽基底，黄豆大小，半球形宽基小息

显微镜下特征

- 大部分为管状腺瘤
- 较大病变可为管状绒毛状腺瘤或绒毛状腺瘤，部分癌变

生物学行为

- 自然病程分期
  - 潜伏期、腺瘤期及癌肿期
    - 潜伏期：婴儿期无息肉亦无症状
    - 腺瘤期：腺瘤开始生长平均年龄为 16（7 ~ 36）岁
    - 癌肿期
- 腺瘤癌变
  - 癌变率：几乎 100%
  - 癌变时间：平均时间为 15 年
  - 癌变年龄：平均癌变年龄 39 岁（34 岁 ~ 43 岁）

【临床表现】

表现

- 息肉本身主要症状
  - 便血（脓血便、黏液血便或鲜血便）或黏液便、腹泻
  - 腹痛、贫血、体重减轻
  - 明显症状：提示癌变
- 内胚层病变：腺瘤和癌
  - 消化道：胃、十二指肠、空回肠及结直肠、肝胆道
  - 内分泌腺：甲状腺、甲状旁腺、肾上腺、脑垂体等
- 中胚层病变
  - 硬纤维瘤（desmoid tumors，DT）
  - 骨瘤（osteoma）
  - 牙齿异常：先天性缺牙、多齿、齿囊肿、牙瘤等牙齿异常
- 外胚层病变
  - 皮肤：表皮样囊肿、皮脂腺囊肿
  - 中枢神经系统肿瘤
  - 先天性视网膜色素上皮肥大症
- 不同亚型 FAP 临床表现
  - CFAP
    - 息肉数目多（>100 个，甚至可多达 5000

个），多分布于左半结肠（尤以乙状结肠和直肠最多），其次为右半结肠，再次为横结肠
  - 息肉发生年龄早（平均 15 岁）、恶变年龄早（平均 39 岁）、恶变率高（几乎 100%），预后差
  - 可伴发结肠外表现
- AFAP
  - 息肉数目少（通常为 10 ～ 100 枚），且呈右半结肠分布趋势
  - 息肉发生晚（平均 34 岁）、恶变晚（平均 57 岁）、恶变率稍低（60%）
  - 息肉多呈扁平状，还可表现为一锯齿状腺瘤
  - 常伴胃及十二指肠腺瘤（50% ～ 66%），伴发硬纤维瘤较少（约为 10%）
- Gardner 综合征
  - 结直肠息肉数量多（>100 个），分布广泛
  - 胃和十二指肠息肉多见，但小肠息肉少见
  - 息肉生长多年后在青壮年发病，且恶变率高
  - 骨瘤合并牙齿畸形和软组织肿瘤
- Turcot 综合征
  - 家族性多发性结肠腺瘤伴有中枢神经系统恶性肿瘤

疾病人群分布
- 性别
- 男：女 =1：1

治疗
- 药物治疗：非甾体类消炎药
- 主要治疗手段
  - 全结肠切除（TPC）加永久性回肠造瘘术
  - 结肠切除、回肠直肠吻合术（IRA）
  - 结肠切除、回肠储袋肛管吻合术（IPAA）

【影像表现】

X 线及 CT 仿真内镜表现
- 大肠弥漫性多发大小不等息肉

推荐影像学检查
- 最佳检查法：CT 仿真内镜
- 检查建议
  - 彻底清洁肠道
  - 用空气或二氧化碳气体作为对比剂经肛门注入来扩张大肠

【鉴别诊断】

肿瘤
- 多发肠息肉
  - 息肉数目小于 100 枚
  - 无家族遗传史

诊断与鉴别诊断要点
- 大肠弥漫性息肉，多大于 100
- 肠道外病变
- 家族遗传史

重点推荐文献

Pickhardt PJ.Differential Diagnosis of Polypoid Lesions Seen at CT Colonography（Virtual Colonoscopy）.Radiographics，2004 Nov-Dec，24（6）：1535-1556.

典型病例

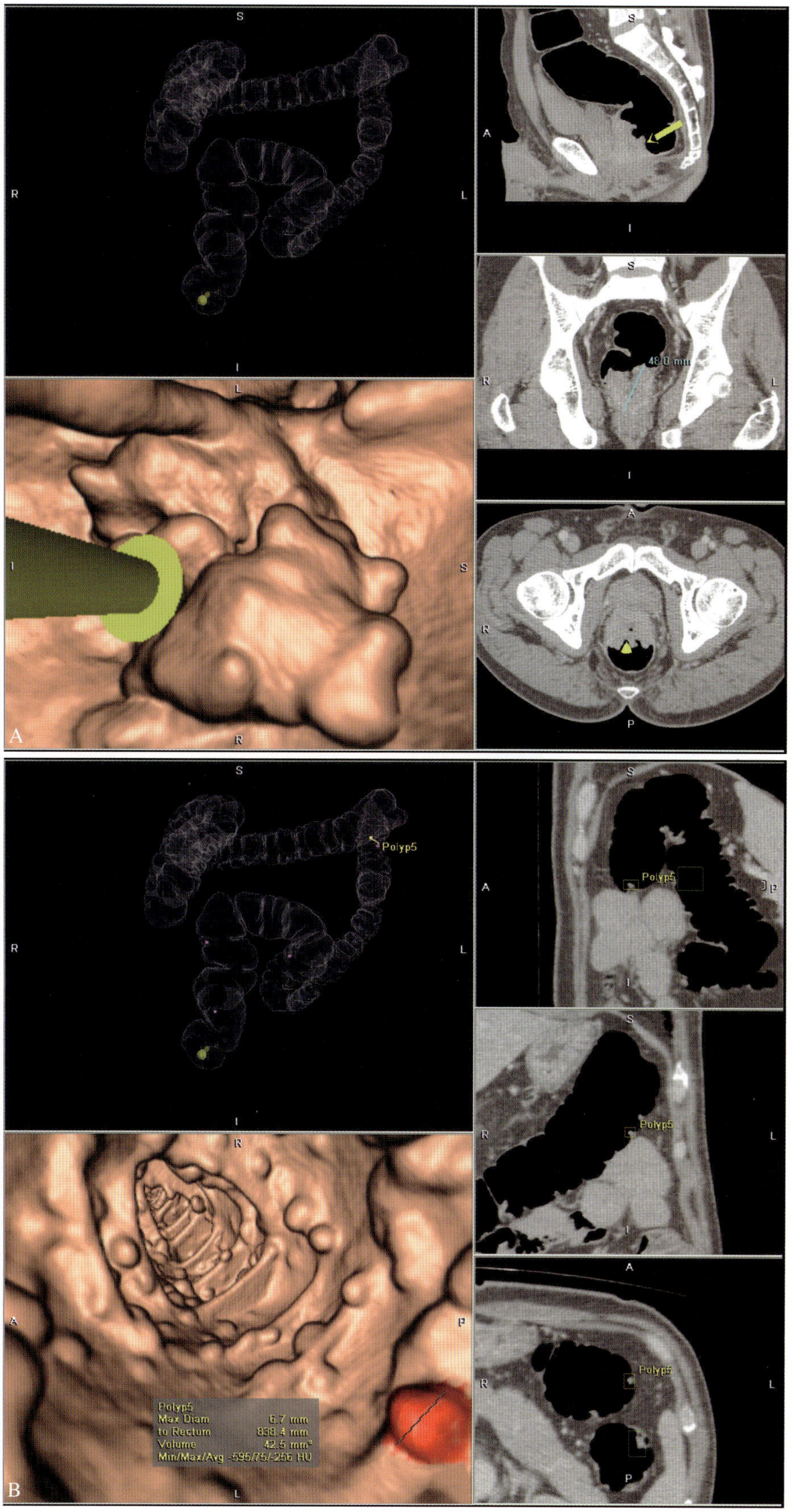
A
48.0 mm
Polyp5
B
Polyp5
Max Diam 6.7 mm
to Rectum 838.4 mm
Volume 42.5 mm³
Min/Max/Avg -595/75/-256 HU

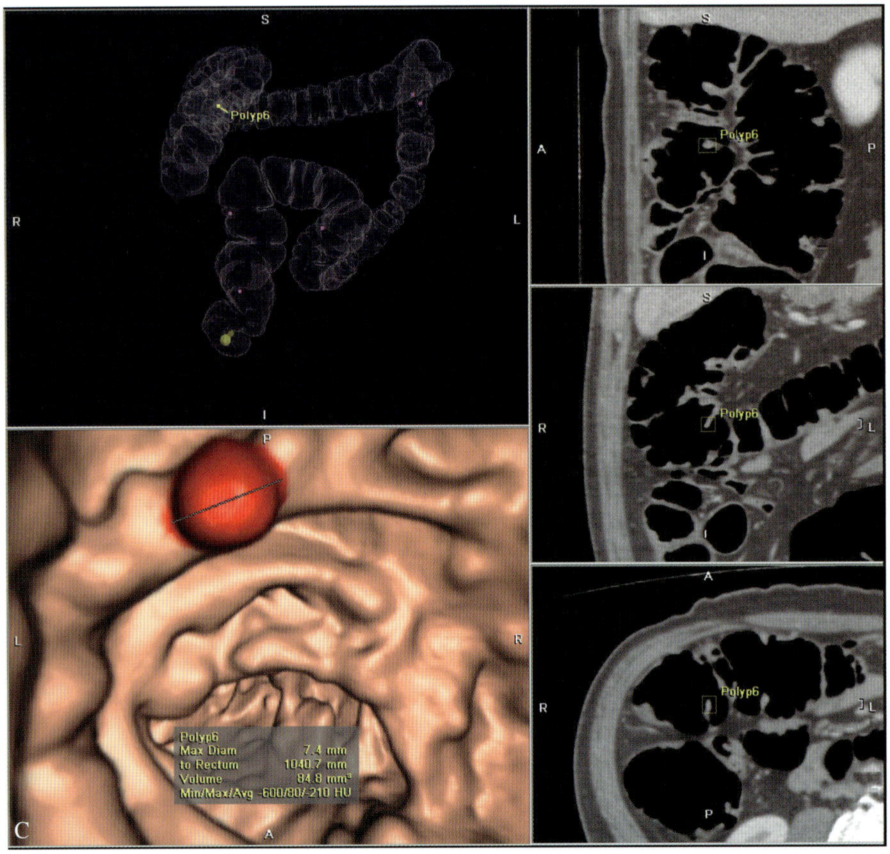

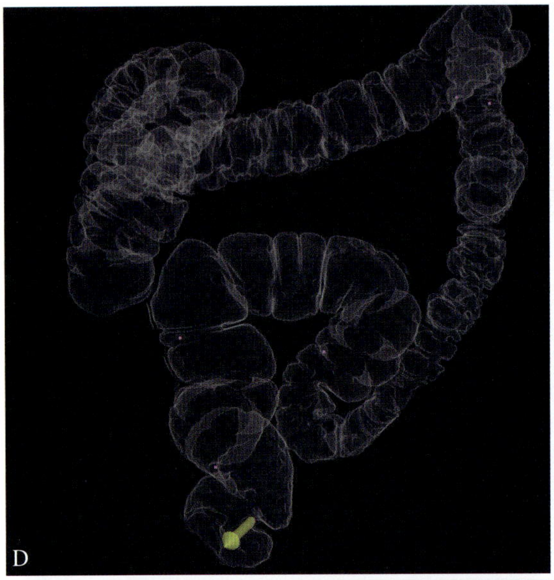

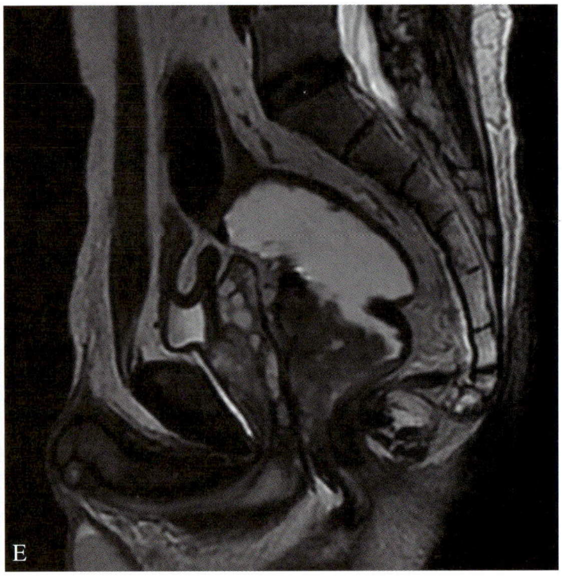

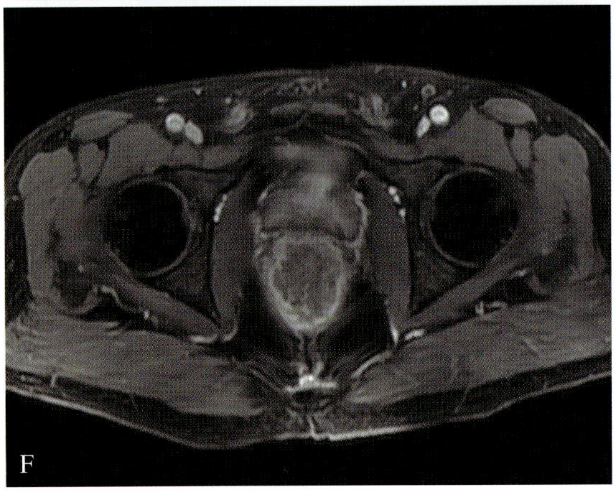

图 5-4-5 家族型息肉病伴腺瘤恶变

男性，50岁。大便带血1个月，加重1周。A，B，C.CT多种重建技术图像，右上为大肠容积重建图像，右下为大肠仿真内镜图像，左侧为多平面重建图像；D.大肠容积重建图像；E.MR矢状位T2WI；F.MR横断面增强图片。A.直肠下段隆起型肿物，向下达肛管；B，C.大肠弥漫性息肉，半圆形，无蒂；D.结直肠弥漫性充盈缺损；E.T2WI直肠下段稍高信号肿物；F.直肠肿物轻中度强化，周围外膜环形明显强化，纤维环连续。病理：直肠下段中分化腺癌，部分呈绒毛状管状腺瘤，侵犯深肌层；结直肠弥漫性腺瘤，部分呈绒毛状管状腺瘤改变

第 5 节 结直肠癌

一、结直肠癌

【概念与概述】

结直肠癌（colorectal cancer）是起源于结直肠黏膜上皮的恶性肿瘤

【病理与病因】

一般特征

- 病因学
  - 饮食因素：高脂、高蛋白、高热量及缺乏纤维素摄入
  - 生活方式：吸烟、饮酒、久坐的工作生活方式、缺乏体育锻炼和肥胖等因素
  - 环境因素：饮用河水、池塘水等易被各类环境致癌物污染的浅表水源
  - 疾病史：结直肠息肉和慢性溃疡性结肠炎、克罗恩病、日本血吸虫感染、慢性腹泻、长期便秘、黏液血便、不明原因的便血、腹胀、下腹部肿块、隐痛、胆囊切除等
    - 癌前病变：结直肠腺瘤和慢性溃疡性结肠炎
  - 精神因素：精神刺激
  - 家族肿瘤史
- 遗传学
  - 原位肿瘤基因改变
  - 肿瘤抑制基因失活
  - 有关 DNA 修复的异常
- 流行病学
  - 消化道最常见的恶性肿瘤
  - 发病率
    - 仅次于胃、肺、肝癌，位于第 4 位，占癌症总发病数的 13%
    - （10 ～ 37.15）万 /10 万
    - 我国发病率：>17 万 / 年
  - 死亡率：位于癌症死因的第 5 位
  - 发病部位：直肠（66.9%）、乙状结肠（10.8%）、盲肠（6.5%）、升结肠（5.4%）、横结肠（3.5%）、降结肠（3.45%）、结肠肝曲（2.7%）、结肠脾曲（0.8%）

大体病理及手术所见

- 大体类型：早期癌及进展期癌
  - 早期癌：局限于黏膜及黏膜下层的癌，而不管是否有淋巴结的转移
  - 进展期癌：癌组织至少累及固有肌层
- 早期大肠癌的大体类型（包括原位癌及黏膜下层癌）
  - 息肉隆起型（Ⅰ型）：息肉样肿物向肠腔内明显隆起
    - Ip 型：有蒂
    - Isp 型：亚蒂
    - Is 型：无蒂
  - 表浅型（Ⅱ型）：肿块不明显，病灶较平坦或略微高出正常黏膜或形成浅表凹陷
    - 扁平隆起型（Ⅱ a 型）：病灶略高出周围正常黏膜，但不超过黏膜厚度的两倍
    - 平坦型（Ⅱ b 型）：病灶既不高出黏膜也无凹陷，于周围黏膜持平
    - 凹陷型（Ⅱ c 型）：病灶呈浅在凹陷
  - 混合型（即Ⅱ a+ Ⅱ c 型）
- 进展期大肠癌的大体类型
  - 隆起型（外生性 / 蕈状）
    - 约占全部进展期大肠癌的 8.7%
    - 肿块境界清楚，突向肠腔，表面呈结节状、分叶状、乳头状、息肉样或菜花状，有蒂或为广基型
    - 切面肿瘤与周围境界常较清楚，浸润较浅表而局限
    - 表面瘤组织可坏死，脱落形成浅表溃疡，但因肿块主要突向肠腔，故仍归入此型
    - 多见于盲肠及右半结肠的癌
  - 溃疡型（内生性 / 溃疡性）
    - 肿瘤中央部有明显而深在的溃疡形成为主要表现者，一般深达或超过肌层
    - 最常见类型，约占全部进展期大肠癌的 51.3% ～ 75%
    - 多见于左半结肠的癌
      - 局限溃疡型：最常见类型
      - 浸润溃疡型：
  - 浸润型（弥漫浸润 / 革袋样）
    - 肿瘤向肠壁各层弥漫浸润，使局部肠壁增厚

- 表面常无明显溃疡或隆起
- 肿瘤常累及肠管全周，并伴有纤维组织增生，使肠壁僵硬，肠管周径缩小，形成环状狭窄
- 多见于乙状结肠及直肠

组织病理学

- 管状腺癌（tubular adenocarcinoma）：癌组织形成大小不等的腺管状结构，向肠壁作浸润性生长
  - 高分化腺癌：癌组织由大小不等的腺管构成，组织学及细胞学的异型性相对较轻，癌细胞单层排列，呈立方或高柱状，核位于基底部，有的胞浆内尚可见黏液空泡，偶有假复层出现，腺腔侧尚可见胞浆带保存
  - 中分化腺癌：癌细胞多形成腺管状结构，异型性较明显，可见筛状结构，部分癌细胞则失去腺管状结构而排列呈实性条索或片块。呈腺管状排列的癌细胞排列不整齐，假复层多见，腺腔侧胞浆带往往消失
  - 低分化腺癌，癌组织分化程度较低，多数呈实性条索或片块状排列，仅少数尚可见不规则的腺管状结构。癌细胞异型性更明显，核分裂更常见
- 黏液腺癌（mucinous adenocarcinoma）：腺癌组织中（包括乳头状腺癌）含有大量细胞外黏液，其量超过肿瘤成分的50%以上者称黏液腺癌
- 印戒细胞癌（signet ring cell carcinoma）：肿瘤组织半数以上由印戒状细胞构成
- 乳头状腺癌（papillary adenocarcinoma）
- 鳞状细胞癌（squamous cell carcinoma）
- 其他类型的癌：腺鳞癌、髓样癌、未分化癌、梭形细胞癌，多形性（巨细胞）癌，绒癌，透明细胞癌和隐窝细胞癌等
- 免疫组织化学标记物
  - 特征标记物：c-kit（CD117）
  - 其他常见：CD34

肿瘤分期

- T、N、M 分期
  - 原发肿瘤（T）
    - T_x 原发肿瘤无法评估
    - T_0 无原发肿瘤证据
    - T_{is} 原位癌：局限于上皮内或侵犯黏膜固有层 b
    - T_1 肿瘤侵犯黏膜下层
    - T_2 肿瘤侵犯固有肌层
    - T_3 肿瘤穿透固有肌层到达浆膜下层，或侵犯无腹膜覆盖的结直肠旁组织
    - T_{4a} 肿瘤穿透脏腹膜
    - T_{4b} 肿瘤直接侵犯或粘连于其他器官或结构
  - 区域淋巴结（N）
    - N_x 区域淋巴结无法评估
    - N_0 无区域淋巴结转移
    - N_1 1 ～ 3 枚区域淋巴结转移
      - N_{1a} 1 枚区域淋巴结转移
      - N_{1b} 2 ～ 3 枚区域淋巴结转移
      - N_{1c} 浆膜下、肠系膜、无腹膜覆盖结肠 / 直肠周围组织内有肿瘤种植（TD，tumor deposit），无区域淋巴结转移
    - N_2 4 枚或以上区域淋巴结转移
      - N_{2a} 4 ～ 6 枚区域淋巴结转移
      - N_{2b} 7 枚或以上区域淋巴结转移
  - 远处转移（M）
    - M_0 无远处转移
    - M_1 有远处转移
      - M_{1a} 远处转移局限于单个器官或部位（如肝、肺、卵巢、非区域淋巴结）
      - M_{1b} 远处转移分布于一个以上的器官 / 部位或腹膜转移
- 解剖分期 / 预后组别

表 5-5-1 肿瘤的预后组别

期别	T	N	M	Dukes	MAC
0	T_{is}	N_0	M_0	-	-
I	T_1	N_0	M_0	A	A
	T_2	N_0	M_0	A	B1
II_A	T_3	N_0	M_0	B	B2
II_B	T_{4a}	N_0	M_0	B	B2
II_C	T_{4b}	N_0	M_0	B	B3
III_A	T_1 ~ T_2	N_1/N_{1c}	M_0	C	C1
	T_1	N_{2a}	M_0	C	C1
III_B	T_3 ~ T_{4a}	N_1/N_{1c}	M_0	C	C2
	T_2 ~ T_3	N_{2a}	M_0	C	C1/C2
	T_1 ~ T_2	N_{2b}	M_0	C	C2
III_C	T_{4a}	N_{2a}	M_0	C	C2
	T_3 ~ T_{4a}	N_{2b}	M_0	C	C3
	T_{4a}	N_1 ~ N_2	M_0	C	C3
IV_A	任何 T	任何 N	M_{1a}	-	-
IV_B	任何 T	任何 N	M_{1b}	-	-

【临床表现】

表现

- 临床症状和肿瘤的大小、部位、生长方式和病理类型有关

主要表现

- 排便习惯改变
- 大便性状改变：大便形状改变、便血、黏液便等
- 腹痛或腹部不适
- 腹部包块
- 肠梗阻
- 贫血及全身症状：如消瘦、乏力、低热等

- 按照发病部位
  - 右半结肠癌
    - 多属于隆起型和溃疡型，易出血和感染，多表现为恶心、食欲缺乏、乏力、贫血、消瘦等
    - 大便习惯改变占多数，常有腹泻、腹痛及消化道出血
    - 肿瘤生长较大时可触及腹部包块
  - 左半结肠癌
    - 原发肿瘤多为局限性环形狭窄的浸润型癌，常以慢性肠梗阻为主要症状，现为腹胀、腹痛、便秘，偶有腹泻，大便带血和黏液
    - 长期便血可导致贫血，伴食欲缺乏、乏力、消瘦等症状
  - 直肠癌
    - 早期可无自觉症状，仅表现为出血
    - 肿瘤较大时主要为排便习惯和粪便性质改变，如便频、黏液便和腹泻、便血、肛门坠痛、里急后重、便秘及腹痛等
- 肿瘤浸润及转移
  - 肿瘤直接浸润
  - 转移
    - 淋巴结转移：根据淋巴引流方向
    - 血行转移：最常见肝，其次是肺、肾上腺、卵巢等
    - 种植转移：腹膜、大网膜、肠系膜
- 年龄
  - 发病高峰年龄：50 岁 ~ 70 岁，40 岁以后各年龄组，每增加 10 岁，发病率增加 1 倍
- 性别
  - 男性多见

自然病史与预后

- 主要预后影响因素

- 组织学类型、分化程度、分期、淋巴结转移、远处转移、浸润深度、脉管浸润、神经周围浸润、系膜扩散程度和环周切缘、肿瘤间质反应、治疗方式、并发症等

治疗

- 主要治疗手段：手术切除、化疗、放疗
- 辅助治疗方法：靶向药物治疗

【影像表现】

X 线表现

- 早期癌表现
  - 息肉隆起型（Ⅰ型）：向腔内突起的充盈缺损，边界清晰，圆形或分叶
    - Ip 型：多 10 ~ 30mm，病变可随体位移动头部摆动，移动程度与蒂的长短有关
    - Is 型：分叶、结节状，基底部可形成切迹
  - 表浅型（Ⅱ型）：肿块不明显，病灶较平坦或略微高出正常黏膜或形成浅表凹陷
    - 扁平隆起型（Ⅱ a 型）：隆起的高度较低、大小多为 6 ~ 20mm，边界较为清晰，表而不甚光滑
    - 平坦型（Ⅱ b 型）：很难显示
    - 凹陷型（Ⅱ c 型）：小龛影
  - 混合型（即Ⅱ a+ Ⅱ c 型）：隆起型病变内可见小龛影
- 早期癌诊断及鉴别
  - 早期结肠癌在形态上常与结肠的良性病变较为相似，特别是无蒂病变的鉴别常存在一定困难
  - 无蒂性病变是指形态类似 Is、Ⅱ a、Ⅱ a 十Ⅱ c、Ⅱ c 等的病变，一般认为无蒂病变较有蒂者恶性度高
  - 对于无蒂性病变，除病变的大小外，注意以下表现有助于良恶性的鉴别
    - 病变的起始部较为平缓者恶性度高
    - 病变的整体形态，椭圆形和类圆形者较长短径不均者恶性度高
    - 表面呈结节状者较分叶状者恶性的多
    - 对于伴有中心凹陷的无蒂性病变，凹陷面无结构者较凹陷面可见黏膜样结构者恶性度高
    - 出现黏膜皱襞集中者多为恶性，常表示癌肿在黏膜下层或深层浸润
    - 病变的侧面像显示肠管变形，对于良恶性鉴别和浸润深度的诊断有很大帮助
- 进展期癌表现：病变区结肠袋影消失，有充盈缺损，肠腔狭窄，黏膜紊乱、破坏及溃疡形成，肠壁僵硬不能扩张；病变多呈局限性生长，与正常肠管分界清楚
  - 隆起型（蕈伞型，borrmann Ⅰ）
    - 多见于盲肠和升结肠
    - 钡剂灌肠造影表现主要为充盈缺损
    - 早期仅限于肠壁一侧，呈不规则类圆形和分叶状，表面不规则，若表面有溃疡，可见龛影
    - 病变处肠壁平直僵硬，局部肠袋消失
    - 气钡双对比造影可清楚显示突出于肠腔内的软组织肿块和病变处肠壁僵硬不能扩张
    - 病变多在 2 ~ 3cm 以上，大的可达 7 ~ 8cm
    - 黏膜像常见黏膜纹破坏、变平或不规则粗大突起，有些可出现浅表溃疡
  - 局限溃疡型（borrmann Ⅱ）
    - X 线表现为伴有周围境界清楚环堤的溃疡型肿物
    - 位于腔内，形态多样，可为圆形、椭圆形或不规则扁平形
    - 大小不等，常见为 1.5cm 以上，巨大者可达 6 ~ 7cm
    - “苹果核征”（apple-core sign）又称“餐巾环征”（napkin ring sign）
    - 狭窄的两端为境界清楚的环堤，环堤外缘境界清楚，与周围肠壁多呈直角或锐角，中央的管腔狭窄段为癌性溃疡所形成的癌性隧道
  - 浸润溃疡型（borrmann Ⅲ）
    - 病灶的边缘不锐利，环堤较为低矮，环堤外缘呈较大的斜坡状，与周围肠壁呈钝角，分界不清，更易于向肠壁外浸润生长，部分环堤出现破溃
    - 溃疡的边缘亦可见向周边破溃而不完整、肿瘤的周围常伴有黏膜的粗大结节和巨大皱襞，表现为黏膜皱襞的集中和类似黏膜下肿瘤所见
    - “苹果核征”：其两端与周围肠壁的分界变得不锐利，并有沿肠管长轴浸润的征

象

- 浸润型（borrmann Ⅳ）
  - 主要位于直肠、乙状结肠和降结肠，常表现为范围较长的管腔狭窄
  - 与溃疡型癌相比，本型大肠癌狭窄段肠的黏膜相对较为光滑，肠壁增厚程度较均匀
  - 肠管局部扩张受限，病变部分与正常肠管截然分界，近端肠管可扩张
- 其他少见表现
  - 回肠末段受侵
  - 肠套叠
  - 并发穿孔
  - 并发肠梗阻
  - 多发癌或癌与腺瘤同时存在：占结直肠癌的 4% ～ 6%

CT 表现

- 早期癌表现
  - 平扫 CT：肠壁增厚
  - 增强 CT：增厚管壁明显强化
  - 仿真内镜
    - 隆起型（Ⅰ型）
      - Ⅰp 型：病变基底有明显的蒂
      - Ⅰsp 型：病变基底有亚蒂
      - Ⅰs 型：无蒂
    - 平坦型（Ⅱ型）
      - Ⅱa 型：表面隆起
      - Ⅱb 型：表面平坦，仿真内镜难以显示或显示局部黏膜紊乱
      - Ⅱc 型：表面凹陷
      - 侧向发育型：病变最大径在 10mm 以上
- 进展癌表现
  - 原发肿瘤
    - 肠壁增厚
    - 肠壁异常强化
      - 明显强化
      - 密度低、强化不均匀：黏液腺癌或印戒细胞癌
    - 腔内肿块
    - 肠腔狭窄
    - 癌性溃疡
  - 浆膜及邻近器官受侵：肿瘤边缘部分或全部模糊提示肿瘤可能外侵；边缘呈结节或呈锯齿状、短硬毛刺状是肿瘤侵出浆膜的可靠依据
  - 淋巴结转移
  - 远处转移
    - 血行转移
      - 肝：类圆形低密度结节及肿物，可伴钙化，增强呈环形或“牛眼”样强化
      - 双肺：大小不等类圆形结节及肿物
      - 卵巢：库肯勃瘤
    - 种植转移：腹膜、网膜、肠系膜、腹水

MR 表现

- 肿瘤成分 MR 表现
  - T1 加权 等信号或稍低信号
  - T2 加权
    - 等或稍高信号
    - 高信号：黏液腺癌或印戒细胞癌
  - T1 增强
    - 明显强化
    - 不均匀强化：黏液腺癌或印戒细胞癌
- 肝转移瘤 MR 表现
  - 平扫图像中表现为 T1 低信号、T2 高信号病灶
  - 增强
    - 肝动脉期及门脉早期：周边强化的低信号灶，小转移瘤可均匀强化
    - 静脉及延迟期：肝转移周边强化减弱，等于或低于正常肝实质信号，病灶表现为均匀低信号灶或靶环状低信号灶

超声表现

- 经腹超声
  - 肿物呈低回声，肠腔内气影呈强回声核心
  - 环形生长的肿瘤，其切面与肠道长轴垂直时，声像图上显示为圆形低回声区中有强回声核心，称为“靶征”（target sign）
  - 切面偏斜时，肿块与核心变为长圆形，酷似肾的声像图，称为“假肾征”（pseudokidney sign）
  - 肝转移、淋巴结转移等
- 经直肠腔内超声
  - 正常直肠壁腔内超声可显示为 5 层结构，自腔内向腔外分别为
    - 第 1 层等回声：直肠黏膜与探头界面产生，包括黏膜浅层
    - 第 2 层低回声：黏膜深层

- 第 3 层强回声：黏膜下层
- 第 4 层低回声：固有肌层
- 第 5 层（最外层）强回声：浆膜及浆膜下组织或肠周脂肪组织腔内超声能显示直肠壁的各层结构

推荐影像学检查

- 最佳检查法：增强 CT 及 CT 仿真内镜
- 检查建议
  - 用空气或二氧化碳气体作为对比剂经肛门注入来扩张大肠
  - 应用多种 CT 后处理技术综合评估
- 直肠检查：腔内超声或 MRI 优选
- 怀疑肝转移：MRI 检查

【鉴别诊断】

肿瘤

- 淋巴瘤
  - 单发或多发结节或肿物，可互相融合成分叶状肿块
  - 可有全周性肠壁增厚，轮廓较光整，很少向周围脂肪浸润，也较少直接侵犯邻近器官
  - 常可伴有腹、盆腔或腹膜后区淋巴结肿大
  - 回盲部淋巴瘤常跨越回盲瓣，也可引起肠套叠
- 间质瘤
  - 壁在性肿物
  - 黏膜完整，可伴溃疡
  - 淋巴结肿大及肠壁周围脂肪浸润少见
  - 肠梗阻少见
- 恶性黑色素瘤
  - 主要发生于下段直肠及肛管
  - 常见出血、便血，多为新鲜出血
  - 淋巴结转移，跳跃式转移
  - MRI 信号 T1WI 高信号，T2WI 低信号
- 结肠腺瘤和息肉
  - 无淋巴结转移及周围脂肪浸润，需病理证实
- 脂肪瘤
  - 质软、肠套叠多见
  - 肿瘤为成熟脂肪组织，CT 容易鉴别
- 结肠转移性肿瘤
  - 肿瘤晚期
  - 多发病灶
  - 腹水

非肿瘤性病变

- 肠结核
  - 发病部位为回盲部，需与回盲部癌瘤鉴别
  - 结核表现为黏膜溃疡者，常可有明显的激惹、痉挛，可同时累及盲肠升结肠，也可累及回肠
  - 增殖型结核的黏膜下层肉芽组织和纤维组织增生可使肠壁增厚、肠腔狭窄、盲肠短缩上提，病变区与正常肠管分界不清，逐渐移行
  - 移行带的宽、窄是鉴别肿瘤与良性病变的重要指征
- Crohn 病
  - 目前认为 Crohn 病是一种全身性疾病，除胃肠道外还可累及关节、眼、肝、肾及皮肤黏膜等
  - Crohn 病的病理改变主要是胃肠道、肠系膜及局部淋巴结的非特异性炎性肉芽肿性改变
  - 多见于青年人。常有多个病灶同时存在，呈跳跃性分布。发生在大肠的病变常累及右半结肠，同时伴有小肠病变者占 80%。肠管局限性狭窄，病变境界可清晰也可不清晰，Crohn 病的病变处常见到卵石样黏膜或有特征性的裂隙样溃疡，有时可形成瘘管，病变段肠袋不对称，肠管僵硬、黏膜破坏不如结肠癌明显，若有假憩室或囊袋状改变均有助于与结肠癌鉴别
- 阑尾病变：阑尾脓肿、黏液囊肿、炎症

诊断与鉴别诊断要点

- 肠管管壁增厚，肠腔狭窄，肿瘤内溃疡形成，形成气液平面或液液平面，可以考虑间质瘤
- 淋巴结转移、肝转移

重点推荐文献

[1]Buetow PC，Buck JL，Carr NJ，et al.From the archives of the AFIP. Colorectal adenocarcinoma：radiologic-pathologic correlation.Radiographics，1995 Jan，15（1）：127-46；quiz 148-149.

[2]Silva AC，Vens EA，Hara AK，et al.Evaluation of benign and malignant rectal lesions with CT colonography and endoscopic correlation.Radiographics，2006 Jul-Aug；26（4）：1085-1099.

[3]Horton KM，Abrams RA，Fishman EK.Spiral CT of colon cancer：imaging features and role in management. Radiographics，2000 Mar-Apr；20（2）：419-430.

典型病例

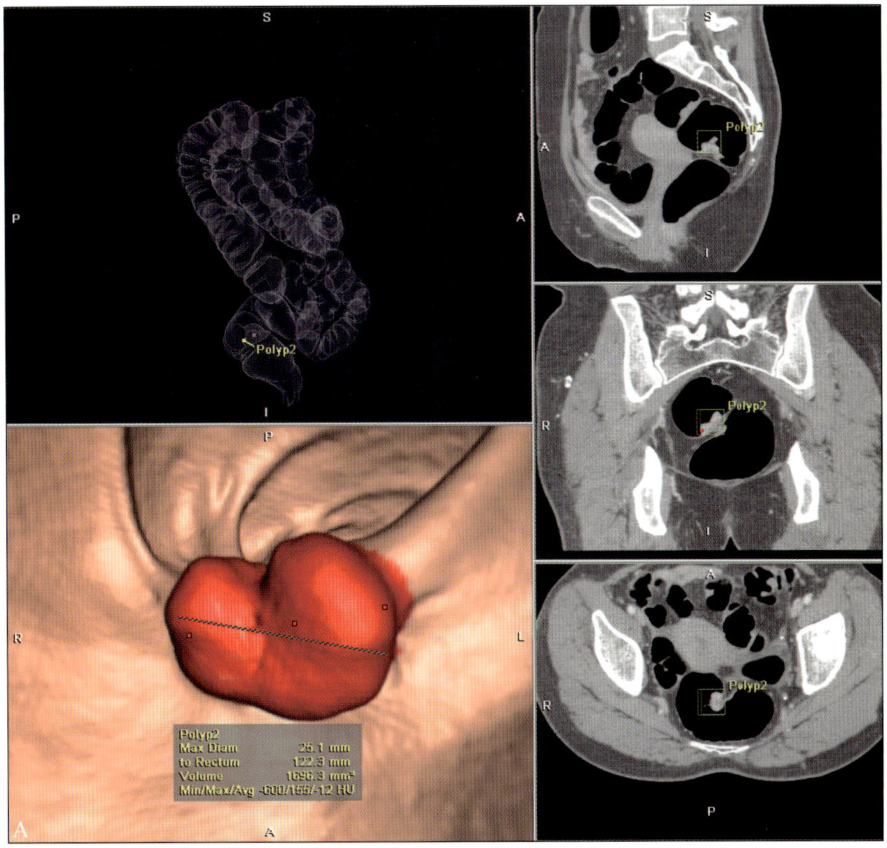

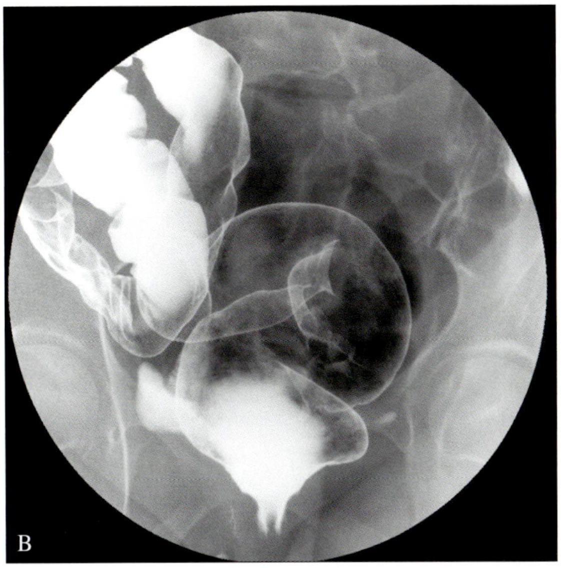

图 5-5-1　**直肠早期癌 Isp 型**

女性，57 岁，大便带血 3 个月。A．CT 多种重建技术图像，右上为大肠容积重建图像，右下为大肠仿真内镜图像，左侧为多平面重建图像；B．钡灌肠图像。

A．直肠中段前壁息肉隆起型病变，有亚蒂结构，增强后病变明显强化；B．直肠中段充盈缺损，边界清晰，周围环形钡剂存留，提示病变有蒂结构。病理：直肠隆起型中分化腺癌，肿瘤累及黏膜下层

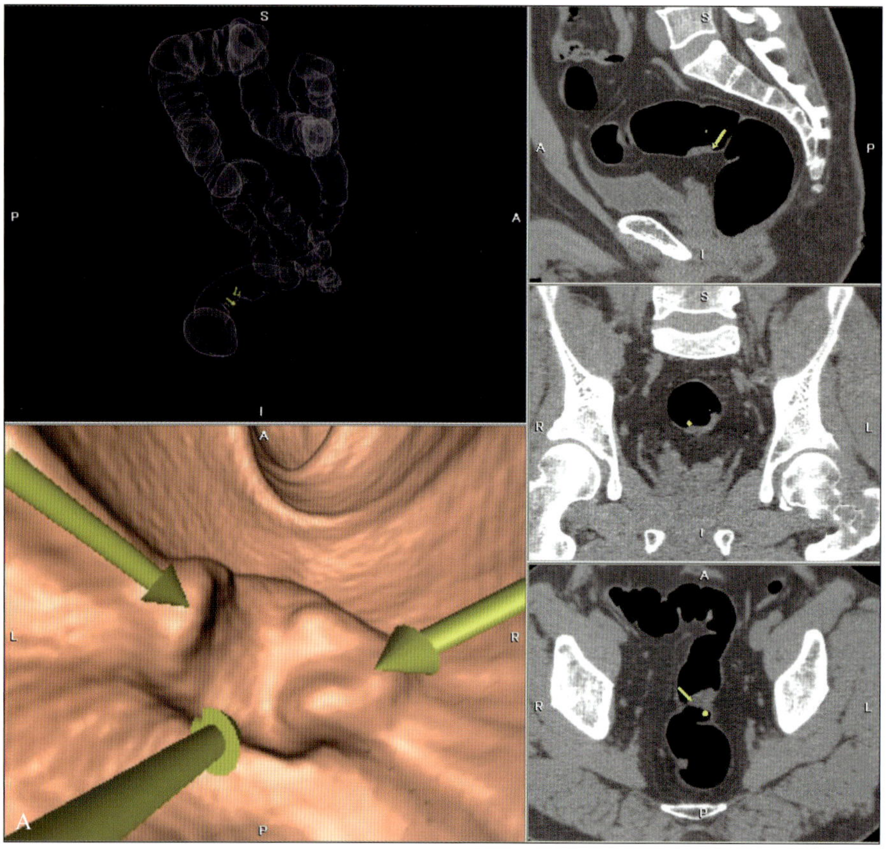

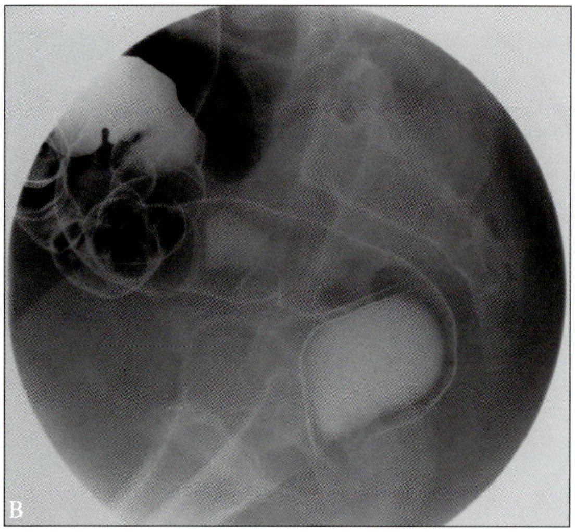

图 5-5-2 直肠早期癌混合型（Ⅱ a+ Ⅱ c）
男性，61 岁。间断性便血，伴肛门下坠感 2 年，加重 2 周。A，C. CT 多种重建技术图像，右上为大肠容积重建图像，右下为大肠仿真内镜图像，左侧为多平面重建图像；B，D. 钡灌肠图像。A. 直肠中段前壁凹陷性肿物，边缘略隆起，增强后病变明显强化；B. 直肠中段前壁充盈缺损，边界清晰（待续）

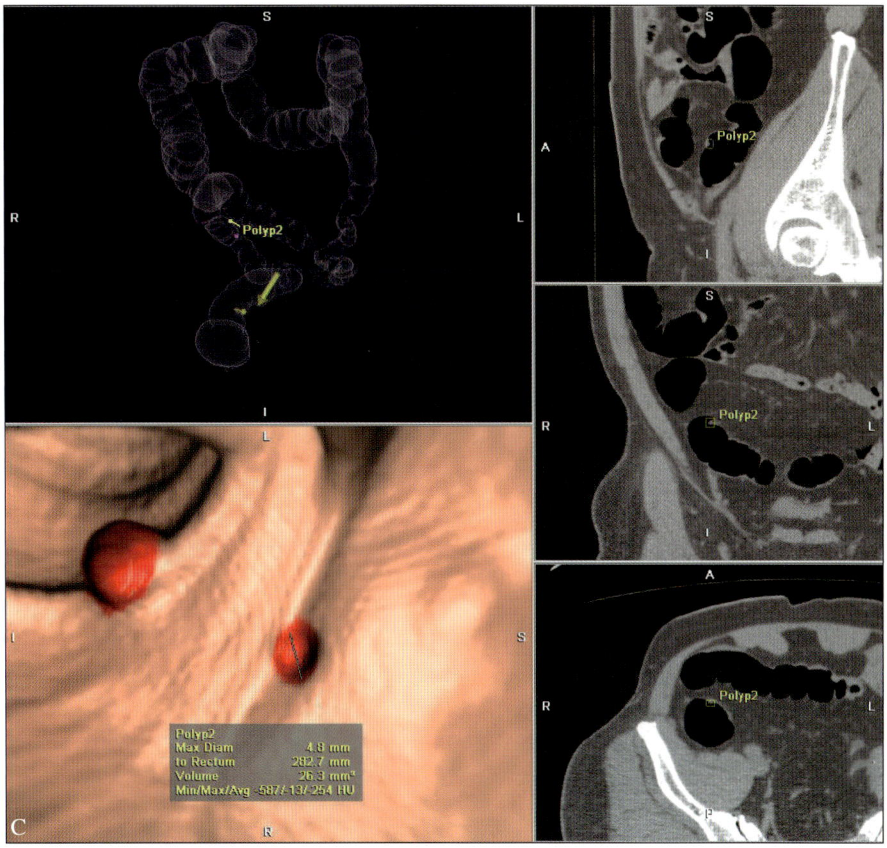

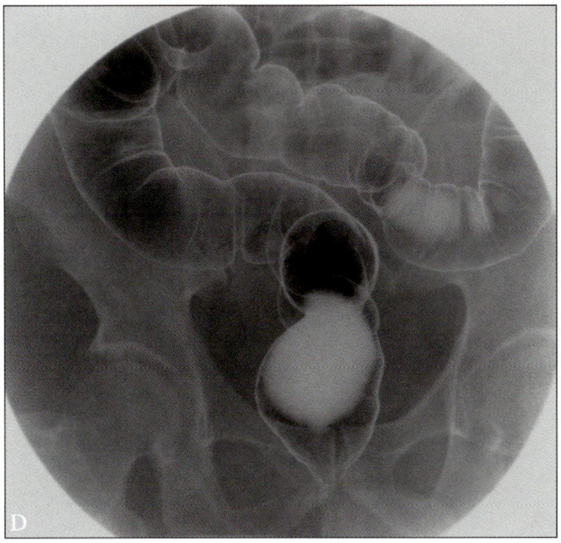

图 5-5-2 续　**直肠早期癌混合型(Ⅱa+Ⅱc)**

C. 乙状结肠多发半球形隆起息肉，无蒂，大者 0.9cm，小者 0.5cm；D. 乙状结肠小充盈缺损；病理：直肠中分化腺癌，肿瘤侵透黏膜肌达黏膜下层；乙状结肠管状绒毛状腺瘤

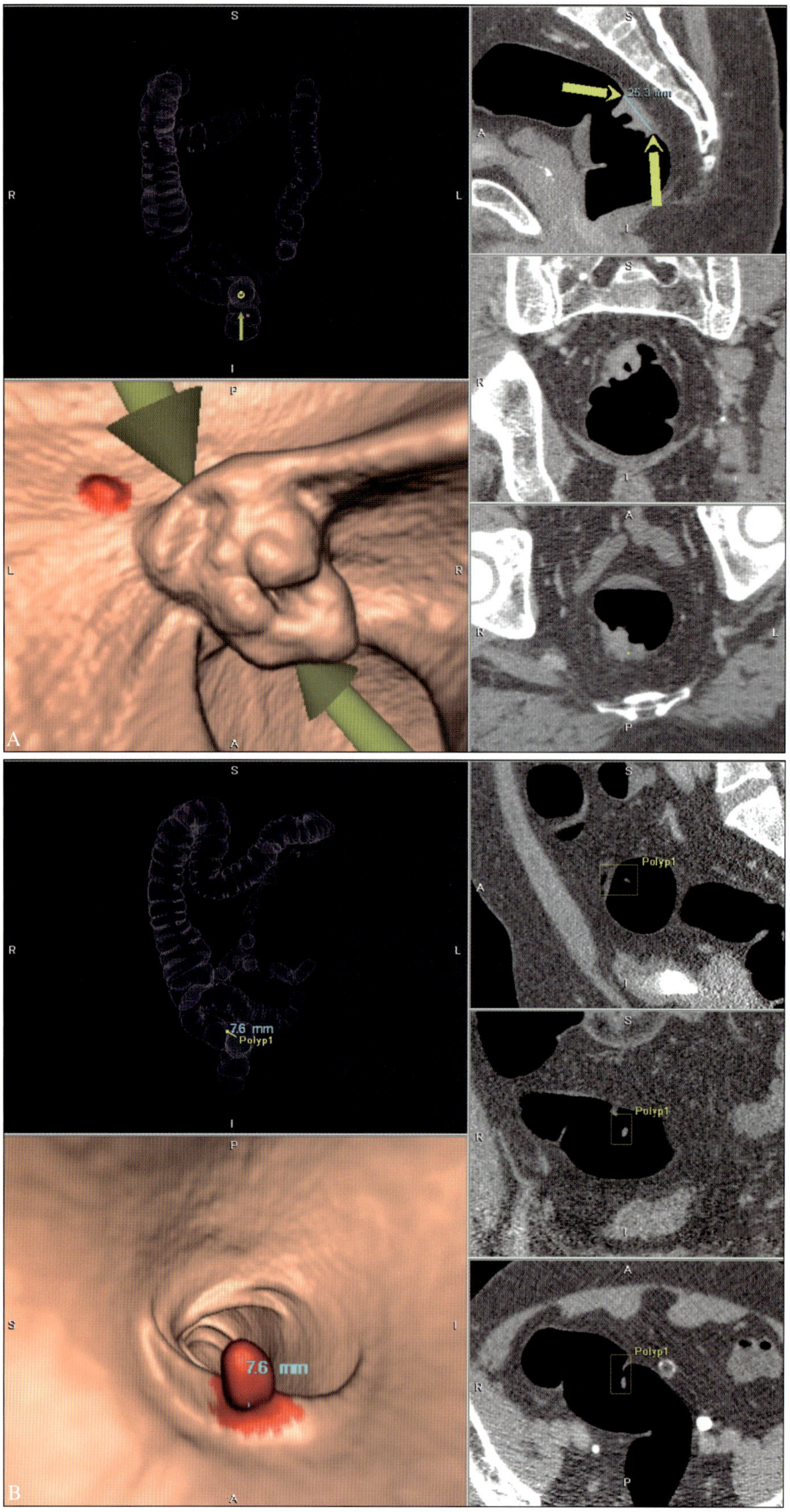

图 5-5-3 **隆起型直肠癌**

男性，61岁。间断性黏液脓血便2个月。A，B. CT大肠多种重建技术图像，右上为大肠容积重建图像，右下为大肠仿真内镜图像，左侧为多平面重建图像。A. 直肠下段后壁隆起型肿物，呈结节及菜花样改变；病理：直肠隆起型中分化腺癌，肿瘤侵至浅肌层，小灶达深肌层（T2b）B. 乙状结肠远端小息肉，有亚蒂与结肠黏膜相连；病理：管状绒毛状腺瘤

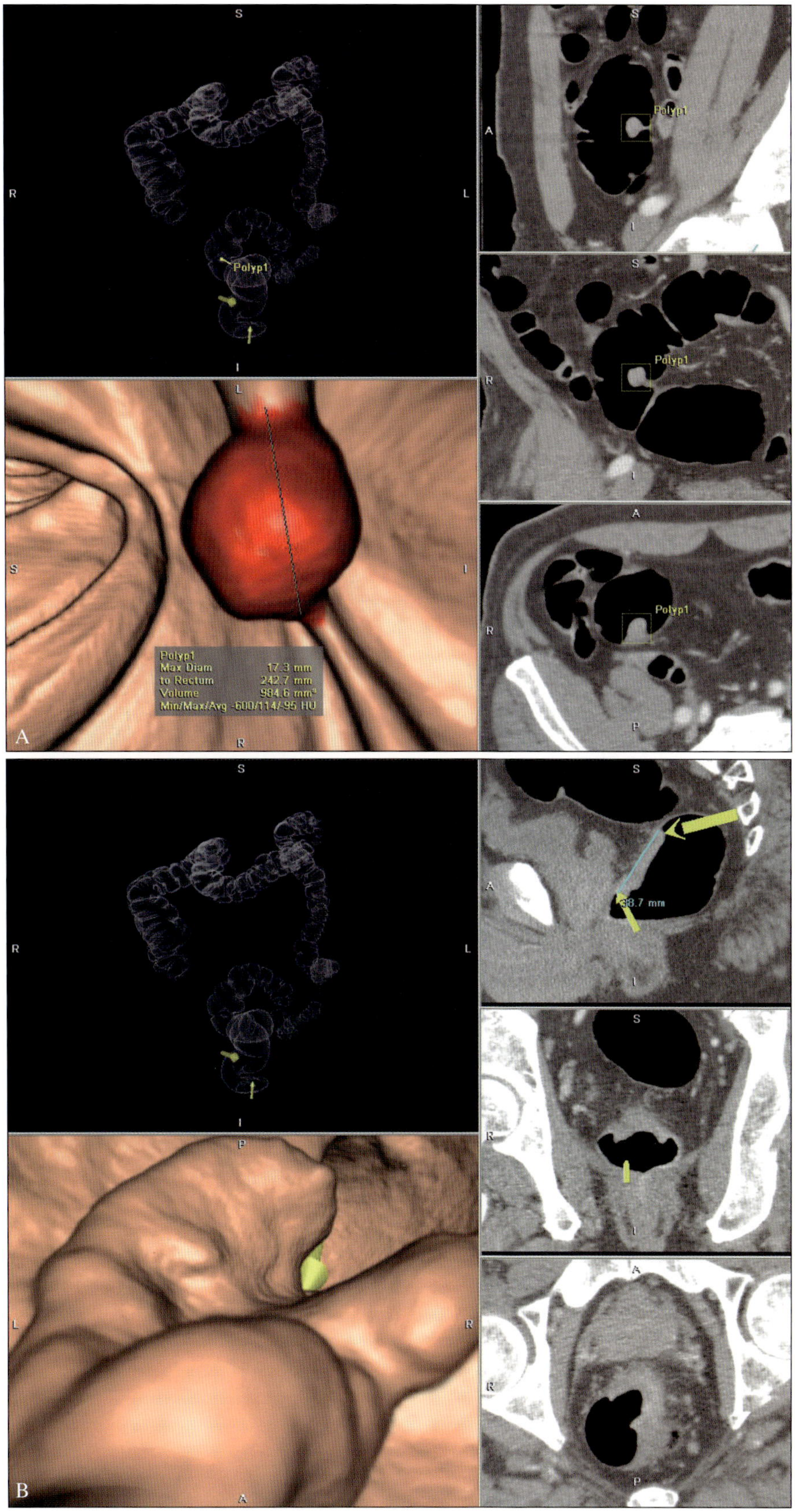

图 5-5-4　**直肠盘状隆起型腺癌**

男性，60 岁。大便次数增多半年，大便带血 2 个月。A，B．CT 多种重建技术图像，右上为大肠容积重建图像，右下为大肠仿真内镜图像，左侧为多平面重建图像。A．乙状结肠亚蒂息肉，表面略不光整，增强扫描明显强化；病理：绒毛管状腺瘤一枚，伴轻 - 中度不典型增生。B．直肠下段前壁盘状隆起型肿物，管壁增厚，增强后明显强化，外膜面略毛糙；病理：直肠隆起型中分化腺癌，肿瘤侵及深肌层（T2b）

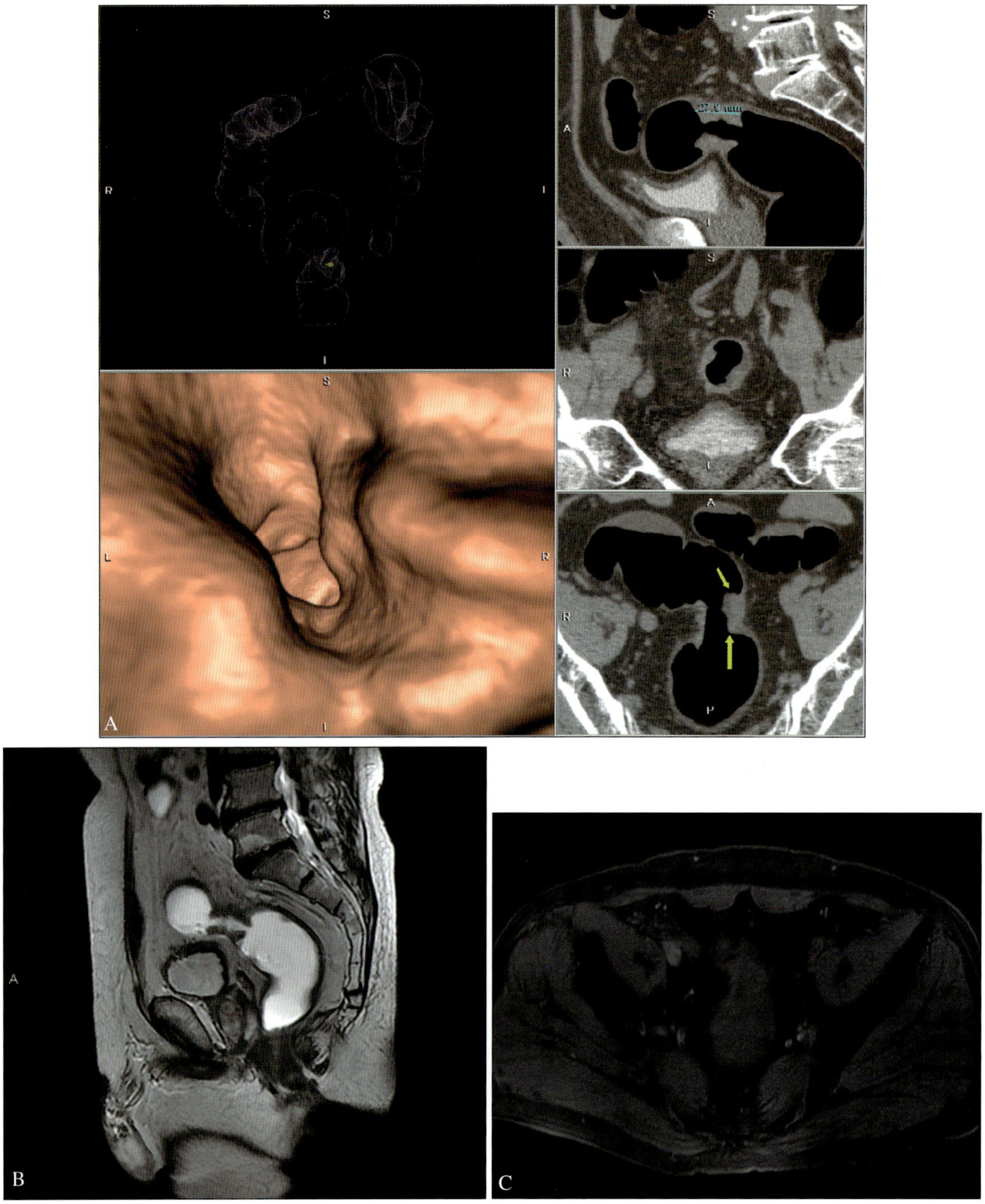
A
B
C

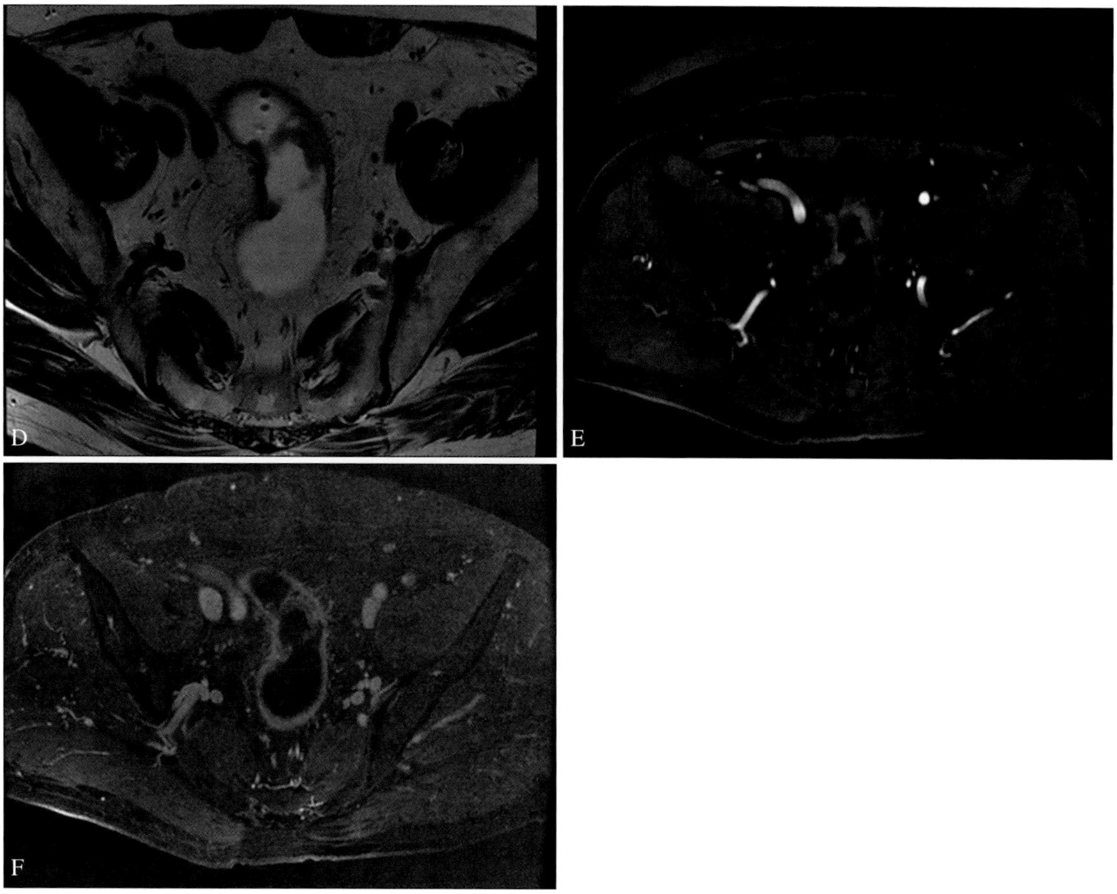

图 5-5-5 **盘状隆起型直肠 (T3)**
男性，64 岁。便血 3 个月，加重 2 周 A．CT 多种重建技术图像，右上为大肠容积重建图像，右下为大肠仿真内镜图像，左侧为多平面重建图像；B．MR 矢状位 T2WI；C：MR 横断面 T1WI 压脂；D：MR 横断面 T2WI；E：LAVA 增强动脉早期；F：LAVA 增强延迟期。
A．直肠上段盘状隆起型肿物，浆膜面凹凸不平；B，C，D．直肠上段肿物于 T1WI 和 T2WI 均呈等信号，周围脂肪间隙内小条索；E，F．直肠上段肿物动脉期明显强化，延迟期信号减低，周围脂肪间隙条索强化

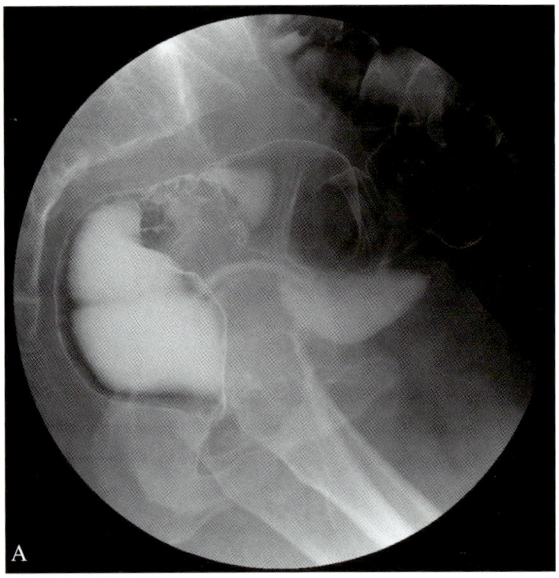

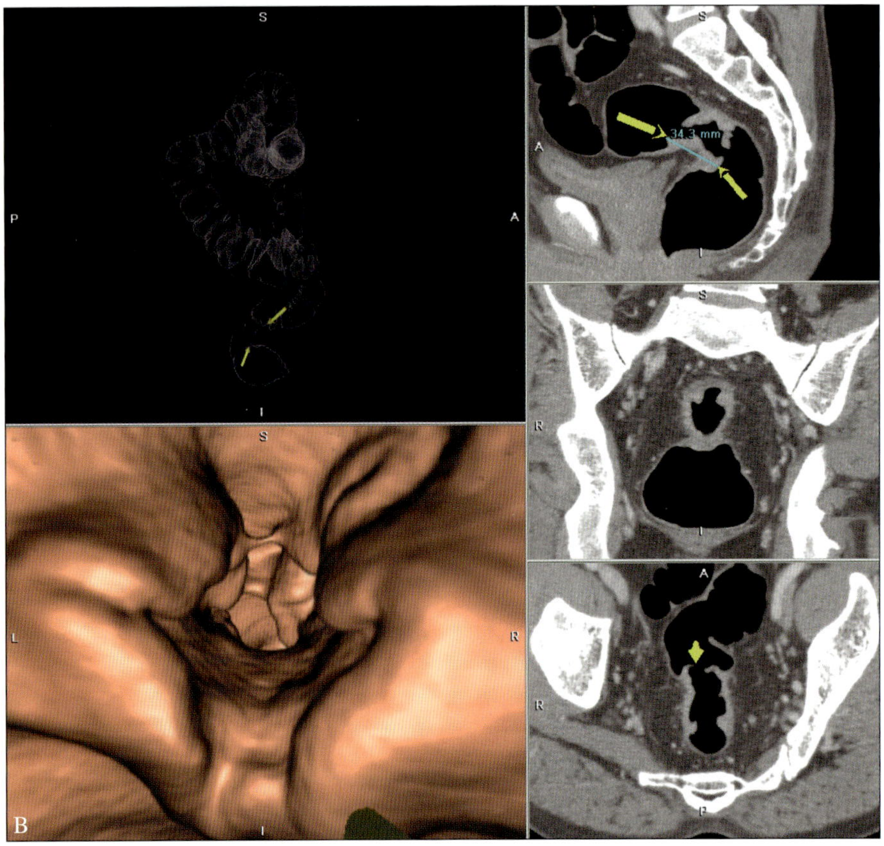

图 5-5-6 局限溃疡型直肠癌

男性，58 岁。排便不规律，伴排便下坠感 2 个月。A．钡灌肠图像；B．CT 多种重建技术图像，右上为大肠容积重建图像，右下为大肠仿真内镜图像，左侧为多平面重建图像。A．直肠中上段偏心性充盈缺损及不规则龛影，肿物与正常管壁分解清晰；B．直肠中上段管壁增厚、管腔略狭窄，但管腔尚通畅，见癌性隧道形成，肿物与正常管壁夹角呈锐角。病理：直肠溃疡型中分化腺癌，肿瘤浸透肌层达浆膜下脂肪组织，并可见脉管内瘤栓

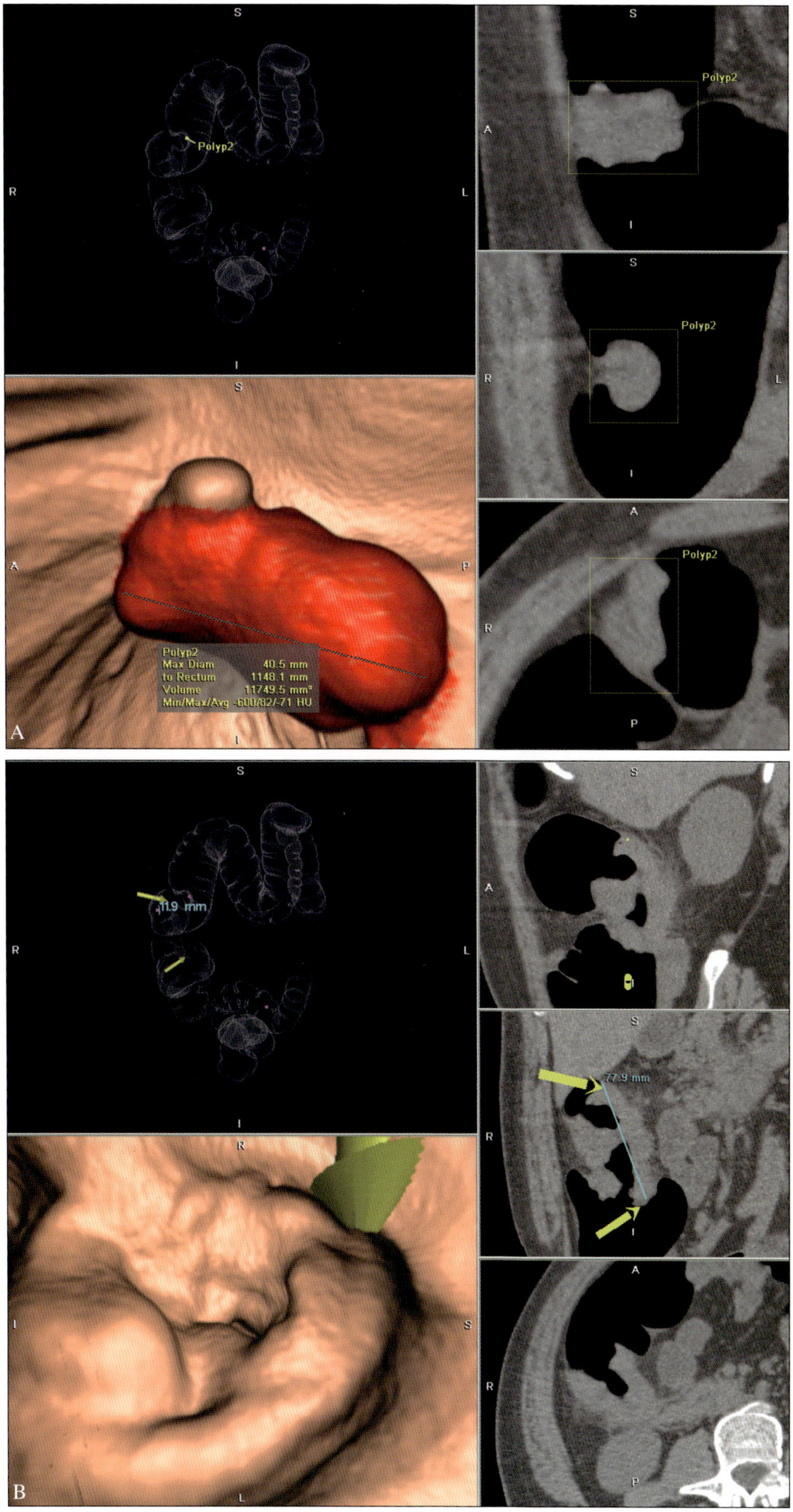
Polyp2
Polyp2
Max Diam 40.5 mm
to Rectum 1148.1 mm
Volume 11749.5 mm³
Min/Max/Avg -600/82/-71 HU
A
11.9 mm
77.9 mm
B

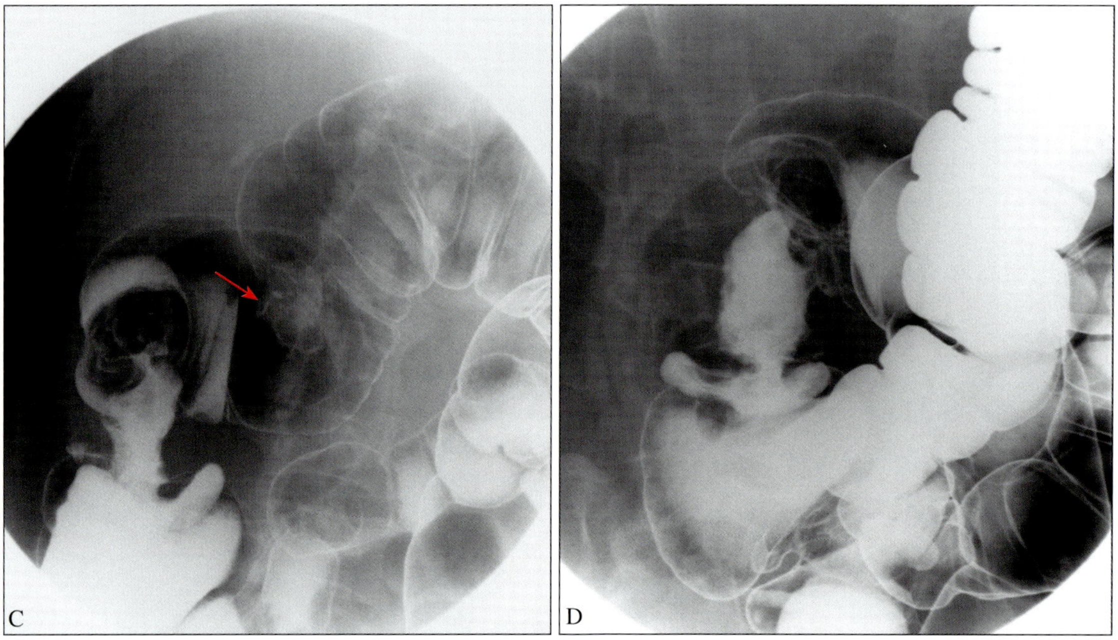

图 5-5-7 双原发癌 横结肠隆起型癌、升结肠浸润溃疡型癌
男性，48 岁。排便习惯改变 8 个月，排便次数增多 4~5 次，偶有黏液脓血便，腹痛、腹胀，伴里急后重。A，B．CT 多种重建技术图像，右上为大肠容积重建图像，右下为大肠仿真内镜图像，左侧为多平面重建图像；C．钡灌肠图像；D：钡灌肠局部加压图像。A．横结肠近肝曲分叶样隆起型肿物；B．升结肠近肝曲浸润溃疡型肿物，管腔狭窄；C．横结肠近肝曲腔内分叶样充盈缺损（箭头），另升结肠近肝曲浸润溃疡型肿物，病灶的边缘与正常肠壁呈钝角，病变沿结肠生长呈全周性狭窄，形成“苹果核征”；D．升结肠肿物中心钡剂通过，压迫后肿物形态不改变。病理：双原发癌 升结肠溃疡型中分化黏液腺癌，肿瘤浸透肌层达浆膜下脂肪组织；横结肠隆起型高分化腺癌，肿瘤侵至浅肌层

二、肛门癌

【概念与概述】

肛门癌（anal cancer），是起源于肛管及肛周的上皮恶性肿瘤

- 肛管（anal tube）：是指直肠的末端，上界起自肛直肠环（anorectal ring），由肛门内括约肌上界、肛门外括约肌深层和皮层、肛提肌和结直肠肠壁纵行肌的末端组成），下界为肛门放松状态下的肛门缘
  - 肛管齿状线上和齿状线下两部分组成
  - 齿状线上部分占肛管 2/3，齿状线下至肛缘约占肛管 1/3
- 肛周（crissum）：是指以肛门缘为中心，周围 5cm 范围内的皮肤和会阴区域
- 肛管癌（anal canal cancer）：发生于肛管的上皮性恶性肿瘤
- 肛周癌（anal margin cancer）：发生于肛周的上皮恶性肿瘤

【病理与病因】

一般特征

- 病因学
  - 人乳头瘤病毒（HPV）感染
  - 免疫抑制：免疫抑制剂、HIV 感染
  - 性行为

流行病学

- 患病率：1/10 万
- 占全部大肠癌的 1% ~ 3%，占肛门直肠癌的 3.9%

大体病理

- 肛管癌
  - 早期：隆起型小结节，质硬，活动
  - 进展期：基底凹陷、边缘隆起的溃疡型肿物
- 肛周癌
  - 早期：肛门口或肛门周围皮肤增厚或有小结节隆起
  - 进展期：溃疡型肿物伴周围软组织侵犯

组织病理学

- WHO 肛门部肿瘤分类
  - 肛管癌（恶性上皮肿瘤）
    - 鳞状细胞癌（一穴肛缘癌）
    - 大细胞角化型
    - 大细胞非角化型
    - 基底细胞样

- 腺癌
- 直肠型腺癌
- 肛腺癌
- 肛门直肠瘘发生的癌
- 小细胞癌
- 未分化癌
- 肛缘癌（恶性上皮肿瘤）
  - 鳞状细胞癌
  - 大湿疣（giant condyloma）
  - 基底细胞癌
  - Bowen 病
  - Paget 病
- 常见组织类型
  - 鳞癌：70% ～ 80%
  - 一穴肛缘癌：20% ～ 25%

肿瘤分期

- T、N、M 分期
  - 原发肿瘤（T）
    - T_x 原发肿瘤无法查明
    - T_0 无原发肿瘤的证据
    - T_{is} 原位癌
    - T_1 原发肿瘤最大径≤ 2cm
    - T_2 2cm< 原发肿瘤最大径≤ 5cm
    - T_3 原发肿瘤最大径 >5cm
    - T_4 无论肿瘤大小，肿瘤侵犯邻近器官（如阴道、尿道、膀胱；单纯侵犯肛门括约肌不可评为 T_4）
  - 区域淋巴结（N）
    - N_x 区域淋巴结转移无法查明
    - N_0 无区域淋巴结转移
    - N_1 直肠周围淋巴结转移
    - N_2 单侧髂内淋巴结和（或）单侧腹股沟淋巴结转移
    - N_3 直肠周围以及腹股沟淋巴结转移，和（或）单 / 双侧髂内淋巴结转移，和（或）单 / 双侧腹股沟淋巴结转移
  - 远地转移（M）
    - M_x 远地转移无法查明
    - M_0 无远地转移
    - M_1 出现远地转移
- 分期
    - 0 期 $T_{is}N_0M_0$
    - Ⅰ期 $T_1N_0M_0$
    - Ⅱ期 T_2 ～ $3N_0M_0$
    - Ⅲ a 期 T 任何 N_1M_0；$T_4N_0M_0$
    - Ⅲ b 期 $T_4N_1M_0$；T 任何 $N_{2\sim3}M_0$
    - Ⅳ期 任何 N 任何 M_1

【临床表现】

表现

- 最常见体征 / 症状
  - 取决于肿瘤的部位、大小和周围组织侵犯程度有关
  - 最常见的症状：出血、疼痛和肿物
  - 淋巴结转移
    - 腹股沟淋巴结，侧方转移至盆壁淋巴结
    - 向上方可以转移到直肠上血管周围和肠系膜下血管周围淋巴结
  - 远处转移：肝、肺是最常见的转移部位，其次是脑、骨骼

疾病人群分布

- 年龄
  - 中位发病年龄为 60 ～ 65 岁
- 性别
  - 男：女 =1：（1.5 ～ 2）

自然病史与预后

- 5 年生存率
  - 局限于局部的肛门癌 5 年生存率为 78%
  - 有区域淋巴结受侵者为 56%
  - 伴有远地转移者为 18%

治疗

- 主要治疗手段：联合放化疗
- 其他治疗方法：手术切除

【影像表现】

- 概述
  - 肛门癌少见，影像表现与直肠癌相似
  - 影像诊断主要依赖于肿瘤发生部位及恶性征象表现
- X 线表现：不同程度的龛影、充盈缺损及溃疡
- CT 表现
  - 平扫 CT：肛管管壁增厚，肛周结节或肿物
  - 增强 CT：增厚管壁明显强化
  - 周围组织浸润
  - 淋巴结肿大
  - 远处转移
- MR 表现
  - T1 加权 等信号

- ○ T2 加权 等或稍高信号
- ○ T1 增强 中高度强化，延迟信号减低
- ● 超声检查
  - ○ 腔内超声可清楚显示肛管及肛周组织，对于肿瘤分期具有重要价值
  - ○ 低回声结节及肿物

推荐影像学检查

- ● 最佳检查法：腔内超声或 MR
- ● 检查建议
  - ○ 检查前应做肠道清洁准备

【鉴别诊断】

肿瘤

- ● 间质瘤
  - ○ 壁在性肿物
  - ○ 黏膜完整，可伴溃疡
  - ○ 淋巴结肿大及肠壁周围脂肪浸润少见

非肿瘤

- ● 肛管疣（anal tube wart）
  - ○ 环绕肛门缘生长
  - ○ 病变之间有正常皮肤
  - ○ 皮肤无溃疡
- ● 肛周脓肿（perianal abscess）
  - ○ 红、肿、热、痛症状明显
  - ○ 可伴有瘘道形成
  - ○ 脓液破溃后疼痛减轻

诊断与鉴别诊断要点

- ● 部位及临床查体是诊断本病的关键

重点推荐文献

[1]Parikh J，Shaw A，Grant LA，et al.Anal carcinomas：the role of endoanal ultrasound and magnetic resonance imaging in staging，response evaluation and follow-up.Eur Radiol，2011 Apr，21（4）：776-785.

[2]Tarantino D，Bernstein MA.Endoanal ultrasound in the staging and management of squamous-cell carcinoma of the anal canal：potential implications of a new ultrasound staging system.Dis Colon Rectum，2002 Jan，45（1）：16-22.

[3]Scherrer A，Reboul F，Martin D，et al.CT of malignant anal canal tumors.Radiographics，1990 May，10（3）：433-453.

典型病例

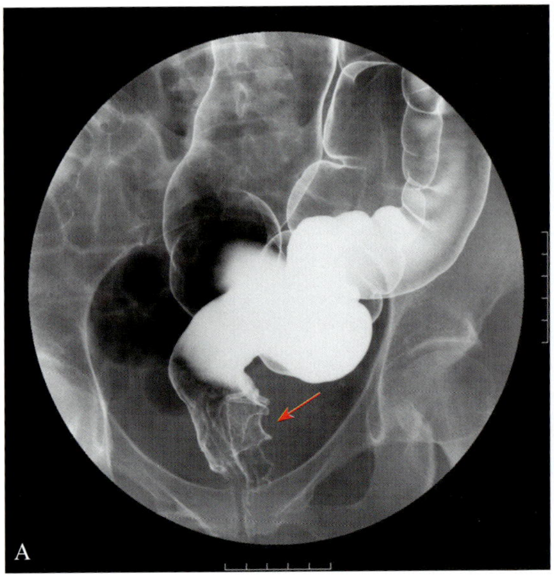

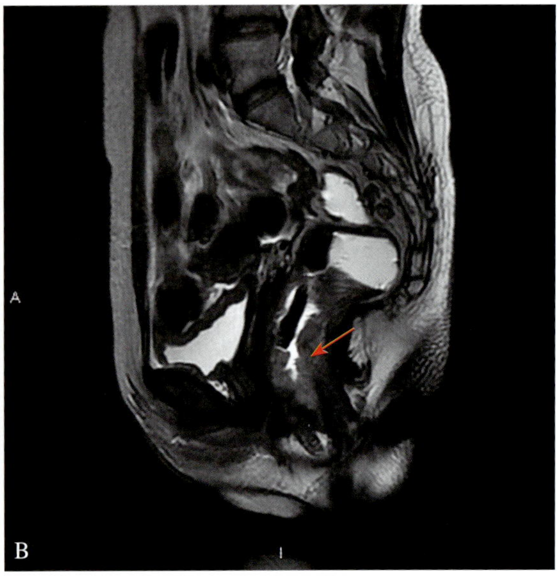

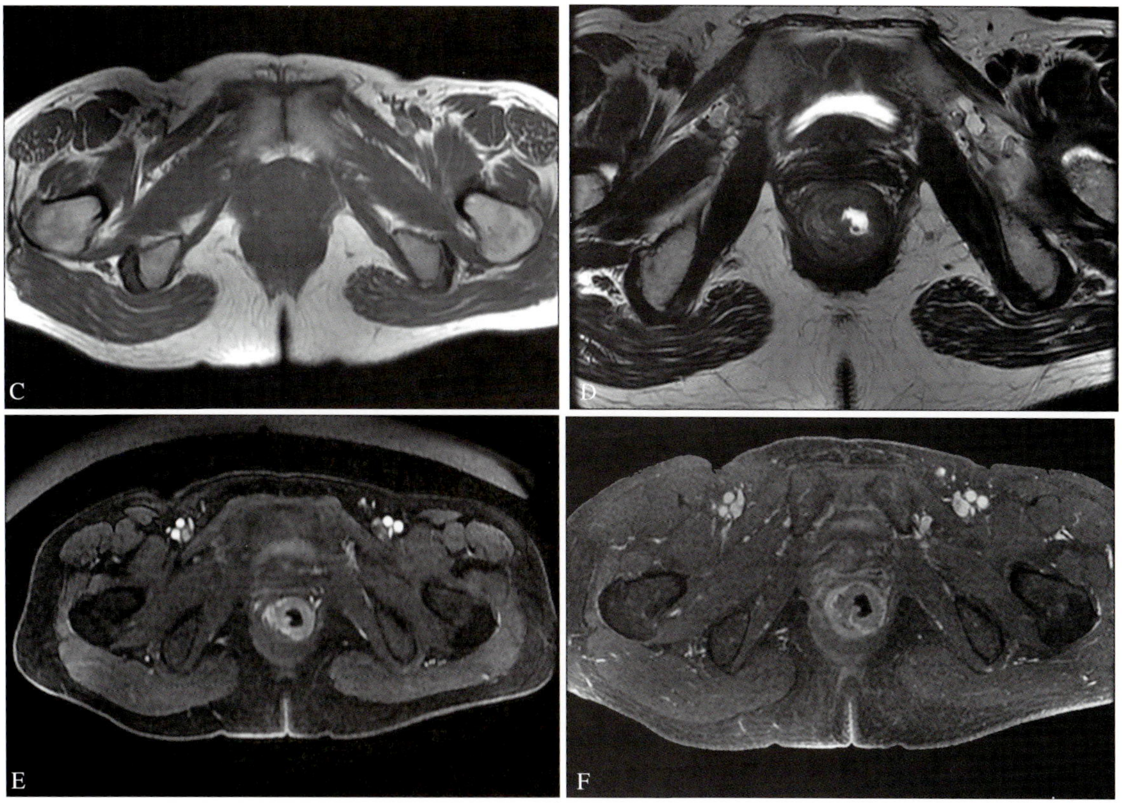

图 5-5-8 **肛管癌**

女性，48 岁。肛门下坠感 2 个月。A．钡灌肠图像；B．MR 矢状位 T2WI；C．MR 横断面 T1WI；D．横断面 T2WI；E．横断面 LAVA 增强动脉早期；F．横断面 LAVA 增强延迟期。

A．肛管及直肠下段黏膜破坏，可见充盈缺损及多个龛影；B．肿物呈稍高信号，侵犯肛管及直肠下段；C．肛管区肿物呈等信号；D：肛管肿物呈稍高信号，贴临肛提肌；E，F．肛管肿物动脉期明显强化，静脉期信号减低，周围环形强化带完整，肛提肌未受侵。病理：中分化鳞癌

第 6 节　结直肠其他肿瘤及肿瘤样病变

一、恶性淋巴瘤

【概念与概述】

- 淋巴瘤（lymphoma）是一种起源于淋巴造血组织的实体瘤，可首发于淋巴结，也可首发于淋巴结外器官
- 结直肠恶性淋巴瘤属结外淋巴瘤，可分为原发性和继发性两种
- 原发性结直肠恶性淋巴瘤（primary colorectal malignant lymphoma，PCML）是一组原发于结直肠黏膜下淋巴网状组织的淋巴瘤
- 继发性结直肠恶性淋巴瘤是指其他部位的淋巴瘤侵犯结直肠，是全身性淋巴瘤的表现，临床属于Ⅳ期，其发病率是大肠原发性淋巴瘤的 10 倍

【病理与病因】

一般特征

病因学

- 主要致病原因：EB 病毒感染
- 炎症性肠病：溃疡性结肠炎、克罗恩病
- 其他淋巴瘤发病因素
  - 免疫低下：免疫功能不全的患者淋巴瘤发病率明显增加
  - 遗传因素：淋巴细胞增多症，X 染色体遗传因子缺失
  - 环境因素：放射性物质污染导致免疫力低下，造成 EB 病毒活动性感染

- 遗传学
  - 黏膜相关淋巴瘤：t（1；14）（p22；q32）；t（11；18）（q21；q21）
  - 套细胞淋巴瘤：t（11；14）（q13；q32）

流行病学

- 胃肠道是结外淋巴瘤最常见的发病部位，占消化道肿瘤的 1% ~ 4%，占恶性淋巴瘤的 5% ~ 10%
- PCML：占全部结直肠恶性肿瘤的 0.5%
- PCML 发病部位：回盲部占 71.5%，直肠占 16.9%，升结肠占 6.2%，乙状结肠和肛门各占 1.5%，降结肠和阑尾各占 0.7%

大体病理及手术所见

- 浸润型：管壁黏膜下浸润，黏膜皱襞隆起、褶曲，可呈局限性或弥漫性，最常见类型
- 溃疡型：病变肠管增厚，可见大小不一，数目不等，边界不整的溃疡，也可伴有穿孔，此型较少见
- 息肉型：肿瘤呈息肉样突向肠腔，单发或多发。大的病灶表面黏膜可破溃呈一突入肠腔的菜花状肿瘤
- 肿块型：局部肿块形成，表面多无破坏，肿块较大时覆盖其上的黏膜常有水肿、糜烂和出血或表浅溃疡
- 混合型，上述几种征象可以同时出现

组织病理

- 淋巴瘤分为两大类：霍奇金病（Hodgkin's disease，HD）和非霍奇金淋巴瘤（non-Hodgkin's lymphoma，NHL）
- 原发肠道淋巴瘤：大部分为非霍奇金病 B 淋巴细胞型
- 原发大肠淋巴瘤分类
  - 弥漫性大 B 细胞淋巴瘤（diffuse large B-cell lymphoma，DLBCL）
  - 肠病型 T 细胞淋巴瘤（enteropathy-type T-cell lymphoma，ETCL）
  - 套细胞淋巴瘤（mantle cell lymphoma，MCL）
  - 伯基特淋巴瘤（Burkitt's lymphoma，BL）

原发性大肠淋巴瘤诊断标准及分期

- 诊断标准
  - 体检时未扪及肿大淋巴结
  - 胸部影像学检查纵隔无明确淋巴结肿大
  - 白细胞总数分类正常，无骨髓受累
  - 术中证实病灶主要局限于肠道及其临近淋巴结
  - 无肝脾受侵
- 肿瘤分期
  - Ⅰ E：病变仅累及大肠
  - Ⅱ E：累及大肠和区域淋巴结
  - Ⅲ E：累及大肠伴相邻器官或组织浸润，无穿孔及腹膜炎
  - Ⅳ E：瘤播散到结外其他器官或侵及纵隔上淋巴

【临床表现】

表现

- 最常见体征 / 症状
  - 原发性结直肠恶性淋巴瘤缺乏特征性的临床表现
  - 最常见的症状：腹痛、体重明显下降及腹部肿物
  - 其他：腹泻、腹胀、便血、恶心呕吐、发热以及肠套叠
  - 肠梗阻少见

疾病人群分布

- 年龄
  - 高峰发病年龄为 50 ~ 70 岁，中位发病年龄 50 ~ 55 岁
- 性别
  - 男：女 =2 ：1

自然病史与预后

- 主要预后影响因素
  - 手术切除的彻底性和临床分期
- 预后良好因素
  - ≤ 60 岁、病理类型为 MALT 淋巴瘤、体力评分 0 ~ 1 分、改良 Ann Arbor 分期 IE 或 IIE1 期、LDH 水平正常、血红蛋白水平正常、血清白蛋白水平正常、IPI 0 ~ 1 分、肿瘤长径≤ 5 cm、浸润深度浅
- 生存率
  - 直肠恶性淋巴瘤的 5 年生存率约为 39%
  - 手术切除后辅以化疗和（或）放疗者的 5 年、10 年生存率分别为 67% 和 61%

PCML 治疗

- 首选治疗手段：手术切除
- 辅助治疗方法
  - 化疗是必不可少的治疗手段
  - 放疗是有效地治疗手段之一

【影像表现】

X 线表现

- 浸润型：腔壁增厚，腔稍缩窄，透视下蠕动尚能通过，黏膜皱襞粗大、迂曲、紊乱（巨大皱襞）
- 肿块型：边界锐利的隆起性肿块，外形不规则，病变较大，直径大都可达 5 ~ 10cm
- 溃疡型：腔内溃疡，表现为结直肠腔内的充盈缺损，边界光滑，其内可有不规则龛影
- 息肉型：多发圆形透亮影，大小不一，状如鹅卵石

CT 表现

- 肠管表现
  - 肠壁增厚：肿瘤黏膜下管壁浸润
    - 局灶性肿块型：表现为肠道局部肠腔内或肠腔内外的软组织肿块，肠道正常外形可消失
    - 节段环形浸润型：受侵的肠段长短可不一，但均表现为肠壁的环形增厚，对称或稍不对称，局部尚保持肠道的外形
    - 弥漫浸润型：呈节段性多发病变，累及大肠的全部或大部
  - 增厚肠管具有一定柔软度，肠腔往往有扩张倾向，肠梗阻少见
  - 病变周围脂肪间隙清晰，较少肿瘤直接侵犯
  - 病灶密度较均匀，钙化罕见
  - 增强 CT：轻中度均匀强化
- 肿大淋巴结表现
  - 常见部位：肠系膜、腹膜后
    - 多发或融合多见
    - 可发生于肿瘤非淋巴结引流区域，呈跳跃性改变
  - 对周围血管无侵蚀性，仅呈包绕性改变，形成“夹心面包征”或“三明治征”（sandwich sign）
- B 细胞淋巴瘤与 T 细胞淋巴瘤鉴别
  - B 细胞型淋巴瘤
    - 肿块型或节段性肠壁增厚型
    - 增强后均匀强化
    - 多有肠系膜或后腹膜淋巴结的肿大融合
  - T 细胞淋巴瘤
    - 多表现为溃疡型，肠壁增厚不明显
    - 增强后密度不均
    - 腹膜后淋巴结可以无肿大

MR 表现

- 肿瘤实质成分 MR 表现
  - T1 加权 等或稍低信号
  - T2 加权 等或稍高信号
  - T1 增强 轻中度强化

超声表现

- 实性肿块型：低回声或接近无回声，后方可伴有轻度增强，形成“假肾征”（pseudokidney sign）
- 肠壁增厚型：肠壁非对称性增厚，呈低回声
- 丰富的长而粗的彩色血流

推荐影像学检查

- 最佳检查法：增强 CT
- 检查建议
  - 检查前清洁肠道
  - 用空气或二氧化碳气体作为对比剂经肛门注入来扩张大肠
  - 多平面重建有利于了解肿瘤与周围脏器组织关系

【鉴别诊断】

肿瘤

- 结直肠癌
  - 最常见的结肠恶性肿瘤，发病部位多集中于乙状结肠和直肠
  - 病变相对较局限，溃疡多见，常伴有肠腔的狭窄及肠梗阻
  - 周围脂肪浸润常见
  - 增强扫描强化程度高于淋巴瘤，呈中高度强化，内部坏死多见
  - 肿大淋巴结具有解剖引流规律
  - 肝转移最常见，脾无增大
- 腺瘤
  - 常见出血、便血
  - 瘤体小，密度均匀，坏死少见
  - 增强后明显强化
  - 非恶变腺瘤不伴有淋巴结肿大
- 间质瘤
  - 肿瘤强化明显，呈中高度强化，且延迟强化
  - 出血、坏死多见
  - 罕见淋巴结肿大
- 恶性黑色素瘤
  - 主要发生于下段直肠及肛管

- 黏膜破坏明显，可发生管腔狭窄及肠梗阻
- 常见出血、便血，多为新鲜出血
- MRI 信号 T1WI 高信号，T2WI 低信号
- 内镜直视及活检易于诊断

炎性病变

- 肠壁增厚较淋巴瘤轻，肠周脂肪模糊
- 淋巴结呈环形强化

诊断与鉴别诊断要点

- 发病部位多为回盲部或直肠
- 以肠壁增厚为主要表现，增厚肠壁密度均匀，呈轻中等强化
- 肠周脂肪清晰，外侵少见
- 肿大淋巴结常见，可呈跳跃性改变，对周围血管无侵蚀性

重点推荐文献

[1]Gonzalez QH，Heslin MJ，Dávila-Cervantes A，et al.Primary colonic lymphoma.Am Surg，2008 Mar，74（3）：214-216.

[2]Lee HJ，Han JK，Kim TK，et al. Primary colorectal lymphoma：spectrum of imaging findings with pathologic correlation.Eur Radiol，2002 Sep，12（9）：2242-9. Epub 2002 Mar 10.

[3]Ghai S，Pattison J，Ghai S，et al. Primary gastrointestinal lymphoma：spectrum of imaging findings with pathologic correlation.Radiographics，2007 Sep-Oct，27（5）：1371-1388.

典型病例

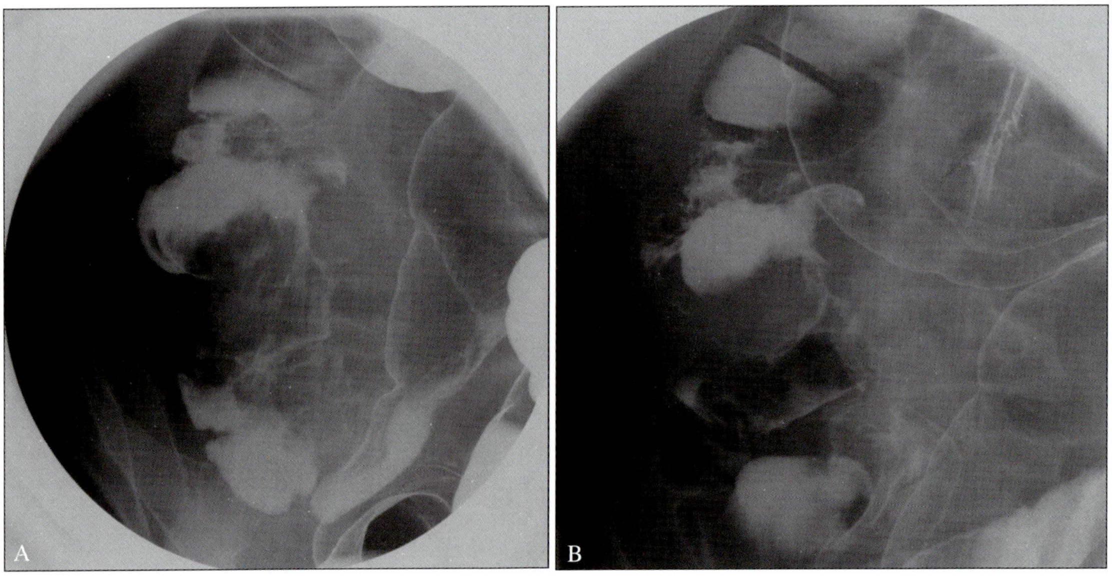

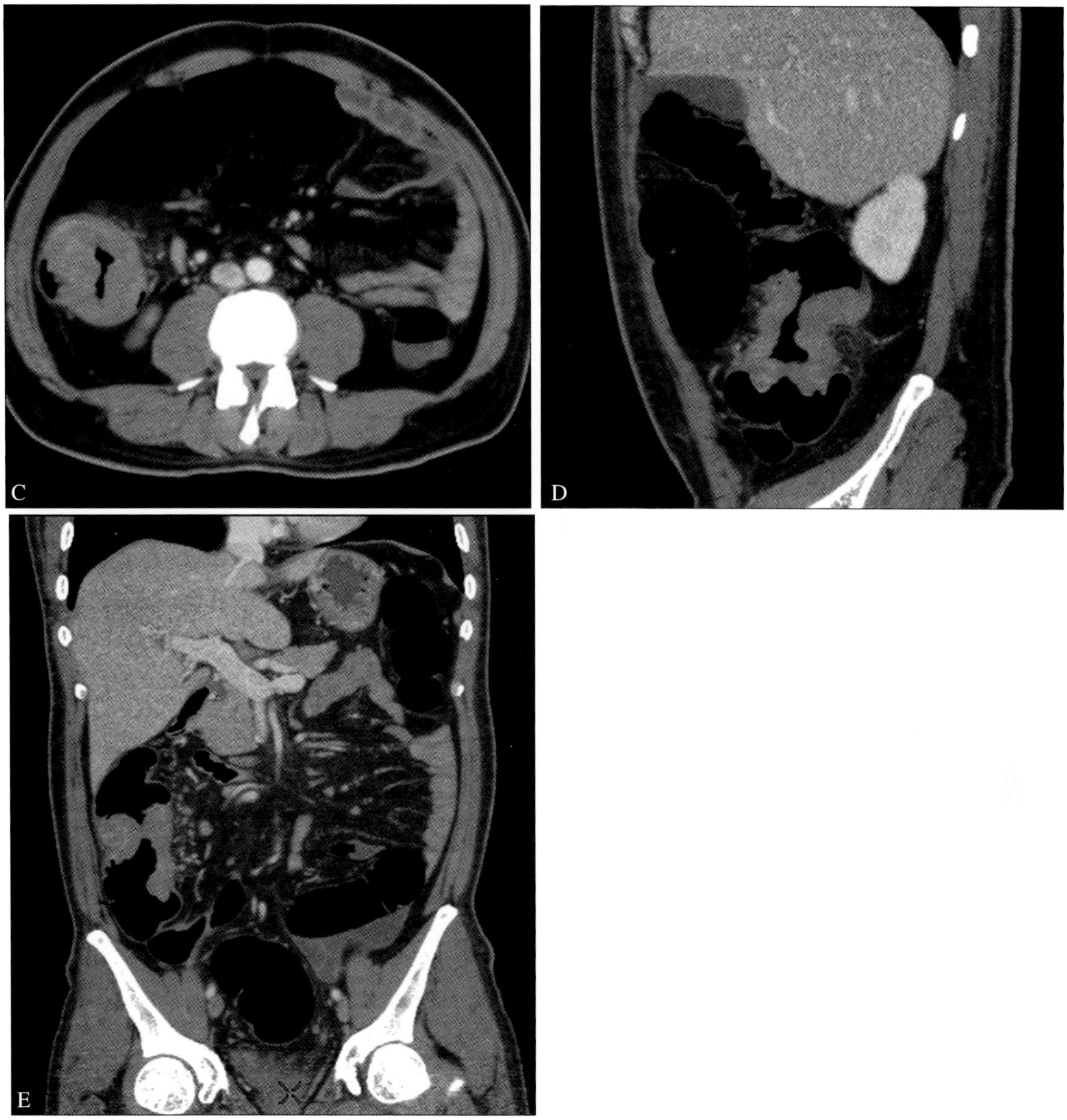

图 5-6-1 **非霍奇金淋巴瘤**

男性，49 岁。右下腹疼 2 个月。A，B．钡灌肠图像；C．CT 横轴位；D．CT 矢状位；E．CT 冠状位。

A，B．回盲部结节样充盈缺损，形态可变，侵犯回盲瓣及回肠末端

C，D．升结肠及盲肠管壁增厚，局部形成软组织肿物，肿物突向腔内，增强呈轻中度强化，密度均匀，系膜内多发肿大淋巴结，外膜光整。病理：升结肠非霍奇金淋巴瘤 弥漫大 B 细胞型 侵达浆膜外，累及回盲瓣及小肠，淋巴结 0/27

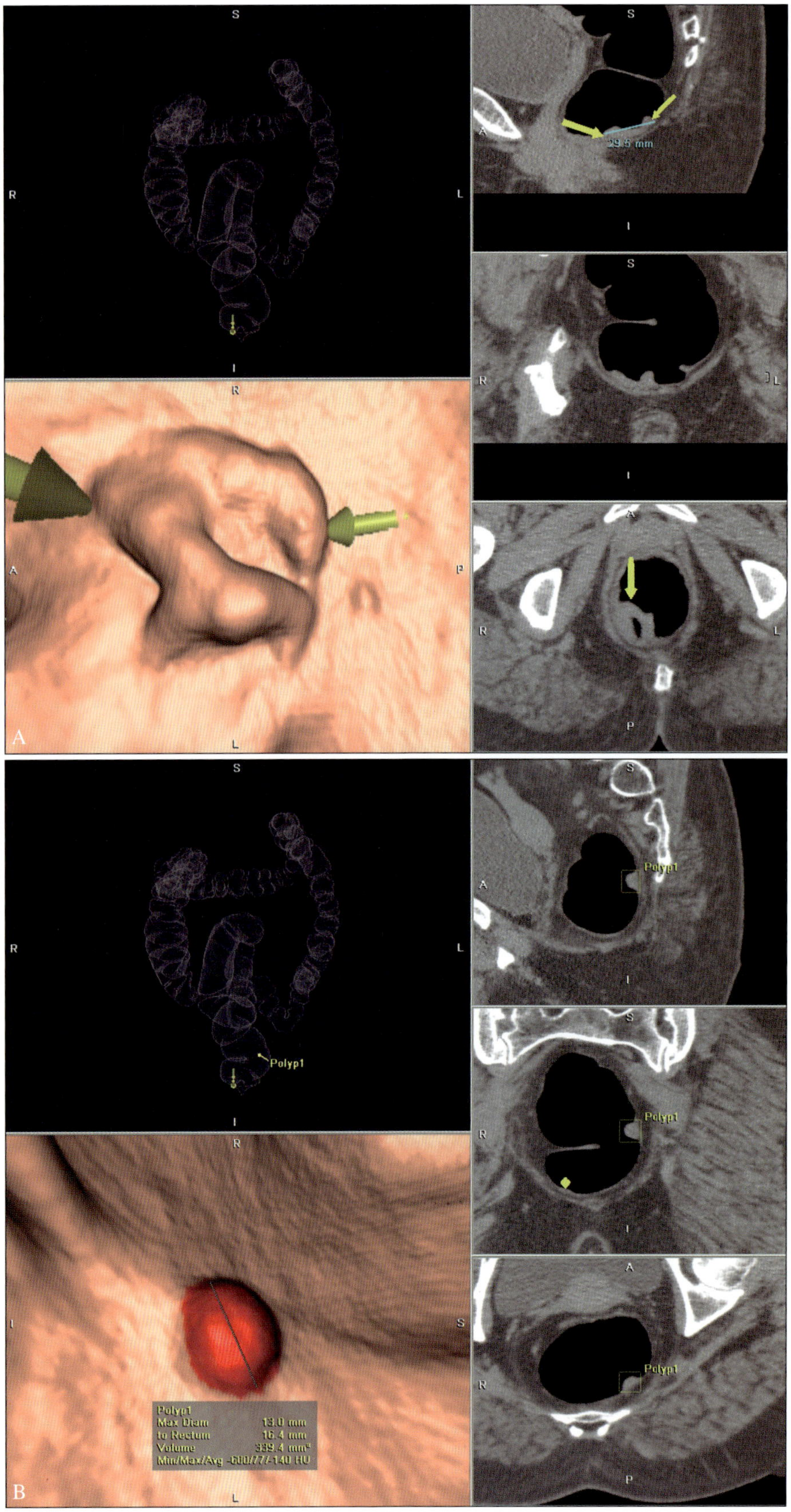

图 5-6-2 **非霍奇金淋巴瘤**

女性，54 岁。便血 1 周，伴里急后重感及大便次数增多。

A，B．CT 多种重建技术图像，右上为大肠容积重建图像，右下为大肠仿真内镜图像，左侧为多平面重建图像。A．直肠下段右后壁向腔内突起肿物，中心溃疡形成，密度均匀，外膜光整；B．直肠下段左后壁半球形息肉样病变，无蒂。病理：非霍奇金淋巴瘤，滤泡性淋巴瘤，肿瘤细胞主要为小细胞

二、神经内分泌肿瘤

【概念与概述】

神经内分泌肿瘤是一组起源于肽能神经元和神经内分泌细胞的异质性肿瘤

- 曾用名：类癌（carcinoid tumor），APUD瘤（amine precursor uptake and decarboxylation tumor）
- 神经内分泌瘤（neuroendocrine tumor，NET）
- 神经内分泌癌（neuroendocrine carcinoma，NEC）
- 混合性腺神经内分泌癌（mixed adenoendoerine carcinoma，MANEC）

【病理与病因】

一般特征

- 一般发病机理
  - 肽能神经元和神经内分泌细胞
  - 所有神经内分泌肿瘤均具有恶性潜能
- 流行病学
  - 可发生于全身许多器官和组织
  - 胃肠胰神经内分泌肿瘤占全部神经内分泌肿瘤的55%～70%
  - 消化道内分泌肿瘤分布：小肠44%，结肠21%，直肠15%，阑尾7%，胃7%
  - 患病率：5.25例/10万
- 病理分类
  - 神经内分泌瘤
    - 一级（NET G1）：类癌（carcinoid tumor）
    - 二级（NET G2）
  - 神经内分泌癌NEC（G3，小细胞癌，大细胞癌）
  - 混合性腺神经内分泌癌（MANEC）
  - 部位特异性和功能性神经内分泌肿瘤
  - 增生性和肿瘤前病变（hyperplastic and pre-neoplastic lesions）
- 胃肠胰神经内分泌肿瘤的分级标准（表5-6-1）

表5-6-1 胃肠胰神经内分泌肿瘤的分级标准

分级	核分裂象数（10 HPF）[a]	Ki-67阳性指数（%）[b]
G1，低级别	1	≤2
G2，中级别	2～20	3～20
G3，高级别	＞20	＞20

注：[a]HPF=2 mm²（视野直径0．50 mm，单个视野面积0．196 mm2），于核分裂活跃区至少计数50个高倍视野；[b]用MIBl抗体，在核标记最强的区域计数500～2000个细胞的阳性百分比

- 肿瘤定义
  - 神经内分泌瘤
    - 是高分化神经内分泌肿瘤，由相似于相应正常内分泌细胞特征的细胞所组成
    - 表达神经内分泌分化的一般标志物（通常弥漫强阳性表达CgA和突触素）和部位相关的激素（常强表达但不一定弥漫）
    - 核异型性轻至中度，核分裂象数低（≤20/10 HPF）
    - 按增殖活性和组织学分为1级和2级
  - 神经内分泌癌
    - 是低分化高度恶性肿瘤，由小细胞或大至中细胞组成，有时具有类似神经内分泌瘤的器官样结构
    - 弥漫性表达神经内分泌分化的一般性标志物（弥漫表达突触素，弱或局灶性表达CgA）
    - 有显著核异型性，多灶性坏死和核分裂象数高（>：2.0/10 HPF）
    - 按增殖活性和组织学定为3级
  - 混合性腺神经内分泌癌
    - 是一种形态学上能形成可识别的腺上皮和神经内分泌细胞两种成分的恶性肿瘤
    - 两种成分的任何一种被人为地定义为至少占30%

大体病理及手术所见

- 肿瘤切面：灰白色或黄色
- 息肉或结节样：小于1cm，粟粒或绿豆大小的结节，质地硬隆起型黏膜及黏膜下肿物
- 平滑肌瘤样改变：1cm≤病变≤2cm，广基底

息肉样隆起

- 腺癌样改变：≥ 2cm，类似结肠癌的表现，溃疡型肿物

显微镜下特征

- NET 组织细胞学形态特点
  - 肿瘤细胞较小，呈多边形、卵圆形，胞浆中等量，核圆较深染，染色质分布较均匀，无明显核仁
  - 细胞排列方式可呈实心巢状、结节状、菊型团块状等
  - 核分裂像少见
- 小细胞 NEC 细胞学形态特点
  - 小或中等大小癌细胞，像淋巴细胞，大小约为成熟淋巴细胞的 2 倍，胞浆少，弥漫性或巢状生长
  - 核分裂像常见，坏死比较常见
  - 1/4 病理混在少量（<30%）腺癌或鳞癌成分
- 大细胞 NEC 细胞学形态特点
  - 肿瘤由大细胞组成，大细胞可呈巢状、小梁状。菊团形状和栅栏状排列
  - 胞质丰富，核空泡化明显，核仁突出，常可见到局部坏死
  - 必须有两个神经内分泌标志物（CgA，Syn，CD56）
- 混合性腺神经内分泌癌
  - 由腺上皮和神经内分泌细胞两种成分组成，每种成分至少占 30%
- 免疫组织化学标记物
  - 特征标记物
    - 突触素（synaptophysin，Syn）
    - 嗜铬粒素 A（chromogranin A，CgA）
  - 其他常用：多肽激素和生物活性胺，生长抑素受体 2，广谱角蛋白（AEl/AE3），CD56，PGP9.5，NSE，K7 和 CK20

肿瘤分期

- T，N，M 分期
  - 原发肿瘤（T）
    - T_x 原发肿瘤无法评估
    - T_0 无原发肿瘤证据
    - T_1 肿瘤浸润固有层或黏膜下，且直径 ≤ 2cm
      - T_{1a} 肿瘤 <1cm
      - T_{1b} 肿瘤 1 ～ 2cm
    - T_2 肿瘤侵犯固有肌层或直径 >2cm
    - T_3 肿瘤浸润浆膜下或侵犯无腹膜覆盖的结肠旁组织
    - T_4 肿瘤穿透脏腹膜

  注：如为多发肿瘤，在任何 T 上加（M）
  - 区域淋巴结（N）
    - N_x 区域淋巴结无法评估
    - N_0 无区域淋巴结转移
    - N_1 有区域淋巴结转移
  - 远处转移（M）
    - M_0 无远处转移
    - M_1 有远处转移
    - 解剖分期 / 预后组别（表 5-6-2）

表 5-6-2 解剖分期 / 预后组别

疾病分期（结肠和直肠）			
I 期	T_1	N_0	M_0
II_A 期	T_2	N_0	M_0
II_B 期	T_3	N_0	M_0
III_A 期	T_4	N_0	M_0
III_B 期	任何 T	N_1	M_0
IV 期	任何 T	任何 N	M_1

【临床表现】

- 最常见体征 / 症状
  - 取决于肿瘤的部位、大小、生长方式及肿瘤分泌的物质有关
  - 微小肿瘤往往无症状
  - 直肠神经内分泌肿瘤多位于距肛缘 8cm 以内，多小于 1cm，质硬
  - 常见症状：腹痛、腹部包块、消化道出血、排便习惯改变
  - 与肿瘤分泌物质有关
    - 有功能性：类癌、血管活性肠肽瘤（VIP 瘤）、分泌生长激素释放因子的肿瘤等
    - 无功能性：早期常难以发现，肿瘤往往较大，可在腹部扪及肿块或是肿瘤引起的并发症
  - 类癌综合征（carcinoid syndrome）
    - 5 羟色胺等物质引发
    - 皮肤潮红、腹痛、腹泻、支气管痉挛和心瓣膜病变等征象
    - 多发生于肿瘤晚期
  - 转移：肝、骨骼等
- 实验室检查
  - 尿 24 小时 5- 羟吲哚乙酸（5-HIAA）
  - 血清 CgA

疾病人群分布

- 年龄
  - 神经内分泌肿瘤：平均发病年龄为 65 岁
  - 直肠神经内分泌肿瘤：平均发病年龄为 55 岁
- 性别
  - 男：女 =1.34 ： 1

自然病史与预后

- 主要预后影响因素
  - 肿瘤的分化程度、分级
  - 肿瘤位置、大小、浸润深度
  - 淋巴结转移、肝转移
  - 血管或淋巴管侵犯
- 手术切除生存率
  - 肿瘤生长缓慢，相对良性
  - 中位生存时间
    - 局限性肿瘤：223 个月
    - 区域侵犯：111 个月
    - 远处转移：33 个月

治疗

- 主要治疗手段：手术切除
- 辅助治疗方法
  - 生物治疗：长效奥曲肽，缓释型兰瑞肽
  - 靶向药物治疗：酪氨酸激酶抑制剂和抗血管生成剂

【影像表现】

X 线及 CT 表现

- 息肉或结节型（向腔内生长）：病变多小于 1cm，呈黏膜下肿瘤征象，消化道造影和 CT 检查表现为小充盈缺损，形态较规则，呈圆形或卵圆形，边界清楚
- 平滑肌瘤型（向腔内生长）：病变多在 1 ～ 2cm，境界清楚的肿块样充盈缺损，宽基底，部分呈分叶样改变，当黏膜破溃时可见到龛影表现
- 腺癌样型（向腔内及肠壁生长）：肿瘤多大于 2cm，形态多不规则，形成腔内充盈缺损及肠壁浸润可发生肿瘤内组织坏死，与浸润性癌难以区分
- 向腔内、外生长：腔内、外肿物并存，多见于回盲部及结肠，腔外肿块往往大于腔内肿块，此型需与间质瘤相鉴别
  - CT 扫描：肿瘤实质性部分密度均匀，增强扫描肿瘤强化比较明显，边界清楚

MR 表现

- 肿瘤实质成分 MR 表现
  - T1 加权 等信号
  - T2 加权 等或稍高信号
  - T1 增强
    - 中高度强化
    - 较小病变均匀强化
    - 较大病变内可见无强化的坏死或退变区域
- 肝转移性神经内分泌癌
  - T1 加权 等或稍低信号
  - T2 加权 高信号
  - T1 增强 动脉早期明显强化，静脉期仍持续强化或信号稍降低，延迟期信号降低
  - 出血坏死多见，可出现液液平面
- 出血 信号表现多样，取决于出血的时期

超声表现

- 直肠类癌经内镜超声检查表现为黏膜内低回声

区图形，椭圆型肿块，边缘清晰，外型光滑

核素检查

- 生长抑素受体核素显影：诊断 NEC 的敏感而又特异的显像方法

推荐影像学检查

- 最佳检查法：腔内超声，CT 仿真内镜
- 检查建议：影像诊断需密切结合临床生化检查、肛门指诊和结肠镜检查

【鉴别诊断】

肿瘤

- 结直肠癌
  - 实验室检查：尿 5-HIAA，血清 CgA
  - 临床表现：肿瘤分泌物质表现（类癌综合征）
  - 影像鉴别困难，需结合组织活检以及免疫组化
- 腺瘤
  - 质软，常见出血、便血
  - 指诊、结肠镜及活检易于鉴别
- 淋巴瘤
  - 回盲部多见，黏膜下管壁浸润，管壁增厚为主
- 间质瘤
  - 肿物较大，出血、坏死及溃疡多见
- 恶性黑色素瘤
  - 主要发生于下段直肠及肛管
  - 黏膜破坏明显
  - 常见出血、便血，多为新鲜出血
  - 内镜直视及活检易于诊断

诊断与鉴别诊断要点

- 较小的结直肠神经内分泌肿瘤，尤其是小于 0.5cm 肿瘤，无论定位还是定性影像诊断均较困难，诊断主要依赖于临床生化检查、内镜及组织病理学
- 较大的结直肠神经内分泌肿瘤，CT 仿真内镜及钡灌肠检查能够提供准确的定位诊断，但诊断仍需组织病理学证实
- 具有肝转移的神经内分泌肿瘤，MR 具有相对特异性表现，结合结直肠病变，有助于神经内分泌肿瘤的诊断

重点推荐文献

[1] 李惠章，李威，尹超，等 . 消化道类癌的影像学诊断 . 医学影像学杂志，2007，12（16）：571-573.

[2]Kim H，Kim JH，Lim JS，et al. MRI findings of rectal submucosal tumors.Korean J Radiol，2011 Jul，12（4）：487-98. Epub 2011 Jul 22.

[3]Levy AD，Sobin LH. From the archives of the AFIP：Gastrointestinal carcinoids：imaging features with clinicopathologic comparison.Radiographics，2007 Jan-Feb，27（1）：237-257.

典型病例

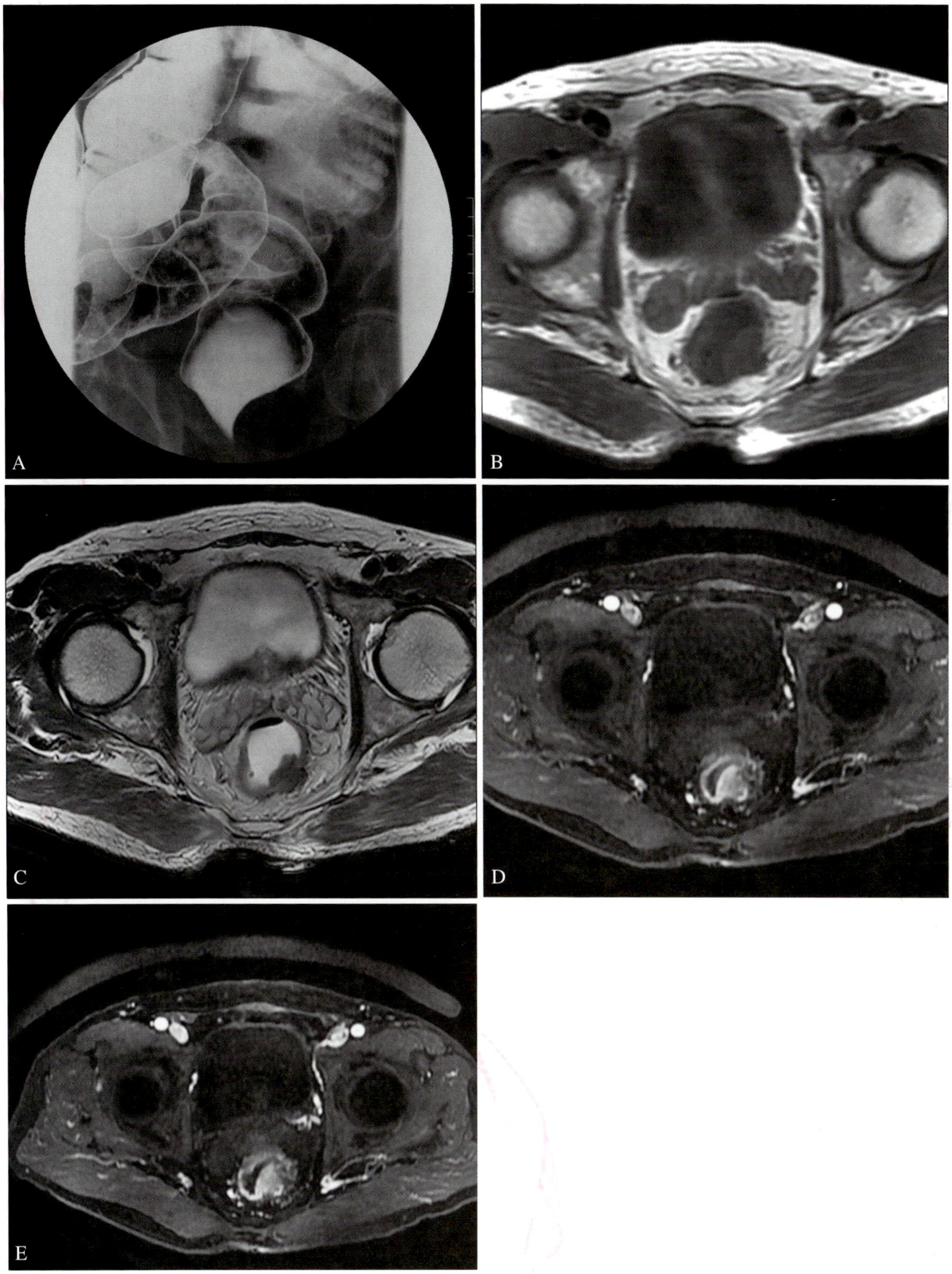

图 5-6-3　**直肠类癌**

男性，70 岁。查体发现直肠占位 1 周。A．钡灌肠图像；B．MR 横轴位 T1WI；C．MR 横轴位 T2WI；D，E．MR 横轴位 LAVA 多期增强。

A．直肠中段息肉样充盈缺损，边界清晰；B．直肠左后壁等信号结节；C：直肠左后壁结节呈稍等信号，侵透肌层，外膜面呈结节样突起；D、E．直肠左后壁结节明显持续强化。病理：直肠类癌 侵透肌层达纤维膜 CD56（++），Syno（++），CK18（++）

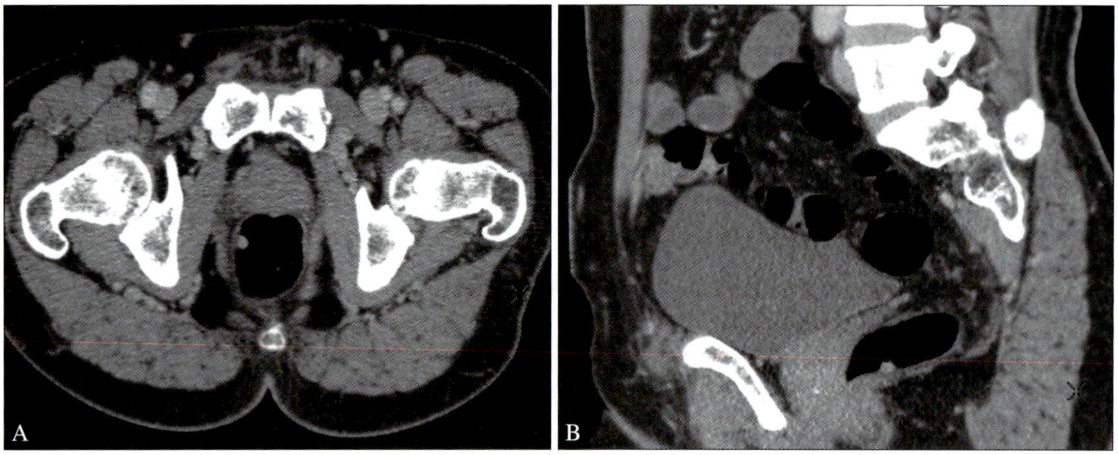

图 5-6-4 直肠类癌

男性，45 岁。间断性便血 5 年，体检发现直肠肿物 10 天。A. CT 横轴位；B. CT 矢状位。A、B. 直肠右侧壁小息肉样隆起，密度均匀，明显强化。

病理：直肠类癌 AE1/AE3（+++），CK18（+++），Syn（+++），cga 小灶（+），CD56（+++），NSE（+++）

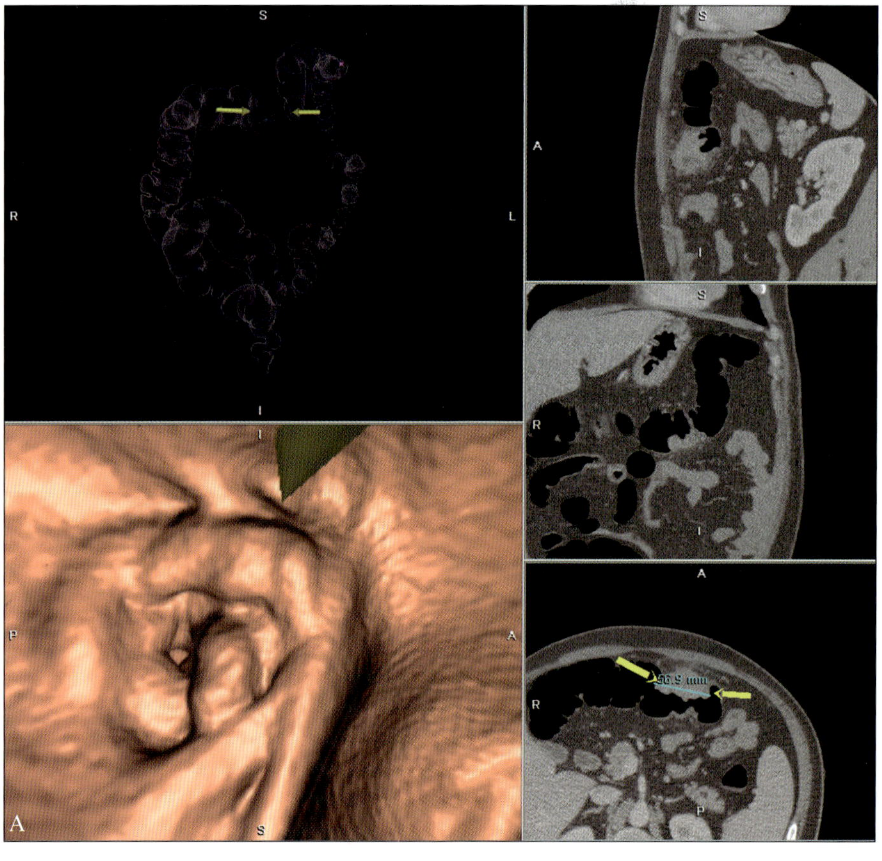

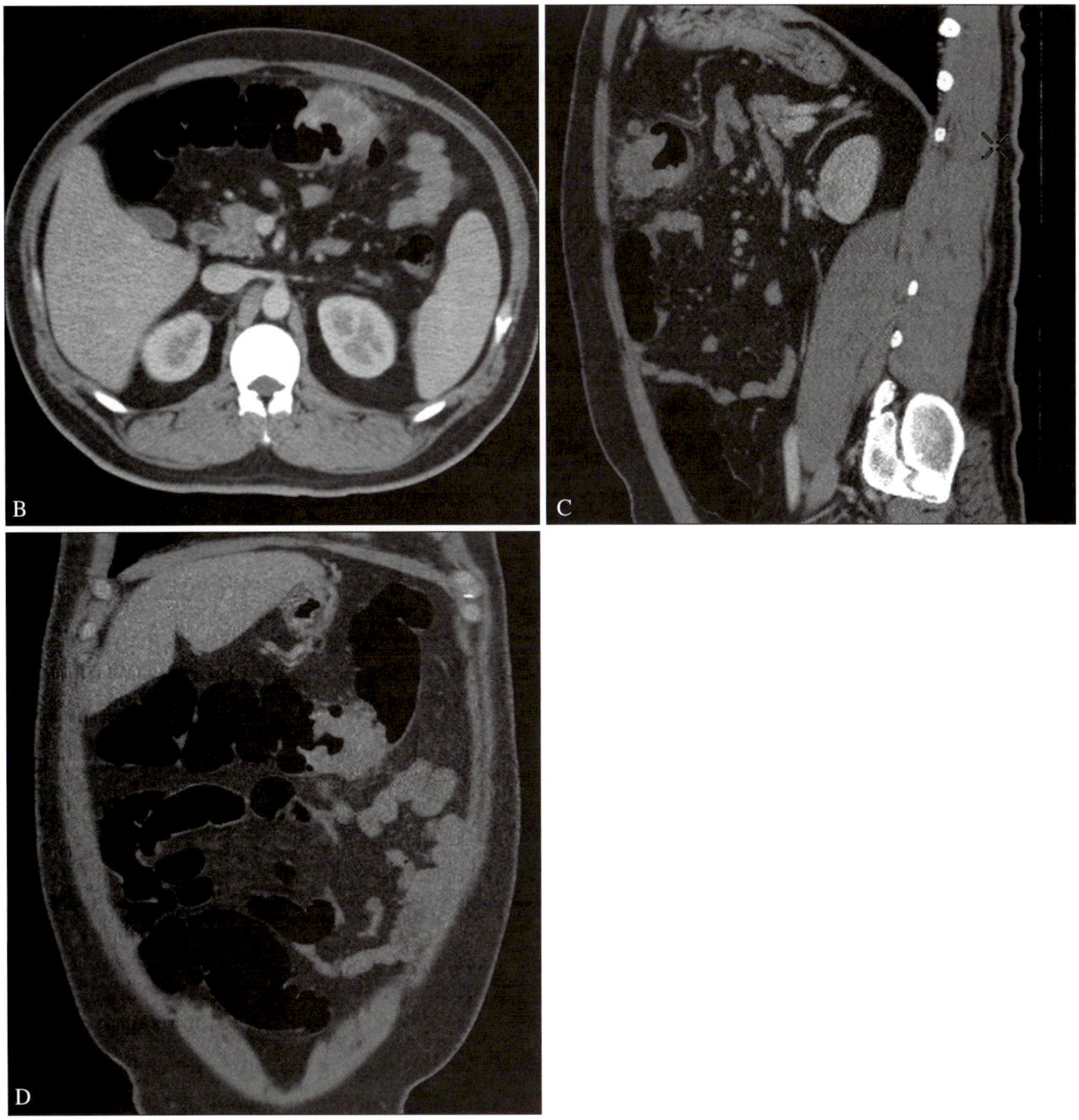

图 5–6–5 **结肠神经内分泌癌**

男性，38 岁。下腹部疼痛半个月。A．CT 多种重建技术图像，右上为大肠容积重建图像，右下为大肠仿真内镜图像，左侧为多平面重建图像；B．CT 横轴位；C．CT 矢状位；D．CT 冠状位。A ~ D．横结肠隆起型肿物，增强后不均匀强化，外膜毛糙，肠周多发肿大淋巴结。

病理：结肠神经内分泌癌，合并少量中分化管状腺癌，肿瘤侵透肌层 Syn（+++）；CgA（-）；淋巴结转移 7/39

三、黑色素瘤

【概念与概述】

黑色素瘤（melanoma），是一种来源于黑色素细胞的高度恶性肿瘤

【病理与病因】

一般特征

- 病因学
  - 免疫缺陷
  - 原有色素痣的恶性变
  - 创伤及慢性刺激因素
  - 紫外线照射
  - 种族和家族遗传
  - 内分泌因素

流行病学

- 直肠肛管肿瘤的 0.2% ~ 1.2%，占全身恶性黑色素瘤的 0.4% ~ 0.6%。
- 发病率：1.7 例 /100 万

大体病理及手术所见

- 质地较软，多为单发，部分呈紫蓝或褐色
- 少数病例可因黏膜下播散而形成多发的黏膜下卫星结节

- 生长方式
  - 息肉型：肿块突出到肛管或直肠内，有宽的或窄的蒂与肿块相连
  - 结节型：初时表现为隆起的小结节，较大时形成菜花状，易向黏膜下浸润，肿块突向肠腔，但无蒂

显微镜下特征

- 肿瘤组织细胞学形态变化较大
  - 肿瘤呈棕黑色，细胞胞浆内及细胞间质均可见棕色的黑色素颗粒，细胞体积大，多边形，核大，畸形，不规则，染色质分布不孕，核膜较厚，核仁明显
- 免疫组织化学标记物
  - HMB45（+），S-100（+），Vimentin

电镜下特征

- 黑色素小体（melanosome）或前黑色素小体

【临床表现】

表现

- 最常见体征 / 症状
  - 最常见的症状：便血
  - 其他症状：肛门不适或疼痛、肛门肿物或肛门肿物脱出
  - 不典型症状：大便习惯改变，瘙痒，脱垂
  - 转移
    - 血行转移：肝、肺、脑、骨等处
    - 淋巴转移：早期发生腹股沟淋巴结、闭孔淋巴结、腹主动脉旁淋巴结、髂总动脉旁淋巴结转移
    - 直接浸润，侵及盆腔组织，但不常侵及子宫、膀胱等邻近器官
- 临床分期
  - 一期癌肿为局限性，无局部浸润
  - 二期癌肿有局部浸润，但无远处转移
  - 三期癌肿有远处转移

疾病人群分布

- 年龄
  - 发病年龄：20 ～ 70 岁 平均年龄：50 岁
- 性别
  - 男 ：女 =1 ：1.72

自然病史与预后

- 主要预后影响因素
  - 肿瘤大小、肿瘤占据肠腔周径、误诊疾病类型、治疗方式、手术方式
- 提示预后不良
  - 肿瘤的生物侵袭性很高
  - 血行（远处）转移率高
  - 早期诊断率低，误诊、误治率高
- 手术切除的生存率
  - 1、2、3、5 和 10 年生存率分别为 47.25%、34.17%，27.28%、17.78% 和 8.89%
  - 中位生存时间：16.78 个月

治疗

- 主要治疗手段：手术切除
- 辅助治疗方法：化疗、放疗及免疫治疗

【影像表现】

X 线表现

- 息肉型
  - 肛管直肠交界处单个或多个结节状或息肉状充盈缺损
  - 肠腔明显狭窄，腔内龛影，邻近肠壁形态僵硬不规则
- 结节型
  - 肠腔狭窄
- 肠梗阻少见

CT 表现

- 平扫 CT
  - 向腔内突起的蕈伞型肿块，几乎占据整个肠腔，常 >3cm
  - 稍低密度，密度均匀，无明显钙化
  - 近段肠管无明显扩张，无明确肠梗阻征象
  - 少见表现：肠壁增厚
  - 脂肪浸润常明显，易侵犯至盆壁侧或骶前间隙
- 增强 CT
  - 轻中度强化
- 转移
  - 常见部位：淋巴结
  - 非常见部位：肠周、直肠系膜、腹膜后及腹股沟
  - 其他部位：肝及骨骼

MR 表现

- 肿瘤实质成分 MR 表现
  - T1 加权 稍高或等信号
  - T2 加权 低或等信号
  - T1 增强 轻中度强化
- 出血、坏死

推荐影像学检查

- 最佳检查法：MR 平扫
- 检查建议
  - 用温水作为对比剂经肛门注入来扩张大肠
  - 推荐使用 T1WI 脂肪抑制序列

【鉴别诊断】

肿瘤

- 直肠癌
  - 肠腔狭窄明显，常伴肠梗阻
  - 淋巴结往往小于 3cm
  - MRI 示 T1WI 低信号、T2WI 高信号
- 腺瘤
  - 瘤体小，密度均匀，坏死少见
  - 无恶变者不伴有淋巴结肿大及周围脂肪浸润
- 淋巴瘤
  - 回盲部多见，息肉型少见，黏膜下管壁浸润，管壁增厚为主
  - MRI 示 T1WI 中低信号、T2WI 中高信号，信号均匀，出血、坏死少

诊断与鉴别诊断要点

- 肛门直肠部腔内较大蕈伞型肿块，充满肠腔却不伴肠梗阻
- 转移淋巴结较大及明显肠周脂肪浸润
- MRI 示 T1WI 稍高信号、T2WI 稍低信号

重点推荐文献

[1]Levy AD，Remotti HE，Thompson WM，et al. From the Archives of the AFIP：Gastrointestinal Stromal Tumors：Radiologic Features with Pathologic Correlation. Radiographics，2003 Mar-Apr，23（2）：283-304.

[2]Kim HC，Lee JM，Kim SH，et al. Primary gastrointestinal stromal tumors in the omentum and mesentery：CT findings and pathologic correlations.AJR Am J Roentgenol，2004 Jun，182（6）：1463-1467.

[3]Ulusan S，Koc Z，Kayaselcuk F.Gastrointestinal stromal tumours：CT findings.Br J Radiol，2008 Aug，81（968）：618-623.

典型病例

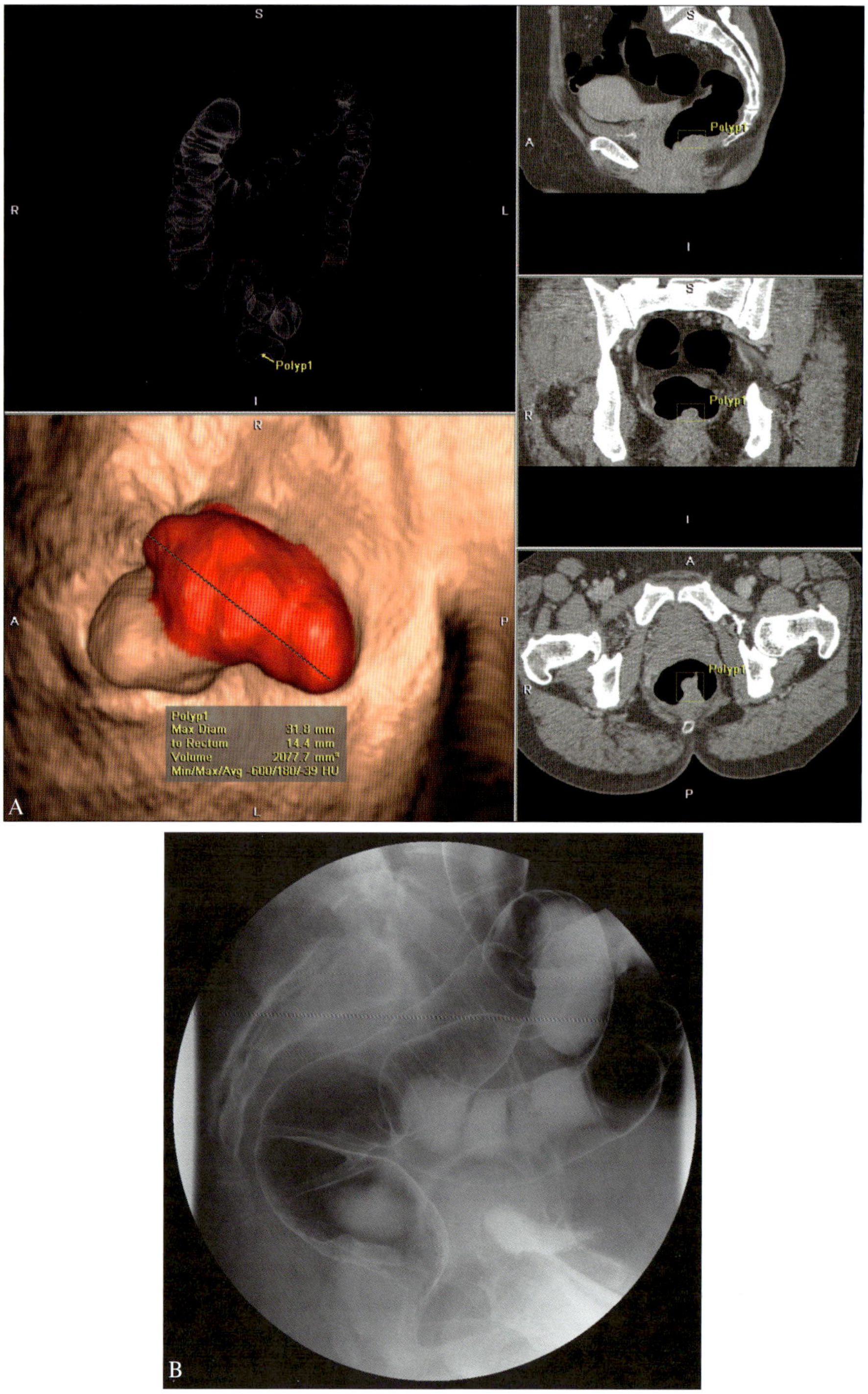

图 5-6-6 **恶性黑色素瘤**

女性，47 岁。排便次数增多 2 周，偶伴血便。A．多种重建技术图像：右上为大肠容积重建图像，右下为大肠仿真内镜图像，左侧为多平面重建图像；B．钡灌肠图像

A．直肠下段后壁分叶样隆起型结节，宽基底，增强后明显强化；B．直肠后壁不规则充盈缺损。病理：恶性黑色素瘤

四、间质瘤

【概念与概述】

间质瘤（gastrointestinal stromal tumer，GIST），是起源于消化道黏膜下层，含梭形细胞（少数为上皮样细胞或两者），具有 c-kit 基因及其产物 CD117 的表达的消化道间叶源性肿瘤

【病理与病因】

一般特征

- 一般发病机理
  - 起源于 Cajal 细胞或向 Cajal 细胞分化
  - 三个组织学类型
    - 梭形细胞型 70%
    - 上皮样细胞型 20%
    - 混合细胞型 10%

病因学

- 遗传学
  - c-kit 及 PDGFRA 基因的功能获得性突变
  - 染色体 14q 和 22q 的杂合性缺失

流行病学

- 胃肠道最常见的间叶源性肿瘤
- 患病率：1 ~ 2 例 / 10 万

大体病理及手术所见

- 大多数呈膨胀性、孤立性生长，圆形或椭圆形肿块，偶尔呈分叶状、多发
- 切面平坦，灰白灰红色，可有出血、坏死、囊性变等
- 生长方式
  - 腔内生长：黏膜隆起，继发性溃疡
  - 腔内外生长：哑铃状
  - 腔外生长：消化道外膜下肿块

显微镜下特征

- 肿瘤组织细胞学形态变化较大
  - HE 染色切片：仅细胞形态难以准确诊断
- 免疫组织化学标记物
  - 特征标记物：c-kit（CD117）
  - 其他常见：CD34

生物学行为

- Fletcher 分级
  - 极低度侵袭危险性（very low risk，VLR）：肿瘤最大径 <2cm，核分裂象 <5 个 /50 高倍视野
  - 低度侵袭危险性（low risk，LR）：肿瘤最大径为 2 ~ 5cm，核分裂象 <5 个 /50 高倍视野
  - 中度侵袭危险性（intermediate risk，IR），肿瘤最大径 <5 cm，核分裂象 <5 ~ 10/50 高倍视野或肿瘤直径 5 ~ 10 cm，核分裂象 <5/50 高倍视野
  - 高度侵袭危险性（high risk，HR）：肿瘤最大径 >10 cm，任何核分裂象或核分裂象 >10/50 高倍视野的任何肿瘤

表 5-6-3 Fletcher GIST 生物学行为评价分级

侵袭危险性分级	瘤体最大径（cm）	核分裂像（HPF*）
极低度	＜ 2	＜ 5/50
低度	2 ~ 5	＜ 5/50
中度	＜ 5	＜ 5 ~ 10/50
	5 ~ 10	＜ 5/50
高度	＞ 10	任何核分裂像
	任何肿瘤大小	或核分裂像＞ 10/50

注：HPF* 高倍镜视野（high power field）

【临床表现】

表现

- 最常见体征 / 症状
  - 取决于肿瘤的部位、大小和生长方式有关
  - 最常见的症状：腹部隐痛不适
  - 主要体征：腹部包块
  - 浸润到结直肠腔内可表现为溃疡、血便
  - 其他少见症状有消化不良、食欲缺乏、体

重下降、恶心、肠梗阻等

疾病人群分布

- 年龄
  - 发病高峰年龄为 50 ～ 70 岁，40 岁以前很少见
- 性别
  - 男：女 =1：1

自然病史与预后

- 主要预后影响因素
  - 手术是否完全切除、转移与否、肿瘤大小、核分裂数、肿瘤位置、肿瘤出血、肿瘤坏死、肿瘤侵袭性以及是否存在 c-KIT 突变
- 提示预后不良
  - 瘤细胞密集、高 Ki-67 指数，Bcl-2，p53，血管内皮生长因子，p16INK 和 c-Myc 蛋白的高表达
- 手术切除的 5 年生存率
  - 50% ～ 65%
    - 男性为 49%，女性为 74%
    - 黑人 37%，白人为 66%。

治疗

- 主要治疗手段：手术切除
- 辅助治疗方法：甲磺酸伊马替尼（glivec，格列卫）

【影像表现】

概述

- 根据原发肿瘤与胃肠道的关系
  - 腔内型（黏膜下型）：肿瘤从黏膜下突向腔内生长
  - 腔外型（浆膜下型）：肿瘤从浆膜下突向胃肠管腔外生长
  - 肌壁间型：肿瘤向腔内和腔外突出生长，局部消化道壁明显不规则增厚
  - 肠道外型，肿瘤起源于肠道外的其他部位，此型较少，发生于网膜、系膜相对多见，也有发生于肝、前列腺等

X 线表现

- 腔内型和肌壁间型
  - 偏心性充盈缺损，呈息肉样或宽基底不规则形
  - 瘤体上方的黏膜皱襞展平、增宽及隆起
  - 瘤体周围黏膜可表现出推移征象
  - 继发性大小不等、数量不等的腔内或腔外溃疡，严重时瘤体坏死并与胃肠腔相通，瘤体内可出现气体或气液平面，有的可以穿孔形成瘘道
- 腔外型
  - 外压性改变
  - 部分肿瘤主体位于管壁外，仅有细蒂与管壁固有肌相连，肠间距可见增宽或胃肠道受压改变，黏膜皱襞表现正常
- 肠道外型
  - 充盈缺损或肠管推压改变
- 管壁无明显僵硬
- 肠梗阻和肠套叠少见

CT 表现

- 平扫 CT
  - 肿瘤形态呈圆形或椭圆形，部分呈分叶状
  - 肿物呈等密度或因出血、坏死和囊变呈混杂密度
  - 当肿瘤坏死与胃肠道相通时，可出现碘水和（或）气体充填影
  - 钙化罕见
- 增强 CT
  - 取决于肿瘤实质成分所占比例，实质成分明显强化
  - 实性肿块：瘤内无坏死或小灶性坏死，动脉期为大致均匀强化，随扫描时间延长肿瘤大部或全部强化，静脉期略高于动脉期
  - 部分坏死性肿物：肿瘤实性部分结节状强化，结节之间可见线状低密度影，并有片状坏死；大体标本肿瘤结节部分呈鱼肉状，线状低密度影为纤维间隔，无强化部分为低密度坏死区
  - 大部分坏死、变性肿物：动脉期肿瘤边缘环形强化，静脉期强化范围扩大，呈“花环状”，延迟扫描肿瘤内低密度区仍无强化
- 转移
  - 常见部位：肝
    - 单发或多发、圆形或椭圆形低密度占位性病灶，边缘轻中度强化
  - 非常见部位：肠系膜、腹膜
  - 罕见部位：淋巴结

MR 表现

- 表现多样，由肿瘤内出血、坏死等决定
- 肿瘤实质成分 MR 表现

- T1 加权 低信号
- T2 加权 高信号
- T1 增强 中高度强化，延迟强化

- 出血 信号表现多样，取决于出血的时期
- 坏死 溃疡、气 - 液 / 液 - 液平

超声表现

- 边界清楚，低回声的实质性肿块，部分内部可出现无回声区
- 血流信号丰富

推荐影像学检查

- 最佳检查法：增强 CT
- 检查建议
  - 用空气或二氧化碳气体作为对比剂经肛门注入来扩张大肠
  - 增强扫描有利于肿瘤诊断及鉴别
  - 多平面重建有利于了解肿瘤与周围脏器组织关系

【鉴别诊断】

肿瘤

- 平滑肌源性肿瘤
  - 影像表现相似，诊断主要依赖于病理形态学及免疫组化
- 神经源性肿瘤
  - 影像表现相似，但发病率低，溃疡罕见
- 结直肠癌
  - 患者多有恶性消耗、排便习惯改变、便血常见
  - 肠镜可见黏膜的恶性溃疡及浸润病灶
  - 常见淋巴结转移
  - 组织活检以及免疫组化
- 腺瘤
  - 黏膜发生，腔内型生长
  - 常见出血、便血
  - 瘤体小，密度均匀，坏死少见
  - 结肠镜及活检易于鉴别
- 淋巴瘤
  - 回盲部多见，黏膜下管壁浸润，管壁增厚为主
  - 淋巴结肿大常见
- 恶性黑色素瘤
  - 主要发生于下段直肠及肛管
  - 黏膜破坏明显
  - 常见出血、便血，多为新鲜出血
  - 淋巴结转移，跳跃式转移
  - MRI 信号 T1WI 高信号，T2WI 低信号
  - 内镜直视及活检易于诊断

诊断与鉴别诊断要点

- 对在 CT 上结直肠边界清晰高血供实性肿瘤，伴多发坏死，首先考虑间质瘤
- 肿瘤内溃疡形成，形成气 - 液平面或液 - 液平面，可以考虑间质瘤
- 没有淋巴结转移是鉴别结直肠癌及淋巴瘤主要间接征象

重点推荐文献

[1]Levy AD，Remotti HE，Thompson WM，et al. From the Archives of the AFIP：Gastrointestinal Stromal Tumors：Radiologic Features with Pathologic Correlation. Radiographics，2003 Mar-Apr，23（2）：283-304.

[2]Kim HC，Lee JM，Kim SH，et al. Primary gastrointestinal stromal tumors in the omentum and mesentery：CT findings and pathologic correlations.AJR Am J Roentgenol，2004 Jun，182（6）：1463-1467.

[3]Ulusan S，Koc Z，Kayaselcuk F.Gastrointestinal stromal tumours：CT findings.Br J Radiol，2008 Aug，81（968）：618-623.

典型病例

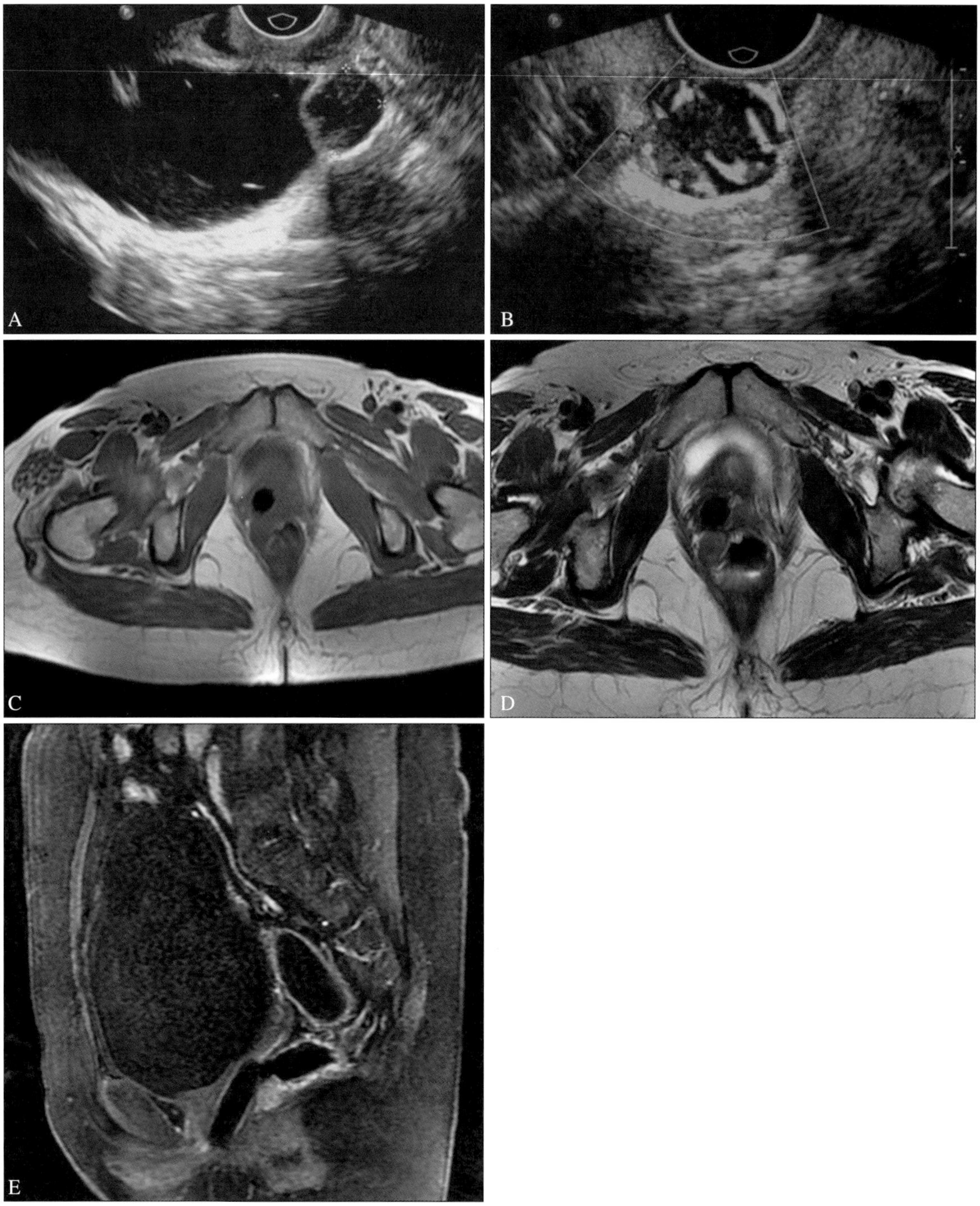

图 5-6-7 **间质瘤**

女性，54 岁。体检发现直肠肿物半个月。A，B．腔内超声；C．MR 横轴位 T1WI；D．MR 横轴位 T2WI；E．MR 矢状位 LAVA 增强

A，B．直肠前壁肌层内低回声结节，界清、规则，内部回声均，丰富血流信号，RI0.64；C．直肠右前壁等信号结节；D．直肠前壁结节呈稍高信号，边界清晰，直肠黏膜连续，大小约 1.5cm × 1.8cm；E．直肠结节明显均匀强化

病理：间质瘤，肿瘤位于肌壁，未侵及黏膜层，核分裂相 1/50HP，CD117++，CD34++，SMA+，Ki-67<3%

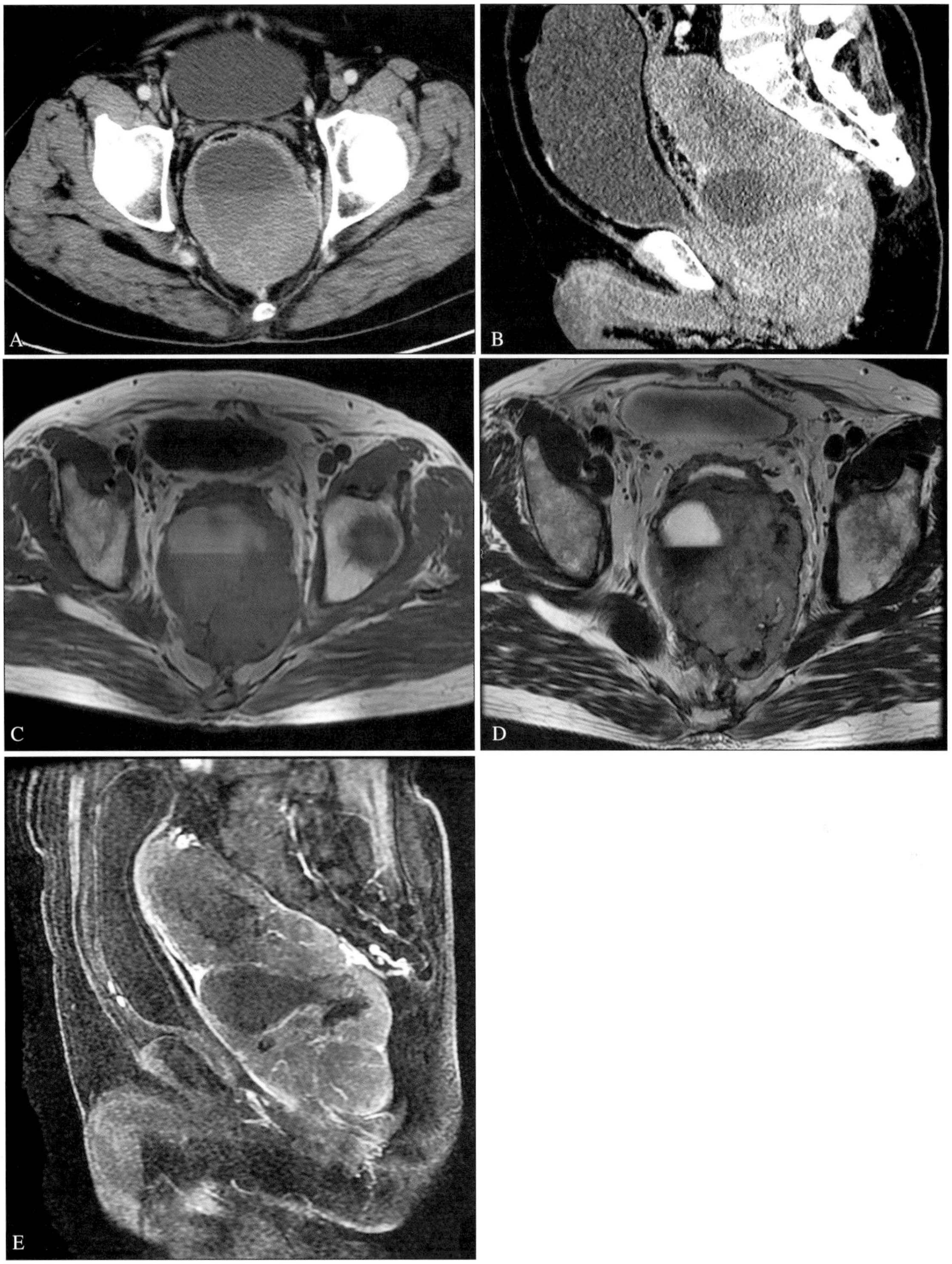

图 5-6-8 **恶性间质瘤**

男性，63 岁。大便困难 1 年，大便次数增多，稀便，偶伴鲜血，便时疼痛。

A．CT 横轴位；B：CT 矢状位；C．MR 横轴位 T1WI；D．MR 横轴位 T2WI；E．MR 矢状位 LAVA 增强

A，B．直肠后壁巨大软组织肿物，压迫直肠，肠腔变窄，仅呈新月型改变（箭头），肿物内密度不均，可见大片坏死，坏死区见液液平面，肿物实性成分呈中等强化；C．直肠后壁肿物实性成分呈等信号，坏死区域见液 - 液平面，上半部分为高信号，提示出血；D．直肠后壁肿物实性成分呈高信号，内散在高低混在信号，液 - 液平面提示坏死、出血；E．增强直肠肿物中等强化。病理：恶性间质瘤 CD117++,Ki-67 5%

五、脂肪组织肿瘤

【概念与概述】

脂肪瘤（lipoma）：由成熟脂肪细胞组成的非上皮性良性肿瘤

【病理与病因】

一般特征

- 病因学
  - 炎症刺激造成组织变性
  - 纤维小梁管周脂肪浸润
  - 结缔组织退行性变
  - 结缔组织进入脂肪组织化生
  - 局部脂肪组织淋巴液供应和循环发育不良致局部脂肪堆积
  - 垂体前叶及性腺内分泌激素异常导致局部脂肪组织发育异常
  - 局部脂肪组织代谢不完全
- 流行病学
  - 脂肪瘤是结肠最常见的非上皮性良性肿瘤，发病率仅次于结肠腺瘤，居结肠良性肿瘤的第 2 位，发病率为 0.035% ～ 4.4 %
  - 结肠脂肪瘤最多见于右半结肠，其发生率高低按盲升结肠、横结肠、降乙结肠递减
  - 10% 的病例为多发

大体病理及手术所见

- 按生长方式分型
  - 腔内型（黏膜下型）最常见，约 90%
  - 腔外型（浆膜下型）
  - 壁间型（肌间型）
  - 腔内外型（混合型），极少见
- 大体所见
  - 瘤体多为圆形、椭圆形或分叶状
  - 90% 单发，呈膨胀性生长，表面光滑，边缘整齐，有包膜
  - 约 90% 肿瘤位于黏膜下、基底有切迹或带蒂，少数有蒂者可活动
  - 肿瘤表面可有不同程度的糜烂、出血、溃疡、坏死或脱落
  - 质地软、切面蜡黄或灰黄

组织病理

- 由分化成熟的脂肪细胞构成，细胞质内充满脂滴
- 细胞互相挤压呈多角形空泡状，核被挤压于一边，卵圆形，浓染
- 肿瘤内常有很薄的结缔组织间隔，将瘤细胞分成小叶结构

【临床表现】

表现

- 与肿瘤大小有关
  - 直径 >2 cm：可出现临床症状
  - 直径 3 ～ 4cm：50% 患者会有症状
  - 直径 >4 cm：75% 患者有症状
- 临床表现是非特异性
  - 常见：腹痛、大便习惯改变、便血等，但很少引发贫血
  - 肿瘤较大时可发生肠梗阻、肠套叠，腹部可触及肿块

疾病人群分布

- 年龄
  - 高峰发病年龄为 60 岁左右
- 性别
  - 男：女 ≈ 1 ： 1 或女性略高于男性

自然病史与预后

- 手术切除治愈

脂肪瘤治疗

- 手术切除：内镜切除或局部肠段切除术

【影像表现】

X 线表现

- 肠腔内边缘清晰的圆形、局限性充盈缺损，形态规则、表面光滑或有蒂
- 受压后肿瘤形态可发生变化，局部肠壁柔软
- 龛影：肿瘤表面发生溃疡
- “挤压征”：黏膜相上病变处肠管仍扩张，周围黏膜皱襞受压变平，因较大的肿瘤常致周围黏膜皱襞受挤压而变平
- 肠套叠：常见

CT 表现

- 肿瘤表现
  - 肠腔内异常低密度肿块，圆形或椭圆形，边界清楚，CT 值一般在 -80 ～ 120Hu
  - 增强：无强化
- 肠套叠表现
  - “靶征”（target sign）：肿块的外周部位呈分层状的鞘部及套入的肠管壁，中央部为套入的肠系膜
  - “彗星尾征”（comet tail sign）：套入口处肠

系膜血管牵拉聚拢的征象
- "肾形征"：套鞘部游离于套叠入口处肠管及肠系膜
- 腹腔及腹膜后无淋巴结肿大

MR 表现

- 肿瘤实质成分 MR 表现
  - T1WI 及 T2WI：成熟脂肪的高信号
  - 压制后：肿瘤信号降低
  - T1 增强：无强化
- 伴发肠套叠

推荐影像学检查

- 最佳检查法：CT
- 检查建议
  - 多平面重建有利于了解肿瘤及肠套叠

【鉴别诊断】

肿瘤

- 结直肠癌
  - 最常见的结肠恶性肿瘤，发病部位多集中于乙状结肠和直肠
  - 增强扫描：肿瘤区域强化
  - 肠系膜及腹膜后淋巴结肿大
  - 肝转移
- 腺瘤
  - 常见出血、便血
  - 瘤体小，密度均匀，不含脂肪组织
  - 增强后明显强化
- 脂肪肉瘤
  - 含脂肪组织，但密度不均匀，可局部侵犯
  - 增强后强化

非肿瘤性病变

- 阑尾黏液囊肿
  - 肠壁外
  - CT 值为水密度，囊壁可呈壳状钙化

诊断与鉴别诊断要点

- 大肠腔内含脂肪组织肿物，密度均匀，无强化
- 伴发肠套叠

重点推荐文献

[1] Jiang L，Jiang LS，Li FY，et al.Giant submucosal lipoma located in the descending colon：A case report and review of the literature. World J Gastroenterol，2007 November 14，13（42）：5664-5667.

[2] Zhang H，Cong JC，Chen CS，et al.Submucous colon lipoma：a case report and review of the literature.World J Gastroenterol，2005 May 28，11（20）：3167-3169.

[3] Goasguen N，Cattan P，Godiris-Petit G，et al .Colonic lipoma：case report and literature review.Gastroenterol Clin Biol，2008 May，32（5 Pt 1）：521-4. Epub 2008 Mar 14.

典型病例

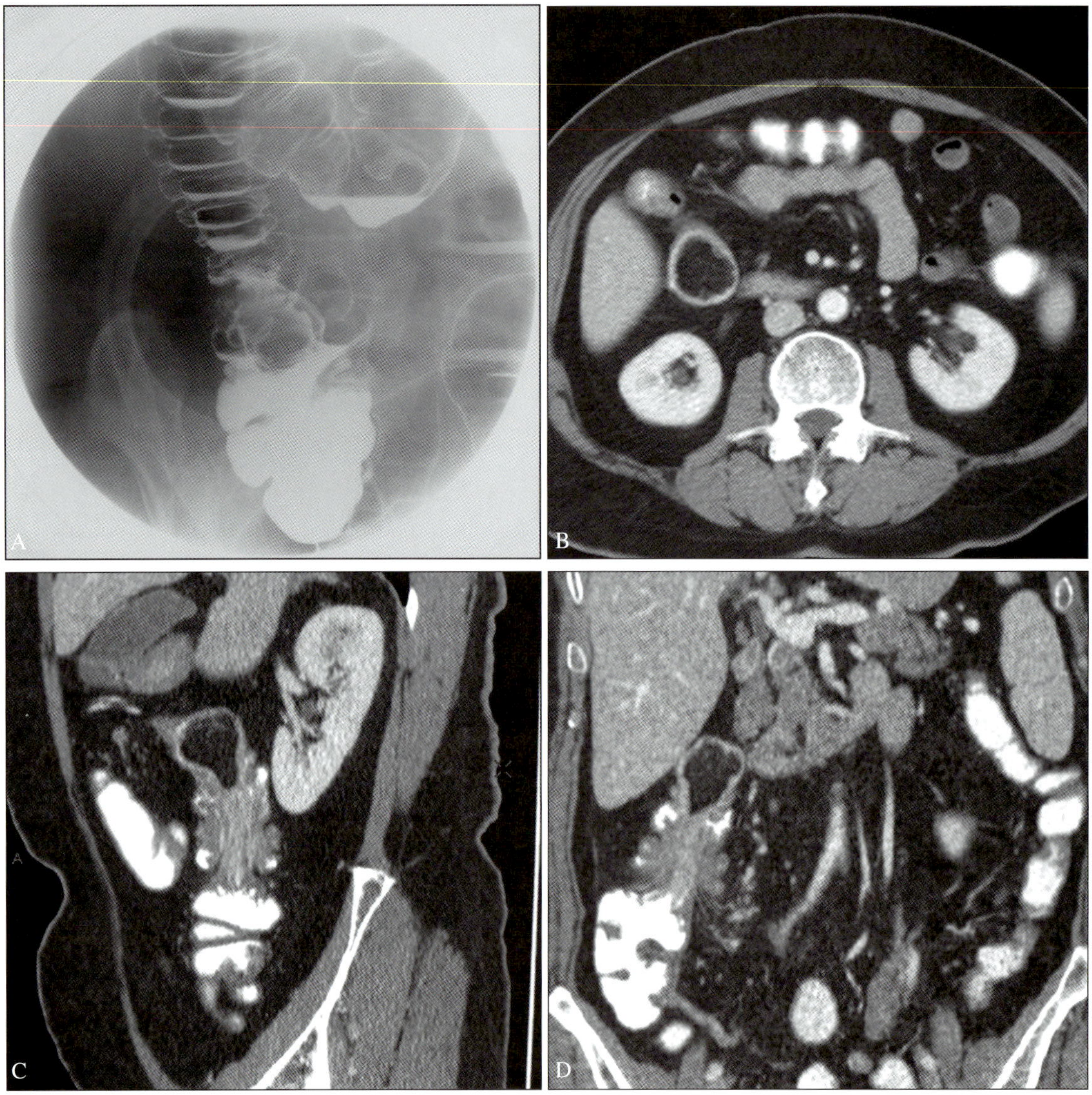

图 5-6-9 脂肪瘤伴肠套叠
女性，65 岁。便血 2 个月余。A. 钡灌肠图像；B. CT 横轴位；C. CT 矢状位；D. CT 冠状位
A. 升结肠内充盈缺损结节，边界清晰，病变密度较低、透过度良好；B、C、D. 升结肠肠腔内含脂肪密度结节，边界清晰，病变下方肠管部分肠管及系膜组织深入扩张增厚官腔内，提示肠套叠
病理：升结肠肌壁间脂肪瘤，表面见嗜中性粒细胞浸润及肉芽组织形成和纤维增生

六、子宫内膜异位症

【概念与概述】

子宫内膜异位症（endometriosis，EM），是指有功能的子宫内膜异位于子宫体腔以外的部位而引起的病症；当子宫内膜异位于大肠时，称为大肠子宫内膜异位症（large intestinal endometriosis）

【病理与病因】

一般特征

- 一般发病机理
  - 种植学说：经血逆流、手术
  - 位内膜学说：在位内膜基因 / 蛋白表达谱的改变可能是内异症发生的基础
  - 免疫学说：T 细胞功能缺陷、B 细胞功能活跃、细胞因子异常

        - 遗传学说：家族群集性、一级亲属发病率增高
        - 干细胞学说：单克隆、多中心起源
    - 遗传学
        - 9p、11q、22q 杂合子的丢失
        - p53 基因第 72 位密码子的多态性

流行病学

- 最常见的妇科疾病之一
- 患病率
    - 普通人群：10%
    - 不孕：48%
    - 盆腔疼痛：32%
    - 累及肠道：12% ～ 37%
        - 部位发病率：直肠和乙状结肠 > 阑尾 > 盲肠 > 回肠
        - 85% 位于直肠和乙状结肠

大体病理及手术所见

- 主要病理变化
    - 异位种植的子宫内膜随卵巢甾体激素变化而发生周期性出血
    - 血液、分泌液及组织碎片聚集在组织间隙内，血浆及血红蛋白缓慢吸收
    - 病灶周围产生类似感染的炎性反应，纤维组织增生、粘连、皱褶并形成瘢痕
    - 早期病变处出现紫褐色斑点或小泡，最后形成大小不等的紫蓝色结节或包块
- 大体所见
    - 色素沉着型：黑色、紫蓝色结节或包块
    - 无色素沉着型
        - 红色病变
        - 白色病变

显微镜下特征

- 异位内膜组织成分
    - 子宫内膜腺体、子宫内膜间质、纤维素及出血
- 病灶处切片找到两种以上成分即可确诊
- 镜下变化较大
    - 非常典型的，无论从形态或功能方面和正常内膜极为相识
    - 只能看到机化、玻璃样变的纤维性囊壁和含铁血黄素细胞

【临床表现】

表现

- 最常见体征 / 症状
    - 取决于种植的部位、大小和浸润深度
    - 最常见的症状：痛经、不孕、月经失调、性交痛
    - 侵犯大肠引发主要症状：腹部绞痛、周期性便秘或腹泻、胃肠胀气、里急后重、便血甚至肠梗阻
    - 主要体征：触痛性结节，紫蓝色结节

疾病人群分布

- 年龄
    - 发病高峰年龄为 25 ～ 45 岁

治疗

- 主要治疗手段：腹腔镜手术切除
- 辅助治疗方法：内分泌治疗

【影像表现】

概述

- 大肠子宫内膜异位症表现类型
    - 肿块型：肿物主要位于肠壁外，肠壁与肿物紧密相连，肠腔通畅
    - 肠壁型：病变以肠壁肌层增厚为主要改变，类似于子宫腺肌症表现，宫腔狭窄，黏膜层极少受侵，无溃疡形成
    - 混合型：上述两种表现均有

腔内超声表现

- 阴道直肠膈增厚
- 肿块型：边界模糊实质性低回声肿物
- 肠壁型：肠壁增厚，黏膜连续

CT 表现

- 平扫 CT
    - 病变区域与肠壁密度相仿
    - 肿块型：肠管旁边界不清肿物
    - 肠壁型：肠壁增厚，肠腔狭窄
- 增强 CT
    - 病变区域明显强化

MR 表现

- 发现小灶状出血是诊断该病的关键
- 肿瘤实质成分 MR 表现
    - T1 加权：等或低信号，当发生出血时表现为点灶状高信号
    - T2 加权：低信号为主，局部呈中高信号
    - T1 增强 明显强化

推荐影像学检查

- 最佳检查法：MRI

● 检查建议
  ○ 检查前应做肠道准备

【鉴别诊断】

肿瘤

● 结直肠癌
  ○ 患者多有恶性消耗、排便习惯改变、便血常见
  ○ 肠镜可见黏膜的恶性溃疡及浸润病灶
  ○ 常见淋巴结转移
  ○ 痛经、不孕等病史有助于诊断
  ○ 组织活检以及免疫组化
● 转移瘤
  ○ 影像表现相似
  ○ 有原发肿瘤病史
  ○ 结合病史有助于诊断

诊断与鉴别诊断要点

● MR 扫描 T1WI 高信号是诊断本病的关键
● 卵巢或其他部位的子宫内膜异位有助于该病诊断
● 结合月经史、手术史

重点推荐文献

[1]Woodward PJ，Sohaey R，Mezzetti TP Jr.Endometriosis：radiologic-pathologic correlation.Radiographics，2001 Jan-Feb，21（1）：193-216.

[2]Bis KG，Vrachliotis TG，Agrawal R，et al.Pelvic endometriosis：MR imaging spectrum with laparoscopic correlation and diagnostic pitfalls.Radiographics，1997 May-Jun，17（3）：639-655.

[3]Sugimura K，Okizuka H，Imaoka I，et al.Pelvic endometriosis：detection and diagnosis with chemical shift MR imaging.Radiology，1993 Aug，188（2）：435-438.

典型病例

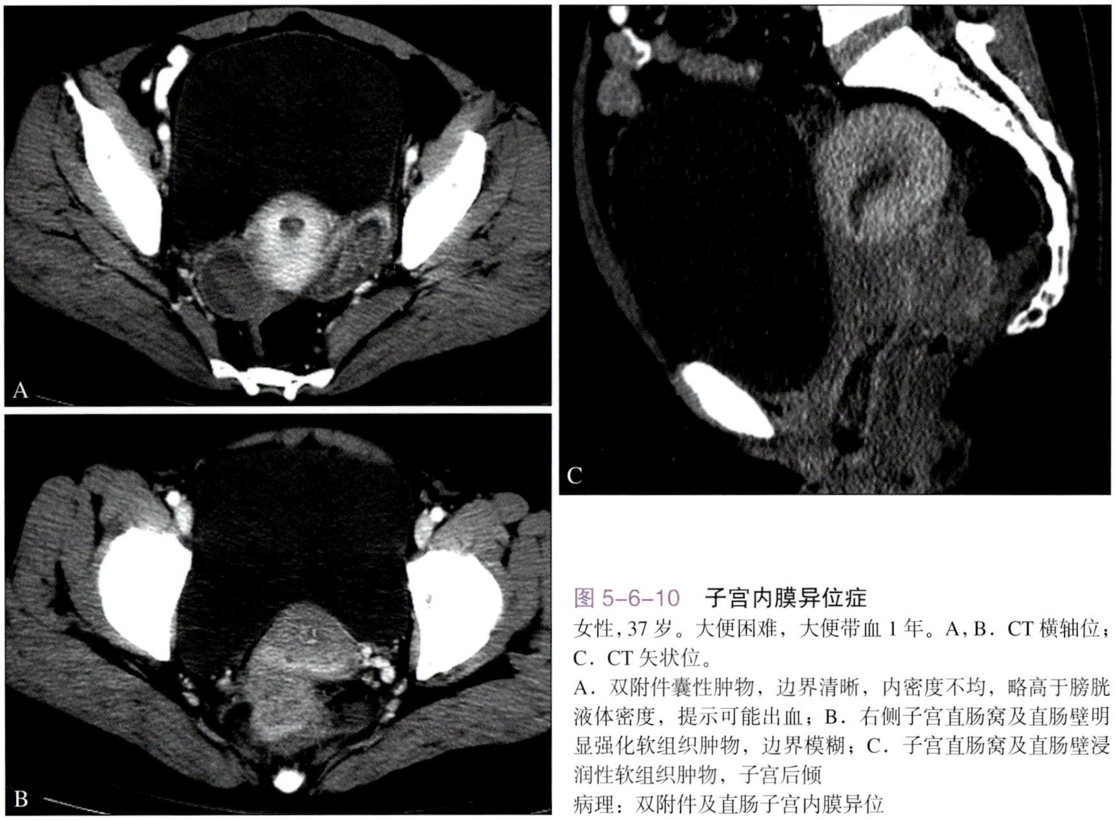

图 5-6-10 子宫内膜异位症

女性，37 岁。大便困难，大便带血 1 年。A，B．CT 横轴位；C．CT 矢状位。

A．双附件囊性肿物，边界清晰，内密度不均，略高于膀胱液体密度，提示可能出血；B．右侧子宫直肠窝及直肠壁明显强化软组织肿物，边界模糊；C．子宫直肠窝及直肠壁浸润性软组织肿物，子宫后倾

病理：双附件及直肠子宫内膜异位

第7节 阑尾病变

一、阑尾炎

【概念与概述】

- 阑尾炎（appendicitis）是指阑尾由于多种因素而形成的炎性改变
- 急性阑尾炎（acute appendicitis）、慢性阑尾炎（chronic appendicitis）

【病理与病因】

病因和病理

- 急性阑尾炎
  - 阑尾管腔阻塞：常见原因为淋巴滤泡增生、粪石、异物、炎性狭窄、食物残渣、蛔虫，肿瘤等较少见
  - 细菌入侵：细菌繁殖，损伤黏膜形成溃疡；动脉血运障碍，造成阑尾缺血，以至梗死和坏疽
  - 阑尾穿孔：过程较快发生全腹膜炎，过程较慢形成阑尾周围脓肿
- 慢性阑尾炎
  - 大多由急性阑尾炎转变而来，少数开始即呈慢性过程
  - 主要病变为阑尾壁不同程度的纤维化及慢性炎性细胞浸润

临床病理分型

- 急性阑尾炎
  - 单纯性阑尾炎：属轻型阑尾炎或病变早期
  - 化脓性阑尾炎：亦称急性蜂窝织炎性阑尾炎
  - 坏疽性及穿孔性阑尾炎：一种重型阑尾炎
  - 阑尾周围脓肿

【临床表现】

症状

- 急性阑尾炎
  - 腹痛：典型的转移性右下腹痛特点
    - 单纯性：轻度隐痛
    - 化脓性：阵发性胀痛或剧痛
    - 坏疽性：持续性剧痛
    - 穿孔：腹痛暂时减轻，出现腹膜炎后持续加剧
  - 胃肠道症状
    - 厌食，可为首发症状
    - 恶心、呕吐，程度较轻
    - 腹泻、里急后重
    - 腹胀、排气排便减少，麻痹性肠梗阻时发生
  - 全身症状
    - 乏力：早期
    - 心率增快
    - 发热：达38℃左右，穿孔时达39℃或40℃
- 慢性阑尾炎
  - 既往有急性阑尾炎发作病史
  - 症状可不重或不典型
  - 常有右下腹隐痛或不适
  - 剧烈活动或饮食不节可诱发急性发作

体征

- 急性阑尾炎
  - 右下腹压痛：麦氏点（Mc burney）
  - 腹膜刺激征
    - 反跳痛（blunberg sign）
    - 腹肌紧张
    - 肠鸣音减弱或消失
  - 右下腹肿块
    - 阑尾周围脓肿形成，可扪及一压痛性肿块，边界不清，固定
  - 其他体征
    - 结肠充气试验（rovsing sign）
    - 腰大肌试验（psoas sign）
    - 闭孔内肌试验（obturato sign）
  - 直肠指检
- 慢性阑尾炎
  - 阑尾部位局限性压痛，持续存在，位置较固定
  - 左侧卧位时，部分患者右下腹可扪及阑尾条索

实验室检查

- 急性阑尾炎
  - 大多数白细胞计数和中性粒细胞比例增高
  - 血清淀粉酶及脂肪酶测定除外胰腺炎

- 女性患者做血HCG测定除外异位妊娠

治疗

- 急性阑尾炎
  - 非手术治疗
    - 适用于单纯性阑尾炎、诊断尚未确定及有手术禁忌证者
    - 选择有效抗生素和补液治疗
  - 手术治疗
    - 原则上急性阑尾炎一经确诊，应尽早手术
    - 术前、术后应用有效抗生素
- 慢性阑尾炎
  - 手术治疗：诊断明确后需手术切除阑尾

并发症

- 急性阑尾炎
  - 腹腔脓肿：阑尾炎未经及时治疗形成，阑尾周围脓肿最常见
  - 内、外瘘：阑尾周围脓肿未及时引流，向周围穿破，脓液经瘘管排出
  - 门静脉炎：少见，阑尾静脉中的感染性血栓至门静脉引发

【影像表现】

概述

急性阑尾炎依据典型症状、体征及实验室检查即可做出诊断，但如临床表现不典型，年轻女性患者临床症状与妇科疾病相混淆时，老年病人阑尾炎已形成包块需与肿瘤鉴别时，需进行相应影像学检查明确诊断

X线表现

- 腹部X线平片
  - 急性阑尾炎
    - 回盲部肠曲显示反射性充气淤胀，有时盲肠内出现液气平面
    - 腰椎向右弯曲，右侧腰大肌下缘轮廓模糊
    - 右下腹软组织肿块影，并将含气的盲肠及临近回肠压迫、移位
    - 阑尾坏疽或产气菌感染时，软组织肿块有时可见不规则透亮区或出现液气平面
    - 穿孔后可出现气腹和弥漫性腹膜炎的表现
- X线钡剂造影
  - 急性阑尾炎
    - 阑尾不显影或显影不全，管腔狭窄，管壁僵硬
    - 盲肠受炎症波及后内壁变平，局部可有阑尾结石引起的充盈缺损
    - 有时盲肠黏膜呈同心圆状排列，称为弹簧征（spring sign）
  - 慢性阑尾炎
    - 阑尾管腔僵直、中断、边缘毛糙
    - 腔内有粪石时，可呈串珠状
    - 阑尾与盲肠底部发生粘连，则阑尾显示扭曲，扪诊时推移差，局部可触及肿块

CT表现

- 急性单纯性阑尾炎
  - 阑尾肿大增粗（直径>6mm），腔内可积有混浊密度的脓液
  - 阑尾壁增厚，表现为同心圆的高低密度分层结构
  - 阑尾边缘模糊，阑尾壁与其周围的炎症分界不清
  - 局部盲肠壁增厚，使充有对比剂的肠腔在阑尾开口与盲肠接合部形成箭头征（arrow sign）
- 阑尾周围炎
  - 右下腹阑尾及盲肠周围脂肪间隙模糊，密度增加
  - 出现条束状密度增高影
  - 伴有盲肠壁的局部增厚
  - 阑尾周围少量液体渗出
- 阑尾脓肿与阑尾周围脓肿
  - 右下腹软组织肿块，边界清楚或不清楚，密度不均
  - 肿块内有低密度气体、液体成分，有时可见高密度阑尾石影
- 慢性阑尾炎
  - 不易直接显示对慢性阑尾炎的形态学改变
  - 可显示慢性阑尾炎引起的间接变化，如纤维条索影增多、粘连，肠曲被牵拉、扭曲成角甚至造成部分性肠梗阻

超声表现

- 实时动态检查
  - 发炎的阑尾表现为有盲端的管状结构，壁可见分层，从盲肠基底发出，无蠕动
  - 管腔直径6 mm为诊断急性阑尾炎的阈值

- 阑尾周围脂肪层中炎性改变，表现为“团状回声效应（echogenic mass effect）”
- 阑尾结石表现为明亮的强回声光团，其后伴有声影
- 阑尾壁的环形血流是炎症活动的强有力证据

推荐影像学检查

- CT 对阑尾炎的诊断价值大，可作为首选检查。用于急性阑尾炎的早期诊断和鉴别诊断，能避免和减少阑尾穿孔的发生，能提供临床选择合理的治疗和手术，其他检查方法作为辅助

【鉴别诊断】

- 阑尾类癌
  - 大多数位于阑尾尖端，直径小于 1cm
  - 阑尾设法充盈后，可见其中有小的充盈缺损
  - 生长较大直径超过 2cm 后可表现为肠系膜浸润、局部淋巴结肿大，甚至肝转移
- 阑尾黏液囊肿
  - 继发于阑尾炎
  - 腹腔内圆形或椭圆形囊性肿物
  - 边界清晰，壁薄，囊壁可伴钙化
  - 增强扫描囊壁一般无强化

诊断与鉴别诊断要点

- 典型表现为转移性右下腹痛，查体有麦氏点压痛、反跳痛、肌紧张等
- 急性阑尾炎表现为阑尾肿大增粗，阑尾壁增厚，阑尾边缘模糊，局部盲肠壁增厚，穿孔后可见气腹和弥漫性腹膜炎的表现
- 阑尾周围炎表现为右下腹阑尾及盲肠周围脂肪间隙模糊，密度增加，伴有盲肠壁的局部增厚，阑尾周围少量液体渗出
- 阑尾脓肿与阑尾周围脓肿表现为右下腹软组织肿块，密度不均，内伴气体、液体或阑尾石
- CT 对阑尾炎的诊断价值大，可作为首选检查

重点推荐文献

[1]Pinto Leite N，Pereira JM，Cunha R.CT evaluation of appendicitis and its complications：imaging techniques and key diagnostic findings[J].AJR Am J Roentgenol，2005，185（2）：406-417.

[2]Birnbaum BA，Wilson SR.Appendicitis at the millennium[J].Radiology，2000，215（2）：337-348.

[3]Albiston E.The role of radiological imaging in the diagnosis of acute appendicitis[J].Can J Gastroenterol，2002，16（7）：451-463.

典型病例

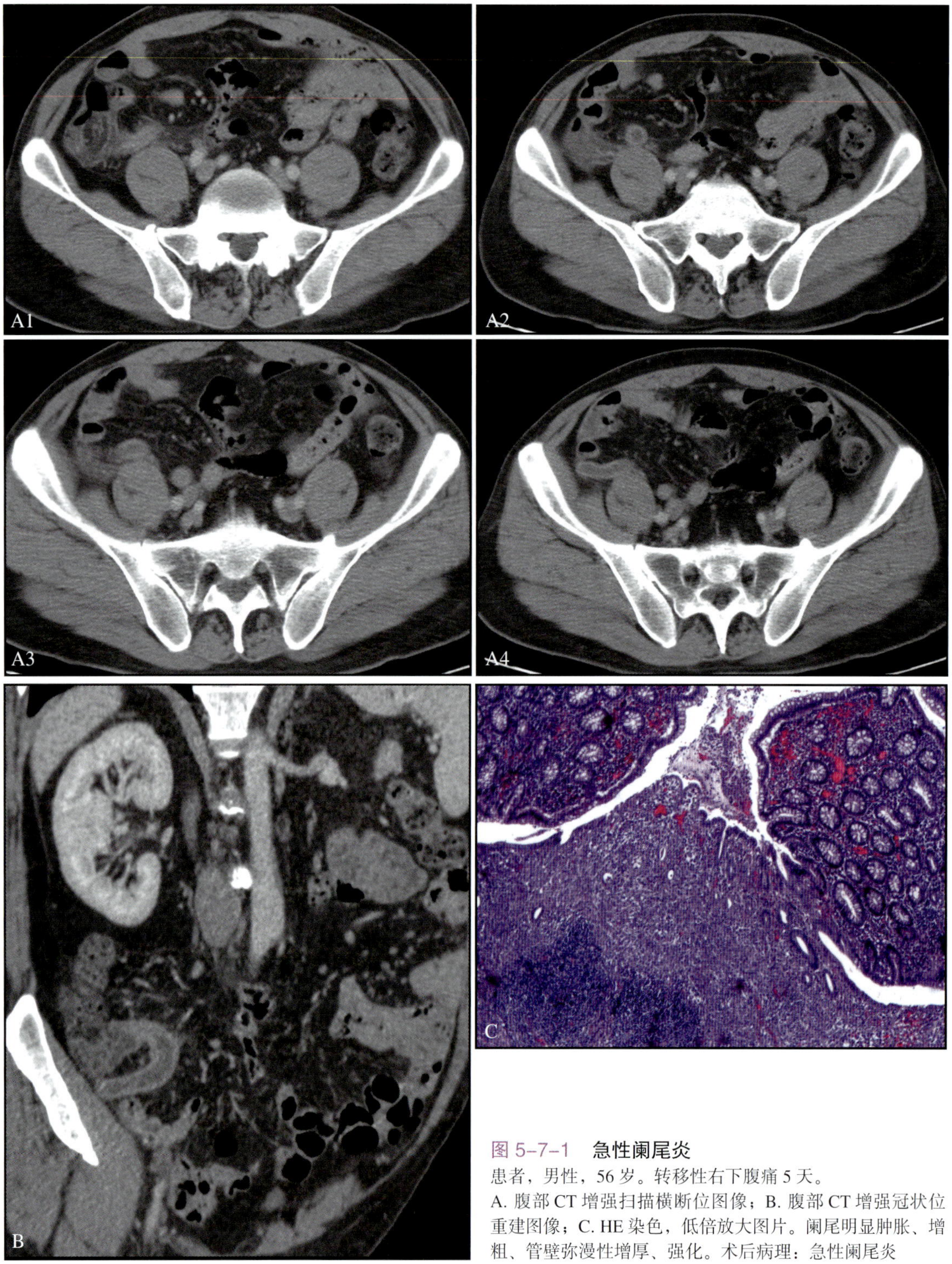

图 5-7-1 急性阑尾炎
患者，男性，56 岁。转移性右下腹痛 5 天。
A. 腹部 CT 增强扫描横断位图像；B. 腹部 CT 增强冠状位重建图像；C. HE 染色，低倍放大图片。阑尾明显肿胀、增粗、管壁弥漫性增厚、强化。术后病理：急性阑尾炎

二、阑尾黏液囊肿

【概念与概述】

阑尾黏液囊肿（appendiceal mucocele，AMC）是指阑尾腔内黏液聚集导致的阑尾腔囊状扩张的一类疾病：

- 潴留性囊肿（retention cyst）
- 黏液性囊腺瘤（mucinous cyst adenoma）

- 黏液性囊腺癌（mucinous cystadenocarcinoma）
- 腹膜假性黏液瘤（pseudomyxoma peritonei）

【病理与病因】

一般特征

- 一般发病机理
  - 阑尾近端管腔阻塞，阑尾远端管腔内黏液细胞仍具有分泌功能，从而导致管腔内黏液聚集，进而囊性扩张所形成的一种黏液潴留性病变

病因学

- 炎症、粪石、阑尾炎、类癌、子宫内膜异位症等

病理及手术所见

- 病理学分类
  - 单纯性囊肿
    - 潴留性囊肿
      - 阑尾黏液球状体病（myxoglobulosis）
    - 黏膜增生囊肿
  - 黏液素分泌肿瘤
    - 黏液性囊腺瘤
    - 黏液性囊腺癌
- 大体病理及手术所见
  - 单纯潴留性囊肿：阑尾轻度扩张，多小于2cm，边界清晰
    - 阑尾黏液球状体病：阑尾腔多个白色透明的珍珠样小球，中心可有钙化
  - 黏膜增生囊肿：囊肿多呈椭圆形，直径2～8 cm，边界清晰，内罕见分隔
  - 黏液性囊腺瘤：肿瘤好发于阑尾中部，最大径2～22 cm，囊壁变薄，呈卵圆形、哑铃形或鸡腿样，边界清晰，内可见细分隔
  - 黏液性囊腺癌：肿瘤好发于阑尾根部，切面见肿瘤可呈单房或多房性，内部分隔薄厚不均，囊内充满胶冻状黏液，周围组织浸润
  - 腹膜假黏液瘤
    - 指黏液上皮细胞在腹膜增生，产生大量黏液，在腹腔内形成黏液状腹水，并在腹膜、肠系膜及大网膜等处形成黏液湖样结节性病变
    - 分类：非浸润型及浸润型
      - 非浸润型：黏液性腹水，很少或不形成黏液结节
      - 浸润型除：黏液性腹水，腹膜、肠系膜、大网膜、肠壁黏液结节

显微镜下特征

- 肿瘤组织细胞学形态变化较大
  - 阑尾黏液球状体病
    - 中心：细胞碎片和含铁血黄素及嗜酸性颗粒样物质
    - 外周：无细胞的层状黏液物质
  - 潴留性囊肿：正常阑尾上皮组织
  - 黏膜增生囊肿：阑尾上皮组织增生，分化程度较好，无细胞异型性
  - 黏液性囊腺瘤：阑尾上皮组织分化程度中等，呈轻、中度不典型增生
  - 黏液性囊腺癌：阑尾上皮组织分化程度较低，呈重度不典型增生或癌
  - 腹膜假黏液瘤
    - 不同分化程度的黏液柱状上皮及大量黏液
    - 黏液柱状上皮一般分化较好，在许多黏液泡内常无上皮细胞成分
    - 大量黏液聚集形成无细胞性黏液湖或黏液瘤样团块
      - 非浸润型：腹膜表面或黏液性腹水内只有少量分化良好的黏液柱状上皮细胞
      - 浸润型：黏液结节内易见分化程度高低不同的黏液上皮细胞，甚至可见明显的黏液腺癌的组织学图像

生物学行为

- 单纯黏液囊肿：具有恶性潜能的肿瘤
- 黏液性囊腺瘤：交界性肿瘤
- 黏液性囊腺癌：低度恶性肿瘤

【临床表现】

表现

- 最常见体征 / 症状
  - 取决于肿瘤的大小及并发症的有无
  - 最常见的症状：无症状、右下腹包块、右下腹疼痛
  - 其他少见症状：腹泻、便秘、发热
  - 并发症：阑尾炎、肠套叠、肠梗阻、肠扭转、腹腔假黏液瘤及右肾积水等

流行病学

- 总体发病率
  - 发病率：0.2%～0.3%

- 阑尾切除术中的发现率：0.29% ~ 0.94%
- 不同病理类型发病比率
  - 单纯黏液囊肿：5% ~ 25%
  - 黏液性囊腺瘤：63% ~ 84%
  - 黏液性囊腺癌：11% ~ 20%

疾病人群分布

- 年龄
  - 发病高峰年龄为 45 ~ 57 岁
- 性别
  - 男：女 =1∶1 ~ 4

自然病史与预后

- 主要预后影响因素
  - 手术是否完全切除、并发症有无
- 手术切除生存率
  - 阑尾黏液性囊腺癌：5 年生存率为 70%，10 年生存率为 65%
  - 阑尾黏液性囊腺癌合并腹膜假黏液瘤：5 年生存率为 50%
  - 腹膜假黏液瘤：1 年、2 年、5 年及 10 年的生存率分别为 98%、86%、53% 及 32%

治疗

- 主要治疗手段：手术切除

【影像表现】

概述

- 肿物多位于右下腹，少数位于右侧盆腔、右侧腹部或腹膜后
  - 肿物呈圆形、椭圆形、管状或欠规则

钡灌肠表现

- 典型表现
  - 盲肠末端显示弧形充盈缺损，呈“杯托球”改变，边缘锐利光滑
  - 病变部位肠壁柔软，黏膜清晰，无黏膜破坏
  - 阑尾未见明确显影

CT 表现

- 平扫 CT
  - 囊实性包块，囊壁较薄，边缘光滑，呈卵圆形或哑铃形，与盲肠关系密切
  - 钙化：囊壁弧形和斑点样钙化，囊内和网膜上散在点状钙化
  - 腹膜假黏液瘤表现
    - 肝脾周围、圆韧带区、肠管周围、大小网膜间隙、直肠子宫陷凹及膀胱周围见略高于一般液体的密度影，CT 值 10 ~ 25 Hu
    - 腹膜、大小网膜弥漫性不规则增厚呈饼状，肠管受压移位，向中央聚拢，走行僵硬，无漂浮肠管
    - 肝、脾边缘“扇贝样”或“结节状”压迹
- 增强 CT
  - 囊壁、囊内分隔、囊内实性结节呈轻中度强化
  - 黏液成分无强化
  - 腹腔血管无明确侵犯

MR 表现

- 肿瘤实质成分 MR 表现
  - T1 加权 低信号
  - T2 加权 黏液成分高信号，囊壁、囊内分隔及囊壁结节呈中等信号
  - T1 增强 囊壁、囊内分隔及囊壁结节轻中度强化

超声表现

- 肿块边界清晰，囊壁稍薄光滑，多均匀，部分厚薄不均
- 囊内点状均匀回声或无回声、点状回声及条索状高回声混杂的不均匀，其回声的高低与囊内黏液的声学界面两侧声阻抗有关，肿块透声好，后方回声增强

推荐影像学检查

- 最佳检查法：CT
- 检查建议
  - 平扫及增强扫描

【鉴别诊断】

- 阑尾周围脓肿
  - CT 表现为脓肿壁厚，且形态欠规则，壁周不光滑，与周围组织有黏连
  - 钡灌肠可见周围肠管激惹或痉挛改变，盲肠末端压迹较浅，而黏液囊肿压迹较深
- 结肠憩室
  - 多较小，直径在 3cm 以上
  - 钡灌肠时造影剂可进入憩室内，但有时憩室口被阻塞时造影剂不能进入；黏液囊肿常因阑尾近端有阻塞，造影剂进入囊腔的概率较憩室少
- 肠系膜囊肿
  - 多位于小肠系膜根部，靠近中线，壁薄
- 附件囊肿

- 与卵巢关系密切，而阑尾黏液囊肿相对位置较高，与回盲部肠管关系密切，钡灌肠有助于鉴别
- 附件囊肿内可见分隔，阑尾黏液囊肿内一般无分隔

重点推荐文献

[1] 聂忠仕，何二霞，乔锡才．阑尾黏液囊肿 CT 及 X 线诊断．中国临床医学影像杂志，2008，19（10）：746-747.

[2] 邱雷雨，陈培友，石乃昌，等．阑尾囊性病变的 CT 诊断及鉴别诊断．放射学实践，2009，24（03）：291-293.

典型病例

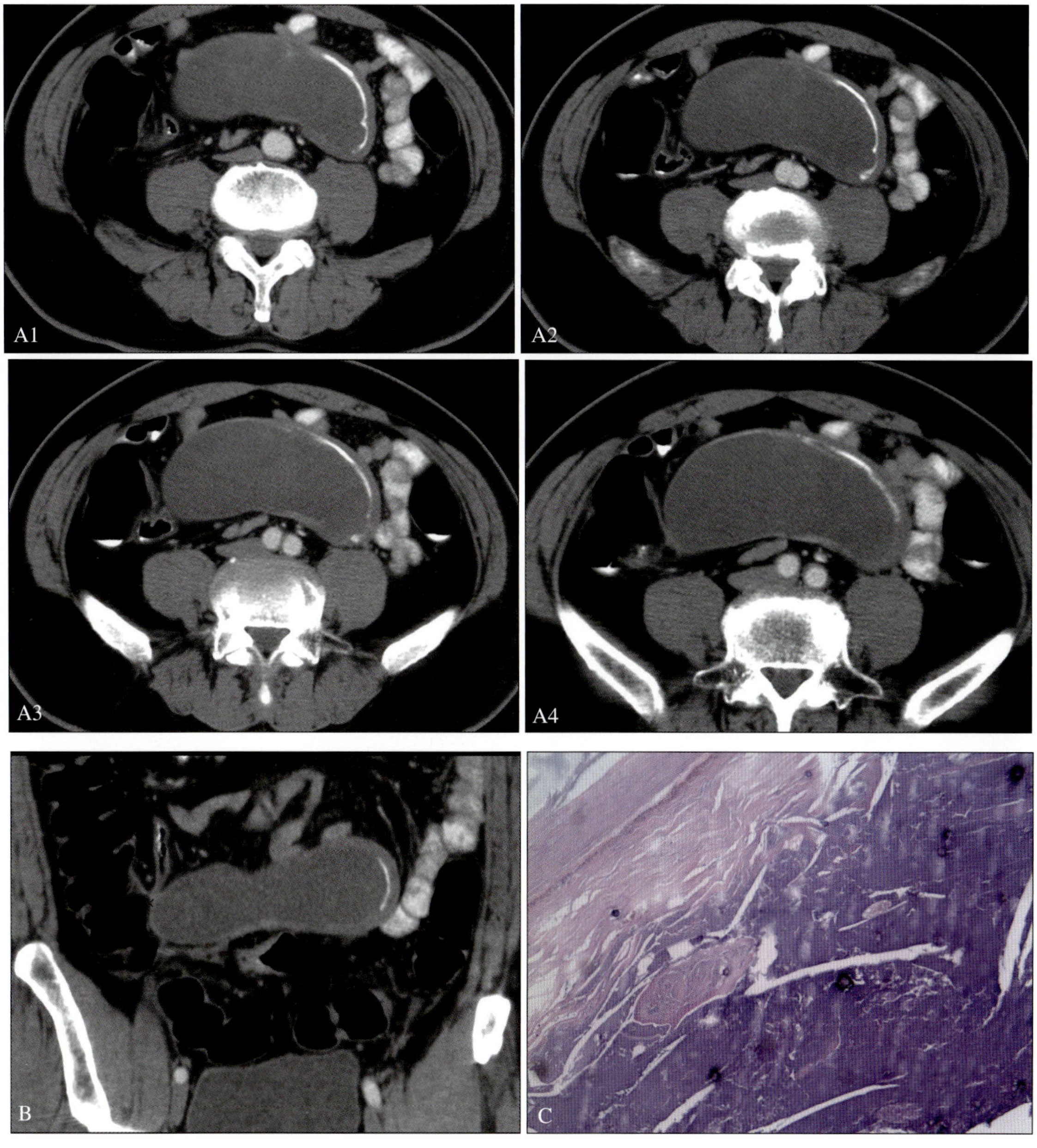

图 5-7-2 **阑尾黏液囊肿**

男性，56 岁。大便习惯改变半年行。CT 检查发现下腹部囊性肿物

A. 腹部 CT 增强扫描横轴位；B. 腹部增强 CT 冠状位重建图像；C. HE 染色，中倍放大图片。下腹部阑尾区域内见囊性肿物，囊壁菲薄，可见钙化，肿物及壁未见强化，阑尾未见显示。术后病理：阑尾黏液囊肿

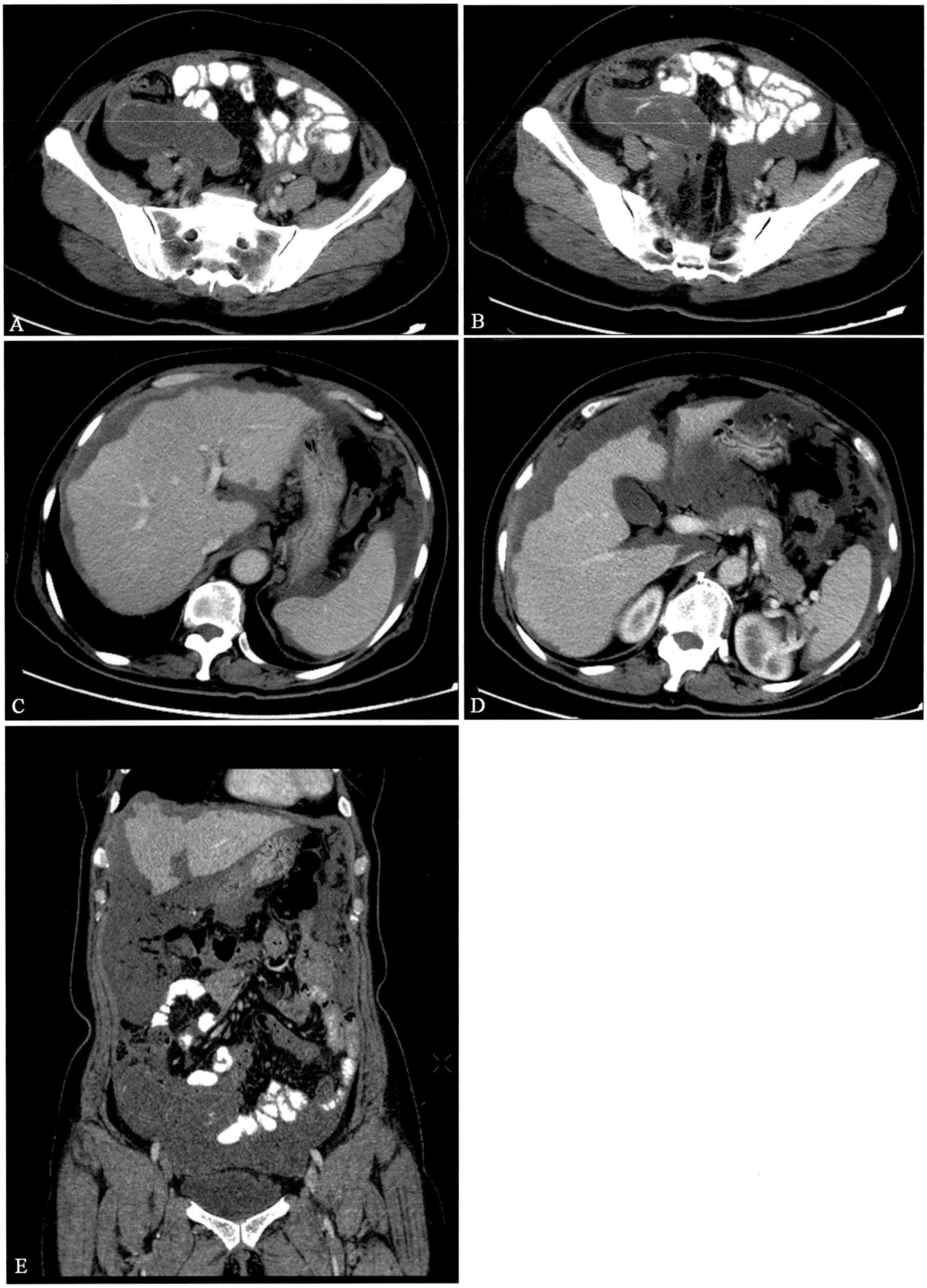

图 5-7-3 高分化黏液腺癌

女性，59 岁。腹胀伴体重减轻 2 个月。A，B，C，D. CT 横轴位；E. CT 冠状位。A，B. 右下腹囊性肿物，囊壁薄，囊内有分隔，囊壁及分隔条形钙化，囊壁及分隔轻度强化；C，D. 肝、脾、胃、肠管周围低密度病变，网膜增厚，肝缘及脾缘凹凸不平，呈“扇贝样”改变；E. 右下腹囊性肿物，腹盆腔弥漫性低密度病变，近似大量腹水表现，但肠管位置、形态无异常，肝缘凹凸不平。病理：高分化黏液腺癌

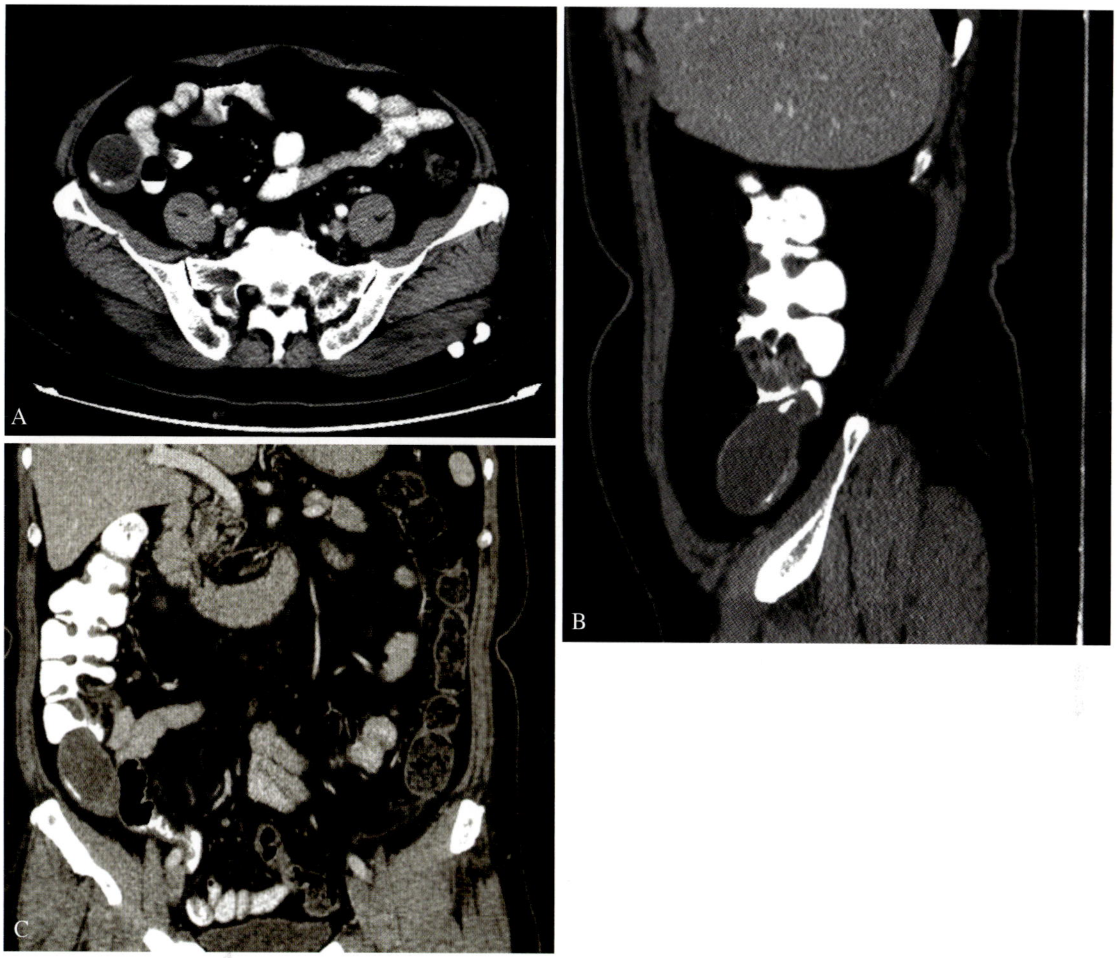

图 5-7-4 **阑尾交界性黏液型囊腺瘤**

女性，62 岁。查体发现右下腹肿物 1 周

A. CT 横轴位；B. CT 矢状位；C. CT 冠状位。A. 右下腹囊性肿物，囊壁局部增厚，囊壁钙化；B. 囊肿位于盲肠下方，呈“鸡腿样”改变；C. 回盲瓣清晰可见，囊肿位于盲肠末端，囊壁薄厚不均，囊壁轻度强化。病理：阑尾交界性黏液型囊腺瘤 小灶浸润黏膜肌，伴黏液周围炎细胞包裹成纤维细胞增生、多核巨细胞反应及管壁纤维化、钙化

第 8 节　其　他

一、结肠扭转

【概念与概述】

结肠扭转（volvulus of colon）是指结肠以其系膜为中轴发生旋转，导致肠管部分或完全梗阻

- 按发生部位分为
  - 乙状结肠扭转（volvulus of the sigmoid colon）：最常见，占 50% ~ 70%
  - 盲肠扭转（volvulus of cecum colon）：较少见，占 25% ~ 40%
  - 横结肠扭转（volvulus of transverse colon）：罕见，占 0 ~ 10%
- 按肠梗阻类型分为
  - 闭袢性：闭袢内有扩张的结肠袢，内容物可进入扩张的近端，不易排出
  - 非闭袢性：单纯旋转 360°，无肠壁血供障碍，只有单纯肠腔狭窄

【病理与病因】

病因学

- 解剖因素：手术后粘连，梅克尔憩室，乙状结肠冗长，先天性中肠旋转不全，游离盲肠等
- 物理因素：肠袢本身需要有一定的重量，如肠腔内较多不易消化食物，肠腔内蛔虫团，肠管肿瘤，乙状结肠内大量干结粪便等
- 动力因素：强烈的肠蠕动或体位突然改变，使肠袢产生不同步运动，使已有轴心固定位置且

有一定重量的肠袢发生扭转

发生结肠扭转的必备条件

- 肠管有较大的活动度
- 肠系膜较长
- 系膜根部的固定跨度短
- 体位突然改变或强烈的肠蠕动可诱发

【临床表现】

症状和体征

- 乙状结肠扭转临床上分为亚急性（约 80%）和急性（约 20%）
  - 亚急性乙状结肠扭转
    - 多见于老年男性，常有慢性便秘史
    - 发病大多缓慢，主要表现为中下腹部的持续性隐痛、阵发性加剧和进行性腹胀
    - 主要为低位不完全或完全性肠梗阻表现
    - 查体可见腹部明显膨隆，可见肠型，压痛及肌紧张不明显，有时可扪及囊性肿块
  - 急性乙状结肠扭转
    - 多见于青年人
    - 起病急骤、剧烈腹痛，呕吐出现早而频繁，腹胀反而较轻
    - 主要为绞窄性低位肠梗阻表现
    - 查体可发现急性腹膜炎体征
- 盲肠扭转
  - 急性发作时相当危险
  - 常有持续性腹痛伴阵发性加剧，呕吐、腹胀
  - 血常规白细胞计数升高

治疗

- 应按肠梗阻治疗原则进行处理
- 在无绞窄性肠梗阻表现时，试用非手术复位，复位后尽早施行择期手术治疗
- 手术适应证
  - 急性扭转有肠坏死及腹膜炎征象
  - 肠腔内出现血性肠内容物
  - 反复发作的肠扭转
  - 经非手术复位失败

【影像表现】

X 线表现

- 乙状结肠扭转
  - 腹部摄片
    - 非闭袢型：低位结肠梗阻的征象，一般梗阻程度较轻
    - 闭袢型：可见乙状结肠明显扩大，直径常超过 10cm，呈马蹄状，两肢并排向下达盆腔，称“倒 U 字征（inverted U sign）”，其内可见宽大的气 - 液平面
  - 钡灌肠检查
    - 非闭袢型：钡剂通过扭转肠段，并显示旋转集中点
    - 闭袢型：钡剂通过受阻，梗阻端呈鸟嘴状，有时可见螺旋状黏膜皱襞，具有特征性表现；如梗阻尚不完全，可见少许钡剂进入扭转肠袢，此时应停止灌钡，以免加重梗阻或导致穿孔
- 盲肠扭转
  - 腹部平片
    - 扭转的盲肠明显积气扩张，常波及升结肠，可见宽大的气 - 液平面
    - 小肠轻至中度扩张，位于扩张积气的盲肠右侧
    - 闭袢性表现为以盲肠为中心放射状聚集
  - 钡灌肠检查
    - 扭转肠袢的远端受阻，梗阻端呈圆钝形或略有尖细改变
    - 少量钡剂通过扭转肠段时可见螺旋状黏膜皱襞
    - 亚急性盲肠扭转肠梗阻多为不完全性，常可自行缓解或经灌肠后症状消失，自行复位

CT 表现

- 乙状结肠扭转
  - CT 显示左侧腹部两个极度扩张的肠管环形影，向下逐渐靠近达到闭袢根部
  - 输入段表现为由粗变细，输出段表现为由细变粗，呈鸟嘴征
  - 肠系膜血管束放射状向肠袢的根部聚拢，呈旋涡状
  - 发生绞窄性肠梗阻表现有
    - 肠壁分层增厚，出现晕征
    - 增强扫描肠壁强化减弱或不强化，并出现延迟强化
    - 鸟嘴征（beak sign）由光滑变为毛糙，甚至呈锯齿状
    - 肠系膜云雾状密度增高，肠系膜血管放

射状增粗

- 出现腹腔积液，肠壁积气

- 盲肠扭转
  - 梗阻近端结肠及回肠扩张，伴有气-液平面
  - 扩张的结肠可见结肠袋和半月襞
  - 阻塞的远端可逐渐变细或突然狭窄提示扭转部位

超声表现

- 乙状结肠扭转
  - 直接声像
    - 脐下方常见U形液性包快，外缘光整，挤压腹壁可见包块移动
    - 肠管扩张超过5cm，甚至可达10cm以上
    - U形液性包块内壁结肠袋间可见半月襞
    - 扭转肠管内的液性暗区形态固定，其内见散在光电漂浮
  - 间接声像
    - 其他肠管不同程度扩张
    - 肠管内液质流动活跃
    - 腹盆腔少量积液

推荐影像学检查

- 钡灌肠检查为结肠扭转的首选方法，可明确梗阻的部位；CT及超声作为辅助诊断检查

【鉴别诊断】

- 小肠扭转
  - 占肠扭转的80%，多发生于回肠
  - 属于闭袢性绞窄性肠梗阻
  - 腹部平片表现为充气扩张的小肠肠袢多为回肠，空肠扭转时胃和十二指肠也有不同程度的扩张
  - 造影表现为造影剂通过缓慢，梗阻点通过受阻，呈锥形改变
- 卵巢囊肿合并蒂扭转
  - 多位于子宫左右上方
  - 呈圆形或椭圆形，壁薄光整
  - 包块内分隔呈长条状，分布不规则
  - 不伴有结肠扩张

诊断与鉴别诊断要点

- 结肠扭转中发生于乙状结肠最常见，分为闭袢性和非闭袢性，可引起完全性或不完全性肠梗阻
- 主要表现为中下腹持续性隐痛、阵发性加剧和进行性腹胀，查体腹部明显膨隆，可见肠型，有时可扪及肿块
- X线平片表现为乙状结肠明显扩大，呈马蹄状，其内可见宽大气-液平面
- 钡剂灌肠表现为钡剂通过受阻，梗阻端呈鸟嘴状，有时可见螺旋状黏膜皱襞
- 钡剂灌肠检查为结肠扭转的首选方法，可明确梗阻的部位；CT及超声作为辅助诊断检查

重点推荐文献

[1]Peterson CM，Anderson JS，Hara AK.Volvulus of the gastrointestinal tract：appearances at multimodality imaging[J].Radiographics，2009，29（5）：1281-1293.

[2]Lepage-Saucier M，Tang A，Billiard JS.Small and large bowel volvulus：Clues to early recognition and complications[J].Eur J Radiol，2010，74（1）：60-66.

[3]Lee NK，Kim S，Jeon TY. Complications of congenital and developmental abnormalities of the gastrointestinal tract in adolescents and adults：evaluation with multimodality imaging[J]. Radiographics，2010，30（6）：1489-1507.

二、肠套叠

【概念与概述】

肠套叠（intussusception）是指一段肠管套入邻近的肠管内，并导致肠内容物通过障碍，是常见的急腹症，也是引起肠梗阻的重要原因之一

分类

- 按病因分为
  - 原发性：多见于婴幼儿
  - 继发性：多见于成年人
- 按部位分为
  - 小肠型：小肠套入小肠
  - 回盲型：从回盲瓣端起套入结肠
  - 回结型：末端回肠套入结肠
  - 结肠型：结肠套入结肠
  - 空肠胃套叠：胃手术后发生的空肠逆行套入胃腔内
- 按程度分为
  - 单套叠：由三层肠壁构成
  - 复套叠：已发生套叠的肠管再套入临近的肠管内，由五层肠壁构成

【病理与病因】

病因学

- 原发性
  - 无明显的器质性因素：常见于婴幼儿
  - 促发因素：食物过敏、腹泻等
  - 解剖因素：回盲部系膜过长、松弛，致使回盲部游动过大
- 继发性
  - 肿瘤：常见于成年人
  - 创伤和手术
  - 肠道的炎性病变

发病机制

- 局部器质性诱因
  - 蠕动波将肿瘤及病变肠管推向远端时，牵拉该段肠管一起套入远侧肠腔
- 肠蠕动反常
  - 肠蠕动正常节律消失，肠环肌持续痉挛，其近端剧烈的蠕动，将痉挛段推入远端肠腔内

病理学

- 肠梗阻
  - 完全性肠梗阻：多见于婴幼儿
  - 不完全性肠梗阻：多见于成年人
- 肠壁坏死
  - 静脉性坏死：又称淤血性坏死，黑色坏死，多见
  - 动脉性坏死：又称缺血性坏死，白色坏死，较少见

流行病学

- 婴幼儿最多见，以 2 岁以下居多
- 成人多见于 40 ～ 60 岁
- 好发于春秋季节，可能与病毒感染有关

【临床表现】

症状和体征

- 肠套叠“三联征”（intussusception syndrom）
  - 腹痛：突发剧烈、阵发性
  - 血便：果酱样
  - 腹部包块：腊肠形、表面光滑、稍可活动、有压痛
- 全身情况改变
- 成人肠套叠多为慢性反复发作，呈不完全肠梗阻表现，常可自行复位

肛门指诊

- 指套染血或排出血便
- 严重时套入顶点可达直肠，指诊可扪及子宫颈样肿块

实验室检查

- 急性肠套叠，粪便检查可见暗红色黏液血便，镜下以红细胞为主
- 慢性肠套叠，大便隐血试验可呈阳性反应

并发症

- 嵌顿肠管坏死、穿孔及急性弥漫性腹膜炎
- 并发脱水、电解质失衡和中毒性休克等

治疗

- 非手术治疗
  - 钡剂灌肠法
  - 空气灌肠法
- 手术适应证
  - 套叠不能复位，或病情已超过 48 小时，或怀疑有肠坏死
  - 灌肠复位后出现腹膜刺激征及全身情况恶化
  - 成人肠套叠多属继发，一般主张行手术治疗

预后

- 近年肠套叠病死率约为 5% ～ 10%

- 不可复位的肠套叠病死率较高

【影像表现】

X 线表现

- 腹部平片
  - 完全性梗阻时表现为部分肠管积气、积液和持续扩张的肠袢
  - 并发肠坏死、腹膜炎者，可有肠麻痹、腹腔积液征象
  - 偶见肠套叠直接征象
    - 腹部充气结肠内有腊肠样软组织肿块
    - 肿块近侧结肠影缺如
    - 有时肿块影四周有一薄层壳样气体包围
- 钡剂灌肠
  - 钡剂到达套叠头部时，在钡柱前端出现杯口状充盈缺损；在适当加压下，杯口加深呈钳状
  - 钡剂进入套入部表现为套入部肠腔明显变窄，钡剂充盈较多时，可见皱襞呈纵形平整的索条；钡剂充盈不足时，仅呈窄细的线形
  - 钡剂进入套鞘部与套入部之间时，可见袖套状、平行环状或弹簧状较具特征性表现，排钡后摄片这种征象更为典型
  - 钡剂通过套叠部时间延长呈半梗阻状态
  - 套叠头部可呈分叶状，钡剂仅从其中之一通过至远端结肠
- 空气灌肠
  - 不仅能早期确诊，且有整复作用，因而具有双重临床意义
  - 空气灌肠借透亮气体，把套入部衬托为密度高的软组织包块影
  - 开始时空气注入肠腔比较容易，到达套叠头部时突然停滞不前
  - 由于套叠头部向充气结肠内突出，气柱前端形成明显的杯口状影

CT 表现

- 典型的肠套叠为腹腔内具有三层靶环状结构的软组织肿块
  - 外层为扩张增粗的套鞘部，肠壁增厚
  - 中层为伴随套入的肠系膜，呈脂肪样低密度，其中可见扩张的静脉
  - 内层为套头部，呈软组织密度
- 口服造影剂后，套鞘内和中心管内均有造影剂充填，其黏膜皱襞显影呈“弹簧”样改变
- 出现肠系膜水肿、肠系膜静脉粗大，提示有肠系膜绞窄，静脉回流不畅
- 如肠壁间或周围脂肪间隙有气体影，表明有穿孔
- 可依据套叠内的密度 CT 值测定判断引起肠套叠的基本病变
  - 脂肪密度肿块多为脂肪瘤
  - 水样密度的阑尾多为黏液囊肿
  - 不规则的实性肿块多为恶性肿瘤

超声表现

- 肠梗阻的表现
  - 套叠部位以上的肠管扩张，内充满液性或半液性内容物。
- 肠套叠部位的表现
  - 套叠部位可探及实质性团块
  - 横切面时表现由多层叠肠壁形成的“同心圆征（concentric circle sign）”或“靶征（target sign）”
  - 纵切面时可见多层套管状结构，呈“套筒征（sleeve sign）”或双重“三明治征（“Sandwich” sign）”

肠壁缺血坏死的表现

  - 腹腔游离积液，可在肝、肾间隙、肠管间探及
  - 套叠内积液，套叠反折处两层肠管浆膜层之间新月形液性暗区
  - 套叠附近肠管运动减弱，肠内容物静止不动
  - 肠管内彩色多普勒血流信号缺少或消失，尤其是动脉信号消失时提示肠壁缺血

MRI 表现

- 表现为套叠近端肠管明显扩张、积气及气液平面
- 套叠肠管区可见同心圆状长 / 短 T1、长 / 等 T2 软组织肿块信号
- 腹腔内可有少量游离液体呈长 T1、长 T2 信号
- 根据套叠内肿块的 MR 信号进一步判断引起肠套叠的基本病变

推荐影像学检查

- 儿童首选超声检查，准确性高，无射线，亦可对肠套叠的还复进行评估
- 气钡灌肠兼有诊断和治疗的双重作用，空气灌

肠风险性小，优于钡剂灌肠
- CT 和 MR 检查对肠套叠的诊断更加直观，可判断套叠肠管血运是否正常，是否发生坏死、穿孔等并发症，能提供临床选择合理的治疗和手术

【鉴别诊断】
- 细菌性痢疾
  - 发病急，伴有呕吐和腹痛，大便可带血
  - 大便次数频繁，含大量黏液和脓血
  - 早期体温即可高达 39℃以上
  - 腹部无肿块扪及
  - 大便镜检可见大量白细胞和吞噬细胞
  - 偶尔有肠套叠继发于菌痢之后，应加以注意
- 阑尾炎
  - 2 岁以下的婴儿患病者少见
  - 阑尾炎一般无血便
  - 典型症状为转移性右下腹痛
  - 查体见麦氏点压痛
  - 腹部肿块发生较肠套叠为迟
- 蛔虫性肠梗阻
  - 病儿多有排虫史，表现为腹痛、腹胀、呕吐，有时可吐出蛔虫
  - 多数可在脐周或右下腹部扪及条索状或香肠样肿块，指压有高低不平感或有窜动感
  - X 线平片可在肿块处见多条蛔虫影
  - 钡剂灌肠可见蛔虫团在扩张的肠袢内呈典型的面条状或丛集小圆形充盈缺损
- 腹型紫癜
  - 多见于 5 岁以上儿童
  - 表现为腹痛、呕吐、便血等症状
  - 腹部有压痛，但无肿块，可并发皮疹、关节痛或血尿，粪便暗红色或血红色
  - 腹型紫癜由于肠功能紊乱，可并发肠套叠
- 出血坏死性肠炎
  - 临床上多表现为便血、腹痛、呕吐
  - 大便呈洗肉水样，伴特殊腐败腥臭味
  - 早期即有高热和全身中毒症状
- 其他
  - 尚有绞窄性内疝、肠扭转、结肠息肉等肠道出血性疾病

诊断与鉴别诊断要点

- 好发于 2 岁以下婴幼儿，成人多继发于肠道病变
- 主要临床表现为阵发性腹部绞痛、果酱样血便及腹部包块的“三联征”
- 钡剂灌肠检查可见梗阻端呈杯口状充盈缺损、套入部肠腔明显变窄及套鞘部与套入部之间的弹簧状钡影
- 超声、CT 及 MR 图像上可见套叠部肠管呈同心圆状或靶环状软组织肿块，可判断引起肠套叠的基本病变、肠管血运情况及是否发生坏死、穿孔等并发症
- 儿童首选超声检查，气钡灌肠兼有诊断和治疗的双重作用，CT、MR 检查可作为进一步补充

重点推荐文献

[1]Byrne AT，Geoghegan T，Govender P.The imaging of intussusception[J].Clin Radiol，2005，60（1）：39-46.

[2]Ko HS，Schenk JP，Tröger J.Current radiological management of intussusception in children[J].Eur Radiol，2007，17（9）：2411-2421.

[3]Applegate KE.Intussusception in children：imaging choices[J].Semin Roentgenol，2008，43（1）：15-21.

典型病例

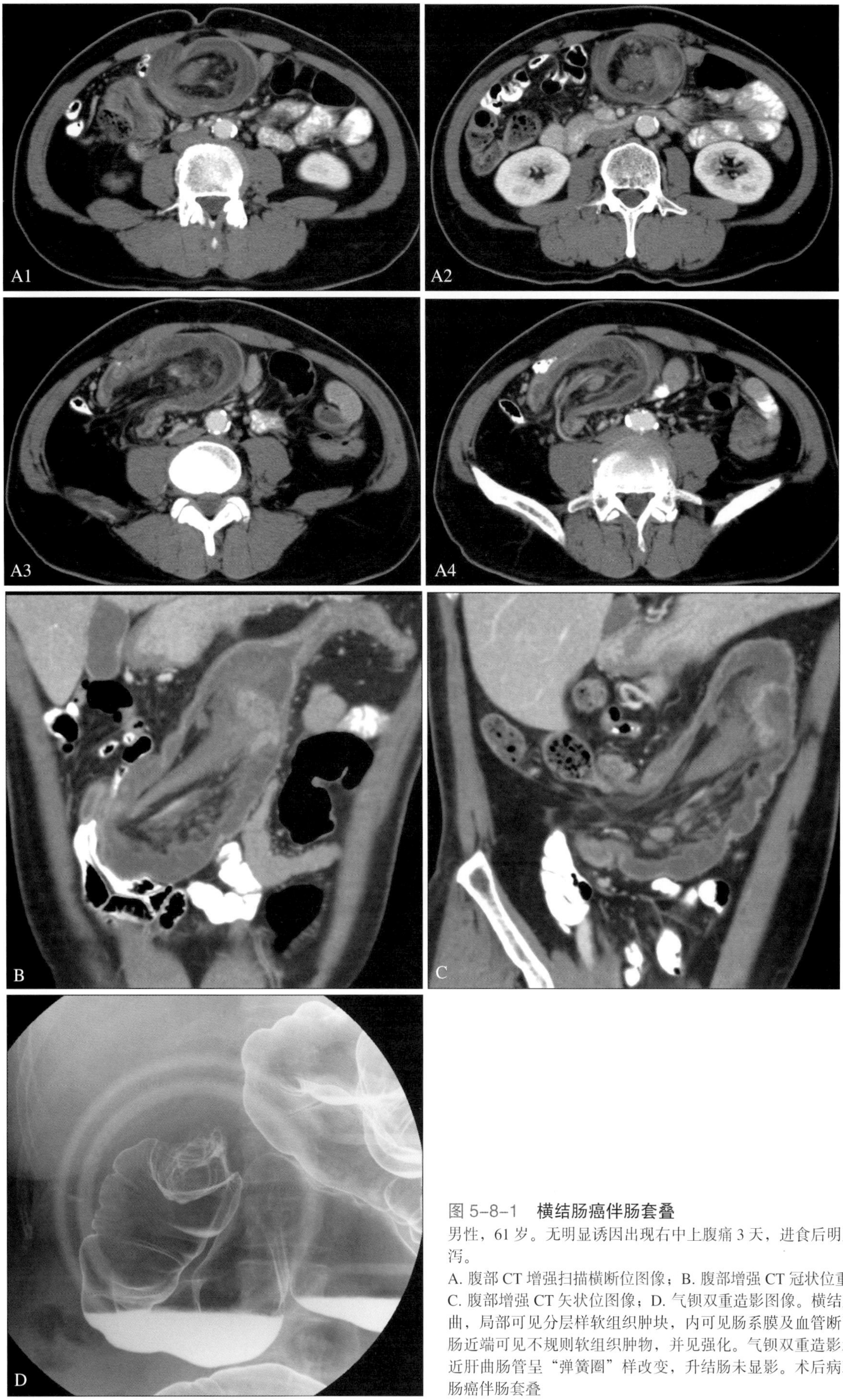

图 5-8-1　横结肠癌伴肠套叠

男性，61 岁。无明显诱因出现右中上腹痛 3 天，进食后明显，伴腹泻。

A. 腹部 CT 增强扫描横断位图像；B. 腹部增强 CT 冠状位重建图像；C. 腹部增强 CT 矢状位图像；D. 气钡双重造影图像。横结肠肠管扭曲，局部可见分层样软组织肿块，内可见肠系膜及血管断面；横结肠近端可见不规则软组织肿物，并见强化。气钡双重造影示横结肠近肝曲肠管呈"弹簧圈"样改变，升结肠未显影。术后病理：横结肠癌伴肠套叠

主要参考文献

[1] 林三仁 . 消化系统疾病电子内镜图谱 . 北京大学医学出版社，2003：153-155.

[2]Ananthakrishnan AN.Clostridium difficile infection: epidemiology, risk factors and management[J].Nat Rev Gastroenterol Hepatol，2011，8(1):17-26.

[3]Davila ML.Neutropenic enterocolitis[J].Curr Opin Gastroenterol，2006，22(1):44-47.

[4]Cronin CG, O'Connor M, Lohan DG.Imaging of the gastrointestinal complications of systemic chemotherapy[J]. Clin Radiol，2009，64(7):724-733. Epub 2009 May 26.

[5]Loddenkemper C.Diagnostic standards in the pathology of inflammatory bowel disease[J].Dig Dis，2009，27(4):576-583. Epub 2009 Nov 4.

[6]Abraham C, Cho JH.Inflammatory bowel disease[J].N Engl J Med，2009，Nov 19;361(21):2066-2078.

[7]Colletti RB, Dubinsky MC, Glickman JN.Differentiating ulcerative colitis from Crohn disease in children and young adults: report of a working group of the North American Society for Pediatric Gastroenterology, Hepatology, and Nutrition and the Crohn's and Colitis Foundation of America[J].J Pediatr Gastroenterol Nutr，2007，44(5):653-674.

[8]Hollerweger A.Colonic diseases: the value of US examination[J].Eur J Radiol，2007，64(2):239-249.

[9]Chung JJ, Semelka RC, Martin DR.Colon diseases: MR evaluation using combined T2-weighted single-shot echo train spin-echo and gadolinium-enhanced spoiled gradient-echo sequences[J].J Magn Reson Imaging，2000，12(2):297-305.

[10]Da Ronch T, Modesto A, Bazzocchi M. Gastrointestinal stromal tumour: spiral computed tomography features and pathologic correlation.Radiol Med. 2006 Aug，111(5):661-673. Epub 2006 Jun 29.

[11]Zhou JL, Qiu HZ, Sun J, et al. The diagnosis and treatment of Colorectal Non-Hodgkin's lymphoma 32 cases.Zhonghua Wai Ke Za Zhi. 2011 Apr 1, 49(4):290-294.

[12] 中国胃肠胰神经内分泌肿瘤病理专家组 . 中国胃肠胰神经内分泌肿瘤病理学诊断共识 . 中华病理学杂志，2011，40（4）：257-262.

[13] 王化冰，王连鹏，等 . 直肠神经内分泌肿瘤的 I 临床病理特点分析 . 中华医学杂志，2010,90（24）：1686-1689.

[14]Thoeni RF, Cello JP.CT imaging of colitis[J].Radiology，2006，240(3):623-638.

[15]O'Malley ME, Wilson SR.US of gastrointestinal tract abnormalities with CT correlation[J].Radiographics，2003，23(1):59-72.

[16]Yu J, Fulcher AS, Turner MA, Halvorsen RA.Helical CT evaluation of acute right lower quadrant pain: part I, common mimics of appendicitis[J].AJR Am J Roentgenol，2005，184(4):1136-1142.

[17]Yu J, Fulcher AS, Turner MA, Halvorsen RA.Helical CT evaluation of acute right lower quadrant pain: part II, uncommon mimics of appendicitis[J].AJR Am J Roentgenol，2005，184(4):1143-1149.

[18]Moyle PL, Kataoka MY, Nakai A.Nonovarian cystic lesions of the pelvis[J].Radiographics，2010，30(4):921-938.

[19]Kim YH, Blake MA, Harisinghani MG.Adult intestinal intussusception: CT appearances and identification of a causative lead point[J].Radiographics，2006；26(3):733-744.

[20]Huang BY, Warshauer DM.Adult intussusception: diagnosis and clinical relevance[J].Radiol Clin North Am，2003，41(6):1137-1151.

（姜 军 薛 梅 赵心明）

肝

6

第 1 节 概 述

一、肝解剖

【肝大体解剖】

- 肝是人体最大的腺体，其重量约占成人体重的 1/50，胎儿和新生儿的肝可达体重的 1/20
- 肝呈楔形，分为左、右、方叶和尾状叶四个叶，有上、下两面和前、后、左、右四缘
- 上面又称膈面，与膈肌接触，下面又称脏面，与腹腔脏器毗邻，脏面有略呈“H”型的两条纵沟和一条横沟，横沟前方为方叶，后方为尾状叶
- 横沟内有门静脉左右支、肝固有动脉左右支、左右肝管、淋巴管和神经出入，称为第一肝门
- 右纵沟前方为胆囊窝，后为下腔静脉窝，前缘斜向肝门，位于右叶与方叶之间；左纵沟略窄，前为肝圆韧带，后为静脉韧带，分别划清左叶与方叶和左叶与尾状叶的界限

【肝内的管道系统】

- Glisson 系统
  - 肝内管道分为两个系统，即 Glisson 系统和肝静脉系统。Glisson 系统包括肝门静脉、肝动脉和肝管，三者一同被包在结缔组织鞘内，在肝内走行及分布基本一致
  - 肝门静脉多由肠系膜上静脉和脾静脉在胰颈部后方汇合形成，在肝门部分成左右支
  - 肝内门静脉系的分支变异约占 20%，最常见的模式有肝门静脉主干分三支（7.8% ~ 10.8%），起源于肝门静脉主干的右后段支（4.7% ~ 5.8%）和起源于肝门静脉左支的右前段支（2.9% ~ 4.3%）
  - 肝门静脉的属支主要有肠系膜上静脉、脾静脉、胃左静脉和肠系膜下静脉，此外还有胃右静脉、胆囊静脉和附脐静脉
  - 上述属支，除胆囊静脉、附脐静脉为数条细小静脉外，主要属支基本与各自的同名动脉伴行
- 肝小叶
  - 肝小叶是具有相似形态和相同功能的基本单位，人类肝约有 50 万个肝小叶，由网状支架分隔形成
  - 每个小叶呈多角棱柱体，约 1mm × 2mm 大小，小叶的中轴贯穿一条静脉为中央静脉，肝细胞以中央静脉为中心呈放射状排列，形成肝细胞索，肝细胞索相互吻合成网，网眼间有窦状隙和血窦，肝细胞间的管状间隙形成毛细胆管
  - 肝小叶是由肝细胞、毛细胆管、血窦和相当于毛细淋巴管的窦周隙（狄氏间隙）所组成
  - 门静脉经多次分支后在汇管区形成小叶间静脉，小叶间静脉的分支进入肝小叶内，其终末支门小静脉扩大成肝血窦
  - 肝小叶内的肝血窦汇集至中央静脉，后者出肝小叶在小叶间汇合，先成为小叶下静脉，最终成为左、中、右肝静脉，分别开口于下腔静脉

- 肝静脉系统
  - 肝静脉系统起自于小叶中央静脉，逐级汇合成段间静脉、叶间静脉，最后汇合成肝左、中、右静脉，在腔静脉沟的上端注入下腔静脉，称“第二肝门”
  - 腔静脉沟下部的左、前和右壁可见多支肝小静脉汇入，称为“第三肝门”，一般有2～15支，可多达30支，收集尾状叶及部分右叶上段的回流血液，特殊的静脉引流使得尾状叶在肝发生弥漫性疾病时常有独特的影像学表现
- 肝的淋巴引流
  - 肝的淋巴起自肝小叶间的组织间隙，淋巴管同小叶间动、静脉和小叶间胆管并行，淋巴集合管分浅、深两系，两系间交通充分
  - 浅淋巴管行于肝的浆膜下结缔组织中，形成淋巴管网，向胸骨旁、第一肝门、贲门旁和腹腔淋巴结四个方向引流
  - 深淋巴管联合成上行干和下行干
    - 上行干伴随肝静脉各级属支走行，沿下腔静脉引流至膈淋巴结中组
    - 下行干伴门静脉支走行，出第一肝门，终止于肝淋巴结，一小部分则经小网膜内行向左侧，达胃左淋巴结
  - 熟悉肝的淋巴引流途径将有助于理解肝细胞癌上腹部转移的解剖分布特征

【分叶和分段】

- Couinaud根据肝内门静脉和肝静脉的分布范围，将肝分为八段，门静脉分支分布于肝段内，肝静脉位于肝段间
- 以肝中静脉所在纵行平面将肝分为左右半肝，以肝左静脉为界将左半肝纵行分为左内与左外叶，左内叶即传统定义的方叶
- 以门静脉左支为界将左外叶分为上下两段；以肝右静脉纵向、门静脉右支横向将肝右叶分为上下前后四段，肝尾叶为单独的一段，即S1为尾状叶，S2为左外叶上段，S3为左外叶下段，S4为左内叶，S5为右前叶下段，S6为右后叶下段，S7为右后叶上段，S8为右前叶上段

【韧带和间隙】

- 肝表面被覆一层结缔组织膜，大部分外面还被浆膜、即脏腹膜覆盖
- 腹膜皱折形成肝周韧带，共有8条，包括膈面的左、右冠状韧带，左、右三角韧带及镰状韧带，以及脏面的肝十二指肠韧带、肝胃韧带和肝圆韧带
- 肝圆韧带是脐静脉闭锁后形成的纤维索，自脐移行至脐切迹，经镰状韧带游离缘的两层腹膜之间到达门静脉左干的囊部与静脉韧带相连
- 镰状韧带将肝的膈面分为右大左小两部分，是左叶间裂在肝表面的标志，韧带下端与脐切迹和静脉韧带相连，上端向后上方延伸与冠状韧带相移行
- 左右冠状韧带的前后叶向外侧延伸，分别汇合成左右三角韧带，左三角韧带内往往有血管和迷走胆管
- 右冠状韧带的中央部分为第二肝门，即左、中、右肝静脉的下腔静脉入口处
- 右冠状韧带的前后两叶之间有较大的间隙为裸区，位于下腔静脉右侧的肝右叶后上缘，该处肝组织直接借结缔组织与膈肌相连，没有腹膜覆盖，故称裸区
- 裸区与膈之间称膈下腹膜外间隙，此处的肝肿瘤可从膈动脉获得血供；若肿瘤突破肝裸区向肝肾间隙生长，肾上腺动脉也为其提供血供；胆囊床、第一肝门、下腔静脉周围也缺乏腹膜覆盖
- 肝上间隙：借左三角韧带和镰状韧带分为右肝上间隙和左肝上间隙；右肝上间隙又被冠状韧带分为右肝上前间隙和右肝上后间隙，其中右肝上后间隙为脓液最易积存处
- 肝下间隙：肝下间隙被肝圆韧带及与其相连的部分镰状韧带分为左、右肝下间隙，右肝下间隙是仰卧位时腹腔的最低点，因其下缘为右肾，故又称肝肾隐窝（Hepato-renal pouch）左肝下间隙又被小网膜和胃分为左肝下前间隙和左肝下后间隙，后者又称小网膜囊
- 上述任何一个间隙发生脓肿时，均称膈下脓肿，其中以右肝上、下间隙脓肿较为多见，膈下腹膜外间隙常为肝穿刺行肝内胆管造影术进针的部位
- 小网膜囊的左侧部为肝胃韧带，右侧为肝十二指肠韧带，在解剖上划分为上隐窝、前庭、下隐窝和脾肾窝4个区域，前庭位于肝尾叶下

方、十二指肠球的左上方、胰头前方，前庭向上延伸部分即上隐窝，位于肝尾叶周围，由前庭往左下延伸的区域为下隐窝，下隐窝左上区是脾肾窝，为网膜囊最左侧部分

- 网膜孔（winslow 孔）是其唯一的对外通道，网膜囊与大腹腔之间借网膜孔相互沟通

二、检查方法

【X 线检查】

- 腹部平片
  - 可摄立位腹平片及仰卧、侧卧位腹片，显示肝轮廓大小和密度的改变，以及肺组织和膈肌与肝的关系，但应用价值有限，尤其是超声和其他检查方法普及的今天
  - 肝为一密度均匀的软组织影，位于上腹部，大部分偏右侧，近似三角形上界为右膈肌，下界在右半结肠充气情况下可衬托出形态呈平直状或略内凹；右下角尖锐而清晰，下方与腹脂线紧邻；肝左叶界限不清；偶尔在胃泡气体的衬托下显出其边缘
- 血管造影
  - 肝血管造影是诊断肝肿块病变和门脉高压症的重要方法，随着介入放射学的飞速发展，肝血管造影也日益应用广泛
  - 肝动脉造影：采用 Seldinger 技术，经皮穿刺股动脉，将导管尖端送进肝总动脉或肝固有动脉造影
  - 肝动脉表现为肝实质内树枝状分布的血管影，自肝门向外周逐渐变细，走行弯曲、自然，边缘光滑整齐；毛细血管期可显示肝窦，呈均匀性密度增高影，称为肝象；门静脉期：门静脉显影，可再现毛细血管期
  - 将导管插至脾动脉或肠系膜上动脉注入造影剂，经门静脉回流至肝显影是为门静脉造影，门静脉主干约位于第 1、2 腰椎平面，与人体中线形成 10° ~ 50° 角，宽度约 7 ~ 15mm，平均 13mm；肝内分支呈树支状，可直达肝外缘，因门静脉血流量大于肝动脉，故而实质期肝密度较动脉造影更高

【超声检查】

- 血管造影超声检查对实质脏器病变灵敏度高，对人体组织影响小，且费用低廉，因此广泛用于临床，是肝疾病首选的影像学手段
- 检查无需特殊准备，需要观察胆系者当日空腹即可，患者仰卧，探头经右侧肋间、右肋缘下、正中剑突下行复合矢状、横断、纵断、斜切面扫描，从各种断面显示肝
- 彩色多普勒血流显像可观察肝内血管
- 超声检查对实质脏器病变灵敏度高，对人体组织影响小，且费用低廉，因此广泛用于临床，是肝疾病首选的影像学手段

【CT 检查】

- 目前广泛应用的多排探测器 CT（multidetector CT）能在一次屏气内完成整个腹部扫描（20 秒以内），最大程度消除了呼吸等移动伪影，避免间断扫描引起的层面遗漏现象，还可以把握静脉注射造影剂后的扫描时机，满意地显示肝及其病变不同时期的增强效应
- 平扫
  - 扫描前常规口服 1% ~ 1.5% 的泛影葡胺 500 ~ 800ml，以便更好地显示胃肠道
  - 扫描范围自膈顶达肝下缘
  - 根据需要及设备情况，扫描层厚可用 3 ~ 10mm
- 增强扫描：平扫 CT 发现异常征象，或者其他检查发现肝内占位病变，可进行增强扫描以确定病变的性质、范围，与血管和肝内胆管的关系
  - 多时相增强扫描
    - 肝由门静脉和肝动脉双重供血，其中门静脉供血约占 75%，肝动脉约占 25%
    - 静脉团注对比剂后，20 ~ 30s 为肝动脉优势期；70s 为门静脉优势期；100 ~ 120s 时为平衡期
    - 需要对比剂的总量为 2ml/ kg 体重，注射速度应以 3 ~ 5ml/ s 为宜，才能保证较好的强化程度
  - CT 血管造影
    - 动脉造影 CT（CTA）
    - 门脉造影 CT（CTAP）
      - 将导管置于肝固有动脉内，注射造影剂后进行 CT 扫描，称为 CTA
      - 将导管至于肠系膜上动脉内注入造影剂，经过肠系膜循环，约 40 秒后大量

含有造影剂的血液回流入门静脉进入肝时扫描，称为CTAP
- 与多时相CT相比，CTA及CTAP更能准确显示病变的数目、供血特点及与肝的对比关系
- 三维重建：能对肝疾病及血管作出准确的综合评价
  - 多平面重建
    - 可以任意层厚重建肝横断、冠状、矢状面图像，也可以任意角度进行斜位和曲面重建，弥补了既往只能进行横断面重建的缺点
  - CT血管成像（CT angiography）
    - 由于肝动脉分支细小，因此重建肝动脉宜采用薄层扫描，一般可选0.6～1.0mm；重建门脉则可选择1～2.5mm
    - 扫描的时间与多时相增强CT相似，也可进行Test bolus小剂量试验，根据时间-密度曲线决定最佳扫描时间
  - CT胆管成像（CT cholangiography）
    - 可分为阳性造影和阴性造影两种方式
    - 阳性造影是利用经胆道排泄的阳性造影剂，使胆管内密度升高，然后利用三维重建方法重建胆管，包括静脉胆道增强法及口服法两种；对于严重胆道梗阻病人，由于胆管上皮细胞受损，排泌功能下降，因此成像满意度较低
    - 阴性法胆管成像是利用低密度胆胰管与肝胰实质增强后存在密度差，以多维成像（MinIP、多平面重建、表面遮盖显示等）方式，达到显示胆胰管的目的，目前此方法应用较为广泛
- 肝灌注成像
  - CT灌注成像技术可以获得组织微循环血流动力学的信息，使CT功能成像成为可能

【MRI检查】
- 普通扫描
  - 肝MR平扫常进行轴位和冠状位扫描，扫描范围从膈顶至肝下缘，常规扫描需包括T1WI和T2WI等序列
  - 传统的自旋回波（Spin Echo，SE）是肝MR检查的常规序列，但成像时间长，易受呼吸、心脏搏动和胃肠蠕动等生理活动的影响，图像伪影多
  - 目前T1WI多采用各种GRE序列，T2WI采用FSE合并脂肪抑制技术
  - 其他的快速成像技术，如半数采集单次激发快速自旋回波（half acquisition single-shot turbo spin echo，HASTE）和平面回波成像（echo planar imaging，EPI）等序列也正在引起广泛关注
- 动态增强检查
  - 肝的MR动态增强一般采用Gd-DTPA作为造影剂，扫描前先进行常规的T1WI和T2WI平扫，然后进行动脉期、门脉期和平衡期的多回合扫描，有时需增加延迟扫描
  - 由于MR检查具有组织特异性好和对比剂团注效果佳的优点，因此MR动态增强扫描延迟时间较CT增强扫描短，动脉期为注射对比剂后5～10s，门脉期为45～60s，平衡期为90～120s，延迟扫描可在注射造影剂后3～5min
- MR胰胆管成像（magnetic resonance cholangiopancreatography，MRCP）
  - 胆胰管内的液体成分与纯水相似，在T2WI图像上呈极高信号，是一种天然对比剂，利用重T2WI成像技术抑制其他脏器的信号，仅显示含液的胰胆管内腔
- 磁共振血管成像（magnetic resonance angiography，MRA）
  - 利用磁共振技术进行肝血管重建成像
  - 常用的成像方法包括时间飞跃法、相位对比法及对比增强法等
  - 三维对比增强MRA是目前广为使用的成像技术，可以包括整个门静脉系统（包括门静脉、脾静脉、肠系膜上静脉、肠系膜下静脉）及典型的侧支循环通路
  - 常用的序列包括3D FLASH、SPGR以及FISP等等
- 脂肪抑制技术
  - 脂肪抑制技术可以有效抑制皮下和腹腔内的脂肪高信号、消除正常肝、脂肪肝及肝硬化等病变的肝内脂肪信号，提高信噪比（SNR）和病灶的对比度噪声比（CNR）
  - 常用的脂肪抑制技术主要有频率选择脂肪抑制（frequency selective fat suppression）和化

学位移成像（chemical shift imaging，CSI）

- 水分子扩散加权成像（DWI）
  - 可以无创性检测活体组织内水分子布朗运动的水平，提高病变的检出率，并可提供鉴别诊断信息，还可用于磁共振的功能成像
- 磁共振波谱
  - 磁共振波谱（magnetic resonance spectroscopy，MRS）是迄今为止唯一能无损伤性研究活体肝代谢、生化变化及化合物定量分析的方法
  - 目前用于肝波谱研究的原子核包括 ^{1}H、^{31}P、^{13}C、^{23}Na、^{19}F 等

三、正常影像学表现

【正常表现】

- 肝段解剖
  - 第一肝门以上顺时针：7、8、4、2；第一肝门以下顺时针：6、5、4、3；第 1 段（尾状叶）
  - 正中裂
    - 左右叶分界线，分开 S4 与 S5+8，该切面与水平面形成一开口向左的 75° 夹角，其解剖投影在肝门上部为肝中静脉长轴与下腔静脉左前壁连线，下部为胆囊窝中点与下腔静脉左前壁的连线
  - 左叶间裂
    - 分开 S4 与 S2 + 3，上部为左叶间静脉长轴或中点与下腔静脉左前壁的连线，中部为门静脉左支脐部的长轴，下部为肝圆韧带裂
  - 左段间裂
    - 依肝左静脉长轴及其段间支来确定左段间裂，分开 S2 和 S3，S2 较小，靠后，位于后上方，S3 较大，位于前下方
  - 右叶间裂
    - 肝右静脉长轴与下腔静脉左前壁的连线，分开 S5 + 8 和 S6 + 7，右后下静脉不能作为分段依据
  - 右段间裂
    - 是划分 S6 和 S7 以及 S5 和 S8 的界面，其解剖标志为门静脉呈三叉型的水平面

【肝影像学分析】

- CT 图像
  - 形态、密度改变
    - 肝大多数病变平扫时呈低密度，少数为等密度，可单发或多发，CT 值介于水和正常肝组织之间，良性者边界清楚整齐，恶性者模糊不清
    - 低密度中可有更低密度病灶，多为坏死或脓肿的液性成分；低密度灶也可出现高密度，为内部的出血或钙化；胆道扩张为分支状低密度影；肝弥漫性密度减低，多为脂类沉积所致
    - 每克肝组织中增加 1mg 三酰甘油，CT 值可下降 1.6Hu
    - 正常肝 CT 值比脾高 6 ~ 12Hu，同脾密度做比较，是诊断肝弥漫性密度减低的常用方法
  - 高密度改变
    - 原发或继发血色素沉着症、肝包虫、结核性肉芽肿、海绵状血管瘤
  - 淋巴结肿大
    - 血管间隙内的结节影或块状影，呈软组织密度
  - 腹水
    - 环绕肝周围的低密度带状影，CT 值高于或近似水
  - 造影增强改变
    - 根据肿瘤的血供和强化特点可分为富血管性、少血管性、血管性病变以及无血管结构
      - 富血管性肿瘤：动脉期可见明显增强效应，常见于肝癌、FNH，以及某些血运丰富的转移瘤；血管性疾病：大部分表现结节状强化，或迅速高密度增强，见于海绵状血管瘤，动静脉瘘等
      - 少血管性肿瘤：血运相对不丰富的肿瘤，始终呈低密度强化，如胆管癌，儿童型肝癌
      - 无血管结构：病变内部没有血管，增强扫描时也没有增强效应，常见于囊肿、液化坏死区
- MR 图像分析
  - 肝含有丰富的蛋白质，自由水含量较少，

因此 T1 值较短，T1WI 上肝信号高于脾和肌肉

- 脾的 T2 值比肝长，T2WI 上信号高于肝由于脾组织同肝内病灶，尤其是原发性肝癌的信号相仿，所以脾可作为判断肝内肿瘤信号强度的粗略参考
- 平扫发现病变难以确定性质时可以进行对比增强检查
- 常用的对比剂为 Gd-DTPA，可以进行多期扫描，获得肝实质增强各时相的图像
- 肝的磁共振造影剂可分为三大类
  - 非特异性细胞外间隙造影剂，其作用方式与 CT 检查的碘造影剂相似，以 Gd-DTPA 为代表
  - 肝胆特异性造影剂，以 Mn-DPDP 为代表，被肝细胞特异性摄取，随后通过胆道系统排出体外；还包括通过肾和肝胆双重途径排泄的肝胆特异性造影剂，以 Gd-BOPTA 和 Gd EOB-DTPA 为代表
  - 被肝巨噬细胞（Kupffer 细胞）特异性摄取的铁氧化物颗粒造影剂，又称 SPIO，由于其特殊的顺磁性效应，在 T2WI 成像序列上肝实质信号降低，而不含 Kupffer 细胞或 Kupffer 细胞数量减少、功能低下的肿瘤组织则信号不变，从而形成肿瘤与肝组织间的对比增强，有助于定性诊断

第 2 节 肝先天异常

一、先天性肝段缺如

【概念与概述】

先天性肝叶、段缺如（congenital absence of hepatic lobes/segments），一种少见先天性发育异常，指由于非手术及疾病所致的肝组织缺如

【病理与病因】

一般特征

- 病因
  - 肝右叶缺如可能由于门静脉右支发育异常或者原始膈肌与原始肝发育过程中信号传导异常所致
  - 肝左叶缺如由于静脉导管闭合时间的延长
- 流行病学
  - 少见，肝左叶缺如比肝右叶缺如略常见

大体病理及手术所见

- 残肝异常增大
- 胆囊异位
- 静脉韧带裂轴位变化

【临床表现】

表现

- 往往经过影像学检查偶然发现，可伴随相关症状：胆道疾病、门静脉高压及胃扭转

【影像表现】

概述

- 最佳诊断依据：肝叶、段相应的肝静脉、门静脉及肝内胆管的缺如
- 按部位分类：肝右前叶缺如（肝 S5、8 段），肝右后叶缺如（肝 S6、7 段），肝左外叶缺如（肝 S2、3 段），肝左内叶缺如（肝 S4 段），肝尾状叶缺如（肝 S2 段）
- 肝叶、段缺如导致残肝的代偿性肥大
- 伴肝形态严重改变，胆囊异位

CT 表现

- 肝右叶缺如：指肝中间裂及右肝组织缺如
  - 肝右静脉、门静脉右支及右肝管的缺如
  - 胆囊可位于肝上、肝下及膈下
  - 结肠异位，右肾位置高及“U”形胃
  - 下腔静脉与肝左叶表面直接接触
- 肝左叶缺如：指肝中间裂及左肝组织缺如
  - 镰状韧带未见显示
  - 胃、结肠脾曲向上或向右移位，结肠肝曲低平
  - 十二指肠球位置高，“U”形胃

血管造影

- 肝叶、段相应的肝静脉、门静脉缺如

胆道造影

- 肝叶、段相应肝内胆管未见显影

推荐影像学检查

- 最佳检查方法：增强 CT

诊断与鉴别诊断要点

- 诊断时首先需要排除肝硬化，胆管阻塞继发性肝组织萎缩
- 是否有肝手术史及创伤史等情况

重点推荐文献

[1] 鲍海华，马立公．先天性肝右叶缺如的 CT 诊断（附 2 例报告）．实用放射学杂志［J］，2003，19（3）：288.

[2] 蓝健君，邹孟群，黎坤境．肝左叶缺如的临床与影像表现．罕少疾病杂志［J］，2004，11（5）：26-27.

[3] Chou CK，Mak CW，Lin MB，et al.CT of agenesis and atrophy of the right hepatic lobe.Abdom Imaging［J］，1998，23（6）：603-607.

[4] Sato N，Kawakami K，Matsumoto S，et al.Agenesis of the right lobe of the liver：report of a case.Surg Today［J］，1998，28（6）：643-646.

[5] Gathwala G，Sen J.Agenesis of the right lobe of liver. Indian J Pediatr［J］，2003，70（2）：183-184.

典型病例

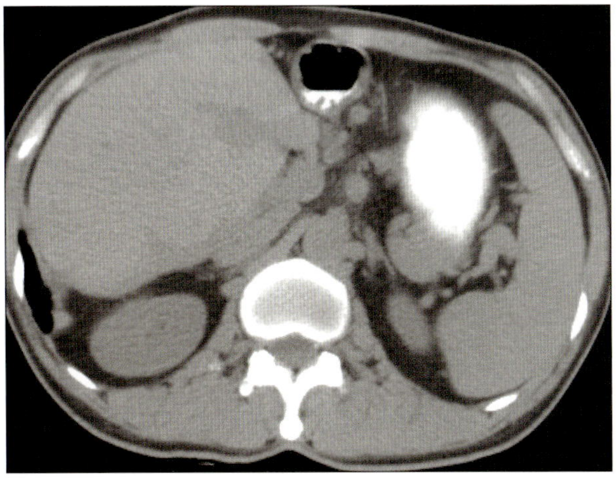

图 6-2-1　肝左外叶缺如
CT 平扫图像示肝左外叶（S2、3 段）缺如

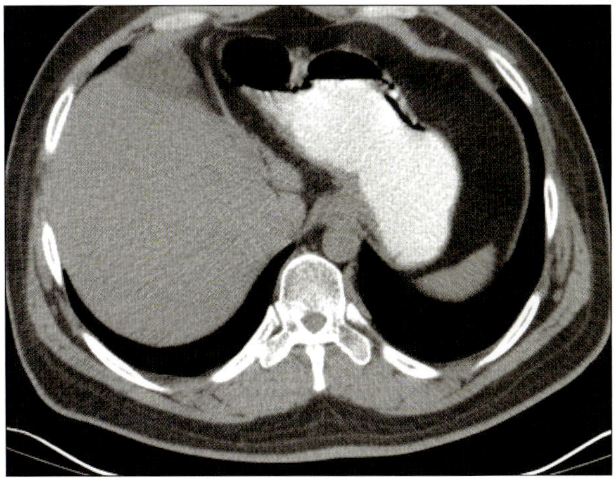

图 6-2-2　肝左叶缺如
CT 平扫图像示肝左叶缺如

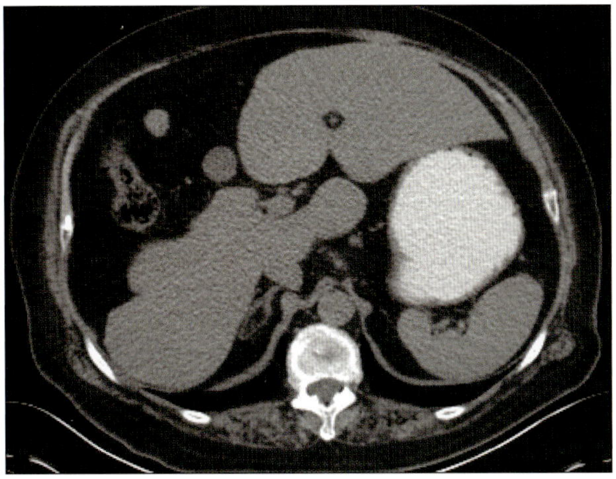

图 6-2-3　肝右叶缺如
CT 平扫图像示肝右叶（以肝左外叶为主）缺如

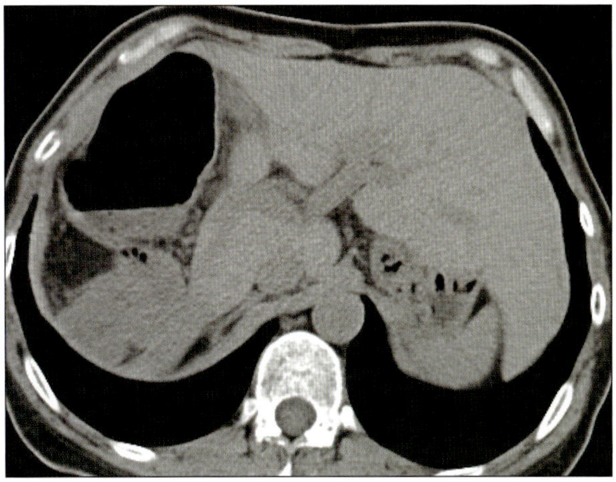

图 6-2-4　肝右叶缺如
CT 平扫图像示肝右叶（肝右叶大部分）缺如

二、先天性肝纤维化

【概念与概述】

先天性肝纤维化（congenital hepatic fibrosis），一种导致肝组织不同程度纤维化合并肝、肾囊性改变的先天性遗传疾病

【病理与病因】

一般特征

- 一般发病机制
  - 肝增大质地变硬，肝汇管区面积增宽，门静脉分支减少、闭塞或狭窄，周围纤维组织增生；肝内胆管扩张和增生，扩张胆管覆以正常的柱状上皮细胞；肝细胞和肝小叶结构正常，无肝细胞坏死及再生
  - 分为胎儿型（常见），成人型（少见）
- 遗传学
  - 常染色体遗传，与位于染色体 6P 的基因有关
- 流行病学
  - 本病从新生儿到成人均可发病，有关流行病学资料尚缺乏详尽报道
- 相关异常
  - 常染色体隐性遗传多囊肾（autosomal recessive polycystic kidney disease，ARPKD），少见常染色体显性遗传多囊肾（autosomal dominant polycystic kidney disease，ADPKD）
  - 髓质海绵肾，少年肾结核
  - Caroli 病，阴道闭锁，结节性硬化症
  - Meckel-Gruber 综合征

大体病理及手术所见

- 肝体积正常，或增大伴分叶状
- 胆管囊状扩张

显微镜下特征

- 汇管区纤维化，胆管非阻塞性扩张

【临床表现】

表现

- 最常见的体征 / 症状
  - 轻度先天性肝纤维化：无症状
  - 中、重度先天性肝纤维化
    - 门静脉高压，肝、脾大，曲张静脉出血
- 临床概况
  - 先天性肝纤维化的临床表现随年龄及肝衰竭程度不同而不同
  - 少年患者通常具有门脉高压
- 实验室检查
  - 肝功能正常
  - 伴或不伴有白细胞减少，血小板减少，由于脾功能亢进所致贫血
- 诊断
  - 肝功能正常，需通过肝活检确诊
  - 肝脾大，多囊肝，多囊肾

疾病人群分布

- 男女发病率相等，常发生于 5 ~ 13 岁

自然病史与预后

- 汇管区纤维化伴或不伴有肝内胆管扩张是先天性肝纤维化的主要特征，随发病年龄及严重程度的不同临床表现各异
- 并发症
  - 胆管炎、梗阻及败血症
  - 高血压、血管曲张
- 预后
  - 早期干预可以让疾病缓慢进展或停滞，生活期望及质量得到提高
  - 经过童年的患者，相对预后好，可以生存至中年期

治疗

- 根据疾病严重程度不同采用不同的治疗方法
  - 轻度先天性肝纤维化（无症状）：不需要治疗
  - 中、重度先天性肝纤维化
    - 曲张血管硬化治疗
    - 门脉系统分流
    - 肝移植
  - 脾亢进：脾切除

【影像表现】

概述

- 最佳诊断依据：胆管囊状扩张
- 肝左、右叶均可发生，胆管扩张的程度随肝衰竭的程度而变化
- 其他
  - 常染色体隐性遗传多囊肾多见
  - 常染色体隐性遗传多囊肾的 2 个常见特征
    - 肾：肾集合管扩张
    - 肝：先天性肝纤维化（胆管扩张，肝门静脉增宽），多囊肝
  - 轻度先天性肝纤维化可伴严重肾衰竭，严

重先天性肝纤维化可伴轻度肾衰竭
- 所有常染色体隐性遗传多囊肾患者在肝活检中均发现先天性肝纤维化，先天性肝纤维化患者不一定伴有常染色体隐性遗传多囊肾
- 先天性肝纤维化变异
  - 错构瘤、多囊肝、Calori 病

造影

- ERCP 可见肝内胆管扩张

CT 表现

- 轻度先天性肝纤维化
  - 肝可表现为正常
- 中、重度先天性肝纤维化
  - 胆管扩张：规则或不规则
  - 肝体积增大，脾大
  - 血管曲张，肝动脉增多、增粗
  - 可能会产生血管过多性良性再生结节
- 相关肝、肾多囊性病变
  - 多囊肝、多囊肾
  - 增强 CT 扫描无强化

MR 表现

- MRC（MR cholangiography，MR 胆管成像）
  - 肝内胆管扩张（部分呈囊状）
- 肝、肾多囊性病变
  - T1WI：低信号
  - T2WI：高信号
  - T1 增强：无强化
  - 重 T2WI：信号增高

超声表现

- 实时动态检查
  - 中、重度先天性肝纤维化
    - 胆道：中、重度扩张
    - 肝、脾：增大
    - 脾静脉、肝门静脉：增粗
  - 肝、肾多囊性病变
    - 单纯成分表现为无回声病变，壁光滑或探测不到壁
    - 复杂成分表现为分隔，内部回声不均，壁厚
- 彩色多普勒
  - 肝门静脉及脾静脉侧支循环

推荐影像学检查

- 最佳检查方法：高分辨率 CT 或者 MR 胆管成像

【鉴别诊断】

单纯多囊性肝疾病

- 不合并有先天性肝纤维化的常染色体显性遗传多囊肝（autosomal dominant polycystic liver disease，ADPLD）

原发性硬化性胆管炎

- 肝内、外胆管不规则狭窄及扩张
- 常导致肝硬化
- 经常伴有炎性肠病

Caroli 病

- 单纯型：不伴有汇管区纤维化的胆管囊状扩张
- 汇管区型表现为胆管扩展，多囊病变及汇管区纤维化，与先天性肝纤维化无法区别
- 增强 CT 表现为扩张胆管对应汇管区根部的小点状强化，可借此鉴别

胆道错构瘤

- 少见的胆管先天性异常病变
- 位置：被膜下或实质内
- 分布在肝左、右叶大量的结节
- 诊断：活检

诊断与鉴别诊断要点

- 高分辨率螺旋 CT 或 MR 胆道成像检查是首选
- 儿童出现胆管扩张、肝门部血管增粗及肝、肾多囊性病变可以诊断为先天性肝纤维化
- 先天性肝纤维化，多囊肝、肾，Calori 病及胆管错构瘤可单独发病，也可以任何两种病同时存在

重点推荐文献

[1] 陈婧，何卫平，胡瑾华，等．先天性肝纤维化——附12例临床分析．肝［J］，2009，14（1）：14-16.
[2] Akhan O，Karaosmanoglu AD，Ergen B.Imaging findings in congenital hepatic fibrosis. Eur J Radiol［J］，2007，61（1）：18-24.
[3] Wang YD，Shao WG，Zhao CY.［Congenital hepatic fibrosis with Caroli's disease：report of three cases］. Zhonghua Gan Zang Bing Za Zhi［J］，2009，17（8）：634-635.
[4] Kanaheswari Y，Hamzaini AH，Wong SW.Congenital hepatic fibrosis in a child with autosomal dominant polycystic kidney disease.Med J Malaysia［J］，2008，63（3）：251-253.
[5] O'Brien K，Font-Montgomery E，Lukose L，et al.Congenital hepatic fibrosis and portal hypertension in autosomal dominant polycystic kidney disease.J Pediatr Gastroenterol Nutr［J］，2012，54（1）：83-89.

典型病例

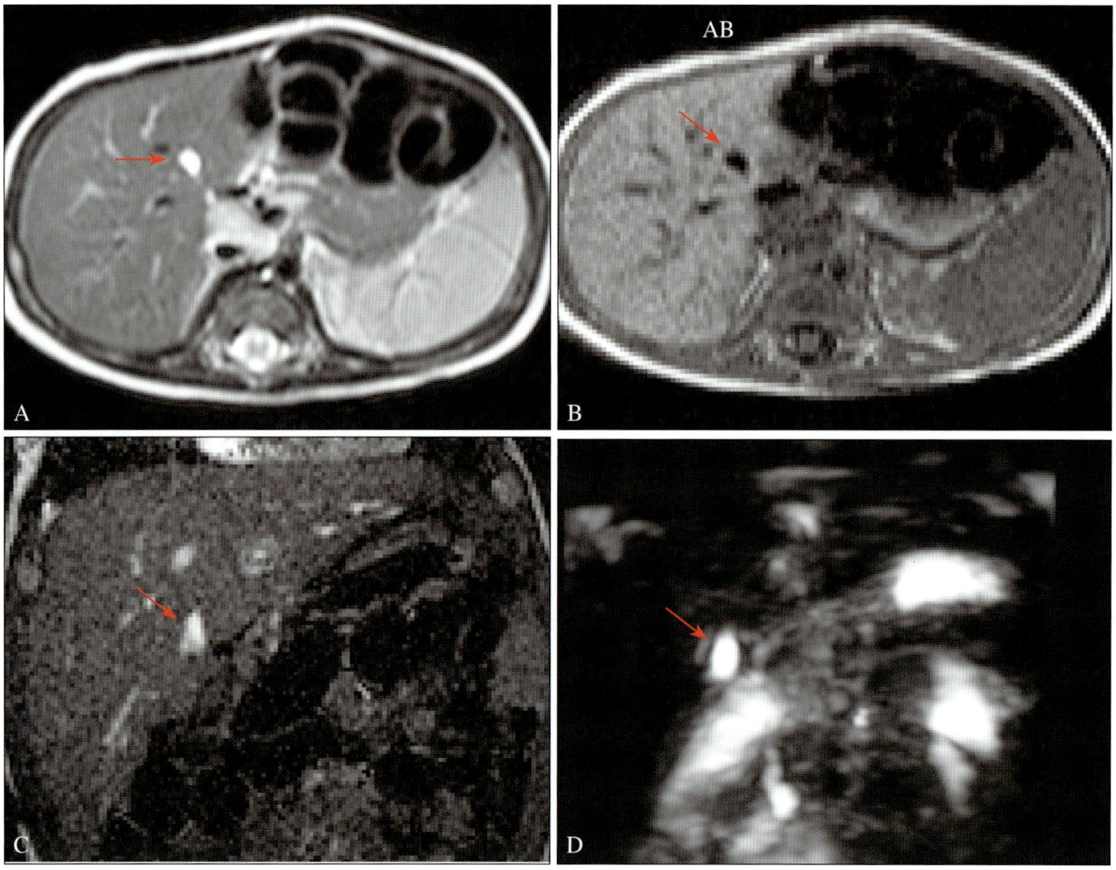

图 6-2-5　先天性肝纤维化
A．T1WI；B．T2WI；C．冠状位T2WI；D．MIP图中所示肝内可见小囊状胆管扩张影（箭头），呈T1低T2高信号影，同时伴随脾大，经手术病理证实为先天性肝纤维化

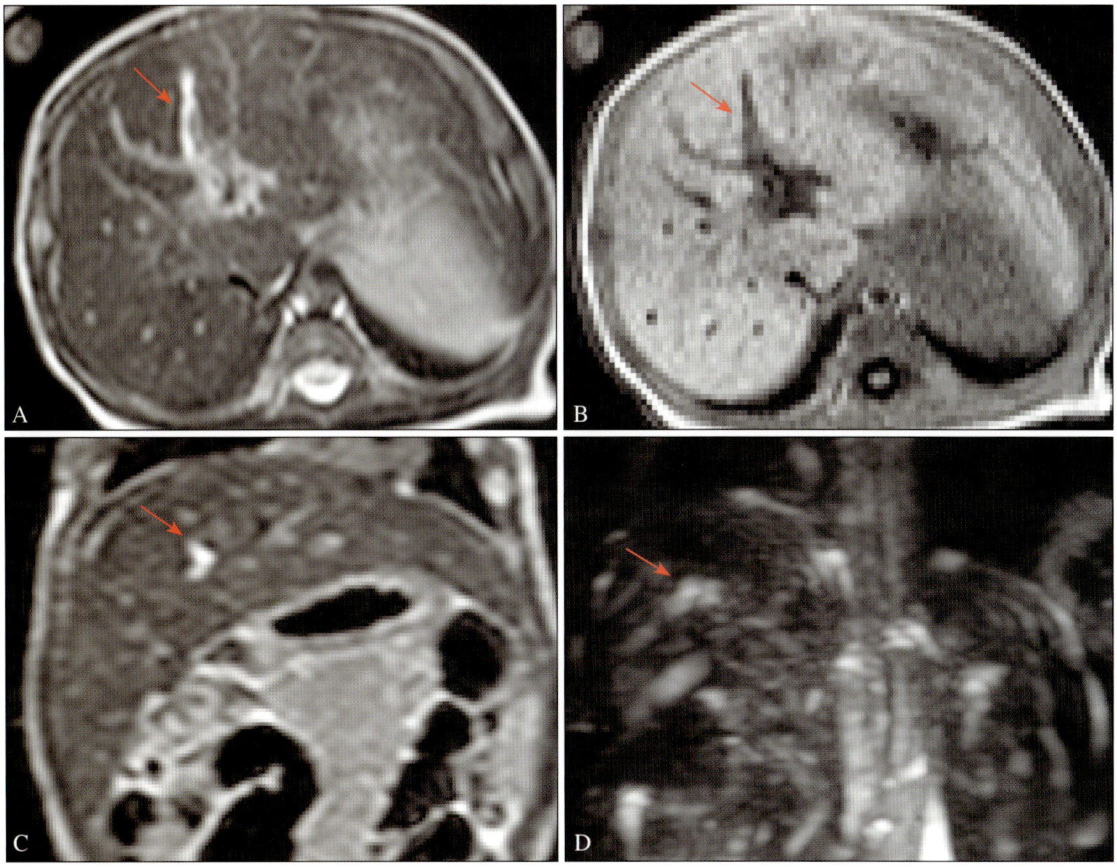

图 6-2-6　先天性肝纤维化

A. T1WI；B. T2WI；C. 冠状位 T2WI；D. MIP 图中所示肝内可见条状胆管扩张影（箭头），呈 T 1 低 T 2 高信号影，同时伴随脾大，经手术病理证实为先天性肝纤维化

三、常染色体显性遗传多囊性疾病

【概念与概述】

常染色体显性遗传多囊性肝疾病（autosomal dominant polycystic liver disease，ADPLD），一种少见的由于胚胎导管板发育异常所致肝、胆道病变的遗传性肝内多囊性疾病

【病理与病因】

一般特征

- 一般发病机制
  - 单纯囊肿或胆管囊肿
- 遗传学
  - 常染色体显性遗传
  - 肝、肾同时发生多囊性病变提示对应的共同基因表达异常；独立性多囊性肝病也可由于单独的基因异常所致，而与多囊肾没有关系
- 病因学
  - 肝内小胆管的导管板发育异常
- 流行病学
  - ADPKD 患者中有 30% ~ 40% 合并有 ADPLD，ADPLD 患者中有 70% 合并有 ADPKD
  - 由于纤维化及囊性病变的不同程度的表达，很难准确了解 ADPLD 的发病率
- 相关异常改变
  - 胆管错构瘤
  - 先天性肝纤维化
  - 往往与多囊肾同时存在

大体病理及手术所见

- 肝形态异常，呈多囊状改变
- 囊肿周围肝组织通常含有胆管错构瘤及纤维组织

显微镜下特征

- 具有完整的囊壁，由单层立方及扁平上皮构成

【临床表现】

表现

- 最常见的体征 / 症状
  - 无症状，腹部钝痛，腹胀，呼吸困难，恶病质
  - 肝大
- 临床概况
  - 肝内胆管受压
  - 肝静脉受压及小肝静脉血栓形成导致肝静脉流出受阻
  - 腹水，门脉高压（由于囊肿导致门静脉受压及纤维化）
- 实验室检查表现为肝功能正常

疾病人群分布

- 年龄：发病于成年人
- 性别：女性发病率稍高于男性

自然病史与预后

- 肝体积逐渐增大
- 可进展为肝衰竭及 Budd-Chiari 综合征
- 并发症：囊肿出血，破裂，感染
- 预后
  - 手术治疗导致高死亡率，远期疗效也不及早期干预
  - 异体肝移植具有一定长期的疗效，但是不会降低死亡率

治疗

- 多种方法可选，往往风险高，并且并发症多
  - 单纯穿刺术，囊肿开窗术，囊肿开窗术 + 切除术
  - 全肝切除及异体肝移植：适用于严重 ADPLD
  - 超声引导下经皮穿刺抽吸术，大量囊肿穿刺及酒精硬化治疗伴有高风险
  - 联合肝衰竭、肾移植：对于合并肾囊肿并导致肾功能不全的患者
    - 1 年生存率：大部分症状得到减轻，生活质量改善

【影像表现】

概述

- 最佳诊断依据：肝内多发大小不等囊肿
- 部位：散发，弥漫性
- 大小：囊肿大小不等，可小于 1mm，也可大于 12cm
- 主要特点
  - 大量大小不等囊肿同时并伴有纤维化
    - 圆形或椭圆形，壁薄、光滑，囊内无结构

造影

- ERCP：囊肿与胆道不相通

CT 表现

- 平扫 CT
  - 大量的均质的低密度囊性病变
    - 囊肿密度往往比水高：囊肿内出血，感染
    - 囊壁往往可见高密度影：陈旧性出血所致
- 增强 CT
  - 囊壁及内容无强化
  - 合并感染或出血的囊肿可以伴有分隔及小碎片成分，类似囊壁强化
  - 囊内可见液平面

MR 表现

- T1WI：较低信号
- T2WI：均匀高信号，注意囊内出血
- T1C+：无强化（采用 Gadolinium 增强剂）
- MRC：囊肿与肝内胆管不相通

超声表现

- 实时动态检查
  - 无回声包块，壁薄、光滑，大部分没有分隔及壁结节

核医学表现

- ^{99m}Tc 亚氨乙酰乙酸（DISIDA）显像：可以区分 Caroli 病及多囊性肝病
  - Caroli 病：放射性浓聚持续时间长，超过 120min
  - 多囊性肝病：由于正常肝的清除及胆道的分泌功能，放射性浓聚持续时间短

推荐影像学检查

- 最佳检查方法：CT 或者 MR，对于复杂成分囊肿，MR 检出敏感性高于 CT

【鉴别诊断】

肝（胆道）囊肿

- 单发结节样囊肿，壁由胆管上皮构成，含浆液，囊壁薄，少于 1mm，甚至观察不到；邻近肝实质正常
- 多发，圆形或类圆形，边界清晰，无强化，水

样密度病变
- T1WI 均匀低信号，T2WI 均匀高信号
- 通常单发，数目不少于 10 个，数目超过 10 个，需要考虑纤维性多囊性肝病

胆道错构瘤
- 单发或多发（常见），边界清晰，位于被膜下或实质内
  - 往往直径小于 1.5cm
- 强化程度不等，取决于病变成分（实性，囊性）
  - 囊性：无强化
  - 实性：有强化，可与肝实质等密度
- MRC：与胆道不相通

Caroli 病
- 先天性多发交通性胆管扩张，常染色体隐性遗传
- 多发小圆形低密度病变，肝内胆管多发囊状扩张，肝外胆管常合并结石
- 增强 CT：“中央点”征
  - 表现为扩张胆管对应汇管区根部的小点状强化
- MRC：与胆道相通

囊性转移瘤
- 来自神经内分泌肿瘤、肉瘤、黑色素瘤、肺肿瘤及乳腺癌的富血供转移瘤，发生坏死及囊性变
  - 增强 CT 及 MR 显示多发周边明显强化病灶
- 来自黏液性腺瘤的囊性转移瘤（胰腺或者卵巢）
  - 种植于肝层腹膜及膈壁层腹膜的囊性转移瘤

诊断与鉴别诊断要点
- CT 和 MR 是诊断 ADPLD 的最佳方法
- 独立性 ADPLD 在遗传学上有区别于伴有 ADPKD 的 ADPLD，但是具有相同的病理、临床表现及治疗方法

重点推荐文献

[1] 李天然，黄艺峰，董其龙．先天性成人多囊肝多囊肾的 CT、MR 诊断与病理对照分析．中国医学影像技术［J］，2004，20（4）：624-625.

[2] 储开建，姚晓平．常染色体显性遗传性多囊肝病诊治进展．中国实用外科杂志［J］，2006，26（6）：469-470.

[3] Hoevenaren IA，Wester R，Schrier RW，et al.Polycystic liver：clinical characteristics of patients with isolated polycystic liver disease compared with patients with polycystic liver and autosomal dominant polycystic kidney disease.Liver Int［J］，2008，28（2）：264-270.

[4] Qian Q，Li A，King BF，et al. Clinical profile of autosomal dominant polycystic liver disease.Hepatology［J］，2003，37（1）：164-171.

[5] Peces R，Drenth JP，Te Morsche RH，et al.Autosomal dominant polycystic liver disease in a family without polycystic kidney disease associated with a novel missense protein kinase C substrate 80K-H mutation.World J Gastroenterol［J］，2005，11（48）：7690-7693.

典型病例

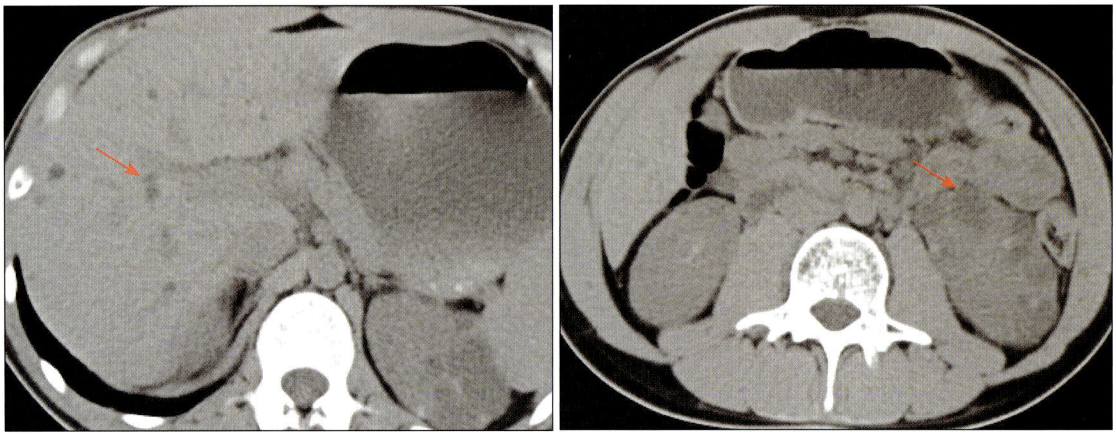

图 6-2-7 肝、肾多发囊肿，肾内囊性病变较多

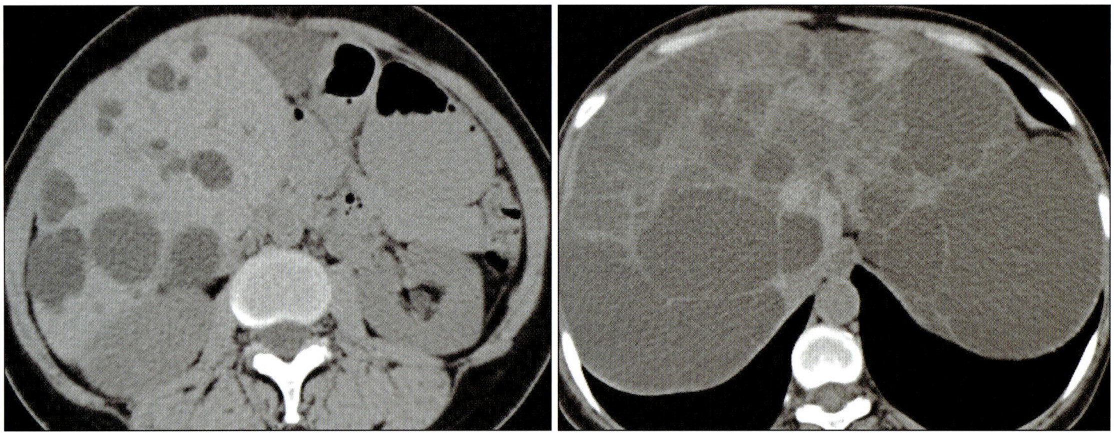

图 6-2-8 肝内多发囊肿

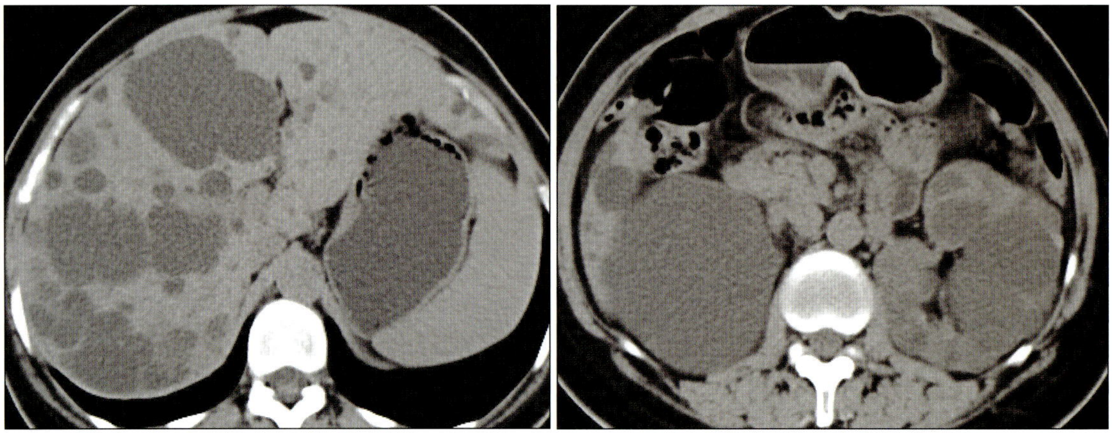

图 6-2-9 肝内、双肾多发囊肿

第 3 节 肝感染

一、肝炎

【概念与概述】

肝炎（hepatitis），对各种因子的非特异性炎性反应

【病理与病因】

一般特征

- 一般发病机制
  - 肝炎的分期
    - 肝细胞功能异常，坏死，纤维化，硬化
  - 乙型肝炎（HBV）：致敏的细胞毒性——T细胞致肝细胞坏死——组织损伤
  - 酒精性肝炎（alcoholic hepatitis）：致急性肝细胞坏死的炎性反应
- 病因学
  - 病毒性肝炎：肝炎病毒（甲型、乙型、丙型、丁型、戊型）
  - 其他病因
    - 酗酒
    - 自身免疫性反应，代谢紊乱
    - 细菌或真菌
    - 药物损伤、暴露环境物质、放射治疗
- 流行病学
  - 最常见的是 HBV 导致：在非洲及亚洲，病毒携带者大于 10%，而在美国及欧洲，病毒携带者小于 1%

大体病理及手术所见

- 急性病毒性肝炎：肝体积增大 + 被膜紧张
- 慢性肝炎：肝萎缩
- 酒精性脂肪性肝炎：肝增大，呈黄色，油脂样

显微镜下特征

- 急性病毒性肝炎：凝固性坏死，嗜酸性
- 慢性肝炎：淋巴细胞 / 巨噬细胞 / 浆细胞 / 碎片样坏死
- 酒精性脂肪性肝炎：嗜碱性 / 坏死 /Mallory 小体（酒精玻璃样变）

5 种肝炎病毒的比较

- HAV
  - 病毒：ssRNA
  - 传播途径：粪 - 口
  - 潜伏期：2 ~ 6 周
  - 没有携带者及慢性期
- HBV
  - 病毒：DNA
  - 传播途径：血液 + 性传播
  - 潜伏期：1 ~ 6 周
  - 携带者，慢性期
- HCV
  - 病毒：RNA
  - 传播途径：输血
  - 潜伏期：2 ~ 26 周
  - 携带者，慢性期
- HDV
  - 病毒：RNA
  - 传播途径：血液 + 性传播
  - 潜伏期：1 个月至几个月不等
  - 合并乙肝者易感染，慢性期
- HEV
  - 病毒：ssRNA
  - 传播途径：水传播
  - 潜伏期：6 周
  - 没有携带者及慢性期

【临床表现】

表现

- 最常见的体征 / 症状
  - 急、慢性肝炎：右上腹不适，贫血，发热，疼痛，肝大，黄疸
- 临床概况
  - 发热，右上腹痛，肝大及黄疸
- 实验室检查
  - 血清标志物阳性
  - 肝功能异常
- 诊断
  - 结合肝功能，血清标志物阳性，病毒学及临床症状
  - 肝活检

疾病人群分布

- 年龄：发病于任何年龄，青少年及中年多发

- 性别：男女性发病率相等

自然病史与预后

- 肝炎
  - 具有自限性进展可导致慢性肝炎
- 并发症
  - 慢性肝炎（HBV，HCV），酒精性肝炎
    - 肝硬化：HBV 感染患者中近 10%，HCV 感染患者中近 20% ~ 50% 发展为肝硬化
    - 肝细胞癌：HBsAg 阳性患者易发展为肝细胞癌
- 预后
  - 急性肝炎及酒精性肝炎及慢性稳定性肝炎预后好，慢性活动性肝炎预后不一定，爆发性肝炎预后差

治疗

- 急性病毒性肝炎：无特殊治疗方法，可采用乙型肝炎免疫球蛋白、疫苗等方法进行预防
- 慢性病毒性肝炎：干扰素用于 HBV 及 HCV 感染患者中
- 酒精性肝炎：停止摄入酒精及改善饮食

【影像表现】

概述

- 最佳诊断依据
  - 超声诊断急性病毒性肝炎
    - 门静脉回声增强，可见“满天星”征象
    - 肝大，汇管区回声增强（水肿）
- 部位：弥漫性，肝左、右叶均可发病
- 大小
  - 急性：肝体积增大；慢性：肝体积缩小
- 其他
  - 在医学中，肝炎往往指病毒感染
  - 病毒性肝炎
    - 肝炎由肝内病毒引起，分为急性、慢性活动期及慢性静止期
  - 酒精性肝炎也可分为急性、慢性发病
  - 非酒精性脂肪性肝炎
    - 可导致急性及急进性肝病，也可导致原因不明的肝硬化
  - 病毒性及酒精性肝炎的影像分析用于排除阻塞性胆道疾病、肿瘤以及评价非侵袭性肝实质损伤

CT 表现

- 平扫 CT
  - 急性病毒性肝炎
    - 肝大，胆囊壁增厚
    - 汇管区低密度（淋巴性水肿）
  - 慢性活动性肝炎
    - 淋巴结肿大（肝门部，肝胃韧带，腹膜后）
    - 高密度再生结节
  - 急性酒精性肝炎
    - 肝大
    - 肝实质密度弥漫性减低（由于脂肪浸润）
    - 脂肪浸润可以局灶性，也可发生在段及叶
  - 慢性酒精性肝炎
    - 不同程度脂肪变性，早期肝硬化改变
    - 脂肪变性：肝脾的 CT 差值小于 10Hu（正常肝的 CT 值要比脾稍高）
  - 非酒精性脂肪性肝炎
    - 与酒精性肝炎不能区分
- 增强 CT
    - 急、慢性病毒性肝炎部分可见肝实质强化不均
  - 慢性肝炎：再生结节可近似肝实质强化

MR 表现

- 病毒性肝炎
  - 肝实质 T1、T2 延长，T2WI 可见平行于汇管区血管的高信号带（汇管区周围水肿）
- 酒精性脂肪性肝硬化
  - 同向梯度回波图像 T1WI：肝信号强度增高，高于脾及肌肉组织
  - 反向梯度回波图像 T1WI：由于肝内脂肪沉积，信号强度减低

超声表现

- 实时动态检查
  - 急性病毒性肝炎
    - 肝脾体积增大，肝回声减弱
    - “满天星”征象：门静脉壁回声增强
    - 汇管区周围低或无回声改变
    - 胆囊壁增厚，胆囊张力增高
  - 慢性病毒性肝炎
    - 肝实质回声增强，肝实质回声粗糙
    - 门脉壁轮廓显示不清
  - 急性酒精性肝炎
    - 回声增强（脂肪浸润），肝体积增大
  - 酒精性脂肪性肝炎

■ 肝实质回声增强

○ 酒精性肝炎晚期

■ 肝萎缩，小结节样改变，跟肝纤维化无法区分

推荐影像学检查

- 最佳检查方法：CT 平扫，MR 检查对酒精性脂肪性肝炎的诊断敏感性高
- 检查建议：CT 平扫，MR

【鉴别诊断】

脂肪肝

- 肝增大，实质密度弥漫性减低
- 反相位梯度回波 T1WI：信号减低
- 可见正常的肝内血管影

肝充血

- 弥漫性肝肿大
- 下腔静脉及肝静脉扩张，强化早
- 彩色多普勒：未见下腔静脉及肝静脉“三期”改变

弥漫性淋巴瘤

- 肝大
- 大的结节状低密度包块
- 免疫抑制患者更易发病，例如：AIDS，器官移植排斥反应者

诊断与鉴别诊断要点

- 对引起弥漫性肝肿大的各种原因进行分析，有时需要活检才能诊断和分期
- 急性肝炎的两个最常见改变：肝大，汇管区水肿

重点推荐文献

[1] Kurtz AB，Rubin CS，Cooper HS，et al.Ultrasound findings in hepatitis.Radiology［J］，1980，136（3）：717-723.

[2] Sudhamsu KC.Ultrasound findings in acute viral hepatitis. Kathmandu Univ Med J（KUMJ）［J］，2006，4（4）：415-418.

[3] Mortele KJ，Ros PR.Imaging of diffuse liver disease.Semin Liver Dis［J］，2001，21（2）：195-212.

[4] Boll DT，Merkle EM.Diffuse liver disease：strategies for hepatic CT and MR imaging.Radiographics［J］，2009，29（6）：1591-1614.

[5] Midiri M，Bartolotta TV，Lagalla R.Diffuse liver disease. Evaluation with CT and MR imaging.Radiol Med［J］，2002，103（3）：171-187.

典型病例

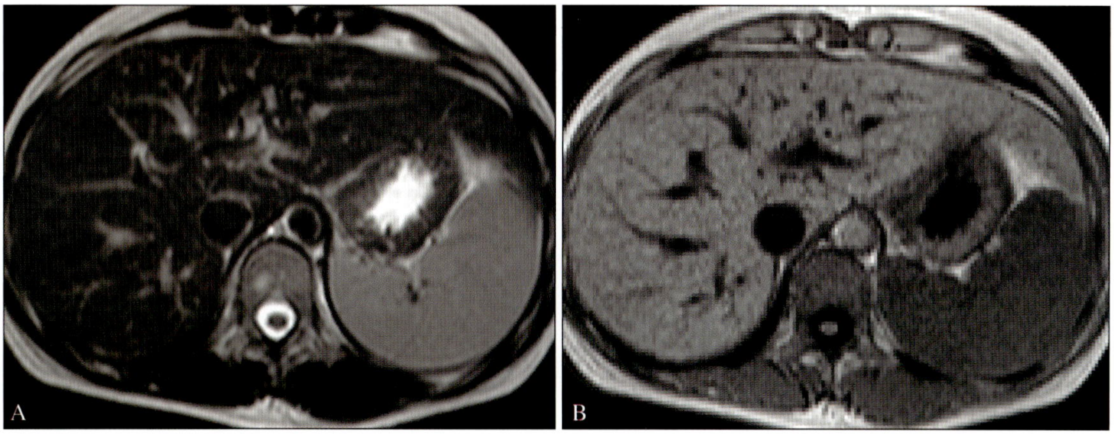

图 6-3-1 病毒性肝炎

A．T2WI；B．T1WI。MR 图像示肝实质信号粗糙，病理证实为病毒性肝炎

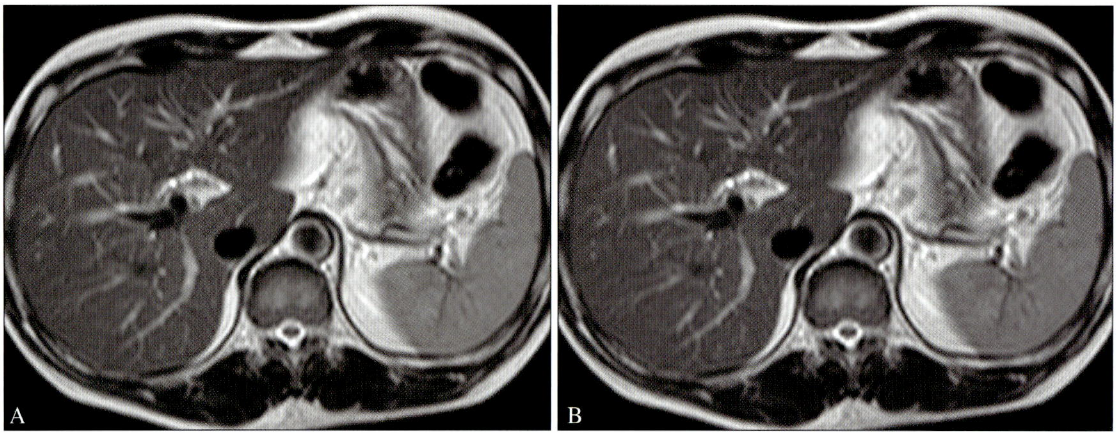

图 6-3-2 脂肪性肝炎
A．T2WI；B．T1WI。MR图像示肝实质T1、T2信号增高，病理证实为脂肪性肝炎

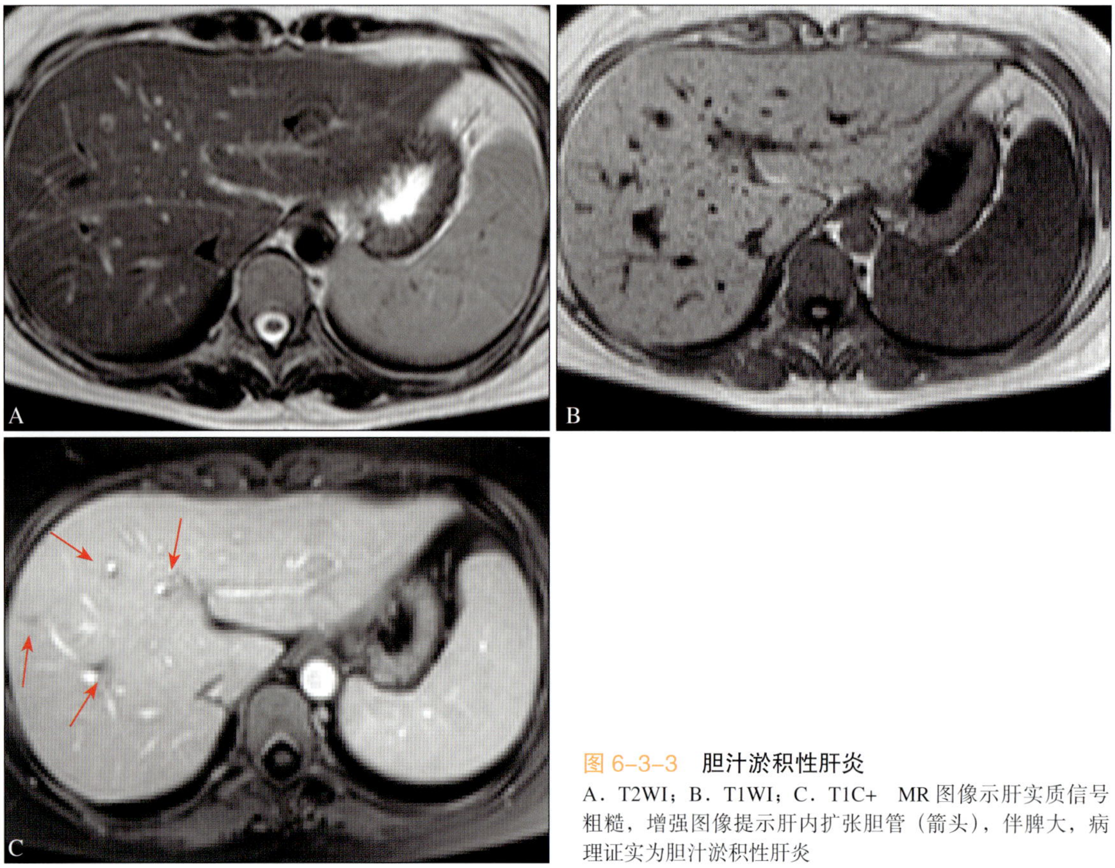

图 6-3-3 胆汁淤积性肝炎
A. T2WI；B. T1WI；C. T1C+ MR图像示肝实质信号粗糙，增强图像提示肝内扩张胆管（箭头），伴脾大，病理证实为胆汁淤积性肝炎

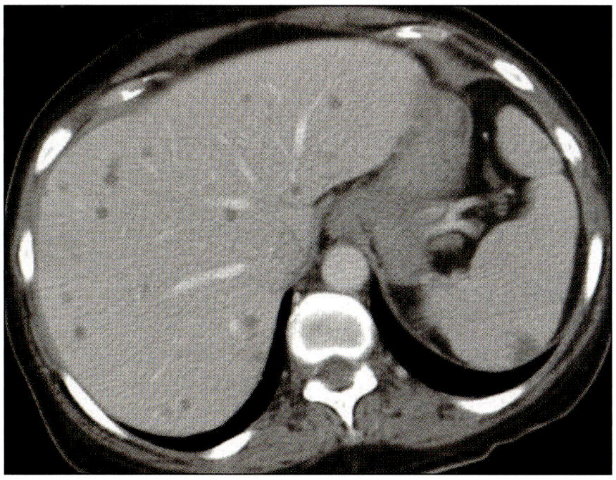

图 6-3-4 **病毒性肝炎**
白血病患者肝 CT 增强示肝内多发无强化或轻度强化小结节，脾内也可见无强化结节

二、肝假丝酵母菌（念珠菌）病

【概念与概述】

肝假丝酵母菌病（hepatic candidiasis），系真菌（白假丝酵母菌 *C. candida albicans*）感染往往会引起腹部内脏的感染

【病理与病因】

一般特征

- 病因学
  - 白假丝酵母菌（白念珠菌）
    - 引起假丝酵母菌病的最常见原因
  - 热带假丝酵母菌：主要在发生在热带国家，1/3 的深部念珠菌病由该菌引起，多来源于肠道感染种植或静脉循环系统进入
- 流行病学：最常见于 AIDS 流行地区
- 相关异常
  - 获得性免疫缺陷病
  - 恶性肿瘤
  - 白血病
  - 淋巴瘤
  - 中性粒细胞减少症
    - 化疗
    - 放射治疗
    - 器官移植

大体病理及手术所见

- 肝内多发脓肿

显微镜下特征

- 呈椭圆形，可见泡状细胞，细菌培养可见菌丝（长的分支称为假菌丝），在血浆中可见芽管及厚壁芽孢

【临床表现】

表现

- 最常见的体征 / 症状
  - 无症状或腹痛
  - 发热
  - 皮肤红斑
    - 多见于急性假丝酵母菌病患者（中性粒细胞减少患者）
  - 少见肝大
- 临床概况：部分中性粒细胞减少患者后期发展到免疫耐受，但部分中心粒细胞减少患者发热时白细胞可表现为正常
- 实验室检查：碱性磷酸酶（alkaline phosphatase，ALP）增高
- 诊断：通过活检组织切片确诊，病变坏死区可见假菌丝，但临床诊断困难（由于只有 50% 感染者的血培养阳性）

疾病人群分布

- 年龄：发病于任何年龄
- 性别：男女性发病率相等

自然病史与预后

- 患者往往有全身系统真菌感染，肝内病变可经过肠道种植、门脉及静脉循环途径感染，不同个体感染差异，尤其对于免疫耐受患者更易感染
- 并发症（少见）：微脓肿破裂，胆道假丝酵母菌病可导致胆管炎
- 预后：早期诊断及治疗预后好

【影像表现】

概述

- 最佳诊断依据：肝内多发圆形边界清晰的微

脓肿
- 部位：肝左、右叶均可发病
- 大小：小于 1cm
- 其他
  - 免疫耐受患者常见真菌感染
  - 在以下患者中更常见
    - AIDS
    - 经常化疗的患者
    - 急性白血病患者
    - 淋巴瘤患者
    - 患有慢性肉芽肿性病变儿童
    - 肾移植患者
  - 慢性弥散性假丝酵母菌病常累及多个器官

CT 表现
- 平扫 CT
  - 多发小的低密度病变
  - 伴或不伴有病变周围密度增高（纤维化）
  - 伴或不伴有钙化
- 增强 CT
  - 无强化低密度病变
  - 病变周围强化
  - 囊内可见液平面
  - 中央或者偏心的点状强化代表菌丝

MR 表现
- T1WI：低信号
- T2WI：高信号
- STIR（short T1 inversion recovery）：高信号
- T1C+：低信号病变无强化
- FLASH（fast low-angle shot）增强图像：可以发现更多病灶

超声表现
- 实时动态检查
  - 4 个主要征象
    - 轮中轮（wheel within a wheel）：外周带环绕内部带，内部带中央是低回声菌巢
    - 牛眼征（bull's eye）：低回声带环绕高回声带（1 ~ 4mm）
    - 回声不均（uniformly hypoechoic）：最常见征象（由于纤维化及坏死）
    - 回声增强（echogenic）：由于瘢痕形成
  - 抗真菌治疗后
    - 病变回声增强
    - 病变体积缩小，甚至消失

核医学表现
- 假丝酵母菌微脓肿
  - 锝硫胶体（technetium sulfur colloid）
    - 冷结节病变（摄取减少）
  - 锝扫描（technetium scan）
    - 冷结节病变（摄取减少）

推荐影像学检查
- 最佳检查方法：CT 或者 MR 检查
- 检查建议：CT 薄层（小于 5mm），MR 并加 FLASH 序列，必要时增强检查

【鉴别诊断】

转移瘤
- 数目少，病灶体积大，通常不累及脾
- 上皮性转移瘤：边缘强化
- 可见囊变及钙化

淋巴瘤或者白血病所致肝内病变
- 边界不清晰，数目少，病灶大
- 常累及脾

胆道错构瘤
- 单发或多发（常见），边界清晰，位于被膜下或实质内
  - 往往直径小于 1.5cm
- 强化程度不等，取决于病变成分（实性，囊性），
  - 囊性：无强化
  - 实性：有强化，可与肝实质等密度
- 少见的一种先天性胆管异常
- 诊断：需通过活检或组织学检查确诊

Caroli 病
- 增强 CT："中央点"征
  - 表现为扩张胆管对应汇管区根部的小点状强化
- 两种类型：单纯型，汇管区型
  - 单纯型：单纯胆管囊状扩张
  - 汇管区型：胆管囊状扩张 + 汇管区纤维化

诊断与鉴别诊断要点

- 最好采用 CT 或 MR 增强检查：多发小圆形病变是其特征性表现
- 对 CT 上表现为肝内大量低密度病灶的疾病进行鉴别诊断分析，有时需要活检，组织切片才能诊断

重点推荐文献

[1] Lawrence PH，Holt SC，Levi CS，et al.Ultrasound case of the day. Hepatosplenic candidiasis.Radiographics［J］，1994，14（5）：1147-1149.

[2] Horger M，Brodoefel H，Fritz J，et al.［Imaging in hepatosplenic candidiasis］.Rofo［J］，2006，178（11）：1051-1056.

[3] Semelka RC，Kelekis NL，Sallah S，et al.Hepatosplenic fungal disease：diagnostic accuracy and spectrum of appearances on MR imaging.AJR Am J Roentgenol［J］，1997，169（5）：1311-1316.

[4] Yang MK，Lau YM，Lo FH，et al.Hepatosplenic candidiasis complicating acute myeloid leukaemia.Hong Kong Med J［J］，2011，17（3）：252-253.

[5] Gangadharan VP，Sasidharan K，Preetha S，et al.Chronic systemic（hepatosplenic）candidiasis in a patient with granulocytic sarcoma. Am J Clin Oncol［J］，2000，23（6）：562-563.

三、化脓性肝脓肿

【概念与概述】

化脓性肝脓肿（hepatic pyogenic abscess），由于细菌感染损伤肝实质及间质而形成的局限性化脓性病变

【病理与病因】

一般特征

- 一般发病机制：主要有 6 种途径引起化脓性脓肿
  - 胆道系统：胆管炎
    - 胆石症
    - 良、恶性胆道梗阻
  - 门静脉系统：门静脉炎
    - 腹腔感染（如坏疽性阑尾炎、化脓性盆腔炎等）
    - 肠道感染（如溃疡性肠炎、菌痢等）：右半结肠感染，感染途径：肠系膜上静脉→门静脉→肝；左半结肠感染，感染途径：肠系膜下静脉→脾静脉→肝
  - 血液系统：体内化脓性感染的病原菌可由肝动脉入肝，如上呼吸道感染、急性骨髓炎、亚急性心内膜炎、疖和痈等并发菌血症
  - 淋巴系统：胃、十二指肠穿孔，膈下脓肿等
  - 直接蔓延：创伤，包括钝伤及锐器伤，细菌可经由创口直接侵入
  - 原因不明
- 病因学
  - 最常见细菌
    - 致病菌以革兰阴性菌最多见，其中 2/3 为大肠埃希杆菌，粪链球菌和变形杆菌次之；革兰阳性菌以金黄色葡萄球菌最常见（儿童多见）
- 流行病学
  - 本病可发生于任何年龄，中年以上患者约占 70%
  - 本病多见于男性，男性稍多于女性
- 相关异常
  - 阑尾炎，憩室炎
  - 良、恶性胆道梗阻
  - 胃、十二直肠穿孔
  - 细菌性心内膜炎，腹膜炎，骨髓炎

大体病理及手术所见

- 化脓性脓肿：单发或者多发

【临床表现】

表现

- 最常见的体征 / 症状
  - 发热，右上腹痛，不适

  - 恶心，呕吐，体重减轻，肝大、被膜紧张
  - 膈下脓肿引起肺不张及胸水
- 临床概况
  - 好发于中老年人，表现为：
    - 发热，右上腹痛，乏力、食欲不振、恶心和呕吐
    - 肝大、肝压痛，被膜紧张，右下胸部和肝区有叩击痛
- 实验室检查
  - 血白细胞总数及中性粒细胞计数增高
- 诊断：针吸细胞学活检确诊

自然病史与预后

- 最常见并发症
  - 感染病变蔓延至膈上引起肺不张及胸水
- 预后
  - 与其年龄、体质、原发病、脓肿数目、治疗开始的早晚、治疗的彻底性和有无并发症等密切相关
  - 早期治疗及抽吸术预后好

治疗

- 药物治疗：抗生素
- B 超引导下经皮穿刺抽脓或置管引流术
- 手术治疗：脓肿切开引流术，肝叶切除术

【影像表现】

概述

- 最佳诊断依据：多个小的化脓性脓肿汇合成一个大的脓肿，即“簇集”征（cluster sign）
- 部位
  - 门脉周围的脓肿好发于右叶，胆道周围的脓肿往往肝左右叶都有发病
- 大小：病变大小不等，小的数毫米，大的达10cm
- 其他特点
  - 在所有的肝脓肿中
    - 化脓性：88%（细菌）
    - 阿米巴脓肿：10%（溶组织内阿米巴）
    - 真菌：2%（白假丝酵母菌）
  - 可单发或多发
    - 胆道源性：多发小脓肿
    - 门脉源性：通常孤立较大脓肿
    - 直接蔓延及创伤：孤立较大脓肿

X 线表现

- X 线检查
  - 胸部 X 线
    - 观察右膈
    - 右肺下叶不张
    - 右侧胸腔积液
  - 腹部平片
    - 肝大，肝内积气，气液平面
  - 肠道、泌尿系道感染可以引起脓肿
    - 憩室炎，溃疡穿孔，肾脓肿
- ERCP：发现胆道梗阻的水平及原因

CT 表现

- 平扫 CT
  - 单纯化脓性脓肿
    - 边界清晰，圆形，低密度包块（0 ~ 45Hu）
  - “簇集”征
    - 多个小的化脓性脓肿汇合成一个大的孤立脓肿
  - 复杂成分化脓性脓肿：“靶征”（target sign）
    - 外周低密度水肿带
    - 等密度脓肿壁
    - 中央区低密度坏死
  - 特殊征象
    - 气液平，但不到 20% 的脓肿有此征象
  - 大的气 - 液平及液 - 液（坏死组织）平
    - 与肠道相通，发生大量坏死
- 增强 CT
  - 边界清晰，圆形，低密度包块
  - 脓肿壁及分隔强化
  - 右肺下叶不张，胸水
  - 非液化脓肿类似富血供肿瘤

MR 表现

- T1WI：低信号
- T2WI：高信号，周围可见高信号水肿带
- T1C+：无强化（采用 Gadolinium 增强剂）
  - 低信号包块
  - 脓肿壁强化
  - 小于 1cm 的脓肿
    - 均匀强化，类似像血管瘤
- MRCP：特异性检查
  - 胆道梗阻病变
  - 胆管炎——化脓性脓肿

超声表现

- 实时动态检查

- 脓肿前期：边界清晰，均匀回声
- 脓肿形成期
  - 边缘清楚的无回声区
  - 壁厚、粗糙，内壁不光滑
  - 或有分隔样回声
- 脓肿吸收期
  - 残留脓肿呈斑状、条索状高回声

核医学表现

- 肝胆硫胶扫描
  - 圆形，低浓聚区
  - 偶可见胆道与脓肿腔相通
- 镓（gallium）扫描
  - 浓聚区（热区）
  - 混合病变：周边浓聚区（热区），中央低浓聚区（冷区）
- WBC 扫描
  - 由于白细胞浓聚形成浓聚区（热区）
  - 对于化脓性脓肿具有较高的特异性

推荐影像学检查

- 最佳检查方法：增强
- 影像引导下抽吸术

【鉴别诊断】

转移瘤（尤其治疗后）

- 通常没有“簇集”征象及分隔
- 通常不引起横膈抬高及肺不张
- 没有发热及白细胞升高
- 发生坏死的转移瘤很难区分

肝阿米巴脓肿

- 相比化脓性肝脓肿，阿米巴脓肿具有以下特征
  - 通常位于肝周边，与肝被膜相邻，圆形或椭圆形
  - 边界锐利，低密度，低回声
- 通常孤立病变，位于右叶者比左叶多（72% 对 13%）
- 大体病理可见深褐红色

肝移植发生梗死（Infarction in liver transplant，OLT）

- 肝动脉栓塞，肝组织及胆道壁组织坏死
- 与化脓性肝脓肿难以区分

肝包虫病

- 肝内较大的囊性包块 + 周围子囊肿
- 或伴有弧形或者印戒状囊肿边缘钙化
- 或伴有肝内胆道扩张：弹道受包块压迫或者囊肿破裂进入胆道

胆道囊腺癌

- 少见，多发离散的，水样囊性包块
- 周围没有“炎性改变”

诊断与鉴别诊断要点

- 注意脓肿表现：“簇集”征，气 - 液平面，右膈抬高，右肺下叶不张及胸水
- 注意排除阿米巴脓肿、真菌性脓肿及囊性肿瘤、注意患者化疗史、肿瘤切除史及肝移植史
- 非液化化脓性肝脓肿跟实性肿瘤很难区分

重点推荐文献

[1] 李志波，吉李，金银华．细菌性肝脓肿的磁共振影像分析．吉林医学［J］，2004，25（10）：41-42.

[2] Jang YJ，Byun JH，Yoon SE，et al.Hepatic parasitic abscess caused by clonorchiasis：unusual CT findings of clonorchiasis. Korean J Radiol［J］，2007，8（1）：70-73.

[3] Wang CL，Guo XJ，Qiu SB，et al.Diagnosis of bacterial hepatic abscess by CT. Hepatobiliary Pancreat Dis Int［J］，2007，6（3）：271-275.

[4] Jeffrey RB，Jr.，Tolentino CS，Chang FC，et al. CT of small pyogenic hepatic abscesses：the cluster sign. AJR Am J Roentgenol［J］，1988，151（3）：487-489.

[5] 徐莉莉，杨建秀，于卫中．30 例肝脓肿的临床特点和超声表现分析．医学理论与实战［J］，2009，22（7）：809-810.

典型病例

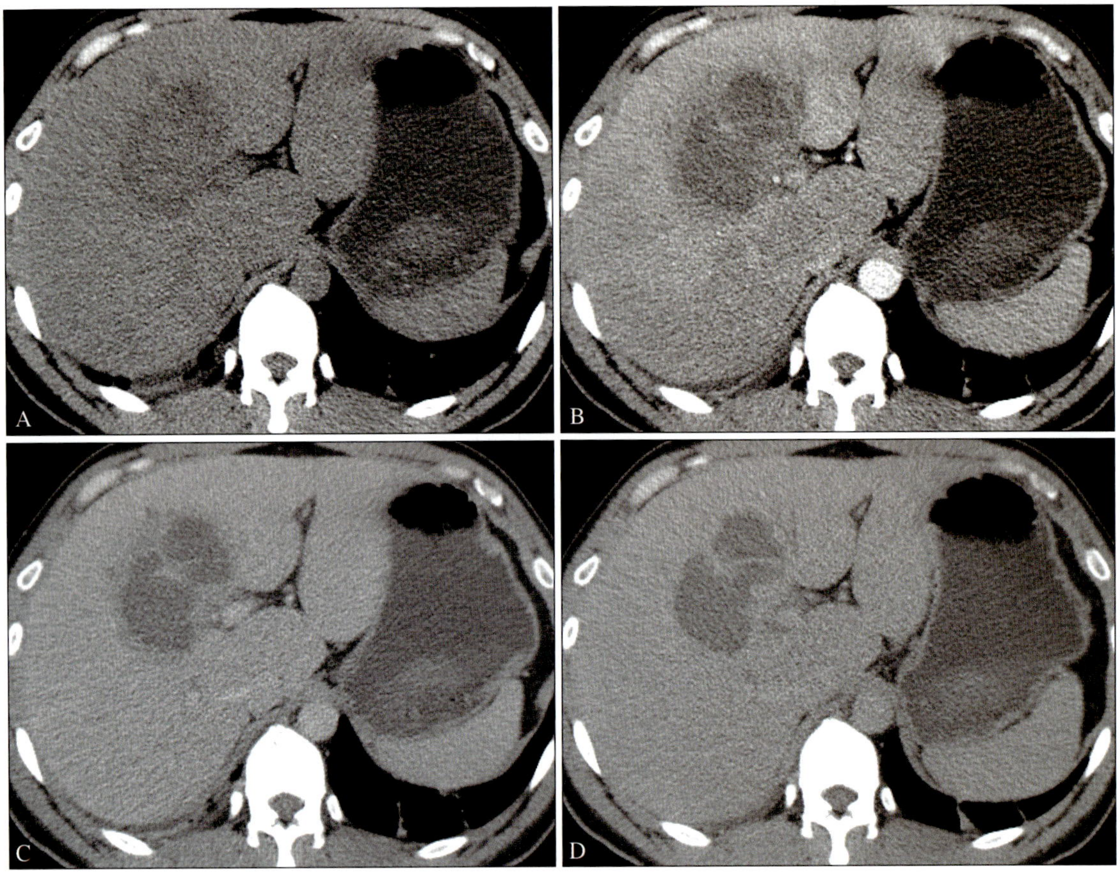

图 6-3-5 化脓性肝脓肿

A. CT 平扫；B. CT 增强动脉期；C. CT 增强静脉期；D. CT 增强平衡期肝脓肿：CT 平扫示肝内低密度病变，边界模糊，增强示病变壁及分隔强化，周围可见低密度水肿带

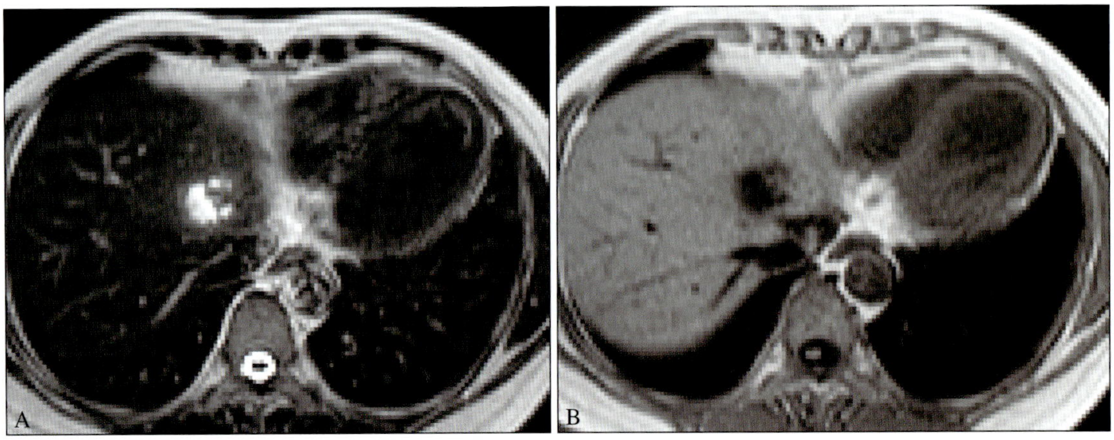

图 6-3-6 化脓性肝脓肿

A. T2WI；B. T1WI。肝脓肿：MR 图像示肝内 T1 低 T2 高信号为主病变，边界模糊，病变内可见少量液化、坏死

四、阿米巴肝脓肿

【概念与概述】

阿米巴肝脓肿（hepatic amebic abscess），是阿米巴原虫损伤肝实质及间质而形成的局限性化脓性病变

【病理与病因】

一般特征

- 一般发病机制
  - 溶组织内阿米巴（E.histolytica）通过污染的食物或水源进入人体
  - 成熟包囊不被胃酸消化而进入小肠
  - 包囊壁被胰蛋白酶消化，侵袭性滋养体（trophozoites）释放出来
  - 滋养体侵入肠系膜上静脉及淋巴系统
  - 通常通过血循环蔓延至肝
    - 经过门静脉（最常见）及淋巴系统
  - 少见直接蔓延
    - 结肠壁蔓延至腹膜
    - 腹膜至肝包膜，然后至肝
- 病因学
  - 溶组织内阿米巴原虫感染
  - 化脓性感染继发阿米巴感染
- 流行病学
  - 全世界大约 10% 人口感染过阿米巴原虫
- 相关异常：阿米巴结肠炎

大体病理及手术所见

- 通常单发脓肿
- 肝右叶多见
- 果酱色、褐红色

显微镜下所见

- 肝细胞破坏
- 坏死组织内或坏死组织的边缘可见阿米巴滋养体

【临床表现】

表现

- 最常见的体征 / 症状
  - 右上腹痛，肝大、被膜紧张
  - 黏液性腹泻
- 临床概况
  - 患者有黏液性腹泻史，右上腹痛，肝大、被膜紧张
- 实验室检查
  - 便常规：通常阴性，非特异性
  - 间接凝血试验 90% 阳性

疾病人群分布

- 本病多发于温、热带地区，在热带与亚热带国家尤其常见
- 任何年龄均可发病，好发于 20 ~ 50 岁之间
- 男性多于女性，农村高于城市

自然病史与预后

- 并发症：主要合并症为脓肿向周围脏器穿破及继发细菌感染
  - 穿破膈肌形成脓胸或肺脓肿，再穿破支气管造成胸膜 - 肺 - 支气管瘘
  - 穿破至腹腔形成腹膜阿米巴脓肿
  - 心包及肾阿米巴脓肿
- 预后
  - 经过抗阿米巴治疗后预后较好
  - 溶组织内阿米巴破坏的肝组织病变，其最明显的特征是很少见到纤维组织增生，故在阿米巴肝脓肿治愈后，在解剖上和功能上往往能达到完全恢复
  - 死亡率低

治疗

- 药物治疗：90% 对抗阿米巴治疗敏感
  - 甲硝唑
  - 氯喹
  - 依米丁（吐根碱）或去氢依米丁（去氢吐根碱）
- 手术治疗：10% 需要抽吸及引流

【影像表现】

概述

- 最佳诊断依据：位于肝边缘部，边界清晰，圆形，包膜可见强化的低密度包块
- 部位
  - 多位于右叶，并且在顶部
  - 通常位于肝边缘部
- 大小：不等，数毫米到数厘米
- 其他
  - 肝是肠外阿米巴最常侵及的部位
  - 在发展中国家最常见
  - 多单发（85%）
  - 往往有感染原发灶
    - 人是携带者，同时通过粪便排出包囊
  - 可见化脓性感染继发性阿米巴感染

X线表现
- X线检查
  - 右膈抬高
  - 右肺下叶不张
  - 右侧胸腔积液
  - 阿米巴脓肿破裂时
    - 肺脓肿，空洞，液气胸
    - 心包积液
  - 钡灌肠常用于阿米巴结肠炎

CT表现
- 平扫CT：周边部，圆形或类圆形低密度包块（10～20Hu）
- 增强CT
  - 单发或多发
  - 病变边缘可见结节
  - 脓肿包膜强化
  - 肝外异常
    - 右肺下叶不张
    - 右侧胸腔积液
    - 通常伴有结肠病变，而胃部病变少见

MR表现
- T1WI：低信号
- T2WI：高信号，周围可见高信号水肿带
- T1C+：脓肿内容无强化，脓肿壁强化

超声表现
- 实时动态检查
  - 通常圆形或类圆形，边界清晰的低回声包块
  - 邻近肝被膜回声均匀
  - 与化脓性肝脓肿比较
    - 阿米巴脓肿形状呈圆形或类圆形

核医学表现
- 肝胆硫胶扫描
  - 圆形，低浓聚区
  - 偶可见胆道与脓肿腔相通
- 镓（gallium）扫描
  - 浓聚区（热区）
  - 混合病变：周边浓聚区（热区），中央低浓聚区（冷区）
- WBC扫描
  - 由于白细胞浓聚形成浓聚区（热区）
  - 对于化脓性脓肿具有较高的特异性

推荐影像学检查
- 最佳检查方法：CT或MR增强
- 影像引导下抽吸术

【鉴别诊断】

转移瘤（尤其治疗后）
- 通常没有“簇集”征及分隔
- 通常不引起横膈抬高及肺不张
- 没有发热及白细胞升高

肝化脓性脓肿
- 单纯化脓性脓肿
  - 边界清晰，圆形，低密度包块（0～45Hu）
  - “簇集”征：多个小脓肿的聚集
  - 特殊征象：气液平，但不常见

肝移植后梗死（Infarction in liver transplant，OLT）
- 肝动脉栓塞引起胆道及肝坏死
- 看起来像含气或不含气的脓肿

肝包虫病
- 大的边界清晰的包块
- 周围多发子灶形成
- 弧形或印戒样囊周钙化
- 有时可见肝内胆管扩张

胆道囊腺癌
- 少见，多发离散的，水样囊性包块
- 周围没有“炎性改变”

诊断与鉴别诊断要点
- 注意与化脓性肝脓肿、真菌性肝脓肿及其他囊性病变的鉴别
- 注意肝肿瘤化疗史及其他肿瘤史

重点推荐文献

[1] Sodhi KS，Sandhu MS，Chawla Y，et al.Right atrial and inferior vena caval thrombosis in a case of amebic liver abscess.J Emerg Med [J]，2011，41（4）：397-399.

[2] Loulergue P，Mir O.Pleural empyema secondary to amebic liver abscess.Int J Infect Dis [J]，2009，13（3）：e135-136.

[3] Lee YJ，Chen KJ，Yang CH，et al.Characteristics of amebic liver abscess in patients with or without human immunodeficiency virus.J Microbiol Immunol Infect [J]，2009，42（6）：500-504.

[4] Wiwanitkit V.Amebic liver abscess.Indian J Surg [J]，2011，73（1）：85.

[5] Garvin KW，Willig JH.Amebic liver abscess.Am J Trop Med Hyg [J]，2010，83（5）：961.

典型病例

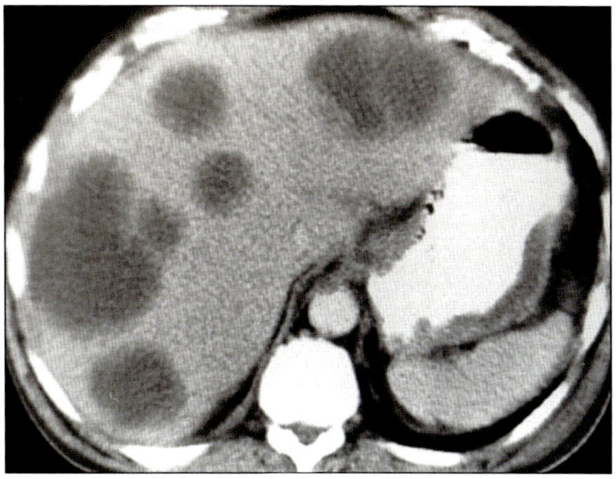

图 6-3-7　**肝阿米巴脓肿**
CT 增强示肝内多发包块，壁及分隔明显强化

五、肝包虫病

【概念与概述】

- 肝包虫病（hepatic amebic abscess）是一种犬绦虫（细粒棘球绦虫）的囊状幼虫（棘球蚴）寄生在肝所致的寄生虫病
- 两种寄生虫可引起肝包虫病
  - 细粒棘球绦虫
  - 多房棘球绦虫
- 终末宿主：狗或狐狸等食肉性动物
  中间宿主：羊、猪、马、牛及人等
  - 其幼虫即棘球蚴寄生在人的肝、肺等器官，引起包虫病
- 细粒棘球蚴（*E. granulosus*）
  - 在肝内发育成包虫期（4 ～ 5 天）
  - 在前 6 个月内包虫囊肿长至 1cm
  - 每年大约 2 ～ 3cm
- 多房性棘球蚴（*E. multilocularis*）
  - 棘球蚴繁殖并浸及周围组织
  - 引起广泛、浸润性病变

【病理与病因】

一般特征

- 一般发病机制
  - 棘球蚴在肝内先发育成小空泡，即初期的包虫囊肿，以后逐渐长大，形成具有角质层和生发层的内囊
  - 角质层系内囊外层，为白色、柔软而富有弹性的半透明膜，状如粉皮；内层为生发层，由生发层细胞增生内突而形成生发囊，后者脱落于囊液之中形成子囊，子囊又可产生孙囊……
  - “囊沙”：子囊内含有许多头节，破裂后头节进入囊液形成“囊沙”，“囊沙”是包虫的种子，一旦漏入腹腔即可种植而生成新的继发性包虫
  - 泡状棘球蚴主要寄生于肝，病灶由大量微小囊泡构成，囊泡系生发层不断向外增殖所形成，但无完整角质层，故不形成内囊；

似癌样浸润扩散，直接破坏肝组织，形成巨块型泡球蚴，其中心常发生坏死、液化而形成空腔或钙化；泡球蚴分为巨块型、结节型和混合型，以巨块型多见
      - 还可经肝静脉转移至肺（15%），其他组织（10%）
- 流行病学
  - 在我国，主要流行于新疆、西藏、甘肃、内蒙古及青海畜牧业发达地区

大体病理及手术所见
- 细粒棘球蚴
  - 大的单发或多发囊性包块
- 多房性棘球蚴
  - 多发的不规则实性包块

显微镜下特征
- 细粒棘球蚴
  - 内囊、外囊及囊壁
- 多房性棘球蚴
  - 肝坏死 + 巨细胞 + 淋巴细胞

【临床表现】

表现
- 最常见的体征 / 症状
  - 囊肿：开始没明显症状
    - 当囊肿增大、感染或破裂时会出现症状
  - 腹痛，发热，黄疸，肝大
  - 过敏反应、门脉高压症
- 临床概况
  - 右上腹痛，肝大，黄疸
  - 嗜酸性粒细胞增多，荨麻疹 + 过敏反应
- 实验室检查
  - 嗜酸性粒细胞增多，血清学滴度增高
  - ALP 或可升高
  - 谷氨酰转肽酶或可升高

诊断
- 80% 患者血清学检测阳性
- 经皮囊肿抽吸
  - 囊肿内容渗出至腹腔时发生过敏反应比较危险

疾病人群分布
- 年龄
  - 往往在儿童期患病，但直到 30 ~ 40 岁才发现
- 性别：男女发病率相当

自然病史与预后
- 并发症
  - 累及胆管，压迫、感染及破裂
  - 破裂至胸腔及腹腔
  - 病变转移至肺、心、脑及骨
- 预后
  - 单纯的包虫囊肿经手术治疗后预后良好，一般不致造成死亡
  - 少见的死亡原因：肝衰竭、合并感染、囊肿破裂合并弥漫性腹膜炎等

治疗
- 细粒棘球蚴
  - 药物治疗：阿苯达唑、吡喹酮及甲苯达
  - 直接注入高渗盐水
  - 经皮囊肿抽吸、引流
  - 外科：叶、段切除
- 多房性棘球蚴
  - 部分肝切除，肝切除 + 肝移植

【影像表现】

概述
- 最佳诊断依据：大的边界清晰的囊性包块，伴周边多发子囊
- 部位：右叶较左叶稍多
- 大小：不等，平均大小 5cm，最大直径达 50cm，囊肿内液体最多甚至达 15L
- 重要概念
  - 细粒棘球蚴：引起包虫病最常见的棘球蚴
    - 60% 是多发病变
  - 多房性棘球蚴：少见但是侵袭性强
  - 包虫囊肿最好发部位
    - 肝、肺

X 线表现
- X 线检查
  - 细粒棘球蚴
    - 弧形或印戒样囊肿周围钙化
    - 有 20% ~ 30% 钙化可在腹部平片显示
  - 多房性棘球蚴
    - 50% 有小钙化
- ERCP
  - 包虫囊肿可能与胆道相通
    - 右肝管（55%），左肝管（29%）
    - 肝总管（9%）
    - 胆囊（6%）胆总管（1%）

CT 表现

- 平扫 CT
  - 细粒棘球蚴
    - 体积大，单发或多发，边界清晰，低密度
    - 周边多发子灶，并且密度稍低于母灶
    - 弧形印戒样钙化
    - 钙化壁：环形钙化通常提示病变处于稳定期
    - 肝内胆管扩张：由于压迫胆管或囊肿破裂至胆管内
  - 多房性棘球蚴
    - 范围广泛，侵袭性，低密度实性包块（14 ～ 40Hu）
    - 边界规整
    - 钙化形状不规则
    - 可引起原发或继发性肿瘤
- 增强 CT
  - 细粒棘球蚴
    - 囊壁及分隔强化
  - 多房性棘球蚴
    - 非钙化部分轻度强化

MR 表现

- T1WI
  - 包膜（囊周）：低信号（纤维成分）
  - 母囊
    - 往往中等信号强度
    - 很少高信号：水含量少
  - 子囊：比母囊信号低
  - 钙化：不好辨别
- T2WI
  - 包膜（囊周）：低信号（纤维成分）
  - T2WI：囊性病变呈高信号
- T1C+
  - 细粒棘球蚴
    - 囊壁及分隔强化
  - 多房性棘球蚴
    - 非钙化部分轻度强化
- MRCP
  - 部分可见囊肿与胆管相通

超声表现

- 实时动态检查
  - 肝包虫囊肿随演变及成熟过程而表现不同
  - 细粒棘球蚴
    - 母囊周围伴随多个子囊
    - 边界清晰低回声包块
  - 多房性棘球蚴
    - 通常位于肝右叶
    - 单发或多发低回声病变
    - 不规则坏死，不规则小钙化，部分伴胆管扩张
  - 超声也可用于监测药物治疗的疗效，阳性反应包括
    - 囊肿回声增强
    - 囊肿体积缩小
    - 病变见钙化

核医学表现

- ^{99}锝硫胶
  - 可以区分占位效应与局灶性脂肪浸润
  - 弥漫性脂肪浸润
    - 不均匀放射学核素摄取
- 氙-^{131}
  - 高度脂溶性
  - 放射性核素聚积在肝脂肪沉积区
    - 肝脂肪变性特殊征象

推荐影像学检查

- 最佳检查方法：CT
- 检查建议
  - 全身多部位检查，注意发现多房性棘球蚴型包虫囊肿的肝外病变

【鉴别诊断】

胆道囊腺癌

- 少见，多发离散的，水样囊性包块
- 周围没有“炎性改变”

囊性转移瘤

- 例如，胰腺或卵巢囊腺癌
- 坏死，壁结节，边缘强化

肝化脓性脓肿

- 单纯化脓性脓肿
  - 边界清晰，圆形，低密度包块（0 ～ 45Hu）
  - “簇集”征
    - 多个小脓肿的聚集
  - 特殊征象：气 - 液平

出血或感染性囊肿

- 囊内容成分不均
- 液 - 液平，壁结节
- 伴或不伴有钙化

诊断与鉴别诊断要点

- 注意与胆道囊腺癌、囊性转移瘤、肝化脓性脓肿、出血或感染性囊肿的鉴别

重点推荐文献

[1] 吕海龙，张示杰，彭心宇．囊型肝包虫病的临床基础研究进展．中国人兽共患病学报 [J]，2008，24（8）：779-781.

[2] 刘玉春．肝包虫病的诊断价值及分型．新疆医学 [J]，2010，40（?）：15-17.

[3] 黄亮，王谦，黄燕，等．肝包虫病超声影像学特征观察．中国人兽共患病学报 [J]，2009，25（4）：395-397.

[4] Pedrosa I，Saiz A，Arrazola J，et al.Hydatid disease：radiologic and pathologic features and complications. Radiographics [J]，2000，20（3）：795-817.

[5] 侯居魁，张岗．30 例囊性肝包虫病的诊断与分析．中国实用医药 [J]，2010，5（11）：37-38.

典型病例

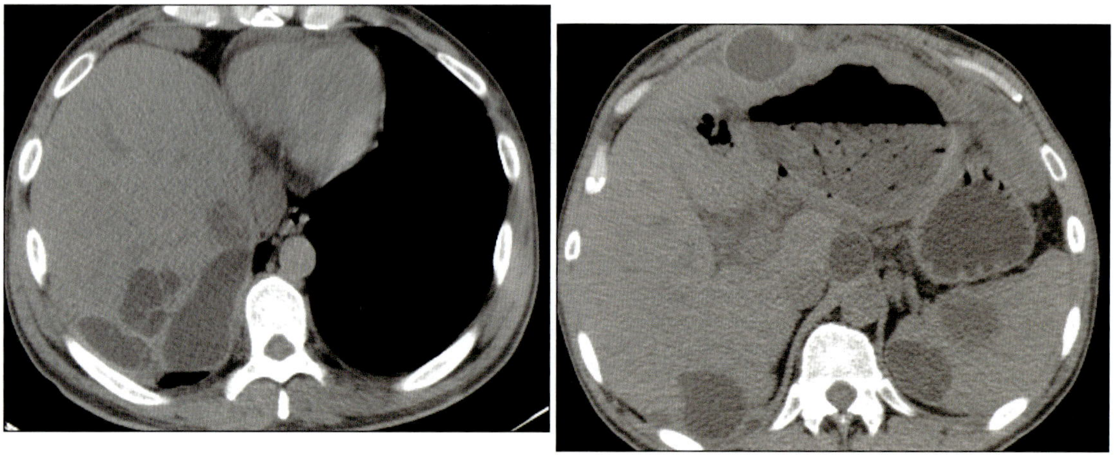

图 6-3-8　**肝包虫病**

CT 平扫图像示肝内、脾及腹腔多发大小不等囊性包块，病理穿刺活检证实为肝包虫病

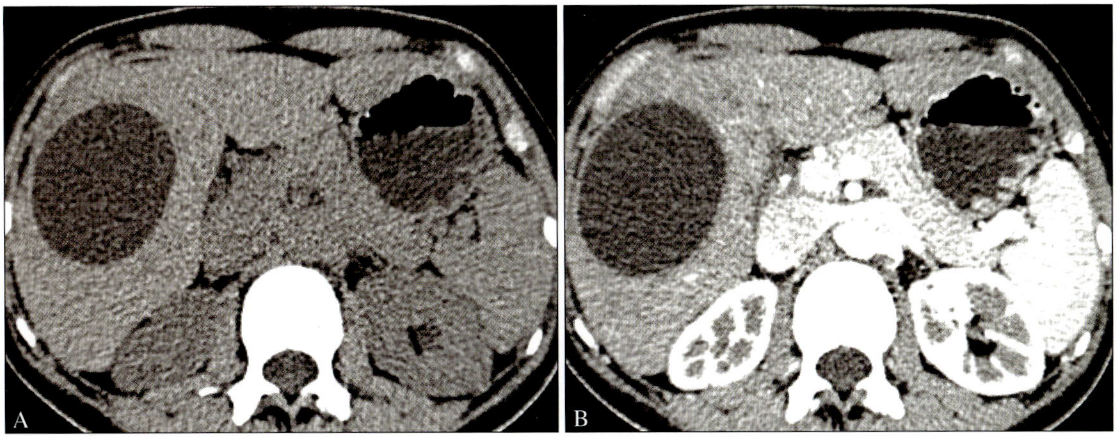

图 6-3-9 肝包虫病
A．CT 平扫；B．CT 增强。肝包虫病：CT 平扫示肝内较大类圆形低密度影，边界清晰，增强扫描未见强化

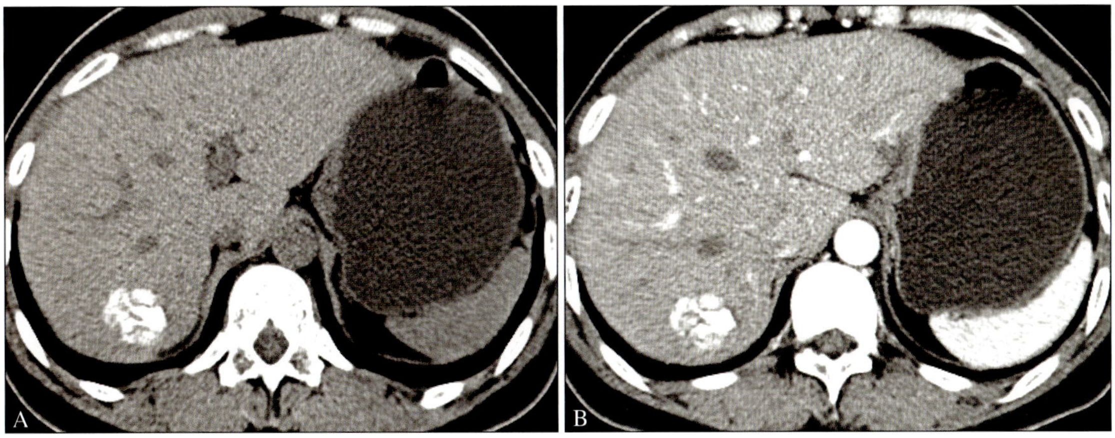

图 6-3-10 肝包虫病
A．CT 平扫；B．CT 增强动脉期肝包虫病钙化：CT 平扫示肝右后叶类圆形高密度影，边界清晰，增强扫描未见确切异常强化

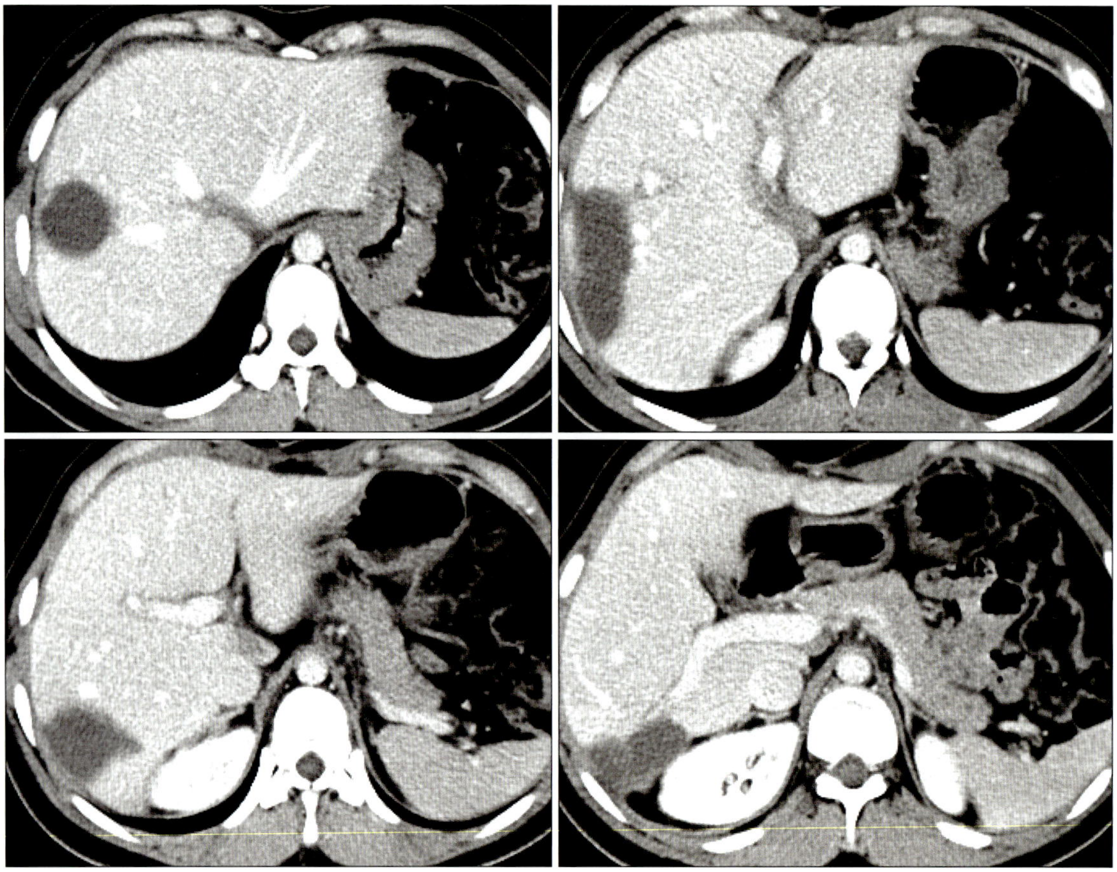

图 6-3-11 肝包虫病
肝包虫病：CT增强图像示肝右后被膜下不规则形状低密度影

第4节 炎 症

一、肝脂肪变性（脂肪肝）

【概念与概述】

肝脂肪变性（hepatic sieatosis，fatty liver），由于毒性、缺血及感染等损伤因素导致肝细胞内脂质异常积聚

【病理与病因】

一般特征

- 一般发病机制
  - 脂类代谢障碍是产生脂肪肝的原因
  - 食物中脂肪过量、高脂血症及脂肪组织动员增加（饥饿、创伤及糖尿病）
  - 肝细胞内三酰甘油及游离脂酸合成增加
    - 食物中缺乏必需脂肪酸
    - 急性苏氨酸缺乏
    - 急性酒精中毒
  - 肝细胞内游离脂酸清除减少
    - 过量饮酒、胆碱缺乏、四氯化碳和乙硫氨酸中毒等均可抑制肝内游离脂酸的氧化
  - 极低密度脂蛋白（very low density lipoprotein，VLDL）合成或分泌障碍
- 病因学
  - 脂肪肝发病的条件因素
    - 免疫状态、营养因素、遗传因素、生活方式以及年龄和性别
  - 脂肪肝的致病因素
    - 营养因素：饮食过多、体重超重造成的肥胖，蛋白质及热量缺乏
    - 生物性致病因素：包括病毒和细菌等病原微生物及寄生虫，部分丙型肝炎病毒、丁型肝炎病毒感染
    - 化学因素：化学毒物（黄磷、砷、铅、苯、

四氯化碳、氯仿等）、药物（甲氨蝶呤、四环素、胺碘酮、糖皮质激素等）、酒精
- 遗传因素：肝豆状核变性、半乳糖血症、糖原累积病、果糖耐受不良

- 流行病学
  - 急性脂肪肝非常少见，普通人群患病率一般低于 10/10 万
  - 嗜酒和肥胖者多见
  - 脂肪肝检出率
    - 中国：12.9%，西方国家：25%
- 相关异常
  - 非酒精性脂肪性肝炎
    - 高脂血症及肥胖者多见，可引发“原因不明”肝硬化

大体病理及手术所见

- 肉眼观肝弥漫性肿大，软，黄色，切面滑腻
- 妊娠期急性脂肪肝，肝重量增加，可达 3 ~ 6kg，大体形态和大小正常或缩小

显微镜下特征

- 大泡型脂肪肝（最常见）
  - 肝细胞胞浆内大量脂泡位于细胞核周围
  - 常见于酒精，肥胖
- 小泡性脂肪肝
  - 例如：Reye 综合征

【临床表现】

表现

- 最常见的体征 / 症状
  - 急性小泡性脂肪肝临床表现类似急性或亚急性重症病毒性肝炎，常有疲劳、恶心、呕吐和不同程度黄疸，甚至出现意识障碍和癫痫大发作
  - “隐性脂肪肝”：轻度脂肪肝可无任何临床症状
  - 中重度脂肪肝：疲乏、食欲不振、右胁痛、恶心、腹胀等肝功能障碍症状，肝大
  - 重症脂肪肝可合并门静脉高压症和消化道出血
  - 体征：肝大占 15%，可有肝区叩压痛，脾大，以及皮肤出现蜘蛛痣和肝掌等
- 临床概况
  - 肥胖者及糖尿病患者肝大却往往不表现症状
- 实验室检查
  - “隐性脂肪肝”：肝功能正常或轻微异常
  - 中重度脂肪肝：肝功能异常
  - 脂肪性肝炎：可伴有严重肝功能异常

诊断

- 主要依靠病史、临床表现及实验室检查，尤其是 B 超和 CT 具有一定特征
- 确诊有赖于肝活检

疾病人群分布

- 年龄：中老年人多见
- 性别：男性多见

自然病史与预后

- 并发症
  - 急性脂肪肝
    - 酗酒、怀孕、四氯化碳暴露
- 预后
  - 慢性大泡性脂肪肝：大部分预后良好
    - 在去除病因之后，肝内堆积脂肪可很快消失，一般肝在 1 ~ 2 个月内恢复正常大小
  - 部分脂肪肝可演变为肝硬化，在病程中发生合并症而死亡
  - 急性小泡性脂肪肝
    - 妊娠、Reye’s 综合征及四氯化碳、黄磷、四环素、丙戊酸盐等引起
    - 多呈急性发病，临床表现和预后与急性重症肝炎相似，若能得到有效的处理，预后好

治疗

- 去除病因和诱发因素，积极控制原发病
- 纠正营养失衡、代谢紊乱
- 坚持必要的锻炼以维持理想的体重
- 维持相对正常的血脂、血糖水平
- 自我保健意识的教育以纠正不良行为
- 要时适当辅以保肝、降脂、抗肝纤维化类药物

【影像表现】

概述

- 最佳诊断依据：梯度回波反相位（out-of-phase gradient echo images）T1 加权图像上信号减低
- 部位：左、右叶均可发病
- 大小：弥漫性脂肪浸润，肝大
- 重要概念
  - 弥漫性或局部脂肪浸润
  - 通常分布于叶、段
  - 圆形病变少见，不像转移瘤或原发肝癌

- 关键点
  - 脂肪浸润病变内可见正常走行的血管
- 脂肪肝图像特征随下列因素变化
  - 脂肪沉积多少
  - 脂肪在肝内分部
  - 相关性肝疾病

CT 表现

- 平扫 CT
  - 弥漫性或局灶性
    - 肝密度普遍或局限性降低
    - 甚至低于脾及肝内血管密度，正常肝 CT 值比脾高 8 ～ 10Hu
  - 局灶性结节样脂肪浸润
    - 通常位于：邻近镰状韧带旁
    - 原因：由于位于血管分界区导致营养性缺血
  - 叶、段脂肪浸润
    - 肝实质密度减低
    - 病变边缘可呈直线
    - 无占位效应
- 增强 CT
  - 可见明显强化的血管影

MR 表现

- 梯度回波反相位 T1 加权
  - 信号强度明显减低
- 梯度回波同相位 T1 加权
  - 信号强度增高
- T1C+ 梯度回波反相位
  - 信号强度减低
- 磁共振波谱（MR spectroscopy，MRS）
  - 脂类共振峰强度增加
  - 可用于脂肪浸润定量分析

超声表现

- 实时动态检查
  - 回声波衰减
    - 轻度脂肪肝：表现为前场回声增强，后场回声衰减不明显，肝内管状结构清晰
    - 中度脂肪肝：前场回声增强，后场回声衰减，管状结构模糊，但尚可辨认
    - 重度脂肪肝：前场回声显著增强，后场回声明显衰减，管状结构不清，难以辨认

核医学表现

- 锝［^{99m}TC］胶体硫
  - 可以区分占位效应与局灶性脂肪浸润
  - 弥漫性脂肪浸润，不均匀放射学核素摄取
- ^{131}Xe
  - 高度脂溶性
  - 放射性核素聚积在肝脂肪沉积区
    - 肝脂肪变性特殊征象

推荐影像学检查

- 最佳检查方法：CT 平扫或梯度回波反相位 T1 加权扫描

【鉴别诊断】

酒精性脂肪性肝炎

- 急性期
  - 肝大
  - 弥漫性肝密度减低
  - 脂肪浸润
- 慢性期
  - 脂肪变性同时伴有早期肝硬化改变
  - 肝脾 CT 值差值大于 10Hu
- 非酒精性脂肪性肝炎
  - 与酒精性肝炎无法区分

弥漫性淋巴瘤或其他肿瘤

- 弥漫性淋巴瘤浸润：与正常肝及脂肪变性不易区分
- 多发融合的肝肿瘤使血管及胆管发生迂曲
- 继发性脂肪沉积往往多发，界清，低密度包块

急性肝炎

- 临床表现不同
- 肝密度弥漫性减低
- 引起胆囊壁及汇管区水肿

诊断与鉴别诊断要点

- 注意区分其他影像上类似局灶或弥漫性脂肪肝的病变
- 诊断要点：肝实质密度减低，有时比脾低；病变内可见正常走行的血管

重点推荐文献

[1] 周玉娟，刘福林，张永健．脂肪肝的发病机制和治疗研究进展．临床荟萃［J］，2005，20（6）：350-352.

[2] 中华医学会肝病学分会脂肪肝和酒精性肝病学组．非酒精性脂肪性肝病诊疗指南（2010 年修订版）．胃肠病学和肝病学杂志［J］，2010，19（6）：483-486.

[3] Borra RJ，Salo S，Dean K，et al.Nonalcoholic fatty liver disease：rapid evaluation of liver fat content with in-phase and out-of-phase MR imaging.Radiology［J］，2009，250（1）：130-136.

[4] Cassidy FH，Yokoo T，Aganovic L，et al.Fatty liver disease：MR imaging techniques for the detection and quantification of liver steatosis.Radiographics［J］，2009，29（1）：231-260.

[5] Kemper J，Jung G，Poll LW，et al.CT and MRI findings of multifocal hepatic steatosis mimicking malignancy. Abdom Imaging［J］，2002，27（6）：708-710.

典型病例

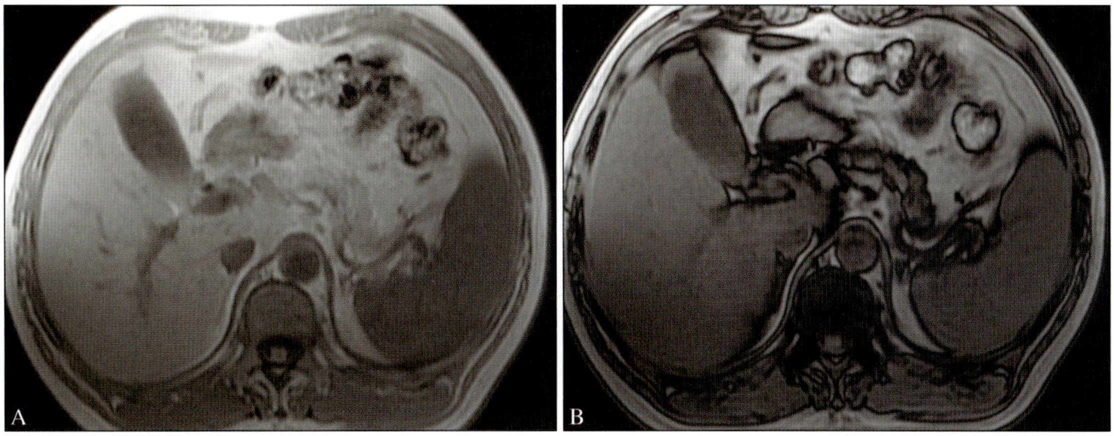

图 6-4-1　脂肪肝

A．T1WI 正相位；B．T1WI 反相位。1WI 反相位可见肝实质信号减低

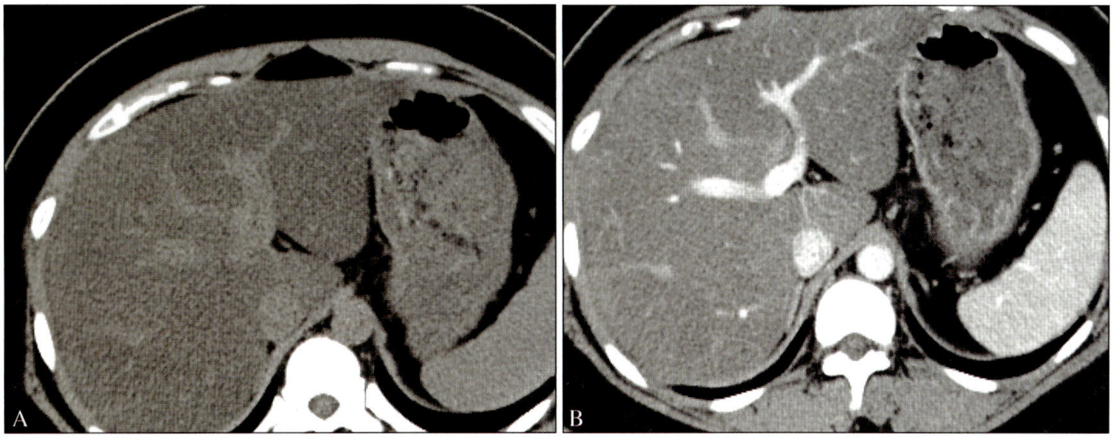

图 6-4-2　脂肪肝

A．CT 平扫；B．CT 增强。脂肪肝：CT 平扫示肝实质密度减低，其内可见高密度血管影，CT 增强示肝内清晰强化血管影

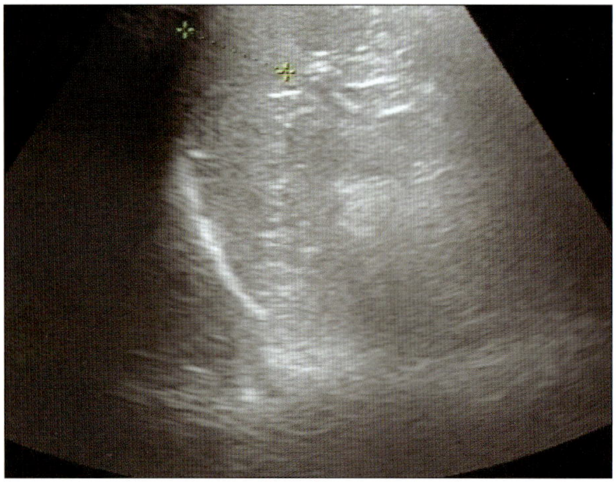

图 6-4-3 **脂肪肝**
脂肪肝：超声示肝内回声增高

二、肝硬化

【概念与概述】

肝硬化（hepatic cirrhosis），伴有广泛的肝细胞坏死、肝细胞结节性再生、结缔组织纤维化，导致肝小叶结构破坏和假小叶形成的慢性肝疾病

【病理与病因】

一般特征

- 一般发病机制
  - 肝硬化的病因很多，有的通过慢性肝炎的途径（如病毒性肝炎和中毒性肝炎）；有的以大囊泡性肝脂肪变性途径（如酒精性肝病）；有的以长期肝内、外胆汁淤积或肝静脉回流障碍，致门脉区或小叶中央区纤维化
  - 肝硬化涉及肝细胞炎性坏死，结节性肝细胞再生和肝纤维化等 3 个相互联系的病理过程
  - 小结节性肝硬化（大小均匀，一般在 3 ~ 5mm，最大不超过 1cm），常见病因酒精
  - 大结节性肝硬化（大小不均，直径一般在 1 ~ 3cm，以大结节为主，最大直径可达 3 ~ 5cm），常见病因病毒性肝炎
  - 混合性肝硬化
  - 再生结节不明显性肝硬化：又称不完全分隔性肝硬化，其特点为纤维增生显著，向小叶内延伸，然肝小叶并不完全被分隔；纤维组织可包绕多个肝小叶，形成较大的多小叶结节，结节内再生不明显。此型的病因在我国主要为血吸虫病
- 病因学
  - 酒精
  - 慢性乙型、丙型病毒性肝炎
  - 原发性胆管硬化
  - 药物中毒
  - 血色素沉着病（hemochromatosis）
  - 寄生虫
  - 营养不良
  - 不明原因
- 流行病学
  - 中年男性常见死亡原因之一，在西欧和美国，因肝硬化致死者仅次于恶性肿瘤、心脏病、脑血管病和意外事故，居死亡原因的第 5 位
- 相关异常
  - 脾大
  - 腹水
  - 曲张静脉出血
  - 细菌性腹膜炎
  - 腹水治疗并发症

大体病理及手术所见

- 酒精性肝硬化
  - 早期：肝大，黄色，脂腻，小结节肝
  - 晚期：肝缩小，黄褐色，质硬
- 坏死后性肝硬化
  - 大结节，纤维瘢痕

显微镜下特征

- 纤维化
- 大、小结节
- 异常动静脉畸形

【临床表现】

表现

- 最常见的体征 / 症状
  - 酒精性肝硬化
    - 可以没有临床症状
    - 部分患者通过活检发现
  - 疲乏、食欲不振或伴有恶心、呕吐、腹胀、腹泻等症状，营养不良，体重减轻
  - 门脉高压
    - 脾大、腹水、食管胃底静脉曲张
  - 黄疸、肝掌、蜘蛛痣、肝病面容
  - 女性男性化，月经紊乱；男性乳腺发育，睾丸萎缩
  - 肝性脑病
- 临床概况
  - 往往伴有嗜酒史及病毒性肝炎
  - 黄疸、腹水、脾大
- 实验室检查：肝功异常，贫血

诊断

- 代偿期 慢性肝炎病史及症状可供参考，如有典型蜘蛛痣、肝掌应高度怀疑。肝质地较硬或不平滑及（或）脾大> 2cm，质硬，而无其他原因解释，是诊断早期肝硬化的依据，必要时活检确诊
- 失代偿期 症状、体征、化验皆有较显著的表现，如腹水、食管静脉曲张。明显脾大，有脾功能亢进及各项肝功能检查异常等

疾病人群分布

- 年龄：中老年人多见
- 性别：男性多见

自然病史与预后

- 并发症
  - 腹水，曲张静脉出血，肾衰竭，昏迷
  - 肝细胞癌：多由乙型，丙型肝炎及嗜酒所致
- 预后
  - 代偿期肝硬化可以长期维持健康状态
  - 失代偿期肝硬化预后较差，70% ~ 95% 病人在 5 年内死亡，但也有生存达 20 年者
  - 死亡原因主要是：食管或胃底静脉曲张破裂大出血、肝性脑病及严重的感染，如肺炎等

治疗

- 酒精性肝硬化
  - 戒酒，低蛋白饮食，补充维生素
  - 药物：泼尼松，利尿（用于腹水）
- 对于失代偿期肝硬化，积极处理并发症及诱因
- 严重肝衰患者，采用肝移植

【影像表现】

概述

- 最佳诊断依据：轮廓不光滑结节状，肝裂增宽，平扫 CT 上高密度小结节（含铁小结节）在增强后未见显示
- 部位：弥漫性病变累及左、右叶
- 大小：肝体积缩小
- 重要概念
  - 肝硬化类型取决于肝形态改变，组织病理学及病因
  - 类型
    - 小结节性肝硬化：嗜酒
    - 大结节性肝硬化：病毒性肝炎
    - 混合性肝硬化
    - 再生结节不明显性肝硬化

CT 表现

- 形态学改变
  - 早期不明显，有时可见肝裂增宽，尤其胆囊窝
  - 进展期肝叶比例失调，肝裂增宽，肝门开大，发生逆时针转位
- 肝密度改变
  - 肝密度的改变是结节再生、纤维化及脂肪浸润等病理过程导致
  - 含铁再生结节
    - CT 平扫密度增高
    - CT 增强再生结节的强化方式与肝实质接近，均匀强化
    - 有时结节周围可见低密度晕环
    - 多个结节聚集在一起可形成类似肿块样结构
  - 发育不良结节
    - CT 平扫密度增高（含铁及含糖增多），部分小结节与肝等密度
    - CT 增强再生结节强化方式通常与肝实质接近，有时富血供
  - 结节癌变（肝细胞癌）
    - CT 平扫低密度或者密度不均，或有脂肪成分

- CT 增强动脉期明显或不均匀强化，静脉期及延迟期等密度或低密度，被膜强化
  - 纤维化及脂肪浸润
    - CT 平扫：纤维化——厚带状或花斑状低密度区，脂肪浸润——花斑状低密度区
    - CT 增强：纤维化——延迟持续强化，脂肪浸润——低密度区
- 继发性改变
  - 门脉高压：门脉主干增宽，侧支血管建立，扩张和迂曲，CT 三维重建显示更好
  - 脾增大，增厚，超过 5 个肋单元
  - 腹水

MR 表现

- 肝内信号改变
  - 含铁再生结节
    - T1WI：低信号
    - T2WI：低信号
  - 发育不良结节
    - T1WI：高信号
    - T2WI：低信号
  - 结节癌变（肝细胞癌）
    - T1WI：低信号
    - T2WI：高信号
    - T1C+：可见强化
  - 纤维化及脂肪浸润
    - T1WI：纤维化导致低信号，脂肪浸润导致信号增高
    - T2WI：纤维化导致高信号（由于纤维间隔含大量水分），脂肪浸润导致信号增高
- 萎缩的肝与腹膜之间的空隙常有脂肪填充，在 T1WI 和 T2WI 上均呈高信号
- 合并有腹水，则肝表面呈弧形的长 T1 长 T2 信号
- 脾内含铁结节（Gamna-Gandy 小体），代表脾小梁出血和滤泡周围小体形成
- 有时可见脾弥漫性的含铁血黄素沉积，甚至形成细小的钙化，信号减低

超声表现

- 实时动态检查
  - 肝实质回声粗糙，不均匀，结节状改变是肝硬化典型超声表现
  - 超声可以用来评价肝硬化的并发症，如肝门静脉高压和肝门静脉血栓形成
  - 超声诊断肝门静脉高压的征象
    - 脾大
    - 门体分流的侧支循环形成

推荐影像学检查

- 最佳检查方法：CT 增强

【鉴别诊断】

布加综合征（Budd-Chiari syndrome）

- 下腔静脉狭窄，或有肝静脉狭窄
- 中央肥大，外周萎缩
- 肝损害，无桥接纤维化
- 慢性期形成“大的再生结节”

肝转移瘤（治疗后）

- 例如乳腺癌转移至肝，治疗后肝缩小及纤维组织增生
- 轮廓结节样改变，与肝硬化不易区分

肝肉样瘤病

- T1、T2 上均为低信号
- 低密度结节（一般小于 2cm）
- 系统性非干酪性肉芽肿病

诊断与鉴别诊断要点

- 注意其他引起肝轮廓结节样改变的病变
- 诊断要点
  - 肝轮廓结节样改变
  - 肝叶萎缩及肥大
  - 再生结节
  - 脾大、腹水、静脉曲张

重点推荐文献

[1] 潘泽亚，吴伯文．肝硬化增生结节——肝细胞癌的癌前病变．中国实用外科杂志 [J]，2006，26（9）：696-698.

[2] 陈晶，贾继东．肝硬化的诊断及治疗进展．中华肝病杂志 [J]，2009，14（7）：241-243.

[3] 韦立斯，石怀银．肝癌前病变与高分化肝癌的病理诊断与鉴别．中华病理学杂志 [J]，2006，35（2）：117-118.

[4] Bartolozzi C，Battaglia V，Bozzi E.Hepatocellular nodules in liver cirrhosis：contrast-enhanced MR. Abdominal Imaging [J]，2011，36（3）：290-299.

[5] Quaia E，Alaimo V，Baratella E，et al.The added diagnostic value of 64-row multidetector CT combined with contrast-enhanced US in the evaluation of hepatocellular nodule vascularity：implications in the diagnosis of malignancy in patients with liver cirrhosis. European Radiology [J]，2009，19（3）：651-663.

典型病例

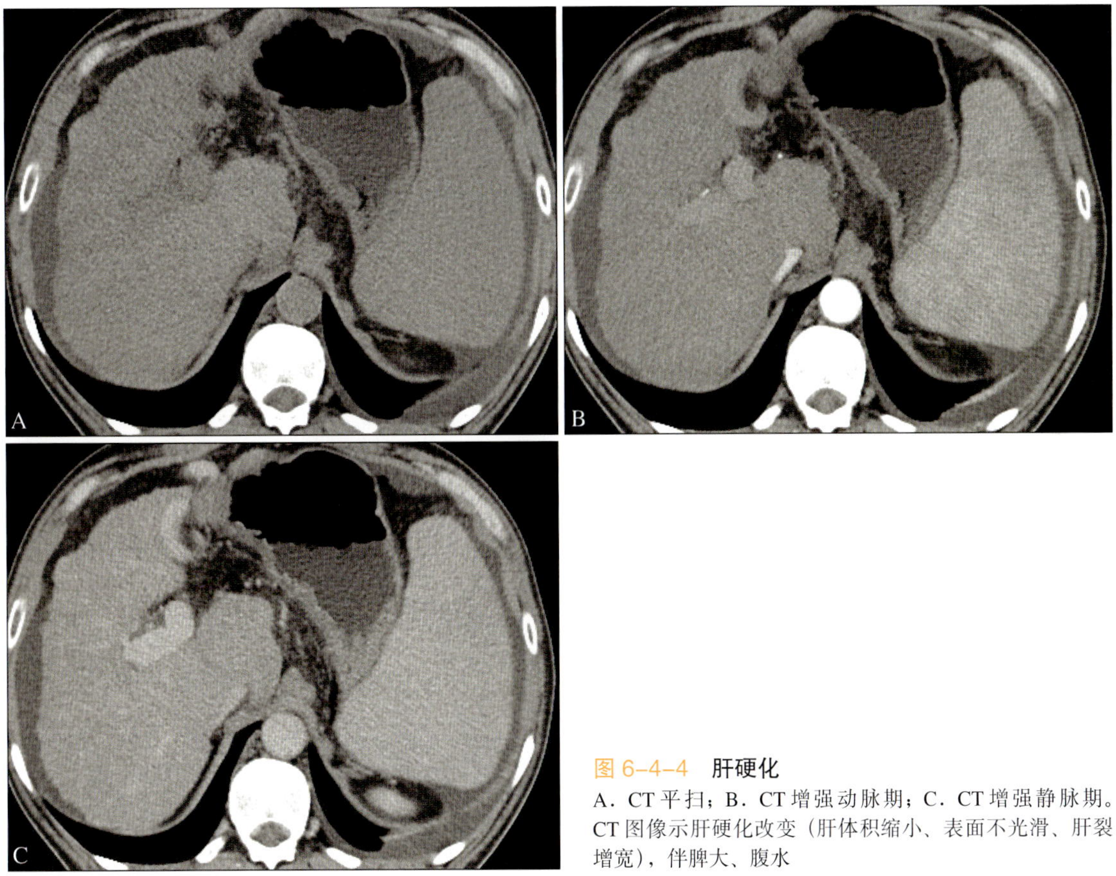

图 6-4-4 肝硬化

A．CT 平扫；B．CT 增强动脉期；C．CT 增强静脉期。CT 图像示肝硬化改变（肝体积缩小、表面不光滑、肝裂增宽），伴脾大、腹水

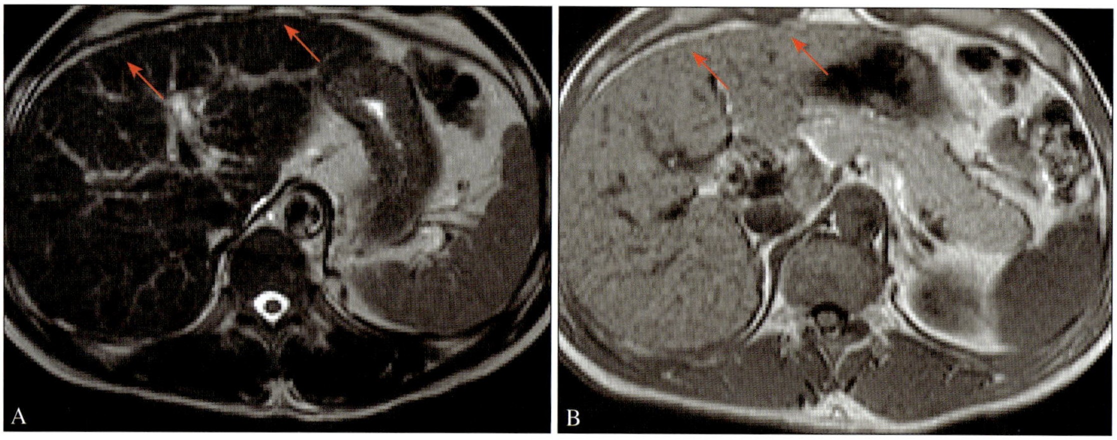

图 6-4-5 肝硬化

A．T2WI；B．T1WI。CT 图像示肝硬化改变，肝表面不光滑（箭头所示）

三、Focal confluent fibrosis（局部纤维化）

【概念与概述】

局灶性融合纤维化（focal confluent fibrosis），肝硬化后期肝内形成的类似肿块的纤维化

【病理与病因】

- 病因学：同肝硬化的病因
  - 酒精
  - 慢性乙型、丙型病毒性肝炎
  - 原发性胆管硬化
  - 药物中毒
  - 血色素沉着病（hemochromatosis）
  - 寄生虫
  - 营养不良
  - 不明原因
- 流行病学
  - 主要发生在原发性硬化性胆管炎引起的肝硬化中
  - 肝硬化后期患者有 14% 出现局灶性融合纤维化
- 相关异常
  - 肝叶、段萎缩
  - 19% 酒精性肝硬化患者及 6% 病毒感染性肝硬化患者的图像可见楔形纤维化

大体病理及手术所见

- 局灶性融合纤维化形成区域性包块，黄色，内可见少量肝实质
- 肝体积缩小，甚至整叶、段萎缩

显微镜下特征

- 纤维化伴随水肿，内可见少量肝实质
- 胆管增生，淋巴细胞浸润

【临床表现】

表现

- 最常见的体征 / 症状
  - 同肝硬化症状及体征
- 临床概况
  - 肝功能检验指标异常
  - 局灶性融合纤维化往往在需要肝移植患者的影像检查中发现
  - 诊断：需活检与肝恶性肿瘤区分
- 实验室检查：肝功异常；贫血

诊断

- 通过活检及组织学确诊

疾病人群分布

- 年龄
  - 中老年人多见
- 性别：男性多见

自然病史与预后

- 部分局灶性融合纤维化牵拉肝被膜导致相应段、叶完全萎缩
- 易发生在肝左内叶及肝右前叶（由于不完整的门脉微循环）
- 局灶性融合纤维化形成包块需较长时间
- 往往发生于肝硬化后期，预后差，可见伴发肝细胞癌，可行肝移植

治疗

- 处理并发症及诱因
- 肝移植

【影像表现】

概述

- 最佳诊断依据：肝硬化后期患者，平扫CT上楔形低密度病变，增强扫描表现为等或稍低密度，位于肝左内叶及肝右前叶
- 部位
  - 楔形尖端朝向肝门部
  - 90%位于肝左内叶及肝右前叶
  - 整叶、段纤维化，易发生在肝左外叶及段
- 大小：不等，2cm×1.5cm至15cm×6cm
- 重要概念
  - 整叶、段纤维化
  - 楔形病变

CT表现

- CT平扫
  - 肝内楔形稍低密度病变，伴肝包膜回缩
  - 整叶、段萎缩，伴肝形态异常，有时肝左内叶及肝右前叶未见显示
- CT增强
  - 大部分病变增强低于周围肝实质强化，也可见高于或低于周围肝实质强化
  - 病变呈现不同的强化与病变内血管化及纤维化的程度相关
  - 病变塌陷周围可见血管及胆管
- 继发性改变
  - 门脉高压：门脉主干增宽，侧支血管建立，扩张和迂曲，CT三维重建显示更好
  - 脾增大，增厚，超过5个肋单元
  - 腹水

MR表现

- T1WI
  - 相对周围实质低信号（少见等信号）
- T2WI
  - 相对周围实质高信号
    - 由于病变内水肿，纤维化病变内可见残留汇管区结构
- STIR：高信号
- T1C+（Gadolinium）
  - 动脉早期相对低信号
  - 动脉晚期可能等信号
  - 门脉期及平衡期延迟强化
- 顺磁性氧化铁增强MR
  - 高信号楔形区：代表纤维化病变的分布
  - 内部低信号：代表残留的有功能的肝实质

推荐影像学检查

- 最佳检查方法：CT增强或者MR增强

【鉴别诊断】

胆管癌

- 圆形，低密度肿块，延迟强化
- 可导致段的消失，及延迟强化
  - 包膜回缩，由于肿瘤有明显的纤维化并且导致胆管扩张
- 胆道梗阻
  - 对于融合纤维化病变，与胆管细胞癌不同，胆管扩张不存在于纤维化病变区内
- 临床病史：原发性胆管炎病史或者炎症性胆道梗阻史
- 有时需要活检确诊进行鉴别

肿瘤（治疗后）

- 治疗（化疗，消融等）及治疗后肝缩小引起肝体积缩小和肿瘤及周围肝组织纤维化
- 与局灶性融合肝纤维化不易区分
- 注意结合临床及与以前的旧片对比

肝内胆道梗阻

- 慢性原发性硬化性胆管炎引起周边肝非对称性萎缩，可伴局灶性融合纤维化及被膜回缩
- 良性或恶性胆道梗阻都可引起肝被膜回缩

海绵状血管瘤

- 肝血管瘤逐渐纤维化、体积缩小，发生透明变性而失去原来的影像特征
- 伴有肝硬化的肝血管瘤可引起肝被膜回缩
- 硬化肝内的血管瘤表现
  - 位于被膜下，看起来向肝外生长
  - 周边结节样渐进性强化，强化程度与血管接近

上皮样血管内皮瘤

- 常发生在非硬化年轻人群中
- 通常多发结节样改变
- 往往引起肝被膜回缩

诊断与鉴别诊断要点

- 诊断要点
  - 位于肝左内叶及肝右前叶
  - 楔形病变伴包膜回缩
  - 肝体积不规则缩小
- 注意融合纤维化与肝内肿瘤，尤其胆管癌的区别
- 纤维化可出现在所有肝硬化中，融合纤维化具有特定影像特征及大体病理特征

重点推荐文献

[1] Brancatelli G，Baron RL，Federle MP，et al.Focal confluent fibrosis in cirrhotic liver：natural history studied with serial CT. AJR Am J Roentgenol［J］，2009，192（5）：1341-1347.

[2] Husarik DB，Gupta RT，Ringe KI，et al.Contrast enhanced liver MRI in patients with primary sclerosing cholangitis：inverse appearance of focal confluent fibrosis on delayed phase MR images with hepatocyte specific versus extracellular gadolinium based contrast agents.Acad Radiol［J］，2011，18（12）：1549-1554.

[3] Pang KY，Liu SYW，Lee KF，et al.Confluent hepatic fibrosis mimicking malignant hepatic neoplasm on ultrasonography.Surg Pract［J］，2010，14（2）：61-63.

[4] Matsuo M，Kanematsu M，Kondo H，et al.Confluent hepatic fibrosis in cirrhosis：ferumoxides-enhanced MR imaging findings.Abdominal Imaging［J］，2001，26（2）：146-148.

[5] Kelekis NL，Makri E，Vassiou A，et al. Confluent hepatic fibrosis as the presenting imaging sign in nonadvanced alcoholic cirrhosis. Clin Imag［J］，2004，28（2）：124-127.

典型病例

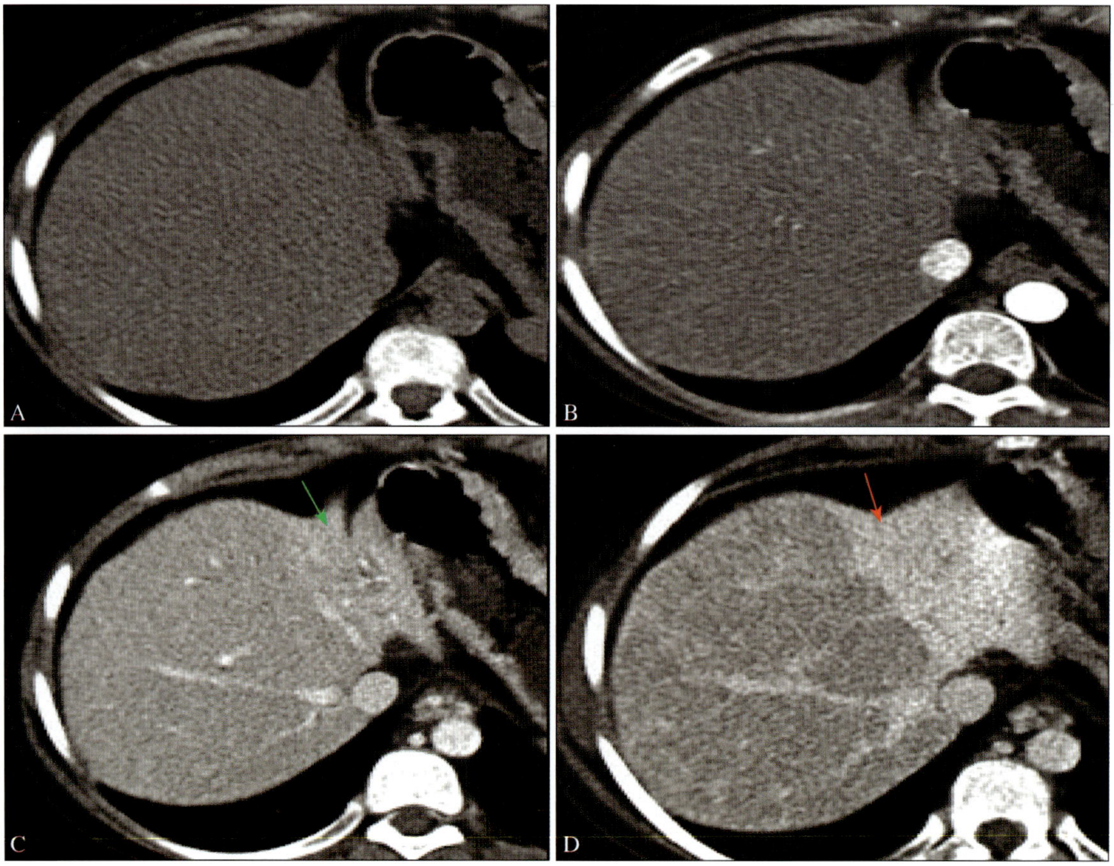

图 6-4-6 融合性肝纤维化

A. CT 平扫；B-D. CT 增强 CT 平扫示肝左外叶萎缩，包膜回缩，动脉期未见明显强化，静脉期可见肝左叶楔形强化影（绿箭头），门脉期肝左叶呈持续性强化（红箭头）

四、原发性胆管硬化

【概念与概述】

原发性胆管硬化（primary biliary cirrhosis，PBC），一种以胆管的进行性炎症、纤维化和多发性狭窄为主要病理特征的慢性胆汁淤积性肝病

- 同义词：慢性硬化性胆管炎、硬化性狭窄性胆管炎、硬化性闭塞性胆管炎、持续性硬化性胆管炎、原发性胆道硬变、肝外胆管硬化症

【病理与病因】

一般特征

- 一般发病机制
  - 肝内汇管区胆管壁和胆管周围炎性细胞浸润
  - 同时随着病变的发展而有局灶的小点状的坏死和纤维组织增生
  - 胆管上皮细胞逐渐萎缩和消失，出现管壁硬化不光滑而增厚，最终引起胆管管壁的极度纤维化
  - 管壁增厚而管腔异常狭窄
- 遗传学
  - 具有遗传性，原发性胆管硬化的家庭成员患该病的概率是普通家庭的 1000 倍
- 病因学
  - 尚不清楚，可能与遗传或免疫有关
- 流行病学：中国流行病学研究报道较少，主要来自西方国家
  - 加拿大和美国明尼苏达州的发病率为 0.9 ~ 1.3/1 0 万，患病率为 8.5/10 万 ~ 13.6/10 万，亚洲 PCS 发病率和患病率均低于上述地区
- 相关异常：往往伴有其他自身免疫性疾病
  - 炎症性肠病（inflammatory bowel disease，IBD）多见
  - 类风湿关节炎，硬皮病，甲状腺炎，干燥综合征

大体病理及手术所见

- 肝体积增大，表面光滑或粗糙或结节样改变，再生结节、纤维化，肝实质萎缩，明显淋巴结肿大
- 脾大，门脉高压
- 胆囊及肝外胆管基本正常

显微镜下特征

- Ⅰ期：破坏胆管内皮细胞（主要是淋巴细胞浸润胆管）
- Ⅱ期：汇管区三联管瘢痕形成
- Ⅲ期：瘢痕进展，相邻汇管区三联管之间有纤维间隔形成
- Ⅳ期：肝硬化

【临床表现】

表现

- 最常见的体征 / 症状
  - 可以无症状，发热、寒战等急性胆管炎的表现很少见
  - 右上腹痛，不适、乏力、黄疸，皮肤瘙痒
  - 肝大，门脉高压：脾大，腹水，静脉曲张
- 临床概况
  - 往往伴有嗜酒史及病毒性肝炎
  - 肝呈结节状改变，黄疸，腹水，脾大
- 实验室检查
  - 最常见的血生物化学指标是 ALP 异常升高
  - 血清 IgG 水平中度升高
  - 胆红素水平多在正常范围，胆红素升高可能提示预后不好
  - 血清中可检测到自身抗体：抗中性粒细胞胞质抗体（Anti-neutrophilcytoplasmic antibody，ANCA）

诊断

- 活检

疾病人群分布

- 年龄
  - 中老年人多见
- 性别：女性占绝大多数

自然病史与预后

- 并发症：肝衰竭
- 预后因素：患者年龄，凝血酶原时间（PT），血清胆红素水平，组织病理类型
- 预后：平均存活年龄为 11.9 年

治疗

- 无特效治疗方法
- 最常用的药物是熊去氧胆酸（ursodeoxychoHc acid，UDCA），但尚未证明其能逆转 PBC 病程
- 内镜介入治疗和外科手术可在一定程度上缓解胆道梗阻、减轻肝损害
- 对于终末期 PBC 患者，肝移植是一种有效的治疗方法，5 年生存率接近 90%，但有复发

的可能

【影像表现】

概述

- 最佳诊断依据：活检，确定硬化原因及病理分期
- 部位：弥漫性病变累及左、右叶
- 大小
  - 病变早期肝体积正常或增大
  - 随病变进展，肝体积减小；有些重度病变伴肝大
  - 肝轮廓呈小结节样改变
  - 淋巴结中度肿大
- 重要概念
  - 早期PBC时，肝体积大并且表面光滑，随着病变进展为终末时，肝体积缩小并且表面呈结节状改变

内镜下逆行胰胆管造影（endoscopic retrograde cholangio pancreato graphy，ERCP）

- 胆管呈串珠样或枯树枝样改变
- 病变通常同时累及肝内和肝外胆管，但有少部分患者仅仅有肝内胆管，相反，只有极少数患者的病变局限于肝外胆管

CT表现

- 肝的轮廓改变，主要表现为肝左外叶及尾状叶萎缩，肝右叶及肝左内侧叶体积增大
- 肝实质密度不均，在一些早期病变密度呈均匀改变
- 肝内再生结节：小的圆形稍高密度病变，增强扫描门脉期接近周围肝实质强化
- 纤维化：环绕再生结节的低密度环
- 胆管改变：
  - “跳跃性扩张”：指某段扩张的肝外胆管不与其他扩张的胆管相连，则高度提示PBC，其形成基础是肝内胆管狭窄合并远段胆管扩张
  - “剪枝征”：在某层面上见到长度≥4cm的肝内胆管或左右肝管无次级分支称为剪枝征，可见于部分PBC病人
  - “串珠征”：在1个层面上见到3处以上狭窄与扩张交替出现
  - 胆管壁增厚，管壁密度增高及壁结节等征象
- 淋巴结肿大
- 门脉高压征象：脾大，腹水，静脉曲张
- 肝硬化所致肝细胞癌：不是很常见

MR表现

- 肝实质T2信号增高，肝各叶形态改变及胆管扩张
- 再生结节（铁沉积）
  - T1WI及T2WI：低信号
- 纤维化
  - T1WI：低信号
  - T2WI：高信号

超声表现

- 实时动态检查
  - 可以发现胆总管壁增厚、肝内胆管扩张及门脉高压征象
  - 局限性
    - 不能除外肝内胆管疾病
    - 显示不出无扩张的多发狭窄和剪枝样影像
    - 同时对肝外胆管疾病的显示也有不足之处

推荐影像学检查

- 最佳检查方法：CT增强或者MR增强

【鉴别诊断】

早期病毒性或酒精性肝硬化

- 脂肪沉积导致肝密度减低
- 肝大，小结节、大结节及大小混合结节
- 酒精性肝硬化：男性多见，血清AST明显升高
- 病毒性肝硬化：肝炎病毒抗原或抗体阳性，血清ALT明显升高

肝淋巴瘤（转移瘤）

- 肝大，肝实质密度均匀或不均匀，低密度病变
- 继发型淋巴瘤表现为多发淋巴结肿大

肝肉样瘤病

- 肝脾大，肝实质密度不均，多发低密度结节

骨髓增生异常

- 肝、脾大，淋巴结肿大

机会性感染

- 发生于免疫耐受患者
- 细菌、真菌或病毒感染
- 肝脾大，腹部淋巴结肿大

诊断与鉴别诊断要点

- 中年女性出现不明原因的瘙痒，疲劳，色素沉着，黄疸及体重下降，右上腹不适，血清 ALP 明显升高，需注意 PBC
- 诊断要点：花环样纤维化，淋巴结肿大，肝大，ANCA 阳性

重点推荐文献

[1] 张小玲，刘起旺．原发性硬化性胆管炎的影像学诊断进展．国外医学临床放射学分册 [J]，2004，27（5）：312-315.

[2] 韩英，时永全．原发性硬化性胆管炎的临床诊治进展 中华肝病杂志 [J]，2010，18（5）：329-331.

[3] Kovac JD，Jesic R，Stanisavljevic D，et al.Integrative role of MRI in the evaluation of primary biliary cirrhosis. European Radiology [J]，2012，22（3）：688-694.

[4] Corpechot C，Chazouilleres O，Poupon R.Early primary biliary cirrhosis：Biochemical response to treatment and prediction of long-term outcome. Journal of Hepatology [J]，2011，55（6）：1361-1367.

[5] Hirschfield GM. Diagnosis of primary biliary cirrhosis. Best Pract Res Cl Ga [J]，2011，25（6）：701-712.

典型病例

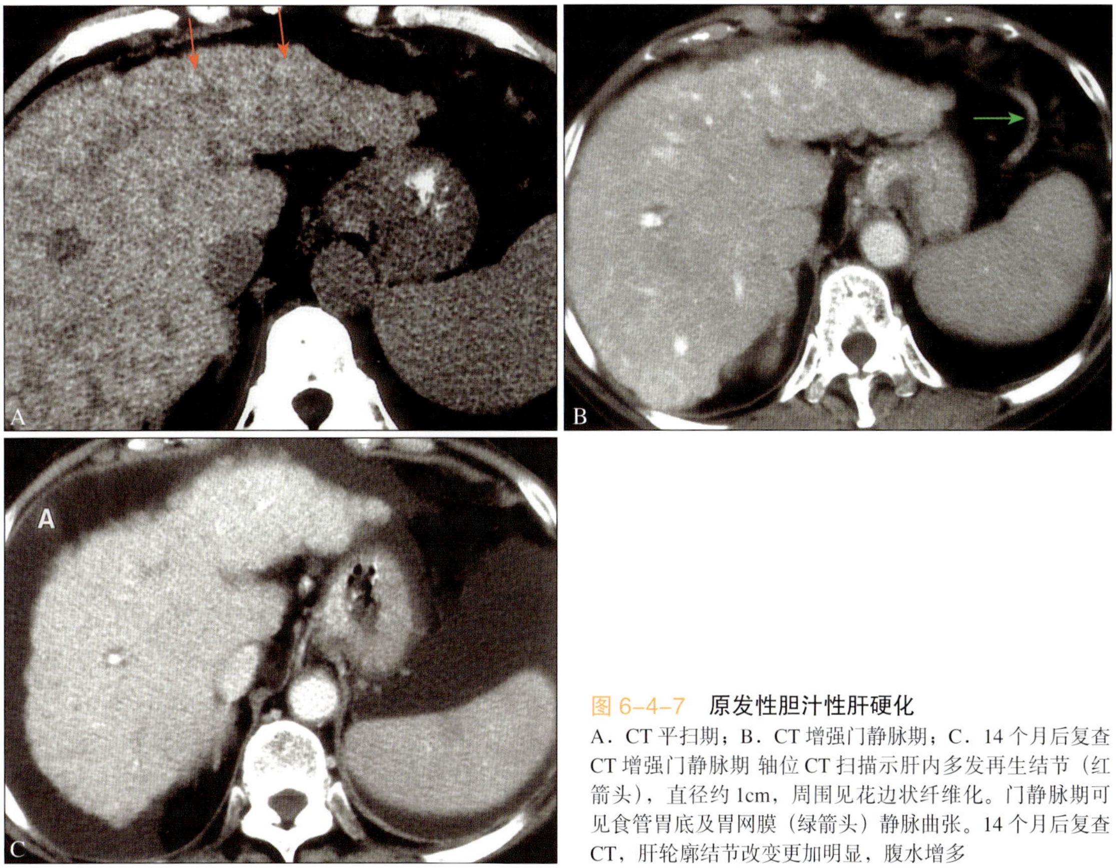

图 6-4-7 原发性胆汁性肝硬化

A．CT 平扫期；B．CT 增强门静脉期；C．14 个月后复查 CT 增强门静脉期 轴位 CT 扫描示肝内多发再生结节（红箭头），直径约 1cm，周围见花边状纤维化。门静脉期可见食管胃底及胃网膜（绿箭头）静脉曲张。14 个月后复查 CT，肝轮廓结节改变更加明显，腹水增多

五、再生结节（结节性再生性增生）

【概念与概述】

结节性再生性增生（nodular regenerative hyperplasia，NRH），一种少见的肝实质弥漫性小结节病变，不伴有纤维间隔形成

【病理与病因】

一般特征

- 一般发病机制
  - 由于门静脉或肝静脉血流减少而导致的肝内血管变化的适应性改变
    - 多发肝小动脉扩张导致局灶性肝细胞肥大、增生
  - 具有家族聚集性
    - 发病无明显诱因或相关系统性疾病，临床症状不明显，但患者往往伴随肾衰
- 病因学
  - 病因不明，目前主要有血管学说和肿瘤学说
    - 可能由于慢性缺血所致肝细胞局灶性代偿性增生反应
  - 肿瘤学说
    - 肝结节与化学致癌剂如黄曲霉素等诱导产生的肝癌结节相似
    - 与长期服用类固醇类药物和抗肿瘤药物有关
- 流行病学
  - 少见，报道少
- 相关异常
  - 慢性布加综合征
  - 血源性疾病（骨髓瘤、淋巴瘤）
  - 先天性门静脉缺如，限制性心肌病特发性肠系膜上动、静脉瘘
  - 系统性红斑狼疮、风湿性关节炎、系统性硬化症、结节性多动脉炎
  - 乳腺癌肝移植
  - 器官移植继发性改变
  - 不同程度免疫缺陷

大体病理及手术所见

- 灰褐色，质地偏硬，边界清晰，散在分布、软硬结节
- 门静脉闭塞，门脉高压，慢性肝静脉血流阻塞

显微镜下特征

- 结节周围肝细胞萎缩，肝板呈受压状包绕结节，而肝窦扩张，勾勒出结节的轮廓
- 肝小叶结构不清，而由弥漫的小结节取代，这种特征性结节由增生肝细胞组成，而无明显纤维分隔，结节大小与肝小叶相近，但并不均匀
- 小叶间胆管周围轻度纤维化，但小胆管没有明显炎症表现
- 汇管区胶原纤维轻度增生，门静脉分支狭窄或闭塞

【临床表现】

表现

- 最常见的体征 / 症状
  - 多数患者无肝病相关症状与体征
  - 临床常见腹胀、乏力、上腹部不适及门脉高压症状
  - 个别病例是在尸检时偶然发现，或因其他无关疾病行剖腹探查术时发现肝结节样外观而作组织病理检查做出诊断
- 临床概况
  - 主要通过对再生结节进行活检获得诊断，或有炎症、瘢痕
- 实验室检查
  - 肝功能正常

疾病人群分布

- 年龄：整体少见，主要发生在成人
- 性别：女性发病率与男性无区别

自然病史与预后

- NRH 的诊断易忽略
- 如果静脉血流不好，大的再生结节易于导致充血及梗死，像布加综合征或者心肌病
- NRH 往往伴有系统性疾病（骨髓瘤、淋巴瘤）
- NRH 可以导致出血，与门脉高压相关
- 预后与门脉高压及相关系统疾病的严重性相关：不伴有门脉高压的 NRH 预后好
- NRH 患者使用硫唑嘌呤是引起肝癌的高危因素
- 肝衰竭少见
- 血管曲张出血是引起死亡的主要原因

治疗

- 治疗门脉高压，曲张血管出血
  - 用β阻滞剂，硬化治疗，肠系膜上静脉 - 下腔静脉 C 型分流术（mesenteric-caval shunt），经颈静脉肝内门体分流术（transjugular intrahepatic portosytemic stent shunt，TIPSS）

- 对于肝衰竭患者及肝疾病晚期患者可采用原位肝移植

【影像表现】

概述

- 最佳诊断依据：活检——肝细胞增生形成多发再生结节
- 部位：弥漫性，显微镜下结节主要位于汇管区
- 大小
    - 单腺泡结节约 1mm，多个单腺泡结节融合可达 10mm
    - 大的再生结节 0.5 ~ 4cm
- 重要概念
    - 多发结节可引起病变之间肝实质萎缩或受压

CT 表现

- 平扫 CT
    - 由于结节体积小，CT 图像可表现为正常改变
    - 结节通常呈等密度
    - 布加综合征所致 NRH 呈弥漫性低密度，间质脂肪变性或充血使 NRH 呈高密度
- 增强 CT
    - 动脉期及静脉期均可见强化
    - 大的再生结节具有相应的动脉供血支，结节周边低密度环
    - 大结节 NRH 在 CT 图像上可呈现多发相互分离的富血供病变
- 门脉高压：静脉曲张，腹水，脾大

MR 表现

- T1WI：高信号
- T2WI：等或低信号结节
    - 结节病变发生梗死时呈现高信号
    - “晕”症：结节周围环绕小出血点（紫癜）
- T1C+：
    - 均匀强化
    - 环形强化
    - 延迟强化：出现胆管上皮化生时

超声表现

- 实时动态检查
    - 可呈现高回声，低回声或等回声
- 彩色多普勒
    - 可显示下腔静脉、肝静脉的狭窄及占位，门静脉的闭塞或先天性缺如

核医学表现

- 锝硫胶显像
    - NRH 可见摄取

推荐影像学检查

- 最佳检查方法：CT 增强或者 MR 增强

【鉴别诊断】

多发肝细胞癌

- CT 平扫低密度，增强延迟期动脉期高密度，门脉期高、低或等密度，延迟期低密度
- T1WI 低信号，T2WI 高信号
- 其他征象：密度不均匀，包膜，静脉浸润

肝硬化多发动门脉瘘

- 肝硬化经肝窦的动门脉瘘
- 多发富血供病变
    - CT 增强动脉期及门脉期均呈高密度（接近血管强化）

诊断与鉴别诊断要点

- 明确肝基础疾病及 NRH 的影像表现非常重要
- NRH 易与其他肝内病变（像肝硬化肝细胞癌）混淆

重点推荐文献

[1] 杨冬华，俊崔．肝结节性再生性增生的临床诊治．新医学 [J]，2001，32（2）：119-122.

[2] 周炜洵，陈杰．肝结节性再生性增生的临床病理形态观察 中华病理学杂志 [J]，2002，31（1）：34-37.

[3] 徐海峰，潘博．肝结节性再生性增生 18 例诊治分析 中华普通外科杂志 [J]，2011，26（6）：460-463.

[4] Horita T，Tsutsumi A，Takeda T，et al.Significance of magnetic resonance imaging in the diagnosis of nodular regenerative hyperplasia of the liver complicated with systemic lupus erythematosus：a case report and review of the literature. Lupus [J]，2002，11（3）：193-196.

[5] Clouet M，Boulay I，Boudiaf M，et al. Imaging features of nodular regenerative hyperplasia of the liver mimicking hepatic metastases. Abdom Imaging [J]，1999，24（3）：258-261.

[6] Ames JT，Federle MP，Chopra K.Distinguishing clinical and imaging features of nodular regenerative hyperplasia and large regenerative nodules of the liver. Clin Radiol [J]，2009，64（12）：1190-1195.

典型病例

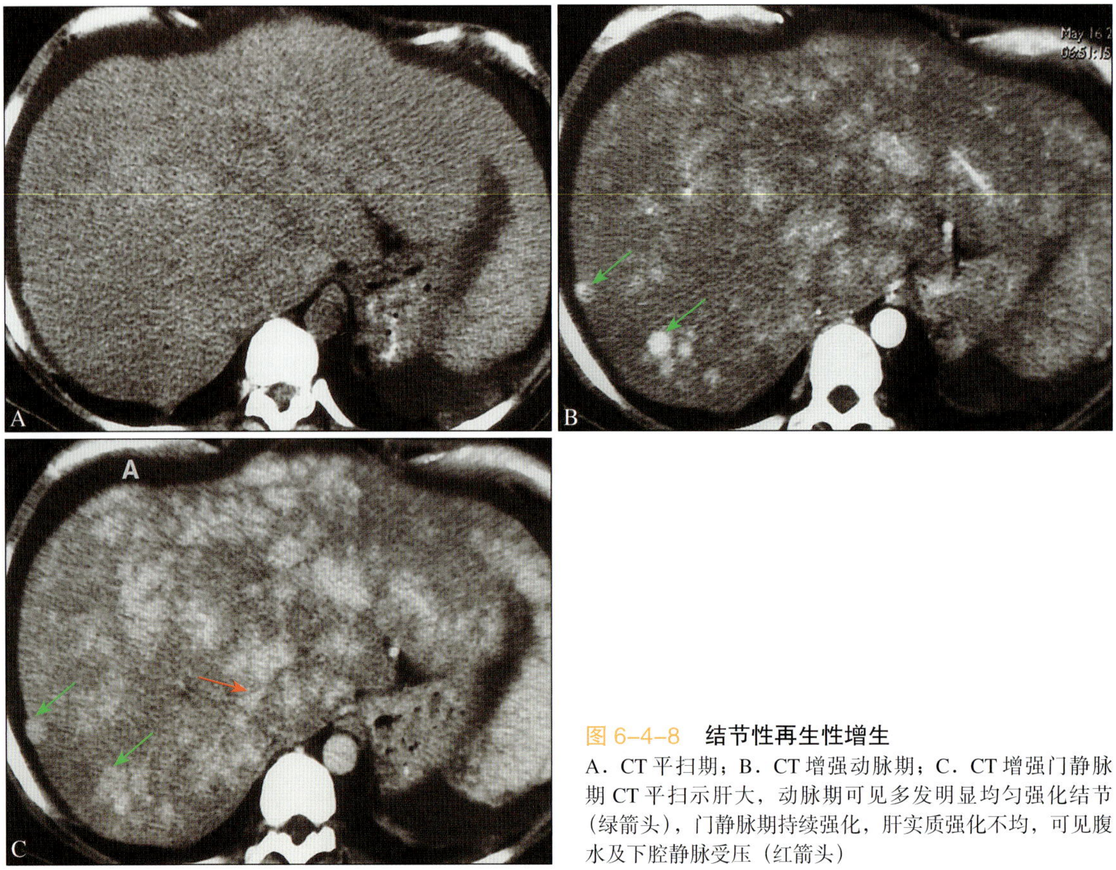

图 6-4-8 **结节性再生性增生**

A．CT 平扫期；B．CT 增强动脉期；C．CT 增强门静脉期 CT 平扫示肝大，动脉期可见多发明显均匀强化结节（绿箭头），门静脉期持续强化，肝实质强化不均，可见腹水及下腔静脉受压（红箭头）

六、肝肉样瘤病

【概念与概述】

肝肉样瘤病（hepatic sarcoidosis），一种相对常见的原因不明的以肝内非干酪性上皮性肉芽肿为主要特征的慢性多系统疾病

【病理与病因】

一般特征

- 一般发病机制
  - 系统性肉样瘤病往往会累及腹部脏器，但是它的临床表现往往发生在胸部肉样瘤病后
  - 肉样瘤病是引起肝内肉芽肿的主要原因
- 病因学
  - 病因不明
- 流行病学
  - 系统性肉样瘤病少见，小部分会累及肝
- 相关异常
  - 系统性肉样瘤病往往伴随其他自身免疫性疾病
  - 可能与原发性硬化性胆管炎有关系

大体病理及手术所见

- 肝大
- 散在结节样病变

显微镜下特征

- 肝内散在非干酪性上皮性肉芽肿，内可见多核巨细胞（Langhans 细胞）
- 不是所有病变内可见巨细胞
- 融合肉芽肿及纤维化可见于部分病例中

【临床表现】

表现

- 最常见的体征 / 症状
  - 一般无症状，有明显症状者不常见
  - 部分病例可见肝脾大（约 20%）
  - 腹部及盆腔淋巴结肿大
  - 原发性肉芽肿性门静脉及肝静脉炎的继发性缺血可引起肝硬化及局灶性融合纤维化
  - 很少引起慢性炎症、慢性肝炎、肝硬化及结节性增生
- 临床概况
  - 实验室检查
    - 肝酶轻度增高
    - 高丙球蛋白血症、贫血、白血病
    - 血管紧张素转化酶可升高
    - 高钙血症、高钙尿症
  - 诊断：肝活检呈现弥漫性小的非干酪性肉芽肿，直径小于 2mm

疾病人群分布

- 年龄：青年多见，20 ～ 40 岁多见
- 性别：女性多于男性

自然病史与预后

- 自然病史可呈现多种结果，小的肉芽肿性病变可能会痊愈，但是融合肉芽肿会导致不规则瘢痕
- 3 个常见症状：慢性肝内胆汁淤积，门脉高压，布加综合征（少见）
  - 肉芽肿炎症所致门静脉分支闭塞可能是导致门脉高压的原因
  - 肉芽肿性胆管炎导致慢性肝内胆汁淤积综合征
- 有生命危险的情况少见，但重要器官（肺、心、肾、肝）的衰竭会导致死亡，这往往由于不可逆的纤维化所致
- 肉瘤样病 - 淋巴瘤综合征：肝肉瘤样病同时伴有非霍奇金淋巴瘤
- 预后：死亡率较高，约 10%，这往往是由于肺气肿、中枢神经系统疾病、肺纤维化、肝硬化等病变所致

治疗

- 有些可以自然缓解，不需治疗
- 药物治疗：糖皮质激素类、抗炎物质和细胞毒性药物：泼尼松龙、氯喹、氨甲蝶呤

【影像表现】

概述

- 最佳诊断依据：通过活检确诊，活检可见肝内弥散分布小的非干酪性肉芽肿
- 部位
  - 肉瘤样病可累及任何器官
  - 最常见部位是肺，也可累及淋巴结、脾、肝、眼、皮肤、腮腺、骨、神经系统、心脏
- 大小
  - 肉芽肿通常大小约 50 ～ 300μm，但是可融合成大的结节，通常直径小于 2cm
- 重要概念
  - 肉芽肿通常由于无症状而不被注意
  - 在影像图像上可见的结节不代表小的肉芽肿
    - 可能代表对肉瘤样病的更强的免疫反应

    - 肉芽肿的结合伴随网硬蛋白的沉积使聚集的肉芽肿周围更易纤维化

CT 表现

- 平扫 CT
    - 最常见征象是非特异性肝脾大
    - 弥漫性肝、脾实质密度不均或者多发结节样改变，结节呈低密度
    - 上腹部淋巴结肿大常见
- 增强 CT
    - 低密度结节动脉期可见强化，与周围肝实质等强化

MR 表现

- T1WI：低信号
- T2WI：低信号

超声表现

- 实时动态检查
    - 非特异性，弥漫性肝实质回声不均
    - 肉芽肿结节呈低回声

核医学表现

- 镓
    - 肉芽肿结节可见放射性摄取，不过没有特异性

其他检查

- 胆管造影可以对肉瘤样肝病所致肝内胆汁淤积进行评价
    - 弥散性肝内胆管狭窄

推荐影像学检查

- 最佳检查方法：CT 或者 MR
- 检查建议：CT 检查后进行活检

【鉴别诊断】

原发性胆管硬化

- 伴随上皮细胞肉芽肿的肝实质病变累及肝内胆管树
- 特发性、进展性、破坏性叶间胆管炎，结节样再生，肝实质缩小
- PBC 可有不均匀肝大，上腹部淋巴结肿大
- 肝内稍高密度再生结节及花环样纤维化
- 抗线粒体抗体检测可以区分肝肉瘤样病和原发性胆管硬化，肝肉瘤样病通常阴性，而原发性胆管硬化常常阳性

淋巴瘤

- 均质性肝大
- 继发型淋巴瘤是多发结节或弥散性浸润
- NHL 结节较大，且更易融合
- 肝肉瘤样病很少伴肝后淋巴结肿大

机会性感染

- 发生于免疫耐受患者
- 细菌、真菌或病毒感染
- 肝脾大，腹部淋巴结肿大

高雪病（Gaucher's disease）

- 病变早期就出现肝脾大
- 边界清楚的低回声病变，CT 上低密度病变
- 葡糖脑苷脂沉积于网织内皮细胞

淀粉样变性

- 不均质性肝大，伴有或不伴有淋巴结肿大
- 在 CT 平扫及增强，肝实质密度减低

诊断与鉴别诊断要点

- 活检是金标准
- 大多数肉芽肿很小，只有 1/3 患者会在影像上有表现
- 区别其他引起肝肉芽肿病变是很重要的，像感染性疾病，而糖皮质激素对感染性病变治疗效果不大
- 不均质性肝大及腹部淋巴结肿大不一定总是恶性病变

重点推荐文献

[1] Kennedy PT, Zakaria N, Modawi SB, et al.Natural history of hepatic sarcoidosis and its response to treatment. Eur J Gastroenterol Hepatol [J], 2006, 18 (7): 721-726.

[2] Jung G, Brill N, Poll LW, et al.MRI of hepatic sarcoidosis: large confluent lesions mimicking malignancy. AJR Am J Roentgenol [J], 2004, 183 (1): 171-173.

[3] Karagiannidis A, Karavalaki M, Koulaouzidis A.Hepatic sarcoidosis.Ann Hepatol [J], 2006, 5 (4): 251-256.

[4] Cordier JF. [Hepatic and splenic nodules in sarcoidosis]. Rev Prat [J], 2005, 55 (12): 1283.

[5] Ayyala US, Padilla ML.Diagnosis and treatment of hepatic sarcoidosis. Curr Treat Options Gastroenterol [J], 2006, 9 (6): 475-483.

典型病例

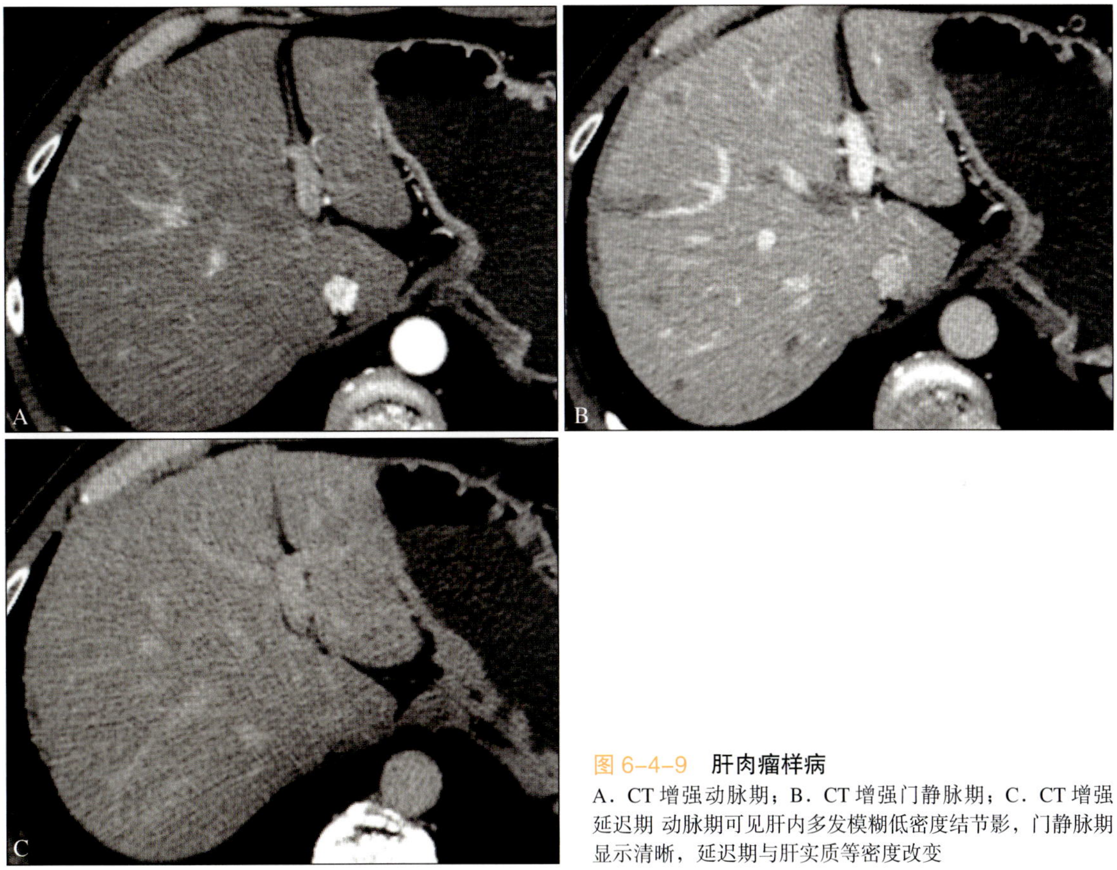

图 6-4-9 肝肉瘤样病

A．CT 增强动脉期；B．CT 增强门静脉期；C．CT 增强延迟期 动脉期可见肝内多发模糊低密度结节影，门静脉期显示清晰，延迟期与肝实质等密度改变

第 5 节 肝血管异常

一、肝动静脉畸形

概念

- 由于毛细血管发育不良造成动静脉直接相连，最终发展形成多器官异常的一种遗传性疾病

【概念与概述】

缩写和同义词

- 动静脉血管畸形（arteriovenous malformation，AVM）
- 遗传性出血性毛细血管扩张症（hereditary

hemorrhagic telangiectasia，HHT），奥斯勒 - 韦伯 - 朗迪病（osler-Weber-Rendu disease，O-W-R）

【病理与病因】

一般特征

- 一般发病病理机制尚未清楚，与以下几个因素相关：
  - 小动脉、小静脉及毛细血管的形成方式特殊，血管周围结缔组织和内皮细胞异常
  - 小的毛细血管扩张：毛细血管后静脉局部扩张，但毛细血管周围有大量的应力纤维
  - 发育完整的毛细血管扩张：毛细血管后静脉显著扩张扩张的小动脉直接与由大量平滑肌组成、缺乏弹力纤维的小静脉管壁相连
- 遗传学
  - 常染色体显性遗传，外显率高，遗传异质性强
  - HHT 表型：HHT1，由 9 号染色体异位蛋白激活；HHT2，由 12 号染色体异位蛋白或 ALK-1 激活
- 病因学
  - 编码基因的蛋白与正在转录中的生长因子异常结合所致
- 流行病学
  - 少见：100 万人中大约有 10 ～ 20 例

相关异常表现

- 60% 的肝动静脉畸形患者同时患有肺动静脉畸形，15% 的 O-W-R 患者将会发生肺部的 AVM
- 合并有肺部 AVM 的患者更容易出现症状和并发症

大体病理及手术所见

- 肝血管发育不良，血管改变包括：毛细血管扩张，海绵状血管瘤，肝实质内动脉分支血管瘤，实质内肝 - 门静脉瘘，肝动 - 静脉瘘

显微镜下特征

- 内皮细胞上成簇排列的扩张小血管

【临床表现】

表现

- 最常见的症状和体征
  - 没有症状或因反复出血造成的贫血
  - 多器官的多处皮肤黏膜毛细血管扩张
    - 鼻黏膜：反复鼻出血
    - 皮肤：舌、唇、脸、腭、结膜、甲床
    - 中枢神经（脑或脊髓 AVM）：癫痫、瘫痪、蛛网膜下出血
    - 消化道：消化道出血、血管发育异常
    - 肺：红细胞增多、发绀、呼吸困难、肺部杂音、杵状指
    - 肝实质：纤维化、无症状纤维化、慢性活动性肝炎（少见）
- 临床概况
  - 诊断标准：家族史、鼻出血、皮肤黏膜毛细血管扩张、多发 AVM

疾病人群分布

- 发病年龄：10 ～ 20 岁多见，首发症状为毛细血管扩张并诊断为肝疾病
- 性别：男女发病率相当

自然病史与预后

- 并发症：高排出量的先心病、门静脉高压，肝性门脉体循环脑病、胆道出血、肝衰竭
  - 肝外病变：咯血、血胸、脑血管病变、脑脓肿
- 预后：一般较好

治疗

- 支持疗法：输血或者补铁
- 肝动脉栓塞，手术结扎肝动脉、肝移植

【影像表现】

概述

- 最佳诊断依据：扩张的肝静脉或门静脉和肝动脉通过扭曲的血管通道直接连接
- 部位：皮肤、肺、肝、黏膜、消化道、脑
- 大小：几毫米到几厘米不等，直径 1 ～ 4mm 的小斑点状改变多见
- 关键概念：由于门静脉和扩张的肝窦之间频繁大量的连接，通过小动脉、局灶扩张的肝窦以及门静脉之间的异常通路形成动静脉通路

CT 表现

- 增强 CT
  - 主要表现为肝内、外扩张的肝静脉或门静脉
  - 门静脉和肝静脉干过早充盈，表示有动静脉分流（52% 的患者）
  - 伴有或不伴有外部受压引起的局部胆管扩张
  - 动脉期：扭曲的、不规则的、边界不清的肝动脉分支
  - 静脉期：扩张的静脉较早显影
  - 肝实质期：肝显影不均匀
  - 一过性肝实质增强（65%）是动脉门脉分流

的间接征象
- 毛细血管扩张（63%）：在三维重建和 MIP 上更容易看到小的血管影
- 大血管团的融合（25%）：在动脉期，大血管池早期持续显影
  - 由于扩张的毛细血管多发融合
- CT 动脉血管成像（CTA）：多个扩张的血管和 AVMs

MRI 表现
- T1WI
  - 血管网在自旋回波呈流空效应
  - 毛细血管扩张：低、等信号
- STIR
  - 检测病变范围最好的方法
    - 单用 MRA 可能会低估病变的范围
- T1C+
  - 毛细血管扩张：均匀一致的强化
  - 周围门静脉早期强化，肝动脉期肝实质呈楔形一过性增强
- MRA
  - 能够观察到充盈的动脉和引流的静脉或异常血管影的数量和大小
  - 流动标记可以测定流动方向和流速
  - 从动脉早期到完全强化的阶段，可以通过高流量和低流量来区别病变
    - 高流量的 AVM 显示较早，明显强化
    - 静脉畸形：不强化或延迟强化

超声表现
- 实时动态检查：扩张的肝动脉，多发动静脉畸形，异常肝回声
- 多普勒脉冲
  - 肝动脉速度高可达（153±65.2）cm/s
  - 肝动脉到门静脉的分流引起伴有时相搏动的门脉分流或持续逆流
  - 肝动脉到门静脉的分流使肝静脉的多普勒波形有显著的改变，只表现在疾病的严重阶段
- 彩色多普勒：肝内增大扭曲的动脉内纠结的团块或肝小动脉分支内多发血管瘤

血管造影表现
- 常规
  - 肝动脉分支扭曲扩张
  - 肝实质内遍布大量的不规则对比剂浓聚区
  - 肝静脉分流或门静脉早期充盈
  - 表现取决于发展的阶段：如果分流严重，上述表现均可出现
    - 轻度肝内分流只出现肝实质变形

推荐影像学检查
- 最佳检查方法
  - 非侵袭性彩色多普勒作为筛查手段
  - 血管造影用于手术或介入之前对病变的大小、范围及严重程度的评估
  - 多排螺旋 CT 和多平面血管重建用于复杂的 HHT 变异
- 检查建议：联合动态增强扫描和 3D 梯度回波磁共振的 STIR 序列

【鉴别诊断】

肝硬化中肝窦和动脉的改变
- 肝动脉扩张，数量增加；2 ~ 3 个分支平行走形，可见“两岔道”或“三岔道”征象
- 动脉流量增加，肝体积减小产生“螺旋”走形的表现
- 在进展性肝硬化中经过肝窦的小动脉门静脉通路；肝内门脉分流

创伤性肝动静脉瘘
- 原因：活检操作时经皮经肝胆汁引流术、钝器伤或穿刺伤、肝动脉瘤破入门静脉
- 供血动脉扩张，引流静脉提前显影，由于瘘的存在血液不断丢失，从动脉末梢到瘘这段血管很难显影

肿瘤性动静脉瘘
- 通过肝肿瘤、转移瘤的静脉侵袭形成通路

布加氏综合征
- 肝静脉流出道的受阻，在肝静脉、门静脉和体循环静脉系统形成侧支通路
- CT：实质密度不均伴门静脉周围及肝周围强化，尾状叶增大
- 血管造影：肝内动脉扩张、迂曲，造影减弱，肝实质显影不均匀

诊断与鉴别诊断要点

- 扩张的肝静脉或门静脉和肝动脉通过扭曲的血管通道直接连接
- 注意与创伤性、肿瘤性肝动静脉瘘鉴别
- 由于肺和脑动静脉畸形比较常见，所有存在 HHT 表型的患者都应被筛查
- 具有动脉系统、门脉肝内通路，并且没有其他的病理条件，如（坏死，硬化，创伤）都应高度怀疑是 HHT 表型

重点推荐文献

[1] Kaneko M，Nozawa H，Kitayama J，et al. A case of hereditary hemorrhagic telangiectasia（Osler-Weber-Rendu disease）with multiple polyps arising in the cecum and appendix. Acta Gastroenterol Belg，2011，74（2）：352-354.

[2] Cabrerizo-Garcia J，Zalba-Etayo B，Cortes-Garcia L.Clinical images in gastroenterology：Osler-Weber-Rendu syndrome. Rev Gastroenterol Mex，2010，75（1）：78.

[3] Ozkok A，Akpinar TS and Akkaya V. Osler-Weber-Rendu Syndrome：A Rare Cause of Iron Deficiency. Journal of General Internal Medicine，2011，26（9）：1077-1077.

[4] Chowdhry SA，Ponsky DC，Hsu DP. Treatment of a nasal vascular malformation in a patient with Osler-Weber-Rendu syndrome via percutaneous N-butyl 2-cyanoacrylate embolization：case report and review of the literature. J Otolaryngol Head Neck Surg. 2011，40（2）：E11-14.

典型病例

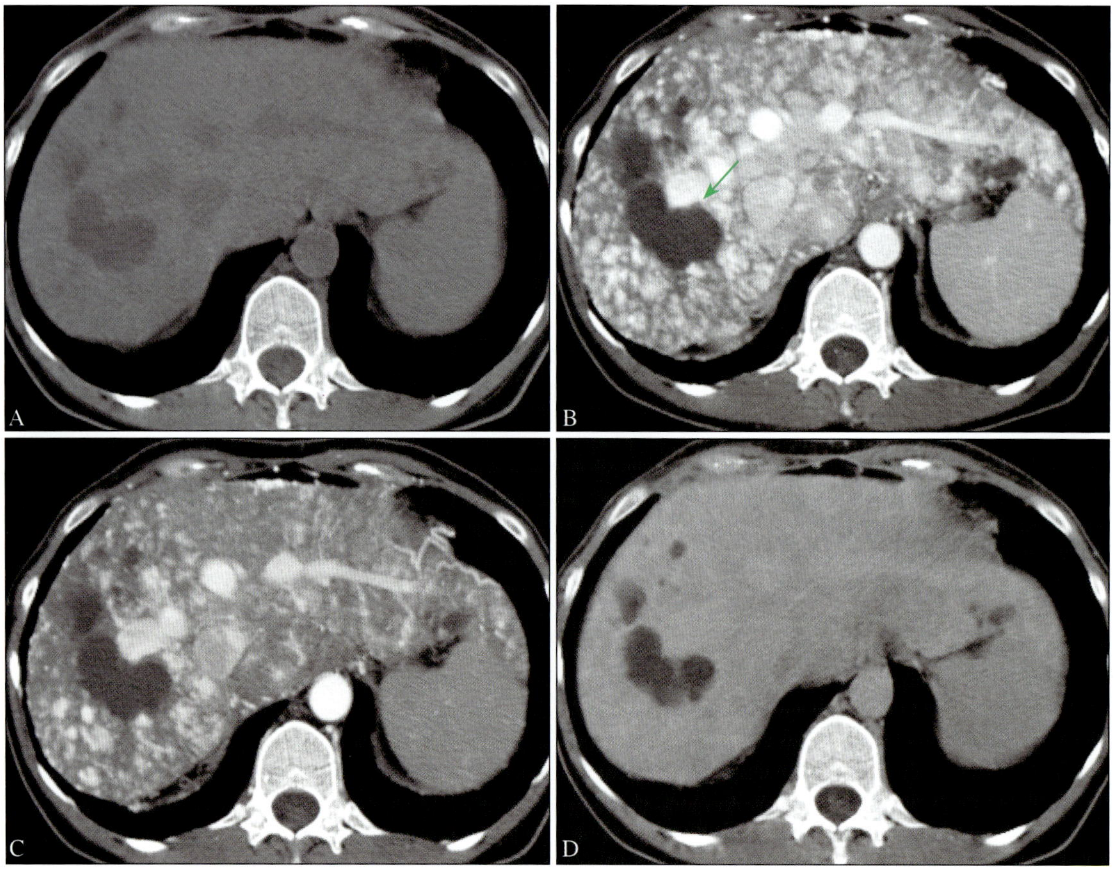

图 6-5-1 **遗传性毛细血管扩张症**

A. CT 平扫；B ~ D. CT 增强肝内多发富血供结节导致肝实质及胆管缺血，并可见低密度胆汁湖形成（绿箭头）

二、布加氏综合征

【概念与概述】

缩写和同义词

- 布加综合征（Budd-Chiari-syndrome）：肝静脉流出道梗阻

概念

- 全部或节段性肝静脉流出道受阻

【病理与病因】

一般特征

- 一般发病机制
  - 胚胎学与解剖学
    - 原发性：肝静脉流出道膜完全或部分受阻
    - 下腔静脉复杂的胚胎发育过程发生了偏差
- 病因学
  - 原发性：静脉流出道膜阻塞
    - 仍有争议
    - 损伤、先天、感染
  - 继发性：血栓形成，非血栓形成罕见
    - 化疗和放疗导致的中央型和小叶下静脉阻塞
    - 高凝状态（口服避孕药、红细胞增多症、C 蛋白缺乏症）所致的肝大静脉阻塞
    - 骨髓移植、抗血小板坏死药物引起的小叶中央静脉阻塞（静脉阻塞性疾病）
    - 肝和肝外肿物所致的梗阻
- 流行病学
  - 原发性（先天性膜型）
    - 好发于日本、印度、以色列和南非
  - 继发性（血栓型）
    - 西方国家最常见
    - 常常由高凝状态引起
  - 继发性（非血栓型）
    - 西方国家第二常见

大体病理及手术所见

- 急性期
  - 肝增大、淤血
  - 肝静脉或下腔静脉闭塞
- 慢性期
  - 肝：结节化，缩小，硬化
  - 尾状叶肥大，其他叶萎缩

显微镜下特征

- 小叶中心淤血、肝窦扩张
- 纤维化、坏死、细胞萎缩

分期，分级和分类标准

- 根据位置分为三型
  - Ⅰ型：下腔静脉阻塞伴或不伴有肝静脉阻塞
  - Ⅱ型：肝大静脉阻塞伴或不伴有下腔静脉阻塞
  - Ⅲ型：小叶中央静脉阻塞又称“静脉闭塞疾病”

【临床表现】

表现

- 最常见的症状和体征
  - 急性期
    - 急性起病右上腹疼痛，肝触痛，低血压
  - 慢性期
    - 右上腹痛，肝、脾大
    - 黄疸、腹水、静脉曲张
- 实验室检查
  - 急性期
    - 肝功检验：转氨酶轻度到重度升高不等
    - 凝血因子：降低
  - 慢性期
    - 转氨酶：正常或中度升高
    - 白蛋白和凝血因子：降低

疾病人群分布

- 发病年龄：任何人群
- 性别：女性多于男性

病程与预后

- 并发症
  - 急性：肝衰竭、下腔静脉血栓栓子形成
  - 慢性：静脉曲张出血（肝硬化）、门脉高压
  - 下腔静脉膜阻塞
    - 在日本和南非，20% ~ 40% 肝小细胞癌的患者有此并发症
- 预后
  - 根据肝流出道阻塞的程度
    - 轻度和中度阻塞：好
    - 重度阻塞：差
  - 急性早期：好；急性晚期：差
  - 慢性期：差（与是否经过治疗相关）
  - 静脉闭塞疾病：重的可突发死亡，轻者可完全恢复

治疗

- 药物治疗

- 激素、营养治疗、抗凝剂
- 下腔静脉和肝静脉的膜阻塞
  - 气囊血管成形术、激光、置入支架
- 经颈静脉肝内体循环通路（transjugular intrahepatic portosystemic shunt，TIPS）
- 手术
  - 膜切开术、膜切除术
  - 空腔成形术、肝移植

【影像表现】

概述

- 最佳诊断依据："双色"肝静脉（由于肝内侧支通路的形成）是慢性布加氏综合征在彩色多普勒上的特异性表现
- 部位：肝静脉、下腔静脉或小叶中央静脉
- 大小
  - 急性期：肝显著增大
  - 慢性期
    - 肝左、右叶萎缩
    - 肝尾状叶肥大
- 关键概念
  - 肝静脉流出道受阻
  - 布加综合征的特异性表现
    - 变形的肝可见大的再生结节（结节性再生肥大）
- 基本特征
  - 布加氏综合征是一种罕见的综合征
  - 分类基于原因和病理
  - 原发型：先天性、外伤、感染
  - 继发型：常与血栓形成有关

CT 表现

- 平扫 CT
  - 急性期
    - 增大肝实质密度弥漫性减低
    - 下腔静脉和肝静脉狭窄，腹水形成
    - 下腔静脉和肝静脉呈高密度影（由于血栓形成）
  - 慢性期
    - 肝实质密度弥漫性减低
    - 下腔静脉和肝静脉不可见
    - 肝尾状叶肥大
    - 周围肝叶、段萎缩
    - 肝尾状叶的宽度占肝右叶的比例≥ 0.55 : 1
- 增强 CT
  - 急性期
    - 肝尾状叶和下腔静脉中央部分早期强化，肝周围强化较弱
    - 晚期中心强化减弱，周围强化增加
    - 肝静脉壁密度低且狭窄，下腔静脉壁密度较高
  - 慢性期
    - 下腔静脉和肝静脉管腔完全闭塞
    - 大的再生结节：结节性再生肥大
    - 1 ~ 4cm 的明显强化结节，伴有或不伴有强化环
- CTA：肝静脉流出道阻塞

MRI 表现

- T1WI
  - 肝中心呈高信号伴周围信号不均匀
  - 肝静脉和下腔静脉狭窄或缺失
  - 高信号结节伴肝尾状叶增大
- T2WI
  - 肝静脉和下腔静脉未见显示
  - 再生结节呈等信号或低信号
- T2GRE：肝静脉和下腔静脉内未见血流
- T1 C+：癌栓（罕见原因）可能表现为强化
  - 急性期
    - 累及的实质强化弱于周围肝实质
  - 肝淤血，水成分增加
    - 因为肝实质内压力增加，血供减少，所以肝周围强化小于中央
  - 慢性期
    - 强化更明显或进一步强化
    - 结节：明显均匀强化
- MRA：可以描述血栓和静脉阻塞的程度

超声表现

- 实时动态检查
  - 肝静脉
    - 狭窄、不可见或被血栓填满
    - 尾状叶静脉高回声
- 彩色多普勒
  - 肝静脉和下腔静脉
    - 肝静脉不显示或血流少
    - 肝静脉或下腔静脉逆流
    - 双色肝静脉：由于肝内侧支通路形成
    - 敏感度：87.5%
  - 门静脉

    - 流速慢：< 11cm/sec
    - 充血指数：> 0.1
  - 肝动脉：抵抗指数≥ 0.75

血管造影表现

- 下腔静脉造影术或肝静脉造影术
  - “蜘蛛网”状肝静脉旁路
  - 肝静脉或下腔静脉内血栓
  - 下腔静脉长段受压
    - 急性期：肝弥漫性肿大
    - 慢性期：肝尾状肥大
  - 肝动脉
    - 急性期：狭窄、延伸、拱起
    - 慢性期：扩张和动脉门脉分流

推荐影像学检查

- 最佳检查方法：彩色多普勒或血管造影

【鉴别诊断】

肝硬化

- 肥大：肝尾状叶和肝左叶外侧段
- 萎缩：肝右叶和肝左叶中间段
- 静脉曲张、腹水、脾大
- 肝静脉和下腔静脉开放
- 再生结节
  - 比布氏综合征结节小
  - 硬化性结节经常伴有铁离子沉积

原发性硬化性胆管炎（primary sclerosing cholangitis，PSC）

- 原因不明的慢性胆汁淤积症
- 70% 的病例与溃疡性结肠炎相关
- 胆管在胆管造影术：节段性狭窄，出血，结节增厚，跳跃性扩张
- 肝叶萎缩或肥大：伴有或不伴有肝硬化改变

诊断与鉴别诊断要点

- 需要排除肝硬化和原发性硬化性胆管炎
- 在彩色多普勒上肝静脉缺如或血流少，肝静脉或下腔静脉逆流
- 大的良性再生结节
- 在化疗和骨髓移植前，检查血流的高凝状态

重点推荐文献

[1] Kaifi JT，Kavuturu S，Judelson D，Staveley-O’Carroll KF. Budd-Chiari syndrome and posttraumatic diaphragmatic hernia. J Thorac Cardiovasc Surg，2012，6（4）：231-238.

[2] Thayalakulasingam T，Mohammed R，Varughese S，et al. Clinical case of the month. A rare case of Budd Chiari syndrome. J La State Med Soc，2011，163（5）：291-294.

[3] Lessard L，Bach D，Wall W，Luke PP. Intrahepatic extension of renal cell carcinoma tumor thrombus causing Budd-Chiari syndrome. Can Urol Assoc J，2011，5（6）：383-384.

[4] Patil P，Deshmukh H，Popat B，Rathod K. Spectrum of imaging in Budd Chiari syndrome. J Med Imaging Radiat Oncol. 2012，56（1）：75-83.

典型病例

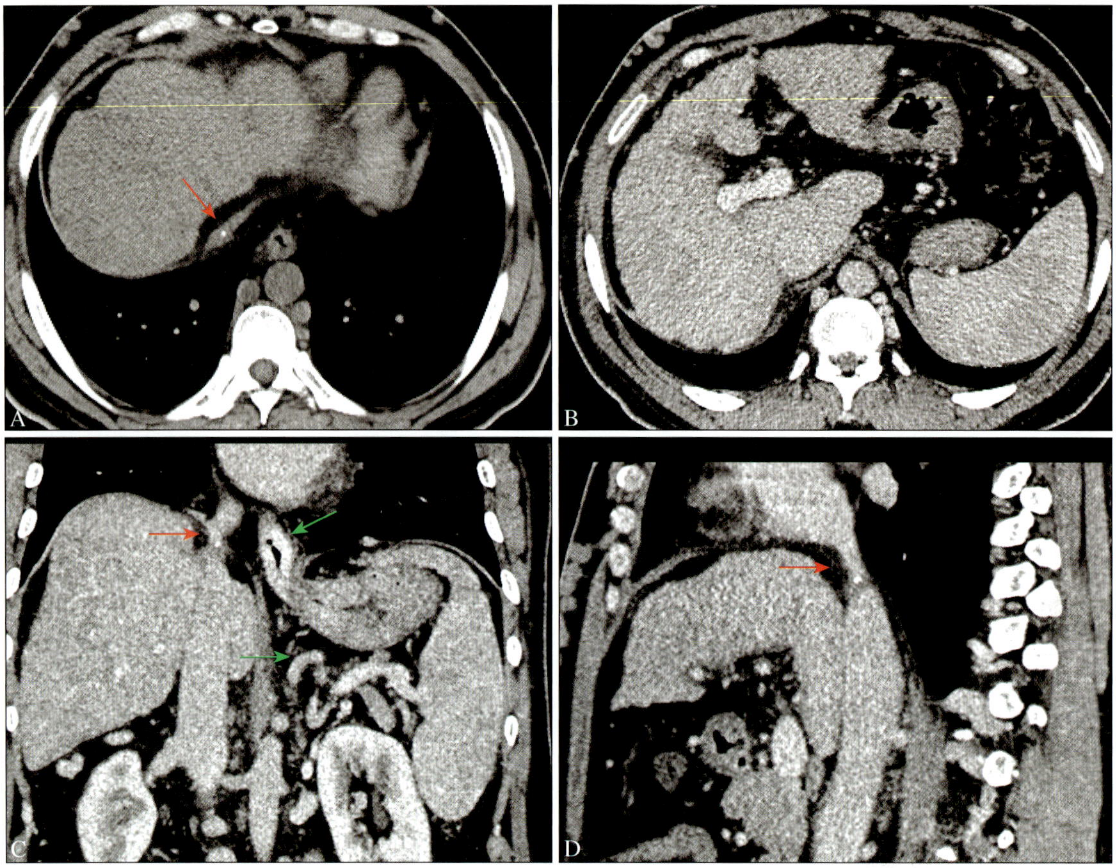

图 6-5-2 布加综合征

A. CT 平扫；B. CT 增强静脉期；C. CT 增强静脉期冠位重建；D. CT 增强静脉期 矢状重建。布加综合征：CT 平扫可见下腔静脉上段可见明显狭窄，并可见小钙化栓子，在冠状位及矢状位上显示下腔静脉狭窄更清晰（红箭头），该病例可见肝肝硬化改变，尾状叶肥大，余肝叶萎缩，门脉高压，食管胃底及腹膜后多发静脉曲张（绿箭头）

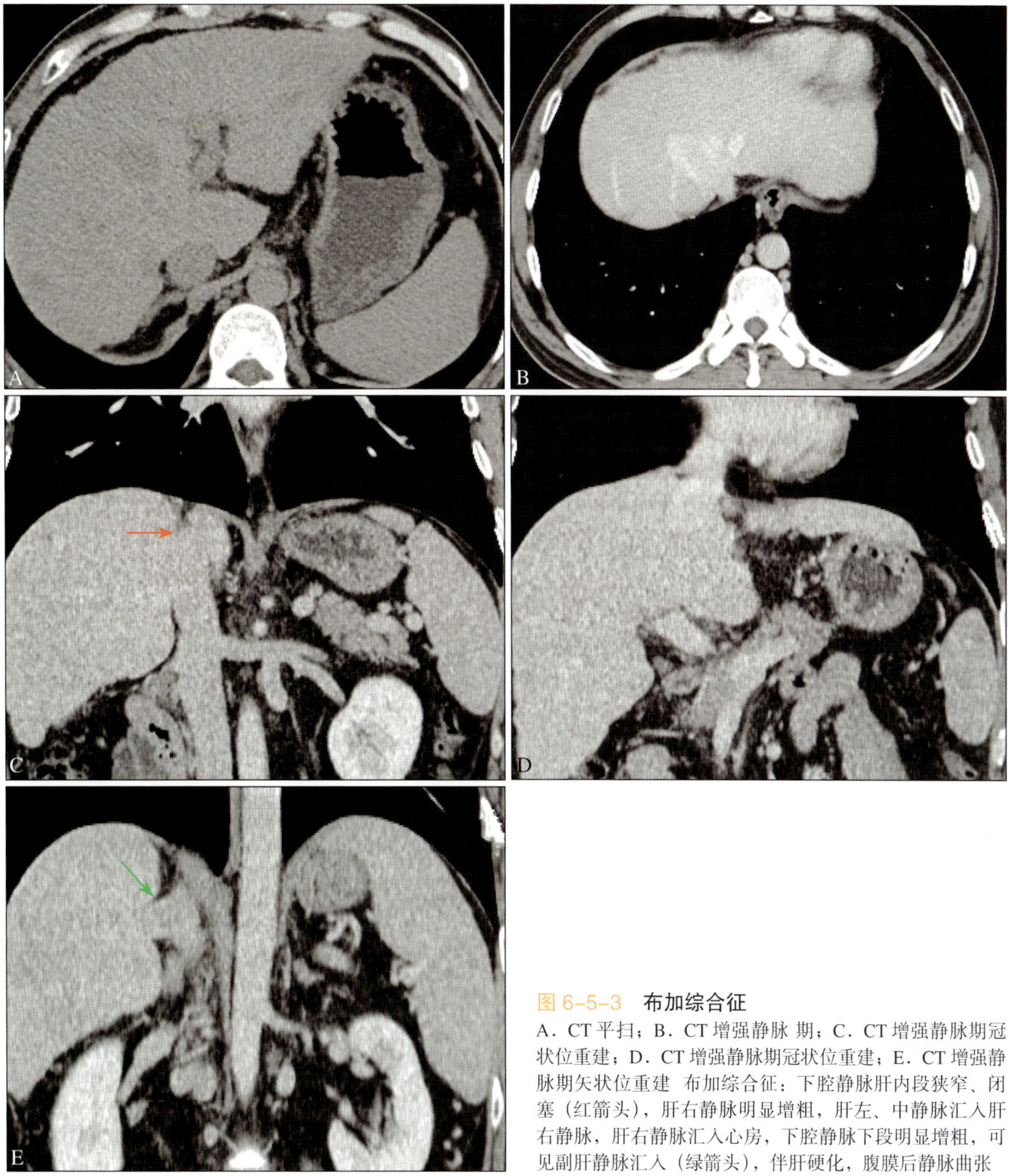

图 6-5-3 布加综合征

A．CT 平扫；B．CT 增强静脉 期；C．CT 增强静脉期冠状位重建；D．CT 增强静脉期冠状位重建；E．CT 增强静脉期矢状位重建 布加综合征：下腔静脉肝内段狭窄、闭塞（红箭头），肝右静脉明显增粗，肝左、中静脉汇入肝右静脉，肝右静脉汇入心房，下腔静脉下段明显增粗，可见副肝静脉汇入（绿箭头），伴肝硬化，腹膜后静脉曲张

三、被动性肝淤血

【概念与概述】

缩写和同义词

被动性肝淤血（passive hepatic congestion）：心脏疾病所致的肝淤血

概念

肝静脉引流受损引起肝实质内血流淤积

【病理与病因】

一般特征

- 一般发病机制
  - 充血性心力衰竭、右心衰、缩窄性心包炎
  - 右心房中心静脉压增高
  - 下腔静脉和门静脉受压
  - 肝窦充血扩张
  - 肝增大
- 病因学
  - 充血性心力衰竭（CHF）
  - 缩窄性心包炎
  - 心包积液
  - 三尖瓣或肺动脉瓣膜疾病
  - 心肌病

大体病理及手术所见
- 肝大呈紫红色改变
- “肉豆蔻”肝
  - 中央静脉淤血
  - 肝窦内小叶中心淤血

显微镜下特征
- 急性期或早期
  - 小叶中心淤血
  - 伴有或不伴有肝窦扩张
- 慢性或晚期
  - 萎缩
  - 小叶中心坏死
  - 纤维化
  - 硬化

【临床表现】

表现
- 最常见的症状和体征
  - 肝大、触痛
  - 由于肝被膜的牵拉引起的右上腹痛
  - 肝颈静脉回流征阳性
  - 晚期脾肿大
  - 很少有患者在诊断为心肌病之前出现肝衰竭
  - 实验数据
    - 急性期：肝功检测（LFT）轻度异常
    - 慢性期：肝功检测显著异常
  - 诊断
    - 基于放射学、病理学和临床发现
    - 在心衰的掩盖下常常没有症状

疾病人群分布
- 发病年龄：任何年龄
- 性别：男女大概相等

病程与预后
- 并发症
  - 肝硬化
  - 心源性肝硬化
- 预后
  - 急性期：好
  - 慢性期：差

治疗
- 急性期或早期
  - 一旦患者的心脏疾病被纠正，肝的疾病就能完全恢复
- 慢性期或晚期
  - 只要患者的心功能被纠正，心源性肝硬化也可能逆转

【影像表现】

一般特征
- 最佳诊断依据：在彩色多普勒超声可见扩张的肝静脉内血液湍流
- 部位：肝、肝静脉和下腔静脉
- 大小
  - 急性期：肝增大
  - 慢性期：肝缩小（“心源性肝硬化”）
- 关键概念
  - 心脏疾病的肝表现
    - 急性或早期：肝增大变形的
    - 慢性或晚期：肝缩小硬化
  - 被动性肝淤血常继发于
    - 充血性心力衰竭
    - 扩张型心肌病
    - 三尖瓣关闭不全
    - 右心衰（由肺癌引起的肺动脉阻塞）
  - 特异性体征
    - 肝颈静脉回流征

CT 表现
- 扩张的下腔静脉和肝静脉早期强化
  - 由于对比剂从右心房反流到下腔静脉
- 肝实质呈不均匀，花斑状，网格状镶嵌模式
- 线性或曲线型强化不良的区域
  - 由于小的或中等大小的肝静脉延迟强化
- 周围大片状区域强化不良或延迟强化
- 门脉周围强化较弱（血管周围淋巴水肿）
- 肝内下腔静脉周围强化减弱
- 肝大和腹水
- 胸部发现
  - 心脏增大
  - 伴或不伴有心包积液或胸腔积液

MRI 表现
- T2WI：门静脉周围高信号影（门静脉周围水肿）
- T2GRE：下腔静脉内血流缓慢甚至不向前流动
- T1 C+
  - 肝强化方式
    - 网格状镶嵌模式
    - 1 ~ 2 分钟内肝强化均匀

- 肝静脉和下腔静脉早期强化
  - 由于心房回流
- 门静脉强化较少，延迟强化或不强化
- MRA：下腔静脉内血液流动缓慢或不向前流动

超声表现

- 实时动态检查
  - 肝静脉
    - 下腔静脉或肝静脉扩张；肝大；伴有或不伴有腹水
  - 肝静脉直径
    - 正常：5.6 ~ 6.2mm
    - 平均直径：8.8mm（在被动性肝硬化中）
    - 伴有心包积液时最高能达到 12mm
- 彩色多普勒
  - 光谱速度模式（下腔静脉和肝静脉）
    - 失去正常的三相流动模式
    - 可呈特殊的“M”形信号
    - 心源性肝硬化：肝静脉内多普勒波形变平
  - 光谱速度模式（门静脉）
    - 门静脉多普勒信号脉冲增强
    - 正常的连续的流动模式
    - 随呼吸可有轻度变化
  - 在肝静脉和下腔静脉中来回流动
  - 三尖瓣关闭不全：显示正常的三相肝静脉
    - 顺行的收缩波形减少
    - 收缩期 / 扩张期的流速比率小于 0.6（正常大于 4.0）

推荐影像学检查

- 最佳检查方法：彩色多普勒超声
- 检查建议：用双相 CT 或 MRI 评估肝的损害程度

【鉴别诊断】

布加综合征

- 在肝静脉或下腔静脉水平，全部或节段性肝静脉流出道阻塞
- 急性期
  - 增大的肝呈弥漫低密度
  - 下腔静脉或肝静脉狭窄、腹水
  - 经典“触发”模式
    - 肝尾状叶和下腔静脉中央部分早期强化
    - 肝周围强化减少
    - 晚期中心强化减少，周围强化增加
- 慢性期
  - 大的再生结节：结节再生肥大
  - 1 ~ 4cm 的高密度结节强化
- 彩色多普勒
  - 肝静脉内血流缺乏，扁平或逆流
  - “双色”肝静脉
    - 由于肝内侧支旁路形成
    - 布加氏综合征慢性期的病征

伴有脂肪变性的肝硬化

- 肝轮廓呈结节样改变
- 肝静脉：正常管径和正常流动模式
- 门静脉：可能增大
- 肝右叶和肝左叶中段萎缩
- 肝尾状叶和肝左叶外侧段肥大
- 再生结节血管较少
- 诊断：活检和病理

急性肝炎

- 肝大
- 门静脉周围低密度（液体或淋巴水肿）
- 肝静脉和门静脉：管径和流动模式均正常

诊断与鉴别诊断要点

- 急性被动性肝淤血需与急性布加综合征、急性肝炎鉴别；心源性肝硬化需与病毒性或酒精性肝硬化鉴别
- 心脏肥大
- 下腔静脉和肝静脉
  - 扩张或早期强化
  - 在彩色多普勒超声上呈来回运动
  - 失去正常的三相速度流动模式

重点推荐文献

[1] Ghaferi AA, Hutchins GM. Progression of liver pathology in patients undergoing the Fontan procedure: Chronic passive congestion, cardiac cirrhosis, hepatic adenoma, and hepatocellular carcinoma. J Thorac Cardiovasc Surg, 2005, 129 (6): 1348-1352.

[2] Huismans PM, de Milliano PA, Kamerbeek HH. Passive hepatic congestion. J Belge Radiol, 1997, 80 (6): 298.

[3] Gore RM, Mathieu DG, White EM, Ghahremani GG, Panella JS, Rochester D. Passive hepatic congestion: cross-sectional imaging features. AJR Am J Roentgenol, 1994, 162 (1): 71-75.

[4] Moulton JS, Miller BL, Dodd GD, 3rd, Vu DN. Passive hepatic congestion in heart failure: CT abnormalities. AJR Am J Roentgenol, 1988, 151 (5): 939-942.

典型病例

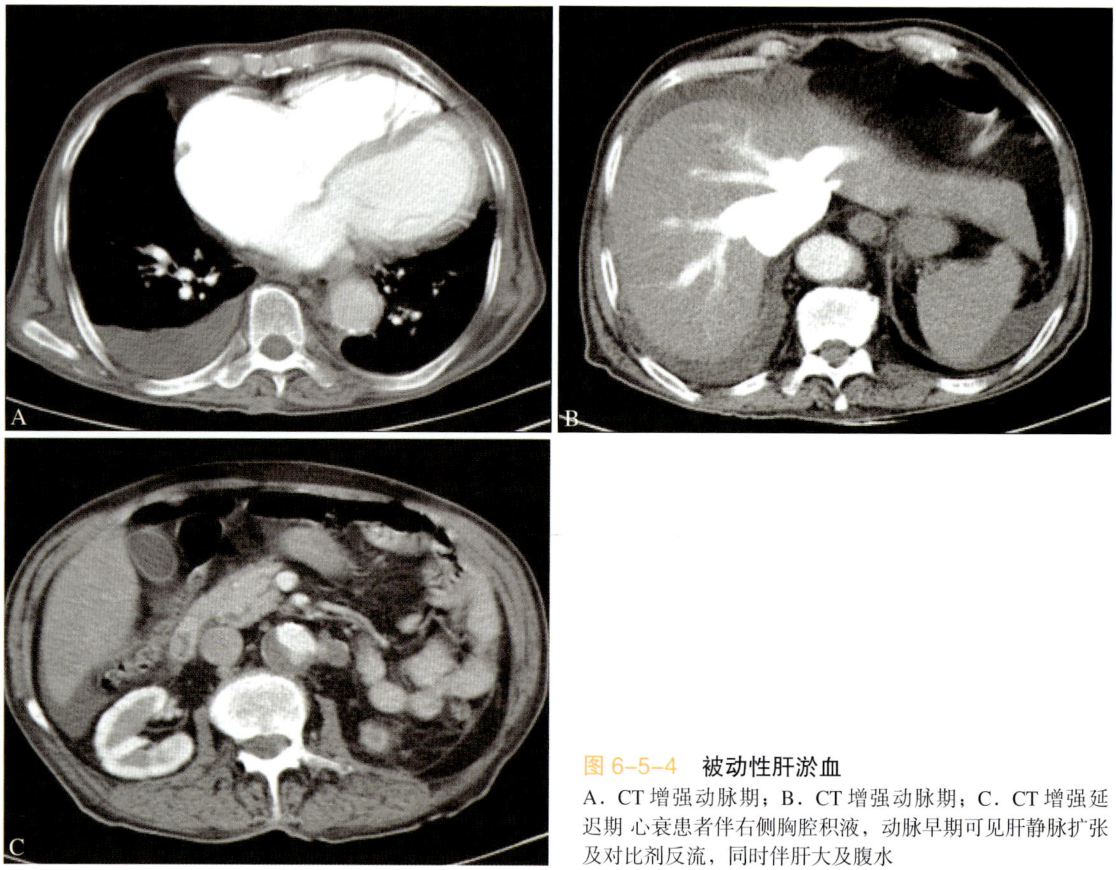

图 6-5-4 被动性肝淤血

A. CT 增强动脉期；B. CT 增强动脉期；C. CT 增强延迟期 心衰患者伴右侧胸腔积液，动脉早期可见肝静脉扩张及对比剂反流，同时伴肝大及腹水

四、溶证、肝酶升高及血小板减少综合征（HELLP 综合征）

【概念与概述】

缩写和同义词

- 肝酶升高及血小板减少（HELLP 综合征）

概念

- HELLP 综合征：一种严重的先兆子痫的变异

【病理与病因】

一般特征

- 一般发病机制
  - HELLP 综合征的病理生理学：开始于胎盘
    - 小动脉痉挛→内皮细胞损伤→纤维蛋白沉积
    - 血小板沉积在聚集的纤维蛋白上→循环的血小板数量减少

- 红细胞被聚集的纤维蛋白破坏（溶血性贫血）
  - 外周血涂片中可见异常细胞（刺状细胞和裂红细胞）
  - 间接胆红素水平增高，贫血
- 肝细胞破坏：由于肝微血栓的形成（肝功检查肝酶水平增高）
  - 肝膨胀：由于血流受阻（右上腹痛）
  - 严重病例：肝破裂、包膜下血肿
- 先兆子痫的病理生理学
  - 原发部位：球状内皮细胞体积增大
  - 异常的血管收缩 + 血管平滑肌功能亢进
  - 高血压→蛋白尿→水肿

- 病因学
  - 严重的先兆子痫的变异、偶发子痫
  - 先兆子痫和子痫
    - 血凝异常
    - 激素因素
    - 子宫胎盘缺血
    - 免疫机制
- 流行病学
  - 患病率
    - 4% ～ 12% 的患者伴有重度先兆子痫
    - 每 150 例产妇中有 1 例
    - 6% 的孕妇有毒血症的发生
  - 在重度先兆子痫中由于 HELLP 综合征造成的产妇死亡率（maternal mortality rate，MMR）为 3.5%

大体病理及手术所见

- 肝增大
- 肝实质出血或梗死
- 肝包膜下血肿

显微镜下特征

- 门静脉周围坏死
- 微血栓形成
- 纤维蛋白沉积在肝窦和门静脉内

【临床表现】

表现

- 最常见的症状和体征
  - 急性上腹部和右上腹痛：出现 90% 的患者中
  - 其他症状和体征
    - 恶病质、恶心、呕吐、体重增加
    - 水肿、头痛、视力受损、黄疸
  - 子痫前期：经典三联征
    - 高血压、蛋白尿、水肿
  - 子痫
    - 子痫前期经典三联征
    - 伴有抽搐和昏迷
  - 临床鉴别诊断
    - 病毒性肝炎、胆结石、消化道溃疡
    - 胰腺炎、急性脂肪肝
    - 溶血性尿毒性综合征
    - 特发性血小板减少性紫癜
  - 临床概括：非洲、美洲国家的女性，首次妊娠伴有子痫前期的特点，实验室数据有溶血的证据，肝酶升高且血小板减少
- 实验室数据
  - 血红蛋白：少于 11g/dl
  - 胆红素：超过 1.2 mg/dl
  - 乳酸脱氢酶：大于 600U/l
  - 天冬氨酸转移酶：大于 70 U/l
  - 血小板计数：小于 100，000/mm^3

疾病人群分布

- 发病年龄：20 ～ 30 岁
- 性别：女性
- 种族：非洲人、美洲人更常见

病程与预后

- 常发生于首次妊娠伴有先兆子痫的患者
- 偶尔发生于子痫患者
- 母性的危险因素
  - 未产妇，年轻（20 ～ 30 岁）
  - 潜在疾病
    - 高血压、心脏病、肾疾病
- 并发症
  - 肝膜下血肿破裂
  - 肝坏死
  - 弥散性血管内凝血（DIC）
  - 胎盘早剥、肾衰
  - 肺水肿、低血糖
  - 产妇死亡率：3.5%（由于肝破裂）
    - 诊断和治疗延迟

治疗

- 大部分病例：支持治疗
- 标准治疗：迅速分娩出胎儿
- 肝破裂和腹内出血
  - 手术和择期栓塞

【影像表现】

概述

- 最佳诊断依据
  - 在超声或 CT 上检测出肝内或肝包膜下积液或血肿
- 部位
  - 肝：包膜下或实质内
- 关键概念
  - HELLP 综合征是一种在首次妊娠患者中出现的毒血症的变异
    - 常常伴有先兆子痫，偶尔出现子痫
    - 常出现在妊娠的前 3 个月（分娩前）
    - 偶尔发生在产后
    - 多胎患者很少见
  - 子痫前期：在美洲和欧洲常常是导致产妇死亡的原因
  - 基于美国产科医生或妇科医生学会的分类
    - 胆红素：超过 1.2 mg/dl
    - 乳酸脱氢酶：大于 600U/l
    - 天冬氨酸转移酶：大于 70 U/l
    - 血小板计数：小于 100，000/mm^3
  - 放射学
    - 在生物标记物增加之前在超声上可能有表现（41% 的病例）
    - 帮助区分其他的医疗或手术条件

CT 表现

- 肝血肿
  - 边界清楚的高密度或低密度影
  - 不强化
  - 急性期：高密度（在开始的 24 ~ 72 小时）
  - 慢性期：密度减低（72 小时之后）
  - 部位：肝被膜下或肝实质内
- 肝梗死
  - 小面积或大面积的低密度灶
  - 常常在周围且呈楔形

MRI 表现

- T1WI 和 T2WI
  - 信号强度多变取决于
    - 出血或梗死的程度和年龄
    - 坏死和脂肪变性的程度
- 水肿程度严重和细胞坏死
  - T1WI：低信号强度
  - T2WI：高信号强度

超声表现

- 实时动态检查
  - 肝出血或梗死
    - 不规则或楔形
    - 回声增强
    - 位置：常常在周边
  - 门静脉周围晕征
    - 门静脉周围高回声增厚
  - 包膜下血肿
    - 积液呈复杂回声
  - 肝增大（主要在肝右叶）
  - 偶发腹水

推荐影像学检查

- 最佳检查方法：超声
- 检查建议：尽量避免 CT 对胎儿的辐射

【鉴别诊断】

出血性肝肿瘤（腺瘤或 HCC）

- 在 CT 和超声上有出血或积液
  - 肝实质内或包膜下
  - 和 HEELP 综合征很难区别
- 肝内球状肿瘤不均匀增强

自发性出血（凝血病）

- 有出血紊乱的病史
- 实验室数据：异常的出血时间、凝血时间、凝血酶原时间、部分凝血活酶时间

影像表现

  - 包膜下或肝内积血
  - 偶然有外部出血的部位
  - 没有病史很难和 HELLP 综合征区别

肝创伤

- 肝损伤史
- 影像表现
  - 肝实质内或包膜下血肿
  - 撕裂、楔形的肝梗死
  - 腹腔积血和假性动脉瘤

孕妇急性脂肪肝

- 超声常表现为肝回声弥漫增强
- 没有肝实质内或包膜下积液
  - 表明没有出血

诊断与鉴别诊断要点

- 需要排除出血的肝肿瘤比如腺瘤、HCC，需排除孕妇急性病毒性肝炎和急性脂肪肝疾病
- 子痫前期和 HELLP 综合征
  - 所有伴有急性右上腹痛的孕妇必需进行常规检查
- HELLP 综合征
  - 临床表现相似：胆囊炎、胆绞痛、肝炎
  - 基本都伴有经典的子痫前期三联征：高血压、蛋白尿、水肿
- 包膜下血肿
- 积液呈复杂回声
  - 很难与腺瘤和 HCC 的血性积液区别
    - 肝肿瘤病变不均匀强化
- 肝出血或肝梗死
  - 经常在边缘，不规则或楔形
  - 产生增强的回声

重点推荐文献

[1] Szubert S，Wojcicka K，Gaca M，et al. Jaundice as the first symptom of HELLP syndrome-case report. Ginekologia Polska，2012，83（7）：541-544.

[2] Verlohren S and Dudenhausen JW. Progressive Preeclampsia to HELLP Syndrome. Geburtshilfe Und Frauenheilkunde，2012，72（6）：499-499.

[3] Pourrat O and Pierre F. Usefulness of corticosteroids in HELLP syndrome：Myth or reality? Revue De Medecine Interne，2012，33（6）：297-299.

[4] Ma K，Khanapure A，Davies D，et al. Megaloblastic anaemia mimicking HELLP syndrome. Bjog-an International Journal of Obstetrics and Gynaecology，2012，119：104-104.

[5] Lin TH，Lien YR and Lee CN. HELLP syndrome with postpartum hepatic infarction and subcapsular bleeding. Acta Obstetricia Et Gynecologica Scandinavica，2012，91（5）：637-638.

典型病例

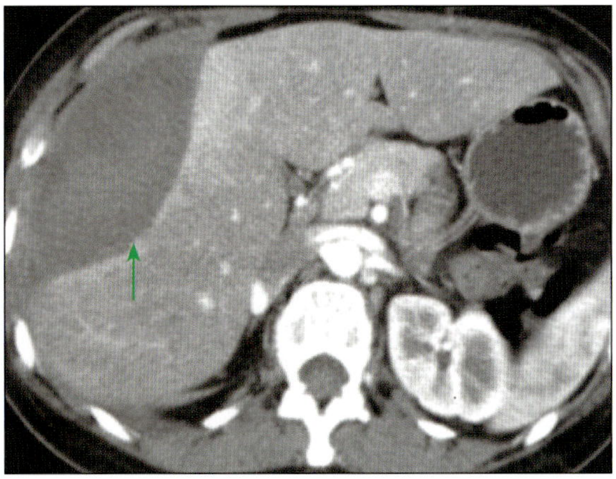

图 6-5-5　HELLP 综合征
CT 平扫示 HELLP 患者肝被膜下血肿

五、肝梗死

【概念】

缩写和同义词

- 肝梗死（hepatic infarction）

概念

- 一个区域由于循环受阻导致局部缺血，最终发展为凝固坏死，最常见的原因为血栓或栓子

【病理与病因】

一般特征

- 一般发病机制
  - 由于肝有肝动脉、门静脉和广泛的侧支循环的双重血供，肝梗死很少发生
  - 大多数肝动脉阻塞的病例中都有门静脉血栓形成，最后发展为肝慢性功能不全和肝梗死
  - 在肝硬化中，梗死的再生结节是由缺血后肝低灌注形成的
  - 在肝移植过程中，当侧支通路切断的时候，肝动脉血栓在肝的同种异体受体里更容易导致肝梗死
- 病因学
  - 医源性
    - 胆囊切除、肝胆手术、肝内化学栓塞、TIPS 手术过程
  - 肝移植
    - 肝动脉狭窄或栓塞
  - 钝器伤
    - 肝动脉和门静脉撕裂
  - 高凝状态
    - 镰状细胞或抗磷脂抗体综合征
  - 血管炎
    - 多动脉炎、狼疮
  - 感染
    - 罕见的“气肿性肝炎”
    - 继发脓毒症和休克
- 流行病学
  - 肝梗死并不常见
  - 肝移植中伴有肝动脉血栓的患者在成人里占 3%，在儿童中占 12%，平均人群中占 7% ~ 8%

大体病理及手术所见

- 肝尸检：萎缩、坚硬、表面不规则
- 局灶性多发坏死区域，边缘坍塌的实质组织纤维化

显微镜下特征

- 中央静脉充血，小叶中心坏死被出血的边缘环绕
- 梗死结节有一个不定形的嗜酸性中心，代表坏死残留的肝细胞
  - 有泡沫胞质的细胞代表着坏死中心周围的巨噬细胞
  - 最终被纤维血管组织取代

【临床表现】

表现

- 最常见的症状和体征
  - 通过剖腹手术、尸检、影像表现能够被诊断
  - 不对称，没有特异性：右上腹或后背疼，发热
  - 大面积梗死：昏迷、腹水、黄疸、肾衰竭
- 临床概括：
  - 实验检查：白细胞增多，肝功能检验异常
  - 孕妇：与溶血性贫血相关，伴有肝酶升高和血小板减低（HELLP），子痫前期、子痫

疾病人群分布

- 发病年龄：任何人群
- 性别：男女大致相当

病程与预后

- 实质萎缩，形成瘢痕和（或）进一步液化，小叶中心（静脉）受影响最显著，而门脉（动脉）末端相对少。
- 梗死是肝移植最严重的并发症，伴有很高的发病率和死亡率，经常需要再移植
- 并发症
  - 自体肝：肝衰竭、纤维化
  - 肝移植：胆道狭窄、胆脂瘤、脓肿

治疗

- 选择：血管形成术、再次移植、自发溶解

【影像表现】

概述

- 最佳诊断依据：周围呈楔形、圆形或卵圆形低密度区域伴有不均匀的强化
- 部位
  - 经常在周围，而且呈楔形
  - 也可以居中，呈圆形
- 大小：从几毫米到几厘米不等

- 关键概念
  - 经常局灶单发
  - 也可以多发、弥散

CT 表现

- 平扫 CT
  - 平行于胆管走形的楔形、圆形或卵圆形或不规则低密度区
    - 急性期：边界不清的低密度病变
    - 亚急性期：边界清晰的病变融合
  - 在无菌或被感染的梗死灶内伴有或不伴有积气
  - 晚期后遗症可出现胆漏：囊变
- 增强 CT
  - 病变可能呈地图样节段分布，边界连续
  - 增强后病变在平扫上更显著（灌注缺损）
  - 与肝实质相比，病变区呈不均匀的斑片状强化区
  - 在动脉期、静脉期和延迟期病变内部持续呈低密度影
    - 表示坏死组织出血，纤维组织区域在组织学上不伴有或很少有血管的再生
  - 在门静脉期肝实质周围的病变均匀强化
    - 与存活的组织或有血管再生的纤维组织在组织学上相一致

MRI 表现

- T1WI
  - 范围小，边界较清，低信号
  - 梗死区水肿：低信号
- T2WI
  - 肝实质信号不均匀
  - 梗死区水肿：高信号
- T1C+
  - 实质不均匀增强，灌注缺损
  - 坏死区：与动脉期、门静脉期和延迟期增强的肝实质相比，呈明显低信号

超声表现

- 实时动态检查
  - 在自体肝
    - 病变边界不清的低回声（水肿）
    - 小胆管囊肿；大胆管瘘（坏死组织被吸收后）
  - 在肝移植的受体内
    - 地图样的低回声区伴有门静脉通道（缺血的早期改变）
    - 发展为一过性小高回声病变（进展为真正的梗死）
- 彩色多普勒超声
  - 肝动脉血栓：缺乏正常的肝动脉回声
    - 肝动脉血栓比门静脉血栓更常见
  - 血管移植或门静脉血栓
  - 门体通路，侧支通路供给

血管造影表现

- 常规检查：证实超声，CT 或 MR 检测出的肝动脉阻塞

核医学变现

- 肝胆扫描
  - 周围病变边界清楚呈楔形
  - 肝移植后的梗死与胆漏相通
- 锝硫胶体
  - 光子减少区
- 胆管闪烁现象：移植后的梗死与胆漏相通

推荐影像学检查

- 最佳检查方法
  - B 型超声和多普勒超声的实时检查：常常是评估异体移植功能障碍或术后的首选
  - 三相螺旋 CT 和 CT 血管造影
    - CT 或 MR 血管造影可以确诊
- 检查建议
  - CECT + CTA 或动态梯度回波增强扫描，增强 MRA 自旋回波成像 T1 加权轴位扫描
  - 导管内血管造影术可能是诊断和治疗的必要检查

【鉴别诊断】

局灶脂肪变性

- 可能为地图状或楔形
- 病变内血管可见强化
- 在反向 GRE MR 上呈特征性的脂肪抑制信号

肝脓肿

- 经常呈球形，常有分隔
- 中心有未增强的成分，壁及分隔强化

诊断与鉴别诊断要点

- 周围呈楔形不均匀强化区是其特点
- 注意与局灶性脂肪变性鉴别

重点推荐文献

[1] Mizuno S, Wada H, Hamada T, et al. Lethal hepatic infarction following plasma exchange in living donor liver transplant patients. Transpl Int, 2011, 24 (7): e57-58.

[2] Jutaghokiat S, Angsuwatcharakon P, Imraporn B, Ongcharit P, Udomsawaengsup S, Rerknimitr R. Acute aortic dissection causing gastroduodenal and hepatic infarction. Endoscopy. 2009, 41 Suppl 2: E88-89.

[3] Miura F, Asano T, Amano H, et al. Eleven cases of postoperative hepatic infarction following pancreato-biliary surgery. J Gastrointest Surg, 2010, 14 (2): 352-358.

[4] Saito M, Mori A, Irie T, Tanaka M, Morioka M. Massive hepatic infarction occurred during the myelosuppression after re-induction chemotherapy for acute myeloid leukemia. Rinsho Ketsueki, 2010, 51 (12): 1789-1791.

典型病例

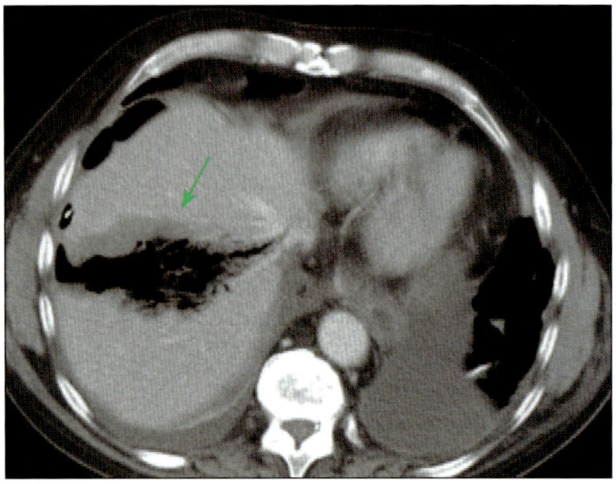

图 6-5-6 肝梗死
患者为肝 S5 段肝癌切除术 48 小时后，肝 S8 段可见楔形混杂低密度区，提示梗死，另可见肝周积液、少量积气及双侧胸腔少量积液

六、紫癜样肝病

【概念与概述】

缩写和同义词

- 紫癜样肝病（hepatic peliosis）

概念

- 属良性疾病，较罕见。能够引起肝窦扩张，主要表现为多发肝内腔隙积血

【病理与病因】

一般特征

- 一般发病机制
  - 发病机制尚未明确
  - 发病理论
    - 肝窦流出道梗阻
    - 肝细胞坏死导致囊腔形成
    - 肝小叶中央静脉局部扩张
    - 肝窦状屏障的病变
- 病因学
  - 药物：促蛋白合成类固醇、糖皮质激素、三苯氧胺、口服避孕药、乙烯雌酚、硫唑嘌呤
  - 肾或心脏移植后
  - 化学类：聚氯乙烯、砷、氧化钍暴露

- 先天性血管畸形
- 流行病学
  - 紫癜样肝病是一种十分罕见的疾病
- 相关的异常
  - 与慢性消耗性疾病相关
    - 结核、麻风病、恶性肿瘤（例如 HCC）、AIDS
  - 与服用激素类药物相关、口炎性腹泻、糖尿病、血管炎、血液疾病
  - 在 HIV 阳性患者中，杆菌性紫癜样肝病可以由巴尔通体杆菌引起

大体病理及手术所见

- 多发形态不规整的充满血液的肝囊腔

显微镜下特征

- 肝窦囊状扩张、充满红细胞并被肝细胞索束缚
- 静脉切除术型：血液中充满内皮细胞形成的线性空腔，中心静脉瘤样扩张。这些通常都与坏死实质的出血有关

【临床表现】

表现

- 最常见的症状和体征
  - 无症状
  - 其他症状和体征
    - 伴或不伴有肝大、腹水、门静脉高压
    - 淋巴结病伴有巴尔通体杆菌性紫癜
- 临床证据：在尸检中偶然发现

疾病人群分布

- 发病年龄：胎儿期（罕见）到成人
- 性别：男女大致相当

病程与预后

- 激素治疗停止后，相关的感染性疾病转归后可好转
- 假性肿瘤和进行性出血
- 并发症：肝衰竭、胆汁淤积、门静脉高压、肝破裂导致休克
- 少数肝功能损害严重者，如不经干预预后不佳

治疗

- 控制危险因素
- 手术切除病变累及的肝
- 自发消退（原因不明）
- 由巴尔通体杆菌引起的 HIV 相关性紫癜性肝病，临床上应用抗生素（红霉素）可使紫癜消退

【影像表现】

概述

- 最佳诊断依据
  - 在延迟成像上形成由血管成分组成的“树枝状”明显强化
  - 球性病变，呈离心性或向心性增强
- 部位
  - 在肝叶内无明显优势位置
  - 脾、骨髓、淋巴结、肺、胸膜、肾、肾上腺、胃、回肠均可出现紫癜样改变
- 大小：几毫米到几厘米不等
- 关键概念
  - 多发形态不规整的充满血液的肝囊腔

CT 表现

- 平扫 CT
  - 肝内多发低密度影
  - 病变大小不同，腔内伴或不伴血栓、出血
    - 若囊腔直径＜ 1cm，CT 表现可能正常
- 增强 CT
  - 较大囊腔与肝窦相连，密度近似血管
  - 栓塞的囊腔的 CT 表现近似于未增强的结节
  - 动脉期：早期呈血管球状强化
    - 多发较小对比剂聚集区，在病变中心或边缘呈高密度影
  - 门静脉期：呈离心性或向心性强化，在肝血管上无明显的占位效应
  - 延迟期：呈较大的播散状均匀强化

MRI 表现

- T1WI
  - 低信号
  - 高信号提示出血性坏死区内出现亚急性出血
- T2WI
  - 高信号
  - 多病灶信号增强提示亚急性出血
- T1C+
  - 病变常常强化
  - 囊腔伴有强化环提示血肿形成
  - 在 T1 加权延迟成像上形成由血管成分引起的“树枝状”明显强化

超声表现

- 实时动态检查

- 不均匀的肝回声，伴有高回声区或低回声区
  - 病变呈均匀的低回声（伴有脂肪变性）
  - 可以呈不均匀的低回声（并发出血）
  - 高回声（肝正常者）

血管造影表现

- 常规
  - 多发结节样血管病变，在肝动脉期晚期，对比剂聚集
    - 伴或不伴有肝静脉同时显影
    - 肝实质期显著、静脉期持续
    - 血管造影可用于难以诊断的病例

推荐影像学检查

- 建议应用
  - 多时相增强螺旋 CT 成像
  - 动态 T1C+MR 加脂肪抑制
- 最佳诊断方法：多时相的螺旋 CT 或 MRI

【鉴别诊断】

肝腺瘤

- 可能与长期服用雌激素有关
- 可通过三时相及动态 MR 的增强扫描与紫癜样肝病相鉴别
- 脂肪成分的出现可缩小诊断范围
- 本病亦不常见。在动脉期完全成高密度影，门静脉期变成等密度影
- 常需要活检

肝海绵状血管瘤

- 典型的强化方式（周围强化并向中心进展）
- 强化与紫癜样肝病相似，但血管瘤呈不连续的结节样或球形强化，而紫癜样肝病呈连续的环形强化
- 较大病灶在肝血管上产生占位效应

局灶性结节性增生（focal nodular hyperplasia，FNH）

- 在动脉期呈均质的富血供肿块，在门静脉期和延迟期与肝呈等密度
  - 中央瘢痕在动脉期和门脉期均呈低密度影，延迟成像上见强化

肝脓肿

- 本病与紫癜的鉴别相对重要，因为紫癜病变若经皮引流比较危险，可能会导致死亡
- 脓肿
  - 多分隔的肿块；呈“葡萄串”样
  - 对比剂不强化
  - 肝脓肿具有典型的临床表现

诊断与鉴别诊断要点

- 临床环境（AIDS、慢性病、药物）
- 肝病变在 CT 或 MRI 上呈多时相不均匀增强，并伴有离心性或向心性强化

重点推荐文献

[1] Nougaret S，Aufort S，Ramos J，et al. Hepatic peliosis：an entity to remember. J Radiol，2009，90（11 Pt1）：1745-1749.

[2] Carucci LR，Halvorsen RA. Hepatic peliosis（bacillary angiomatosis）in AIDS：CT findings. Abdom Imaging，2006，31（2）：253；author reply 4.

[3] Corti M，Villafane MF，Castello T，Mendez N，Gancedo E，Palmieri O. Bacilar angiomatosis with hepatic peliosis in an AIDS patient. Medicina（B Aires），2006，66（2）：153.

典型病例

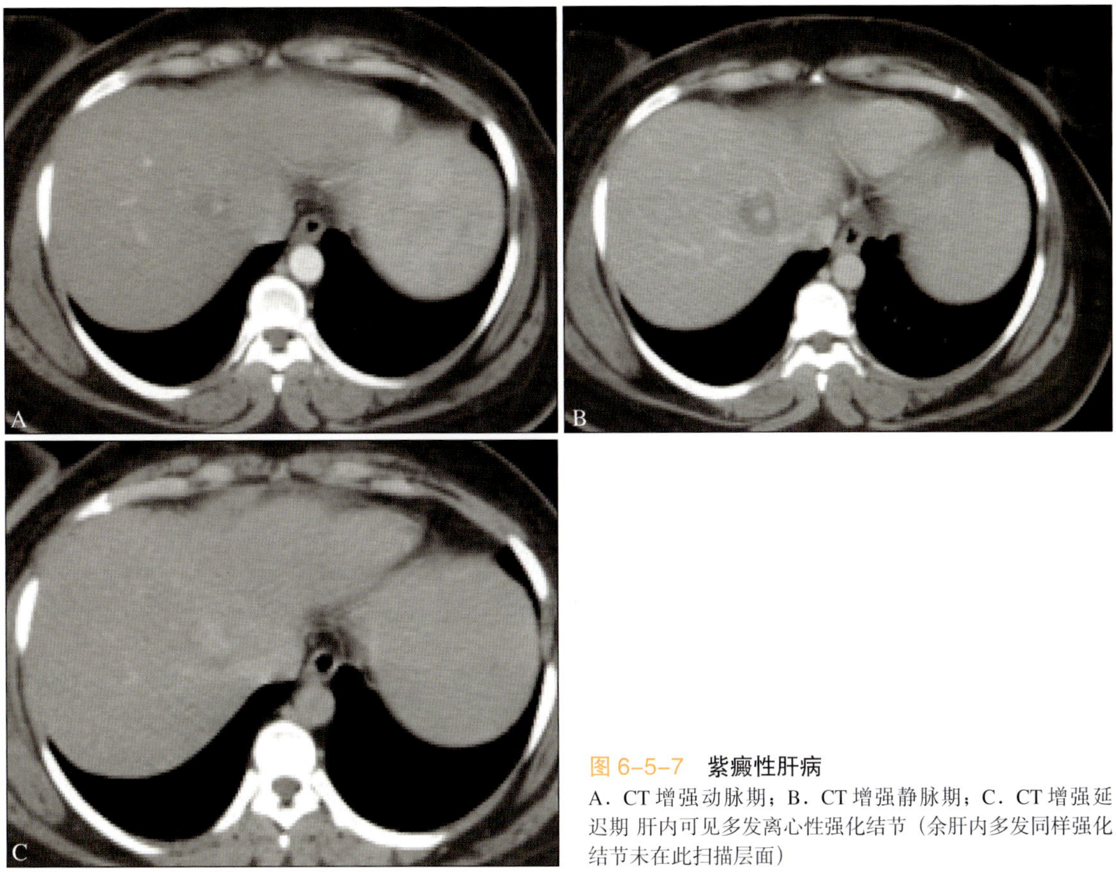

图 6-5-7　紫癜性肝病

A．CT 增强动脉期；B．CT 增强静脉期；C．CT 增强延迟期 肝内可见多发离心性强化结节（余肝内多发同样强化结节未在此扫描层面）

第 6 节　肝代谢、遗传疾病

一、血色沉着病

【概念与概述】

概念

血色沉着病（hemochromatosis）：体内铁超负荷导致累及的器官结构和功能受损（体内铁总量为 50 ～ 60g）

【病理与病因】

一般特征

- 遗传学
  - 原发性：人体白细胞抗原（HLA-A3，B14）位于 6 号染色体短臂上
  - HFE 基因的突变是导致 HLA 相关的遗传性血色素沉着病的常见原因
- 病因学
  - 原发性血色沉着病
    - 常染色体隐性遗传
    - 相对常见
    - 异常升高的铁在十二指肠和空肠黏膜被吸收
    - 过量的铁储存为细胞质内的铁蛋白和溶酶体含铁血黄素
    - 累及器官：实质细胞（肝、胰腺、心脏）；关节、内分泌腺体、皮肤
    - 并未累及 Kupffer 细胞，骨髓内的网状内皮细胞及脾
  - 继发性血色沉着病
    - 患者铁摄入增多、医用铁的消耗、含铁的葡萄酒、多次输血
    - 贫血患者伴有感染或多次输血（主要是地中海贫血、镰刀型红细胞贫血）
    - 患者可有酒精性肝硬化病史
    - 最初铁沉积在网状内皮细胞上，少量在实质细胞上
    - 网状内皮细胞饱和后，铁沉积在肝、胰

腺、心肌的实质细胞上

- 流行病学
  - 原发或特发
    - 发病率在北欧非犹太白人中常见（1∶220）
    - 纯合子的出现频率为 0.25% ～ 0.5%
    - 杂合子携带者：超过 10%

大体病理及手术所见

- 早期
  - 肝轻度增大，密度轻度增高
  - 褐棕色（铁蛋白）
  - 金黄色结节（含铁血黄素）
- 晚期
  - 肝体积缩小
  - 硬化小结节，纤维分隔
- 胰腺
  - 色素沉着（“青铜色糖尿病”）、萎缩、纤维化

显微镜下特征

- 普鲁士蓝染色
  - 含铁血黄素沉积在肝细胞、Kupffer 细胞、溶酶体内
- 晚期
  - 肝细胞坏死，瘢痕、纤维化，硬化

【临床表现】

表现

- 最常见的症状和体征
  - 在前 10 年内没有症状
  - 95% 的患者有肝大
  - 50% 的患者有脾大
  - 血色病经典三联征
    - 小硬化结节
    - 糖尿病
    - 皮肤色素沉着
  - 其他症状和体征
    - 充血性心力衰竭、心率失常
    - 关节痛
    - 性欲减退，阳痿
    - 闭经或睾丸萎缩
- 临床概括：患者有家族史，肝肥大，糖尿病，皮肤色素沉着，血中铁和铁红蛋白含量升高
- 实验数据
  - 血清铁：超过 250mg/dl（正常为 50 ～ 150mg/dl）
  - 血清铁蛋白：超过 500ng/dl（正常低于 150ng/dl）
  - 转铁蛋白饱和度高达 100%（正常为 25% ～ 30%）
    - 铁储存增高最早最敏感的指标
  - 肝血铁指数：超过 2
  - 血糖增高
  - 尿液分析：尿糖阳性
- 并发症
  - 门静脉周围纤维化，最终导致肝硬化
  - 肝细胞癌 14% ～ 30%
  - 胰岛素依赖型糖尿病 30% ～ 60%
  - 肝昏迷 15%、呕血 14%
  - 心衰 30%

疾病人群分布

- 发病年龄
  - 原发性：常发生在 40 ～ 50 岁
  - 继发性：发病年龄较早
- 性别
  - 男∶女 =10∶1
  - 女性相对少发此病
    - 因为在正常月经、怀孕、哺乳期都会有铁的丢失

病程与预后

- 早期诊断和治疗后可能会正常生活
- 未经治疗的患者预计存活时间：4.4 年

治疗

- 去铁敏（铁螯合治疗）

肝硬化前可以放血治疗

【影像学表现】

概述

- 最佳诊断依据：在平扫 CT 上肝呈高密度影，在 T2WI 上呈显著的低信号影
- 部位
  - 原发性
    - 肝、胰腺、心脏的实质细胞
  - 继发性
    - 最初累及网织内皮系统
    - 网状内皮细胞饱和后，铁沉积在肝、胰腺、心肌的实质细胞上
- 大小
  - 硬化前：肝体积增大

- 硬化期：肝体积减小
- 关键概念
  - 血色素病分为两类
    - 原发性（特发性）：常染色体隐性遗传病
    - 继发性：由于铁摄入增多，伴有感染，多次输血，酒精性肝硬化，门静脉和腔静脉通流后
    - 体内铁总量约 50 ～ 60g

CT 表现

- CT 平扫
  - 肝密度均匀增高
    - 高达 75 ～ 135Hu（正常为 45 ～ 65Hu）
  - 肝静脉和门静脉呈明显低密度
  - 双能 CT（在 80 和 120kVp）技术用于
    - 如果低密度区边界清晰，就可以确定诊断
    - 对沉积在肝内的铁进行定量
    - 随访治疗效果
  - 晚期
    - 肝表现为肝硬化的特点
- 增强 CT
  - 内在对比差异降低
    - 在肝、血管和肿瘤之间

MRI 表现

- T1WI
  - 原发性血色沉着病
    - 肝内信号强度降低
- T2WI
  - 原发性：肝内标记的显著信号丢失
  - 继发性：肝和脾内显著信号丢失
- T2GRE
  - 肝 / 肌肉，肝 / 脂肪的信号强度比率
    - 与肝内铁成分确立直接的联系，比 T2 测量好
    - 精确评估肝内铁的含量

超声表现

- 实时超声检查：对肝内铁过量的诊断没有意义

推荐影像学检查

- 最佳检查方法：MR T2GRE
- 诊断建议
  - 评估肝内铁离子的浓度
    - T2GRE 成像
    - T2WI 快速自旋回波

【鉴别诊断】

含铁血黄素沉着病

- 肝和脾内信号强度均减低
- 早期：很难与血色沉着病区分

糖原贮积病

- 在平扫 CT 上，肝呈高密度或低密度
- 与多发肝腺瘤相关

胺碘酮治疗

- 含胺的抗心律失常药物
- 肝在平扫 CT 上呈广泛均匀的密度

诊断与鉴别诊断要点

- 排除在 CT 平扫上引起与血色沉着病相似的肝呈弥漫高密度情况，如糖原贮积病，胺碘酮和黄金疗法
- 在 T2WI 上，原发性血色沉着病肝内显著信号丢失，继发性血色沉着病肝和脾内显著信号丢失
- MR 的优势：有特异性的肝内铁过量的影像学表现

重点推荐文献

[1] Olsson KS，Walinder O，Kindmark A，et al. Common local founder effects for Wilson's disease and hereditary hemochromatosis；mutation studies of a large family. Scandinavian Journal of Gastroenterology，2012，47（8-9）：1014-1020.

[2] Wood MJ，Powell LW，Dixon JL，et al. Clinical cofactors and hepatic fibrosis in hereditary hemochromatosis：The role of diabetes mellitus. Hepatology，2012，56（3）：904-911.

[3] Corberand J，Martinez PA，Vinel JP，et al. Hereditary hemochromatosis，the clinician point of view. Annales De Biologie Clinique，2012，70（4）：397-403.

[4] Mainous AG，Knoll ME，Everett CJ，et al. A National Survey of Hemochromatosis Patients. Journal of the American Board of Family Medicine，2012，25（4）：432-436.

[5] Anderson G. Hemochromatosis and bipolar disorder. General Hospital Psychiatry，2012，34（4）：433-433.

典型病例

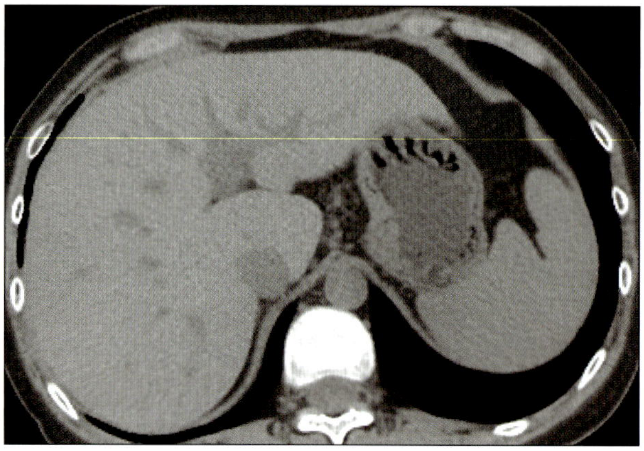

图 6-6-1 肝血色素沉着病
肝 CT 平扫示肝密度普遍均匀增高，平均 CT 值约 80Hu

二、肝豆状核变性（威尔森病或威尔逊病）

【概念与概述】

概念肝豆状核变性是常染色体隐性遗传的铜代谢障碍引起的肝硬化和脑部变性疾病

缩写和同义词

肝豆状核变性（hepatolenticular degeneration，HLD）：又称威尔森病（Wilsondesease，WD）

【病理与病因】

一般特征

- 铜代谢异常
- 遗传学
  - 致病基因（ATP7B）位于染色体 13q14.3 上
- 病因学
  - 由 ATP7B 基因突变导致肝合成铜蓝蛋白发生障碍，结合铜的载体蛋白减少，导致机体铜代谢异常，过量的铜沉积
- 流行病学
  - 发病率 1/30 万

大体病理及手术所见

- 结节性肝硬化
- 脾大
- 脑萎缩
- 豆状核软化灶

显微镜下特征

- 光镜
  - 肝
    - 坏死后肝硬化
    - 铜离子在肝细胞及其周围沉积
  - 脑
    - 基底节神经细胞变性
    - 神经胶质增生
    - Alzheimer 型细胞
- 电镜
  - 脑
    - 豆状核神经细胞变性、坏死、核膜撕裂、核破碎
    - 尼氏体溶解成空泡状
    - 毛细血管基底膜见高电子密度物质铜颗粒沉积
  - 肝、肾、皮肤
    - 铜颗粒沉着

【临床表现】

表现

- 早期临床症状
  - 患儿多以肝病症状为首发症状
  - 成人多以神经系统异常为首发症状
- 最常见的症状和体征
  - 肝病症状和体征
    - 症状：食欲不振、疲乏、嗜睡、黄疸、腹痛
    - 体征：肝脾大、肝区压痛，浮肿
  - 神经、精神症状和体征
    - 锥体外系症状：肌张力不全，步态异常、躯干扭转痉挛、精神动作困难、构音障碍、吞咽困难、流涎、表情呆板、肢体

震颤
- 眼部症候
  - 凯 - 弗二氏环（Kayser-Fleischerring ring，K-F 环）
- 血液系统症状
  - 溶血性贫血、出血性贫血、脾功能亢进
- 肾表现
  - 血尿、蛋白尿
- 骨骼改变
  - 足、膝、踝关节疼痛，双下肢弯曲变形，自发性骨折，佝偻病
- 其他症候
  - 多汗、心血管改变、皮肤色素沉着

- 临床概括
  - 具有肝损害临床表现或神经系统症状
  - 血清铜蓝蛋白降低（< 0.2g/L）
  - 24 小时尿铜升高（> 100μg）
  - 裂隙灯下可见角膜 K-F 环
- 实验数据
  - 铜蓝蛋白降低，血清铜水平升高，尿铜增加
  - 特征性的眼部角膜 K-F 环

疾病人群分布
- 发病年龄：10 ～ 30 岁
- 性别：男>女

病程与预后
- 并发症：脾大、脾功能亢进、腹水及上消化道出血
- 预后
  - 时间
    - 早期药物治疗，预后较好
    - 晚期治疗，预后较差
  - 年龄
    - 儿童以肝损害为主，预后较差
    - 成人以神经系统损害为主，预后较好

治疗
- 驱铜治疗
  - 青霉胺
  - 锌制剂
  - 三乙烯四胺
- 肝移植
  - 原位辅助部分肝移植
  - 活体部分肝移植
  - 经典原位肝移植

【影像学表现】

概述
- 最佳诊断依据：双侧豆状核、丘脑及尾状核长 T1、长 T2 信号呈“八”字形或“蝶翼样”特征性表现
- 部位
  - 范围广泛，近似对称
  - 主要集中于豆状核、脑桥、中脑、尾状核头、丘脑、齿状核、小脑中脚
  - 可以累及额、顶、枕叶

CT 表现
- 头颅：豆状核和（或）丘脑密度减低
- 肝：弥漫结节性肝硬化

MRI 表现
- 典型 MRI 表现
  - 基底节、丘脑、脑干、小脑等部位对称性长 T1、长 T2 信号
  - FLAIR 高信号，部分病灶呈低信号
  - DWI 部分病灶呈高信号
  - 病灶周围无水肿及占位效应
  - 多伴有脑萎缩
  - 增强后无强化

MRS（磁共振波谱分析）
- NAA 峰明显减低
  - 反映出病变感兴趣区神经细胞结构损伤、神经元数量减少及神经元代谢异常
- Cho 峰增高
  - 与病变区星形胶质细胞广泛增生密切相关
- mI 峰明显增高
  - 示神经元损伤和胶质细胞增生导致组织的缺失
- MRS 中的代谢物改变可能要先于 MRI 中的信号改变
  - MRS 可能对于早期发现 Wilson 病具有意义

推荐影像学检查
- 最佳检查方法：MRI
- 诊断建议
  - 结合病史、K-F 环、血清铜、铜氧化酶、尿铜等检查

【鉴别诊断】
- 脑卒中、中毒性脑病、脑炎、帕金森病、维生素 B_1 缺乏
- 结合病史、K-F 环、血清铜、铜氧化酶、尿铜等检查

诊断与鉴别诊断要点

- 与中毒性脑病、脑炎、帕金森病、维生素 B_1 缺乏进行鉴别
- 双侧豆状核、丘脑或（和）尾状核长 T1、长 T2 信号呈“八”字形或“蝶翼样”特征性表现
- 必须结合病史、K-F 环、血清铜、铜氧化酶、尿铜等检查

重点推荐文献

[1] Wang XP and Jiang YM. Procedural learning in Chinese patients with hepatolenticular degeneration. Journal of the Neurological Sciences，2009，285 S121-S121.

[2] Nagao K. What's your diagnosis? Wilson disease（hepatolenticular degeneration）with Kayser-Fleischer ring. Journal of Pediatric Ophthalmology & Strabismus，2007，44（2）：84-+.

[3] Klepitskaya OS and Proskokova TN. Hepatolenticular degeneration：Wilson-Konovalov disease. Neurology，2006，66（5）：A2-A2.

[4] Atanassova PA，Panchovska MS，Tsvetanov P，et al. Hepatolenticular degeneration combined with primary antiphospholipid syndrome：A case report. European Neurology，2006，55（1）：42-43.

[5] Karabanov AV，Ovchinnikov IV，Illarioshkin SN，et al. Analysis of mutations in ATP7B gene and experience of the direct DNA-diagnosis in hepatolenticular degeneration. Zhurnal Nevropatologii I Psikhiatrii Imeni S S Korsakova，2001，101（4）：44-47.

典型病例

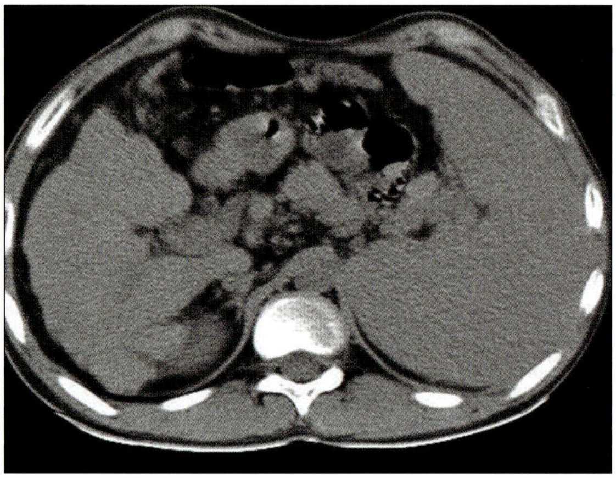

图 6-6-2　**肝豆状核变性**
Wilson's disease 患者，15 岁。可见大结节状肝硬化及脾大

第七节　肝创伤

一、肝创伤

【概念与概述】

- 肝创伤（hepatic trauma）肝质地较脆，其穿透伤或钝挫伤的发生率约占腹部内脏伤的第二三位，肝内血运丰富并含有肝内胆管，因此伤后可大量失血致出血性休克

【病理与病因】

一般特征

- 病因学
  - 钝器伤（较常见）
    - 机动车辆事故（较常见）
    - 坠落和冲击
  - 穿刺伤
    - 枪伤和穿通伤
  - 医源性

- 肝活检，胸导管、经肝穿刺胆管造影术

- 流行病学
  - 5% ~ 10% 腹部钝器伤都有肝创伤
  - 肝创伤的死亡率：15% ~ 20%
- 相关异常
  - 脾损伤（45%）、肠管损伤（5%）、肋骨骨折
  - 左侧肝叶撕裂伤

大体病理及手术所见

- 裂伤或挫伤
- 被膜下或肝实质内血肿

分期，分级和分类标准

- 临床分类基于 AAST（american association for surgery of trauma）标准
  - Ⅰ级
    - 被膜下血肿：少于肝表面积的 10%
    - 裂伤：包膜裂伤，深度小于 1cm
  - Ⅱ级
    - 被膜下血肿：占肝表面积的 10% ~ 50%
    - 肝实质内血肿：直径小于 10cm
    - 裂伤：深度 1 ~ 3cm，长度小于 10cm
  - Ⅲ级
    - 被膜下血肿：超过肝表面积的 50%
    - 肝实质内血肿：直径大于等于 10cm
    - 裂伤：深度超过 3cm
  - Ⅳ级
    - 裂伤：实质破裂累及 25% ~ 75% 的肝叶或累及肝内 1 ~ 3 个肝段
  - Ⅴ级
    - 裂伤：肝实质破裂累计超过 75% 的肝叶，或累及肝内超过 3 个肝段
    - 肝内大血管损伤
  - Ⅵ级
    - 肝断裂

【临床表现】

表现

- 最常见的症状和体征
  - 右下腹痛，压痛、反跳痛
  - 低血压，心动过速，黄疸
  - 呕血或柏油样便（由于胆道出血）
- 临床概括：患者有机动车车祸的病史，右下腹触痛、拒按，低血压
- 实验数据
  - 血细胞比容减低（并不严重）
  - 直接或间接胆红素升高
  - 碱性磷酸酶水平升高

病程与预后

- 并发症
  - 胆道出血、胆脂瘤、动静脉瘘、假性动脉瘤
- 预后
  - Ⅰ、Ⅱ、Ⅲ级：好
  - Ⅳ、Ⅴ、Ⅵ级：差
  - 死亡率：10% ~ 20%
    - 50% 由于肝损伤本身
    - 其余是由于相关损伤

治疗

- Ⅰ、Ⅱ、Ⅲ级
  - 在 CT 上几乎所有诊断为损伤的都需要保守治疗
    - 为了一定程度上的临床稳定性
- Ⅳ、Ⅴ、Ⅵ级
  - 对有休克和腹膜炎的患者进行手术治疗
    - 控制出血，引流和修护
  - 对于活动性外渗进行栓塞治疗

【影像表现】

概述

- 最佳诊断依据：CT 上不规则的肝实质病变伴有肝内或周围出血的证据
- 部位
  - 肝右叶（75%），肝左叶（25%）
    - 肝实质内或肝被膜下
- 关键概念
  - 肝是腹腔内仅次于脾的易受伤实质器官
    - 由于肝部分组织位于肋骨下方
  - 肝创伤最常见的原因
    - 钝器伤（较常见），穿刺伤和医源性损伤
  - 医源性损伤多是由活检引起
    - 在超声引导下手术是引起肝被膜下出血最常见的原因
  - 腹部创伤
    - 是导致死亡的主要原因之一（小于 40 岁）

CT 表现

- 撕裂伤
  - 单发或星芒状（平行于门静脉或肝静脉分支）
    - 单发：低密度的孤立的线性裂伤
    - 星芒状：低密度的分叉样线性裂伤

- 肝实质或被膜下血肿
  - 未凝的血（35 ~ 45Hu）
    - CT 平扫：与正常肝组织相比，可能为高密度
    - 增强 CT：与强化的正常肝组织相比为低密度
  - 凝固的血（60 ~ 90Hu）
    - 大部分比未凝的血和正常肝组织密度高
    - 大部分比未强化的肝密度低
- 活动性出血或假性动脉瘤
  - 增强 CT：活动性出血
    - 与强化的血管相比呈等密度
    - 可以看到对比剂外渗
    - 外渗的对比剂和周围密度降低的血凝块
- 腹腔积血：肝周围和腹膜隐窝内积血
- 门静脉周围征象：门静脉周围呈线性、局灶或弥漫性区域密度降低区
  - 由于血液分流，胆漏或门静脉淋巴系统扩张
  - 水肿：静脉压升高和渗出
- 梗死区
  - 大小不等的低密度区
  - 常呈楔形，节段型或小叶型
  - 肝内或被膜下积气（由于肝坏死）
- CT 诊断肝创伤
  - 准确率：96%
  - 敏感性：100%
  - 特异度：94%

MRI 表现

- T1WI 和 T2WI
  - 信号强度不等，取决于
    - 出血或梗死的程度和年龄

超声表现

- 常规
  - 活动性出血，假性动脉瘤
  - 动静脉畸形，动脉胆管瘘或门脉胆管瘘

推荐影像学检查

- 最佳检查方法
  - 螺旋增强 CT
  - 血管造影：定位活动性出血和栓塞的部位
- 诊断建议：螺旋增强 CT：包括肺和骨盆

【鉴别诊断】

HELLP 综合征

- 子痫前期严重的变异
- HELLP：溶血，肝酶升高 / 血小板减少
- 影像学
  - 肝内或肝被膜下积液（血肿）
  - 梗死面积为楔形
  - 可有活动性渗出

自发性出血（凝血病）

- 有异常出血史
- 实验数据：异常的凝血因子
- 影像学
  - 肝被膜或肝实质内积血
  - 没有病史很难与肝创伤区别

出血的肝肿瘤（如 HCC 或肝腺瘤）

- 实质肿块见强化
- 肝细胞癌
  - 侵袭血管，结节和内脏（常见）

诊断与鉴别诊断要点

- 与 HEELP 综合征、自发出血（凝血病）和 HCC 或肝腺瘤这些出血的肝肿瘤进行鉴别
- CT 上有活动性外渗的证据（肝内或肝外，伴有血管的等密度影），常表明需要进行栓塞或手术
- 左侧肝叶撕裂伤，常与肠道或胰腺损伤相关

重点推荐文献

[1] de Magnee C，Forgues D，Mercier G，et al. Complications after conservative treatment of blunt liver trauma in children. Acta Chir Belg，2012，112（4）：261-267.

[2] Wang D，Lv F，Luo Y，et al. Comparison of Transcutaneous Contrast-Enhanced Ultrasound-Guided Injected Hemostatic Agents with Traditional Surgery Treatment for Liver，Spleen and Kidney Trauma：A Retrospective Study. Hepatogastroenterology，2012，59（119）：

[3] Barbuscia M，Querci A，Tonante A，et al. Liver trauma. Diagnosis and treatment，G Chir，2012，33（3）：66-70.

[4] You JS，Chung YE，Lee HJ，et al. Liver trauma diagnosis with contrast-enhanced ultrasound：interobserver variability between radiologist and emergency physician in an animal study. Am J Emerg Med，2012，30（7）：1229-1234.

[5] Morrison JJ，Bramley KE and Rizzo AG. Liver trauma-operative management. J R Army Med Corps，2011，157（2）：136-144.

典型病例

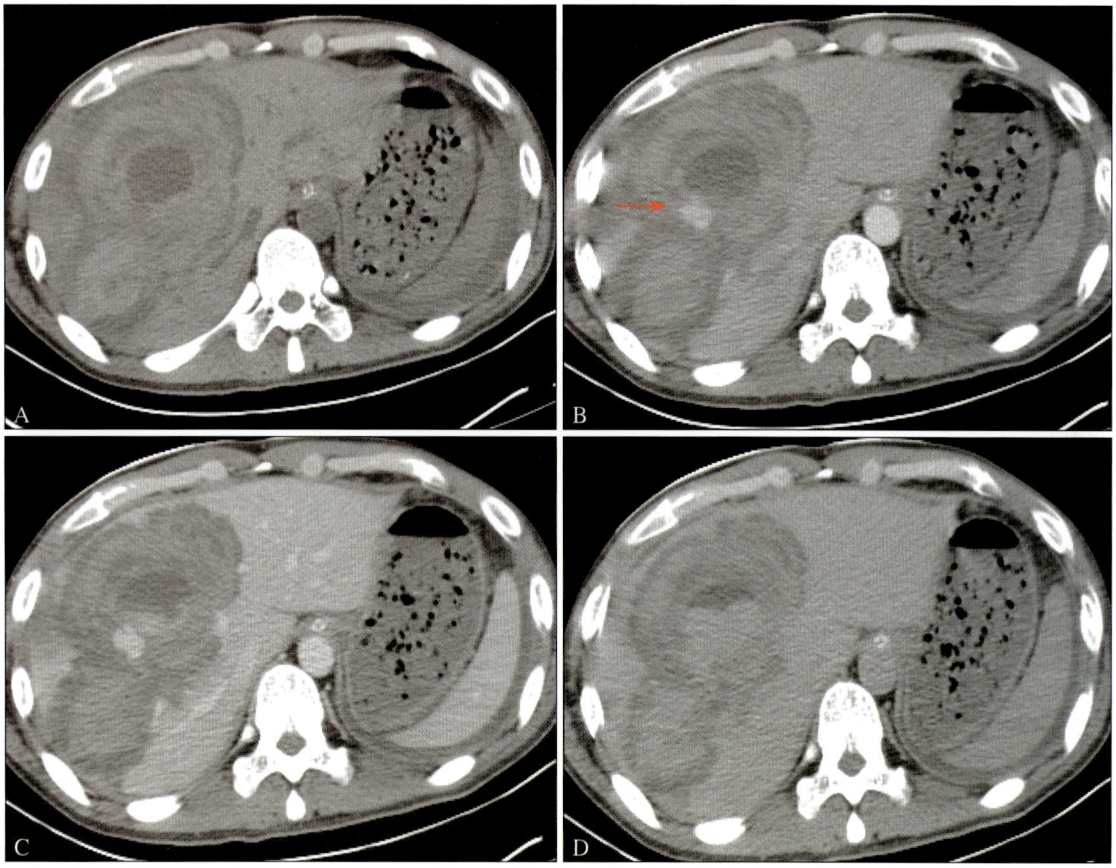

图 6-7-1　肝创伤

A. CT 平扫；B. CT 增强动脉期；C. CT 增强门脉期；D. CT 增强静脉期。平扫显示肝密度不均匀，可见不规则形状高密度影（血肿），增强扫描肝强化不均，另动脉期可见假性动脉瘤形成（箭头）

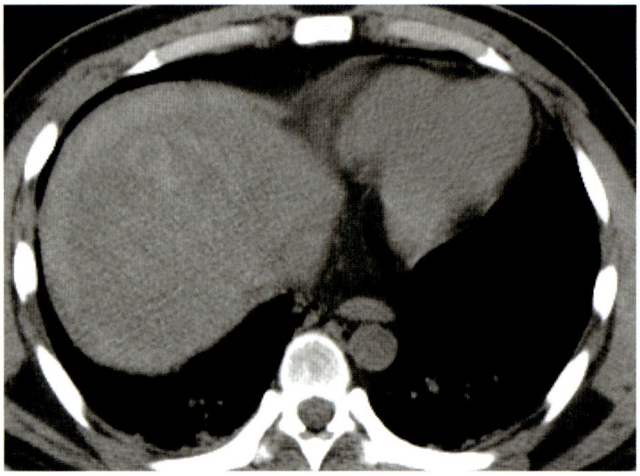

图 6-7-2 肝被膜下血肿
CT 平扫肝被膜下可见弧形稍高密度影，另肝内密度不均匀，肝可见不规则形状高密度影（肝内血肿）

二、胆道创伤

【概念】

缩写和同义词

- 胆道损伤（bile duct injury）

概念

- 胆管出血：血液流入胆道
- 胆汁血症：胆汁进入肝静脉系统的状态；通常很少发生

【病理与病因】

一般特征

- 一般发病机制
  - 技术性失误或胆道解剖结构识别错误引起的医源性损伤
    - 经验缺乏、炎症、异常解剖结构
- 病因学
  - 创伤：钝性或穿透性
  - 医源性：腹腔镜或传统的开放式胆囊切除术
    - 其他：经皮肝穿刺、经皮胆道引流、胆道探查过程、肝动脉栓塞、化疗药渗入、胃切除术、肝切除术、腐蚀性物质诱发等
- 流行病学
  - 95% 的狭窄继发于外科手术损伤，>80% 病例于胆囊切除术中的外伤
  - 在过去的 10 年间，随着腹腔镜胆囊切除术的应用，胆道创伤的发病率上升；每年美国会有超过 2000 名患者患病
    - 腹腔镜手术的发病率高于开放式胆囊切除术至少两倍
  - 50% 胆道出血的病例是由于钝性外伤所致

大体病理及手术所见

- 腹腔镜胆囊切除术后：胆道残端渗出，引起管腔部分梗阻或完全梗阻，以及肝总管或胆总管缺血性狭窄

显微镜下特征

- 管壁上皮细胞中断，管腔间或与其他器官交通，管腔狭窄

【临床表现】

表现

- 最常见的症状和体征
  - 腹部钝性创伤后患有胆管狭窄的患者症状延迟发生
  - 术后胆道损伤：早期可能出现梗阻性黄疸或者胆汁渗出的症状
    - 外科手术数月甚至数年后，患者最常出现胆囊炎
    - 只有 10% ~ 25% 的患者胆囊切除术后的损伤在术后第 1 周被诊断出，但几乎 70% 在术后 6 个月时被诊断出
  - 消化道出血、胆绞痛及黄疸“三联征”
- 临床概括
  - 实验室数据：血清直接胆红素水平异常升高以及肝酶水平中度升高表明创伤患者发生胆质血症。
  - 胸腔穿刺术：胸膜腔内出现胆汁证明发生了胸膜 - 胆道瘘

疾病人群分布

- 发病年龄：医源性创伤在成人中更多见

- 性别
  - 男性：更多发生钝性创伤
  - 女性：更多发生医源性损伤（如：胆囊切除术所致）

病程与预后

- 通常情况下，大量胆道出血很少见，但是可能危及生命；少量的胆道出血更常发生并且通常没有临床症状
  - 出血经常在肝损伤后的 3 ~ 4 周发生，有的甚至延迟到 12 周
- 有很多原因导致并发症延迟发生，包括：损伤恢复不顺，坏死组织残留，原本无菌积液的继发性感染，损伤严重程度低估
- 长期梗阻导致胆管硬化
- 非外科手术导致的肝外胆管损伤明显提高了发病率及死亡率

治疗

- 原则：分离出解剖学结构，解除胆道梗阻以及引流积液
- 少量渗出时，可以采用内镜下括约肌切开术或植入支架的方式排出液体
- 较严重损伤时，可以采用 ERCP（或 PTC）对损伤进行评估并制订术前准备方案
  - 狭窄或大量渗出应外科手术治疗：采用 Roux-en-Y 胆 - 空肠吻合术
- 胆道出血：采用保守方法（如果少量流血）、经动脉栓塞、外科手术
- 如果病灶在胆囊切除术中探查到，应该立即修复；胆 - 肠吻合术（41.8%），留置 T- 管或植入支架（27.5%）
- 胆管瘘：自行闭合，瘘缝合后留置 T- 管引流、减压

【影像表现】

一般表现

- 最佳诊断依据
  - 临床病史有助于诊断
  - 经皮肝胆道造影术及内镜逆行胆道造影术：诊断胆道损伤的“金标准”
- 部位
  - 在大部分胆道损伤中，胆总管及肝总管损伤最常见（61.1%）
  - 术后狭窄：肝总管发生率（45% ~ 64%）；肝门部胆管创伤发生率（20% ~ 33%）
  - 胆瘘：体内（与十二指肠、结肠、支气管等相交通）；或者体外（与皮肤相交通）
    - 胆 - 血管瘘：与门静脉、肝动脉及肝静脉形成
- 范围：局灶性或弥漫性发生
- 形态：胆汁溢出、胆管狭窄、胆管阻塞、多种胆瘘、胆管出血

X 线表现

- 放射学成像：胆 - 消化道瘘：胆道积气
- X 线透视检查
  - 胆 - 消化道瘘：胆道系统钡剂造影
  - 疑似胆 - 支气管瘘病例，需使用非离子对比剂或碘油依赖性对比剂
- ERCP
  - 评估：水平，长度，狭窄部位轮廓
    - 创伤后狭窄通常发生在局部，狭窄部位光滑，近端管腔扩张
  - ERCP 可以帮助确诊、治疗胆汁溢出及单纯狭窄
  - 瘘口可视化套管插入术有利于高质量胆管造影评估的实现
  - 有可能看到主要毛细血管的活动性出血

CT 表现

- 螺旋 CT 胆管造影或静注胆管对比剂后的螺旋 CT 可以确诊及定位胆汁溢出的位置；可以避免使用 ERCP
- 胆 - 肠管瘘：口服对比剂在肠管和胆道系统中均可出现
- 胆 - 血管瘘引起的广泛性及局灶性实质损伤
- 胆管扩张、损伤胆管重塑、相关腹部表现
- 胆管出血：在胆管或胆囊中血液显示高密度（> 50Hu）
  - 肝裂伤、血管瘤及其他潜在血源也可能被测出
- CT 引导下引流；非手术方法处理实质及腹膜（后）积液

MRI 表现

- MRCP：诊断各种胆管损伤的非侵袭性、非离子化的方法
- 可以使用肝胆管对比剂直接显示渗出及狭窄

超声表现

- 随着管腔直径逐渐变细，近端胆管扩张，胆管周围不伴有肿物出现

- 血液：在胆管中，可以发生回波
- 胆脂瘤：无回波、边界清的积液
- 超声引导下引流

血管造影表现

胆管出血：通常依赖选择性肝血管造影来确诊，表现为对比剂渗出到胆道系统

  - 除外肝动脉瘤及假性动脉瘤（占胆管出血病例中的 10%）
  - 利于栓塞治疗

- 如果在 CT 扫描中疑有血管损伤或者胆管出血，即使在活动性出血的情况下也应该使用血管造影，既具有治疗效果又可以避免手术治疗

核医学表现

- 锝 -^{99m} 2,6- 二甲基乙酰替苯胺亚氨基二醋酸（technetium dimethyl amino acetanil Asia $^{-99m}$ 2，6-acetate，HIDA）扫描可以检测出隐性胆管出血及确诊胆汁渗出

其他成像方式表现

胆管成像：可以检测出血凝块，在胆管内表现为管样充盈缺损；也可以显示出血的潜在原因

影像学方法推荐

- 最佳成像方法：普遍认为 PTC 比 ERCP 更有价值。因为它能很好地显示近端胆道系统的解剖结构，在外科手术重建中有很高的使用价值
- 方法建议：ERCP、PTC、MRCP、血管造影

【鉴别诊断】

医源性损伤

- 肝移植后（OLT）；T 形管区、供体胆管系统的非吻合区及吻合区的胆汁渗出

肝动脉血栓

- 胆管缺血，肝门或肝内胆管非吻合口区渗出
- 扩张及碎片填充的坏死胆管经过气胀术后发生的不规则囊性变

重点推荐文献

[1] Xu XD，Zhang YC，Gao P，et al. Treatment of major laparoscopic bile duct injury：a long-term follow-up result. Am Surg，2011，77（12）：1584-1588.

[2] Boonstra EA，de Boer MT，Sieders E，et al. Risk factors for central bile duct injury complicating partial liver resection. Br J Surg，2012，99（2）：256-262.

[3] Kim JS，Jang YR，Lee JW，et al. A case of amoxicillin-induced hepatocellular liver injury with bile-duct damage. Korean J Hepatol，2011，17（3）：229-232.

[4] Palermo M，Gagner M and Trelles N. Repair of a common bile duct injury. Acta Gastroenterol Latinoam，2011，41（2）：92，175.

[5] Berney CR. Major common bile duct injury and risk of litigation：a surgeon’s perspective. Am J Surg 2011；

[6] Schanaider A，Pannain VL，Muller LC，et al. Expanded polytetrafluoroethylene in canine bile duct injury：a critical analysis. Acta Cir Bras，2011，26（4）：247-252.

诊断与鉴别诊断要点

- 患者如果发生主胆管损伤，应该检查是否合并肝动脉损伤；如果不伴有动脉血流入受损胆管或肝，相应的处置方式及效果可能不同
- 对于外科手术后几天内自述不适的患者应该给予高度关注

典型病例

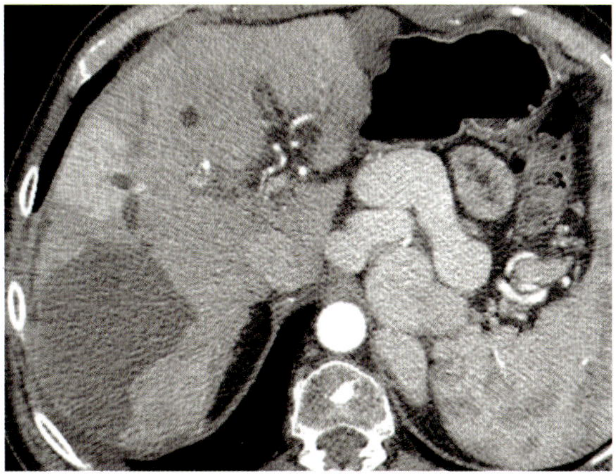

图 6-7-3 胆道创伤
肝右叶癌患者，行射频消融术时损伤左后方胆管，致肝右后叶可见大片状低密度胆汁湖

第 8 节 肝良性肿瘤

一、肝囊肿

【概念与概述】

缩写与同义词

- 单纯性肝囊肿（simple hepatic cyst）
- 单纯性胆管囊肿（simple bile duct cyst）

概念

肝囊肿（hepatic cyst），一种胆管上皮来源的先天性，良性疾病

【病理与病因】

一般特征

- 病因学
  - 先天性单纯性肝囊肿
    - 胚胎期肝内胆管或淋巴管发育障碍，或肝内胆管形成
  - 后天性肝囊肿
    - 胚胎期肝内感染引起胆管炎，致肝内小胆管闭锁，近端小胆管逐渐呈囊性扩大，形成囊肿
- 流行病学
  - 肝囊肿的发病率为 1% ～ 2%
  - 单发性肝囊肿较少见，尸检检出率为 0.16% ～ 0.19%
  - 可发生于任何年龄，但以 20 ～ 50 岁多见
  - 发病部位以肝右叶居多，约为肝左外叶的 2 倍
- 相关异常
  - 常染色体多囊性肝病
    - 50% 合并多囊肾
    - 男女比为 1 ∶ 2
  - 多囊肾患者约 40% 存在肝囊肿
  - 结节硬化症

大体病理及手术所见

- 单纯性肝囊肿
  - 囊壁厚度≤ 1mm
  - 囊肿可见于肝表面下或肝组织深处

显微镜下特征

- 单纯性肝囊肿
  - 充满液体的无分隔单发囊性病变
  - 带有纤维薄层基质的胆管上皮细胞

【临床表现】

表现

- 最常见的体征 / 症状
  - 单纯性肝囊肿 &ADPLD
    - 通常无症状
  - 复杂性肝囊肿
    - 疼痛，发热（合并出血或感染）
  - 体积较大的囊肿可发生占位性症状
    - 腹痛、黄疸、腹部可触及包块
  - 常染色体显性多囊肝（ADPLD）患者随着疾病进展可能出现
    - 肝大、肝衰竭（罕见）

- 布加综合征
- 临床概况：多数患者无症状，只是在偶然检查或尸检中发现该病
- 实验室检查
  - 囊肿较大的患者可能出现胆红素升高
  - ADPLD 的患者可出现肝功能不全
- 诊断
  - 穿刺取病理及细胞学检查（基本无需要）

疾病人群分布

- 年龄：发病于任何年龄，常偶然发现于 50 ~ 70 岁
- 性别：男女比例为 1 : 5

自然病史与预后

- 并发症
  - 感染
  - 出血
  - 囊肿过大：压迫胆管，引起黄疸
- 预后
  - 本病发展缓慢，预后良好。孤立性肝囊肿经非手术或手术治疗可痊愈，多囊肝经治疗后可缓解症状，对肝功能的恢复及全身状况的改善皆有帮助。本病一般不引起肝功能损害，但部分晚期患者，由于肝组织的严重破坏，出现黄疸、腹水等并发症，难以用各种方法治疗；此类患者预后较差，如合并多囊肾，可因肝、肾衰竭而死亡

治疗

- 无症状的单纯性肝囊肿及 ADPLD 无需治疗
- 囊肿体积较大，合并感染出血的
  - 可行经皮肝囊肿穿刺抽吸及酒精固定术

外科手术治疗

- ADPLD
  - 肝部分切除
  - 肝移植

【影像表现】

概述

- 最佳诊断依据：超声检查无回声结节或包块影
- 部位
  - 单纯性肝囊肿
    - 典型的肝囊肿多发生于肝表面下
    - 有些囊肿的位置更深一些
- 大小：从几毫米到 10cm 不等
- 主要特点
  - 最新理论
    - 肝囊肿起源于错构组织
  - 继肝海绵状血管瘤之后的第 2 大肝良性肿瘤
  - 该疾病是按照病因及发病机制进行分类
  - 先天性疾病或后天性疾病：单纯性肝囊肿、单纯性胆管囊肿
    - 常单发
    - 偶尔多发，但最大数目小于 10 个
    - 与胆管不相通
    - 更好发于女性
    - 通常无症状
  - 当囊肿的数目大于 10 个时，应该考虑到肝多囊性病变
    - 例如：常染色体多囊肝病、多发胆管错构瘤
  - 后天性肝囊肿样病变
    - 外伤性肝囊肿（胆汁瘤）
    - 感染：化脓性病变、寄生虫性病变
    - 肿瘤：原发性肿瘤、转移性肿瘤

CT 表现

- 平扫 CT
  - 单纯性肝囊肿和单纯性胆管囊肿
    - 边界清楚，囊壁光滑
    - CT 值与水相近（–10 ~ + 10Hu）
    - 囊腔充满液体，无气液平
    - 无囊壁结节征及囊壁钙化
  - 伴有出血的囊肿与肿瘤不易鉴别
    - 囊壁结节
    - 有或无囊壁钙化及液平
  - 多囊性肝病
    - 多发囊肿（大于 10 个）
    - 大小不等（1 ~ 10cm）
    - 囊肿密度与水和血液相近
    - 囊壁可见的钙化点
    - 无分隔及囊壁瘤样突起
    - 偶可见液平
    - 肝因多发的囊肿而变形
- 增强 CT
  - 单纯性肝囊肿
    - 简单型：无强化
    - 复杂型（合并感染）：无强化
  - 纤维多囊性肝病
    - 简单型：无强化

- 复杂型（合并感染）：无强化

MR 表现

- 单纯性肝囊肿与 ADPLD
  - T1WI：较低信号
  - T2WI：较高信号
  - Heavily T2W 图像
    - 不流动的液体信号显著增强
    - 有时无法与典型的出血相鉴别
  - MRCP：囊肿与肝内胆管不相通
- 复杂性肝囊肿（出血）
  - T1WI&T2WI
    - 信号轻度不均（囊内液和血液混合）
    - 有或没有液平面
- T1C+
  - 单纯性肝囊肿：无强化
  - 复杂性肝囊肿：无强化

超声表现

- 实时动态检查
  - 单纯性肝（胆管）囊肿
    - 无回声肿物
    - 边界光滑
    - 囊壁可见或不可见
    - 无分隔或有少量分隔
    - 囊壁无结节及钙化
  - 伴感染或出血的肝囊肿
    - 囊肿分隔
    - 内部回声不均匀
    - 囊壁变厚
    - 有或没有钙化点

推荐影像学检查

- 最佳检查法：超声和 CT

【鉴别诊断】

囊性转移瘤和伴有瘤内出血的转移瘤

- 如卵巢腺泡癌转移，肉瘤转移
  - 病变区有坏死
  - 囊壁可见小结节
  - 间隔较厚
  - 囊壁有强化

胆管腺癌

- 体积通常较大
- 表现为均一的近似水密度
  - 多数情况下有分隔
  - 与较大的单纯性肝囊肿难以鉴别
- 囊壁和中隔可见明显的钙化
- MRCP：与胆道相通
- 增强
  - 单发或多发
  - 囊壁，间隔及囊壁小结节可见强化

典型性肝血管瘤

- 境界清楚
- 平扫 CT：与血液等密度
- 增强 CT：动脉期病灶边缘结节强化，随时间进展，病灶呈向心性强化直至填充完整
- T1W：低信号
- T2WI：明显的高信号
- MR 有时难以同单纯性肝囊肿相鉴别

肝脓肿

- 囊内容物成分复杂密度不等
- 囊内多发分隔，薄厚不等
- 可见囊壁结节
- 囊内伴有或不伴有出血
- 有时可见液平面
- 囊壁强化
- 坏死区可无强化或强化不均

肝棘球蚴病

- 大的境界清楚的囊性病变，伴有多发性子囊
- 伴有或不伴有钙化及胆管扩张

诊断与鉴别诊断要点

- 应注意与其他囊状病变鉴别（感染、肿瘤）
- 影像诊断要点
  - 超声：无回声、薄壁、声波可穿透囊肿
  - CT：无强化、境界清楚、密度均匀、与水相近的病灶，平扫 CT 上小囊肿的密度小于血液

重点推荐文献

[1] Espinosa J, Jover R, Ramirez R, Muci T, Lluis F. [Hepatic hydatid cyst during pregnancy]. Cir Esp [J], 2012, 90 (1): 63-65.

[2] Wani NA, Kosar T, Gojwari T, et al. Intrabiliary rupture of hepatic hydatid cyst: multidetector-row CT demonstration. Abdom Imaging [J], 2011, 36 (4): 433-437.

[3] van Keimpema L, Drenth JP. Polycystic liver disease: a critical appraisal of hepatic resection, cyst fenestration, and liver transplantation. Ann Surg [J], 2011, 253 (2): 419; author reply 20.

[4] Fujita AW, Steelman CK, Abramowsky CR, et al. Ciliated hepatic foregut cyst: four case reports with a review of the literature. Pediatr Dev Pathol [J], 2011, 14 (5): 418-421.

[5] Buchholz B, Klanke B, Schley G, et al. The Raf kinase inhibitor PLX5568 slows cyst proliferation in rat polycystic kidney disease but promotes renal and hepatic fibrosis. Nephrol Dial Transplant [J], 2011, 26 (11): 3458-3465.

典型病例

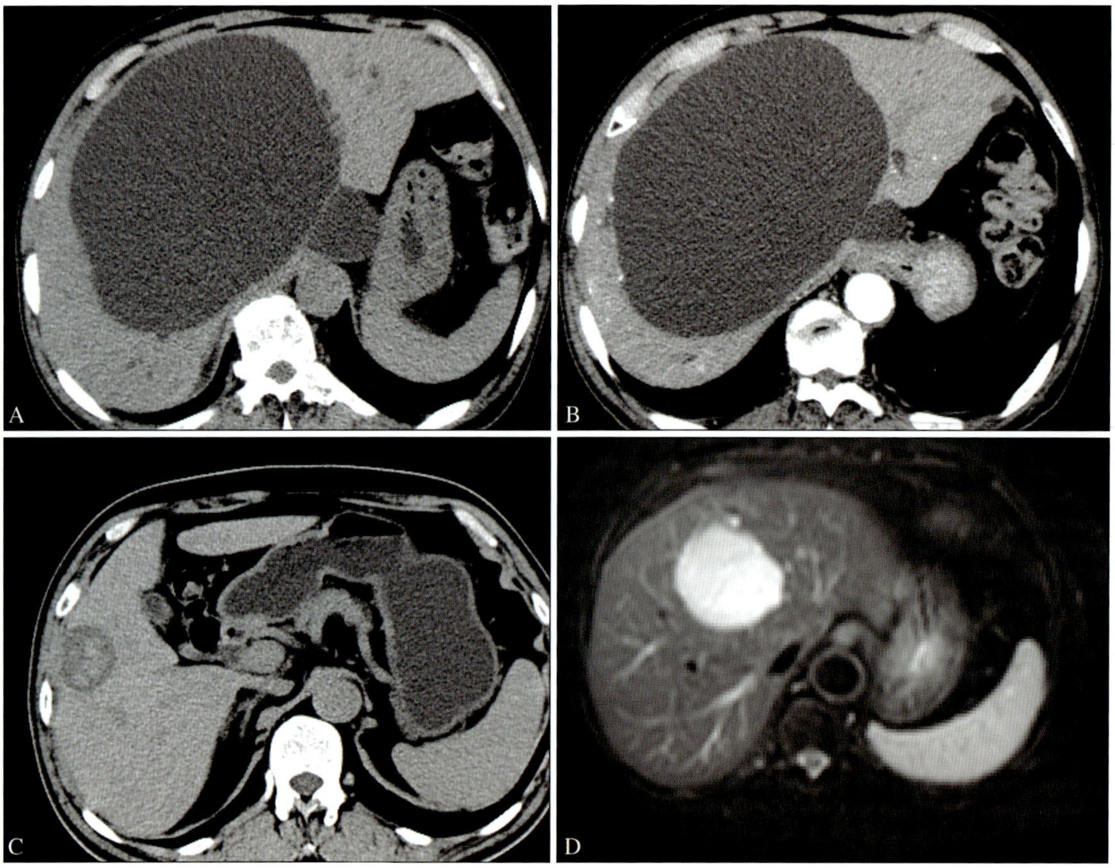

图 6-8-1　肝囊肿

A. CT 平扫；B. CT 增强动脉期；C. CT 平扫；D. T2WI。囊肿在 CT 平扫像上成类圆形边界清晰低密度影，无强化，T2WI 像成明显高信号，出血囊肿内部密度不均

二、肝海绵样血管瘤

【概念与概述】

缩写与同义词

- 肝海绵样血管瘤（hepatic cavernous hemangioma）
- 肝毛细血管瘤（病灶较小）
- 海绵状血管瘤

概念

肝海绵状血管瘤是一种由单层上皮细胞排列的多发血管组成，薄层纤维基质支撑的良性肿瘤

【病理与病因】

一般特征

- 病因学
  - 发育异常学说　目前普遍认为在胚胎发育过程中，由于血管发育异常，引起肿瘤样增生而形成血管瘤。有些在出生时即存在，或在出生后不久即能看到，亦说明为先天发育异常
  - 其他学说　毛细血管组织感染后变形，导致毛细血管扩张；肝组织局部坏死后血管扩张形成空泡状，其周围血管充血、扩张；肝内区域性血循环停滞，致使血管形成海绵状扩张；肝内出血后，血肿机化、血管再通后形成血管扩张
- 流行病学
  - 国外尸检中肝海绵状血管瘤的检出率为 0.35% ～ 7%
  - 在肝活检中发现率为 20%，约占良性肿瘤的 41.6% ～ 70%
  - 肝海绵状血管瘤可发生于任何年龄，但以 30 ～ 50 岁多见，平均年龄 50 岁
- 相关异常
  - 与局灶节段性增生关系密切
  - 卡梅综合征（Kasabach Merritt syndrome）
    - 血管瘤伴血小板减少

大体病理及手术所见

- 单发，境界清楚，富血供，软结节样病变
  - 直径在 2 ～ 20cm 之间
- 切面：巨大血管瘤
  - 中心有纤维坏死和囊腔

显微镜下特征

- 多发血管组成，有单层上皮细胞固定，薄层纤维间质支撑
- 无胆管
- 血管内存在血栓
  - 纤维化及钙化

【临床表现】

表现

- 最常见的体征 / 症状
  - 小血管瘤和典型血管瘤
    - 通常无症状
    - 多在常规体检和尸检中发现
  - 巨大血管瘤
    - 可无症状
    - 也可引起肝体积增大，腹部不适或疼痛
- 实验室检查：肝功能多正常
- 诊断
  - 增强 CT，增强 MR 或者 Tc^{-99m} 标记的红细胞扫描可提高诊断率
  - 非典型血管瘤
    - 经皮穿刺活检

疾病人群分布

- 年龄
  - 发病于任何年龄
  - 多见于绝经后女性
  - 儿童发病率低
- 性别：男女比例为 1 ∶ 5

自然病史与预后

- 并发症（极其少见）
  - 肿瘤破裂出血，可出现上腹部剧痛以及出血和休克症状
  - 游离在肝外生长的带蒂肿瘤扭转时，可发生肿瘤坏死，出现腹部剧痛、发热和虚脱
  - 个别病例因血管瘤巨大，有动静脉瘘形成，致回心血量增多和加重心脏负担，导致心力衰竭而死亡
  - 脓肿形成
- 预后：通常较好
  - 常表现为缓慢生长

治疗

- 无症状的无需治疗
- 体积较大的血管瘤可考虑外科手术切除
- 肝动脉结扎和肝动脉栓塞术
- 冷冻治疗和微波固化术

【影像表现】

概述

- 最佳诊断依据：动脉期病灶边缘可见结节样强化，随时间延长，病灶呈向心性强化直至填充
- 部位：常发生于肝右后叶被膜下
- 大小
  - 从数厘米到 20 多厘米大小不等
  - 巨大血管瘤：直径 10cm 以上
- 形态学
  - 最常见的肝良性肿瘤
  - 继转移瘤之后的第 2 大常见肝肿瘤
  - 多见于成年女性
  - 常单发，病情进展缓慢
  - 可能 50% 的患者伴有多发
  - 几乎不发生钙化（小于 10%）
    - 常发生在大血管瘤的瘢痕组织中

CT 表现

- 平扫 CT
  - 小血管瘤（1 ~ 2cm）和典型血管瘤（2 ~ 10cm）
    - 圆形或类圆形占位，境界清晰，与血液密度相近
  - 巨大血管瘤（大于 10cm）
    - 密度不均匀的低密度占位
    - 中心可见更低密度区，呈裂隙状
- 增强 CT
  - 小血管瘤（毛细血管型）：直径小于 2cm
- 动静脉期可见均匀的强化
  - 典型血管瘤：直径在 2 ~ 10cm 之间
    - 动脉期：早起边缘结节样，不均匀强化
    - 静脉期：向中心强化，逐渐填充，密度与血液密度相近
    - 延迟期：持续填充
  - 巨大血管瘤：直径大于 10cm
    - 动脉期：典型的结节样强化和球形强化
    - 静脉期和延迟期：病灶的中心区域可能得不到强化（中心区域多为坏死物）
  - 非典型血管瘤
    - 动脉期：无明显强化
    - 静脉期和延迟期：从中心到外围，逐渐的强化（离心式填充）
  - 透明变性（硬化）血管瘤
    - 强化不明显
    - 与恶性肿瘤难以鉴别，需活检
  - 肝硬化中的血管瘤
    - 范围较小且强化迅速
    - 强化无特异性
    - 病变囊性收缩，随着时间逐渐变小

MR 表现

- T1WI
  - 小血管瘤及典型血管瘤
    - 境界清楚，体积小
  - 巨大血管瘤
    - 低信号占位
    - 中心有显著地裂隙样低信号区（血管瘤中间的纤维瘢痕组织）
  - MRCP：病变与肝内胆管不相通
- T2WI
  - 小血管瘤及典型血管瘤
    - 高信号，与脑脊液相近
  - 巨大型血管瘤
    - 高信号占位
    - 中心显著高信号（坏死囊变）
    - 内部的中心瘢痕呈低信号
- T1C+
  - 小血管瘤（2cm 以下）
    - 动脉期和门脉期强化均匀
  - 典型血管瘤和巨大血管瘤
    - 动脉期：边缘结节样不连续强化
    - 静脉期：持续向中心充盈
    - 中心瘢痕区：无强化，持续低信号

超声表现

- 实时动态检查
  - 小血管瘤
    - 境界清楚的高回声占位
    - 规格：小于 2cm
  - 典型血管瘤
    - 均一的高回声占位
    - 规格：2 ~ 10cm
  - 巨大血管瘤
    - 分叶状不规则强回声
    - 规格：大于 20cm
  - 非典型性血管瘤
    - 境界清楚
    - 等回声或低回声占位
- 彩色多普勒

- ○ 病变外周可见血液充盈
- ○ 中心无明显变化
- 脉冲多普勒
  - ○ 可检测到血管瘤内部的血液流动
  - ○ 流动图样无特异性
  - ○ 肝细胞癌和肝转移瘤中也有类似的流动图样

血管造影表现

- 常规造影
  - ○ 病变处呈高密度
  - ○ 出现“棉球征”
    - ■ 造影剂积聚于血管瘤的中间
  - ○ 正常大小的可被充满
  - ○ 无新生血管
  - ○ 无动静脉分流
  - ○ 延迟期仍可见造影剂充盈

核医学表现

- Tc^{-99m} 标记的红细胞扫描对血管瘤诊断的特异性较高（准确率约 95%）
  - ○ 早期表现为活性下降
  - ○ 延迟扫描（30 ~ 50 分钟后）：持续充盈
  - ○ 脉管性肿瘤（腺瘤、原发性肝癌、局灶阶段性增生）
    - ■ 早期都是摄取大于排泄
    - ■ 在延迟扫描时也可能发现摄取
  - ○ 罕见的血管肉瘤呈现血管瘤的图样
    - ■ 早期活性下降和晚期活性增高

推荐影像学检查

- 最佳检查法：CT、MR
- 检查建议：动脉、静脉、延迟动态显像

【鉴别诊断】

肝内（周围型）胆管上皮癌

- 延迟期持续强化，与血管瘤相似
- CT 上密度不均，增强与血管密度不同
- T2WI 上不呈高信号
- 常侵袭，阻塞胆管及血管

富血供的转移瘤

- 常多发
- 动脉期呈高密度
- 平扫 CT 和门脉期呈低密度或等密度
- 平扫 CT 和增强 CT 上与血管密度不等
- 例证：胰小细胞癌、类癌、甲状腺癌及一些乳腺癌
- 平扫 CT：与血液等密度

诊断与鉴别诊断要点

- 富血供转移瘤和小肝癌也可表现为与小血管瘤相似的均一强化
- 肝血管瘤：在门脉期和延迟期保持增强，与血管密度相当
- 其他良恶性肿瘤：常表现为比血液密度高（胆管上皮癌除外）
- 影像诊断要点
- 平扫呈低密度，动脉期病灶边缘结节状强化，静脉期病灶向心性强化逐渐填充，延迟期持续稍高密度或等密度充填

重点推荐文献

[1] Elgoweini M，Chetty R. Primary nodal hemangioma. Arch Pathol Lab Med [J]，2012，136（1）：110-112.

[2] Kaneko K，Kanai R. Cavernous hemangioma of the accessory parotid gland. J Craniofac Surg [J]，2011，22（6）：e28-29.

[3] Jalil A，Maino A，Bhojwani R，et al. Clinical review of periorbital capillary hemangioma of infancy. J Pediatr Ophthalmol Strabismus [J]，2011，48（4）：218-225.

[4] Hervey-Jumper SL，McKeever PE，Gebarski SS，Muraszko KM，Maher CO. Spontaneous resolution of an infantile hemangioma in a dorsal root ganglion. Neurosurg Focus [J]，2011，31（6）：E16.

[5] Etemadi A，Golozar A，Ghassabian A，et al. Cavernous hemangioma of the liver：factors affecting disease progression in general hepatology practice. European journal of gastroenterology & hepatology [J]，2011，23（4）：354-358.

典型病例

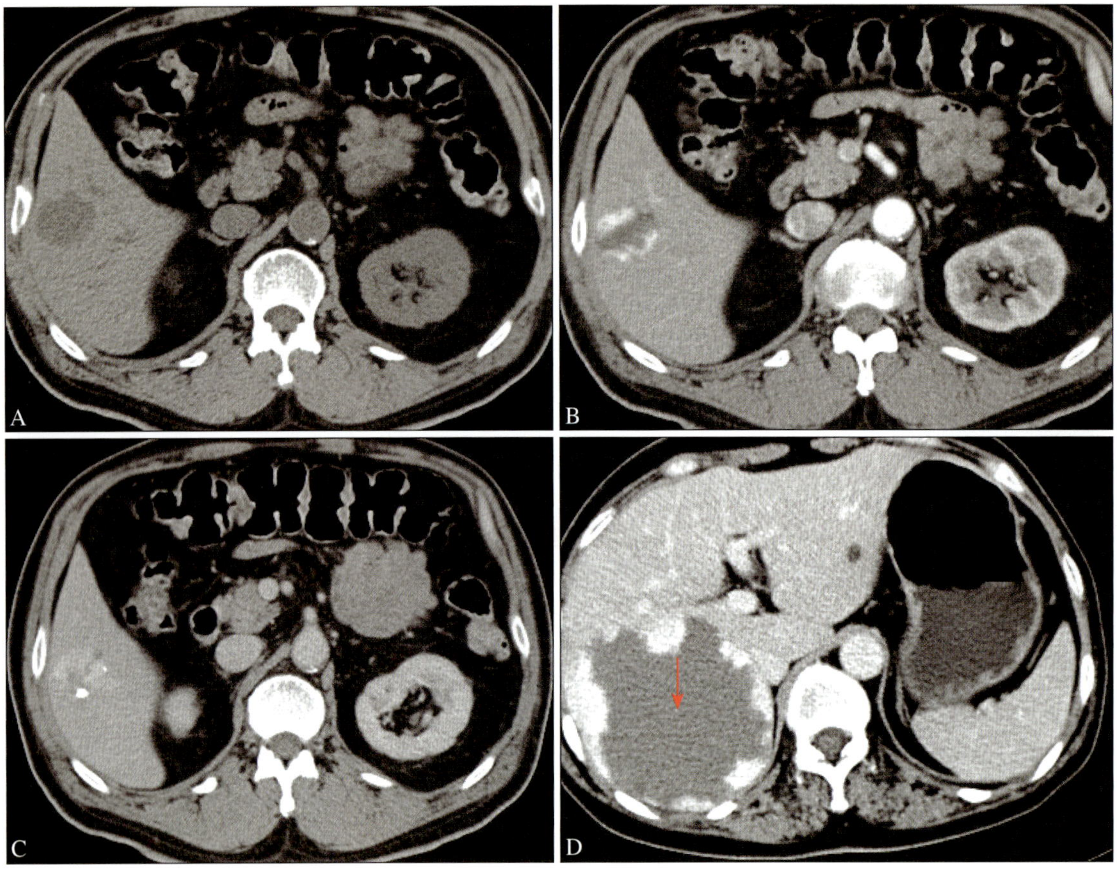

图 6-8-2 **肝海绵样血管瘤**

A. CT 平扫；B. CT 增强动脉期；C. CT 增强延迟期；D. CT 增强延迟期。肝右叶血管瘤动脉期见边缘结节状强化，延迟期病灶强化向中心填充；巨大血管瘤由于体积较大及中心处出血，坏死区延迟期可无填充（箭头）

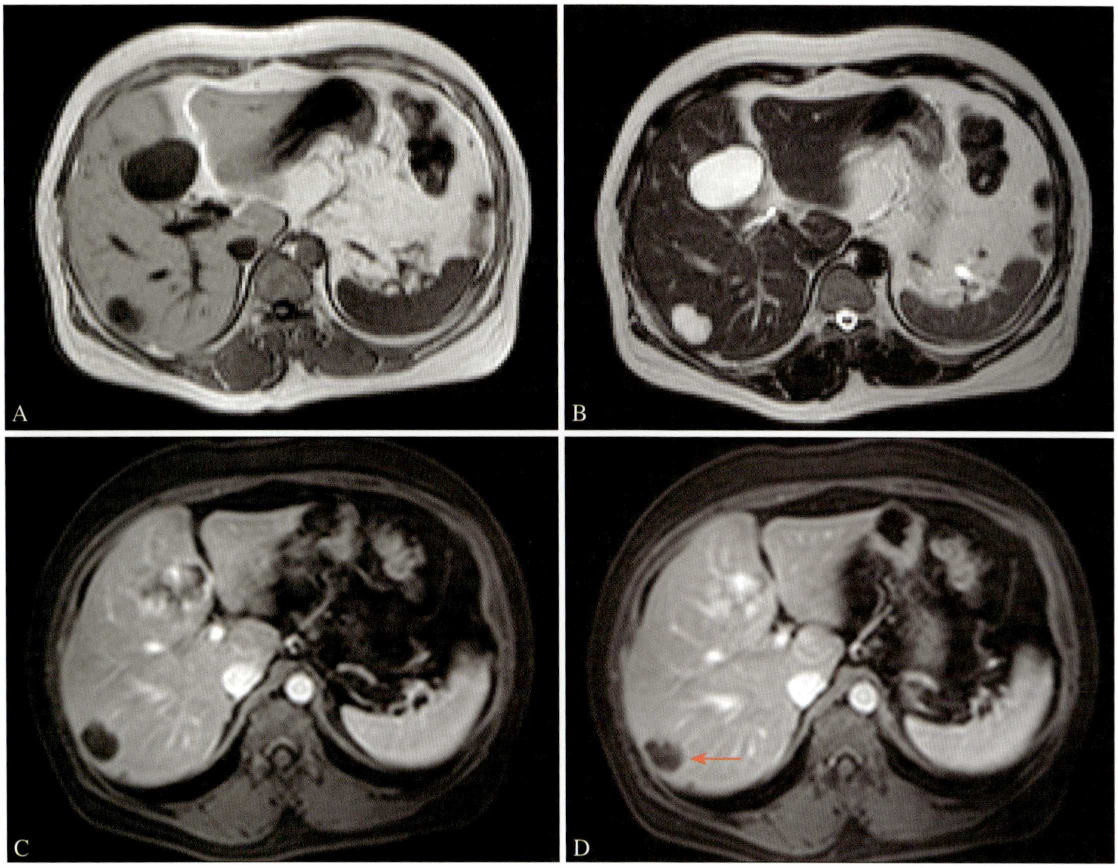

图 6-8-3 **肝海绵样血管瘤**

A. T1W1；B. T2W1；C. T1WI 增强扫描动脉期；D. T1WI 增强扫描门脉期。肝 S4 段血管瘤呈 T1WI 低信号 T2WI 高信号影，T2WI 像呈"灯泡征"，增强动脉期病灶周边呈结节样强化，增强门脉期病灶呈向心性强化，可见星芒状未强化区；另肝右后叶见囊肿（箭头）

三、局灶性结节性增生

【概念与概述】

缩写与同义词

- 局灶性结节性增生（focal nodularity hyperplasia，FNH）

概念

由脉管系统异常导致增生所引起的肝良性肿瘤

【病理与病因】

一般特征

- 遗传学
  - 在遗传性血色素沉积症的患者中，FHN 细胞来自 Cys282Tr 基因的突变
  - FNH 患者中 Ki-67 抗原呈阳性的占 4%
- 病因学
  - 缺血由肝内血管潜在的堵塞造成
  - 局限性的动静脉闭塞由动脉供血紊乱引起
  - 病灶内异常的脉管系统导致增生
  - 避孕药不导致 FNH，但会促进病情进展
- 流行病学
  - FNH 是肝细胞来源的良性肿瘤，居肝血管瘤之后为肝良性肿瘤的第 2 位
  - 占儿童原发肝肿瘤的 4%
  - 占成人原发肝肿瘤的 3% ～ 8%
- 相关异常
  - 伴发肝血管瘤（23% 的病例）
  - 多发的 FNH 与以下因素相关
    - 脑肿瘤：脑膜瘤、星形胶质细胞瘤
    - 多器官的动脉畸形

大体病理及手术所见

- 局限，境界清楚，常单发（80%），位于被膜下的病变
- 无真包膜，常伴中心纤维瘢痕
- 无瘤内钙化、出血和坏死
- 多发病灶（20%），少见外生性生长
- 大小：5cm 以下多见（85%）

显微镜下特征

- 正常的肝细胞伴随大量的脂肪和糖原
- 可见管壁较厚的动脉辐射状分布于病灶中心到边缘的纤维分隔中
- 胆管的增殖和畸变导致胆汁排泄的减慢
- 中心动脉或静脉的缺失
- 与肝硬化再生结节和肝腺瘤难以鉴别

【临床表现】

表现

- 最常见的体征 / 症状
  - 常无症状（50% ~ 90% 的患者为偶然发现）
  - 腹部隐痛（10% ~ 15% 的患者）
  - 其他症状体征
    - 肝大或腹部肿物（非常少见）
  - 实验室检查：肝功能多正常
  - 诊断
    - 典型的影像学表现
    - 中心穿刺活检（包括瘢痕区）

疾病人群分布

- 年龄
  - 多发于中青年女性
    - 30 ~ 40 岁
  - 7 个月 ~ 75 岁的人群中都有发现
- 性别：男女比例为 1 ∶ 8

自然病史与预后

- 预后：本病为良性病，预后良好。病灶发展极为缓慢。极少病例有结节破裂大出血死亡和恶变的报道

治疗

- 手术切除是 FNHL 的有效的首选治疗
- 对于有手术禁忌或肿块巨大不适宜手术治疗的病人，可采用肝动脉栓塞，使肿块缩小，但仍须严密观察，定期随诊

【影像表现】

概述

- 最佳诊断依据：CT 和 MR 动脉期可见均一的显著地强化；延迟期，中心瘢痕呈延迟增强
- 部位
  - 多发于肝右叶
  - 右叶与左叶比为 2 ∶ 1
  - 多数位于被膜下，少数深入肝实质内
- 大小
  - 绝大部分小于 5cm（85%）
  - 平均直径为 3cm
- 重要概念
  - 多发的 FNH 与多器官畸形和某些特定的神经系统肿瘤有联系

CT 表现

- 平扫 CT：密度等于或低于正常肝组织
- 增强 CT
  - 动脉期
    - 密度短暂地迅速升高
  - 门脉期
    - 密度等于或低于正常肝组织
  - 延迟期
    - 病灶：与肝密度相近
    - 中心瘢痕区：强化
    - 2/3 的大病灶，1/3 的小病灶可见瘢痕组织

MR 表现

- T1WI
  - 病灶：低信号到等信号
  - 中心瘢痕区：低信号
- T2WI
  - 病灶：高信号到等型号
  - 中心瘢痕区：高信号
- T1C+
  - 动脉期：高信号（均一强度）
  - 门脉期：等信号
  - 延迟期
    - 病灶：等信号
    - 中心瘢痕区：高信号
- 特殊的 MR 肝胆管造影成像
  - T2WI 与超磁铁氧化物
    - FNH 显示出持续减低的信号，因为病灶内的 Kupffer 细胞可以摄取铁氧化物颗粒
    - FNH 中信号降低的程度比其他肝肿瘤更大（转移瘤，腺瘤和原发性肝癌）
  - 钆贝酸马根维显溶液（Gd-BOPTA）
    - FNH 表现为均一强化的高信号
    - 延迟期扫描可见持续的强化（由于胆管畸形）
    - 延迟期：中心瘢痕可见明显强化

超声表现

- 实时动态检查
  - 界线清楚的肝占位
  - 病灶：回声均匀，强度接近肝组织

- 偶尔表现为稍强回声或稍低回声
  - 中心瘢痕：低回声
  - 明显的静脉血排空及管道移位
- 彩色多普勒超声
  - 轮辐征
    - 大的供血动脉伴随着小血管辐射状分布
    - 规格：大于 20cm
  - 肿瘤边缘可见大的流出静脉
  - 高频多普勒信号
    - 由于动脉血流减少和血管闭塞

血管造影表现

- 常规造影
  - 动脉期
    - 肿瘤：富血供
    - 瘢痕：少血供
    - 扩大的中心供血动脉伴随向外流出的血管
    - 表现出于多普勒超声上相似的轮辐征
  - 静脉期：可见大的流出静脉
    - 造影剂积聚于血管瘤的中间
  - 微血管期
    - 病变区可见浓聚的不均匀染色

核医学表现

- Tc^{-99m} 胶体硫
  - 摄取正常或增加
  - 只有 FNH 同时拥有 Kupffer 细胞和胆小管
  - 60% 病例中表现出特异性
- Tc-HIDA 扫描
  - 摄取正常或增加
  - 强化时像延长
- Tc^{-99m} 标记的红细胞扫描
  - 早期摄取，晚期排处

推荐影像学检查

- 最佳检查法：CT，MR，Tc^{-99m} 胶体硫

【鉴别诊断】

肝腺瘤

- 肿瘤体积较大
- 有出血症状的占 50%，瘢痕不典型
- 肝腺瘤常伴出血、坏死和脂肪变性

海绵状血管瘤

- FNH 与体积小强化迅速的血管瘤相似
- 平扫 CT：与血管等密度
- 增强 CT：边缘与血液同步强化

纤维板层样肝癌

- 体积较大（大于 12cm）的密度或信号不均匀病灶
- 侵袭胆管，血管和周围正常肝组织
- 转移（70% 病例）
- 纤维瘢痕
  - 体积较大，中心性或偏心性纤维性变及钙化
  - T2WI 呈低信号

肝细胞癌

- 肝硬化中的密度不均匀病灶
- 坏死和出血
- 侵及胆管和血管

富血供转移瘤

- 多发占位，发生于年长患者
- 门脉期呈高密度

诊断与鉴别诊断要点

- 要与其他肝良恶性肿瘤相鉴别，也要与纤维板层肝细胞癌
- 动脉期呈现早起的显著强化，门脉期病灶呈等密度，中心瘢痕呈延迟增强
- 典型的 FNH 切面像橘子（中心瘢痕，放射性分叶）
- 辐射型 FNH 与纤维板层肝细胞癌相似，后者体积较大（病灶通常大于 12cm），常伴钙化（68% 的病例）及转移（70% 的病例）
- 非典型性 FNH（毛细血管扩张性 FNH）：缺少中心瘢痕，病灶密度不均匀，在 T1W1 上呈高信号，T2W1 上呈显著地高信号，或在增强 CT 和 T1C+ 的延迟期有持续的增强
- 非典型性 FNH 可能无法用影像学检查来诊断

重点推荐文献

[1] Marin Camero N, Fernandez Aguilar JL, Sanchez Perez B, Suarez Munoz MA, Santoyo Santoyo J. From focal nodular hyperplasia to the inflammatory hepatic lymph node. Cir Esp [J], 2012, 90 (3): 200-201.

[2] Lecler A, Arrive L. Focal nodular hyperplasia. Clin Res Hepatol Gastroenterol [J], 2011, 35 (3): 159-160.

[3] Khan MR, Saleem T, Haq TU, Aftab K. Atypical focal nodular hyperplasia of the liver. Hepatobiliary Pancreat Dis Int [J], 2011, 10 (1): 104-106.

[4] Do RK, Shaylor SD, Shia J, et al. Variable MR imaging appearances of focal nodular hyperplasia in pediatric cancer patients. Pediatr Radiol [J], 2011, 41 (3): 335-340.

[5] 吴天，张翔．肝局灶节段性增生．医学影像学杂志 [J]，2004，14 (10)：34-38.

典型病例

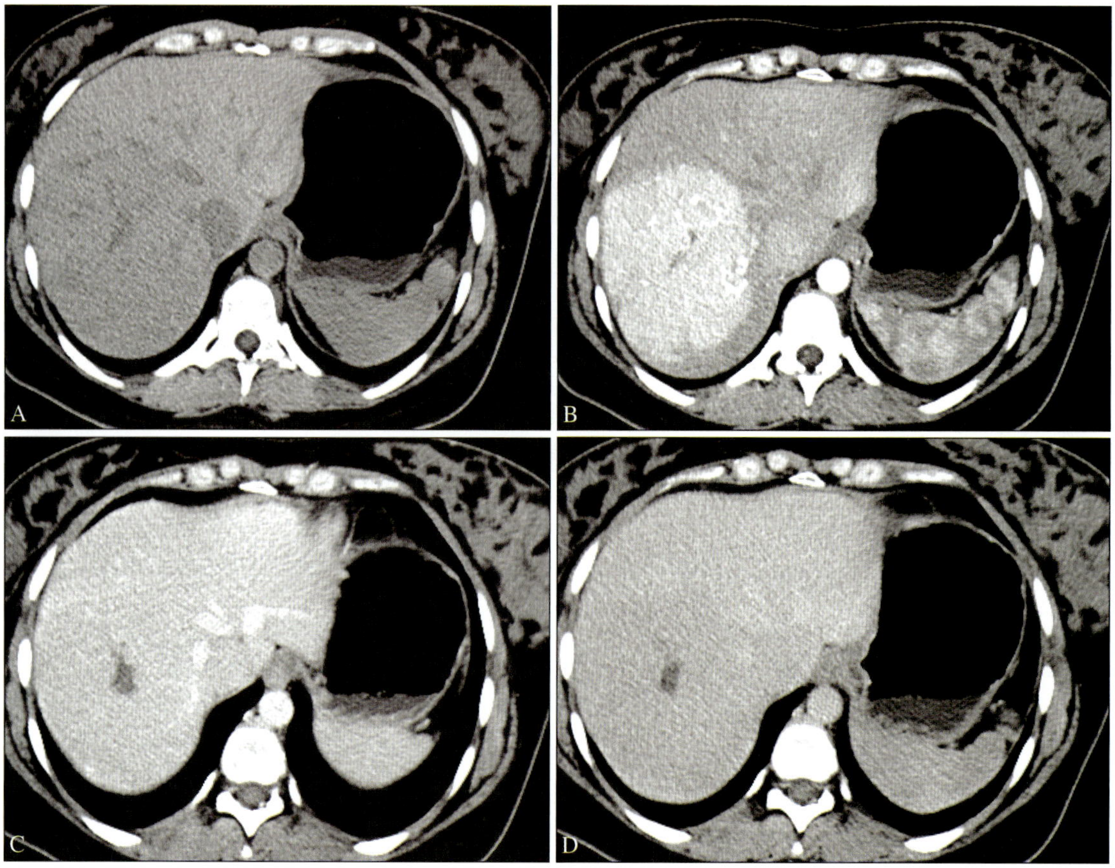

图 6-8-4 局灶性结节性增生

A. CT 平扫；B. CT 增强动脉期；C. CT 增强门脉期肝右叶 FNH。CT 平扫密度近似于正常肝组织，动脉期可见短暂的迅速的密度升高，门脉期密度近似正常肝组织，中心可见瘢痕组织

四、肝腺瘤

【概念与概述】

缩写与同义词

- 肝腺瘤（hepatocellular adenoma，HCA），又称肝细胞腺瘤

概念

肝腺瘤是一种良性肿瘤，多数起自肝索的肝细胞，少数起自胆管细胞

【病理与病因】

一般特征

- 病因学
  - 可能来源于胚胎发育期的孤立性肝胚胎细胞团，在组织与功能上与正常肝组织几乎完全隔离，处于孤立状态，多见于婴幼儿病例
  - 本病与继发性肝硬化或其他损害，如梅毒、感染、静脉充血所致的代偿性肝细胞结节增生密切相关
  - 长期口服复方炔诺酮及避孕药可诱发肝细胞腺瘤的发生，因为在口服避孕药问世以前该病的发生率相当低
  - 肝糖原沉积症 Ia 型
    - 60% 伴多发性肝腺瘤
- 流行病学
  - 占肝所有肿瘤的 0.6%，肝良性肿瘤的 10%
  - 口服避孕药患者中的估测发病率
    - 每 1 百万个患者中有 4 人患病

大体病理及手术所见

- 肝被膜下境界清楚的病变
- 柔软的、苍白或黄褐色
- 频发的胆管结节
- 大范围的出血和塌陷
- 存在假包膜，偶尔有“伪足”

显微镜下特征

- 肝细胞形成的薄层或纤索
- 缺少门静脉或中心静脉或胆管
- 脂肪和糖原沉积增加
- 扩散性、壁薄可见血管腔道

分级，分类标准

- 典型肝腺瘤
  - Ⅰ型：与雌激素有关的 HCA
  - Ⅱ型：女性自发的 HCA
  - Ⅲ型：男性自发的 HCA
  - Ⅳ型：儿童自发的 HCA
  - Ⅴ型：代谢性疾病伴发 HCA
- 蛋白同化相联系的 HCA
- 多发肝腺瘤

【临床表现】

表现

- 最常见的体征 / 症状
  - 右上腹疼痛（40%）：由于出血
  - 无症状（20%）
  - 临床上和病理上易被误诊为肝癌
    - 肝大或腹部肿物（非常少见）
- 临床要点：女性口服避孕药史
- 实验室检查：肝功能多正常
- 诊断：组织学和病理学

疾病人群分布

- 年龄
  - 好发青年育龄女性
  - 发病于 30 ~ 40 岁
- 性别
  - 98% 的病例见于女性（男女比 1 : 10）
  - 少见于男性，除非合并蛋白合成障碍和糖原沉积性疾病

自然病史与预后

- 并发症
  - 出血：肝内或肝外出血（40%）
  - 破裂：怀孕期风险增加
  - 恶变风险
    - 瘤体大于 10cm 时风险增大
- 预后
  - 通常较好
    - 停用避孕药
    - 外科手术治疗
  - 预后不良
    - 肝外破裂
    - 怀孕期间破裂
    - 多发腺瘤（数量大于 10 个）
    - 恶变

治疗

- 6cm 以下的腺瘤
  - 观察，停用避孕药
- 大于 6cm 或邻近肝被膜的腺瘤
  - 外科切除

- 为了减少腺瘤破灭风险，应避免怀孕

【影像表现】

概述

- 最佳诊断依据：好发于青年女性，密度不均匀的富血供占位病变
- 部位
  - 好发于肝右叶被膜下（75%）
  - 生长于实质内或蕈伞样生长（10%）
  - 多数位于被膜下，少数深入肝实质内
- 大小
  - 从 6 ～ 30cm 大小不等
  - 平均直径为 8 ～ 10cm
- 重要概念
  - 少见的肝良性肿瘤
  - 由于口服避孕药，肝腺瘤成为继 FNH 后，年轻女性人群中的第 2 大常见肿瘤
  - 常单发（腺瘤）、偶尔多发（腺瘤病）
  - 与很多其他疾病和危险因素相关

CT 表现

- 平扫 CT
  - 境界清楚的球形病变
  - 与肝实质对比等密度或低密度（取决于脂肪含量）
  - 可见脂肪和钙化
- 增强 CT
  - 动脉期
    - 不均匀明显强化
  - 门脉期
    - 强化减低
    - 与肝实质相比呈高密度、等密度或低密度
  - 延迟期
    - 均匀，高密度
    - 不持续强化（由于动静脉分流）
    - 假包膜：比肝实质或者腺瘤密度低
  - 大腺瘤
    - 不均匀程度较小腺瘤大

MR 表现

- T1WI
  - 病灶：信号不均匀
    - 信号增加（由于脂肪和近期出血），MR 比 CT 有更多的可诊断征象
    - 信号减低（坏死、陈旧出血、钙化）
  - 边缘（纤维假包膜）：低信号
- T2WI
  - 病灶：信号不均匀
    - 信号增加（坏死或亚急性出血）
    - 信号减低（脂肪、近期出血）
  - 边缘（纤维假包膜）：低信号
- T1C+
  - 动脉期
    - 病灶：不均匀强化
  - 延迟期
    - 假包膜：与腺瘤和肝组织相比呈高信号
- 超顺磁性纳米氧化铁颗粒（superparamagnetic iron oxide，SPIO）
  - 腺瘤不摄取
  - 少数病灶摄取 SPIO（由于 Kupffer 细胞的活性）
    - 导致在 T2WI 上信号增加
    - 这些病例与 FNH 难以鉴别
    - 摄取的情况因 Kupffer 细胞数量不同而不同
- 钆贝酸马根维显溶液（Gd-BOPTA）
  - 肝细胞的特异性对比剂
  - 腺瘤
    - 无明显的摄取
    - 在延迟期也显示为低信号

超声表现

- 实时动态检查
  - 界限清楚的固态回波占位
  - 复杂的高低回声不均匀密度占位，伴部分区域无回声
    - 由于病灶内存在脂肪、出血、坏死和钙化
  - 中心瘢痕：低回声
  - 明显的静脉血排空及管道移位
- 彩色多普勒超声
  - 富血供肿瘤
  - 病灶周边可见较粗大的动脉和静脉

瘤内血管表现

- FNH 中缺乏
- 与 FNH 鉴别的重要特征

血管造影表现

- 常规造影
  - 伴向心性血流的富血供病灶
  - 肿瘤周边可见增粗的肿瘤营养动脉（50%）
  - 富血供，部分由于出血坏死可见少血供区域

核医学表现

- Tc^{-99m} 胶体硫
  - 80% 的病例吸收较少
  - 20% 的病例吸收较多
    - 取决于 Kupffer 细胞的摄取
- Tc-HIDA 扫描
  - 活性增强
- 镓扫描
  - 无摄取

推荐影像学检查

- 最佳检查法：T2WI，T1WI 伴动态多相增强，梯度回旋序列正反双相成像

【鉴别诊断】

原发性肝癌（HCC）

- 与肝腺瘤可能有相同的影像学表现
- 组织学：HCC 和肝腺瘤有时难以鉴别
- 当出现转移，胆管、血管及局部浸润时，提示病变为恶性

纤维板层细胞癌

- 大的分叶状病变，伴随瘢痕和间隔
- 胆管、血管和周围组织侵袭较常见

FNH

- 无恶性变及出血
- T2WI：瘢痕区显著高信号
- 动脉期
  - FNH 病灶呈均匀强化
  - 中心瘢痕：低密度或低信号
- 延迟期
  - 中心瘢痕：高信号或高密度
- 较小的 FNH（小于 3cm）没有瘢痕，与肝腺瘤难以鉴别

富血供转移瘤

- 多发占位，注意寻找原发肿瘤
  - 乳腺、甲状腺、肾
- 门脉期 & 延迟期：等密度或低密度
- T1WI：低信号
- T2WI：显著的高信号

诊断与鉴别诊断要点

- 应注意与其他影像学特征相似的良恶性肿瘤相鉴别，尤其是 HCC 和 FNH
- 注意询问有无口服避孕药病史（尤其是多发性肝腺瘤患者）
- 肝腺瘤是一种球型、境界清楚的富血供密度不均的病变，因为出血和病灶内的脂肪组织，MR 对其有较高诊断意义

重点推荐文献

[1] Grazioli L，Bondioni MP，Haradome H，et al. Hepatocellular adenoma and focal nodular hyperplasia：value of gadoxetic acid-enhanced MR imaging in differential diagnosis. Radiology［J］，2012，262（2）：520-529.

[2] Watkins J，Balabaud C，Bioulac-Sage P，Sharma D，Dhillon A. Hepatocellular adenoma in advanced-stage fatty liver disease. European journal of gastroenterology & hepatology［J］，2009，21（8）：932-936.

[3] Bioulac-Sage P，Laumonier H，Couchy G，et al. Hepatocellular adenoma management and phenotypic classification：the Bordeaux experience. Hepatology［J］，2009，50（2）：481-489.

[4] Wang DQ，Fiske LM，Carreras CT，Weinstein DA. Natural history of hepatocellular adenoma formation in glycogen storage disease type I. J Pediatr［J］，2011，159（3）：442-446.

[5] Cho SW，Marsh JW，Steel J，et al. Surgical management of hepatocellular adenoma：take it or leave it? Ann Surg Oncol［J］，2008，15（10）：2795-2803.

典型病例

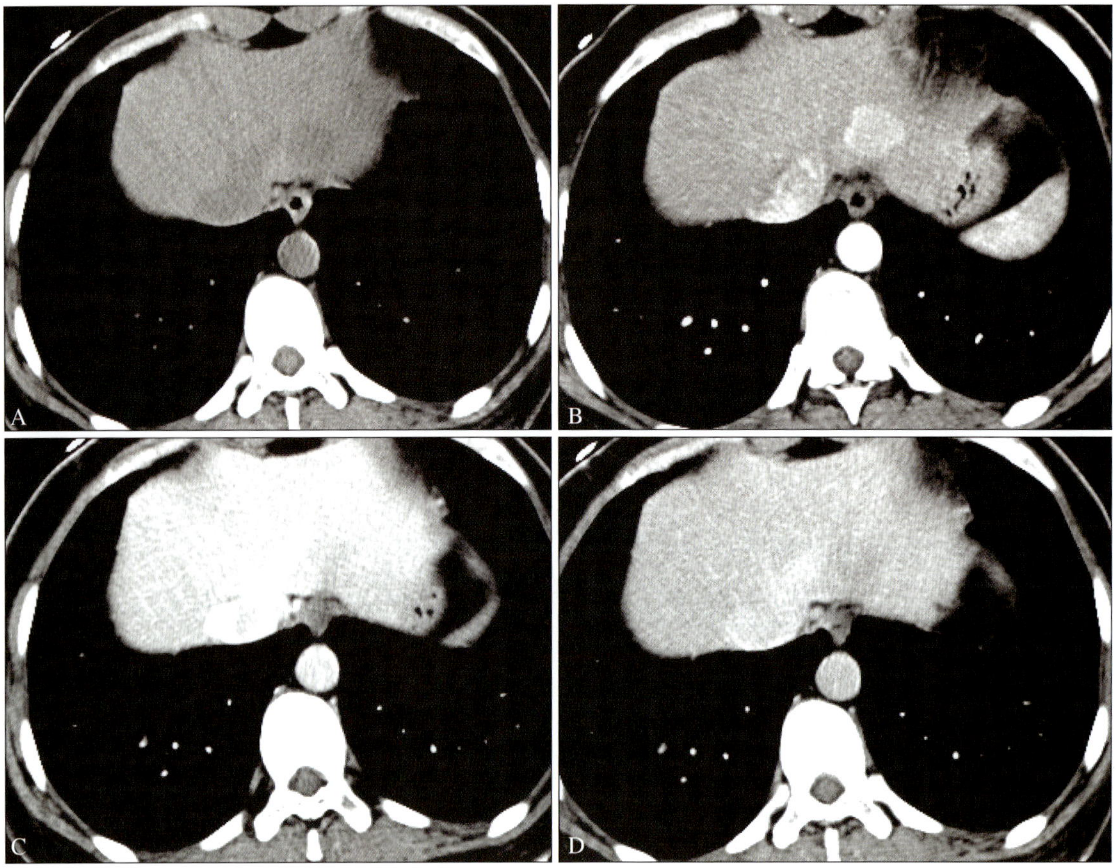

图 6-8-5 肝左叶腺瘤

A. CT 平扫；B. CT 增强动脉期；C. CT 增强门脉期；D. CT 增强延迟期。CT 平扫示境界清楚的球形病变，呈稍低密度，增强动脉期不均匀明显强化，门脉期强化减低，与肝实质相比呈等密度，延迟期持续均匀强化

五、胆管错构瘤

【概念】

缩写同义词

- 胆管错构瘤（biliary hamartoma，BH）
- Von Meyenburg 综合征
- multiple biliary hamartomas
- multiple bile duct hamaryomas

定义

- 胆管错构瘤，一种肝先天性肿瘤样畸形，肝细胞为主要成分，且含有胆管、血管及结缔组织等排列混乱的正常肝组织，并有丰富的结缔组织增生

【病理与病因】

- 一般情况
    - 少见的胆管细胞畸形性变
    - 常在尸检和影像检查中偶然发现
    - 胆管错构瘤是一种变异的先天性肝纤维多囊性疾病
    - 其他变异性疾病：先天性肝内胆管扩张、多囊肝
    - 胆管错构瘤在先天性多囊性肝疾病中的流行性在增加
    - 恶变：错构瘤恶变为胆管上皮癌（非常少见）
- 遗传性：无遗传倾向
- 病因学
    - 先天（胚胎学与发育学）畸形
        - 源自胚胎时期胆道闭合不良
    - 与多囊性肝病相同的发病机制
        - 多囊性肝病的患者中，胆管错构瘤的发

病率增加
    - 两种疾病可以并存
- 流行病学
    - 罕见，尸检检出率（0.69%）

大体病理及手术所见
- 大小不一的囊性或实性灰白色多发结节
- 位于被膜下或肝实质内
- 瘤内可见胆管膨胀：轻度、中度、重度

显微镜下特征
- 膨胀胆管增殖
- 周围包绕着稠密、透明的纤维基质
- 与胆管系统无联系
- 囊性错构瘤：被柱状上皮和扁平上皮围绕

分级，分类标准
- 典型的分级根据腺瘤的硬度和胆管的扩张程度（不被广泛应用）
    - Ⅰ级：实性病变占优势病灶 + 胆管轻度扩张
    - Ⅱ型：混合病变病灶（实性、囊性混合）+ 胆管中度扩张
    - Ⅲ型：囊性病变占优势病灶 + 胆管重度扩张

【临床表现】

表现
- 最常见的体征 / 症状
    - 无症状或偶尔钝痛、右上腹饱胀感
    - 腹部：柔软，无紧张，无法触及包块或肝、脾可触及
- 临床事项
    - 症状多样：无症状 - 右上腹不适
    - 实验室检查
        - 肝功能正常
        - 胆管排泄正常
        - 癌胚抗原水平正常
    - 诊断：组织学和病理学检查

疾病人群分布
- 年龄：任何年龄（多为偶然发现）
- 性别：男女之比为 3 ∶ 1

自然病史与预后
- 少见的先天性胆管发育异常
- 常多发
- 肝左右叶均可发病
- 随访病变影像表现常无变化
- 并发症
    - 感染：微脓肿形成（少见）
    - 恶变为胆管细胞癌（非常少见）
- 预后：通常较好

治疗
- 方法选择
    - 无症状无需治疗
    - 有症状的：手术切除
- 大于 6cm 或邻近肝被膜的错构瘤
    - 外科切除

【影像表现】

概述
- 最佳诊断依据：多发，密度及信号与水相似，直径小于 1.5cm 的肝病变
- 部位
    - 被膜下或实质内都有发生
    - 肝左右叶都有发生
- 大小：通常小于 1.5cm
- 重要概念
    - 境界清楚，无被膜
    - 可能以多发（更常见）或单发的形式出现

CT 表现
- 平扫 CT
    - 单发或多发的密度不均匀结节
        - 多发性错构瘤：常表现为小病变的聚集分布
    - 病变的密度：取决于囊性变和固体性变的比例
        - 囊性变占优势：呈水样密度
        - 固体（纤维间质）占优势
    - 分布与大小
        - 分布均匀或不均匀
        - 与转移瘤对比呈相对均匀分布
        - 平扫 CT 图像特异性较低
        - 确诊需病理
        - 大小：2 ～ 15mm
- 增强 CT
    - 不均匀强化
        - 囊性与实性病变所占比例
    - 囊性变占优势病灶
        - 无强化
    - 实性变占优势病种
        - 强化，与肝细胞呈等密度

MR 表现
- T1WI：低信号（无论囊性优势病灶或实性优

势病灶）

- T2WI
  - 高信号（囊性病灶）
  - 中等强度信号（实性病灶）
  - 重水 T2 加权成像
    - 信号增加（与液体相等）
- T1C+
  - 囊性变优势病灶：无强化
    - 病灶边缘延迟期有时可见强化
    - 周围肝组织被压缩和炎性细胞浸润
  - 实性病变优势病灶：可见增强
    - 由于纤维间质的存在
- MRCP
  - 胆管明显高信号
  - 典型病灶小于 1.5cm
  - 与胆管系统无交通

超声表现

- 实时动态检查
  - 病灶体积小，边界清晰
  - 呈高或低回声，混合回声
    - 基于囊性，实性和混合型病灶

血管造影表现

- 常规造影：病灶可见葡萄样、团簇状、小环状异常血供

推荐影像学检查

- 最佳检查法：CT，MR
- 方法建议
  - 5mm 层后扫描，2.5mm 重建
  - MR：重水 T2WI 或 MRCP

【鉴别诊断】

常染色体显性多囊肝

- 常表现为体积较大的多发肝囊肿
- 相互之间及与胆管之间无联系
- ERCP 及 PTC 等胆道检查上无法检出
- 常在肾及其他器官伴发囊性病变
- 有或无家族病史

多发的单纯性肝囊肿

- 多发，界限清楚，类圆形，无明显强化，水样密度占位
- 常见于表现正常的肝
- 常单发，多发时可认为是 ADPLD
- 超声：声波穿透无回声，囊壁无结节

先天性肝内胆管扩张

- 一种常染色体隐性遗传病
- 表现为多发的小圆形低密度囊性胆道扩张
- 增强 CT 呈“中心点”征
  - 囊性扩张的肝内胆管内可见点状增强
  - 中心瘢痕：低信号
- ERCP 和显微镜检：与胆道系统有异常的联系

多发或单发的小转移瘤

- 转移瘤：通常大小和分布不均匀
- 组织学与细胞学检查：胆管错构瘤与转移瘤无法鉴别

诊断与鉴别诊断要点

- MRCP 用来鉴别胆管错构瘤与其他胆道疾病
- 无症状患者检查时遇到单发病灶无需进一步评估
- 可能难以与多发小转移瘤相鉴别

重点推荐文献

[1] Shin YM. Biliary hamartoma presented as a single mass. Korean J Hepatol [J], 2011, 17 (4): 331-334.

[2] Ryu Y, Matsui O, Zen Y, et al. Multicystic biliary hamartoma: imaging findings in four cases. Abdom Imaging [J], 2010, 35 (5): 543-547.

[3] Zen Y, Terahata S, Miyayama S, et al. Multicystic biliary hamartoma: a hitherto undescribed lesion. Hum Pathol [J], 2006, 37 (3): 339-344.

[4] Han JK, Kim SH. [Biliary hamartoma]. Taehan Kan Hakhoe Chi [J], 2003, 9 (2): 151-152.

[5] 梁宇霆，吴晓华. 胆管错构瘤的 CT 和 MR 表现. 中国医学影像技术 [J], 2008, 24 (7): 179-191.

典型病例

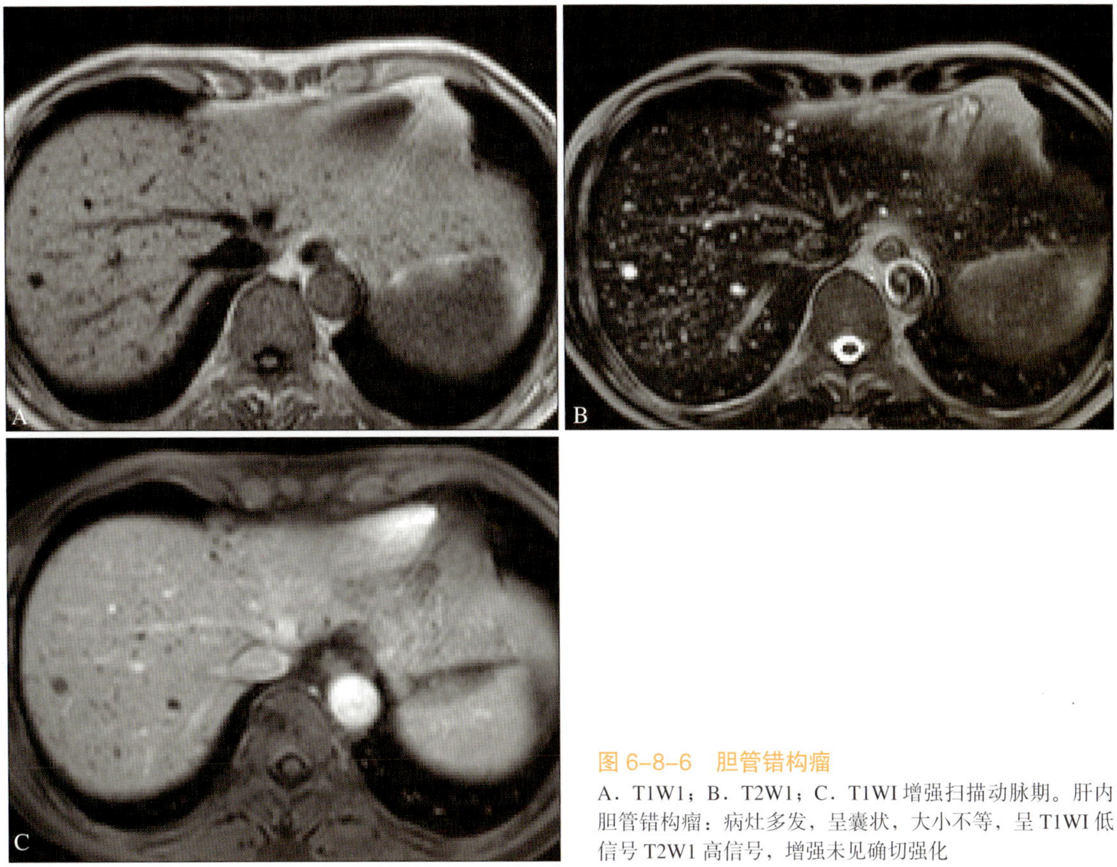

图 6-8-6 胆管错构瘤

A．T1W1；B．T2W1；C．T1WI 增强扫描动脉期。肝内胆管错构瘤：病灶多发，呈囊状，大小不等，呈 T1WI 低信号 T2W1 高信号，增强未见确切强化

六、肝血管平滑肌脂肪瘤

【概念与概述】

缩写与同义词

- 肝血管平滑肌脂肪瘤（hepatic angiomyolipoma，AML），又称肝良性错构瘤

概念

- 肝血管平滑肌脂肪瘤是一种由不同数量的平滑肌（肌样）、脂肪（类脂样）及增生的血管（血管样）组成的良性间质细胞瘤

【病理与病因】

一般特征

- 与结节硬化症相关
- 病因十分复杂，是由多种因素决定的。肝血管平滑肌脂肪瘤亦和其他良性肿瘤一样，内因和外因是引起肿瘤的重要条件

大体病理及手术所见

- 病变中的脂肪成分可小于 10%，也可大于 90%
- 通常呈黄褐色，淡褐色

显微镜下特征

- 上皮样平滑肌细胞、混合的成熟的脂肪细胞、增生的血管

【临床表现】

表现

- 无症状，偶然间在体检中发现
- 出血有可引起疼痛

自然病史与预后

- 并发症：自发出血和破裂
- 预后：无恶变倾向

治疗

- 保守治疗、栓塞、外科手术治疗

【影像表现】

概述

- 最佳诊断依据：边界清楚的脂肪样病灶，能否成功的诊断依赖于图像上肿瘤内部脂肪的鉴定
- 部位

- 肝为该病第二常见好发部位（第一为肾）
- 肝右叶好发
- 大小：直径从 0.3 ～ 36cm 大小不等
- 重要概念
  - 呈团块状或分叶病变，或呈多发的，不同形态的病变

CT 表现
- 平扫 CT
  - 境界清楚的不均匀密度病灶，由于病灶中含有脂肪和软组织
  - 病灶也可能整体上呈低密度
- 增强 CT
  - 动脉期：病变区域显著增强
  - 门脉期：病变区域强化下降缓慢
  - 动态增强扫描可见，三期均有强化，动脉期强化程度高于门脉期与延迟期（由于瘤内血管增生引起）
- CTA：病灶中心有血管显影

MR 表现
- T1WI
  - 呈低信号或高信号
  - 病灶中的脂肪成分导致病灶在 T1WI 上呈高信号
  - 反相图像的信号相对地低于同相图像，与病灶内的脂质数量相关
  - 脂肪抑制成像技术对疾病诊断有帮助
- T2WI
  - 病灶内脂肪组织呈高信号
  - 不均匀的高信号
- T1C+：病灶内的软组织成分见强化

超声表现
- 实时动态检查
  - 因脂肪成分不同，呈高回声或低回声
  - 如果病灶肌性组织，血管组织占优势或伴出血，病灶呈低回声

血管造影表现
- 密度不均匀的富血供肿瘤

推荐影像学检查
- 最佳检查法：MR；脂肪抑制成像

【鉴别诊断】

原发性肝癌（HCC）
- 病灶中的脂肪成分也集中，可分散也可混杂分布
- 脂质成分是 HCC 中较小的组成部分

局限性肝脂肪性变
- 通常界线不清楚
- 病灶内可见正常血管走行

肝腺瘤
- 界线清楚，周围有包膜
- 强化缓慢减低，常有出血，坏死可供鉴别

转移瘤（畸胎瘤、脂肪肉瘤）
- 畸胎瘤含脂肪、钙化和液体
- 大部分脂肪肉瘤体积较大，边界清楚，血管丰富伴软组织减少

诊断与鉴别诊断要点

- 边界清楚的含脂肪成分病灶
- 因脂肪含量不同会呈现不同的影像表现，乏脂肪成分错构瘤注意与肝实性肿瘤进行鉴别

重点推荐文献

[1] Xian ZH，Cong WM，Lu XY，Yu H，Wu MC. Angiogenesis and lymphangiogenesis in sporadic hepatic angiomyolipoma. Pathol Res Pract [J]，2011，207（7）：403-409.

[2] Vagefi PA，Eilers H，Hiniker A，Freise CE. Liver transplantation for giant hepatic angiomyolipoma. Liver transplantation：official publication of the American Association for the Study of Liver Diseases and the International Liver Transplantation Society [J]，2011，17（8）：985-986.

[3] Tani A，Yoshida H，Mamada Y，et al. Hepatic angiomyolipoma with a giant hemangioma. J Nihon Med Sch [J]，2011，78（5）：317-321.

[4] Ding GH，Liu Y，Wu MC，Yang GS，Yang JM，Cong WM. Diagnosis and treatment of hepatic angiomyolipoma. J Surg Oncol [J]，2011，103（8）：807-812.

[5] 王伟. 肝血管平滑肌脂肪瘤临床病理分析. 现代肿瘤医学 [J]，2007，15（1）：56-63.

典型病例

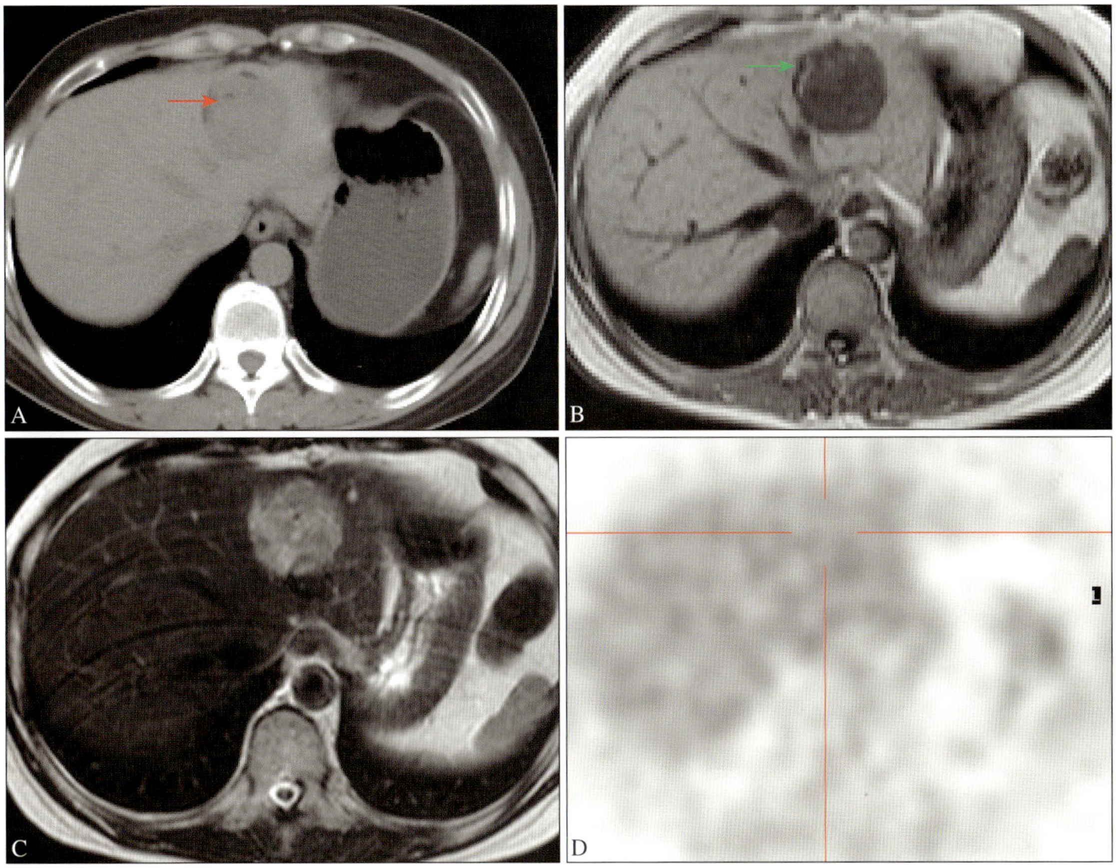

图 6-8-7　肝血管平滑肌脂肪瘤

A. CT 平扫；B. T1WI；C. T2WI；D. PET。肝左叶血管平滑肌脂肪瘤：肝左叶可见类圆形低密度灶，边界清晰，右侧可见脂肪密度成分（红箭头），在 MR 像上成长 T1 长 T2 信号影，T1WI 可见少量高信号影（绿箭头），^{18}F-FDG 显像未见放射性分布浓聚

第 9 节 肝恶性肿瘤

一、肝细胞癌

【概念与概述】

缩写与同义词

原发性肝细胞癌（hepatocellular carcinoma，HCC），又称肝细胞癌

概念

肝细胞癌是肝最常见的原发性恶性肿瘤，常继发于病毒性（HBV，HCV）肝硬化和酒精性肝硬化

【病理与病因】

一般特征

- 一般事项
  - 质地较软的肿瘤；可能伴有出血和坏死
  - 浸润：血管浸润常见，胆管浸润不常见
- 遗传学：HBV DNA 在宿主癌细胞的基因组中复制
- 病因学
  - 肝硬化（60% ~ 90%）：由慢性病毒性肝炎和酒精造成
  - 致癌物质
    - 黄曲霉素、铁沉着、雄激素
  - α-1 抗胰蛋白酶的缺乏，血色素沉积症
  - 威尔逊病、酪氨酸代谢紊乱
- 流行病学
  - 高发病率：非洲和亚洲（乙型肝炎和黄曲霉素）
  - 低发病率：西方国家
  - 世界范围内发病率最高的地方是日本（4.8%）
  - 由丙型肝炎肝硬化所导致的肝癌
    - 美国：30% ~ 50% 的肝癌患者
    - 日本：70% 的肝癌患者
  - 北美：40% 的肝癌患者不患有肝硬化

大体病理及手术所见

- 单发或多发，弥散分布，有被膜包裹
- 肿瘤组织柔软，伴有或不伴有出血，坏死，钙化，脂肪性变和血管浸润

显微镜下特征

- 组织学表现：实性或腺泡性
- 细胞质内可见脂肪和糖原沉积
- 脂肪和糖原沉积增加

【临床表现】

表现

- 临床要点：成年患者、有肝硬化病史、腹水、体重减轻、右上腹疼痛、AFP 升高
- 实验室检查：AFP 升高、肝功能不全
- 诊断：组织学和病理学

疾病人群分布

- 年龄
  - 低发病率区间：60 ~ 70 岁
  - 高发病率区间：30 ~ 40 岁
- 性别
  - 低发病率区间（男女比为 2.5 : 1）
  - 高发病率区间（男女比为 8 : 1）

自然病史与预后

- 并发症
  - 肿瘤破裂和腹腔出血
- 预后
  - 预后较差，进展较快
  - 死亡率大于 90%，治愈率约为 17%
  - 平均生存期限 6 个月，5 年生存率约为 30%
  - 与临床类型和病理类型有直接关系
    - 临床有明显肝硬化者预后较差，如肝功能有严重损害者预后更差
    - 癌细胞分化程度越好其预后也较好，单结节、小肝癌、包膜完整、无癌栓或癌细胞周围有大量淋巴细胞浸润者，预后较好
    - 行根治性切除、术后 AFP 降至正常值者，预后也好

治疗

- 射频消融和酒精消融
  - 小的，单发的病灶

介入栓塞治疗

  - 多发的，无法行外科手术切除的肿瘤
- 外科手术
  - 局限在肝叶和肝段的肿瘤

【影像表现】

概述

- 最佳诊断依据：体积较大，密度不均匀，富血供，常侵及门脉
- 部位
  - 好发于肝右叶（单发）
  - 肝左右叶均有生长（多发小结节）
  - 肝内弥散性分布
- 大小
  - 小肝癌：小于 3cm
  - 大肝癌：大于 5cm
  - 弥散分布型：直径小于 1cm 到数厘米大小不等
- 重要概念
  - 最常见的原发性肝恶性肿瘤
    - 占肝恶性肿瘤的 80% ～ 90%
  - 继肝胚细胞瘤之后，儿童的第 2 大常见肝恶性肿瘤
  - HCC 的生长方式：三种主要形式
    - 单发，病灶通常较大
    - 结节样，多发
    - 弥散性分布

CT 表现

- 平扫 CT
  - 无肝硬化的肝
    - 单发 HCC：体积较大的低密度占位，可伴有坏死、脂肪或钙化
    - 多发 HCC：多发低密度占位，极少数病变中心存在坏死
    - 巨块性病灶伴卫星病灶
    - 包裹型 HCC：境界清楚，类圆形的低密度占位
  - 肝硬化的肝
    - 等密度或低密度病灶
    - 结节硬化性肝
    - 伴腹水和静脉曲张
- 增强 CT
  - 动脉期
    - 不均匀强化
    - 病灶不均匀强化，由于门脉被癌栓堵塞或动脉血流增加
  - 门脉期
    - 动脉期的强化区域由于血流流出而强化程度减低
  - 延迟期：密度低于周围肝组织
  - 富血供的原发性小肝癌
    - 动脉早期和晚期：瞬间强化
    - CT 门脉期：强化减低

MR 表现

- T1WI
  - 无肝硬化肝
    - 低信号、等信号或高信号
  - 肝硬化的肝
    - HCC：低信号
    - 肝硬化结节：信号增加
- T2WI
  - 无肝硬化的肝：轻度高信号
  - 肝硬化的肝
    - HCC：高信号
    - 肝硬化结节：等信号或低信号
  - HCC 发生在含铁小结节内
    - 可呈“结节内结节”征
    - HCC 表现为低信号结节中的高信号点状图样
- T1C+
  - 无肝硬化肝中的大肝癌：无明显特异性
    - 中心或周围强化
    - 出血或边缘强化
  - HCC 结节（富血供）
    - 动脉期：高信号
- SPIO
  - HCC：与周围肝组织相比呈高信号
    - 肝细胞摄取 SPIO 多于癌细胞
  - 可以增加 MR 诊断的敏感性
    - 尤其是肝硬化结节中的小肝癌
- 锰福地匹三纳（Mn-DPDP）
  - T1WI：高分化型 HCC 呈高信号
  - 将 HCC 与其他非肝细胞性肿瘤区别开来

超声表现

- 实时动态检查
  - 由于瘤内富血供和坏死，呈混合回声
  - 低回声：实体肿瘤
  - 高回声：由于肝脂肪性变
    - 小的高回声 HCC 与血管瘤相似
  - 包裹性 HCC 的被膜
    - 薄的低回声条纹

- 彩色多普勒超声
  - 呈富血供和肿瘤分流
  - 小 HCC：与小血管瘤及转移瘤无法鉴别

血管造影表现

- 常规造影
  - 富血供肿瘤
    - 显著的新生血管及动静脉分流
    - 大的肝动脉及血管浸润
  - 线样和条纹样征
    - 门脉癌栓的表现

核医学表现

- 肝胆管扫描
  - 50% 的病灶区域可摄取
- Tc^{-99m} 胶体硫
  - 肝硬化肝中的 HCC：可见缺失
  - 无肝硬化肝中的 HCC：不均匀摄取
- 镓扫描
  - 90% 的 HCC 细胞摄取镓

推荐影像学检查

- 最佳检查法：动态增强 CT、动态增强 MR、血管造影

【鉴别诊断】

胆管细胞癌

- 周围型肿瘤常阻塞胆管
- 被膜回缩，体积缩小
- 延迟期强化

再生性结节（布加综合征）

- 被称作“大再生性结节”
- 小结节：不可探测
- 大结节：密度不均匀，富血供
- 通常 1 ~ 4cm 大小

FNH

- 密度不均匀，富血供肿瘤伴中心瘢痕
- 在平扫 CT，增强 CT 延迟期和增强 MR 上与肝呈等密度或等信号

富血供转移瘤

- 与小结节和多发 HCC 相似
- 不常侵及门脉

体积较小的肝血管瘤

- 边界清楚，球形的与血液密度相似的病灶
- 增强：闪现充盈（仍与血液等密度）
- 超声：呈高回声结节
- 造影：特征性棉球征

诊断与鉴别诊断要点

- HCC：侵及门脉的富血供病灶
- 小肝癌与血管瘤和肝硬化肝中的转移瘤相似

重点推荐文献

[1] Uchima-Koecklin H，Balderramo D，Cardenas A. Bile duct hepatocellular carcinoma thrombi. Gastroenterol Hepatol [J]，2012，342-347.

[2] Liu Z，Yan R，Al-Salman A，et al. Epidermal growth factor induces tumour marker AKR1B10 expression through activator protein-1 signalling in hepatocellular carcinoma cells. Biochem J [J]，2012，442（2）：273-282.

[3] Kim JI，Song CH，Gong HS. Finger Skin Metastasis from Hepatocellular Carcinoma：A Case Report. Hand Surg [J]，2012，17（1）：131-134.

[4] Forner A，Llovet JM，Bruix J. Hepatocellular carcinoma. Lancet [J]，2012，(5)：34-40.

[5] Burrel M，Reig M，Forner A，et al. Survival of patients with hepatocellular carcinoma treated by transarterial chemoembolisation（TACE）using DC Beads. Implications for clinical practice and trial design. Journal of hepatology [J]，2012，(2)：145-150.

典型病例

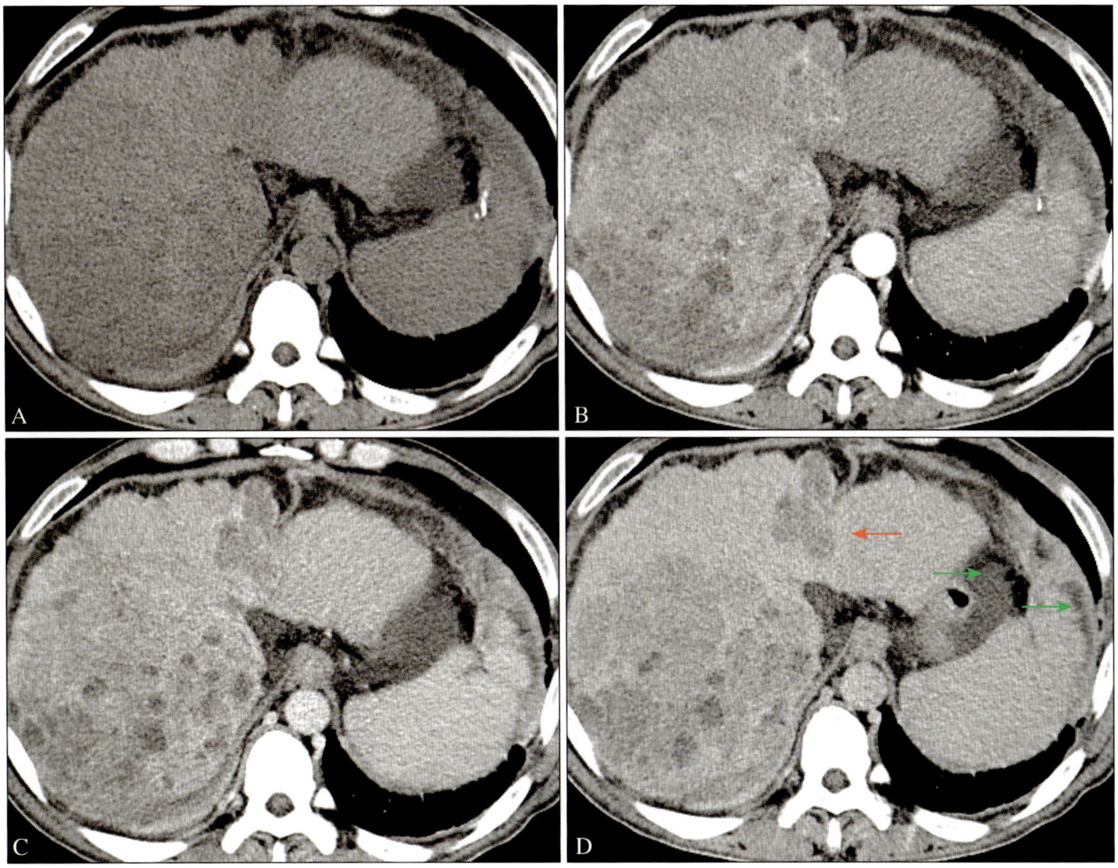

图 6-9-1 肝细胞癌

A．CT 平扫；B．CT 增强动脉期；C．CT 增强门脉期；D．CT 增强延迟期。肝硬化伴肝右叶肝细胞癌：CT 平扫示显示肝右叶巨大密度不均匀病灶，动脉期病灶不均匀明显强化，其内可见坏死区，门脉期周围肝实质明显强化，肿瘤实质强化程度迅速下降，坏死范围较前扩大，延迟期肿瘤呈稍低密度，低于周围肝组织，显示更清晰；另肝左内叶见子灶形成（红箭头）；肝、脾周少量积液（绿箭头）

二、纤维板层肝细胞癌

【概念与概述】

缩写与同义词

纤维板层肝细胞癌（fibrolamellar HCC），又称肝纤维板层细胞癌（fibrolamellar carcinoma of liver，FLC）

概念

- 纤维板层肝细胞癌是一种少见的恶性肿瘤，与 HCC 相比，具有特殊的临床表现，组织发病机制和影像学特征，多见于无肝硬化的年轻患者。其恶性程度较原发性肝细胞癌低且肿瘤常较局限，因此本病通常可有手术切除的机会，预后较好

【病理与病因】

一般特征

- 病因学
  - 无明显危险因素
  - 通常无基础的肝疾病如肝硬化和其他疾病
  - 有时伴肝炎和肝硬化
    - 小于 5% 的病例中
- 流行病学
  - FLC
    - 美国的发病率在升高
    - 欧洲少见
    - 日本和中国罕见

- FLC 占全部肝恶性肿瘤的 1% ～ 9%
- 50 岁以下肝恶性肿瘤患者中，FLC 占 35%

大体病理及手术所见

- 体积较大，单发，境界清楚，分叶状，无包膜的病灶
- 切面：黄褐色、棕色或棕绿色，可见纤维组织条纹
- 有包膜的病灶很罕见
- 单发（80% ～ 90%）
- 多发卫星病灶（10% ～ 15%）
- 肝内生长（80%），外生性生长（20%）
- 大小：平均是 13cm，大部分在 5 ～ 20cm 之间

显微镜下特征

- 大的嗜酸性，呈多边形细胞
- 排列成条状，层状
- 被纤维条索分隔开
- 细胞质内可见颗粒样沉积物

【临床表现】

表现

- 最常见的体征 / 症状
  - 疼痛，肝体积增大，右上腹可触及肿物
  - 侵及胆管时可能造成黄疸
  - 通常在诊断前的 3 ～ 12 个月出现症状
  - 极少出现
    - 转移、发热和男性乳房发育
    - 静脉血栓（肝静脉、门静脉和下腔静脉）
- 临床要点：健康男性肝体积增大
- 实验室检查
  - 甲胎蛋白水平正常
  - 约 10% 的病例甲胎蛋白中度升高（小于 200μg/μl）
  - 极少数显著地增高（10000μg/μl）与 HCC 相似
- 诊断：组织学和病理学

疾病人群分布

- 年龄
  - 好发于年轻成人
    - 发病年龄在 5 ～ 59 岁之间（平均 23 岁）
  - 大多数人发病于 20 ～ 30 岁
- 性别：男女比为 1 ∶ 1.07

自然病史与预后

- 治愈率 48%
- FLC 易复发
- 平均生存时间 32 个月
- 5 年生存率 67%
- 要与 HCC 相鉴别

治疗

- 局限性肿瘤行外科切除
- 无法手术的病例可化疗或放疗

【影像表现】

概述

- 最佳诊断依据：不均匀强化，体积较大，分叶状病变，在 T2WI 可见低信号中心瘢痕和辐射状分叶
- 部位
  - 肝内生长（80%）
  - 外生性生长（20%）
- 大小：5 ～ 20cm（平均 13cm）
- 重要概念
  - 发生于正常肝的生长缓慢的肿瘤
  - 5% 的病例伴有潜在的肝硬化
  - 常可见卫星结节
  - 特有的镜下表现
    - 嗜酸性肝细胞带有凸起的细胞核
  - 缺少像甲胎蛋白对于 HCC 这样的病理学标志物
  - 预后较 HCC 稍好，但还是存在侵袭和转移

CT 表现

- 平扫 CT
  - 病灶
    - 境界清楚
    - 低密度，密度不均
  - 中心瘢痕和分隔：低密度
  - 钙化和坏死较常见
  - 出血少见
- 增强 CT
  - 动脉期
    - 病灶：密度不均匀，不均匀明显强化
  - 门脉期
    - 病灶：密度不均匀减低
  - 延迟期（10min）
    - 病灶：接近等密度
    - 中心瘢痕：无强化
    - 假包膜：比肝实质或者腺瘤密度低
  - 恶性特征
    - 胆管和血管浸润

- 结节样转移（2/3 病例中可见）
- 肺转移

MR 表现

- T1WI
  - 病灶：均匀，显著地低信号
  - 瘢痕和分隔：低信号
- T2WI
  - 病灶：不均匀，高信号
  - 瘢痕和分隔：低信号
- T1C+
  - 动脉期和门脉期
    - 病灶：显著不均匀强化
    - 瘢痕：无强化
  - 延迟期
    - 病灶：更均匀的强化
    - 瘢痕和分隔：无强化

超声表现

- 实时动态检查
  - 病灶
    - 体积较大，单发，界限清楚或分叶状
    - 回声呈多样性
  - 中心瘢痕：高回声

血管造影表现

- 常规造影
  - 病灶
    - 富血供
    - 扩张的供血动脉
    - 稠密的肿瘤染色
    - 无肝动脉 - 肝静脉和肝动脉 - 门静脉分流
  - 分隔
    - 多发分叶状少血供区域
  - 中心瘢痕：无血管
  - 周围卫星病灶
    - 可能在毛细血管期显影

核医学表现

- Tc^{-99m} 胶体硫
  - 单发病变
    - 单个的信号减少区
  - 多发病变
    - 多发信号减少区
    - 难以同多发型 HCC 和转移瘤相鉴别
- 红细胞标记扫描
  - FLC：早起摄取，晚期信号减低
  - 血管瘤：早期信号减低，晚期摄取

推荐影像学检查

- 最佳检查法：CT（平扫 CT+ 动脉期和静脉期），动态增强 MRI 检查

【鉴别诊断】

原发性肝癌（HCC）

- 常见于肝硬化
- 血管、腹腔和肝内浸润较常见
- 常见瘤内出血，坏死，钙化，脂肪性变
- 可多发
- 无肝硬化的肝癌与 FLC 相似
- 肿瘤标志物
  - AFP 升高

局灶性结节性增生（FNH）

- CT 和 MR 的动脉期成像可见显著地均匀强化
- 瘢痕：T2WI 呈高信号
- 无被膜，无钙化
- 可大量摄取 SPIO
- Tc^{-99m} 胶体硫：对诊断 FNH 有较高的特异性
- 通常无症状

镜下表现

- 正常肝细胞，组织学形态被胆管扰乱

海绵状血管瘤

- 巨大血管瘤
  - 不均匀低密度病灶
  - 中心区域信号减低
  - 大小：通常大于 10cm
  - 动脉期：可见周围结节，呈球形强化
  - 静脉期和延迟期
    - 中心区域填充不完全
    - 瘢痕无强化
- 典型血管瘤：边界清楚的球形或卵形病灶，在平扫 CT 和增强 CT 上与血液密度相近

肝内胆管上皮癌

- 病灶可位于中心，也可位于边缘
- 位于边缘的病灶：低密度单发或多发病灶
- 两种病灶内都可见肝内胆管扩张
- 早期边缘强化，随着时间，中心可呈持久的斑片样强化
- 常导致肝体积缩小，被膜回缩

诊断与鉴别诊断要点

- 应注意与 FNH 和 HCC 相鉴别
- FLC 与 FNH 都有中心瘢痕
- FLC：体积更大，密度或信号不均的病灶常伴钙化的中心性或偏心性瘢痕，有转移征象（血管、胆管梗阻、局部浸润、肺转移）
- 瘢痕在 T2W1 的表现：低信号（FLC），高信号（FNH）
- HCC 没有中心瘢痕，多伴肝硬化，这两点可与 FLC 相鉴别

典型病例

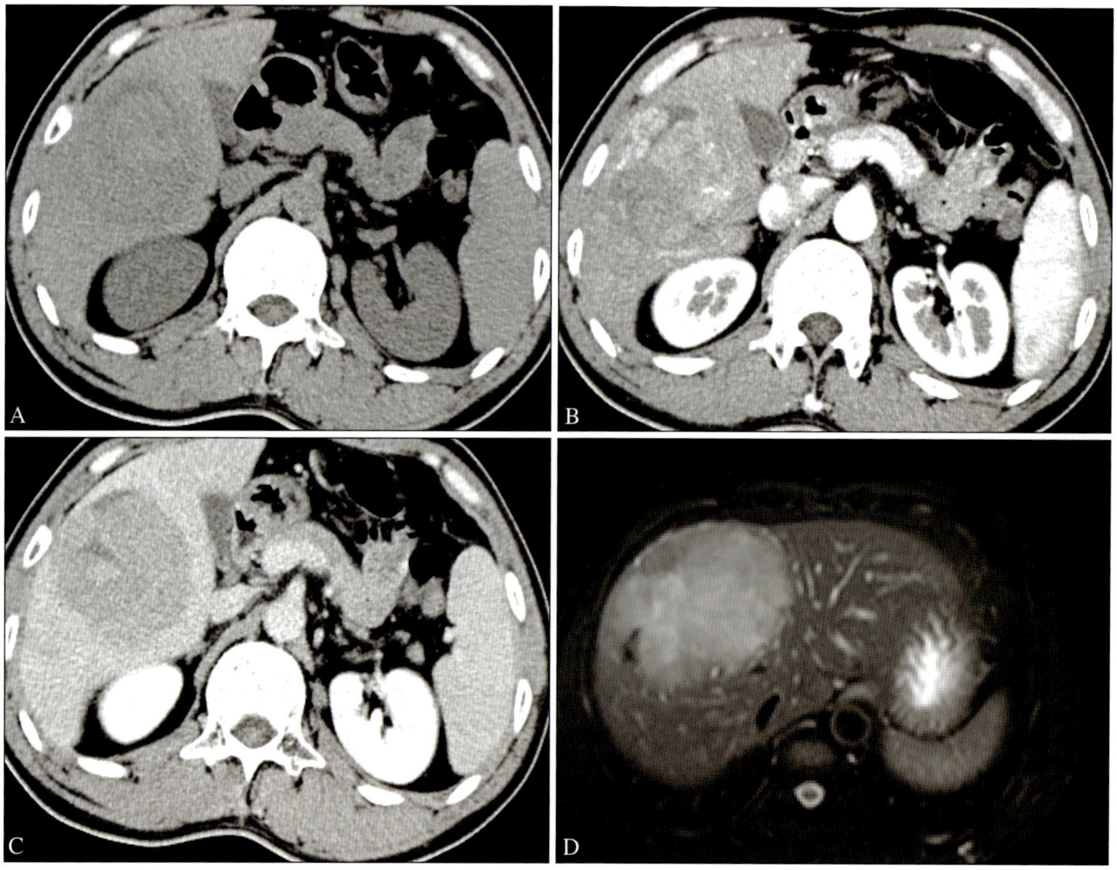

图 6-9-2 肝右叶纤维板层样肝细胞癌

A．CT 平扫；B．CT 增强动脉期；C．CT 增强门脉期；D．T2WI。CT 平扫呈低密度不均匀肿块，动脉期肿瘤明显不均匀强化，边缘可见凹陷，中央可见中心瘢痕，门脉期肿瘤仍强化，强化程度较肝实质减低，中心瘢痕无强化；T2WI：肿瘤呈混杂、不均匀高信号

重点推荐文献

[1] Dhingra S, Li W, Tan D, Zenali M, Zhang H, Brown RE. Cell cycle biology of fibrolamellar hepatocellular carcinoma. Int J Clin Exp Pathol [J], 2010, 3 (8): 792-797.

[2] Tanaka K, Honna T, Kitano Y, et al. Combined fibrolamellar carcinoma and cholangiocarcinoma exhibiting biphenotypic antigen expression: a case report. J Clin Pathol [J], 2005, 58 (8): 884-887.

[3] Nakahara T, Takagi Y, Takemasa K, et al. Dose-related fluorodeoxyglucose uptake in acute radiation-induced hepatitis. European journal of gastroenterology & hepatology [J], 2008, 20 (10): 1040-1044.

[4] Terzis I, Haritanti A, Economou I. Fibrolamellar hepatocellular carcinoma: a case report with distinct radiological features. J Gastrointest Cancer [J], 2010, 41 (1): 2-5.

[5] Ichiki Y, Sugio K, Baba T, et al. Mediastinal metastasis from a fibrolamellar hepatocellular carcinoma: Report of a case. Surg Today [J], 2010, 40 (4): 360-364.

三、胆管癌（周围型）

【概念与概述】

缩写与同义词

- 胆管细胞癌（cholangiocellular carcinoma，CC）
- 肝内胆管细胞癌（intrahepatic cholangiocarcinoma）
- 周围型胆管细胞癌（peripheral cholangiocarcinoma，PCC）

概念

胆管癌是一种腺癌，来源于胆管上皮细胞的病变

【病理与病因】

一般特征

- 病因学：与几种危险因素相关：原发性硬化性胆管炎、胆汁淤积、胆管炎反复发作、胆结石、寄生虫、胆总管肿瘤等
- 流行病学
  - 8% ~ 13% 的胆管癌是外周或肝内生长
  - PCC 是一种少见癌症，占肝恶性肿瘤的 15%

大体病理及手术所见

- 体积大，质地坚硬，白色肿瘤，伴有稠密的纤维条索，不规则的包膜和包膜回缩

显微镜下特征

- 90% 是腺癌
- 生长趋势是在肝细胞之间，沿胆管壁或沿神经生长
- 大量产生黏蛋白
- 大部分块状胆管癌呈低分化，大部分肝内生长型胆管癌呈高分化，大部分胆管内生长型胆管癌是胆管内乳头状腺瘤

分级、分类标准

- 根据生长特点分为：块状（外生性、结节性）、肝内生长型（导致硬化）、胆管内生长型（乳头样、息肉样）

【临床表现】

表现

- 最常见的体征 / 症状
  - 腹痛（84%），体重减轻（77%），无痛性黄疸（28%），可触及包块（18%）
  - PCC 表现为体积较大的占位，因为肿瘤早期体积较小可无任何临床症状
- 临床要点
  - 实验室检查：中度贫血，白细胞增多，ALT 和 AST 中度升高，CEA 升高
  - 诊断：病理活检，延迟期增强对 CT 引导下取病理有一定帮助

疾病人群分布

- 年龄：多发于 50 ~ 60 岁，50 岁以下少见

自然病史与预后

- 肿瘤播散
  - 沿胆管生长
  - 肝内生长
  - 淋巴结转移
- 血管或淋巴管道浸润
- 沿神经的浸润
- 预后：预后不良，20% 可切除，5 年生存率约为 30%

治疗

- 手术切除为首选
- 姑息性治疗：胆管引流、胆道支架
- 佐剂疗法：放疗、化疗

- 肝移植（大多数病例中不予考虑，复发率高）

【影像表现】

概述

- 最佳诊断依据：浸润性肝病灶伴被膜回缩，增强 CT 和 MR 上呈延迟的持续强化
- 部位：病变起自小叶间胆管（末梢胆管、周围胆管、二级胆管）
- 大小：块状 PCC 通常较大，直径 5 ~ 15cm 之间
- 重要概念
  - 块状 PCC：被分叶状边缘包绕，界线清楚
    - 多中心性病灶，在主病灶周围
  - 周围浸润型胆管癌：沿胆管生长，呈长分叶、分杈状生长
  - 胆管内生长型胆管癌：体积小，固着，多发，常沿内膜表面生长，导致不同肝段胆管内多发肿瘤

CT 表现

- 平扫 CT
  - 境界清楚，单发，不均匀低密度病灶
    - 有小叶分隔
    - 低密度卫星灶，子灶（65%）
    - 钙化呈细孔样，粗点样和小块状
  - 肝内生长型胆管癌（IHBD）
    - 不易被发现
- 增强 CT
  - 块状 PCC
    - 动脉期表现为肿瘤周围的薄环状轻度强化
    - 随后的图像表现为进行性，向心性充盈（密度与血液不等，这点可与血管瘤相鉴别）
    - 延迟期持续强化（强化程度较肝实质高）较常见（74%）
    - 瘤内的纤维成分导致了肿瘤延迟期的对比强化
    - 瘤体呈均匀密度的弱强化
    - 病灶只有在延迟期能强化完全
    - 延迟期图像具有特异性，无延迟期图像可能无法诊断疾病
    - 肿瘤伴延迟强化趋势，证明瘤内含有纤维成分，但强化的程度与纤维含量不成正比
    - 包膜回缩是因为肿瘤周围肝实质萎缩
  - 周围型胆管癌：病灶近端胆管膨胀，病灶内胆管狭窄或闭塞
  - 胆管内生长型胆管癌：伴局部或肝段胆管的扩张
    - 病灶较小，位于肝实质内部，增粗的胆管较多时不易定位病灶

MR 表现

- T1WI：体积较大，中心不均匀的比肝实质相对低的信号
- T2WI
  - 外周高信号（肿瘤细胞）+ 中心低信号（纤维组织）
  - 中心的点状高信号可能代表坏死
- T1C+
  - 中心低信号区域表现为均匀或不均匀，或无强化
    - 纤维区域强化，凝固的坏死组织，细胞残骸和黏蛋白不强化
  - 动态 MR：轻度或中度的边缘强化伴进行性的中心充盈
    - 瘤内的纤维组织在延迟期扫描上呈明显的长时间的强化
    - 含纤维成分少的 PCC 病灶可呈早期强化
- MRA：肿瘤临近的血管移位

超声表现

- 实时动态检查
  - 块状 PCC：均匀或不均匀回声占位，边界不规则，周围有卫星结节
    - 高回声（75%），等回声或低回声（14%）
  - 包含 IHBD 的肝段可能有结石，胆管内占位（可有回声），黏蛋白无回声

血管造影表现

- 无血管，少血管，多血管病灶
- 伸长，紊乱的动脉（常见），有新生血管的占 50%，静脉浸润（少见）

核医学表现

- 胶体硫扫描为冷成像
- 镓扫描可能有摄取

其他检查方法

- ERCP/PTC
  - 周围型胆管癌：可见闭塞和管腔狭窄的胆管
  - 胆管内胆管癌：胆管膨胀（部分梗阻）

推荐影像学检查

- 最佳检查法：CT，MR，MRCP，ERCP
- 检查建议：注射造影剂 2 ~ 20 分钟后性延迟对比增强检查，最佳的延迟扫描时间目前还没有定论

【鉴别诊断】

转移瘤

- 结直肠转移瘤：转移的腺癌，组织学上与 PCC 相似，影像学上与块状 PCC 相似
- IHBD 和其他胆道疾病：华支睾吸虫、硬化性胆管炎

原发性肝癌

- 动脉期富血供，门脉期和延迟期呈低密度
- 纤维包膜可呈延迟强化
- 卫星病灶，静脉浸润，沿胆道浸润，淋巴转移

纤维板层细胞癌

- 体积较大，分叶，呈密度不均病灶伴中心瘢痕
- 延迟期瘢痕和间隔一般无强化
- 钙化和淋巴结病变很常见

诊断与鉴别诊断要点

- 当一个肝内肿瘤表现出两种特质的时候，应该考虑到肝细胞 - 胆管细胞癌
- 延迟期增强是 PCC 的典型特质，有助于诊断，然而影像学特质要与临床表现相结合，有些时候 PCC 也会表现出不强化等其他特征
- 怀疑胆管癌的时候要做延迟增强扫描

重点推荐文献

[1] Fava G，Lorenzini I. Molecular pathogenesis of cholangiocarcinoma. Int J Hepatol [J]，2012，2012，6305-6343.

[2] Wijaya I，Abdullah M. Diagnosis and treatment update：cholangiocarcinoma. Acta Med Indones [J]，2011，43 (3)：212-215.

[3] Wadsworth CA，Dixon PH，Wong JH，et al. Genetic factors in the pathogenesis of cholangiocarcinoma. Dig Dis [J]，2011，29 (1)：93-97.

[4] Tyson GL，El-Serag HB. Risk factors for cholangiocarcinoma. Hepatology [J]，2011，54 (1)：173-184.

[5] Blechacz B，Komuta M，Roskams T，Gores GJ. Clinical diagnosis and staging of cholangiocarcinoma. Nat Rev Gastroenterol Hepatol [J]，2011，8 (9)：512-522.

典型病例

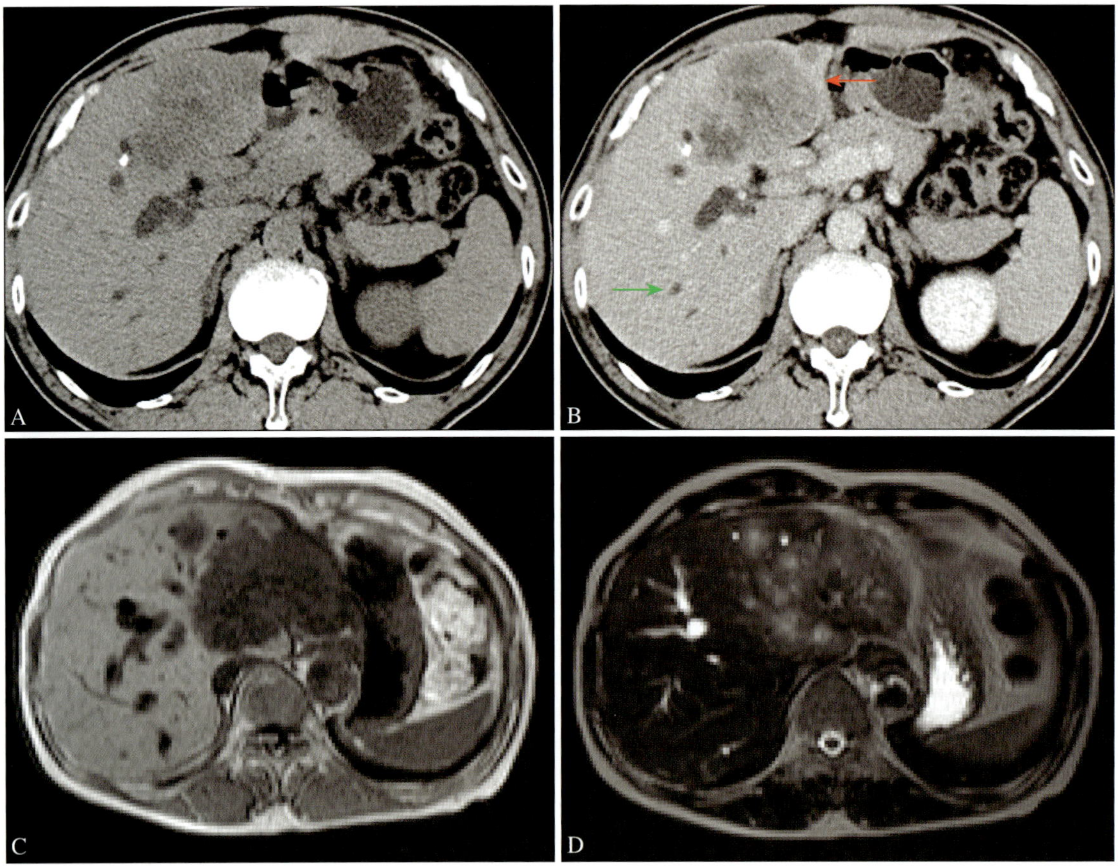

图 6-9-3 胆管癌

A. CT 平扫；B. CT 增强延迟期；C. T1WI；D. T2WI。胆管细胞癌在 CT 平扫像上呈分叶状低密度肿块，中心可见更低密度区，增强延迟期可见明显强化，另可见不完整假包膜（红箭头），另肝内多发小囊肿（绿箭头）；胆管细胞癌呈不均匀长 T1 长 T2 信号影

四、上皮样血管内皮瘤

【概念与概述】

缩写与同义词

上皮样血管内皮瘤（epithelioid hemangioendothelioma，EHE），又称肝上皮样血管内皮瘤

概念

上皮样血管内皮瘤是一种原发性肝恶性肿瘤，起源于血管内皮间质组织

【病理与病因】

一般特征

- 一种低度恶性进展缓慢的肝血管系统肿瘤
  - 组织学：由上皮样表现的内皮细胞组成
  - 瘤内有大量的纤维间质
  - 恶变的细胞浸入肝血窦
  - 压缩周围正常肝组织
  - 瘤体不规则，中心纤维化
- 不能与婴儿血管内皮脂肪瘤混淆
  - 组织学：良性原发性血管肿瘤
  - 常见于婴儿和幼儿
  - 多数病例可自然痊愈
- 病因学
  - 确切的病因：尚无确切病因
  - 可能与口服避孕药和接触氯乙烯有关
- 流行病学
  - 少见的肝血管源性肿瘤
    - 确切的发病率尚未知

大体病理及手术所见

- 多发，实性结节
  - 黄褐色，质硬，大小不等
  - 周围型病灶常发生融合
- 肿瘤边缘可见供血血管
- 病灶距离肝被膜较近可造成包膜回缩

显微镜下特征

- 基质：黏液样纤维基质
- 上皮样细胞

【临床表现】

表现

- 最常见的体征 / 症状
  - 腹痛、黄疸、肝、脾大
  - 有时无明显症状
  - 临床和病理上易被误诊为肝癌
    - 肝大或腹部肿物（极少见）
- 临床要点：中年患者伴有右上腹痛，黄疸或癌细胞相关抗原阳性
- 实验室检查
  - 肝功能酶类中度升高
  - AFP 和 CEA 正常
- 诊断：癌细胞相关性抗原阳性

疾病人群分布

- 年龄：25 ～ 58 岁（平均 45 岁）
- 性别：女性较男性多

自然病史与预后

- 并发症
  - 肿瘤破裂和腹腔积血
  - 布加综合征
  - 肝衰竭
- 预后
  - 大部分患者确诊后可生存 5 ～ 10 年
  - 20% 患者 2 年内死亡
  - 20% 可生存 5 ～ 28 年
    - 采取或不采取治疗

治疗

- 根治性切除或肝移植

【影像表现】

概述

- 最佳诊断依据：外周生长的肝内包块，同时伴有“靶”征和包膜回缩
- 部位
  - 肝：外周（大于 75% 的病灶）朝向被膜生长
  - 其他器官表现
    - 软组织、骨骼、肺
    - 肺内病灶常诊断为“血管内侵袭性细支气管肺泡癌”
- 大小：小结节或大的团聚病灶，大小不等
- 重要概念
  - 在成人中是一种罕见的血管来源的原发性恶性肿瘤
  - 肝其他的原发性恶性肿瘤
    - 血管肉瘤（原发性肝恶性肿瘤的 2%）
    - 卡波西肉瘤：一种转移性肿瘤，常见于艾滋病和转移瘤患者
  - 肝恶性肿瘤共性
    - 组织学特性
    - 外周生长或沿脉管侵袭
    - 病灶数量较多

CT 表现

- 可见肿瘤的生长范围
  - 结节型：多发结节（更常见）
    - 多发肝结节融合成较大病灶
  - 弥散、分布广泛型（极少见）
- 常位于肝表面，朝向被膜
- 典型的包膜回缩（由于肿瘤的缺血和纤维化）
- 偶可见瘤内钙化
- 代偿性肥大
  - 未受累的肝（尤其是肝左叶）
- 可有转移病灶和腹水
- 平扫 CT
  - 肿瘤结节
    - 较正常肝组织密度低的病灶
  - 病灶的可见度和范围
    - 平扫 CT 优于增强 CT
- 增强 CT
  - 肿瘤呈“靶”样强化
    - 肿瘤的中心部分无强化
    - 内环增强（充血）
    - 外环无强化

MR 表现

- T1WI
  - 中心低信号
  - 外环低信号
- T2WI
  - 中心高信号
  - 外环低信号

- T1C+
  - "靶"征：三个信号强度不同的层面（与增强 CT 相似）
    - 中心：低信号
    - 外围：较厚的内环明显增强，较薄的外环不强化

超声表现

- 实时动态检查
  - 肿瘤结节呈混杂回声
    - 肿块：低回声
    - 其余部分：可呈高回声，低回声，等回声
    - 高回声或等回声病灶外围可见低回声环

血管造影表现

- 常规造影
  - 可见富血供、少血供和无血供区域
    - 基于硬化和玻璃样变性的程度
  - 病变浸及或堵塞门静脉和肝静脉

推荐影像学检查

- 最佳检查法：平扫 + 增强 CT，MR+ 增强 MR
- 检查建议：多相 CT 和 MR

【鉴别诊断】

胆管癌（外周型）

- 密度不均匀病灶伴包膜回缩
- 可见卫星病灶
- 常侵及血管和胆管
- 可见肝内胆管扩张

经治疗的恶性肿瘤（HCC 和转移瘤）

- 包膜回缩
- 呈不均匀强化
- 肝肿瘤消融及化疗治疗史
- 经治疗的转移瘤可见
  - 囊样和坏死样改变
    - 残骸坏死样改变
    - 厚分叶及囊壁强化

局部纤维化

- 常见于肝硬化
- 平扫 CT：病变区域相比正常肝组织密度低
- 增强 CT：高、低或等密度
- MR：T1WI 呈低信号，T2WI 呈高信号
- T1C+：等信号或延迟强化
- 体积减小现象
  - 病灶临近的包膜回缩
  - 分叶和分段的回缩
- 形状和位置：前段和内侧段入口处可见楔形病灶呈辐射状发出

血管瘤（尤其在肝硬化肝中）

- 大的病灶可见包膜回缩和瘢痕，玻璃样变性
- 随肝硬化进展，血管瘤的体积会缩小
- 余肝实质呈肝硬化改变

诊断与鉴别诊断要点

- 除外其他可出现包膜回缩的肝疾病
- 经常位于肝实质近表面处，向被膜延伸
- 典型的包膜回缩征（由于纤维化和玻璃样变）
- 增强 CT 和 MR 上呈"靶"样征

重点推荐文献

[1] Fava G, Lorenzini I. Molecular pathogenesis of cholangiocarcinoma. Int J Hepatol [J], 2012, 2012 (630543.

[2] Wijaya I, Abdullah M. Diagnosis and treatment update: cholangiocarcinoma. Acta Med Indones [J], 2011, 43 (3): 212-215.

[3] Wadsworth CA, Dixon PH, Wong JH, et al. Genetic factors in the pathogenesis of cholangiocarcinoma. Dig Dis [J], 2011, 29 (1): 93-97.

[4] Tyson GL, El-Serag HB. Risk factors for cholangiocarcinoma. Hepatology [J], 2011, 54 (1): 173-184.

[5] Blechacz B, Komuta M, Roskams T, Gores GJ. Clinical diagnosis and staging of cholangiocarcinoma. Nat Rev Gastroenterol Hepatol [J], 2011, 8 (9): 512-522.

[6] 丛文铭潘. 肝上皮样血管内皮瘤. 临床与实验病理学杂志 [J], 2003Feb, 19 (1): 85-86.

典型病例

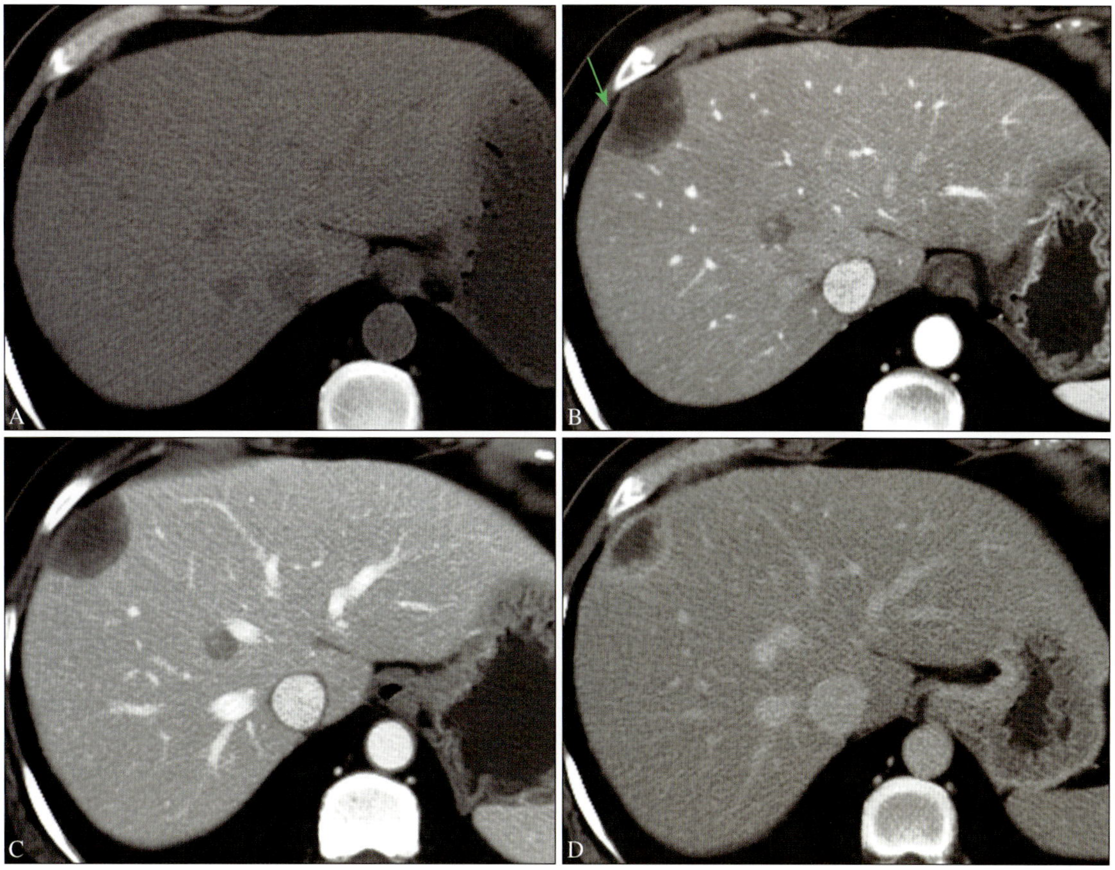

图 6-9-4 **成人血管内皮瘤**

A. CT 平扫; B-D. CT 增强平扫期肝 S8 段被膜下可见低密度结节影，增强扫描动脉期及门脉期病变边缘可见轻中度强化，延迟期可见明显边缘强化，动脉期可见肝被膜回缩（绿箭头）

五、胆管囊腺癌

【概念与概述】

缩写与同义词

胆道囊腺癌 (biliary cystadenocarcinoma, Bile duct cystadenocarcinoma)

概念

胆管囊腺癌是一种少见的恶性或亚恶性，单房或多房的囊性肿瘤，常由肝内胆管疾病继发而来，少数情况可起自肝外胆管和胆囊

【病理与病因】

一般特征

- 一般事项
  - 可见不同程度的囊壁、壁结节及分隔
  - 可见乳头样赘生物长入囊腔
  - 囊腔内被稠密或稀释的坏死物或血液填充
  - 胆管囊腺癌：囊壁较厚，囊壁和中隔可见明显钙化
- 病因学
  - 良性胆管囊腺瘤的恶性变
  - 胆管囊腺瘤
    - 可能源自原始胆管组织的异位
- 流行病学
  - 极少见的恶性胆道肿瘤
  - 发病率：占所有胆道疾病的 5%

大体病理及手术所见

- 多房型囊性肿瘤内含界限清楚的厚壁囊性组织
  - 囊内可能有：浆液、黏蛋白、胆汁、出血或这些成分的混合液
- 表面光滑，有光泽，有圆形凸起
- 可见息肉状赘生物和分隔

显微镜下特征

- 单纯立方或高柱状胆管上皮伴乳头样凸起
- 排列成囊状的、恶变的上皮细胞
- 上皮下的基质与卵巢相似
- 可见高脚杯细胞、帕内特细胞和嗜银性内分泌细胞

【临床表现】

表现

- 最常见的体征 / 症状
  - 腹痛，梗阻性黄疸，恶心呕吐
  - 腹部可触及隆起的肿物（90%）
- 诊断：细针穿刺活检

疾病人群分布

- 年龄：50 岁左右是发病率的高峰期
- 性别
  - 常发生于中年女性
  - 男女比为 1 ∶ 4
- 种族：高加索人多见

自然病史与预后

- 并发症
  - 囊内或囊外破裂
  - 易复发
- 预后
  - 肿瘤带有卵巢间质发生于女性患者，肿瘤的生物学特性较温和，预后较好
  - 肿瘤不带有卵巢间质，发生于男性或女性患者，肿瘤侵袭性较大，预后不佳

治疗

- 外科切除

【影像表现】

概述

- 最佳诊断依据：复杂的肝内多房囊性病变，伴分隔和囊壁钙化
- 部位
  - 肝右叶（55%），肝左叶（29%），两叶均有（16%）
  - 肝内胆管（IHBD）：83%
  - 肝外胆管：13%
  - 胆囊：0.02%
- 大小：直径从 1 ～ 25cm 大小不等
- 重要概念
  - 胆管囊腺癌
    - 可由胆管腺瘤恶变而来
    - 典型的单发病灶，偶尔多发，有时呈单房囊肿
    - 常见于中年女性
    - 切除后可复发
  - 良性胆管囊腺瘤
    - 可能起自异常胆管的缺失
    - 切除后可复发
    - 即使病情稳定多年，也有恶变为胆管囊腺癌的可能
  - 胆管腺瘤和胆管囊腺癌共占肝内胆管起源性疾病的 5%
  - 微小囊性胆管囊腺瘤
    - 由多发小囊性结构组成
    - 瘤内糖原丰富
    - 无典型的乳头样间质性变
    - 由单层柱状上皮排列而成
    - 病理和影像上同胰腺腺瘤相似

CT 表现

- 平扫 CT
  - 体积较大，境界清楚，密度均匀呈水样密度病灶
  - 亦可为体积较大，境界清楚，而密度不均匀病灶（病灶内存在囊性和出血性区域）
  - 胆管囊腺癌：分叶，有结节

- 胆管囊腺瘤：分叶，无结节
- 胆管膨大（由于压力效应）
- 增强 CT
  - 多囊性肿瘤
    - 囊腔无强化（低密度）
    - 病灶内的分隔，包膜和结节强化
    - 乳头状赘生物强化
    - 囊壁和分隔可见钙化
    - 蜂房样和海绵样变较少见（微小囊性腺瘤）
    - 伴或不伴转移
  - 单房性肿瘤
    - 大或小的无强化囊腔
    - 包膜和乳头样赘生物强化
    - 囊壁可见钙化

MR 表现

- T1WI
  - 由于囊液不同，信号不同
  - 信号增加（黏稠囊液）
  - 信号减低（稀释囊液）
  - 分隔或囊壁的钙化：低信号
- T2WI
  - 信号减低（黏稠囊液）
  - 信号增加（稀释囊液）
  - 分隔境界清楚
  - 分隔或囊壁钙化：低信号
- T1C+：包膜和分隔可见强化

超声表现

- 实时动态检查
  - 体积较大，境界清楚，多囊的无回声病灶
  - 高回声分隔
  - 肿瘤结节样或乳头样生长
  - 囊壁或分隔可见钙化，囊内可见液平
  - 囊液：无回声或内部回声（囊液 + 出血）

血管造影表现

- 常规造影
  - 无血供病灶，周围可见小团样异常血管
  - 可见伸长、移位的血管

推荐影像学检查

- 最佳检查法：平扫 + 增强 CT，MR+ 增强 MR

【鉴别诊断】

出血性或感染性肝囊肿

- 复杂的密度不均匀囊性病灶
- 多发的薄或厚的分隔
- 可见囊壁结节和液平
- 可见或不可见钙化
- 增强 CT 上无强化

肝脓肿

- 小脓肿
  - 境界清楚，圆形，低密度病灶（0 ~ 45Hu）
- 集合体征：小脓肿聚集形成一个大分隔的病灶
- 混合型肝脓肿：靶征
  - 低密度环
  - 中心呈等密度或低密度
- 常造成肺不张，膈肌抬高，右侧胸腔积液

囊状转移瘤

- 常源自卵巢囊腺癌和转移肉瘤
- 可见坏死区和囊壁结节
- 可有厚分隔和囊壁强化

棘球蚴囊肿

- 大的、界限清楚的囊性肝占位病变
- 常有数目众多的子囊和头节呈不同的密度和信号
- 常有曲线样和环样钙化
- 常伴肝内胆管膨胀
  - 由于囊肿压迫胆道或破裂入胆道
- 门脉期 & 延迟期：等密度或低密度
- T1WI：低信号
- T2WI：显著的高信号

诊断与鉴别诊断要点

- 除外肝其他的复杂囊性病变
- 体积较大，境界清楚，密度均匀或不均匀的囊性病灶伴分叶和结节样变

重点推荐文献

[1] Bano S, Upreti L, Puri SK, Chaudhary V, Sakuja P. Imaging of pancreatic serous cystadenocarcinoma. Jpn J Radiol [J], 2011, 29 (10): 730-734.

[2] Laco J, Podhola M, Dolezalova H. Low-grade cribriform cystadenocarcinoma of the parotid gland: a neoplasm with favorable prognosis, distinct from salivary duct carcinoma. Int J Surg Pathol [J], 2010, 18 (5): 369-373.

[3] Koc M, Yanilmaz M, Yildirim H, Gok U, Cobanoglu B. MRI findings of papillary cystadenocarcinoma of the submandibular gland. Diagn Interv Radiol [J], 2010, 16 (1): 20-23.

[4] Sanchez-Carpintero Abad M, Tamura Ezcurra MA, de Torres Tajes JP. Primary pulmonary mucinous cystadenocarcinoma: presentation of a case and a review of the literature. Arch Bronconeumol [J], 2011, 47 (4): 216-217.

[5] Kanayama T, Yoshino K, Enomoto T, et al. Primary retroperitoneal mucinous cystadenocarcinoma with mural nodules: a case report and literature review. Int J Clin Oncol [J], 2011,

[6] Leonardo C, Franco G, Michetti M, De Nunzio C, Zampelli A, De Dominicis C. A rare case of serous papillary cystadenocarcinoma of the testis. J Androl [J], 2010, 31 (5): 434-436.

典型病例

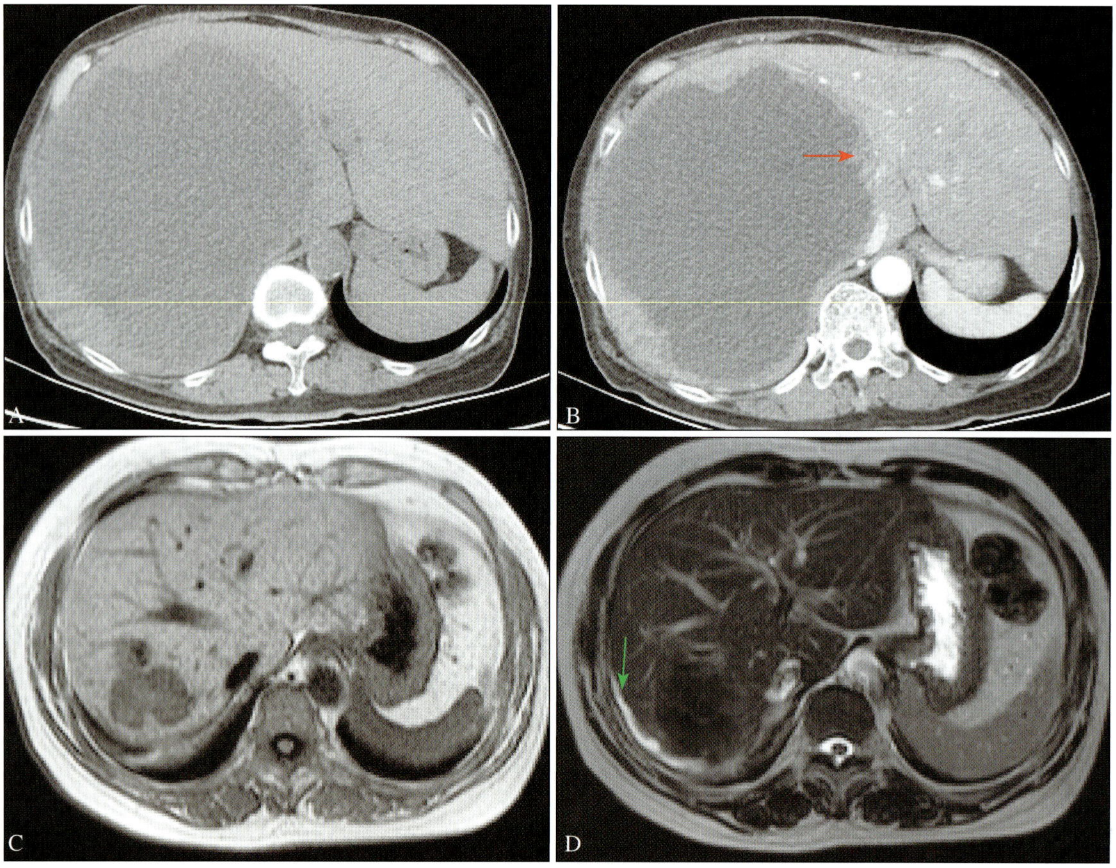

图 6-9-5　肝右叶巨大囊性包块

A. CT 平扫；B. CT 增强动脉期；C. T1WI；D. T2WI。其内液体密度，囊壁薄厚不均，增强见囊壁薄厚不均，可见结节样强化（红箭头），病理证实为囊腺癌；另一肝囊腺癌病例中病变呈等、长 T1 短 T2 信号影，由于囊内黏稠液体所致，另肝周少量积液（绿箭头）

六、血管肉瘤

概念

血管肉瘤是一种恶性纺锤形细胞组成的肿瘤，由内皮细胞衍化而来，可形成结构简单沿原有血管腔，分布于肝血窦、大的海绵状间隙的病灶

【概念与概述】

缩写与同义词

- 血管肉瘤（angiosarcoma，AGS）
- 血管内皮肉瘤（hemangioendothelial sarcoma）
- Kupfer 细胞肉瘤

【病理与病因】

一般特征

- 一般事项
  - 生长方式：单个巨大肿块，巨大肿块合并结节，弥散分布型小结节
  - 病灶内可成区室样
- 病因学
  - 环境致癌因素
    - 聚氯乙烯（塑料成分）：增加 AGS 的危险，潜伏期：4 ~ 28 年
    - 二氧化钍（1928—1950 年被用作放射对比剂）：38.3% 的 AGS 与二氧化钍相关，潜伏期：15 ~ 37 年
    - 砷剂（某些特定情况）
  - 药物：环磷酰胺，合成甾体类药物
  - 受放射性照射（中等潜伏期：74 个月）
  - 大多数 FGS 患者缺乏已知危险因素的接触史，或伴不明原因的肝硬化
- 流行病学
  - 每百万人中约有 0.14 到 0.25 人患病
  - 最常见的间质性肝肿瘤
  - 在所有原发性肝恶性肿瘤中占 2%
  - 发病率是 HCC 的 1/30
- 相关异常
  - 血色素沉积症
  - 神经纤维瘤病

大体病理及手术所见

- 病变开始时是灰白色肉质软组织，病灶内包含境界清楚的红色小结节
- 无包膜的大病灶包含的大囊状区域被坏死组织和陈旧性出血填充

显微镜下特征

- 恶性内皮细胞排列形成的血管壁
- 血管呈不同形态
- 肿瘤的固体成分中可见含铁血黄素和纤维化
- 与二氧化钍相关的 FGS，肿瘤细胞周围可见二氧化钍颗粒

【临床表现】

表现

- 最常见的体征 / 症状
  - 虚弱乏力，体重减轻，腹痛，肝大，腹水，黄疸
    - 贫血（62%），血小板减少（54%），弥散性肝内血管凝血（31%），微血管病性溶血性贫血（23%）
- 临床要点
  - 迅速，早期的转移播散：脾（62%）、肺、骨转移、肝门部结节、腹膜
    - 门脉浸润，血性腹水
- 实验室检查：AFP 不升高，血清神经细胞烯醇式酶升高

疾病人群分布

- 年龄：常见于 60 ~ 70 岁患者，也可发生于年轻患者或儿童
- 性别：男女比为 4 : 1

自然病史与预后

- 易复发和转移
- 并发症：破裂和急性出血
- 预后不佳
- 大部分患者死于确诊后 1 年内
- 平均生存期为 6 个月

治疗

- 手术切除：当肿瘤位于一个肝叶且无转移病灶的时候
  - 结果不佳，5 年生存率约为 37%
- 全身或肝内化疗：抑制血管生成
- 肝移植很少作为治疗手段，因为复发率高，生存率低

【影像表现】

概述

- 最佳诊断依据：MR 图像可揭示肿瘤易出血，密度不均匀，富血供的本质
- 部位：皮肤、软组织、乳腺、肝
- 大小
  - 大小不等：病灶可能较小（数毫米）也可能

    - 较大（直径数厘米）
    - 瘤内有血管存在：大小不等，可呈毛细血管样，也可呈海绵样
- 重要概念
  - 多病灶，多结节（更常见：71%）或单发大病灶，或呈弥散状

X 线平片

- 放射性摄影：有二氧化钍接触史的病例，可见肝周边沉积

CT 表现

- 平扫 CT
  - 单发或多发的低密度病灶
    - 高密度区域代表新鲜出血
  - 残存的二氧化钍可呈网状沉积于肝周边，腹腔淋巴结和脾
  - 二氧化钍的外围沉积是一种特异性表现
- 增强 CT
  - 密度不均匀的强化（典型）代表着每个肿瘤内的异质性的小血管
  - 在主要病灶中，可见外周结节样强化，并向中心进展（不典型）
  - 通常可出现弱结节样强化或不规则环状强化
  - 门脉期和延迟期呈进行性强化
- CTA：恶性上皮细胞或肝内动脉包绕形成门脉血栓

MR 表现

- T1WI
  - 体积较大，多发低信号结节
  - 出血区：不规则高信号区
  - 二氧化钍在 MR 上不产生有效信号，早期被忽略
  - 小结节弥散分布型病变（少见），可见肝内弥散明显异质性信号
- T2WI
  - 信号不均匀或分隔样改变：中心分隔样区域呈高信号，周围区域呈低信号
    - 信号较低的区域代表含铁血黄素沉积，纤维化和新鲜出血
    - 信号较高的区域代表出血和坏死
    - T2WI 上的液 - 液平面是 AGS 出血本质的另一种表现
- T1C+
  - 主要病灶呈动态增强
  - 延迟期呈持续强化
  - 可见周边结节样强化，并向病灶中心进展
  - 中心不强化区域可能代表纤维组织和脱氧血红蛋白的沉积
  - 有大量游离网状血管的区域强化迅速且持续时间较长，而膨胀的多空血管区则呈进行性强化

超声表现

- 高回声病灶或结节
- 不均匀的回声，可能是由于出血时间的不同造成

血管造影表现

- 常规造影
  - 中等的富血供肿瘤，造影剂于瘤内呈布丁样分布，可存留至静脉期
  - 周围有大的营养血管，血流流向中心
  - 如果肿瘤破裂，可见大量出血和腹腔积血

核医学表现

- 红细胞标记扫描：早期和晚期可见摄取
- 镓扫描：摄取量增加

推荐影像学检查

- 最佳检查法：多层螺旋 CT，增强 MR
- 检查建议：T1&T2WI，应用快速 T1 加权的三维成像

【鉴别诊断】

血管瘤

- 向心性的结节样强化，在增强 CT 的各个期密度均与腹主动脉或肝动脉内的血液相近
- T2WI 呈不均匀性，可在 AGS 上看见，不一定出现在典型的血管瘤上（呈不均匀高信号）
- 血管瘤常单发，即使是多发的血管瘤，其数量也不及 AGS

肝转移瘤

- 多发，遍布肝
- 富血供病灶：动脉期密度升高，中心纤维组织的存在可使病灶呈不均匀明显强化

原发性肝癌

- 密度不均匀的富血供病灶，伴血管和结节样浸润，伴有坏死和出血

肝腺瘤

- 动脉期强化均匀，余各期呈肝实质强化
- 出血，坏死和脂肪沉积可导致强化不均匀

FNH（不典型的）
- 动脉期呈迅速，强烈的，高密度改变，门脉期快速回落至等密度
- 可能出现不均匀强化，但在增强 CT 和 MR 各期密度不会与血液密度相近

诊断与鉴别诊断要点

- AGS 不同的组织病理学特性伴随着影像学上肿瘤强化方式的不同
- 多层螺旋 CT 的快速扫描及增强图像有助于鉴别 AGS 和血管瘤
- 环境因素导致的 AGS 已经很少见，二氧化钍相关性血管肉瘤发病率在减低
- 血管肉瘤病灶在增强 MR 和增强 CT 上呈多发持续不均匀强化病变

典型病例

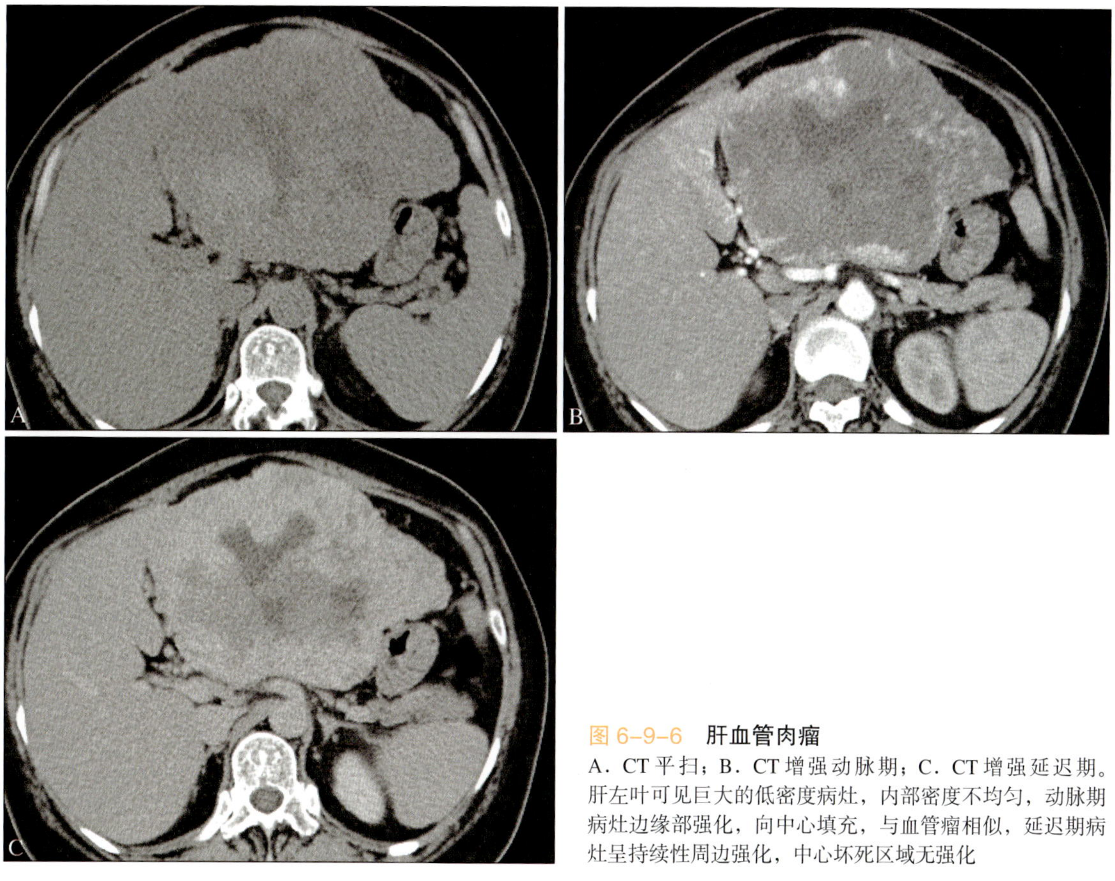

图 6-9-6　肝血管肉瘤
A. CT 平扫；B. CT 增强动脉期；C. CT 增强延迟期。肝左叶可见巨大的低密度病灶，内部密度不均匀，动脉期病灶边缘部强化，向中心填充，与血管瘤相似，延迟期病灶呈持续性周边强化，中心坏死区域无强化

重点推荐文献

[1] Qureshi SS, Rekhi B, Pungavkar S. Congenital Angiosarcoma of the Arm in Pediatric Patient: A Therapeutic Dilemma. J Clin Oncol [J], 2012 (4): 1021-1025.

[2] Schwartz J, Hatch J, Shaaban A, Hutson W. Education and Imaging. Hepatobiliary and pancreatic: angiosarcoma of the liver. J Gastroenterol Hepatol [J], 2010, 25 (5): 1016-1020.

[3] Wiland HOt, Pai RK, Purysko AS. Hepatic angiosarcoma mimicking sinusoidal obstruction syndrome/venoocclusive disease: a pathologic-radiologic correlation. Ann Diagn Pathol [J], 2012 (4): 676-680.

[4] Yasunaka T, Ikeda F, Kobashi H, et al. Hepatic angiosarcoma with characteristic laparoscopic findings. Dig Endosc [J], 2012, 24 (2): 124-128.

[5] Trivedi H, Nachmany I, Randhawa P, Humar A, Shapiro R, Basu A. Image of the month-quiz case. Angiosarcoma. Arch Surg [J], 2010, 145 (12): 1209-1210.

七、肝转移瘤

【概念与概述】

- 肝转移瘤（hepatic metastase），是一种位于肝内的恶性播散性肿瘤

【病理与病因】

一般特征

- 一般事项
  - 病灶的特征取决于原发肿瘤
- 病因学
  - 少血供的肝转移瘤
  - 富血供的肝转移瘤
- 相关异常：原发恶性肿瘤的转移

大体病理及手术所见

- 大小，成分，血供不同
- 粟粒样，结节样，弥散样

【临床表现】

表现

- 最常见的体征 / 症状
  - 无症状，右上腹痛，肝大，质软
  - 体重减轻，黄疸，腹水
- 实验室检查：肝功能异常，25% ~ 50% 的患者肝功能可正常
- 诊断：影像学检查，细针穿刺取病理

疾病人群分布

- 年龄：常见于中老年人
- 性别：取决于原发肿瘤的情况

自然病史与预后

- 取决于原发肿瘤的情况
- 如果可以切除，20% ~ 40% 的患者可以得到一个较好的 5 年生存率
- 结肠癌转移瘤的患者
  - 3 年生存率
    - 单发病灶的患者为 21%
    - 多发病灶的患者为 6%
    - 广泛播散的患者为 4%

治疗

- 对肠源性肝转移瘤可采取射频和手术切除
- 化疗栓塞：类癌和内分泌源性转移瘤
- 各种转移瘤均可化疗

【影像表现】

概述

- 最佳诊断依据：多发的肝内随机分布的低密度或高密度占位
- 部位
  - 肝左右叶均可发病
- 大小：从数毫米到数厘米大小不等
- 重要概念
  - 最常见的肝恶性肿瘤，与肝原发肿瘤比例为 18 ∶ 1
  - 尸检发现 55% 的肿瘤患者都有肝转移瘤
  - 肝转移瘤可呈富血供，也可呈少血供

CT 表现

- 平扫 CT
  - 可能未见异常
  - 转移瘤
    - 呈低密度，等密度或高密度
    - 钙化：黏液腺癌（结肠），经治疗的转移瘤（乳腺），恶性畸胎瘤
  - 囊性转移瘤（CT 值低于 20Hu）

- 液平，坏死灶，囊壁结节
- 可见厚囊壁和分隔
- 常为囊腺癌和肉瘤转移而来（胰腺，胃肠，卵巢原发）

- 增强 CT
  - 少血供转移瘤
    - 中心呈低密度，外围环状强化
    - 外围肿瘤可激发新生血管，中心为少血供区或坏死区
    - 环形强化也可能有肿瘤挤压正常肝组织引起
  - 富血供转移瘤
    - 不均匀强化
    - 中心坏死区无强化
    - 门脉期呈低密度或等密度
    - 举例：胰小细胞癌、类癌、甲状腺癌、肾癌、嗜铬细胞瘤

MR 表现

- T1WI：多发低信号占位
- T2WI
  - 中等强度信号到高信号
  - “灯泡”征：病灶呈显著的高信号（神经内分泌性肿瘤）
  - “灯泡”征表现与囊肿和出血相似
- T1C+
  - 少血供转移瘤
    - 强化形式与增强 CT 相似
    - 中心低信号，外围环状强化
  - 富血管转移瘤
    - 动脉期呈高信号强化
- SPIO
  - 转移瘤：T2WI 呈高信号
    - 无网状内皮系统
  - 正常肝：信号减低
    - 由于 SPIO 被正常肝细胞网状内皮系统吞噬

超声表现

- 实时动态检查
  - 少血供转移瘤
    - 常起自少血供肿瘤
  - 富血供转移瘤
    - 起自胰腺，类癌，肾的转移瘤都是富血供的
  - “牛眼”征和“靶”征
    - 低回声和高回声交替
    - 实性病灶伴低回声环
    - 常起自侵袭性肿瘤
    - 举例：支气管肺癌
  - 囊状转移瘤
    - 起自胰腺囊腺癌和卵巢囊腺癌
    - 举例：结肠黏液性囊腺癌，恶性畸胎瘤

核医学表现

  - PET：多发高代谢病灶

推荐影像学检查

- 最佳检查法：CT，MR，如果考虑到转移瘤可应用肝特异性对比剂（SPIO，锰福地吡）

【鉴别诊断】

多发肝囊肿

- 无外围环状强化和中心强化
- 囊内存在陈旧出血或感染时密度和信号会升高
- 囊壁无结节及赘生物

多发肝脓肿

- CT 上脓肿可呈集合体征
- 常伴肺不张和右侧膈肌抬高
- 有典型的感染症状

多发血管瘤

- 增强 CT 和增强 MR 上呈典型的边缘结节不连续强化
- 密度与血液密度相近
- T2WI 上呈显著地高信号
- 超声上呈均匀的高回声

多灶性脂肪浸润

- 病灶内的血管无破坏
- MR 脂肪抑制及反相成像显示局部密度减低

多灶性肝癌和胆管细胞癌

- 肝癌：肝硬化、血管浸润
- 胆管细胞癌：包膜回缩，延迟期强化

诊断与鉴别诊断要点

- 除外其他与转移瘤相似的多发性肝占位，如肝囊肿、血管瘤、肝脓肿等
- 肝转移瘤呈富血供或少血供，多发，肿瘤环形强化或“牛眼”征是其特征性影像表现
- 上皮源性转移瘤：血管可见环状强化
- T2W1 呈灯泡征：胆囊和神经内分泌源性肿瘤

重点推荐文献

[1] Mekenkamp LJ, Haan JC, Koopman M, et al. Chromosome 20p11 gains are associated with liver-specific metastasis in patients with colorectal cancer. Gut [J], 2012 (3): 134-139.

[2] Kim K, Chie EK, Jang JY, et al. Postoperative chemoradiotherapy for gallbladder cancer. Strahlenther Onkol [J], 2012 (5): 1220-1226.

[3] Schrauder MG, Fasching PA, Haberle L, et al. Diabetes and prognosis in a breast cancer cohort. Journal of cancer research and clinical oncology [J], 2011, 137 (6): 975-983.

[4] Modest DP, Stintzing S, Laubender RP, et al. Clinical characterization of patients with metastatic colorectal cancer depending on the KRAS status. Anticancer Drugs [J], 2011, 22 (9): 913-918.

[5] Kim K, Chie EK, Han W, et al. Age <40Years is an independent prognostic factor predicting inferior overall survival in patients treated with breast conservative therapy. Breast J [J], 2011, 17 (1): 75-78.

[6] Flicker K, Ulz P, Hoger H, et al. High-resolution analysis of alterations in medullary thyroid carcinoma genomes. International journal of cancer Journal international du cancer [J], 2011 (7), 345-350.

典型病例

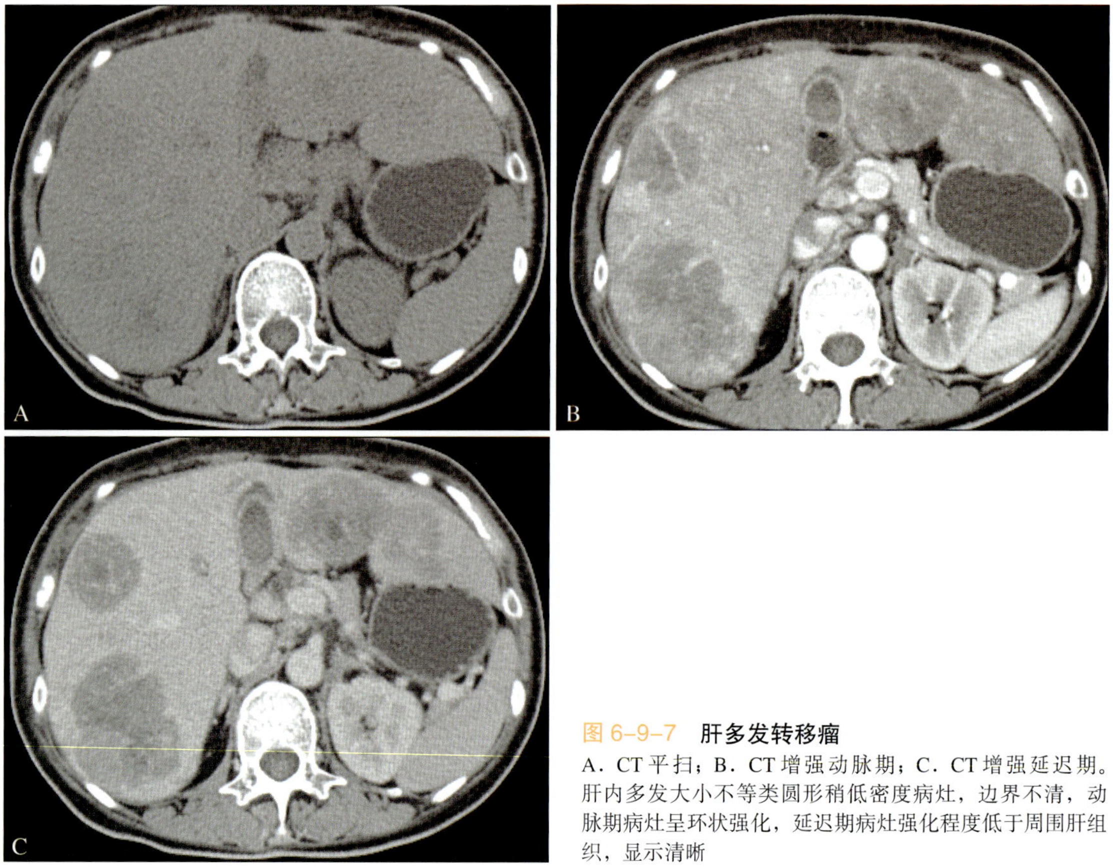

图 6-9-7 肝多发转移瘤

A. CT 平扫；B. CT 增强动脉期；C. CT 增强延迟期。肝内多发大小不等类圆形稍低密度病灶，边界不清，动脉期病灶呈环状强化，延迟期病灶强化程度低于周围肝组织，显示清晰

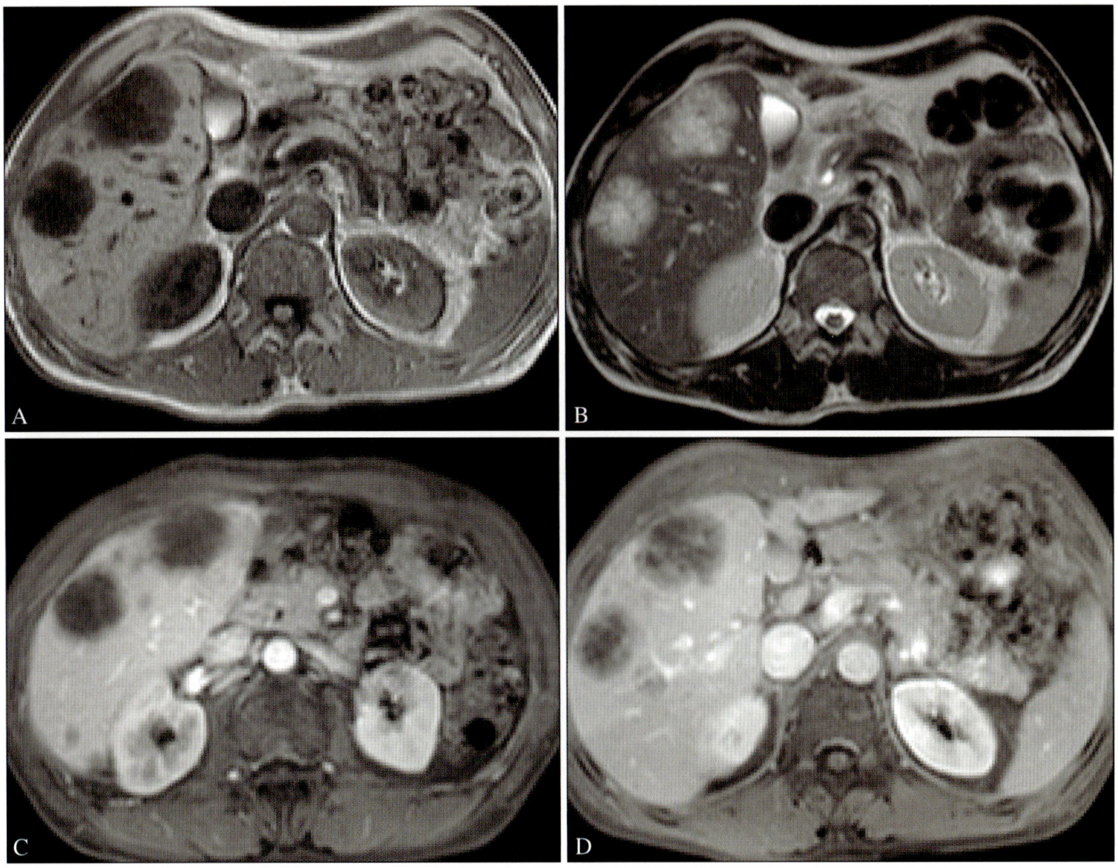

图 6-9-8 **肝多发转移瘤**

A. T1W1；B. T2W1；C. T1WI 增强扫描动脉期；D. T1WI 增强扫描门脉期。肝内多发类圆形病灶，中心坏死，T1WI 呈低信号，T2WI 呈稍高信号，病变呈环状强化

八、肝淋巴瘤

【概念与概述】

- 肝淋巴瘤（hepatic lymphoma），发生在肝的结外淋巴瘤，大多数为局限在肝内的肿块，分为霍奇金型（HD）和非霍奇金型（NHD）

【病理与病因】

一般特征

- 一般事项
  - 疾病早期：粟粒样病变
  - 疾病晚期：多发结节样病变
- 相关异常：常见于 AIDS 的淋巴瘤

病因学

- 部分病例与丙肝病毒感染有关，伴或不伴冷球蛋白血症
- 亦有报道肝淋巴瘤可由乙肝病毒感染，HIV 病毒感染和原发胆汁性肝硬化发展而来

流行病学

- 肝原发淋巴瘤少见，好发于白种人的中年男性，偶见于儿童，大部分为 B 细胞淋巴瘤，与原发肝、脾 T 细胞淋巴瘤有不同的分布

大体病理及手术所见

- 多发结节样或弥散样

显微镜下特征

- 霍奇金病（HD）
  - 可见里 - 施氏细胞（R-S 细胞）
- 非霍奇金淋巴瘤（NHL）
  - 小核分叶状细胞（常见）
  - 小核不分叶细胞（不常见）

【临床表现】

表现

- 最常见的体征 / 症状
  - 右上腹痛或不适，体重下降和发热
  - 原发肝脾 T 细胞淋巴瘤表现为肝脾大

- 实验室检查：肝功能异常，25% ~ 50% 的患者肝功能可正常
- 诊断：影像学检查，细针穿刺取病理

疾病人群分布

- 年龄：平均年龄 20 岁
- 性别：患者大多数是男性（男女之比大约为 5：1）

自然病史与预后

- 预后：很差，平均生存期多小于 1 年

治疗

- 首选外科手术
- 单纯放疗或化疗效果不佳

【影像表现】

概述

- 最佳诊断依据：分叶状低密度病灶
- 部位
  - 淋巴瘤（HD&NHD）好发于周围组织，因为肝周围淋巴组织丰富
- 大小：数毫米到数厘米大小不等
- 重要概念
  - 原发性肝淋巴瘤少见
  - 继发性肝淋巴瘤：50%HD 和 NHD 患者可见肝淋巴瘤
  - 淋巴瘤分型
    - 霍奇金病（HD）
    - 非霍奇金淋巴瘤（NHL）

CT 表现

- 平扫 CT
  - 可能未见异常
  - 原发性淋巴瘤
    - 与肝相比呈等密度或低密度
  - 继发性淋巴瘤
    - 多发，境界清楚，体积较大，密度均匀的低密度占位
    - 弥散浸润：无法与正常肝和脂肪样变性相鉴别
- 增强 CT
  - 无或轻度强化

MR 表现

- T1WI：低信号
- T2WI：高信号
- 无或轻度强化

超声表现

- 实时动态检查
  - 多发，境界清楚的低回声占位
  - 与正常肝和多发点状低回声病灶相鉴别

核医学表现

- PET：与 CT 和 MR 表现一致

推荐影像学检查

- 最佳检查法：CT，MR

【鉴别诊断】

原发性肝癌

- 大多数肝癌血供丰富，增强动脉期有明显强化，实质期变为低密度
- 假包膜
- 常伴门静脉侵犯形成癌栓
- 绝大多数肝癌 AFP 明显升高

胆管细胞癌

- 肝左叶多见，常伴邻近肝的萎缩
- 肝内胆管扩张
- 病灶中心可有延迟强化

肝转移瘤

- 部分肝转移瘤增强后可无明显强化，与继发性肝淋巴瘤表现相似，鉴别有一定难度

诊断与鉴别诊断要点

- 肝淋巴瘤增强后无强化或轻微均匀强化，无假包膜，可围绕门静脉周围生长但不形成癌栓
- 部分肝转移瘤增强后可无明显强化，与继发性肝淋巴瘤表现相似，鉴别有一定难度

重点推荐文献

[1] Raimondo L, Ferrara I, De Stefano A, et al. Primary hepatic lymphoma in a patient with previous rectal adenocarcinoma: a case report and discussion of etiopathogenesis and diagnostic tools. Int J Hematol [J], 2012 (5), 176-181.

[2] Cecinati V, Arcamone G, Mattia DD, Santoro N, Martire B. Hepatic non-Hodgkin lymphoma and hepatoblastoma complicating ataxia-telangiectasia. Immunopharmacol Immunotoxicol [J], 2012, 34 (1): 1-3.

[3] Gatselis NK, Dalekos GN. Education and imaging. Hepatobiliary and pancreatic: Primary hepatic lymphoma. J Gastroenterol Hepatol [J], 2011, 26 (1): 210.

[4] Dank G, Rassnick KM, Kristal O, et al. Clinical characteristics, treatment, and outcome of dogs with presumed primary hepatic lymphoma: 18 cases (1992-2008). J Am Vet Med Assoc [J], 2011, 239 (7): 966-971.

[5] Delshad SD, Ahdoot JJ, Portocarrero DJ. Primary hepatic lymphoma. Clinical gastroenterology and hepatology: the official clinical practice journal of the American Gastroenterological Association [J], 2010, 8 (5): e49-50.

典型病例

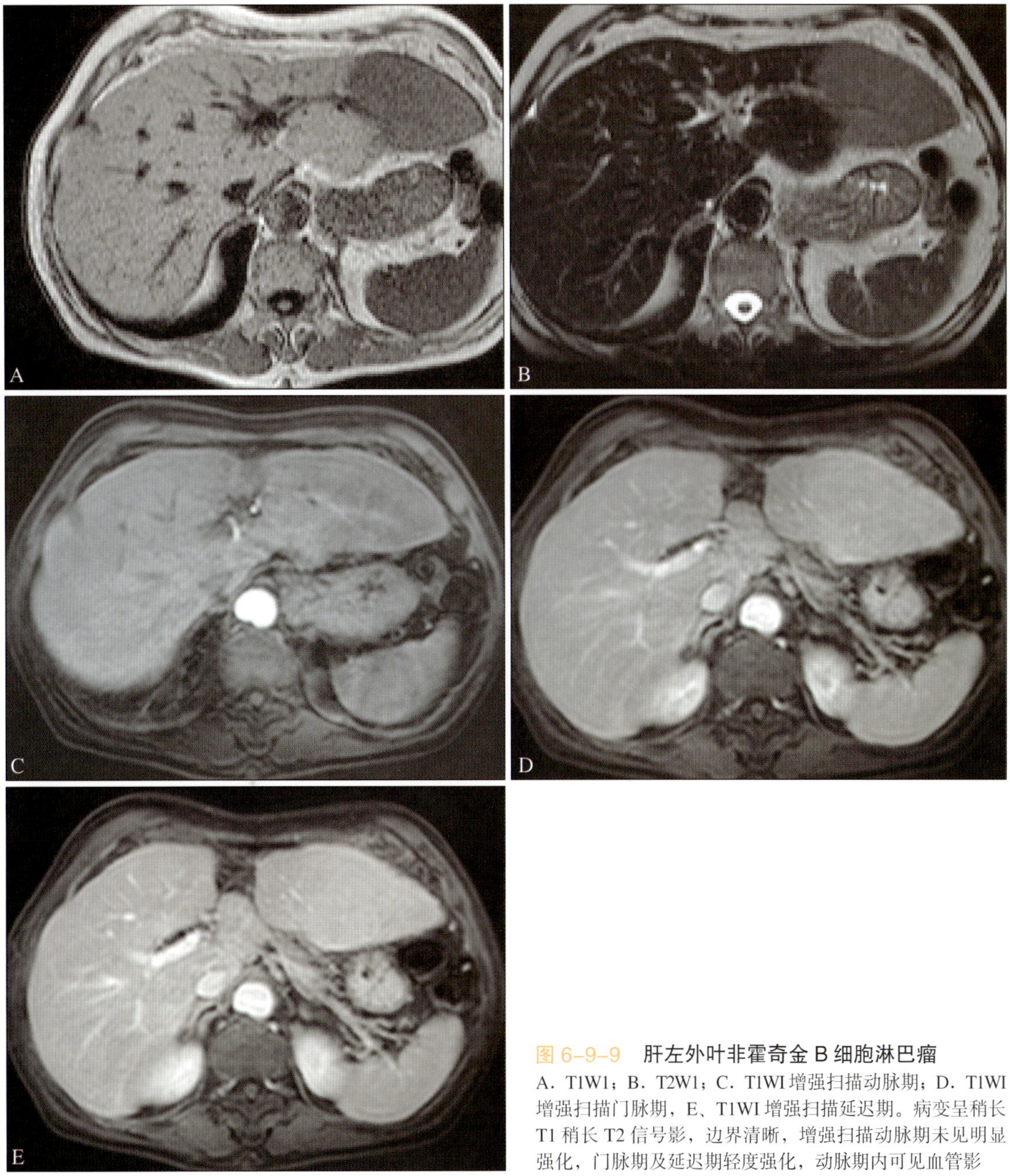

图 6-9-9 肝左外叶非霍奇金 B 细胞淋巴瘤

A. T1WI; B. T2WI; C. T1WI 增强扫描动脉期; D. T1WI 增强扫描门脉期, E、T1WI 增强扫描延迟期。病变呈稍长 T1 稍长 T2 信号影，边界清晰，增强扫描动脉期未见明显强化，门脉期及延迟期轻度强化，动脉期内可见血管影

第 10 节 放射性肝炎

【概念与概述】

缩写与同义词

- 放射性肝炎（radiation hepatitis）
- 放射性肝病（radiation-induced liver disease，RILD）

概念

- 放射性肝炎，是由肝纤维化引起的，窦后性静脉阻塞性疾病，多呈亚急性过程，发生于放射治疗后的 2 ~ 28 周

【病理与病因】

一般特征

- 病因学
  - 患者因肿瘤位于肝或肝的临近器官，行放射治疗时肝不可避免的接受射线照射
  - 患者单次接受 1200 拉德以上的外照射计量，或于 6 周内累计接收 4000 ~ 5000 拉德的照射计量可导致 RILD
  - 研究表明钇 -90（半衰期约 64 小时）等放射性粒子在肝肿瘤治疗中的应用也可能导致 RILD
- 流行病学
  - 随着肝癌的放疗及骨髓移植前全身照射的广泛应用，RILD 变得越来越常见

大体病理及手术所见

- 急性期肝体积增大，慢性期肝体积缩小，肝细胞片状变性及坏死，肝窦壁及小血管壁增厚

显微镜下特征

- 肝静脉闭塞症
- 肝内小血管，尤其是肝窦及小静脉扩张，充血及出血，进一步引起血管损伤

【临床表现】

表现

- 最常见的体征 / 症状
  - 肝体积增大，腹水，胸水，体重减轻
  - 这些症状在治疗后可能持续 2 ~ 16 周，也可能延迟至 7 个月
- 临床概况
  - 肝静脉流出受阻
  - 腹水，胸水，门脉高压，上消化道出血

自然病史与预后

- 急性期的病例经过积极治疗大部分可以在 60 天内得到痊愈，但是可能伴随着部分肝细胞的坏死，脂肪沉积，肝小叶纤维化及小叶中心静脉的缺失
- 部分病例转入慢性期，表现为肝段的萎缩及肝硬化

治疗

- 应用保肝及恢复肝功能药物，对症治疗

【影像表现】

概述

- 最佳诊断依据：正常肝实质与病变肝实质（相应于外照射范围及钇 $^{-90}$ 玻璃微球在血管内的分布范围）之间有较为明显的界线

CT 表现

- 平扫 CT
  - 放射治疗后的几个月内，其引起的肝损伤表现为界线清楚的低密度病变
    - 归结于肝组织的充血，水肿
  - 随着充血进一步加重，可见类肿瘤密度的充血结节
  - 有脂肪肝的患者，病变部位表现为较周围组织密度增高
    - 这种表现是因为脂肪的密度小于水的密度
  - 经过几周的时间，病变部位原本清晰的界线将变得模糊和不规则（肝组织再生）
  - 最终病变部位的组织萎缩
- 增强 CT
  - 增强 CT 的图像随着原发疾病病理情况的不同而变化
  - 对于原发性肝癌的患者，因为肿瘤动脉血供及门脉血供丰富，照射损伤区的肝组织比正常的肝组织增强 CT 上有明显的强化，
  - 照射损伤区在门脉期表现为低密度，延迟期呈持续的强化
    - 血流低灌注，肝静脉纤维化血液流出受阻，造成血液淤滞

MR 表现

- T1WI：较低信号

推荐影像学检查

- 最佳检查法：增强 CT

【鉴别诊断】

肝局灶脂肪性变

- 呈全部，带状或边缘强化
- 病损部位可见正常血管影像
- MR 反相成像上呈抑制信号

肝外伤

- 节段性或弥漫的低密度病变，界线清晰，无强化或强化不均匀

诊断与鉴别诊断要点

- 肝损伤的严重程度是由肝受照射的体积、放射源的类型、患者的营养状况及免疫能力等因素决定的
- HCC 伴发的 RILD 可在动脉期增强图像上进行鉴别

（辛　军）

重点推荐文献

[1] Rizzo L, Calvaruso V, Cacopardo B, et al. Comparison of transient elastography and acoustic radiation force impulse for non-invasive staging of liver fibrosis in patients with chronic hepatitis C. The American journal of gastroenterology [J]. 2011, 106 (12): 2112-2120.

[2] Ohishi W, Fujiwara S, Cologne JB, et al. Impact of radiation and hepatitis virus infection on risk of hepatocellular carcinoma. Hepatology [J], 2011, 53 (4): 1237-1245.

[3] Kuroda H, Kakisaka K, Tatemichi Y, et al. Non-invasive evaluation of liver fibrosis using acoustic radiation force impulse imaging in chronic hepatitis patients with hepatitis C virus infection. Hepato-gastroenterology [J], 2010, 57 (102-103): 1203-1207.

[4] Goertz RS, Zopf Y, Jugl V, et al. Measurement of liver elasticity with acoustic radiation force impulse (ARFI) technology: an alternative noninvasive method for staging liver fibrosis in viral hepatitis. Ultraschall Med [J], 2010, 31 (2): 151-155.

[5] Baigaliev AA. [The application of pulsed infrared laser radiation with autoresonant amplification for the treatment of patients with acute viral hepatitis B]. Vopr Kurortol Fizioter Lech Fiz Kult [J], 2010, (6): 24-25.

主要参考文献

[1] Chou CK, Mak CW, Lin MB, et al. CT of agenesis and atrophy of the right hepatic lobe. Abdom Imaging [J], 1998, 23 (6): 603-607.

[2] O'Brien K, Font-Montgomery E, Lukose L, et al. Congenital hepatic fibrosis and portal hypertension in autosomal dominant polycystic kidney disease. J Pediatr Gastroenterol Nutr [J], 2012, 54 (1): 83-89.

[3] Midiri M, Bartolotta TV, Lagalla R. Diffuse liver disease. Evaluation with CT and MR imaging. Radiol Med [J], 2002, 103 (3): 171-187.

[4] Yang MK, Lau YM, Lo FH, et al. Hepatosplenic candidiasis complicating acute myeloid leukaemia. Hong Kong Med J [J], 2011, 17 (3): 252-253.

[5] Wang CL, Guo XJ, Qiu SB, et al. Diagnosis of bacterial hepatic abscess by CT. Hepatobiliary Pancreat Dis Int [J], 2007, 6 (3): 271-275.

[6] Sodhi KS, Sandhu MS, Chawla Y, et al. Right atrial and inferior vena caval thrombosis in a case of amebic liver abscess. J Emerg Med [J], 2011, 41 (4): 397-399.

[7] Pedrosa I, Saiz A, Arrazola J, et al. Hydatid disease: radiologic and pathologic features and complications. Radiographics [J], 2000, 20 (3):

[8] Borra RJ, Salo S, Dean K, et al. Nonalcoholic fatty liver disease: rapid evaluation of liver fat content with in-phase and out-of-phase MR imaging. Radiology [J], 2009, 250 (1): 130-136.

[9] Bartolozzi C, Battaglia V, Bozzi E. Hepatocellular nodules in liver cirrhosis: contrast-enhanced MR. Abdominal Imaging [J], 2011, 36 (3): 290-299.

[10] Husarik DB, Gupta RT, Ringe KI, et al. Contrast enhanced liver MRI in patients with primary sclerosing cholangitis: inverse appearance of focal confluent fibrosis

on delayed phase MR images with hepatocyte specific versus extracellular gadolinium based contrast agents. Acad Radiol [J], 2011, 18 (12): 1549-1554.
[11] Kovac JD, Jesic R, Stanisavljevic D, et al. Integrative role of MRI in the evaluation of primary biliary cirrhosis. European Radiology [J], 2012, 22 (3): 688-694.
[12] Ames JT, Federle MP, Chopra K. Distinguishing clinical and imaging features of nodular regenerative hyperplasia and large regenerative nodules of the liver. Clin Radiol[J], 2009, 64 (12): 1190-1195.
[13] Ayyala US, Padilla ML. Diagnosis and treatment of hepatic sarcoidosis. Curr Treat Options Gastroenterol [J], 2006, 9 (6): 475-483.
[14] Kaneko M, Nozawa H, Kitayama J, et al. A case of hereditary hemorrhagic telangiectasia (Osler-Weber-Rendu disease) with multiple polyps arising in the cecum and appendix. Acta Gastroenterol Belg [J], 2011, 74 (2): 352-354.
[15] Thayalakulasingam T, Mohammed R, Varughese S, et al. Clinical case of the month. A rare case of Budd Chiari syndrome. J La State Med Soc [J], 2011, 163 (5): 291-294.
[16] Lessard L, Bach D, Wall W, Luke PP. Intrahepatic extension of renal cell carcinoma tumor thrombus causing Budd-Chiari syndrome. Can Urol Assoc J [J], 2011, 5 (6): 383-384.
[17] Ghaferi AA, Hutchins GM. Progression of liver pathology in patients undergoing the Fontan procedure: Chronic passive congestion, cardiac cirrhosis, hepatic adenoma, and hepatocellular carcinoma. J Thorac Cardiovasc Surg [J], 2005, 129 (6): 1348-1352.
[18] Verlohren S and Dudenhausen JW. Progressive Preeclampsia to HELLP Syndrome. Geburtshilfe Und Frauenheilkunde [J], 2012; 72 (6): 499-499.
[19] Mizuno S, Wada H, Hamada T, et al. Lethal hepatic infarction following plasma exchange in living donor liver transplant patients. Transpl Int [J], 2011, 24 (7): e57-58.
[20] Carucci LR, Halvorsen RA. Hepatic peliosis (bacillary angiomatosis) in AIDS: CT findings. Abdom Imaging[J], 2006, 31 (2) : 253; author reply 4.
[21] Olsson KS, Walinder O, Kindmark A, et al. Common local founder effects for Wilson's disease and hereditary hemochromatosis; mutation studies of a large family. Scandinavian Journal of Gastroenterology [J], 2012; 47 (8-9): 1014-1020.
[22] Klepitskaya OS and Proskokova TN. Hepatolenticular degeneration: Wilson-Konovalov disease. Neurology [J], 2006; 66 (5): A2-A2.
[23] Barbuscia M, Querci A, Tonante A, et al. Liver trauma. Diagnosis and treatment. G Chir [J], 2012; 33 (3): 66-70.
[24] Boonstra EA, de Boer MT, Sieders E, et al. Risk factors for central bile duct injury complicating partial liver resection. Br J Surg [J], 2012; 99 (2): 256-262.
[25] van Keimpema L, Drenth JP. Polycystic liver disease: a critical appraisal of hepatic resection, cyst fenestration, and liver transplantation. Ann Surg [J], 2011, 253 (2): 419; author reply 20.
[26] Jalil A, Maino A, Bhojwani R, et al. Clinical review of periorbital capillary hemangioma of infancy. J Pediatr Ophthalmol Strabismus [J], 2011, 48 (4): 218-225.
[27] Lecler A, Arrive L. Focal nodular hyperplasia. Clin Res Hepatol Gastroenterol [J], 2011, 35 (3): 159-160.
[28] Grazioli L, Bondioni MP, Haradome H, et al. Hepatocellular adenoma and focal nodular hyperplasia: value of gadoxetic acid-enhanced MR imaging in differential diagnosis. Radiology [J], 2012, 262 (2): 520-529.
[29] Ryu Y, Matsui O, Zen Y, et al. Multicystic biliary hamartoma: imaging findings in four cases. Abdom Imaging [J], 2010, 35 (5): 543-547.
[30] Ding GH, Liu Y, Wu MC, Yang GS, Yang JM, Cong WM. Diagnosis and treatment of hepatic angiomyolipoma. J Surg Oncol [J], 2011, 103 (8): 807-812.
[31] Forner A, Llovet JM, Bruix J. Hepatocellular carcinoma. Lancet [J], 2012 (5): 34-40.
[32] Terzis I, Haritanti A, Economou I. Fibrolamellar hepatocellular carcinoma: a case report with distinct radiological features. J Gastrointest Cancer [J], 2010, 41 (1): 2-5.
[33] Wijaya I, Abdullah M. Diagnosis and treatment update: cholangiocarcinoma. Acta Med Indones [J], 2011, 43 (3): 212-215.
[34] Bano S, Upreti L, Puri SK, Chaudhary V, Sakuja P. Imaging of pancreatic serous cystadenocarcinoma. Jpn J Radiol [J], 2011, 29 (10): 730-734.
[35] Schwartz J, Hatch J, Shaaban A, Hutson W. Education and Imaging. Hepatobiliary and pancreatic: angiosarcoma of the liver. J Gastroenterol Hepatol [J], 2010, 25 (5): 1016-1020.
[36] Modest DP, Stintzing S, Laubender RP, et al. Clinical characterization of patients with metastatic colorectal cancer depending on the KRAS status. Anticancer Drugs [J], 2011, 22 (9): 913-918.
[37] Cecinati V, Arcamone G, Mattia DD, Santoro N, Martire B. Hepatic non-Hodgkin lymphoma and hepatoblastoma complicating ataxia-telangiectasia. Immunopharmacol Immunotoxicol [J], 2012, 34 (1): 1-3.
[38] Dank G, Rassnick KM, Kristal O, et al. Clinical characteristics, treatment, and outcome of dogs with presumed primary hepatic lymphoma: 18 cases (1992-2008). J Am Vet Med Assoc [J], 2011, 239 (7) : 966-971.
[39] Ohishi W, Fujiwara S, Cologne JB, et al. Impact of radiation and hepatitis virus infection on risk of hepatocellular carcinoma. Hepatology [J], 2011, 53 (4): 1237-1245.
[40] Baigaliev AA. [The application of pulsed infrared laser radiation with autoresonant amplification for the treatment of patients with acute viral hepatitis B]. Vopr Kurortol Fizioter Lech Fiz Kult [J], 2010, 62 (6): 24-25.

（辛 军）

胆 管 7

第 1 节 概 述

胆道解剖及检查方法

【影像解剖】

肝内胆管

- 起自毛细胆管，继而汇集成小叶间胆管，肝段、肝叶胆管及肝内部分的左右肝管
- 肝内胆管和肝内肝动脉、门静脉及其各级分支的分布和行走大体一致，三者同为一结缔组织鞘（Glisson 鞘）所包裹
- 左、右肝管为一级支，左内叶、左外叶、右前叶、右后叶胆管为二级支，各肝段胆管为三级支
  - 左肝管较为细长，长约 2.5 ~ 4cm
  - 右肝管较粗短，长约 1 ~ 3cm

肝外胆道

- 肝总管
  - 左、右肝管出肝后，在肝门部汇合形成肝总管
  - 肝总管直径为 0.4 ~ 0.6cm，长 2 ~ 4cm
  - 位于肝十二指肠韧带中
  - 其下端与胆囊管汇合形成胆总管
- 胆总管
  - 肝总管与胆囊管汇合形成胆总管
  - 胆总管长 7 ~ 9cm，直径 0.6 ~ 0.8cm
  - 根据其行程和毗邻关系，胆总管分为四段
    - 十二指肠上段：始于肝总管与胆囊管汇合处，止于十二指肠上缘。此段经网膜孔前方，肝十二指肠韧带右缘下行，肝动脉位于其右侧，门静脉位于两者后方
    - 十二指肠后段：行经十二指肠第一段后方，其后方为下腔静脉，左侧有门静脉和胃十二指肠动脉
    - 胰腺段：在胰头后方的胆管沟内或实质内下行
    - 十二指肠壁内段：胰腺段胆总管下行至十二指肠降部中段后，斜行进入肠管后内侧壁，长 1.5 ~ 2cm
  - 85% 的人胆总管与主胰管在肠壁内汇合形成一共同通道，并膨大形成胆胰壶腹，亦称乏特（Vater）壶腹
- 壶腹
  - 周围有括约肌，称为 Oddi 括约肌
  - 壶腹末端通常开口于十二指肠降部下 1/3 或中 1/3 处的十二指肠大乳头

胆囊

- 囊性器官，呈梨形，位于肝面的胆囊窝内
- 长 8 ~ 12cm，宽 3 ~ 5cm，容积 40 ~ 60ml
- 胆囊分为底、体、颈三部
  - 底部圆钝，为盲端
  - 体部为中间的大部
  - 颈部为末端的狭窄区，有袋状，称 Hartmann 袋，胆囊结石常滞留于此处
- 胆囊管
  - 由胆囊颈延伸而成，长 2 ~ 3cm，直径约 0.3cm
  - 内壁黏膜形成螺旋状皱襞，称 Heister 瓣

    - 胆囊管大多呈锐角在肝总管右侧壁与之汇合

【影像检查方法】

X 线摄影

- 仅能显示钙化或气体
    - 腹部平片可显示的阳性结石仅占 15% 左右
    - 胆囊壁钙化：瓷化胆囊
    - 胆管积气：胆肠瘘、Oddi 括约肌功能异常、术后
    - 胆囊壁气泡：细菌感染
- 较少单纯用于胆道疾病诊断

口服胆道造影及静脉胆道造影

- 准确性易受多种因素影响，X 线造影方法几乎被新的检查方法替代
- 静脉胆道造影对比剂可用于 CT 胆道造影
- 新型经胆汁排泄的对比剂可用于磁共振胆道造影检查

直接胆道造影

- 经皮经肝胆道造影（PTC）
    - 在梗阻性胆道疾病时，尤其是经内镜逆行胆道造影失败时使用
    - 肝内胆道梗阻或近端肝外胆道梗阻的诊断和治疗时使用
- 经内镜逆行胆道造影（ERCP）
    - 在梗阻性胆道疾病时，尤其是远端梗阻时使用
    - 可直接观察十二指肠及乳头部病变，可直接取材活检
    - 在需要胆道内支架、取石、胆道活检、鼻胆管引流治疗时使用
- 术后（T 管）胆道造影
    - 各种胆总管手术通常需要留置 T 形引流管
    - 需了解有无胆管狭窄、窦道、结石残留及胆总管下端通畅情况时使用
    - 拔管前常需按常规造影

超声

- 胆囊及胆管疾病的首选检查
- 胆系结石检出，准确率＞95%
- 急性胆囊炎诊断，准确率约 95%
- 胆囊炎并发症（穿孔、坏疽）检查
- 胆囊肿物（息肉，原发及转移性肿瘤）

CT

- 在胆系结石检出方面敏感度低于超声
- 在胆囊炎并发症诊断方面准确性高，如：气肿、坏疽、穿孔、脓肿等
- 胆囊癌分期的首选检查方法
- 能清楚显示肝内外胆管扩张的范围和程度，胆管梗阻的水平
- 增强 CT 结合多平面重建技术在胆管肿瘤诊断方面准确性较高

MR

- MRCP 是评价胆道梗阻的首选方法
- 利用重 T2 加权序列使胆汁呈现高信号
- 可代替直接法胆道造影显示肝内外胆管及胰管
- 结合多种序列对肝、胆及胰腺疾病诊断具有重要价值

核医学胆道显像

- 经静脉注射锝-99 亚氨基二乙酸化合物（Tc-HIDA）扫描
- 经肝摄取并随胆汁分泌
- 可显示胆囊及胆总管
- 主要用于急性胆囊炎及（术后及创伤性）胆道瘘的诊断

【胆道梗阻的影像诊断】

胆道影像检查的目的

- 有无梗阻
- 梗阻位置
- 梗阻原因

胆道梗阻的影像诊断依据

- 确定有无胆道梗阻
    - 存在胆管狭窄、梗阻
    - 梗阻近端胆管扩张
- 胆管扩张的判断
    - 肝内胆管扩张
        - 胆管分支清晰可见或增宽
        - 大于伴行门静脉宽度的 40%
    - 肝外胆管扩张
        - 肝总管＞ 6mm
        - 胆总管＞ 8 ～ 10mm
        - 老年人、胆囊切除术后患者：胆管可略增宽
- 胆道梗阻位置与常见疾病
    - 肝内胆管
        - 原发性硬化性胆管炎
        - 周围型胆管癌
        - 肝肿瘤侵袭胆管
    - 肝门部胆管

- 胆管癌
- 胆囊癌
- 原发性硬化性胆管炎
- 肝门部转移癌
- 医源性狭窄

○ 肝外胆管

- 胆管结石
- 胆管癌
- 胰腺癌
- 胰腺炎
- 壶腹狭窄
- 壶腹癌
- 十二指肠癌

● 良恶性梗阻鉴别

○ 恶性梗阻

- 突然狭窄
- 胆管壁偏心性增厚
- 腔内肿物
- 胆管壁周围肿物
- 伴有淋巴结转移、远隔转移、血管侵袭征象

○ 良性梗阻

- 锥形狭窄
- 胆管壁向心性环状增厚
- 狭窄处见结石

重点推荐文献

[1] Benjamin M. Yeh，Peter S. Liu，Jorge A. Soto，et al. MR Imaging and CT of the Biliary Tract. RadioGraphics，2009，29：1669-1688.

[2] T Hyodo，S Kumano，F Kushihata，et al. CT and MR cholangiography：advantages and pitfalls in perioperative evaluation of biliary tree. The British Journal of Radiology，2012，85：887-896.

[3] Samantha L. Heller，Vivian S. Lee. MR Imaging of the Gallbladder and Biliary System. Magn Reson Imaging Clin N Am，2005，13：295-311.

[4] Myeong-jin Kim，Donald G Mitchell，Katsuyoshi Ito，et al. Biliary dilatation：Differentiation of benign from malignant causes-value of adding conventional MR imaging to MRCP. Radiology，2000，214：173-181.

典型病例

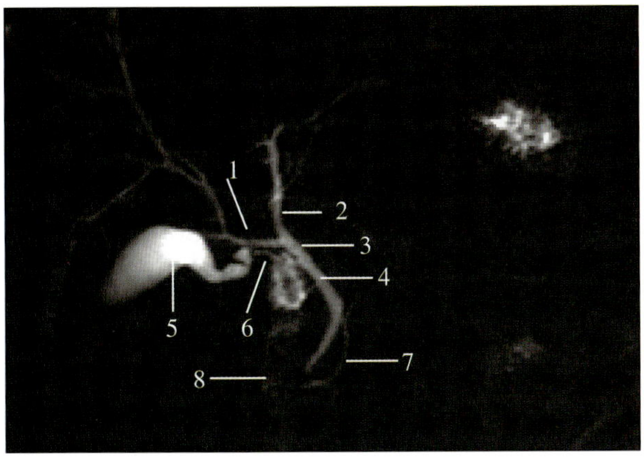

图 7-1-1　正常胆管解剖（MRCP 图像）

1．右肝管；2．左肝管；3．肝总管；4．胆总管；5．胆囊；6．胆囊管；7．胰管；8．十二指肠

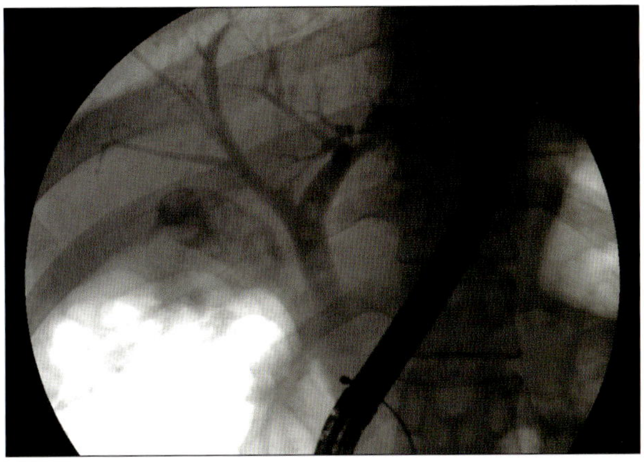

图 7-1-2　胆囊多发结石、胆管多发结石

ERCP：肝总管及胆囊内见多发低密度充盈缺损

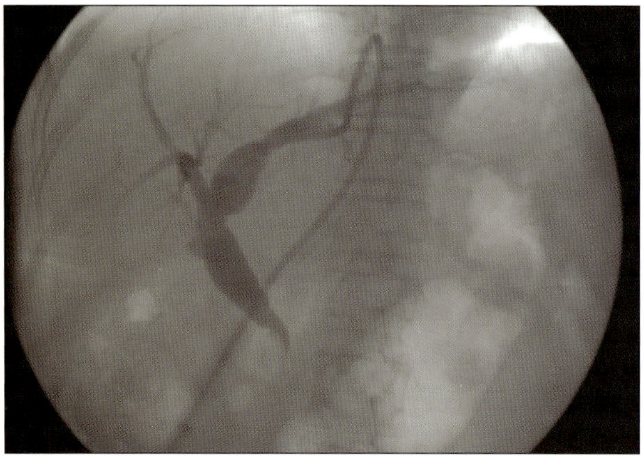

图 7-1-3 胆总管结石（PTC 图像）
胆总管末端见椭圆形充盈缺损

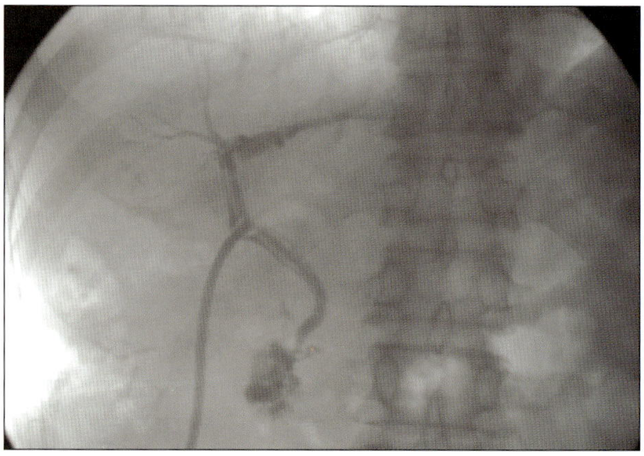

图 7-1-4 胆道术后经 T 管造影
肝内外胆管形态正常，胆总管末端通畅，可见十二指肠显影

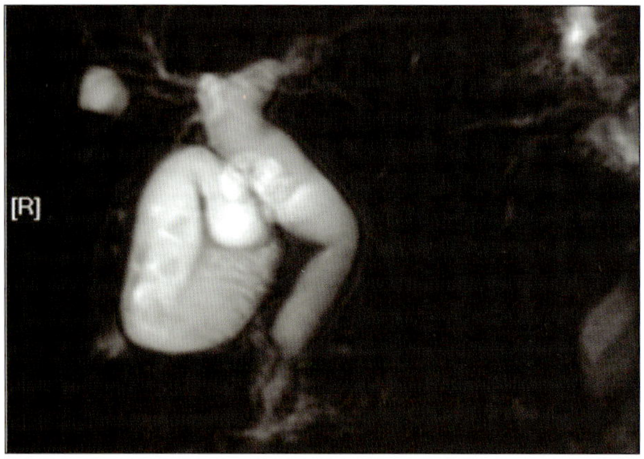

图 7-1-5 良性梗阻：胆管炎（MRCP）
胆总管下段呈锥形狭窄，肝外胆道扩张明显，肝内胆管轻度扩张，胆囊增大，内见多发低信号充盈缺损（结石）

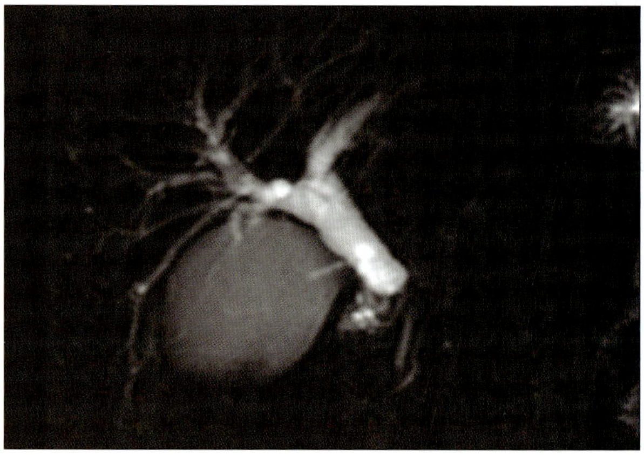

图 7-1-6 恶性梗阻：胆管癌（MRCP）
胆总管中段突然截断，管腔闭塞，胆总管远端未见扩张，肝内胆管明显扩张，胆囊增大

第 2 节 胆管先天异常

一、胆总管囊肿

【概念与概述】

胆总管囊肿（choledochal cyst），是一类相对多见的胆管先天异常，又称先天性胆管扩张症

- 定义：发生于各段胆管的囊状扩张，最好发于胆总管主干部分

【病理与病因】

病因学

- 多数证据表明与胰胆管异常汇合密切相关，本病胰胆管异常汇流达 10% ~ 58%
- 括约肌异常，可导致胰管内压力增高，胰酶反流入胆总管

流行病学

- 胆总管囊肿女性多见，男女之比为 1 ∶ 3 ~ 4，约 2/3 见于婴幼儿

病理学

- 胆管囊肿壁只含纤维组织，缺少上皮及平滑肌，囊肿壁厚薄不等，0.1 ~ 1cm
- 胆管囊肿的并发症较多，包括胆囊结石，胆管结石、囊肿内结石、胰腺炎、胆汁性肝硬化、肝纤维化

- 有 4% ~ 28% 并发胆道恶性肿瘤，3.2% 并发囊肿部位的恶性肿瘤

分型

胆管囊肿以 Todani 分类最常用，共分 5 种类型

- Ⅰ型称为胆总管囊肿，占 80% ~ 90%，其中以分为囊状型（ⅠA），节段型（ⅠB），梭状型（ⅠC）3 种亚型
- Ⅱ型为胆总管憩室，占 2%
- Ⅲ型为局限在十二指肠壁内段的囊状扩张，占 1.4% ~ 5%
- Ⅳ型又分为肝内外多发胆管囊肿（ⅣA）占 9%；肝外胆管多发囊肿（ⅣB），罕见
- Ⅴ型即单发或多发肝内胆管囊肿，又称 Caroli 病。目前观点认为此分型方法有局限性，Caroli 病的病因、病理改变及治疗原则均与胆总管囊肿不同，不应该归为一种疾病

【临床表现】

临床有三大症状：黄疸、腹痛和腹部包块，出现典型三联症不到 30%

- 婴儿的主要症状是黄疸，无胆汁大便及肝大
- 儿童以腹部包块为主
- 成人常见腹痛，黄疸及间歇发热
- 囊肿远端常出现狭窄或扭曲，是黄疸产生的原因

影像表现

X 线表现

- X 线平片：有时能提示上中腹部的巨大肿块影，进一步诊断困难
- 上消化道造影：可显示受压、移位、变形等间接征象
- 静脉胆道造影：如能使胆管囊肿显影则能明确诊断，但这类患者常常不显影或显影不良
- ERCP：能显示囊肿的范围，大小，形态，位置，与正常段胆管的关系
  - ERCP 同时能显示异常的胆管及胰管的汇合
  - 缺点是侵入性及婴幼儿的成功率不高
  - 少数因胆管囊肿巨大，有限的造影剂进入后被囊液稀释，不能显示细节

超声表现

- 胆管囊肿可显示为肝门部或肝下区巨大无回声囊腔，观察清楚与周围胆管关系可明确诊断
- 发生于肝内的单发胆管囊肿很难与肝囊肿区别
- 产前检查时，超声可于妊娠 25 周发现可疑胆管囊肿
  - 表现为右上腹囊性病变
  - 需与十二指肠闭锁、肝囊肿等囊性病变鉴别

CT 表现

- 边界清楚，内部密度均匀的囊状液性密度灶
- 多数囊壁薄而均匀，小于 2mm，增强后囊肿无明显强化
- 病灶可单发或多发，位置根据类型不同而各异
  - 发生在肝外胆管者多数位于肝门下，胰头内或胰头后方
  - 发生于肝内胆管者常沿左右肝管方向排列成串的多囊状
  - 壁内囊肿体积较小，易于疏忽，薄层扫描可发现突入十二指肠壁内或腔内小囊灶
  - 多发囊肿之间为胆管相连，这种不成比例的扩张并与胆管相间的特点是与阻塞性胆道扩张鉴别的要点
- 囊肿周围器官受压移位的表现
- 囊肿壁或胆道壁局限性不规则增厚、软组织肿块是囊肿并发恶变的特征
  - 成年患者多见，应特别注意观察
- 囊肿内可有高密度结石
- CT 平扫或增强扫描可显示肝内外胆管扩张

MR 表现

- 胆管囊肿表现为典型囊性病变
  - T1 加权：低信号
  - T2 加强：高信号
- 增强扫描：无强化
- 病变形态特点等其他表现与 CT 所见相似
- MRCP 能显示囊肿与胆管的关系
  - 少数因囊肿巨大，解剖关系扭曲变形显示困难
  - 囊肿的远端通常伴不同程度的狭窄，近端肝内外胆管可扩张
  - 胆管的整体显示对囊肿的分型有帮助，并指导手术治疗方案的选择

核医学表现

- 肝胆动态显像
  - 大面积核素稀疏区
  - 核素延迟充盈或滞留

推荐影像学检查

- MRCP 或 ERCP
- CT 结合冠状位 MPR 重建

鉴别诊断

胰腺假性囊肿

- 发生于胰头部的假性囊肿应与肝外胆管的胆管囊肿鉴别
- 囊肿与胆管无交通
- 囊肿与胰腺表面关系密切，伴有胰腺周围脂肪间隙浸润表现
- 患者有急性胰腺炎或慢性胰腺炎病史
- CT：囊内密度不均、升高可提示感染、出血；增强扫描可见强化的纤维包裹囊壁
- MRCP：囊肿与胰管相通
- ERCP：假性囊肿 70% 病例囊腔与胰管相通

邻近脏器囊肿

- 发生于肝门部的肠系膜囊肿、左侧肾上腺巨大囊肿等邻近脏器囊肿应与肝外胆管的胆管囊肿鉴别
- 脏器周围的脂肪间隙多数可清晰划分囊肿与胆管的关系

恶性胆总管梗阻

- 恶性胆总管梗阻可见局部胆管狭窄、胆管壁增厚或腔内息肉样肿物
- 增强 CT 或 MR 可见增厚胆管壁或肿物持续强化
- 梗阻近端肝内外胆管均扩张，各级胆管扩张程度大致成比例，而不是局限性胆管扩张

化脓性胆管炎

- 肝内外胆管均可扩张，常常扩张、狭窄交替
- 扩张胆管内常伴有多发结石
- 有胆道反复感染病史，胆管改变逐渐加重

诊断与鉴别诊断要点

胆总管囊肿

- 发生于各段胆管的囊状扩张，最好发于胆总管主干部分

影像表现

- 推荐诊断方法 MRCP
- 最常见征象：肝外胆管囊状扩张
- 可伴有肝内外胆管扩张

鉴别诊断

- 胰腺头部假性囊肿
- 恶性胆总管梗阻
- 化脓性胆管炎

诊断要点

- 排除其他导致胆管明显扩张的疾病
- MRCP 或 ERCP 典型表现：胆总管巨大单发囊状扩张伴有肝内外胆管扩张

重点推荐文献

[1] Beata Jabłońska. Biliary cysts：Etiology，diagnosis and management. World J Gastroenterol，2012，18（35）：4801-4810.

[2] Koenraad J. Mortelé，Tatiana C. Rocha，Jonathan L. Streeter，et al. Multimodality Imaging of Pancreatic and Biliary Congenital Anomalies. RadioGraphics，2006，26：715-731.

典型病例

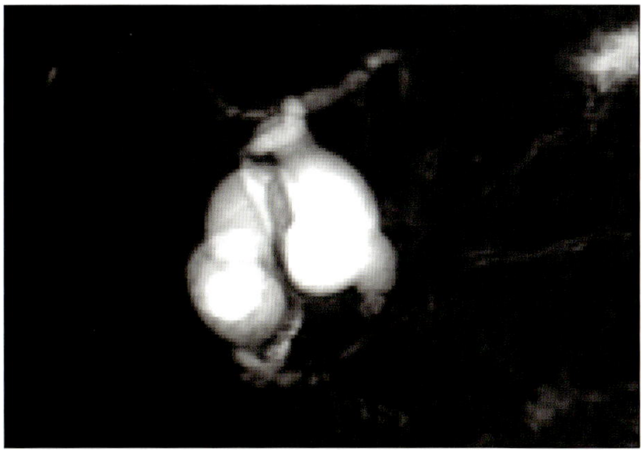

图 7-2-1 **胆总管囊肿 I 型（MRCP）**
胆总管囊状扩张，远端狭窄，胰胆管共同管延长，肝内胆管轻度扩张

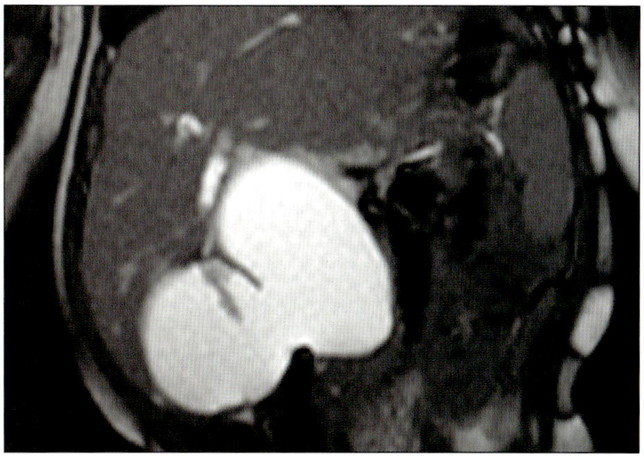

图 7-2-2 **胆总管囊肿 II 型（MR 冠状面）**
胆总管囊状扩张，中段右侧可见囊状憩室

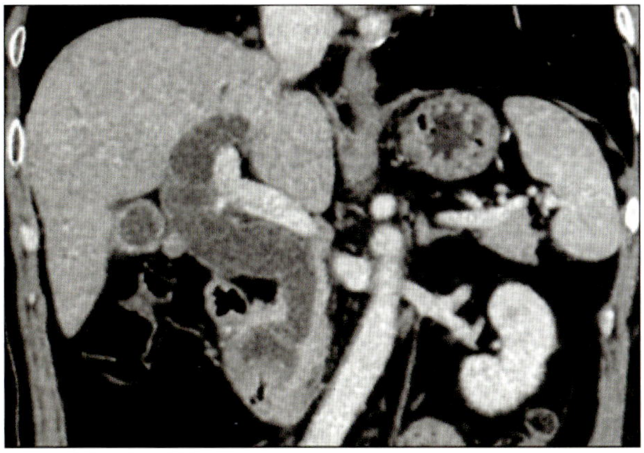

图 7-2-3 **胆总管囊肿 III 型（增强 CT 冠状面重建）**
胆总管末端十二指肠壁内段见囊状膨大，胆总管扩张

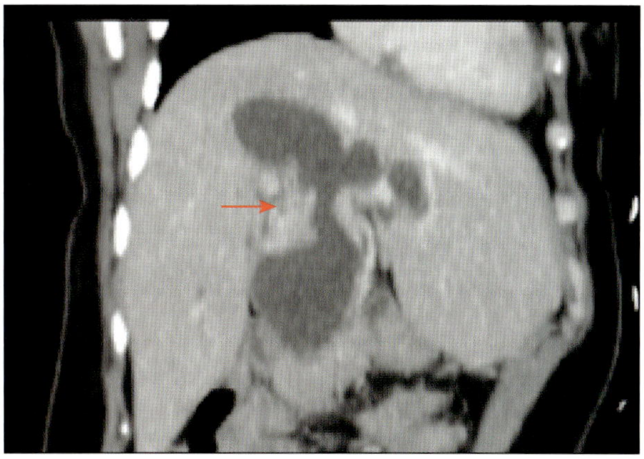

图 7-2-4 **胆总管囊肿 IV 型，合并胆管癌（增强 CT 重建）**
胆总管囊状扩张，左右肝管囊状扩张，肝总管管壁偏心性不规则增厚（红箭头），静脉期不均匀强化

二、先天性肝内胆管囊性扩张症

【概念与概述】

先天性肝内胆管囊性扩张症，又称 Caroli 病（Caroli's disease），是一种少见先天性肝内胆道发育异常，肝内胆管多发空洞样扩张

【病理与病因】

一般特征

- 发病机制
  - 确切病因尚不十分清楚
  - 可能是胆管先天性结构薄弱或交感神经缺如所引起
- 遗传学
  - 常染色体隐性遗传
- 病因学
  - 单纯型
    - 汇管区肝内胆管的胆管板发育异常
    - 常见于成人
  - 门脉周围纤维化型
    - 汇管区肝内胆管及周围小胆管的胆管板

发育异常，可继发纤维化
- 更常见于儿童
- 流行病学
  - 少见
- 伴发疾病
  - 髓质海绵肾
  - 常染色体显性多囊肾

大体病理与手术所见

- 肝内胆管单个或多个圆形或卵圆形膨大、扩张

显微镜下特征

- 单纯型
  - 节段性肝内胆管扩张
  - 肝实质正常
- 门脉周围纤维化型
  - 肝内胆管节段性扩张
  - 胆管周围增生、纤维化

【临床表现】

常见表现

- 常见症状体征
  - 单纯型
    - 右上腹痛
    - 反复发作的胆管炎、发热、黄疸
  - 门脉周围纤维化型
    - 腹痛、肝脾大
    - 呕血（门脉高压）
    - 早期可无症状
- 实验室检查
  - 肝功能检查：肝酶和胆红素水平升高

疾病人群分布

- 年龄
  - 儿童及 20 ~ 40 岁成人
- 性别
  - 男女比例接近

自然病史与预后

- 长期预后差
- 并发症
  - 胆石症
  - 复发性胆管炎
  - 肝脓肿
  - 肝硬化、门脉高压
  - 胆管癌

治疗

- 局限性病变（累及肝叶或肝段）
  - 部分性肝切除
- 弥漫性病变
  - 保守治疗为主，以治疗并发症为主
  - 胆道减压治疗：外引流或胆肠吻合术
  - 碎石
  - 肝移植

【影像表现】

概述

- 病变分布：可分布于全肝、肝叶或肝段
- 大小：从几毫米到几厘米不等
- 形态
  - 多发囊性病变
  - Todani 分型
    - V 型：即本病
    - 特征：肝内胆管囊性扩张
  - 本病常分为两型
    - 单纯型
    - 门脉周围纤维化型
- 常合并肾小管扩张
- 常发病于青春期，亦见于婴幼儿
- 典型诊断征象：中央斑点征
  - 增强 CT 和增强 MR 见扩张肝内胆管内明显强化的小点（门脉小分支强化）

X 线表现

- ERCP
  - 肝内胆管囊性扩张、结石、狭窄

CT 表现

- 平扫 CT：多发、类圆形、与扩张肝内胆管密不可分的低密度灶
- 增强 CT：扩张肝内胆管中心可见强化的小点（中央斑点征：强化的门静脉分支）

MR 表现

- T1WI：肝内胆管囊性扩张，呈多发、类圆形低信号灶
- T2WI：高信号
- T1WI 增强：
  - 扩张肝内胆管中心可见强化的小点，即中央斑点征
- MRCP
  - 多发类圆形高信号影
  - 与肝内胆管树相连

超声表现

- 肝内胆管扩张、囊性扩张

- 扩张胆管内可见完整或不完整的分隔
- 门静脉小分支被扩张肝内胆管包绕
- 可显示胆管内结石

核医学表现

- 肝胆动态显像
  - 肝整体核素排泄延迟
- 锝标记的硫胶体成像
  - 肝内多发核素稀疏区

推荐影像学检查

- MRCP 或 ERCP

【鉴别诊断】

多囊肝

- 病灶数量更多
- 病变与胆道不交通
- 无肝内胆管扩张
- ERCP 或 PTC 病变不显影

胆管错构瘤

- 少见、良性、先天性胆管发育异常
- 病变位于肝实质内
- 肝内可见数不清的小结节
- 增强扫描见多种强化表现
  - 囊性病变：无强化
  - 实性病变：强化，与肝实质等密度

诊断与鉴别诊断要点

Caroli 病

- 先天性多发节段性肝内胆管囊状扩张

影像表现

- 典型诊断征象：中央斑点征
- 常合并肾小管扩张

鉴别诊断

- 多囊肝
- 胆管错构瘤
- 原发性硬化性胆管炎

诊断要点

- 排除其他伴有或不伴有胆管扩张的肝囊性病变
- ERCP：囊性扩张病变与肝内胆管相通可与其他疾病鉴别

重点推荐文献

[1] Koenraad J. Mortele，Pablo R. Ros. Cystic Focal Liver Lesions in the Adult：Differential CT and MR Imaging Features. RadioGraphics，2001，21：895-910.

[2] Choi BI，Yeon KM，Kim SH，et al. Caroli disease：central dot sign in CT. Radiology，1990，174（1）：161-163.

典型病例

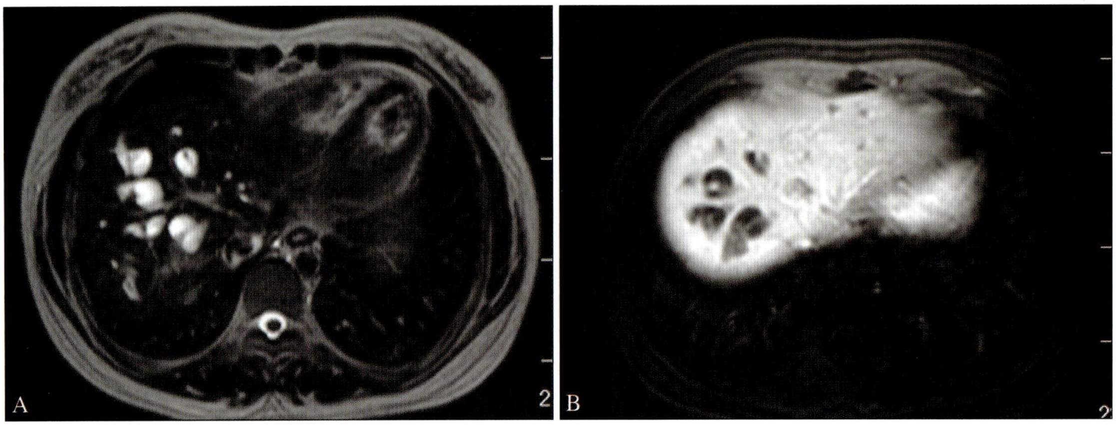

图 7-2-5 Caroli 病（MR）

A．T2WI 肝内胆管多发囊状扩张，囊内见条形或点状低信号门静脉血管影；B．T1WI 增强扫描上述门静脉分支明显强化，即中央斑点征

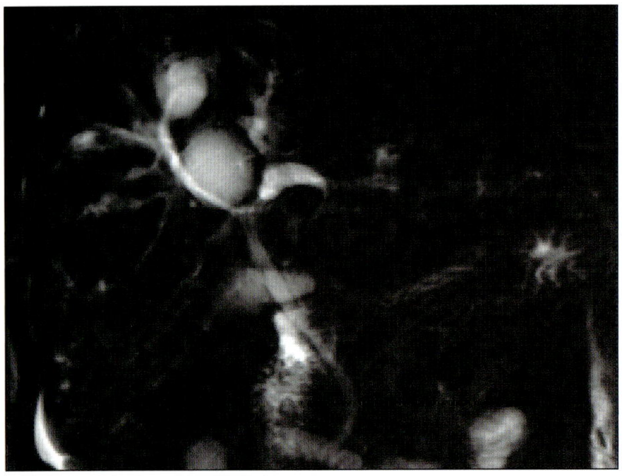

图 7-2-6 Caroli 病（MRCP）

肝内胆管多发囊状扩张，胆总管未见扩张

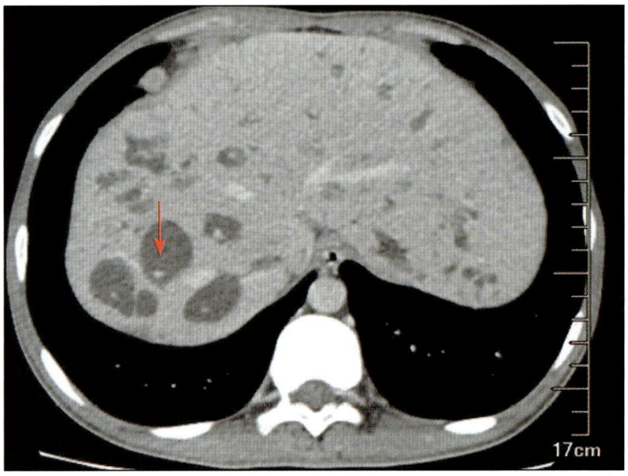

图 7-2-7 Caroli 病（增强 CT）

增强 CT 门静脉期囊状扩张的肝内胆管中央可见点状强化血管影，即中央斑点征，为本病特征性表现

第 3 节 胆石症

一、胆囊结石

【概念与概述】

胆囊结石（gall stone，cholecystolithiasis）是指发生在胆囊内的结石所引起的疾病

【病理与病因】

一般特征

- 发病机制：成因复杂
  - 代谢
  - 感染
  - 饮食
- 遗传学：发病率存在种族间差异提示存在遗传因素
- 流行病学：我国无大样本流行病学数据

大体病理与手术所见

- 胆囊内单发或多发大小不等结石

显微镜下特征

- 结石的化学成分
  - 胆固醇结石
  - 胆色素结石
  - 混合结石
  - 大多数胆囊结石患者都是以胆固醇结石为主的混合结石

【临床表现】

表现

- 常见症状
  - 早期常无症状
  - 胆囊管梗阻：胆绞痛
  - 合并感染：发热，胆囊区压痛
  - 重症感染：休克、意识障碍

疾病人群分布

- 年龄：40 ~ 50 岁高发
- 性别：男女比例 1 : 2

自然病史与预后

一般预后良好，重症感染可危及生命

治疗

临床症状轻者可消炎利胆治疗，症状重或有并发症者，必要时需胆囊切除

【影像表现】

X 线表现

- 含钙的混合性结石在 X 线平片上可能显影
  - 单发或多发大小不等结节状、环形高密度影
- 直接法胆囊造影（如：ERCP）胆囊结石呈低密度充盈缺损改变
  - 与胆囊息肉不易鉴别

CT 表现

- 因结石的成分不同，在 CT 上可有不同表现
  - 单发、多发甚至充满胆囊
  - 均匀高密度、略高密度、等密度结石
  - 环状结石（中间密度低，周围呈环状钙化）或靶征（多层，年轮样）
  - 低密度结石，其 CT 值低于胆汁（结石中胆固醇越多密度越低）
  - 泥沙样沉积于胆囊最低处
- 并发胆囊炎可伴有相应的 CT 表现

MR 表现

- T2 加权：高信号胆汁的衬托下的低信号结节影

超声表现

- 胆囊内不规则强回声光团，后方伴声影
- 回声光团可随患者体位的改变而移动

核医学表现

- 肝胆动态显像
  - 胆囊管梗阻时，胆囊可显影延迟或不显影

推荐影像学检查

- 首选检查方法：超声

【鉴别诊断】

胆囊息肉

- 超声
  - 后方无声影
  - 变换体位无移动

诊断与鉴别诊断要点

胆囊结石

- 指发生在胆囊内的结石所引起的疾病

影像表现

- 超声：胆囊内强回声团，声影（+），移动（+）
- CT：单发或多发、各种密度、各种形状结节影，强化（–），可伴有胆囊壁增厚
- MR：T2 加权表现为高信号胆汁的衬托下的低信号结节影

鉴别诊断

- 胆囊息肉：超声无声影及移动；CT、MR 为软组织密度或信号

诊断要点

- 超声为首选检查

重点推荐文献

[1] Gregory A. Bortoff，Michael Y. M. Chen，David J. Ott，et al. Gallbladder Stones：Imaging and Intervention. RadioGraphics，2000，20：751-766.

[2] Shaffer EA. Gallstone disease：Epidemiology of gallbladder stone disease. Best Pract Res Clin Gastroenterol，2006，20（6）：981-996.

[3] Schirmer BD，Winters KL，Edlich RF. Cholelithiasis and cholecystitis. J Long Term Eff Med Implants，2005，15（3）：329-338.

典型病例

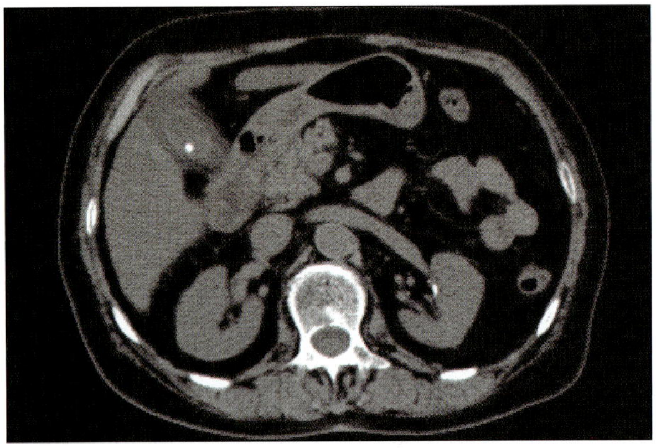

图 7-3-1 胆囊结石胆囊炎（CT）
胆囊内见圆形高密度结石，胆囊壁增厚水肿

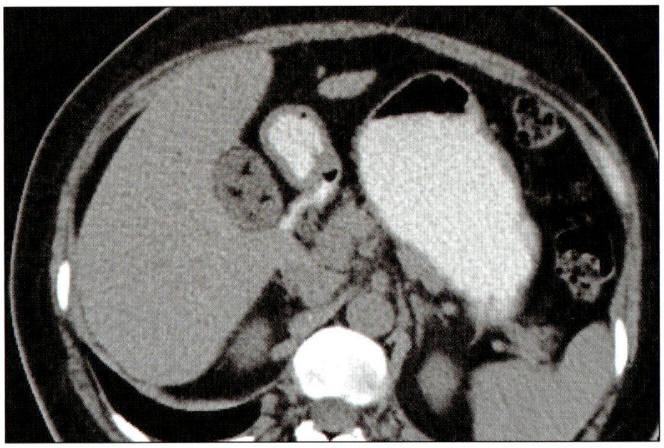

图 7-3-2 胆囊低密度结石（CT）
胆囊内见多发不规则低密度结节

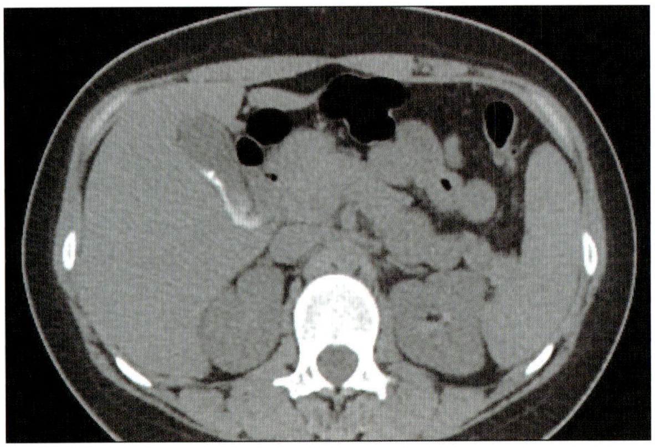

图 7-3-3 胆囊泥沙样结石（CT）
胆囊体部及颈部见稍高密度影沉积

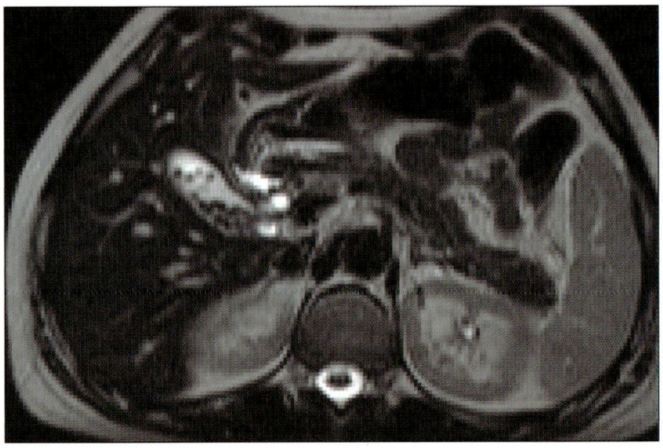

图 7-3-4 胆囊结石（MR）
T2 加权胆囊内胆汁呈高信号，其内见多发圆形低信号结节影

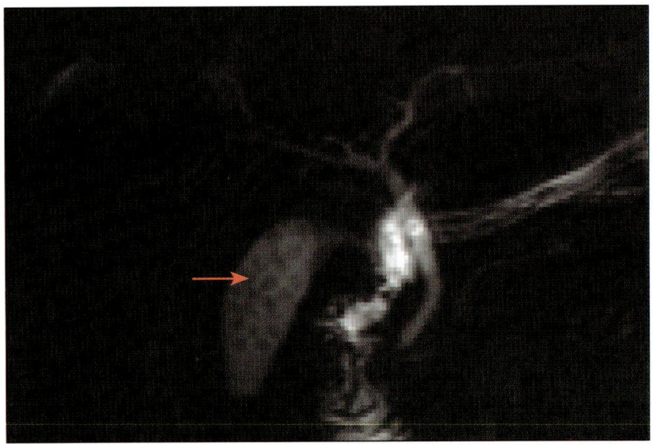

图 7-3-5 胆囊结石（MRCP）
胆囊（箭头）呈高信号，其内见多发圆形低信号充盈缺损影

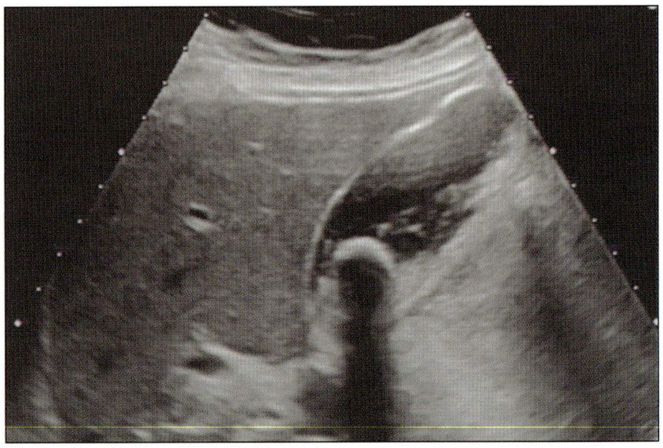

图 7-3-6 胆囊结石（超声）
胆囊内见强回声光头，后方伴声影，移动（+）

二、Mirizzi 综合征（肝管狭窄综合征）

【概念与概述】

Mirizzi 综合征（Mirizzi syndrome）最初是指胆囊颈或胆囊管结石及其炎症所引起的胆管梗阻性疾病

- 目前多指由于胆囊颈部或胆囊管结石嵌顿和（或）其他良性疾病压迫或炎症波及引起肝总管或胆总管不同程度梗阻，导致胆管炎、梗阻性黄疸为特征的一系列的症候群

【病理与病因】

一般特征

- 发病机制
  - 胆囊颈部或胆囊管结石嵌顿和（或）其他良性疾病压迫或炎症波及引起肝总管或胆总管不同程度梗阻，导致胆管炎、梗阻性黄疸
  - 胆囊结石直径 0.5 ～ 1.5cm 嵌顿发生率最高
- 流行病学：与胆囊结石关系密切

大体病理与手术所见

- 急性或慢性胆囊炎
- 肝总管变窄
- 严重者可存在胆囊管胆管瘘

显微镜下特征

急性或慢性胆囊炎、胆管炎

临床分型（Nagakawa）

- Ⅰ型：胆囊颈、胆囊管嵌顿结石引起肝总管狭窄
- Ⅱ型：胆囊管、胆囊颈嵌顿结石，形成胆囊肝总管瘘
- Ⅲ型：由于三管合流处结石引起肝总管狭窄
- Ⅳ型：胆囊管、胆囊颈无结石嵌顿，而由胆囊炎引起肝总管狭窄

【临床表现】

表现

常见症状：发热、黄疸、右上腹痛

疾病人群分布

- 年龄：40 岁以上多见
- 性别：男女比例 1 : 2

自然病史与预后

治疗不当可出现胆管炎及黄疸加重，一般预后良好

治疗

胆囊切除，仔细处理胆囊管

【影像表现】

概述

典型征象：胆囊管结石伴有肝内胆管扩张，胆总管无扩张

X 线表现

- ERCP
  - 肝总管处可见边缘光滑的外压性狭窄
  - 肝总管上段及肝内胆管扩张
  - 胆总管轻度扩张或正常
  - 胆囊不显影

CT 表现

- 平扫 CT
  - 肝内胆管扩张
  - 胆囊管或胆囊颈部结石
  - 急性胆囊炎征象
  - 胆总管无扩张
- 增强 CT：可显示肝总管胆管壁炎症增厚，局部管腔狭窄
- 多平面重建更容易显示胆囊管肝总管汇合处解剖关系

MR 表现

- T2 加权
  - 肝内胆管扩张
  - 胆囊管或胆囊颈部低信号结石
  - 肝总管狭窄
- T1 加权增强扫描
  - 肝内胆管扩张
  - 胆囊管或胆囊颈部低信号结石
  - 胆总管无扩张
- MRCP
  - 肝总管狭窄，肝内胆管扩张

超声表现

- 多数患者有胆囊结石，结石位于胆囊或胆囊颈部
  - 胆囊壁增厚，胆囊可见扩张、萎缩或胆囊大小正常
- 胆囊管开口上方的肝总管、肝内胆管扩张或不扩张
- 胆总管直径大小正常

核医学表现

- 肝胆动态显像
  - 胆囊不显影
  - 肝内胆管扩张

推荐影像学检查

首选超声、增强 CT 和 ERCP

【鉴别诊断】

胆囊管结石

- 肝内胆管无扩张
- 肝总管无狭窄

肝总管（淋巴结）外压性梗阻

- 肝门部淋巴结增大
- 肝总管狭窄
- 超声：肿物无声影

胆管癌

- 肝门部软组织肿物，CT 或 MR 延迟持续强化
- 肝内胆管扩张

诊断与鉴别诊断要点

Mirizzi 综合征，指由于胆囊颈部或胆囊管结石嵌顿和(或)其他良性疾病压迫或炎症波及引起肝总管或胆总管不同程度梗阻，导致胆管炎、梗阻性黄疸为特征的一系列的症候群

典型征象：胆囊管结石（+/–），肝总管狭窄、梗阻，伴有肝内胆管扩张，胆总管无扩张

鉴别诊断

- 肝总管胆管癌

诊断要点

- 临床表现：发热、黄疸、右上腹痛
- 胆囊管结石或炎症伴汇合部肝总管梗阻是本病诊断关键

重点推荐文献

Marcelo A Beltrán. Mirizzi syndrome：History，current knowledge and proposal of a simplified classification. World J Gastroenterol，2012，18（34）：4639-4650.

典型病例

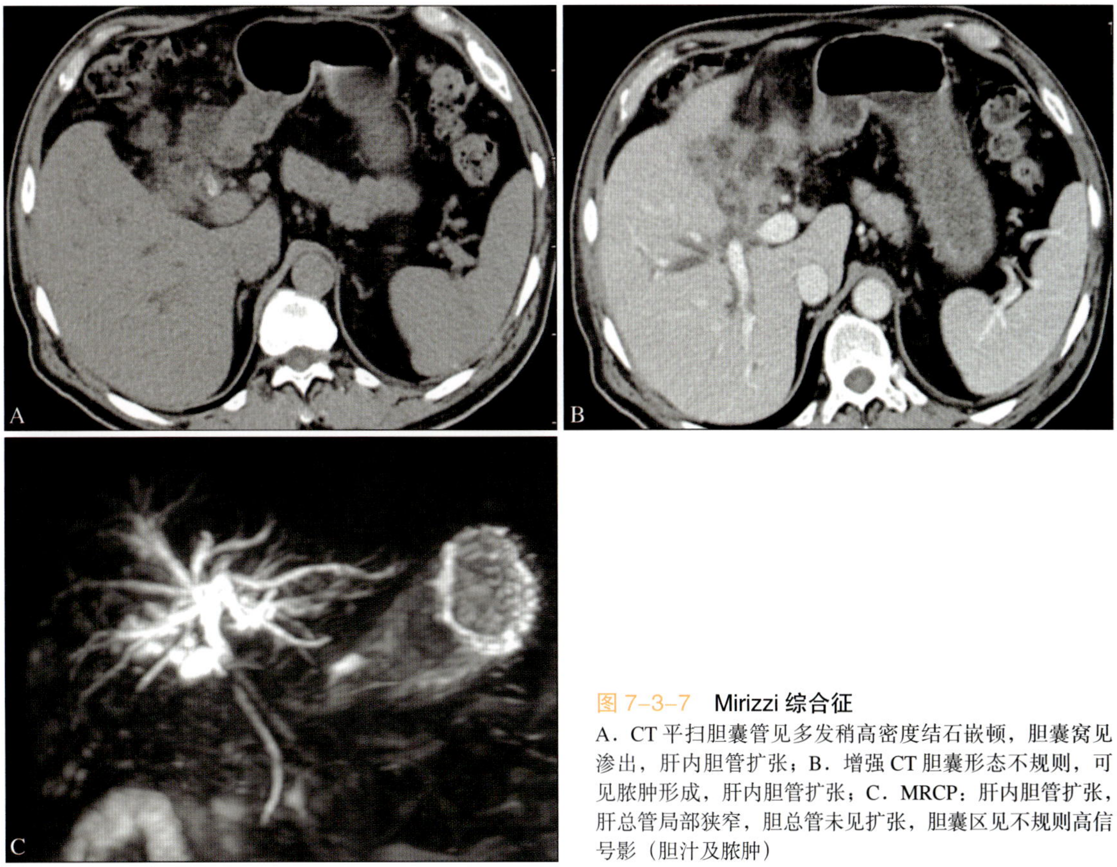

图 7-3-7 Mirizzi 综合征

A. CT 平扫胆囊管见多发稍高密度结石嵌顿，胆囊窝见渗出，肝内胆管扩张；B. 增强 CT 胆囊形态不规则，可见脓肿形成，肝内胆管扩张；C. MRCP：肝内胆管扩张，肝总管局部狭窄，胆总管未见扩张，胆囊区见不规则高信号影（胆汁及脓肿）

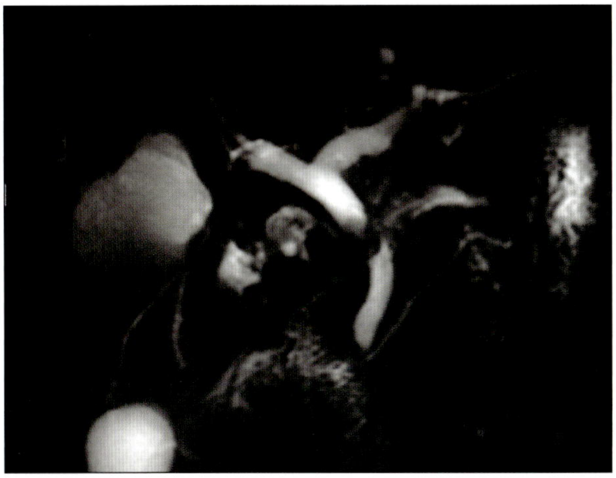

图 7-3-8 胆囊管肿瘤侵袭肝总管（MRCP）需与 Mirizzi 综合征鉴别

肝内胆管扩张，胆总管扩张；肝总管与胆囊管汇合部见息肉样充盈缺损；胆囊体部及底部增大，颈部及胆囊管区见不规则充盈缺损

三、胆管结石

【概念与概述】

胆管结石（cholangiolithiasis，biliary calculi），指肝内外胆管内有结石形成，是最常见的胆道系统疾病

【病理与病因】

一般特征

- 发病机制
  - 胆管梗阻、扩张、狭窄、硬化
  - 胆汁淤滞、炎症
  - 感染：大肠埃希菌、革兰阴性菌等
- 遗传学
  - 遗传因素可影响胆管结石的发生：有直系亲属患胆结石者高发
- 病因学
  - 胆管结石分为原发性和继发性
    - 原发性胆管结石：在胆管内形成的结石
    - 继发性胆管结石：胆囊结石排至胆总管
    - 国内以原发性胆管结石多见，近年来随着生活习惯改变，继发性胆管结石有增加趋势
  - 病因与下列因素有关
    - 复发性胆管炎
    - 先天性胆管异常：如 caroli 病
    - 胆道括约肌异常
    - 寄生虫：华支睾吸虫、蛔虫
    - 慢性溶血性疾病
    - 饮食
    - 肥胖
- 我国胆石症的特点
  - 胆石类型：混合性色素泥沙样结石远多于胆固醇性结石
  - 发病部位：胆管多于胆囊，肝内胆管结石发生率也较高

病理

- 胆石的类型按其所含成分可分为 3 类：
  - 胆固醇结石：结石的主要成分为胆固醇，X 线平片上不显影，多在胆囊内，我国较欧美为少
  - 胆色素性结石：结石成分以胆红素钙为主，可含少量胆固醇，因含钙少，X 线平片上多不显影，多在肝内、外胆管中
  - 混合性结石：由胆固醇、胆色素和钙盐等两种以上主要成分间隔而成，多在胆囊内，亦可见于较大胆管中，以胆红素为主的混合性胆石在我国最多见，约占全部胆石症病例的 90% 以上

【临床表现】

临床表现

- 常见症状
  - 右上腹痛、寒战高热及黄疸，称之为胆总管结石的三联征，即 Charcot 三联征
  - 肝内胆管结石或无梗阻的胆总管结石可无症状或仅为轻度右上腹不适
  - 可并发胰腺炎症状
- 实验室检查
  - 碱性磷酸酶、胆红素升高
  - 严重时可有 AST 和 ALT 升高

疾病人群分布

- 年龄：可见于任何年龄
- 性别：女性多见

自然病史与预后

- 常见并发症：胆管炎，梗阻性黄疸、胰腺炎、胆汁性肝硬化
- 胆管结石易复发

治疗

- 小结石可自行排出
- 较大结石合并梗阻、感染时可采用微创治疗和手术治疗

【影像表现】

概述

胆管结石最佳诊断方法是 MRCP：在胆管内高信号胆汁衬托下可见低信号充盈缺损影

X 线表现

- X 线摄影：80% ~ 90% 胆管结石为含钙少的阴性结石，腹部平片不能显示
- ERCP
  - 在胆管内充盈的高密度对比剂衬托下，结石表现为充盈缺损
  - 合并胆道梗阻时，近端胆管扩张
  - 常用于经内镜治疗前诊断
- PTC
  - 与 ERCP 相似，结石表现为充盈缺损，近端胆管可因梗阻扩张
  - 多用于经皮穿刺胆管引流等治疗前的诊断

- 术中或术后 T 管造影：可进行结石定位或发现残余结石，表现为充盈缺损

CT 表现

- 平扫 CT
  - 各种结石因成分不同可表现为低密度、中等密度和致密的高密度
    - 低密度结石，以胆固醇成分为主，其 CT 值低于胆汁
    - 均匀高密度结石，含钙成分较多
    - 混合结石：常见环状结构（中心密度低周围呈环状钙化、或中心钙化周围低密度，或多层洋葱皮样）
    - 等密度结石容易漏诊，同时应注意与肿物鉴别
  - 较大结石引起胆管梗阻时，可见近端胆管扩张
  - 肝内胆管扩张表现为肝实质内水样密度管状或分支状结构
  - 肝内胆管结石常与肝内胆管扩张同时存在
- 增强 CT
  - 对胆管结石诊断并非必要
  - 有助于胆管炎症与胆管肿瘤鉴别

MR 表现

- MR
  - T2 加权图像中胆管结石表现为低信号
  - T2 加权图像中胆汁呈高信号
  - T2 加权在高信号胆汁的衬托下可清晰显示出低信号的结石影
    - 牛眼征 - 胆管内结石周围胆汁环绕
    - 新月征 - 胆管内结石偏心，一侧胆汁环绕
- MRCP
  - 在高信号胆汁衬托下可清晰显示低信号结石
  - 较大结石引起胆道梗阻，肝内外胆管扩张

超声表现

- 诊断准确率高，已成为诊断胆石症的首选检查方法
  - 胆管结石表现为回声增强的光团或光斑，其后方常伴有声影
  - 合并胆道梗阻时肝内外胆管扩张

核医学表现

- 肝胆动态显像
  - 胆道梗阻时胆道显影延迟
  - 对轻度梗阻较敏感

推荐影像学检查

- ERCP：胆管结石检出的金标准
- MRCP：推荐作为首选无创检查
- 平扫 CT：建议采用薄层扫描（层厚≤ 5mm）

【鉴别诊断】

胰腺癌或壶腹癌

- 胰头或壶腹部可见软组织肿物
  - 平扫 CT：低密度
  - MR：多呈 T1 加权稍低信号 T2 加权稍高信号
  - 增强 CT、MR：肿物呈轻度不均匀强化
- “双管征”
  - CT、MR 可见肿瘤同时导致胆总管和胰管梗阻、扩张
  - MRCP 可直观显示双管征
- 可伴有周围脏器侵袭、血管侵袭、淋巴结转移等征象

胆管癌

- 胆管壁病变
  - 胆管壁局部增厚或管腔内息肉样病变
  - 增强 CT 或 MR 可见病变持续强化
- 胆管梗阻及胆管扩张
  - ERCP 或 MRCP 可见局部管腔狭窄、充盈缺损
  - 合并梗阻时肝内外胆管扩张

慢性胰腺炎

- 胰腺形态异常
  - 胰腺弥漫或局部萎缩，胰头相对增大
- 主胰管扩张，胰管结石
- 胆总管胰腺段狭窄，近端扩张
- 胰腺周围筋膜增厚、脂肪密度增高

壶腹部狭窄或功能异常

- 胆总管及肝内胆管扩张
- 无肿物或胆管内充盈缺损

原发硬化性胆管炎

- 肝内外胆管均受累
- 胆管呈串珠样改变
  - 节段性扩张与局部狭窄交替
  - ERCP 检查首选

诊断与鉴别诊断要点

胆管结石分为肝内外胆管结石

影像表现

- MRCP：胆管内低信号充盈缺损
- 牛眼征、新月征
- CT：密度分辨率较高，对高密度结石敏感
- 胆道梗阻时近端胆管扩张

鉴别诊断

- 各种引起胆道梗阻的疾病
- 胰腺癌、壶腹癌、胆管癌
- 慢性胰腺炎
- 壶腹部炎性狭窄

诊断要点

- 临床症状：右上腹痛、发热、黄疸，可合并胰腺炎
- 排除其他原因所致胆总管梗阻
- MRCP：胆管内充盈缺损，梗阻以上胆管扩张

重点推荐文献

[1] Marilee L Freitas, Robert L Bell, Andrew J Duffy. Choledocholithiasis: Evolving standards for diagnosis and management. World J Gastroenterol, 2006, 12 (20): 3162-3167.

[2] E J Williams, J Green, I Beckingham, et al. Guidelines on the management of common bile duct stones (CBDS). Gut, 2008, 57: 1004-1021.

[3] D. Pickuth. Radiologic diagnosis of common bile duct stones. Abdom Imaging, 2000, 25: 618-621.

典型病例

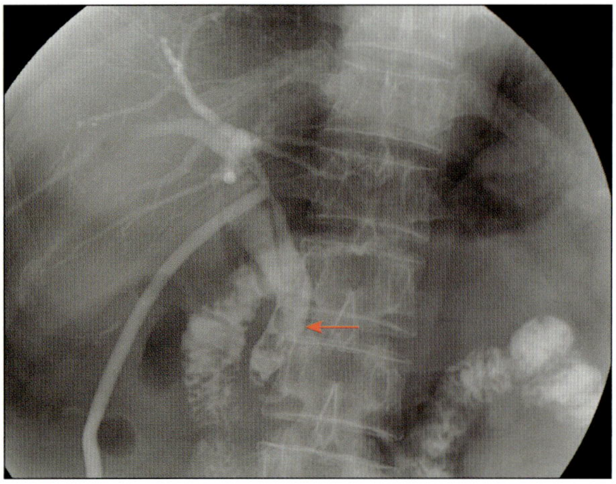

图 7-3-9 胆总管结石（T 管造影）
胆总管下段可见多发低密度充盈缺损（箭头）

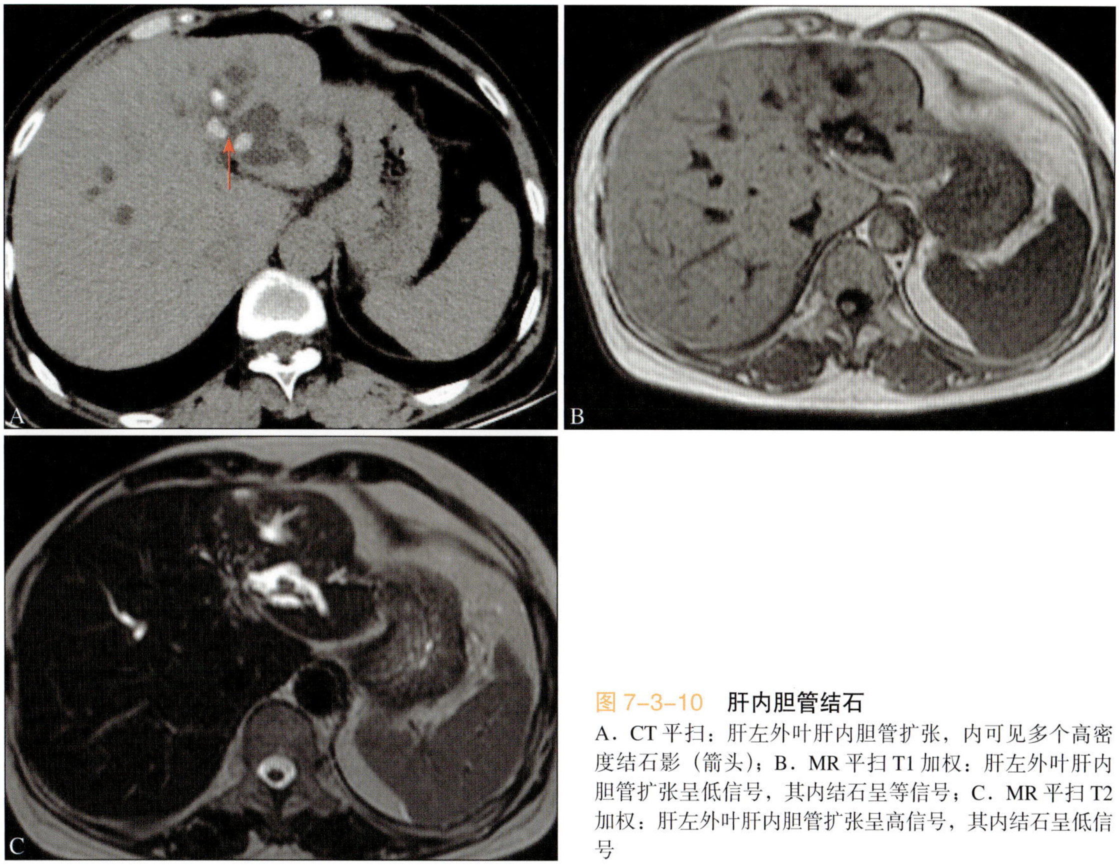

图 7-3-10　**肝内胆管结石**

A．CT 平扫：肝左外叶肝内胆管扩张，内可见多个高密度结石影（箭头）；B．MR 平扫 T1 加权：肝左外叶肝内胆管扩张呈低信号，其内结石呈等信号；C．MR 平扫 T2 加权：肝左外叶肝内胆管扩张呈高信号，其内结石呈低信号

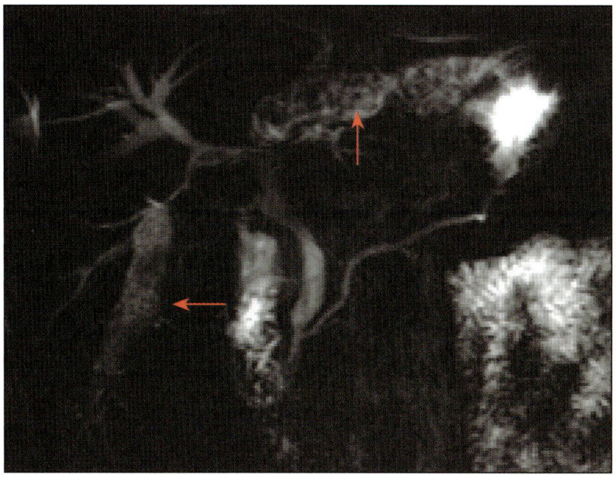

图 7-3-11　**肝内胆管结石（MRCP）**

肝内外胆管不同程度扩张，形态不整，左外叶及右后叶胆管明显扩张（箭头），其内可见多发大小不等低信号充盈缺损影

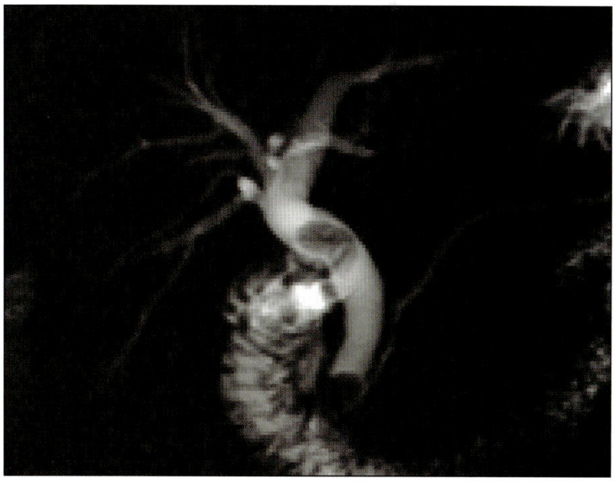

图 7-3-12　**胆总管结石（MRCP）**

胆总管末端结石呈类圆形低信号充盈缺损，断端呈反杯口状，胆总管及肝内胆管梗阻扩张，胆总管上段见椭圆形结石，呈椭圆形低信号充盈缺损

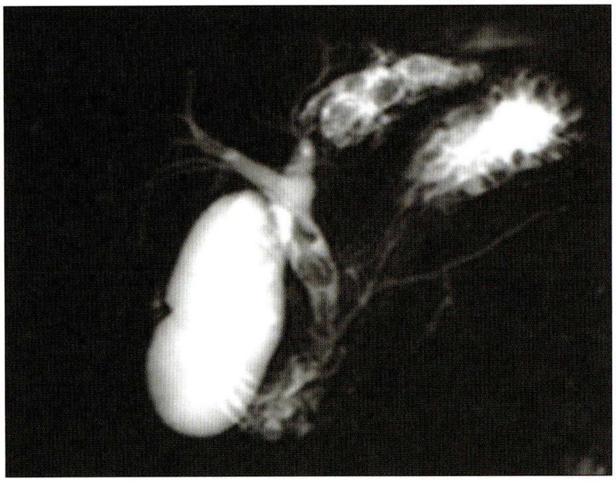

图 7-3-13 肝内外胆管结石（MRCP）
胆总管扩张，其内见多发不规则低信号充盈缺损，胆总管下段梗阻，胆囊增大，肝内胆管扩张；肝左外叶胆管不规则囊状扩张，其内可见多发不规则低信号充盈缺损

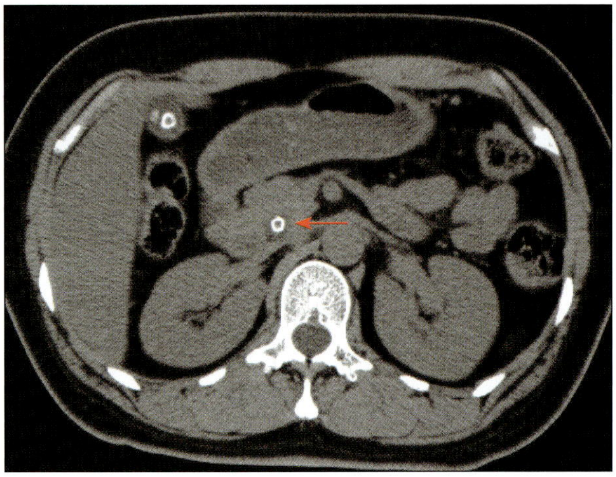

图 7-3-14 胆总管结石（CT）
胆总管胰腺段见混合密度结石（箭头），中心呈低密度，边缘呈高密度；右上腹胆囊内可见相似结石

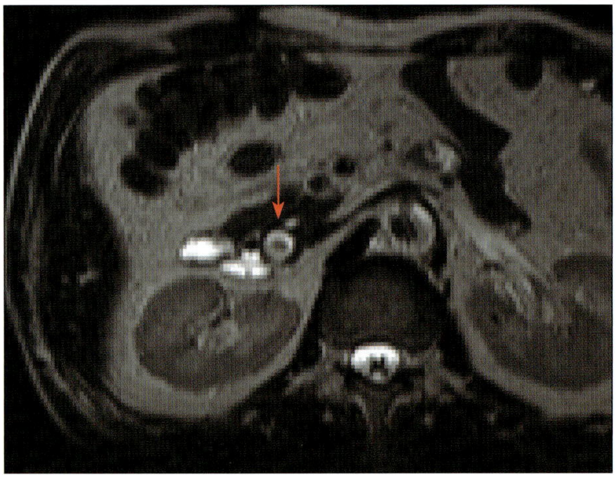

图 7-3-15 胆总管结石
MR 平扫 T2 加权：胆总管下段腔内见圆形低信号结石影，周围见高信号胆汁衬托，即牛眼征

第 4 节 胆道炎症

一、急性胆囊炎

【概念与概述】

急性胆囊炎（acute cholecystitis），胆囊急性炎症，常由胆囊管梗阻和继发细菌感染引起

【病理与病因】

一般特征

- 胆囊扩张、胆囊壁发炎增厚、胆囊周围粘连
- 遗传学
  - 西班牙人、印第安人发病率高与遗传有关
- 病因学
  - 主要病因是梗阻与感染
  - 90% 以上的梗阻由胆囊结石引起
  - 感染则主要由大肠埃希菌，产气杆菌等肠道内革兰阴性杆菌及厌氧菌引起
  - 艾滋病患者可有其他机会性感染
- 流行病学
  - 与胆囊结石患病率密切相关

大体病理与手术所见

- 胆囊扩张
- 胆囊颈部结石或胆囊管结石
- 胆囊壁充血增厚
- 胆囊周围渗出、粘连

显微镜下特征

- 胆囊腔内：结石、胆泥
- 胆囊黏膜：溃疡
- 胆囊壁：多核细胞浸润

【临床表现】

表现

- 常见症状：右上腹痛，发热
- 体征：Murphy 征阳性
- 实验室检查
  - 白细胞计数增高
  - 肝功能：可出现酶学指标增高

疾病人群分布

- 年龄：中青年高发
- 性别：男女比例 1 ∶（2 ～ 3）

自然病史与预后

- 严重者可发展为坏疽性胆囊炎和胆囊穿孔
- 无并发症者预后良好
- 可即刻手术切除
- 可并发 Mirizzi 综合征

治疗

- 单纯性胆囊炎可开腹或腹腔镜手术切除
- 化脓性胆囊炎可经皮穿刺引流

【影像表现】

概述

- 影像诊断关键征象包括
  - 胆囊结石：位于胆囊颈部或胆囊管
  - 胆囊壁增厚
  - 胆囊增大

X 线表现

- X 线摄影：仅少数胆囊炎患者可见阳性结石
- ERCP：胆囊不显影，但此征象不特异

CT 表现

- 平扫 CT
  - 胆囊扩张
  - 胆囊周围脂肪间隙见渗出
  - 胆囊结石
  - 胆囊壁或腔内积气
- 增强 CT：利于胆囊壁病变显示
  - 胆囊壁增厚
  - 黏膜层强化增高
  - 胆囊周围脓肿致胆囊壁不对称增厚
  - 胆囊壁中断（穿孔）
  - 胆囊与周围组织器官粘连

MR 表现

- T2 加权
  - 胆囊扩张
  - 胆囊结石
  - 胆囊周围脂肪层高信号（渗出）
- 增强扫描
  - 坏疽性胆囊炎胆囊相邻肝实质可见强化
  - 强化胆囊壁中断（穿孔）

超声表现

- 急性胆囊炎早期
  - 胆囊壁增厚
  - 胆囊结石，常位于胆囊颈部或胆囊管
  - 超声莫非征阳性
- 急性化脓性胆囊炎
  - 胆囊肿大
  - 胆囊壁弥漫增厚，呈“双边”影
  - 胆囊周围积液或积脓
  - 胆囊壁见气体回声
  - 胆囊壁不对称性增厚
  - 穿孔时，可见胆囊壁局部回声缺损或局限性积液

核医学表现

- 肝胆动态显像
  - 胆囊不显影
  - 胆囊窝摄取增高

推荐影像学检查

- 超声检查

【鉴别诊断】

- 邻近脏器炎症可引起胆囊壁增厚或胆囊窝积液
  - 十二指肠溃疡穿孔
    - 十二指肠球部肠壁增厚
    - 腹腔游离气体
    - 十二指肠球部周围渗出
  - 胰腺炎
    - 胰腺可肿大、密度不均
    - 增强扫描胰腺可不均匀强化
    - 胰腺周围渗出、积液
  - 结肠肝曲炎症（憩室炎）
    - 结肠周围渗出
    - 可有局部憩室、粪石等征象
  - 肝脓肿
    - 增强 CT：肝实质液化坏死区
    - 可有气液平面

诊断与鉴别诊断要点

急性胆囊炎，胆囊急性炎症，与胆囊结石密切相关

影像表现

- 胆囊壁增厚、水肿
- 常见胆囊结石
- 胆囊积气、胆囊窝积液、胆囊周围脓肿形成
- 超声可检出莫非氏征阳性

鉴别诊断

- 邻近脏器炎症可引起胆囊壁增厚或胆囊窝积液

诊断要点

- 临床症状：右上腹痛、发热
- 首选检查：超声

重点推荐文献

[1] Genevieve L. Bennett，Henry Rusinek，Virna Lisi，et al. CT Findings in Acute Gangrenous Cholecystitis. AJR Am J Roentgenol，2002，178（2）：275-281.

[2] Paulson EK. Acute cholecystitis：CT findings. Semin Ultrasound CT MR，2000，21（1）：56-63.

[3] Onofrio A. Catalano，Dushyant V. Sahani，Sanjeeva P. Kalva，et al. MR Imaging of the Gallbladder：A Pictorial Essay. RadioGraphics，2008，28：135-155.

典型病例

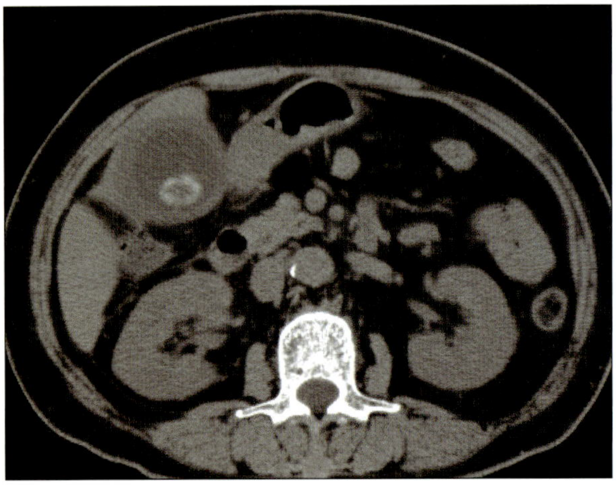

图 7-4-1　胆囊炎胆囊结石

CT 平扫：胆囊增大，胆囊壁水肿增厚，腔内可见椭圆形高密度结石，胆囊周围可见少量渗出

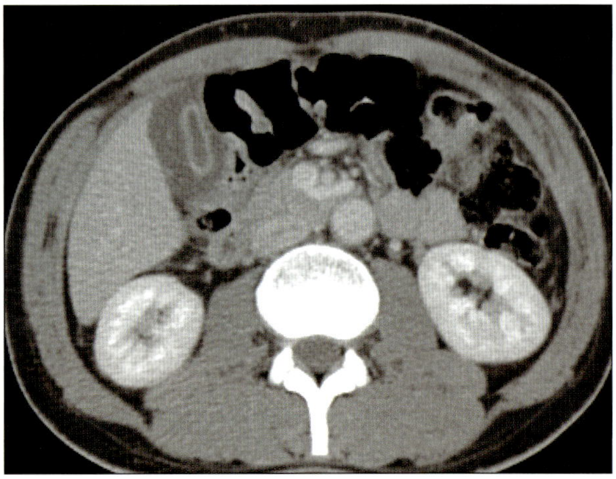

图 7-4-2　胆囊炎

增强 CT：胆囊壁水肿增厚，胆囊黏膜明显强化

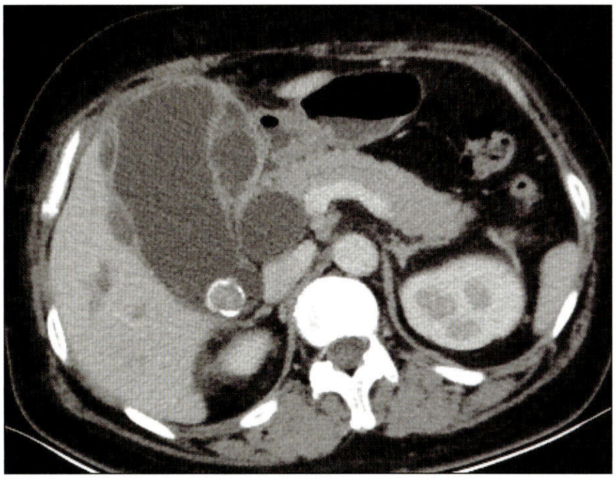

图 7-4-3 **胆囊炎胆囊结石**
增强 CT：胆囊增大，腔内可见圆形高密度结石，胆囊壁不规则增厚，周围可见多发脓腔；胆总管扩张

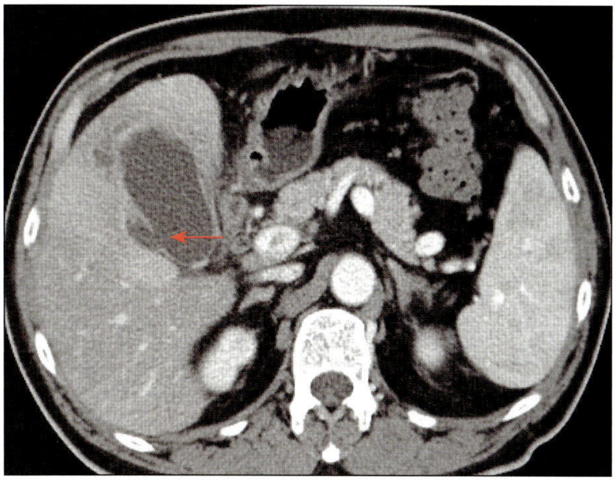

图 7-4-4 **胆囊炎穿孔**
增强 CT：胆囊增大，胆囊壁不均匀增厚，胆囊相邻肝实质可见多发低密度脓肿，邻近肝实质强化不均；胆囊与脓肿之间胆囊壁不连续（箭头）

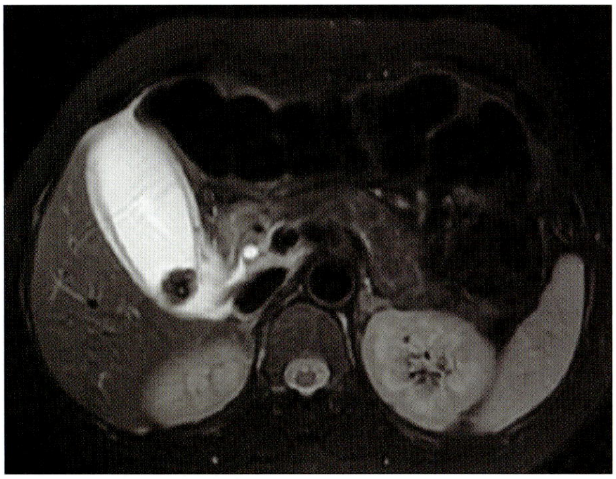

图 7-4-5 **胆囊炎**
MR 平扫 T2 加权：胆囊增大，胆囊壁水肿增厚，周围可见高信号渗出，腔内可见桑葚状低信号结石

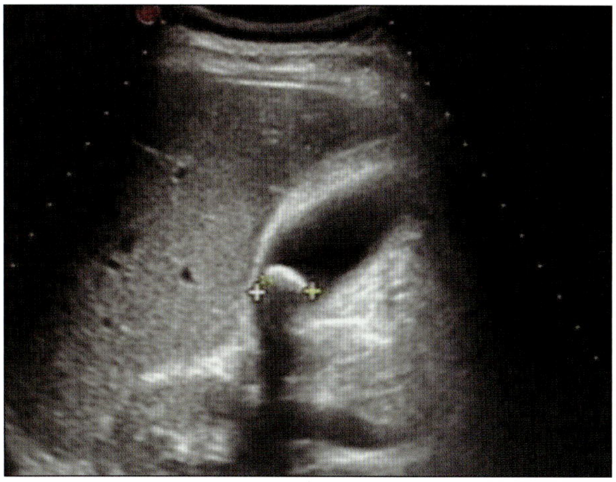

图 7-4-6 **胆囊炎胆囊结石**
超声：胆囊壁增厚，回声粗糙，囊内见强回声团，声影（+），移动（+）

二、慢性胆囊炎

【概念与概述】

慢性胆囊炎（chronic cholecystitis），是胆囊慢性炎症性病变

【病理与病因】

一般特征

- 发病机制：细菌感染及胆固醇代谢异常等
  - 多数因胆囊结石长期慢性刺激所致
  - 少数为非结石性胆囊炎：代谢紊乱
  - 可由急性胆囊炎反复发作迁延而来
- 流行病学：70% 合并胆囊结石

大体病理与手术所见

- 胆囊壁增厚、纤维化
- 胆囊萎缩
- 胆囊壁钙化
- 常见胆囊结石
- 急性发作者可见肿胀、化脓、穿孔等

显微镜下特征

- 胆囊壁炎症、纤维化、钙化

【临床表现】

表现

- 临床表现无特异性
- 可无症状
- 常见右上腹隐痛、厌油等

疾病人群分布

- 年龄：中老年多见
- 性别：男女比例 1∶(2～3)

自然病史与预后

- 预后良好，合并急性胆囊炎、胆囊癌患者病死率增加

治疗

- 消炎利胆等内科治疗
- 临床症状重者可手术治疗

【影像表现】

X 线表现

- 腹部平片
  - 胆囊壁钙化
  - 胆囊结石

CT 表现

- 平扫 CT
  - 胆囊形态：正常、萎缩或增大
  - 胆囊壁：增厚、钙化
  - 胆囊密度增高：钙胆汁、胆囊泥沙结石
- 增强 CT
  - 胆囊壁增厚
  - 合并急性炎症时，胆囊壁密度不均，周围见渗出、脓肿

MR 表现

- T2 加权
  - 胆囊壁增厚
  - 胆囊结石：低信号
  - 钙胆汁：胆汁分层，低处低信号
- T1 加权增强扫描
  - 胆囊壁增厚

超声表现

- 胆囊萎缩、胆囊壁增厚、胆囊结石
- 胆囊壁钙化：线状强回声伴声影
- 结合脂肪餐：胆囊收缩功能减退

推荐影像学检查

- 首选检查方法：超声和 CT

【鉴别诊断】

- 慢性胆囊炎合并局部脓肿时注意与胆囊癌鉴别

诊断与鉴别诊断要点

慢性胆囊炎，胆囊慢性炎症病变

影像表现

- 典型征象：胆囊壁钙化、胆囊萎缩
- 常见胆囊结石
- 超声：胆囊收缩功能减退

诊断要点

- 临床症状不特异
- 影像：胆囊壁钙化、胆囊萎缩、收缩功能减退

重点推荐文献

[1] Ersan Altun，Richard C. Semelka，Jorge Elias，et al. Acute Cholecystitis：MR Findings and Differentiation from Chronic Cholecystitis. Radiology，2007，244：174-183.

[2] Chen PF，Nimeri A，Pham QH，et al.The clinical diagnosis of chronic acalculous cholecystitis. Surgery，2001，130（4）：578-581.

典型病例

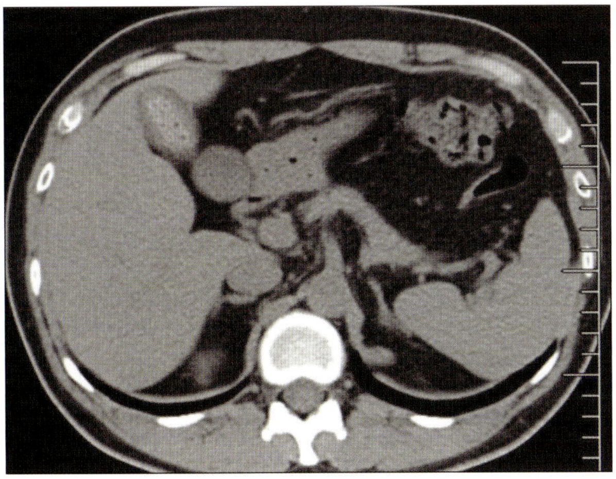

图 7-4-7 慢性胆囊炎胆囊结石
平扫 CT：胆囊壁厚，腔内充满圆形混合密度结石

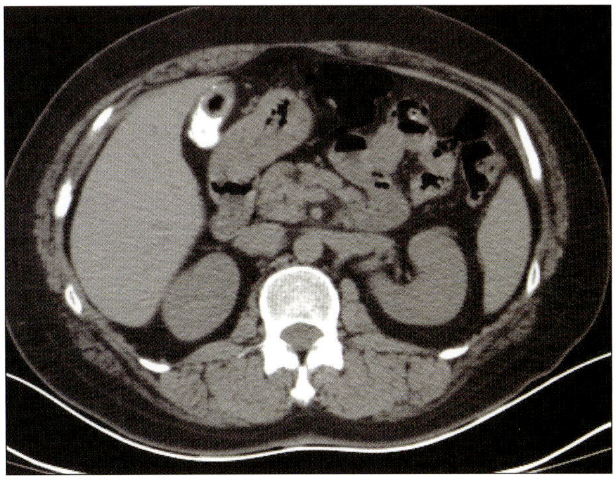

图 7-4-8 慢性胆囊炎胆囊结石
平扫 CT：胆囊形态不规则，腔内充满高、低密度结石

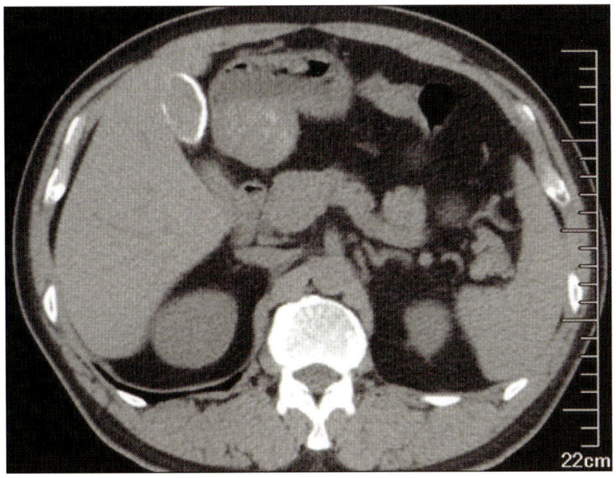

图 7-4-9 慢性胆囊炎（瓷瓶胆囊）
平扫 CT：胆囊壁不规则钙化

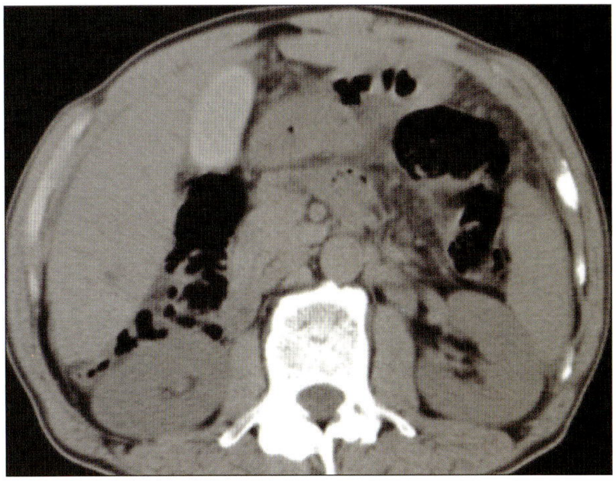

图 7-4-10 石灰石胆汁
平扫 CT：胆囊内充满高密度胆汁

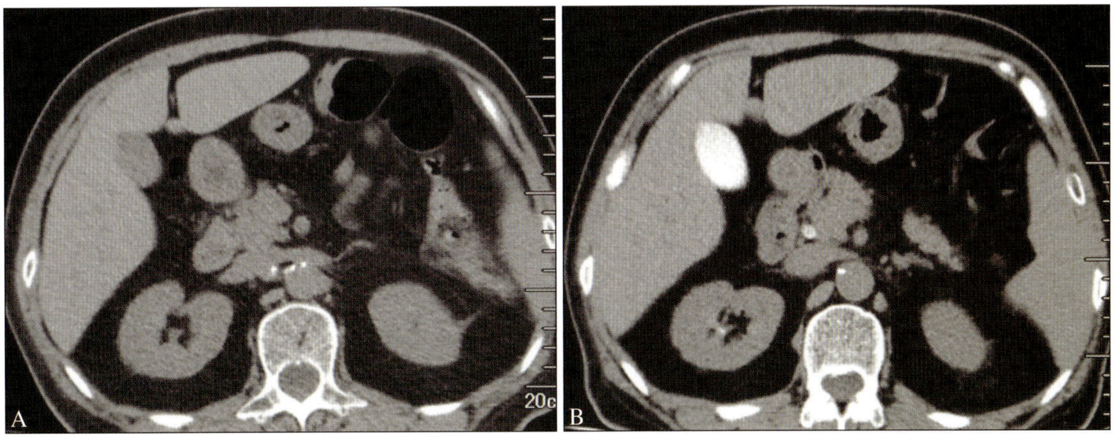

图 7-4-11 碘对比剂经胆汁排泄
A．平扫 CT：胆囊形态密度正常；B．患者行血管造影 1 天后平扫 CT：胆汁密度增高，易误认为石灰石胆汁

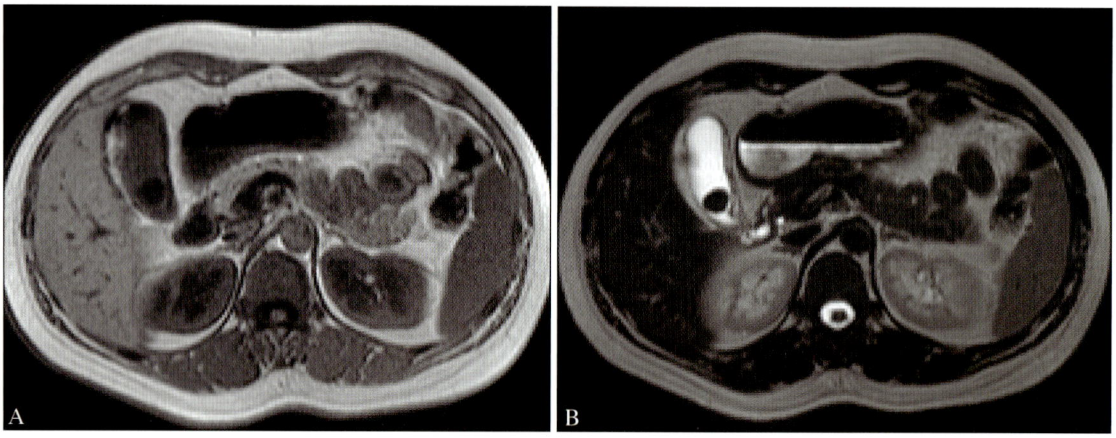

图 7-4-12 慢性胆囊炎胆囊结石
A. MR 平扫 T1 加权：胆囊壁增厚，厚度不均，呈低信号，腔内见低信号结石；B. MR 平扫 T2 加权：胆囊壁增厚，信号不均，低信号为主，腔内见低信号结石

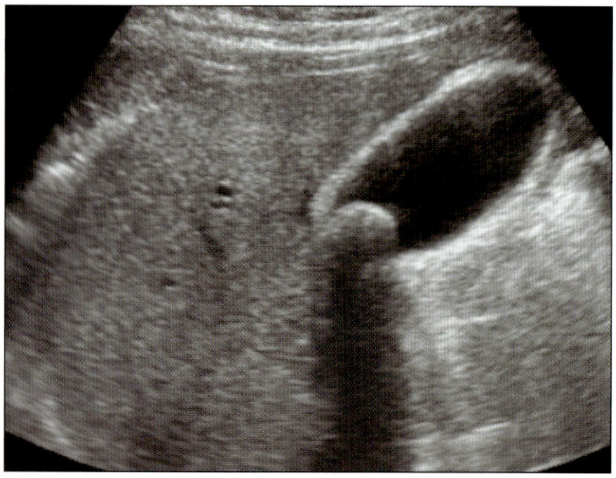

图 7-4-13 慢性胆囊炎胆囊结石
超声：胆囊壁增厚，回声粗糙，腔内见强回声光团，声影（+），移动（-）

三、急性胆管炎

【概念与概述】

急性胆管炎（acute cholangitis），临床上多指急性化脓性胆管炎（acute purulent cholangitis，APC），又名急性梗阻性化脓性胆管炎（acute obstructive suppurative cholangitis，AOSC），泛指由阻塞引起的急性化脓性胆道感染

胆管炎的分类

- 根据发病机制
  - 原发性硬化性胆管炎
  - 继发性硬化性胆管炎
    - 逆行性（细菌性）胆管炎，也称化脓性胆管炎、梗阻性化脓性胆管炎
    - 复发性化脓性（寄生虫性）胆管炎
    - 艾滋病相关性胆管炎
    - 化疗导致的胆管炎
    - 缺血性胆管炎
  - 继发性非硬化性胆管炎
    - 由肝胆良恶性肿瘤引起的胆管炎
- 根据发病时间
  - 急性胆管炎
  - 慢性胆管炎：病程长，可反复急性发作
- 国内，将急性化脓性胆道感染的严重类型又常用“重症急性胆管炎”一词来描述

【病理与病因】

一般特征

- 发病机制
  - 胆道梗阻和细菌感染是最主要病因
  - 胆管结石

    - 胆道寄生虫
    - 肿瘤
    - 胆道狭窄
- 流行病学：与胆石症等胆道梗阻性疾病密切相关，无大样本统计数据

大体病理与手术所见

- 肝内和（或）肝外胆管壁充血水肿、增厚
- 胆管黏膜充血、水肿、糜烂、出血，并有散在的小溃疡形成
- 内常有结石嵌顿
- 胆管壁形成许多微小脓肿，少数病人发生局灶性坏死、穿孔
- 肝脓肿形成
- 反复发作的患者终末期可有肝硬化

显微镜下特征

- 胆管壁化脓性炎症

【临床表现】

表现

- 常见症状
    - Charcot 三联征：腹痛、寒战发热、黄疸
    - 重症患者可出现神志淡漠、意识障碍、血压下降
- 实验室检查
    - 白细胞计数升高
    - 血清胆红素升高
    - 血清碱性磷酸酶升高
    - 血细菌培养阳性

疾病人群分布

- 年龄：中青年常见
- 性别：男女比例 1：1

自然病史与预后

- 重症急性胆管炎的病死率仍较高，12.3% ~ 34%

治疗

- 抗生素治疗
- 解除胆道梗阻、减轻胆管内压力、引流胆汁

【影像表现】

概述

- 胆管炎影像诊断的主要征象是胆管扩张、形态不规则
- 各种胆管炎表现有许多相似之处

X 线表现

- 胆管造影：各种方法胆道造影
    - 胆管壁不规则
    - 管腔狭窄、梗阻，近端胆管扩张
    - 腔内可有结石，表现为充盈缺损
    - 肝内胆管末端可能见到与肝脓肿腔相通

CT 表现

- 胆管内可见结石，结石周围胆汁包绕，形成“牛眼征”
- 肝内胆管扩张
- 胆管内胆汁密度可增高
- 胆管周围肝实质可能有肝脓肿

MR 表现

- T1 加权
    - 胆管扩张、狭窄、胆管壁增厚
    - 胆管内可有低信号结石
- T2 加权：胆汁呈高信号，其内结石呈低信号
- MRCP
    - 胆管不规则狭窄，近端胆管扩张
    - 胆管内结石在高信号胆汁衬托下呈低信号充盈缺损

超声表现

- 胆管扩张、狭窄，胆管壁增厚
- 胆汁回声增强
- 胆管内可能有结石
- 胆囊壁可增厚或有胆囊结石

推荐影像学检查

- 推荐超声和 MRCP 检查
- 胆管造影仅用于胆管引流、取石和乳头切开前造影

【鉴别诊断】

- 原发性硬化性胆管炎
    - 节段性狭窄、扩张，呈串珠样、枯枝样改变
    - 累及肝内、外胆管
    - 终末期：肝硬化，肝各段呈分叶状萎缩、肥大

诊断与鉴别诊断要点

急性胆管炎，临床上多指急性化脓性胆管炎

影像表现

- 胆管壁增厚
- 胆管扩张、形态不规则
- 胆管周围肝实质可形成脓肿
- 其他引起胆道梗阻的征象：结石、狭窄等

鉴别诊断

- 原发性硬化性胆管炎

诊断要点

- 临床表现：腹痛、寒战发热、黄疸
- 实验室检查：白细胞增高、碱性磷酸酶增高、胆红素增高

重点推荐文献

[1] Onofrio A. Catalano, Dushyant V. Sahani, David G. Forcione, et al. Biliary Infections: Spectrum of Imaging Findings and Management. RadioGraphics, 2009, 29: 2059-2080.

[2] S W Kim, H C Shin, H C Kim, et al. Diagnostic performance of multidetector CT for acute cholangitis: evaluation of a CT scoring method. The British Journal of Radiology, 2012, 85: 770-777.

[3] F. Miura, T Takada1, Y Kawarada, et al. Flowcharts for the diagnosis and treatment of acute cholangitis and cholecystitis: Tokyo Guidelines. J Hepatobiliary Pancreat Surg, 2007, 14: 27-34.

[4] Yoshiro Fujii, Jiro Ohuchida, Kazuo Chijiiwa, et al. Verification of Tokyo Guidelines for diagnosis and management of acute cholangitis. J Hepatobiliary Pancreat Sci, 2012, 19: 487-491.

典型病例

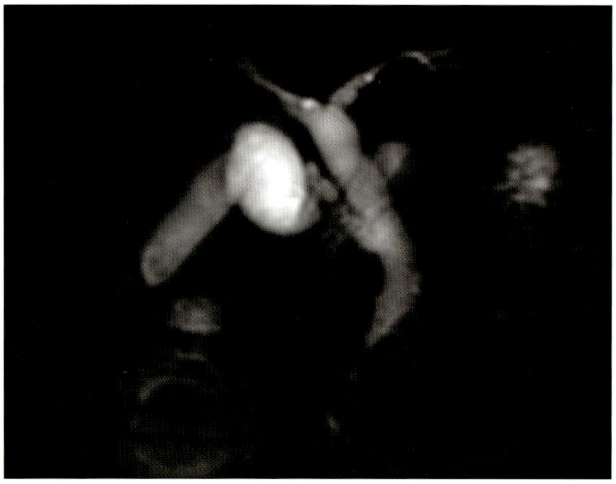

图 7-4-14 胆总管下段炎性狭窄

MRCP：胆总管下段狭窄，呈锥形，伴梗阻，胆总管扩张

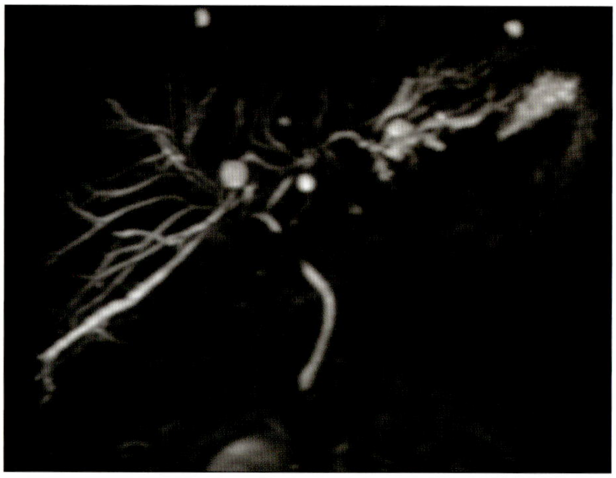

图 7-4-15 胆管炎

MRCP：胆总管上段节段性狭窄，肝内胆管形态不整；肝右叶胆管形态僵硬，轻度扩张；肝左叶胆管迂曲扩张

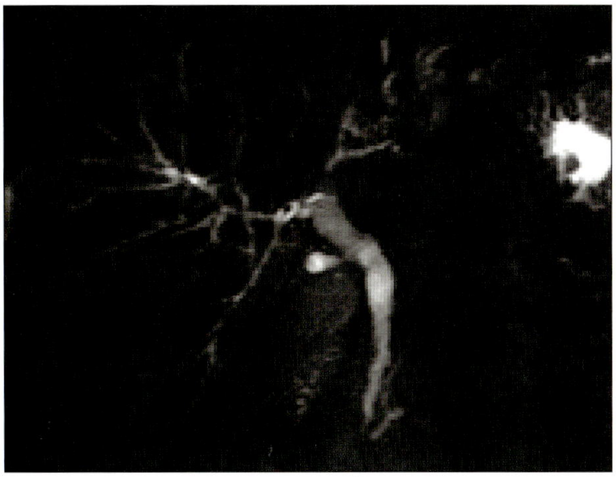

图 7-4-16 **胆管炎**

MRCP：胆总管轻度扩张，粗细不均，肝内胆管形态不整；肝右叶胆管形态大致正常；肝左叶胆管迂曲、轻度扩张，部分分支旁可见微小脓腔

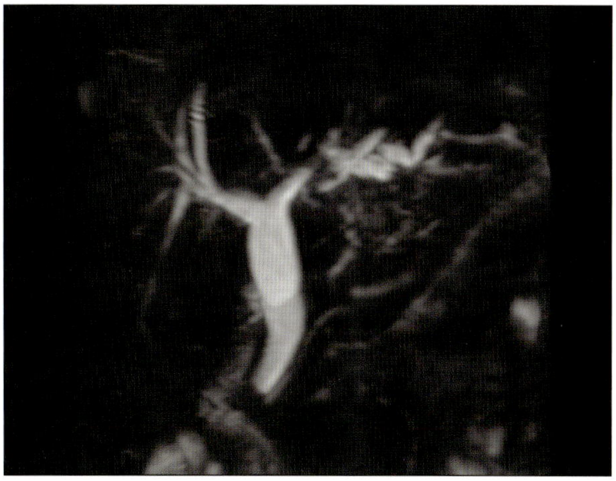

图 7-4-17 **胆管炎、肝内外胆管结石**

MRCP：胆总管末端结石梗阻，肝内外胆管扩张，肝内胆管形态僵硬，呈枯枝状，肝左叶扩张胆管内见充盈缺损（肝内胆管结石）

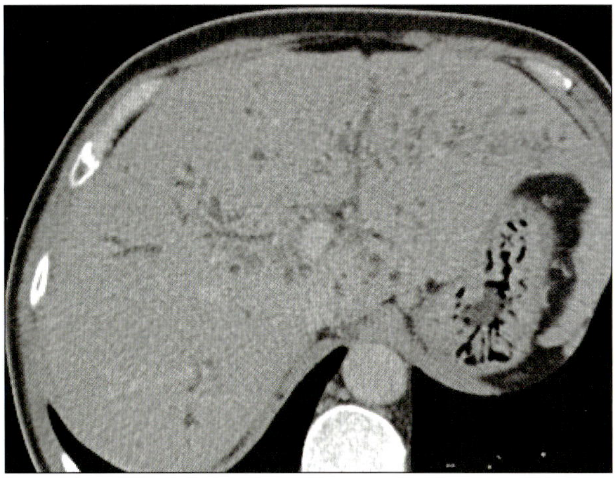

图 7-4-18 **胆管炎**

增强 CT：肝内胆管扩张，胆管壁增厚、模糊

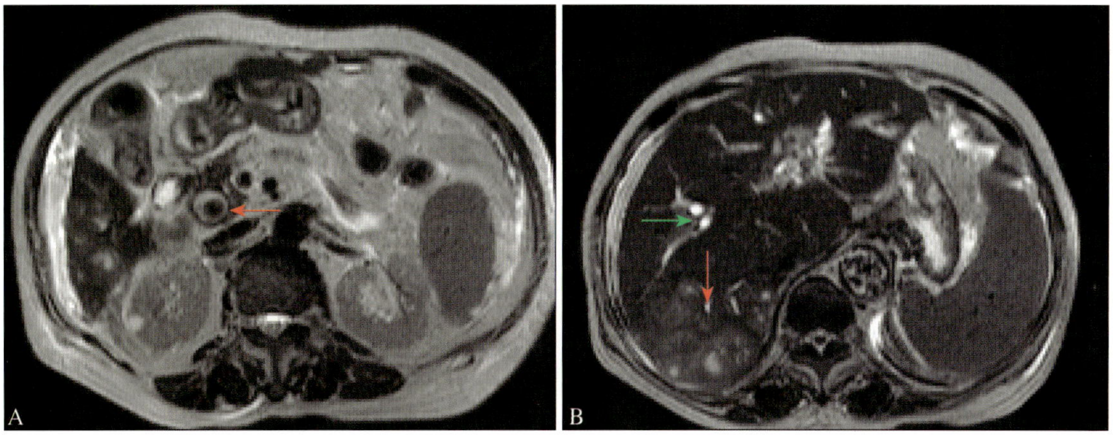

图 7-4-19 **胆管结石胆管炎胆源性肝脓肿**

MR 平扫 T2 加权：A．胆总管扩张，腔内见圆形低信号结石影（红箭头）；B．肝内胆管扩张（绿箭头），肝右后叶见多发稍高信号灶（红箭头），中心见高信号液化坏死区

四、原发性硬化性胆管炎

【概念与概述】

原发性硬化性胆管炎（primary sclerosing cholangitis，PSC），是一种以胆管的慢性特发性炎症、纤维化和多发性狭窄为主要病理特征的慢性胆汁淤积性肝病

【病理与病因】

一般特征

- 发病机制
  - 其病因及发病机制尚未明确，可能与遗传及免疫机制有关
  - 60% ~ 80% 患者可并发炎性肠病
  - 其他伴发疾病有胰腺炎、甲状腺炎、腹膜后纤维化等
- 流行病学
  - 西方国家统计发病率为 0.9/10 万 ~ 1.3/10 万，我国尚缺乏流行病学资料

大体病理与手术所见

- 胆管扩张、狭窄交替
- 常伴有肝内胆管结石
- 门脉周围纤维化
- 终末期 PSC：肝硬化（肝叶或全肝）

显微镜下特征

- 胆管非化脓性，非肉芽肿性改变
- PSC 不同阶段可见肝炎、胆管炎、肝纤维化、肝硬化等多种征象

【临床表现】

表现

- 进行性反复发作的梗阻性黄疸
- 乏力、瘙痒、右上腹痛、肝脾大
- 实验室检查：血清碱性磷酸酶升高

疾病人群分布

- 年龄：多于 25 ~ 45 岁发病，平均发病年龄 39 岁
- 性别：70% 为男性

自然病史与预后

- 病程多呈慢性进行性
  - 大部分患者逐渐出现胆汁淤积、胆管炎
  - 最终演变为终末期肝病
  - 20% 患者可并发胆管癌

治疗

- 除肝移植外尚无有效治疗方法

【影像表现】

概述

- PSC 典型的影像学表现为胆管“串珠样”改变
  - 胆管多发性、短节段性、环状狭窄伴其间胆管正常或轻度扩张表现
  - ERCP 是诊断金标准
  - MRCP 具有相同诊断价值
- 大部分病例肝内外胆管同时受累
- 终末期患者肝呈肝硬化表现

X 线表现

- ERCP
  - 肝内外胆管不规则，多发节段性狭窄和扩张
    - 胆道弥漫性狭窄伴正常扩张段形成典型的“串珠状”改变
    - 狭窄段长度从几毫米到几厘米不等
  - 胆管树呈枯枝状
  - 25% 病例见胆管局部憩室样扩张
  - 管壁内表面不规则：轻者呈毛刷样边缘，重者呈结节状凸凹不平
  - 少数病例可见腔内充盈缺损，大于 1cm 病变应注意胆管癌
  - 下列征象时应注意是否合并胆管癌
    - 胆管明显扩张
    - 管腔内息肉样肿块
    - 狭窄加重、延长伴扩张（动态随访）
    - 与其他部分相比更明显的狭窄，并靠近肝门部

CT 表现

- 平扫 CT
  - 肝内胆管散在扩张
  - 肝内胆管扩张与狭窄交替，呈串珠样、枯枝样
  - 胆管壁增厚
  - 肝段纤维化：密度减低
  - 肝内胆管结石
  - 肝硬化表现
    - 肝各叶比例异常
    - 肝轮廓呈分叶状
    - 尾状叶增生肥大
    - 各叶密度不均，可见假肿瘤征
  - 合并胆管癌
    - 胆管扩张加重
    - 门脉区软组织密度肿物

- 肝外胆管壁增厚，≥ 5mm
- 增强 CT
  - 胆管壁增厚，强化
  - 肝硬化：明确各叶形态，除外假肿瘤征
  - 胆管癌：延迟强化

MR 表现

- 胆管扩张
  - MRCP：肝内外胆管节段性不规则扩张、狭窄
- T1 加权
  - 纤维化：门脉周围信号减低
  - 胆管癌：门脉区低信号软组织肿物
- T2 加权
  - 纤维化：门脉周围信号增高
  - 胆管癌：门脉区稍高信号软组织肿物
- 肝实质楔形萎缩：融合性肝纤维化
- 肝实质有时可见局灶性炎症水肿改变

超声表现

- 胆管扩张、狭窄，胆管壁增厚
- 门脉周围见钙化结石回声

推荐影像学检查

- CT 平扫及增强扫描
- MR 结合 MRCP 检查
- 胆管造影：常用 ERCP，PTC 和 T 管造影也可用于诊断

【鉴别诊断】

急性胆管炎

- 常见胆管结石
- 胆管可见不规则扩张及狭窄
- 临床症状：腹痛、黄疸、发热

诊断与鉴别诊断要点

原发性硬化性胆管炎，是一种以胆管的慢性特发性炎症、纤维化和多发性狭窄为主要病理特征的慢性胆汁淤积性肝病

影像表现

- 肝内外胆管节段性不规则扩张、狭窄
- 可伴有肝内胆管结石
- 肝硬化表现

鉴别诊断

- 急性胆管炎

诊断要点

- 慢性病程
- 肝硬化
- MRCP 或胆管造影：肝内外胆管多发不规则节段性狭窄和扩张

重点推荐文献

[1] Ponsioen CY. Recent insights in primary sclerosing cholangitis. J Dig Dis，2012，13（7）：337-341.

[2] Silveira MG，Lindor KD.Clinical features and management of primary sclerosing cholangitis World J Gastroenterol，2008，14（21）：3338-3349.

[3] Silveira MG，Lindor KD. Primary sclerosing cholangitis. Can J Gastroenterol，2008，22（8）：689-698.

[4] Kirsten Boonstra，Ulrich Beuers，Cyriel Y. Ponsioen. Epidemiology of primary sclerosing cholangitis and primary biliary cirrhosis：A systematic review. Journal of Hepatology，2012，56：1181-1188.

典型病例

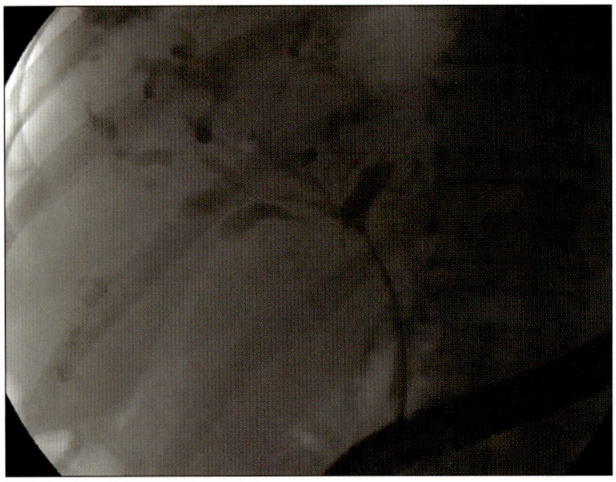

图 7-4-20 **原发性硬化性胆管炎**
ERCP：胆总管狭窄，对比剂充盈不良，肝内胆管呈枯枝状，可见节段性扩张及狭窄

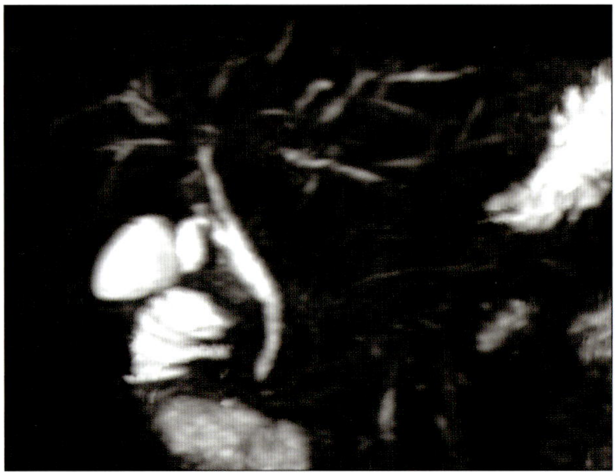

图 7-4-21 **原发性硬化性胆管炎**
MRCP：胆总管未见狭窄，肝内胆管呈枯枝状，可见多发节段性狭窄或扩张

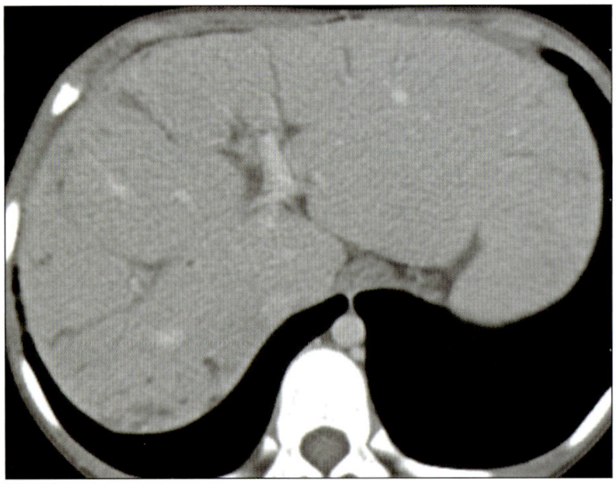

图 7-4-22 **原发性硬化性胆管炎**
增强 CT：肝内胆管多发不规则扩张及狭窄，肝左叶增生肥大

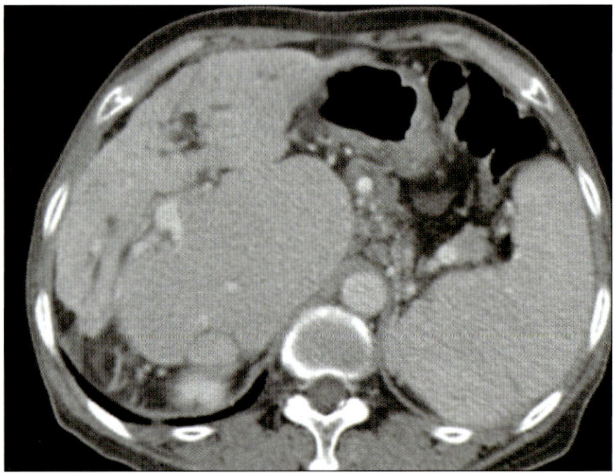

图 7-4-23 **原发性硬化性胆管炎合并肝硬化**
增强 CT：肝形态不整，呈分叶状，尾状叶增大，肝右叶萎缩；肝内胆管多发不规则扩张或狭窄；脾增大

五、胆道蛔虫

【概念与概述】

胆道蛔虫（biliary ascariasis）是肠道蛔虫病中最严重的一种并发症，它是由各种原因引起的肠道蛔虫运动活跃，并钻入胆道而出现的急性上腹痛或胆道感染

【病理与病因】

一般特征

- 发病机制
  - 由各种原因引起的肠道蛔虫运动活跃，并钻入胆道而出现的急性上腹痛或胆道感染
- 流行病学
  - 与肠道蛔虫病密切相关

大体病理与手术所见

- 胆道内可见蛔虫或尸体碎片
- 可继发结石
- 可引起急性胆管炎、肝脓肿

显微镜下特征

- 胆管炎症、纤维化

【临床表现】

表现

- 常见症状：急性上腹痛，继发感染者可发热

疾病人群分布

- 年龄：好发于儿童

自然病史与预后

- 早期感染可无症状，多数预后良好，合并重症感染者可危及生命

治疗

- 药物治疗效果好，仅少数严重并发症者需手术治疗

【影像表现】

概述

- 主要影像诊断征象：胆管内条形蛔虫影

X 线表现

- ERCP
  - 胆管内条形、类圆形充盈缺损影
  - 有时胰管也可出现条形充盈缺损影
  - 内镜有时可见十二指肠乳头处有蛔虫钻虫

CT 表现

- 平扫 CT
  - 胆管内密度中等增高
  - 继发胰腺炎时可见胰腺周围渗出

MR 表现

- T1 加权：胆管扩张
- T2 加权：高信号胆汁内见低信号充盈缺损
- MRCP
  - 胆管扩张
  - 高信号胆管内见条形或类圆形低信号充盈缺损

超声表现

- 胆管内“牛眼征”，无回声胆管内出现有回声充盈缺损
- 有时可见蛔虫蠕动或其内无回声区（蛔虫消化道）

推荐影像学检查

- 首选超声、ERCP

【鉴别诊断】

胆管结石

- 超声见胆管内强回声病变伴声影

胆管癌

- 胆管内息肉样肿物

诊断与鉴别诊断要点

胆道蛔虫是肠道蛔虫钻入胆道而出现的急性上腹痛或胆道感染

影像表现

- 胆管内条形蛔虫影
- 胆管轴位断面：牛眼征

鉴别诊断

- 胆管结石

诊断要点

- 临床表现：右上腹痛、黄疸、发热
- 影像检查见胆管条形虫体影像

重点推荐文献

[1] Jae Hoon Lim，Eimorn Mairiang，Geung Hwan Ahn. Biliary parasitic diseases including clonorchiasis, opisthorchiasis and fascioliasis. Abdom Imaging，2008，33：157-165.

[2] Byung Ihn Choi，Joon Koo Han，Sung Tae Hong，et al. Clonorchiasis and Cholangiocarcinoma：Etiologic Relationship and Imaging Diagnosis. Clin. Microbiol，2004，17（3）：540-552.

[3] Jae Hoon Lim，So Yeon Kim，Cheol Min Park. Parasitic Diseases of the Biliary Tract. AJR，2007，188：1596-1603.

典型病例

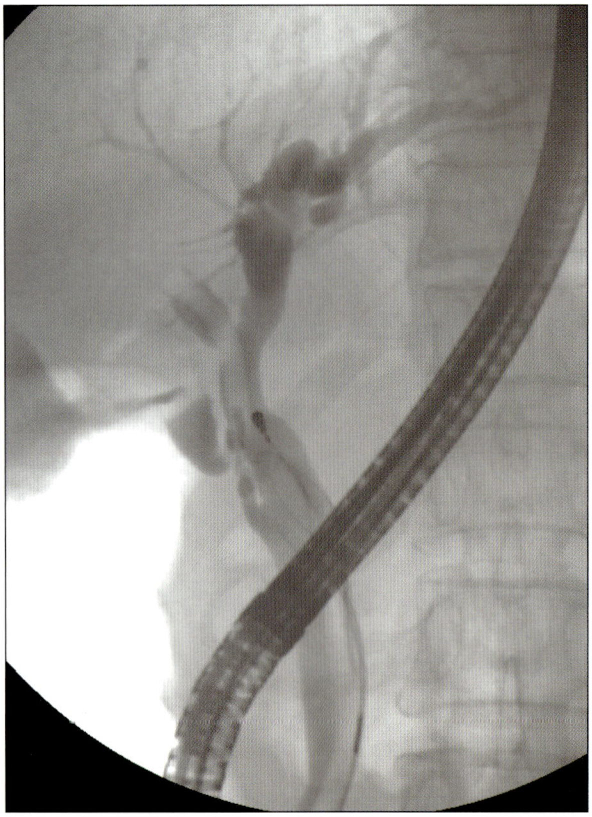

图 7-4-24 **胆道蛔虫（ERCP）**
右肝管至胆总管下段可见胆管内条形充盈缺损

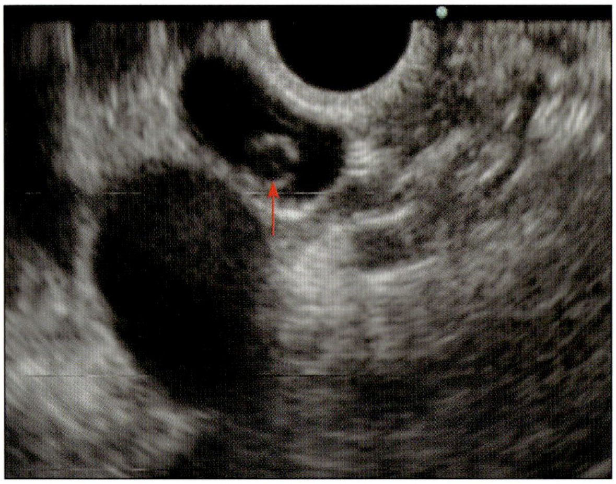

图 7-4-25 **胆道蛔虫（超声）**
无回声胆汁内蛔虫呈环形回声影（箭头），其内见无回声区

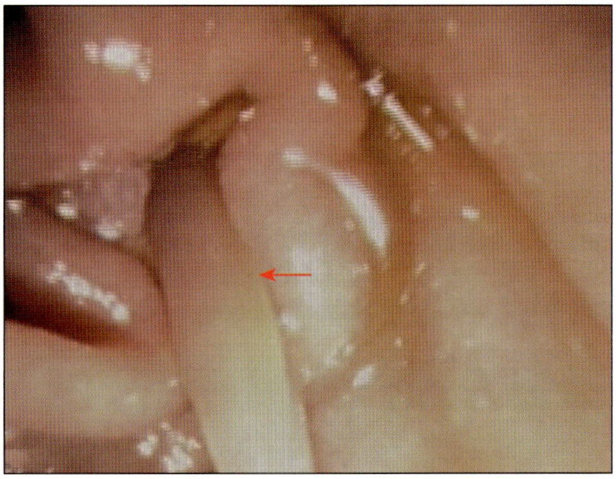

图 7-4-26 **胆道蛔虫（内镜检查）**
ERCP 检查时，内镜可见十二指肠乳头外露的蛔虫（箭头）

第 5 节 胆管肿瘤及肿瘤样病变

一、胆囊增生性疾病

【概念与概述】

胆囊增生性疾病（hyperplastic cholecystoses），泛指一组导致胆囊壁增厚的特发性、非炎症、非肿瘤性的增生性病变

胆囊增生性病变包括

- 胆囊腺肌症
- 胆固醇息肉
- 胆囊胆固醇沉积

【病理与病因】

一般特征

- 发病机制：胆囊壁某种正常组织成分过度增生，既不同于炎症的病理过程，也不具有肿瘤的破坏性与恶性变的表现
  - 胆囊腺肌症：病因不明，可能与慢性感染，先天性上皮肌的退行性改变和胚胎发育时胆囊芽囊化不全等有关
  - 胆囊胆固醇沉积：由于血中胆固醇类脂质成分析出，并为胆囊黏膜固有层的组织细胞吞噬所致
- 流行病学
  - 流行病学资料主要依靠超声筛查，我国尚缺乏大规模流行病学调查

大体病理与手术所见

- 胆囊腺肌症按病变范围可分 3 种类型
  - 弥漫型：较少见，胆囊黏膜层，肌层弥漫增厚，高低不平伴壁内憩室，切面可见囊样结构
  - 节段型：较常见，病变较局限，呈斑块状侵及胆囊体或底的大部分，或限于漏斗部和体部间形成环形狭窄，胆囊呈沙漏状变形
  - 局限型：较多见，好发于胆囊底，黏膜局限性增厚，表现为块状或结节隆突，中心有一脐凹，直径 2 ~ 3mm
- 胆囊胆固醇沉积
  - 胆囊黏膜皱壁的嵴上分布许多黄色颗粒状赘生物，形如草莓外观
  - 病变可分弥漫型和局限型，其局限型即指前述的胆固醇息肉

显微镜下特征

- 胆囊腺肌症
  - 胆囊黏膜层和肌层增生，囊壁增厚，可达正常的 3 ~ 5 倍，囊腔变小
  - 罗 - 阿窦增多和扩大，穿入肌层，形成“壁内憩室”
- 胆囊胆固醇沉积：镜下见大量堆积的，吞噬了脂质的泡沫细胞突向黏膜表面

【临床表现】

表现

- 胆囊腺肌症可出现类似胆囊炎症状
- 胆囊胆固醇沉积多无症状

疾病人群分布

- 年龄：30 ~ 50 岁多见
- 性别：女性多见

自然病史与预后

- 预后良好

治疗

- 胆囊腺肌症可药物治疗缓解症状，彻底治疗需胆囊切除术
- 胆囊胆固醇：> 10mm 息肉，疑为恶性者可手术治疗

【影像表现】

概述

- 主要诊断征象
  - 胆囊腺肌症：胆囊底部或体部壁增厚，壁内憩室
  - 胆固醇沉积：多发胆囊息肉（位于胆囊壁，大小 5 ~ 10mm）

X 线表现

- 胆囊造影
  - 胆囊腺肌症
    - 弥漫型：对比剂充盈胆囊壁内多发憩室，形成“珠链”样表现
    - 节段型：胆囊呈葫芦状或哑铃形
    - 局限型：常见胆囊底部的局限性块状增厚或结节状充盈缺损；缺损中央有一小圆点状致密影，系脐凹征
  - 胆囊胆固醇沉积：胆囊腔内多发附壁充盈缺损

CT 表现

- 胆囊腺肌症
  - 胆囊壁节段性或弥漫增厚
  - 增强扫描
    - 增厚胆囊壁明显强化
    - 可见壁内多发无强化憩室或高密度结石
- 胆囊胆固醇沉积：胆囊壁上多发小结节，大小数毫米，可带蒂

MR 表现

- 胆囊腺肌症
  - T2 加权：增厚胆囊壁囊性高信号灶
  - T1 加权增强扫描：增厚胆囊壁内无强化憩室
- 胆囊胆固醇沉积：胆囊壁上多发小结节，但敏感性差

超声表现

- 胆囊腺肌症
  - 胆囊壁局部或弥漫增厚
  - 壁内高回声灶伴彗星尾征
- 胆囊胆固醇沉积
  - 多发小息肉

推荐影像学检查

- 首选超声和增强 CT

【鉴别诊断】

慢性胆囊炎

- 胆囊壁弥漫增厚
- 常见胆囊结石
- 无胆囊壁彗星尾征

胆囊癌

- 息肉样病变＞2cm
- 胆囊壁不对称增厚
- 肝侵袭

胆囊腺瘤（腺瘤样息肉）

- 息肉样肿物 5 ～ 15mm

诊断与鉴别诊断要点

胆囊增生性疾病泛指一组导致胆囊壁增厚的特发性、非炎症、非肿瘤性的增生性病变

影像表现

- 胆囊腺肌症：胆囊底部或体部壁增厚，壁内憩室
- 胆固醇沉积：多发胆囊息肉样病变

鉴别诊断

- 慢性胆囊炎
- 胆囊腺瘤
- 胆囊癌

诊断要点

- 临床表现：症状不典型，右上腹不适
- 首选检查：超声、增强 CT

重点推荐文献

[1] K. M. Elsayes, E. P. Oliveira, V. R. Narra, et al. Magnetic resonance imaging of the gallbladder：spectrum of abnormalities. Acta Radiol，2007，48：476-482.

[2] Angela D. Levy, Linda A. Murakata, Robert M. Abbott, et al. Benign Tumors and Tumorlike Lesions of the Gallbladder and Extrahepatic Bile Ducts：Radiologic-Pathologic Correlation. RadioGraphics，2002，22：387-413.

[3] Satomi Kawamoto，Philippe A Soyer，Elliot K. Fishman，et al. Nonneoplastic liver disease：Evaluation with CT and MR imaging. Radiographics，1998，19：827-848.

典型病例

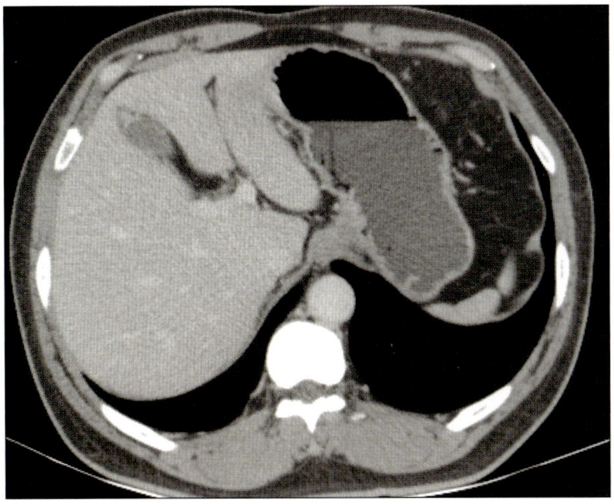

图 7-5-1 胆囊腺肌症

增强 CT：胆囊底部增厚，局部呈草帽状突起，增强均匀强化，其余胆囊壁未见增厚

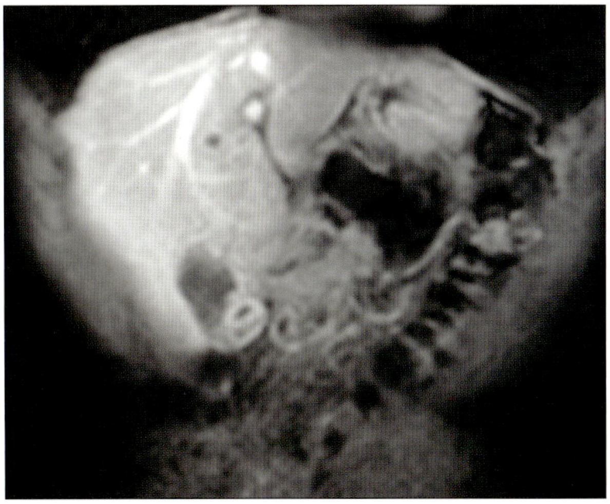

图 7-5-2 胆囊腺肌症

MR 增强 T1 加强冠状面：胆囊底部可见局部增厚并明显强化，增厚胆囊壁向左侧突出，其内见憩室样低信号

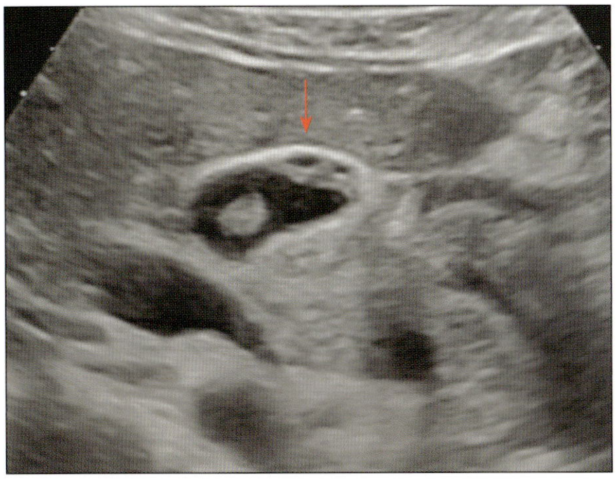

图 7-5-3 胆囊腺肌症

超声：胆囊底部局限性增厚（箭头），内见小液性区

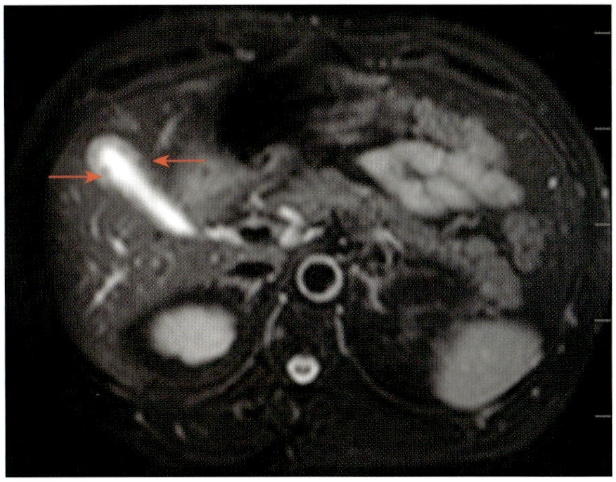

图 7-5-4 胆固醇沉积症

MR 平扫 T2 加权：胆囊壁多发低信号结节影（箭头）

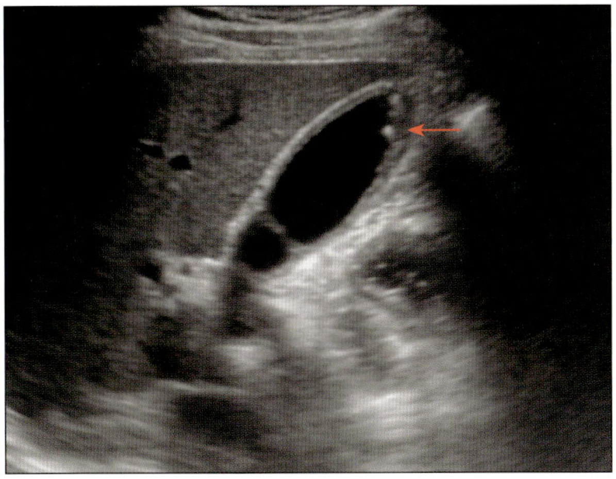

图 7-5-5 胆囊胆固醇性息肉

超声：胆囊壁附壁可见多个中等或高回声突起（箭头），声影（+），移动（-）

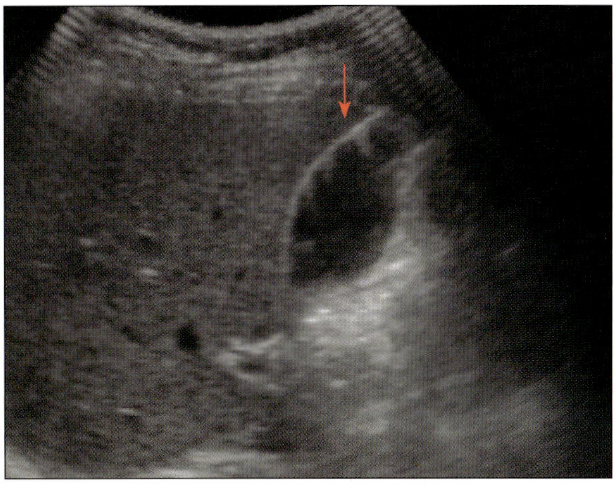

图 7-5-6 胆囊胆固醇性息肉

超声：胆囊附壁可见多个高回声突起（箭头），声影（+），移动（-）

二、胆囊腺瘤

【概念与概述】

胆囊腺瘤（gallbladder adenoma），常称为胆囊腺瘤性息肉（gallbladder adenoma polypi），是来自胆囊黏膜上皮的良性肿瘤

由于胆囊良性病变分型命名标准争议较多，在临床上，本病常与胆囊增生性病变一起统称为胆囊息肉或息肉样病变

【病理与病因】

一般特征
- 发病机制：病因不清
- 流行病学：不清
  - 约占胆囊良性病变 23%

大体病理与手术所见
- 胆囊腺瘤大多数为单发少数多发
- 可发生在胆囊的任何部位
- 大多数腺瘤小于 10mm
- 腺瘤恶变倾向
  - 无蒂腺瘤恶变率高于有蒂者
  - 大于 10mm 应警惕恶变
  - 年龄 > 50 岁
  - 合并胆囊结石

显微镜下特征
- 常见类型
  - 乳头状腺瘤
  - 管状腺瘤

【临床表现】

表现
- 常见症状：缺乏特异性
  - 右上腹不适、厌油

疾病人群分布
- 年龄：中老年多见
- 性别：女性多见

自然病史与预后
- 预后良好

治疗
- 无明显的临床症状无论单发或者多发可定期观察随访
- 发现病变有明显增大时，应考虑手术治疗

【影像表现】

概述
- 典型征象：胆囊内单发或多发息肉样结节
- 胆囊腺瘤与胆固醇性息肉影像学不易鉴别

CT 表现
- CT 检出率明显低于超声
- 增强 CT：向胆囊腔内隆起的强化结节

MR 表现
- MR 检出率较低
- T1 加权增强扫描：向胆囊腔内隆起的强化结节
- MRCP：病变较大时胆囊内可见低信号充盈缺损

超声表现
- 向胆囊腔内隆起的回声光团
- 与胆囊壁相连
- 不伴有声影不随体位改变而移动（少数长蒂者可移动）

推荐影像学检查
- 首选超声检查

【鉴别诊断】

胆囊癌
- 胆囊内结节较大，形态不整
- 病变基底部宽大
- 周围可有侵袭或转移

胆囊结石
- 强回声，伴声影
- 随体位改变而移动

诊断与鉴别诊断要点

- 胆囊腺瘤性息肉是来自胆囊黏膜上皮的良性肿瘤

影像表现

- 胆囊内单发或多方息肉样结节

鉴别诊断

- 胆囊癌
- 胆囊结石

诊断要点

- 临床表现：症状不特异
- 排除恶性（恶变）结节是关键
- 与胆固醇性息肉影像学不易鉴别

重点推荐文献

[1] William C. Gallahan，Jason D. Conway. Diagnosis and Management of Gallbladder Polyps. Gastroenterol Clin N Am，2010，39：359-367.

[2] Richard M. Gore，Kiran H. Thakrar，Geraldine M. Newmark，et al. Gallbladder Imaging. Gastroenterol Clin N Am，2010，39：265-287.

[3] Robert P Myers，Eldon A Shaffer，Paul L Beck. Gallbladder polyps：Epidemiology，natural history and management. Can J Gastroenterol，2002，16（3）：187-194.

典型病例

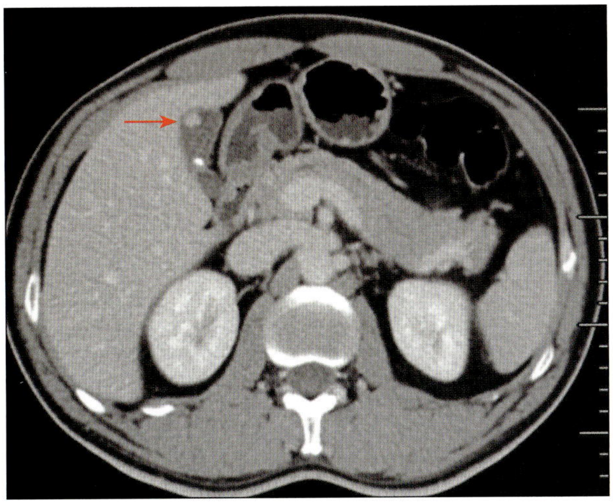

图 7-5-7 **胆囊腺瘤**

增强 CT：胆囊底部见圆形软组织密度结节（箭头），增强扫描均匀强化；胆囊颈部见高密度结石

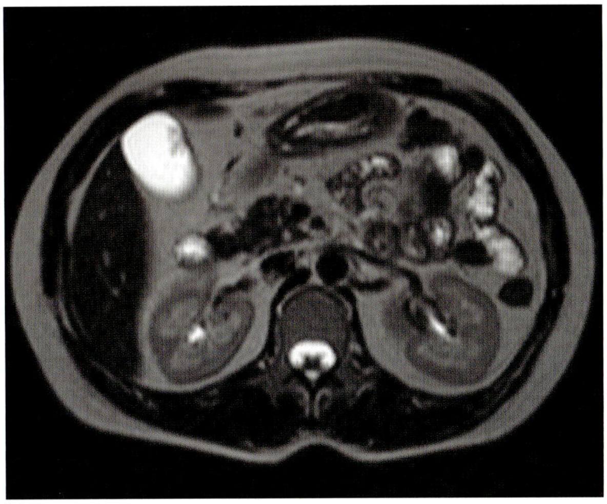

图 7-5-8 **胆囊腺瘤，非典型增生**

MR 平扫 T2 加权：胆囊体部左侧壁见菜花状突起，基地较宽，呈稍高信号

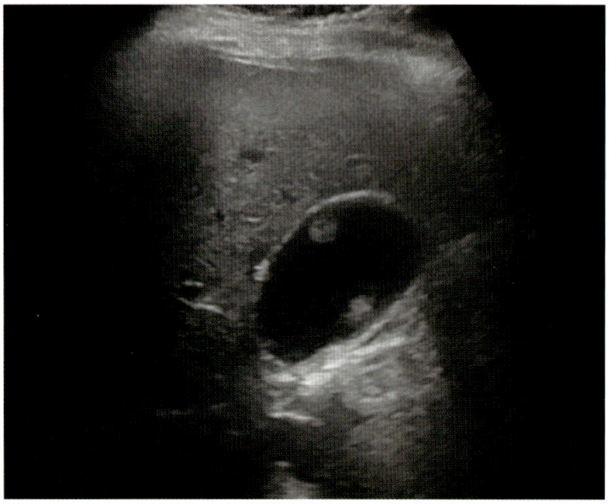

图 7-5-9 胆囊多发腺瘤
超声：胆囊壁内侧见 2 个圆形回声团，无声影，无移动

三、胆囊癌

【概念与概述】

胆囊癌（gallbladder carcinoma），泛指原发于胆囊的恶性肿瘤

【病理与病因】

一般特征

- 发病机制
  - 与胆囊炎、胆结石的慢性长期刺激导致胆囊黏膜增生不良有关
  - 80% 合并胆囊结石
  - 部分源于胆囊息肉恶变
  - 胆囊壁钙化者或瓷化胆囊恶变的概率较高
- 流行病学
  - 在我国居消化道肿瘤第五位，居胆道肿瘤首位
  - 我国胆囊癌发病率尚缺乏大宗流行病学调查资料

大体病理与手术所见

- 胆囊壁质硬呈浸润性肿瘤，侵袭胆囊窝，肝门部淋巴结肿大
- 常侵袭肝、十二指肠、胃、胆管、胰腺、右肾
- 肝门部、胰腺周围、腹膜后淋巴结转移
- 腹腔播散转移：腹腔积液、大网膜、腹膜种植
- 血行转移：肺、肝、骨

显微镜下特征

- 腺癌占（90%）
- 鳞癌或未分化癌（10%）

肿瘤分期

- Ⅰ期：癌局限于黏膜
- Ⅱ期：癌侵袭黏膜和肌层
- Ⅲ期：癌侵透浆膜层
- Ⅳ期：淋巴结转移
- Ⅴ期：肝或远隔转移

【临床表现】

表现

- 常见症状：右上腹痛、消瘦、黄疸、消化道症状
- 实验室检查
  - 胆道梗阻患者可出现胆红素增高、碱性磷酸酶增高
  - CEA、CA19-9 阳性有参考价值

疾病人群分布

- 年龄：> 60 岁
- 性别：男女比例 1 ∶ 3

自然病史与预后

- 早期症状极不典型，早期诊断困难
- 预后不良
  - 5 年生存率 4%
  - 75% 患者发现时已经转移

治疗

- 手术切除为首选方案

【影像表现】

概述

- 主要诊断征象：胆囊肿物侵袭胆囊窝及肝

X 线表现

- 腹部平片：可发现胆囊结石，胆囊壁钙化

- ERCP
  - 胆囊常不显影
  - 可有肝总管梗阻，肝内胆管扩张

CT 表现

- 平扫 CT
  - 胆囊壁增厚，胆囊壁肿块
  - 胆囊壁钙化（瓷化胆囊），胆囊结石
- 增强 CT
  - 胆囊壁少血供肿块
  - 胆囊窝、肝实质遭侵袭
  - 淋巴结转移
  - 肝门部侵袭

MR 表现

- T1 加权
  - 胆囊窝等或低信号肿物
  - 增强扫描弱强化，侵袭肝实质
- T2 加权：胆囊窝稍高信号肿物
- MRCP：造成胆道梗阻时肝内胆管扩张

超声表现

- 胆囊壁肿物，中等回声
- 彩色多普勒：肿物血流丰富
- 胆囊结石，胆囊壁钙化可见声影

核医学表现

- 肝胆动态显像
  - 胆囊不显影

推荐影像学检查

- 首选检查：超声、增强 CT

【鉴别诊断】

胆囊炎

- 典型胆囊炎表现，胆囊壁相对均匀增厚
- 合并脓肿等并发症时，与胆囊癌很难鉴别

胆囊息肉

- 黏膜肿瘤，超声无声影，无移动
- 胆固醇息肉多< 1cm

胆囊腺肌症

- 常见于胆囊底部局限性增厚
- 胆囊中部局限性增厚，胆囊呈沙漏状
- 也可表现为胆囊壁弥漫增厚

诊断与鉴别诊断要点

胆囊癌，原发于胆囊的恶性肿瘤

影像表现

- 胆囊壁或胆囊内软组织肿物
- 肿物较大，形态不规则
- 侵袭胆囊窝及肝
- 淋巴结转移

鉴别诊断

- 胆囊炎
- 胆囊息肉
- 胆囊腺肌症

诊断要点

- 临床表现：症状不特异，如右上腹痛、消瘦
- 肿瘤的侵袭和转移等恶性征象是诊断关键

重点推荐文献

[1] Kazuo Inui, Junji Yoshino, Hironao Miyoshi. Diagnosis of Gallbladder Tumors. Intern Med, 2011, 50: 1133-1136.

[2] Oikarinen H. Diagnostic imaging of carcinomas of the gallbladder and the bile ducts. Acta Radiol, 2006, 47 (4): 345-358.

[3] Levy AD, Murakata LA, Rohrmann CA Jr.Gallbladder carcinoma: radiologic-pathologic correlation. Radiographics, 2001, 21 (2): 295-314.

[4] Lee TY, Ko SF, Huang CC, et al. Intraluminal versus infiltrating gallbladder carcinoma: clinical presentation, ultrasound and computed tomography. World J Gastroenterol, 2009, 15 (45): 5662-5668.

[5] Tseng JH, Wan YL, Hung CF, et al. Diagnosis and staging of gallbladder carcinoma. Evaluation with dynamic MR imaging. Clin Imaging, 2002, 26 (3): 177-182.

典型病例

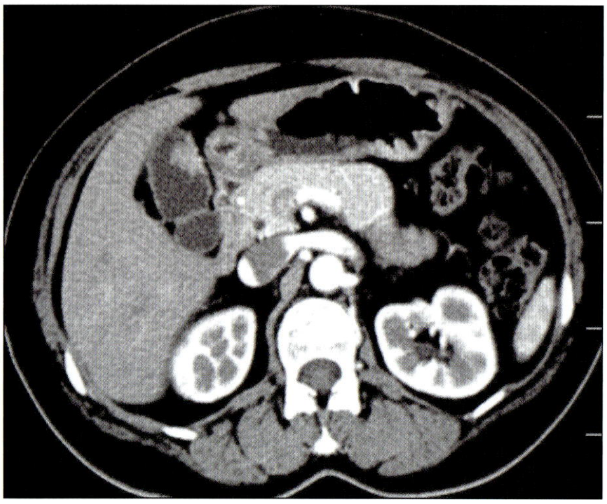

图 7-5-10 **胆囊腺瘤恶变**

增强 CT：胆囊左侧壁见菜花状隆起，均匀强化，胆囊周围脂肪间隙清晰

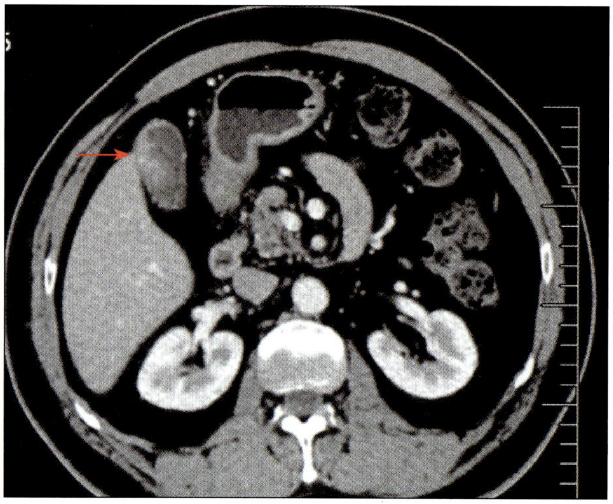

图 7-5-11 **胆囊腺癌**

增强 CT：胆囊右侧壁不规则增厚，向腔内隆起，不均匀强化

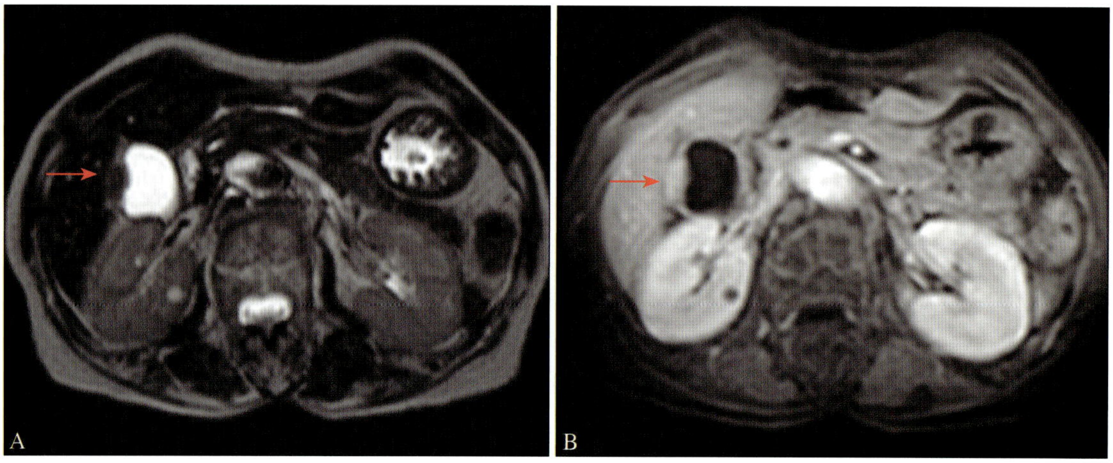

图 7-5-12 **胆囊腺癌**

A．MR 平扫 T2 加权：胆囊右侧壁不规则增厚，呈中等及稍高信号，局部见结节状隆起，与肝实质界限不清；B．T1 加权增强扫描：增厚胆囊壁及结节均匀强化，与肝实质界限不清

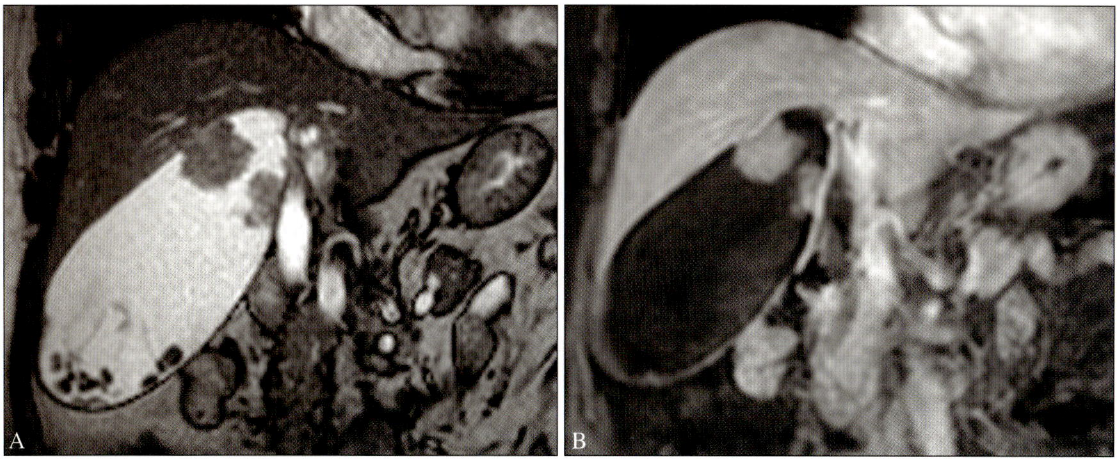

图 7-5-13 胆囊乳头状腺癌
MR 平扫 T2 加权（冠状面）：胆囊壁见 2 个乳头状结节向腔内突出，表面呈分叶状，中等信号，底部见多个低信号结石；T1 加权增强扫描：乳头状结节均匀强化，胆囊壁均匀强化，与周围组织界限清楚

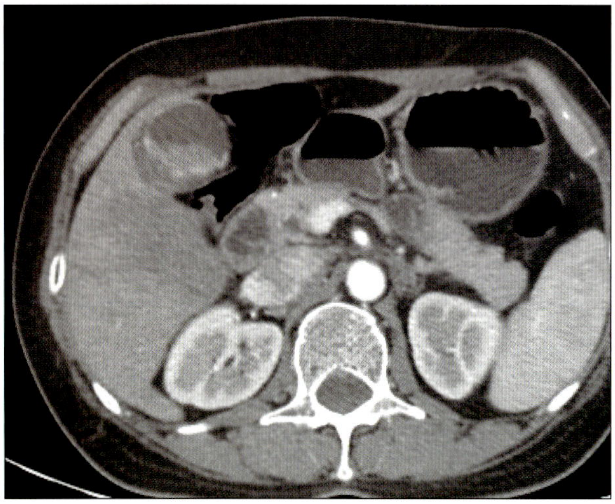

图 7-5-14 胆囊腺癌
增强 CT：胆囊壁见不规则明显强化肿物，累及肝，邻近肝实质强化不均

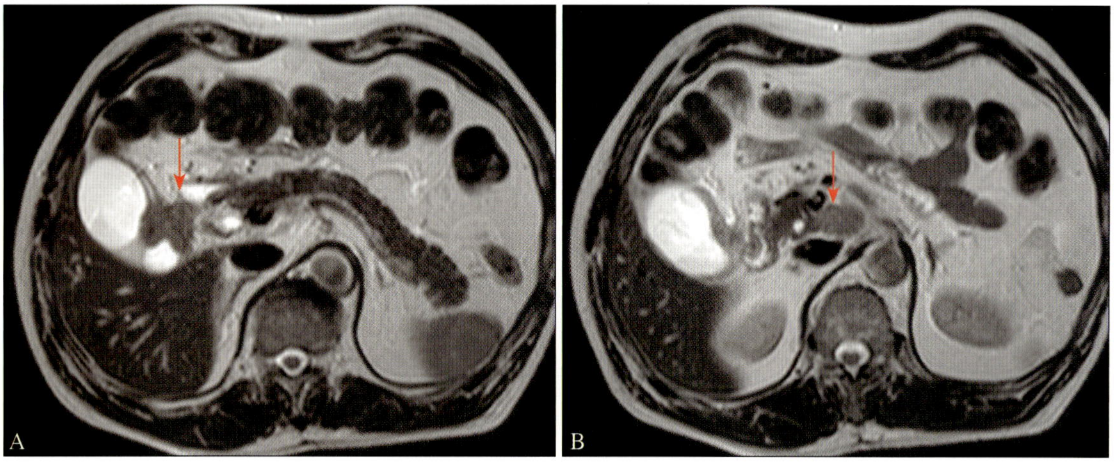

图 7-5-15 胆囊癌淋巴结转移
MR 平扫 T2 加权：A．胆囊颈部见不规则低信号肿物；B．腹膜后见肿大淋巴结

四、胆管癌

【概念与概述】

胆管癌（cholangiocarcinoma），指发生于肝内外胆管上皮的恶性肿瘤

【病理与病因】

一般特征

- 发病机制
  - 胆管癌的病因目前尚不清楚，下列因素可能有关
    - 胆管结石
    - 胆管炎
    - 华支睾吸虫
    - Caroli 病
- 流行病学
  - 亚洲人高发
  - 约占肝胆原发肿瘤的 1/3

大体病理与手术所见

- 胆管癌在大体病理上分为三型
  - 浸润型：最常见，沿胆管壁弥漫浸润导致管壁增厚及管腔狭窄
  - 结节型：向管壁外生长明显，形成肿物
  - 乳头型：腔内息肉样肿物

显微镜下特征

- 不规则腺管结构及黏液

【临床表现】

表现

- 常见症状：无痛性黄疸、消瘦，有时伴有发热及气体消化道症状
- 实验室检查
  - 胆红素增高
  - 肿瘤标志物 CEA、CA 19-9 升高对诊断有帮助

疾病人群分布

- 年龄：＞ 60 岁
- 性别：男女比例 3 ∶ 2

自然病史与预后

- 预后较差
- 5 年生存率：2% ～ 30%，与肿瘤部位、范围、分期密切相关

治疗

- 手术切除：可切除病例＜ 20%
- 胆管内支架治疗
- 放疗
- 肝移植

【影像表现】

概述

- 胆管癌影像表现会因胆管癌发生的部位不同而存在较大差别
  - 肝内胆管：肿瘤较大
    - 肝门部胆管：肝内胆管扩张
    - 周围胆管：肝叶或肝段胆管扩张
  - 肝外胆管：肿瘤较小
    - 肝内外胆管扩张
    - 狭窄段较短或腔内息肉样肿物

X 线表现

- 胆管造影（PTC、ERCP）
  - 胆管狭窄
    - 结节型：较局限
    - 浸润型：较广泛，呈规则或不规则的线样狭窄
    - 息肉型：胆管内边缘清楚，密度均匀的充盈缺损影
  - 胆管阻塞中断：断端表现鸟嘴状或不规则的锯齿状
  - 肝门部胆管癌：汇合部狭窄
  - 梗阻上段胆管及肝内胆管扩张：重度扩张多呈“软藤”状，中度扩张多呈柱状

CT 表现

- 平扫 CT
  - 肝内胆管
    - 周围胆管单发或多发低密度病变伴远端肝内胆管扩张
    - 肝门部低密度病变伴肝内胆管扩张
    - 有时看见邻近肝被膜向内收缩征象
  - 肝外胆管
    - 病变局限时不易显示
    - 病变较大时可见低密度肿物
- 增强 CT
  - 动脉期
    - 病变边缘环形强化，中心斑片状强化
  - 门静脉期
    - 不规则增厚的胆管壁轻度强化
    - 门静脉受侵
    - 肝门部淋巴结肿大
  - 延迟期
    - 肿物持续强化

MR 表现

- T1 加权：病变呈等或低信号
- T2 加权：病变边缘不均匀稍高信号，中心信号稍低
- T1 加权增强扫描：胆管壁小病变容易显示
- T1 加权抑脂序列：胆总管胰腺段肿瘤显示为相对胰腺高信号的低信号病变
- MRCP
  - 显示胆管的位置和范围
  - 显示梗阻的部位及胆管扩张情况

血管造影

- 肿瘤多呈无血供或少血供表现
- 肝动脉及门静脉可见移位、受侵、狭窄甚至闭塞等征象

超声表现

- 胆道梗阻
- 肝内、外胆管扩张

核医学表现

- 肝胆动态显像
  - 病变表现为冷区

推荐影像学检查

- 首选 MRCP 和 ERCP

【鉴别诊断】

胰腺癌

- 胰头肿块，常见周围脂肪间隙受侵
- 侵袭胆总管可见胆总管扩张
- 常伴有胰管扩张
- 转移较常见

肝门部肿瘤侵袭胆管

- 肝门部原发肝癌
  - 肝硬化表现
  - 多血供肿瘤
- 肝转移瘤侵袭肝内胆管
  - 原发恶性肿瘤证据
  - 多发肿瘤常见

胆管结石

- 肝内外胆管结石
- 胆总管梗阻，肝内外胆管扩张
- 无明显胆管壁肿物

慢性胰腺炎（伴胆总管扩张）

- 胰腺局部或弥漫萎缩、筋膜增厚、可见钙化
- 主胰管扩张，腔内常见结石
- 胰腺假性囊肿

诊断与鉴别诊断要点

胆管癌指发生于肝内外胆管上皮的恶性肿瘤

影像表现

- 胆管壁增厚 / 肿物伴胆管狭窄梗阻
- 梗阻以上胆管扩张，扩张较重
- 增强扫描：肿物以延迟强化多见
- 肝门部肿物常侵袭血管
- 淋巴结转移

鉴别诊断

- 胰头癌
- 慢性胰腺炎
- 胆管结石
- 肝门部肿瘤

诊断要点

- 临床表现：黄疸（无痛性黄疸）
- 应注意排除胰腺疾病等其他可引起胆道梗阻的疾病
- MRCP：首选，确定胆管有无梗阻、梗阻位置、狭窄段形态，有助于梗阻原因确定
- 增强 CT：分辨率高，有助于局部胆管壁病变显示

重点推荐文献

[1] Nisha I. Sainani，Onofrio A. Catalano，Nagaraj-Setty Holalkere，et al. Cholangiocarcinoma：Current and Novel Imaging Techniques. RadioGraphics，2008，28：1263-1287.

[2] Konstantinos N Lazaridis，Gregory J. Gores. Cholangiocarcinoma. Gastroenterology，2005，128：1655-1667.

[3] Mi-Suk Park，Tae Kyoung Kim，Kyoung Won Kim，et al. Differentiation of Extrahepatic Bile Duct Cholangiocarcinoma from Benign Stricture：Findings at MRCP versus ERCP. Radiology，2004，233：234-240

[4] Yong Eun Chung，Myeong-Jin Kim，Young Nyun Park，et al. Varying Appearances of Cholangiocarcinoma：Radiologic-Pathologic Correlation. RadioGraphics，2009，29：683-700.

[5] Seung Hong Choi，Joon Koo Han，Jeong Min Lee，et al. Differentiating Malignant from Benign Common Bile Duct Stricture with Multiphasic Helical CT. Radiology，2005，236：178-183.

典型病例

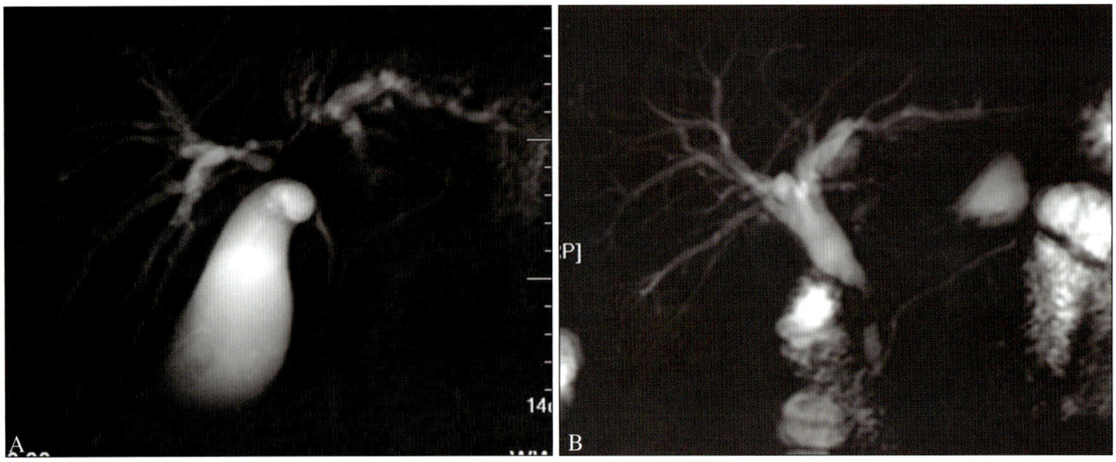

图 7-5-16　胆管癌

A．肝门部胆管癌（MRCP）：肝内胆管明显扩张，左右肝管分离，肝门部胆管截断，肝总管未见显影，胆总管未见扩张；B．胆总管胆管癌（MRCP）：胆总管中段闭塞，上方胆总管扩张，肝总管扩张，肝内胆管扩张

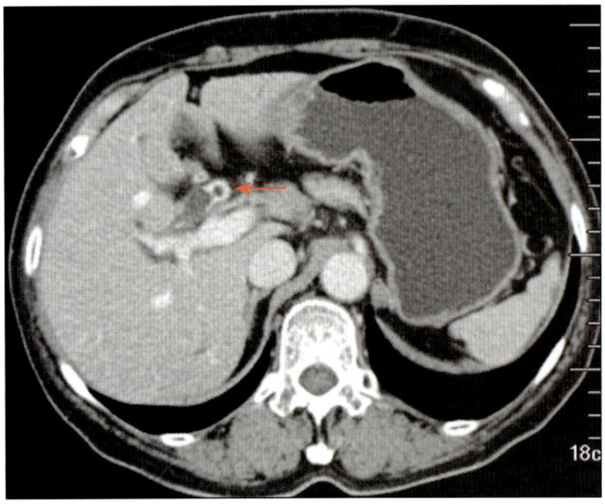

图 7-5-17　胆管癌

增强 CT：肝总管（箭头）管壁增厚，明显强化，管腔狭窄

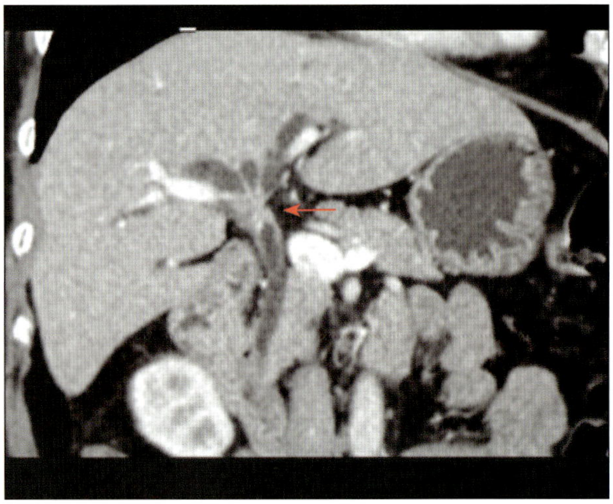

图 7-5-18　肝门部胆管癌

增强 CT 冠状面重建：左右肝管、肝总管汇合处（箭头）胆管壁弥漫性不规则增厚，轻度强化，管腔闭塞，肝内胆管扩张

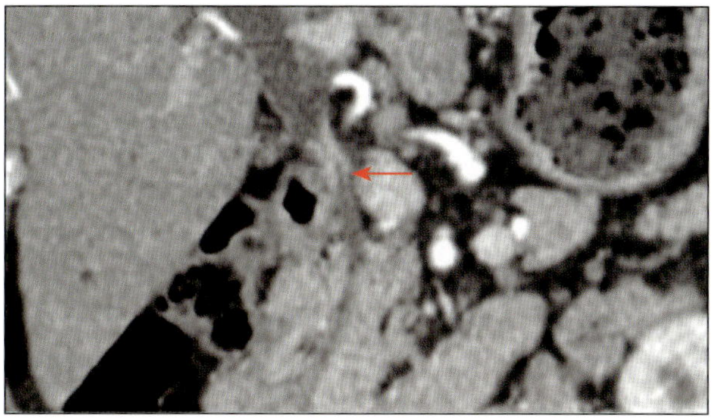

图 7-5-19 **胆总管癌**

增强 CT 冠状面重建：胆总管上段管壁增厚，轻度强化，管腔狭窄，狭窄以上胆管扩张

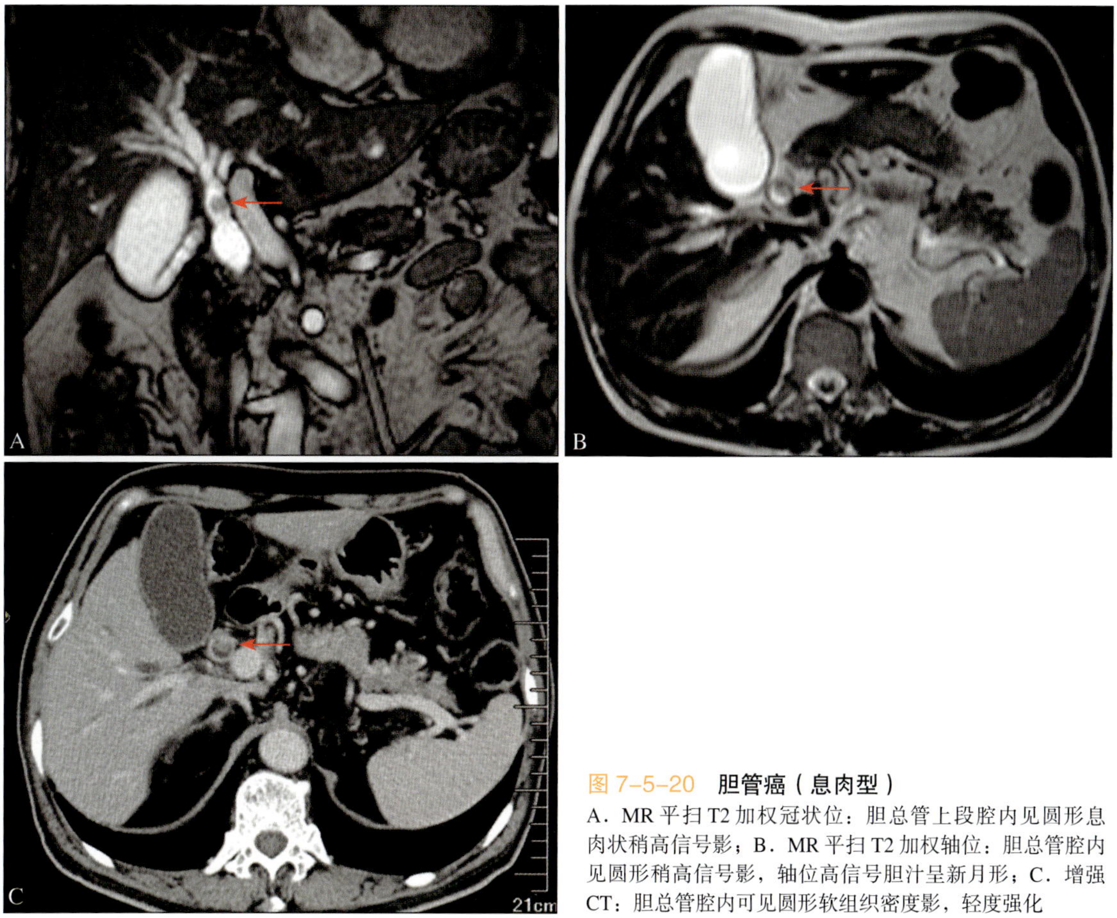

图 7-5-20 **胆管癌（息肉型）**

A．MR 平扫 T2 加权冠状位：胆总管上段腔内见圆形息肉状稍高信号影；B．MR 平扫 T2 加权轴位：胆总管腔内见圆形稍高信号影，轴位高信号胆汁呈新月形；C．增强 CT：胆总管腔内可见圆形软组织密度影，轻度强化

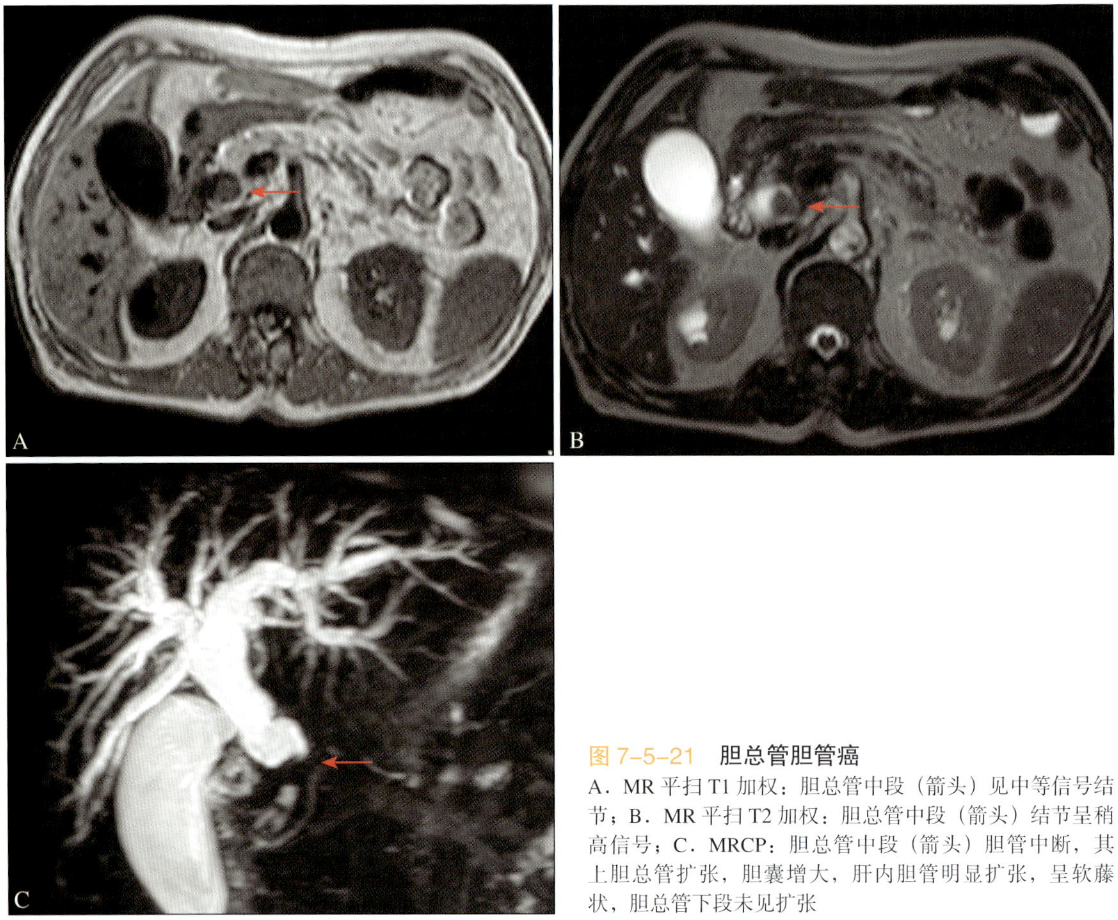

图 7-5-21 胆总管胆管癌

A．MR 平扫 T1 加权：胆总管中段（箭头）见中等信号结节；B．MR 平扫 T2 加权：胆总管中段（箭头）结节呈稍高信号；C．MRCP：胆总管中段（箭头）胆管中断，其上胆总管扩张，胆囊增大，肝内胆管明显扩张，呈软藤状，胆总管下段未见扩张

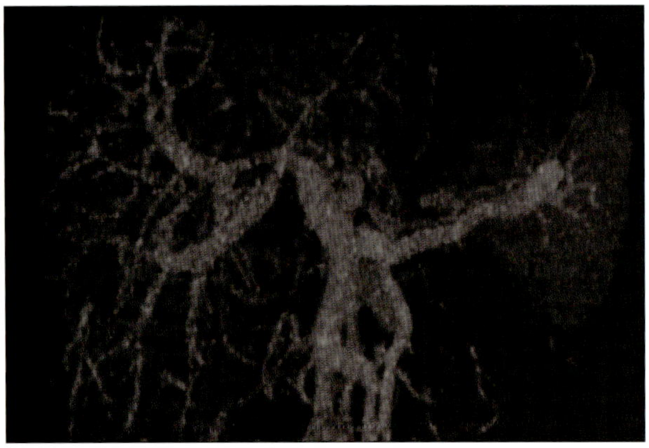

图 7-5-22 肝门部胆管癌侵袭门静脉

增强 CT 门静脉血管重建：肝门区门静脉主干狭窄

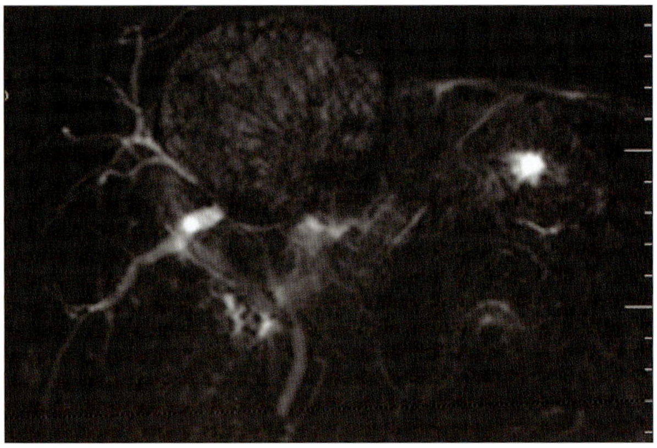

图 7-5-23 肝癌侵袭胆管

MRCP：右肝管受侵、狭窄，肝右叶肝内胆管轻度扩张，胆总管未见扩张

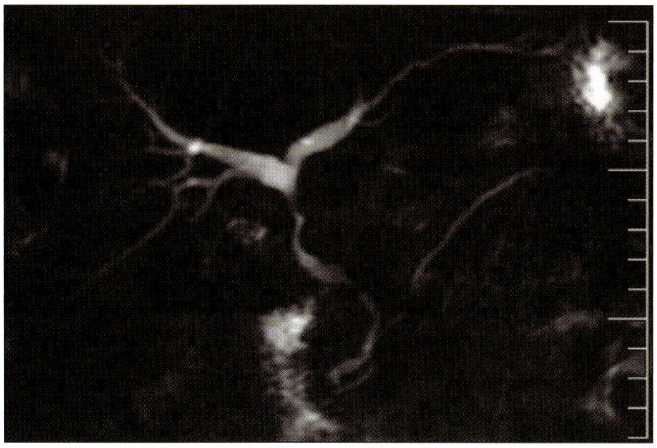

图 7-5-24 肝门部多发淋巴结转移侵袭胆管
MRCP：胆总管、肝总管形态不规则，可见多发外压性改变，肝总管狭窄，肝内胆管扩张

五、壶腹癌

【概念与概述】

壶腹癌（ampullary carcinoma）指发生于 Vater 壶腹的上皮细胞恶性肿瘤

【病理与病因】

一般特征

- 发病机制
  - 病因不清
  - 源自 4 种组织的上皮细胞：胆总管、十二指肠黏膜、胰腺、壶腹
- 遗传学：无相关证据
- 流行病学：
  - 较为少见，发病率不详

大体病理与手术所见

- 发生于壶腹部的分叶状软组织肿物，导致胆管、胰管梗阻、扩张

显微镜下特征

- 恶性导管上皮细胞

【临床表现】

表现

- 常见症状：无痛性黄疸

疾病人群分布

- 年龄：＞ 50 岁高发
- 性别：男性常见

自然病史与预后

- 预后取决于是否有淋巴结和远隔转移
- 高分化无转移患者 5 年生存率可达 38%

治疗

- 胰腺十二指肠切除术

【影像表现】

概述

- 典型诊断征象
  - 壶腹部软组织肿物
  - 双管征：胆总管、胰管梗阻扩张

X 线表现

- 消化道造影：十二指肠见乳头区充盈缺损
- ERCP
  - 内镜可见壶腹部肿物，可活检
  - 胆总管、胰管梗阻扩张

CT 表现

- 增强 CT
  - 壶腹部低密度肿物
  - 胆总管、胰管扩张
  - 转移患者可见肝内肿物、淋巴结肿大

MR 表现

- T1 加权：壶腹部肿物（信号等或稍低于胰腺）
- T2 加权
  - 壶腹部稍高信号肿物
  - 胆总管、胰管扩张
- T1 加权增强扫描：肿物弱强化，强化低于胰腺组织
- MRCP
  - 双管征：胆总管、胰管扩张

超声表现

- 壶腹部肿物不易分辨
- 胆总管、胰管扩张
- 内镜超声：更容易显示壶腹部肿物，可做活检

核医学表现

- 肝胆动态显像

- 胆管扩张

推荐影像学检查

- 首选增强 CT

【鉴别诊断】

胰头癌

- 胰头部低密度肿物
- 侵袭壶腹部可见胆总管、胰管扩张

十二指肠癌

- 十二指肠壁肿物
- 可侵袭壶腹部及胰腺
- 双管征少见

胆总管下段癌

- 胆总管下段管壁增厚或肿物
- 无胰管扩张

诊断与鉴别诊断要点

壶腹癌指发生于 Vater 壶腹的上皮细胞恶性肿瘤

影像表现

- 壶腹部软组织肿物
- 双管征：胆总管及胰管扩张

鉴别诊断

- 胰头癌
- 十二指肠癌

诊断要点

- 临床表现：无痛性黄疸
- 首选增强 CT，利于显示小病变

重点推荐文献

[1] Suk Kim，Nam Kyung Lee，Jun Woo Lee，et al. CT Evaluation of the Bulging Papilla with Endoscopic Correlation. RadioGraphics，2007，27：1023-1038.

[2] Joo Hee Kim，Myeong-Jin Kim，Jae-Joon Chung，et al. Differential Diagnosis of Periampullary Carcinomas at MR Imaging. RadioGraphics，2002，22：1335-1352.

[3] Yong Eun Chung，Myeong-Jin Kim，Mi-Suk Park，et al. Differential Features of Pancreatobiliary- and Intestinal-type Ampullary Carcinomas at MR Imaging. Radiology，2010，257：384-393.

[4] Jorge Ahualli. The Double Duct Sign. Radiology，2007，244：314-315.

典型病例

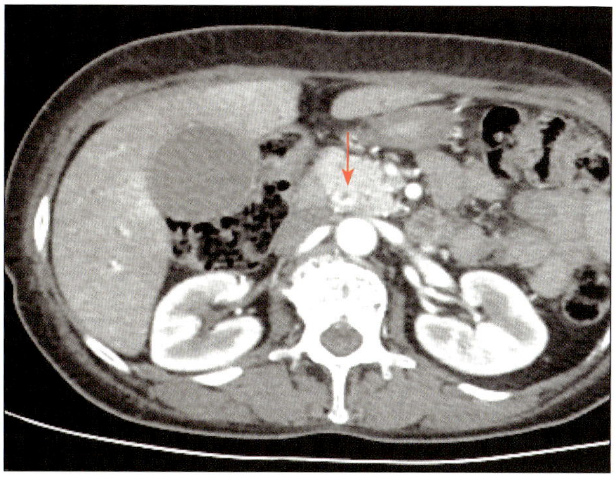

图 7-5-25　壶腹腺癌

增强 CT：壶腹部见强化软组织结节（箭头）

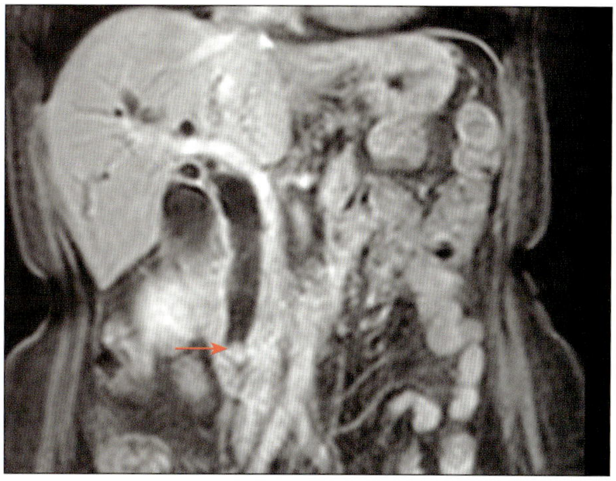

图 7-5-26　壶腹腺癌

MR T1 加权增强扫描：腹部部见强化软组织结节，胆总管及肝内胆管明显扩张

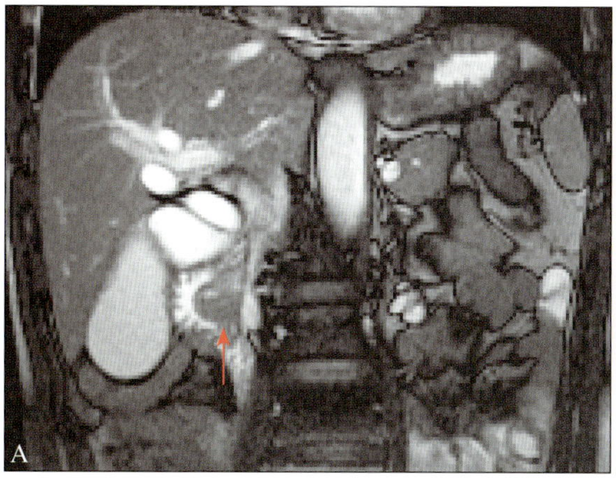

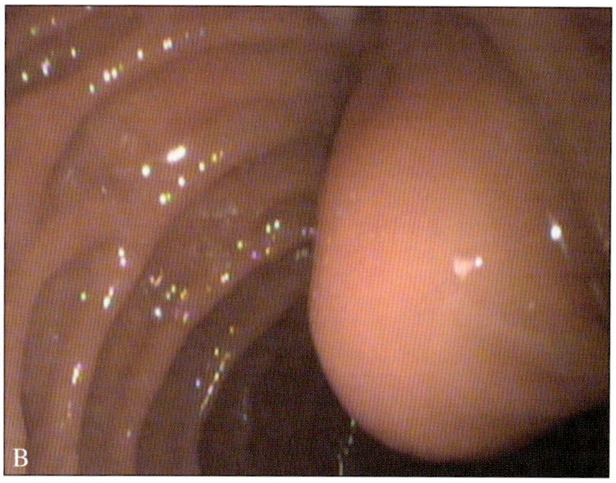

图 7-5-27　壶腹腺癌

A．MR 平扫 T2 加权：十二指肠乳头增大（红箭头），向腔内隆起，肝内外胆管扩张；B．十二指肠镜：十二指肠乳头增大，隆起

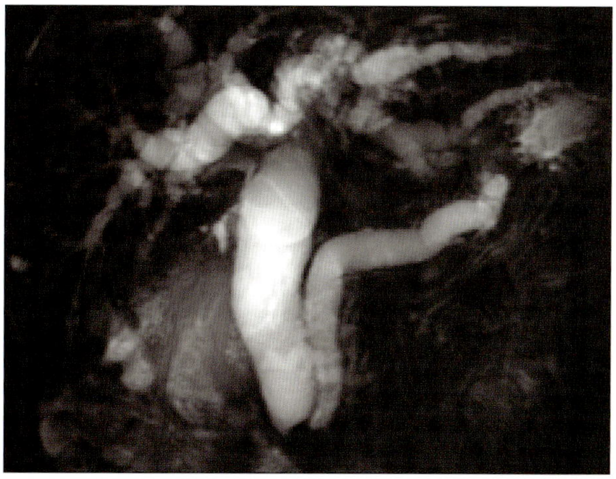

图 7-5-28　壶腹癌

MRCP："双管征"，胆总管及胰管扩张

六、导管内乳头状黏液性肿瘤

【概念与概述】

- 导管内乳头状黏液性肿瘤（intraductal papillary mucinous neoplasm，IPMN）是一种生长在胆管内以肿瘤细胞可以产生黏稠黏液为特征的肿瘤

【病理与病因】

一般特征

- 发病机制：不清
- 流行病学
  - 东亚女性多见

大体病理与手术所见

- 大量黏液充满胆管，胆管动脉瘤样扩张，腔内可见乳头状结节

显微镜下特征

- 腺瘤样变，不同程度发育不良

【临床表现】

表现

- 常见症状：反复腹痛、发热、黄疸

疾病人群分布

- 年龄：＞ 50 岁
- 性别：女性常见

自然病史与预后

- 良性预后良好，侵袭性癌预后与肿瘤分化密切相关

治疗

- 肝段切除

【影像表现】

概述

- 诊断征象：胆管弥漫动脉瘤样扩张，胆管内息肉样病变

X 线表现

- ERCP
  - 胆管扩张伴有胆管内充盈缺损
  - 节段性胆道梗阻
  - 内镜可见乳头呈开放状态或黏液溢出

CT 表现

- 增强 CT
  - 肝内外胆管明显扩张
  - 胆管内强化的蘑菇样肿物

MR 表现

- T2 加权：高信号扩张胆管内见低信号充盈缺损
- MRCP
  - 肝内外胆管弥漫或节段性扩张
  - 胆管内充盈缺损

超声表现

- 胆管动脉瘤样扩张，无血流
- 胆管内肿物
- 超声内镜：常可见扩张的乳头开口或黏液

推荐影像学检查

- 首选增强 CT、MRCP、超声

【鉴别诊断】

胆管癌

- 胆管狭窄
- 胆管扩张（典型 IPMN 扩张程度更明显）
- 息肉型：胆管内息肉样肿物

胆管囊肿

- 胆总管和（或）肝内胆管囊状扩张
- 胆管内伴有结石时：MR 可见低信号充盈缺损
- 合并胆管癌时不易鉴别

化脓性胆管炎

- 胆管扩张，程度较轻
- 胆管壁增厚

诊断与鉴别诊断要点

导管内乳头状黏液性肿瘤是一种生长在胆管内以肿瘤细胞产生黏稠黏液为特征的肿瘤

影像表现

- 胆管弥漫动脉瘤样扩张
- 胆管内息肉样病变

鉴别诊断

- 胆管癌
- 胆管囊肿
- 化脓性胆管炎

诊断要点

- 临床症状：反复间歇发作的腹痛、黄疸、发热
- 首选增强 CT：结合多平面重建，可全面显示胆管扩张及腔内病变

重点推荐文献

[1] Ta-Sen Yeh, Jeng-Hwei Tseng, Cheng-Tang Chiu, et al. Cholangiographic Spectrum of Intraductal Papillary Mucinous Neoplasm of the Bile Ducts. Ann Surg, 2006, 244：248-253.

[2] Jae Hoon Lim, Chin A Yi, Hyo Keun Lim, et al. Radiological Spectrum of Intraductal Papillary Tumors of the Bile Ducts. Korean J Radiol, 2002, 3：57-63.

[3] Jae Hoon Lim, Kwon-Ha Yoon, Seong Hyun Kim, et al. Intraductal Papillary Mucinous Tumor of the Bile Ducts. RadioGraphics, 2004, 24：53-67.

典型病例

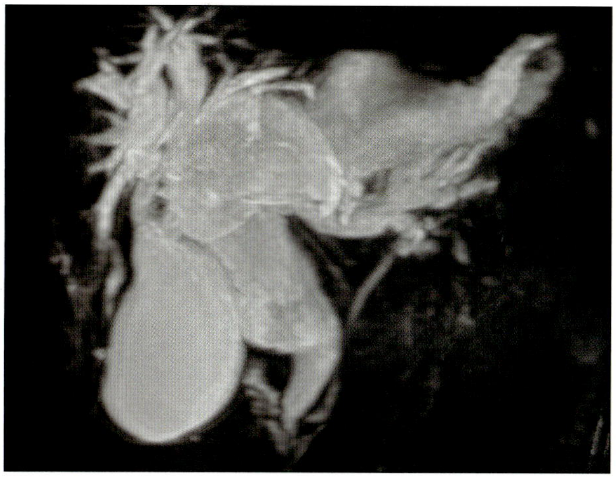

图 7-5-29 IPMN

MRCP：肝内外胆管弥漫性扩张，肝左叶胆管及胆总管呈囊状扩张

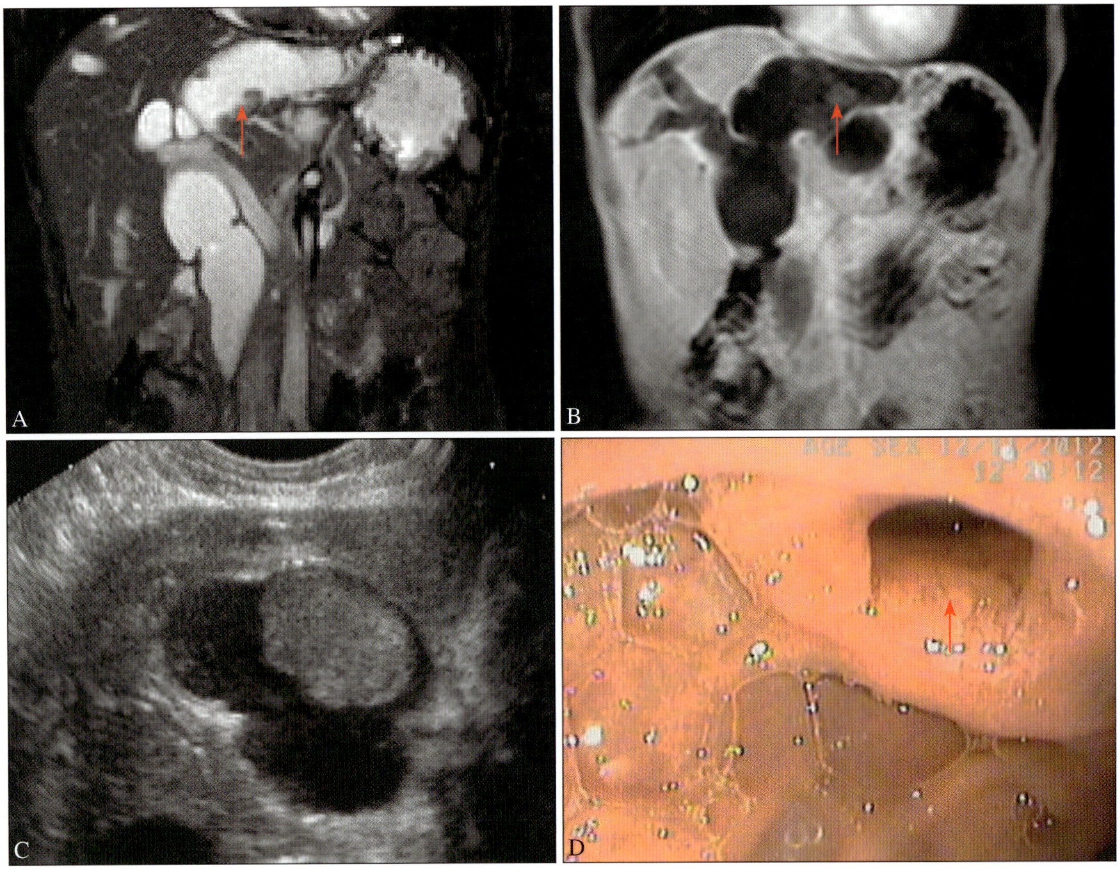

图 7-5-30 IPMN
A．MR 平扫 T2 加权：肝内外胆管囊状扩张，局部管腔内可见乳头状结节（箭头）；B．MR 增强 T1 加权：肝内外胆管囊肿扩张，胆管内见轻度强化乳头状结节（箭头）；C．内镜超声：胆管内乳头状结节；D．内镜：十二指肠乳头开口呈开放状态

（廖 伟）

主要参考文献

[1] 郭启勇．实用放射学．北京：人民卫生出版社，2007.
[2] Kiran R. Nandalur，Hero K. Hussain，William J. Weadock，et al. Possible Biliary Disease：Diagnostic Performance of High-Spatial-Resolution Isotropic 3D T2-weighted MRCP. Radiology，2008，249：883-890.
[3] Nam Kyung Lee，Suk Kim，Jun Woo Lee，et al. Biliary MR Imaging with Gd-EOB-DTPA and Its Clinical Applications. RadioGraphics，2009，29：1707-1724.
[4] S. H. KIM，J. H. LIM，H.-K. YOON，et al. Choledochal Cyst：Comparison of MR and Conventional Cholangiography. Clinical Radiology，2000，55：378-383.
[5] J.S. de Vries，S. de Vries，D.C. Aronson，et al. Choledochal Cysts：Age of Presentation，Symptoms，and Late Complications Related to Todani's Classification. J Pediatr Surg，2002，37：1568-1573.
[6] Jaime Benarroch-Gampel，Casey A. Boyd，Kristin M. Sheffield，et al. Overuse of Computed Tomography in Patients with Complicated Gallstone Disease. J Am Coll Surg，2011，213（4）：524-530.
[7] Laura M. Stinton，Eldon A. Shaffer. Epidemiology of Gallbladder Disease：Cholelithiasis and Cancer. Gut Liver，2012，6（2）：172-187.
[8] Stinton LM，Myers RP，Shaffer EA. Epidemiology of gallstones. Gastroenterol Clin North Am，2010，39（2）：157-169.
[9] Stephan W. Anderson，Brian C. Lucey，Jose C. Varghese，et al. Accuracy of MDCT in the Diagnosis of Choledocholithiasis. AJR，2006，187：174-180.
[10] Chih-Wei Tseng，Chun-Chia Chen，Tseng-Shing Chen，et al.Can computed tomography with coronal reconstruction improve the diagnosis of choledocholithiasis? Journal of Gastroenterology and Hepatology，2008，23：1586-1589.
[11] Siriboon Attasaranya，Evan L. Fogel，Glen A. Lehman. Choledocholithiasis，Ascending Cholangitis，and Gallstone Pancreatitis. Med Clin N Am，2008，92：925-960.
[12] Stephan W. Anderson，Eunjin Rho，Jorge A. Soto. Detection of Biliary Duct Narrowing and Choledocholithiasis：Accuracy of Portal Venous Phase Multidetector CT. Radiology，2008，247：418-427.
[13] 袁芳综，吴新淮，尹致庆．Mirizzi 综合征的影像诊断．

中国医学影像学杂志，2002，10（6）：462-463.
[14] 刘于宝，胡道予，夏黎明等. MRCP 结合薄层扫描对胆系结石的诊断价值. 医学影像杂志，2003，13（10）：724-726.
[15] David P. VOGT. Gallbladder disease：An update on diagnosis and treatment. Cleve Clin J Med，2002，69：977-984.
[16] David R. Elwood. Cholecystitis. Surg Clin N Am，2008，88：1241-1252.
[17] Young Kon Kim，Hyo Sung Kwak，Chong Soo Kim，et al. CT findings of mild forms or early manifestations of acute cholecystitis. Clinical Imaging，2009，33：274-280.
[18] A. K. Singh，P. Sagar. Gangrenous cholecystitis：prediction with CT imaging. Abdom Imaging，2005，30：218-221.
[19] Chamarthy M，Freeman LM. Hepatobiliary scan findings in chronic cholecystitis. Clin Nucl Med，2010，35（4）：244-251.
[20] Philip S. Barie，Soumitra R. Eachempati. Acute Acalculous Cholecystitis. Gastroenterol Clin N Am，2010，39：343-357.
[21] Chien-Chang Lee，I-Jing Chang，Yi-Chun Lai，et al. Epidemiology and Prognostic Determinants of Patients with Bacteremic Cholecystitis or Cholangitis. Am J Gastroenterol，2007，102：563-569.
[22] Neeraj Lalwani，Puneet Bhargava，Kedar N. Chintapalli，et al. Current Update on Primary and Secondary Sclerosing Cholangitis. Curr Probl Diagn Radiol，2011，40：248-261.
[23] Stephen L. Moff，Ihab R. Kamel，Joseph Eustace，et al. Diagnosis of primary sclerosing cholangitis：a blinded comparative study using magnetic resonance cholangiography and endoscopic retrograde cholangiography. Gastrointestinal endoscopy，2006，64：219-223.
[24] Khaled M. Elsayes，Erica P. Oliveira，Vamsidhar R. Narra，et al. MR and MRCP in the Evaluation of Primary Sclerosing Cholangitis：Current Applications and Imaging Findings. J Comput Assist Tomogr，2006，30：398-404.
[25] PAUL ANGULO，KEITH D. LINDOR. Primary Sclerosing Cholangitis. Hepatology，1999，30：325-332.
[26] Gore RM，Yaghmai V，Newmark GM，et al. Imaging benign and malignant disease of the gallbladder. Radiol Clin North Am，2002，40（6）：1307-1323.
[27] 靳二虎，盛蕾，马大庆. CT 和 MRI 诊断胆囊腺肌瘤病的比较研究. 中国医学影像技术，2006，22（1）：80-83.
[28] Ko Woon Park，Seong Hyun Kim，Seong Ho Choi，et al. Differentiation of Nonneoplastic and Neoplastic Gallbladder Polyps 1 cm or Bigger With MultiYDetector Row Computed Tomography. J Comput Assist Tomogr，2010，34：135-139.
[29] Michael T. Corwin，Bettina Siewert，Robert G. Sheiman，et al. Incidentally Detected Gallbladder Polyps：Is Follow-up Necessary?—Long-term Clinical and US Analysis of 346 Patients. Radiology，2011，258：277-282.
[30] Soo Jin Kim，Jeong Min Lee，Jae Young Lee，et al. Accuracy of Preoperative T-Staging of Gallbladder Carcinoma Using MDCT. AJR，2008，190：74-80.
[31] E. J. Yun，S. G. Cho，S. Park，et al. Gallbladder carcinoma and chronic cholecystitis：differentiation with two-phase spiral CT. Abdom Imaging，2004，29：102-108.
[32] Jiun-Lung Liang，Min-Chi Chen，Hsuan-Ying Huang，et al. Gallbladder carcinoma manifesting as acute cholecystitis：Clinical and computed tomographic features. Surgery，2009，146：861-868.
[33] G. Miller，W.R. Jarnagin. Gallbladder carcinoma. EJSO，2008，34：306-312.
[34] M. Sato，H. Ishida，K. Konno，et al. Localized gallbladder carcinoma：sonographic findings. Abdom Imaging，2001，26：619-622 .
[35] Naveen Kalra，Sudha Suri，Rajesh Gupta，et al. MDCT in the Staging of Gallbladder Carcinoma. AJR，2006，186：758-762.
[36] James M. Slattery，Dushyant V. Sahani. What Is the Current State-of-the-Art Imaging for Detection and Staging of cholangiocarcinoma? The Oncologist，2006，11：913-922.
[37] Won J. Lee，Hyo K. Lim，Kyung M. Jang，et al. Radiologic Spectrum of Cholangiocarcinoma：Emphasis on Unusual Manifestations and Differential Diagnoses. RadioGraphics，2001，21：S97-S116.
[38] Christine O. Menias，Venkateswar R. Surabhi，Srinivasa R. Prasad，et al. Mimics of Cholangiocarcinoma：Spectrum of Disease. RadioGraphics，2008，28：1115-1129.
[39] Stroszczynski C，Hunerbein M.Malignant biliary obstruction：value of imaging findings. Abdom Imaging，2005，30（3）：314-323.
[40] Matthew J. Olnes，Rodrigo Erlich. A Review and Update on Cholangiocarcinoma. Oncology，2004，66：167-179.
[41] Hyoung Jung Kim，Ah Young Kim，Seong Sook Hong，et al. Biliary Ductal Evaluation of Hilar Cholangiocarcinoma：Threedimensional Direct Multi-Detector Row CT Cholangiographic Findings versus Surgical and Pathologic Results—Feasibility Study. Radiology，2006，238：300-308.
[42] Boris R.A. Blechacz，Gregory J. Gores. Cholangiocarcinoma. Clin Liver Dis，2008，12：131-150.
[43] Stefania Mosconi，Giordano D. Beretta，Roberto Labianca，et al. Cholangiocarcinoma.Critical Reviews in Oncology/Hematology，2009，69：259-270.
[44] 李健丁，梁晨阳，张华等. CT 增强延迟扫描对肝门胆管癌诊断价值的评价. 中华放射学杂志，2001，35（9）：683-685.
[45] Yoshiki Asayama，Kengo Yoshimitsu，Hiroyuki Irie，et al. Delayed-Phase Dynamic CT Enhancement as a Prognostic Factor for Mass-forming Intrahepatic Cholangiocarcinoma. Radiology，2006，238：150-155
[46] Gabriele Masselli，Gianfranco Gualdi. Hilar cholangiocarcinoma：MRI/MRCP in staging and treatment planning. Abdom Imaging，2008，33：444-451.
[47] J. H. Lim，Y. I. Kim，C. K. Park. Intraductal mucosal-spreading mucin-producing peripheral cholangiocarcinoma of the liver. Abdom Imaging，2000，25：89-92.

8 胰　腺

第1节　概　述

一、解剖

- 胰腺是人体内仅次于肝的第二大消化腺，位于腹上区和左季肋区，除胰尾外均属于腹膜外位器官。胰腺按形态可分为头、颈、体、尾四部分，其间没有明显的分界
  - 胰头部膨大，位于第二腰椎椎体的右前方，被十二指肠以“C”形包绕，胰头内有胆总管穿过，后方紧邻下腔静脉。胰头后下部向左的突起叫做钩突，其前方有肠系膜上动、静脉通过
  - 胰颈为紧接胰头的短而窄的部分，其后方有门静脉穿过
  - 胰颈继续向左移行为胰体，胰体上后缘有脾动、静脉贴附走行，前方为胃后壁，后方横跨腹主动脉、左肾、左肾上腺
  - 胰尾是胰腺最左端的结构，邻近脾门，因其行经脾肾韧带的两层腹膜间，故具有一定的移动性
- 胰腺实质内有胰管走行，其中：
  - 主胰管（wirsung 管）是主要的胰液引流管道，其起于胰尾，横贯胰腺全长，最终与胆总管下端汇合形成壶腹，开口于十二指肠大乳头
  - 副胰管（santorini 管）起于胰头上部，负责引流胰头腹侧的胰液，其开口于十二指肠小乳头，少数可闭合或贯穿胰腺全长
- 胰腺无固有动脉，主要由腹腔动脉及肠系膜上动脉的分支供血，分别来自胰十二指肠上、下动脉、胰背动脉、胰大动脉、胰尾动脉
  - 胰腺静脉与同名动脉伴行，最终汇入肝门静脉
- 胰腺的淋巴经小叶间淋巴管，引流入十二指肠降部与胰头之间的胰十二指肠上、下淋巴结及脾淋巴结，最后汇入腹腔淋巴结
- 胰腺的神经来自腹腔丛、脾丛和肠系膜上丛的交感和副交感神经，这些神经在胰腺内形成胰前丛和胰后丛，两者间有交通支

二、影像学检查

- 胰腺的影像学检查，在早期主要包括胃十二指肠钡餐低张造影及腹膜后充气造影等技术，其只能间接的反应胰腺体积和形态的变化，无法显示胰腺实质的直观情况，目前已基本弃用
- 随着影像技术的发展，血管造影术、经内镜逆行胆胰管造影（ERCP）、经皮肝穿胆道造影（PTC）等技术逐渐应用于胰腺疾病的影像诊断，其能够在一定程度上通过血供及胆管走行反应病灶情况，但依然无法直观的反应胰腺实质的影像学变化，也无法显示胰腺周围结构的情况，且属有创性手段，并发症时有发生，因此限制了其在胰腺疾病影像诊断中的应用
- 目前，胰腺疾病影像检查的常用技术分别为US、CT、MR，其中US因低价、便捷得到了广泛应用，但由于胰腺位于腹膜后间隙内，前

方的肠气干扰使 US 的诊断能力有所下降，且 US 诊断的准确性较多依赖于操作者的经验和技术，因此 US 目前多用于胰腺疾病的筛查

- CT 和 MR 因能够全面反应胰腺体积、实质、血供以及胰周环境的情况，已逐渐成为胰腺疾病影像检查的主流技术，其中 CT 是目前胰腺疾病的首选检查手段，但随着 MR 技术的不断完善，尤其是动态快速扫描技术、脂肪抑制技术以及 MRCP 技术的日趋成熟，其在显示肿瘤、判断肿瘤侵犯程度以及淋巴结转移等方面已经超过 CT，越来越多的应用于胰腺疾病的首次诊断中

第 2 节　胰腺先天异常与正常变异

一、背胰发育不全

【概念与概述】

背胰发育不全（agenesis of the dorsal pancreas），十分罕见的胰腺先天性疾病

【病理与病因】

发病机制

- 背侧胰芽发育异常，致胰颈、胰体、胰尾、副胰管缺失

流行病学

- 1913 年至 2009 年，全球仅 50 余例报道
- 男女无明显差别

大体病理及手术所见

- 胰颈、胰体、胰尾、副胰管缺失
- 残余胰头形态、剖面正常

显微镜下特征

- 正常腺体组织结构

【临床表现】

表现

- 可有腹痛
- 内分泌功能不足可致糖尿病
- 外分泌功能不足可致脂肪泻

治疗

- 针对胰腺内外分泌功能不足的药物治疗

预后

- 良性病变，预后良好
- 常并发多脾综合征及内脏异位

【影像表现】

概述

- 胰颈、胰体、胰尾、副胰管缺失
- 胰头形态正常

X 线平片

- 无诊断价值

CT、MR、US

- 胰颈、胰体、胰尾缺失
- MRCP 仅显示短小的腹侧胰管，背侧胰管无显示
- 增强后残存胰头正常强化

ERCP

- 可行主乳头插管，可见腹侧胰管显影
- 无副乳头，无法进行副乳头插管

推荐影像学检查方法

- MR 检查

【鉴别诊断】

慢性胰腺炎继发胰腺体尾部萎缩

- 胰头形态不规则
- 可有胰管扩张、钙化
- 胰腺炎病史

胰腺分裂

- 胰腺形态完整
- 主、副胰管于 MRCP 及 ERCP 均可显示

诊断与鉴别诊断要点

- 胰头形态正常、强化正常
- 胰颈、胰体、胰尾缺失
- MRCP、ERCP 仅可见主胰管显影
- ERCP 下观察不到副乳头

重点推荐文献

[1] Lingareddy S，Duvvuru NR，Guduru VR，Lakhtakia S，Kalapala R. Dorsal agenesis of pancreas：CT and ERCP. Gastrointest Endosc，2007，65（1）：157-158.

[2] Pasaoglu L，Vural M，Hatipoglu HG，Tereklioglu G，Koparal S. Agenesis of the dorsal pancreas. World J Gastroenterol，2008，14（18）：2915-2916.

二、环状胰腺

【概念与概述】

环状胰腺（annular pancreas），胰腺异常发育呈环状或钳状包绕十二指肠

【病理与病因】

发病机制

- 胚胎期腹侧胰芽的右叶不随十二指肠旋转，并与背侧胰芽融合而形成

遗传学

- 环状胰腺可合并有染色体异常，如21-三体综合征等

流行病学

- 国外统计其发病率为1∶5000～6000。国内有人报道为0.014%
- 小儿发病率高，男女比例2∶1

分型

- 按十二指肠受包绕情况，分完全型、不完全型
- 不完全型居多，约包绕肠管周长的2/3～3/4
- 按发病年龄，分新生儿型、成人型

大体病理及手术所见

- 胰腺环形包绕十二指肠，多数不完全包绕，有1～1.5cm间隔区
- 胰腺颈、体、尾部形态正常
- 被包绕的十二指肠壁可变薄

显微镜下特征

- 为正常胰腺组织结构，可见胰岛、腺泡、导管
- 被包绕的十二指肠壁黏膜结构可失常

【临床表现】

表现

- 完全性或不完全性十二指肠梗阻症状，呕吐物内多含有胆汁
- 可伴发消化性溃疡、胰腺炎、胆道梗阻
- 常伴有其他先天性疾病

治疗

- 无症状或症状不明显者可不手术
- 引起十二指肠狭窄或梗阻者需手术治疗
    - 环状胰腺切除术或切除术
    - 十二指肠与十二指肠侧侧吻合术
    - 十二指肠空肠Roux-y型吻合术

预后

- 良性病变，预后良好
- 易引起较多并发症，有报道称环状胰腺患者的恶性肿瘤发生率为8.6%
- 新生儿患儿70%同时伴有小肠旋转不良、食管闭锁

【影像表现】

概述

- 胰腺环状包绕十二指肠，以十二指肠降段多发
- 环状胰腺宽度多为1.0cm
- 可通过其间接征象与直接征象进行诊断

X线平片

- 胃和十二指肠球部扩张积气，形成“双泡征”
- 若胃、十二指肠球部内积液，则可见液平

消化道造影

- 胃及十二指肠球部扩张，排空时间延长
- 十二指肠狭窄区边缘光整、黏膜稀少，狭窄上方的肠管可见逆行蠕动
- 如伴发新生儿食道闭锁时，钡剂无法通过食道

ERCP

- 部分胰管呈环状包绕十二指肠，此为本病特异性表现
- 可直观的发现包绕十二指肠的胰腺组织
- 继发十二指肠梗阻时，可见近端肠管扩张，并积液积气

推荐影像学检查方法

- US、CT、MR均可明确诊断，建议根据患者情况选择合适的影像检查方法

【鉴别诊断】

先天性十二指肠闭锁

- 病变多位于十二指肠降段
- 钡剂完全不能通过，下段肠管内无气体

- ERCP 检查无异常

先天性幽门肥厚症

- 消化道造影见胃扩张，幽门管变细长，胃排空时间延长
- 十二指肠管腔形态及黏膜无异常
- ERCP 检查无异常

胰头肿瘤或十二指肠肿瘤

- 消化道造影见十二指肠环不规则，降段内缘受压变形，黏膜皱襞破坏伴充盈缺损及倒“3”字征、双边征
- 若肿瘤侵及胰管，ERCP 可见胰管形态的变化或中断

十二指肠溃疡

- 消化道造影示激惹表现，蠕动亢进，钡剂不能停留
- 狭窄处黏膜粗糙、紊乱
- ERCP 检查无异常

诊断与鉴别诊断要点

- 消化道造影示狭窄处黏膜光整、稀疏，无破坏
- ERCP 示部分胰管呈环状包绕十二指肠
- US、CT、MR 见胰腺组织包绕十二指肠

重点推荐文献

[1] Sencan A, Mir E, Gunsar C, Akcora B. Symptomatic annular pancreas in newborns. Med Sci Monit, 2002, 8 (6): CR434-437.

[2] Douie WJ, Krige JE, Bornman PC. Annular pancreas in adults. A report of two cases and a review of the literature. Hepatogastroenterology, 2002, 49 (48): 1716-1718.

[3] McCollum MO, Jamieson DH, Webber EM. Annular pancreas and duodenal stenosis. J Pediatr Surg, 2002, 37 (12): 1776-1777.

[4] Chen YC, Yeh CN, Tseng JH. Symptomatic adult annular pancreas. J Clin Gastroenterol, 2003, 36 (5): 446-450.

[5] Sandrasegaran K, Patel A, Fogel EL, Zyromski NJ, Pitt HA. Annular pancreas in adults. AJR Am J Roentgenol, 2009, 193 (2): 455-460.

三、胰腺分裂

【概念与概述】

胰腺分裂（pancreatic divisum），胰腺发育过程中主、副胰管未融合，或仅有细小分支胰管吻合的先天性疾病

同义词：胰腺分隔、胰腺分离、胰管未融合、胰管融合异常

【病理与病因】

发病机制

- 胚胎期背侧胰芽与腹侧胰芽的导管不融合
- 全部或大部分胰液经十二指肠副乳头排泄

流行病学

- 欧美报道较多，尸检检出率 6.4%
- 亚洲发病率低，日本尸检检出率 1.3%
- 我国大样本研究 ERCP 检出率 2%
- 男女比例 1 : 1
- 发病年龄从 7 个月到 98 岁不等，平均诊断年龄 57 岁
- 为胰腺最常见的先天性疾病

分型

- 完全性胰腺分裂：主、副胰管完全不融合
- 不完全性胰腺分裂：主副胰管间有细小分支相连

【临床表现】

表现

- 部分人无症状
- 部分因副胰管引流量不足，致顽固性腹痛或胰

腺炎

治疗

- 无症状时可不予治疗
- 有症状时可行经内镜行副乳头括约肌切开术

预后

- 单纯胰腺分裂者预后良好
- 伴发胰腺炎者，预后情况视胰腺炎严重程度

【影像表现】

概述

- 胰腺形态、实质无异常
- 胰管造影可见背侧胰管与副乳头相连
- US、CT、MR 常规序列常无阳性发现

ERCP

完全性胰腺分裂

- 从主乳头插管示腹侧胰管粗短并呈分支状，胰尾不明显
- 从副乳头插管示背侧胰管显影，腹、背侧胰管无交通或有细小交通

不完全性胰腺分裂

- 腹侧胰管与背胰管之间存在细的交通支显影

胰腺分裂诊断标准

- 主乳头插管造影见腹侧胰管长度< 60mm，直径< 3mm
- 胰体尾胰管不显影
- 通过副乳头插管才能使贯穿全胰腺的背侧胰管显影
- 不与主乳头细而短的胰管相连

MRCP

- 可同时显示腹侧胰管及背侧胰管，影像表现同 ERCP

【推荐影像学检查方法】

- MRCP

【鉴别诊断】

胰腺癌致胰管梗阻

- 胰管形态不规则，边缘毛糙
- 胰管造影，主副胰管均未贯穿胰腺全部
- CT、MR、US 示胰腺形态异常

结石致胰管梗阻

- CT、MR、US 可显示结石
- 胰管造影，主副胰管均未贯穿胰腺全部

胰腺体尾部缺失

- 胰管造影，主副胰管均未贯穿胰腺全部
- CT、MR、US 可见胰腺体尾部缺失

诊断与鉴别诊断要点

- 胰腺形态、实质无异常
- 两套胰管系统，完全不相连或借细小分支相连
- 胰管开口位于副乳头

重点推荐文献

[1] 梁林，吕维富. 胰腺分裂在慢性胰腺炎病因学中的作用及其发病机制. 实用放射学杂志，2000，(09)：522-524.

[2] 吕维富，朱从儒. 胰腺分裂的 ERCP 诊断及其意义（附 14 例分析）. 中华放射学杂志，1996，(03)：29-32.

[3] Takuma K，Kamisawa T，Tabata T，Egawa N，Igarashi Y. Pancreatic diseases associated with pancreas divisum. Dig Surg，2010，27（2）：144-148.

[4] Klein SD，Affronti JP. Pancreas divisum，an evidence-based review：part I，pathophysiology. Gastrointest Endosc，2004，60（3）：419-425.

[5] DiMagno MJ，Wamsteker EJ. Pancreas divisum. Curr Gastroenterol Rep，2011，13（2）：150-156.

四、异位胰腺

【概念与概述】

异位胰腺（heterotopic pancreas），正常胰腺解剖位置以外的孤立胰腺组织

同义词：迷走胰腺、副胰

【病理与病因】

发病机制

- 胰芽与胚胎原肠粘连或穿透原肠壁，随原肠旋转而分布于各个异常部位

流行病学

- 发生率：1% ~ 13%，尸检发现率：0.11% ~ 0.21%
- 任何年龄均可发病，以 30 ~ 50 岁多发
- 男女比例 3∶1

分型（Heinrich 分型）

- Ⅰ型：具有完整腺泡、导管、胰岛结构
- Ⅱ型：具有腺泡和导管结构
- Ⅲ型：具有导管结构

大体病理及手术所见

- 多为单个淡黄色或淡红色分叶状结节，无被膜，偶见多个
- 位于胃或十二指肠黏膜下层时，可见开口于肠壁的管道

显微镜下特征

- 具备正常胰腺组织特点，可见朗氏小岛、腺体细胞

【临床表现】

表现

- 可无症状或症状不明显
- 位于消化系统时可有腹痛、呕吐等消化系统症状，严重时并发溃疡、出血、梗阻
- 位于胆道系统，可有胆囊炎、梗阻性黄疸等
- 异位胰腺可发生与胰腺相同疾病

治疗

- 手术切除

预后

- 单纯异位胰腺预后良好，无复发报道
- 伴有并发症时视并发症严重程度

【影像表现】

概述

- 单个结节样实性病灶，实质表现同正常胰腺
- 80% 发生在胃和十二指肠，75% 发生在黏膜下层，大小不一，直径 0.5 ~ 4cm

消化道造影

- 圆形或类圆形充盈缺损，中央见小钡斑，称“脐样征”，若充盈缺损中有细小管状影深入其中，称之为“导管征”、“脐样征”及“导管征”为特异性征象

CT、MR

- 平扫：病灶边界光滑，呈实性或囊实性，密度、信号同胰腺实质
- 增强：与病理分型有关，Ⅰ、Ⅱ型实质强化方式同胰腺。Ⅲ型实质轻度强化

US 内镜

- 黏膜下局限性中等或低回声实性肿块，内部可见细小管道或小囊状结构分布实质呈正常胰腺声像图特征

【推荐影像学检查方法】

- 增强 CT

【鉴别诊断】

胃肠道良性肿瘤

- 一般较大，消化道造影“脐样征”较异位胰腺明显，且呈偏心性，无“导管征”
- CT、MR 表现多呈实性表现，囊变少

淋巴瘤或淋巴结转移

- 常多发。消化道造影无“脐样征”及“导管征”
- CT、MR 不强化或轻度强化，与胰腺强化方式差异明显

异位嗜铬细胞瘤

- 影像表现与异位胰腺十分类似，可通过临床表现鉴别

纵隔囊性畸胎瘤

- 含有脂肪、毛发、骨骼、牙齿等，容易鉴别

诊断与鉴别诊断要点

- 消化道造影“脐样征”及“导管征”为特异性征象
- 实性或囊实性，实质强化方式类似胰腺

重点推荐文献

[1] Eisenberger CF, Gocht A, Knoefel WT, et al. Heterotopic pancreas-clinical presentation and pathology with review of the literature. Hepatogastroenterology, 2004, 51 (57): 854-858.
[2] Haj M, Shiller M, Loberant N, Cohen I, Kerner H. Obstructing gastric heterotopic pancreas: case report and literature review. Clin Imaging, 2002, 26 (4): 267-269.
[3] Kung JW, Brown A, Kruskal JB, Goldsmith JD, Pedrosa I. Heterotopic pancreas: typical and atypical imaging findings. Clin Radiol, 2010, 65 (5): 403-407.

第3节 胰腺炎症

一、胰腺囊性纤维化

【概念与概述】

胰腺囊性纤维化（pancreatic cystic fibrosis），遗传性全身外分泌腺功能障碍的胰腺表现

同义词：黏滞病、胰腺纤维囊泡症、胰腺囊性纤维病

【病理与病因】

发病机制

- 全身外分泌腺功能障碍导致黏液分泌异常和电解质异常

遗传学

- 常染色体隐性遗传疾病 染色体7q（长臂）基因组DNA变异

流行病学

- 欧美白种人中最常见，新生儿中发病率达1/2000
- 主要发生于儿童，约3%在成年后作出诊断
- 亚洲人和非洲黑人少见
- 发病性别无差异

大体病理及手术所见

- 胰腺纤维化，变硬，表面不规则
- 切面可见多发囊性改变

显微镜下特征

- 胰管、腺泡腔囊状扩张，充满嗜酸性凝结物
- 腺泡周围慢性炎症反应
- 间质广泛纤维化逐渐取代胰腺小叶，实质细胞萎缩或消失
- 胰岛细胞基本正常

【临床表现】

表现

轻者

- 可无症状

重者

- 呼吸道症状，如慢性咳嗽、支气管扩张、肺气肿、肺不张等
- 胰腺外分泌功能不足致脂肪泻、腹胀、严重营养不良、大便异常等
- 胆道阻塞时可出现黄疸，并发肝硬化时，可出现门静脉高压、脾功能亢进等

治疗

- 防止肺部感染、改善呼吸
- 营养支持，消化酶补充
- 胆道冲洗，门-体分流术等

预后

- 预后差，死亡率高
- 近年来患者存活率有所提高，至少有25%患者可活到成年，9%年龄超过30岁

【影像表现】

概述

- 胰腺形态失常，实质内多发囊状病灶
- 病灶体积差异大，0.5～12cm

- 散在分布，无特别集中分布区域

X 线平片

- 可发现胰区弥漫分布钙化灶

CT

平扫

- 早期胰腺可肿大，胰管扩张伴多发囊肿，可有弥漫分布钙化
- 晚期继发胰腺萎缩纤维化，形态不规则，脂肪浸润
- 可发现全身多器官囊性纤维化继发性改变
  - 肺部感染、支扩、肺气肿
  - 胆道阻塞扩张
  - 肝硬化，脾大

增强

- 胰腺实质强化不均匀，强化程度较正常胰腺组织明显减弱

MR

平扫

- 形态学改变同 CT
- 可显示扩大的腺泡和腺管，呈 T1WI 低信号、T2WI 明显高信号
- 对钙化敏感性差，呈 T1WI 低信号、T2WI 高信号

增强

- 表现同 CT

US

- 胰腺正常轮廓消失，前期可肿大，后期萎缩
- 实质内充满大小不等的无回声暗区，呈多房性改变

推荐影像学检查方法

- 增强 CT

【鉴别诊断】

慢性胰腺炎

- 胰腺炎病史
- 无多发囊性改变，钙化沿胰管分布
- 无全身多器官累积

胰腺囊腺瘤

- 囊实性肿物，内部呈多房性、分叶性改变
- 可有强化及壁结节
- 病灶中心放射状强化为浆液性囊腺瘤特征性表现

诊断与鉴别诊断要点

- 胰管扩张伴多发囊肿
- 晚期胰腺萎缩，脂肪浸润
- 全身多器官囊性纤维化继发性改变

重点推荐文献

[1] 刘学明．胰腺囊性纤维化 1 例．中国 US 医学杂志，1993，(03)：40.

[2] 宋彬．胰腺囊性纤维化研究进展．胰腺病学，2005，(02)：126-128.

[3] Leus J，Van Biervliet S，Robberecht E. Detection and follow up of exocrine pancreatic insufficiency in cystic fibrosis：a review. Eur J Pediatr，2000，159 (8)：563-568.

[4] Walkowiak J，Lisowska A，Blaszczynski M. The changing face of the exocrine pancreas in cystic fibrosis：pancreatic sufficiency，pancreatitis and genotype. Eur J Gastroenterol Hepatol，2008，20 (3)：157-160.

二、急性胰腺炎

【概念与概述】

急性胰腺炎（acute pancreatitis），胰腺及其周围组织被胰腺分泌的消化酶自身消化所致的化学性炎症

【病理与病因】

发病机制

- 多种原因引起胰腺内胰酶被激活，并对胰腺产生自溶

遗传学

- 有研究表明可能与 PRSS1、PRSS2、SPINK1、CFTR 基因和组织蛋白酶 B 基因有关

流行病学

- 发病率：19.7/10 万～45.1/10 万
- 死亡率：5%～13.6%
- 青壮年常见，41～50 岁为发病高峰
- 胆源性胰腺炎女性多见
- 酒精性和高脂性胰腺炎男性多见

病因学

- 过量饮酒、胆道疾病、十二指肠液反流、创伤、胰腺血循环障碍、其他

分型

- 单纯水肿型
- 出血坏死型

大体病理及手术所见

- 单纯水肿性胰腺炎
  - 胰腺局限或弥漫性肿胀充血，包膜张力增高
  - 胰周积液
  - 大网膜可见皂化斑
- 出血坏死性胰腺炎
  - 胰腺高度弥漫性充血肿胀，呈深红、紫黑色
  - 分叶结构模糊
  - 腹腔内见皂化斑及脂肪坏死灶
  - 腹膜后广泛组织坏死
  - 血性腹水
  - 继发感染

显微镜下特征

- 单纯水肿性胰腺炎
  - 腺泡、间质水肿
  - 少量或无出血坏死灶，血管变化不明显
  - 少量炎性细胞浸润
  - 可有局限性脂肪坏死
- 出血坏死性胰腺炎
  - 胰腺组织凝固性坏死
  - 间质小血管壁坏死
  - 大量炎细胞浸润

【临床表现】

表现

- 轻：腹痛、恶心、呕吐、发热
- 重：高烧、低血压、休克、多器官功能衰竭
- 血清、尿淀粉酶升高
- 血清脂肪酶升高

治疗

- 非手术疗法：禁食、胃肠减压、抗休克、补液、镇痛解痉、抑制胰腺分泌及胰酶合成、营养支持、应用抗生素、中药治疗、腹腔灌洗
- 手术：清除胰腺及周围坏死组织、充分引流、其他处理

预后

单纯水肿性胰腺炎

- 预后好，国内报道病死率为 0.3%

出血坏死性胰腺炎

- 预后差，进展快，可伴发多器官功能障碍
- 病死率：国内报告为 30.2%～39.3%；国外报告为 20%～60%

【影像表现】

概述

- 单纯水肿性胰腺炎：胰腺轻度肿胀，边界模糊，胰周渗出积液
- 出血坏死性胰腺炎：胰腺明显肿胀，不同程度出血、坏死

X 线平片

- 上腹部空肠积气扩张
- 胃横结肠间距增大
- 肺炎性改变、胸腔积液

CT

- 单纯水肿性胰腺炎
  - 胰腺体积局部或弥漫肿大，实质密度均匀或不均匀降低
  - 增强后强化程度降低
  - 胰周少量积液
  - 腹膜后筋膜可肿胀
- 出血坏死性胰腺炎
  - 胰腺体积弥漫肿大
  - 胰腺实质低密度坏死区与高密度出血灶

- 增强后强化程度不均匀降低
- 胰周脂肪坏死，间隙模糊、消失，出现气泡，提示感染
- 腹膜后、腹腔大量散在积液
- 后期假性囊肿，假性动脉瘤形成

MR

- 形态学表现同 CT
- 胰腺实质表现为 T1WI 压脂序列不均匀低信号，T2WI 高信号
- T1WI 增强序列不均匀强化，坏死区可不强化
- 对出血的诊断优于 CT，亚急性期可见 T1WI 与 T2WI 均为高信号

US

直接表现

- 胰腺肿大、轮廓不清
- 内部回声均匀一致降低，多见于单纯水肿性胰腺炎
- 内部分布均匀的高低回声，或高回声光斑，多见于出血坏死性胰腺炎
- 可见胰腺局限性炎性肿块，多呈低回声

间接表现

- 胰周渗出、水肿，致胰周回声减低
- 胆源性胰腺炎部分可见胆石声像图
- 腹水、胸水
- 胰区呈气体强反射

推荐影像学检查方法

- 增强 CT

【鉴别诊断】

急腹症

- 急性胆囊炎：胆囊肿大、囊壁水肿
- 急性胃穿孔：游离气腹
- 肠梗阻：肠腔扩张，伴气液平

胰腺癌

- 肿块形态不规则，肿块内无胰管
- 远端胰管多呈串珠样扩张

诊断与鉴别诊断要点

- 胰腺多弥漫性肿胀，边缘模糊
- 增强后多为低灌注改变，坏死区不强化
- 胰腺实质内无肿块
- 胰周渗出性改变明显

重点推荐文献

[1] 黄子星，宋彬．急性胰腺炎的分类与严重程度评价进展［J］．四川大学学报（医学版），2011，(5)：681-685.

[2] 程燕，宋彬．急性坏死性胰腺炎多排螺旋 CT 表现：胰腺坏死程度与腹膜后扩展及临床严重度的关系［J］．中国普外基础与临床杂志，2006，(1)：110-115.

[3] 宋彬，徐隽．急性胰腺炎的 CT 评价［J］．中国普外基础与临床杂志，2003，(6)：623-626.

[4] O'Connor OJ，McWilliams S，Maher MM. Imaging of acute pancreatitis［J］．Am J roentgenol，2011，197（2）：W221-225.

[5] O'Neill E，Hammond N，Miller FH. MR imaging of the pancreas［J］．Radiol Clin North Am，2014，52（4）：757-777.

[6] Zaheer A，Singh VK，Qureshi RO. The revised Atlanta classification for acute pancreatitis：updates in imaging terminology and guidelines［J］．Abdom Imaging，2013，38（1）：125-136.

典型病例

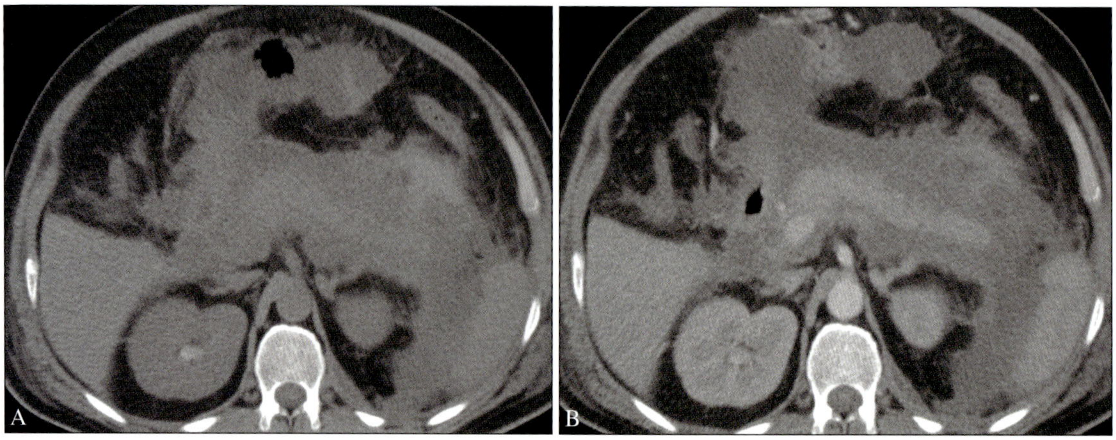

图 8-3-1 急性水肿性胰腺炎

CT 平扫（A）及增强扫描（B）胰腺稍肿胀，实质密度弥漫性降低，边缘不清，增强后实质均匀强化，强化程度降低；胰周、双侧肾旁前间隙液体渗出，局部筋膜增厚；胃十二指肠壁肿胀

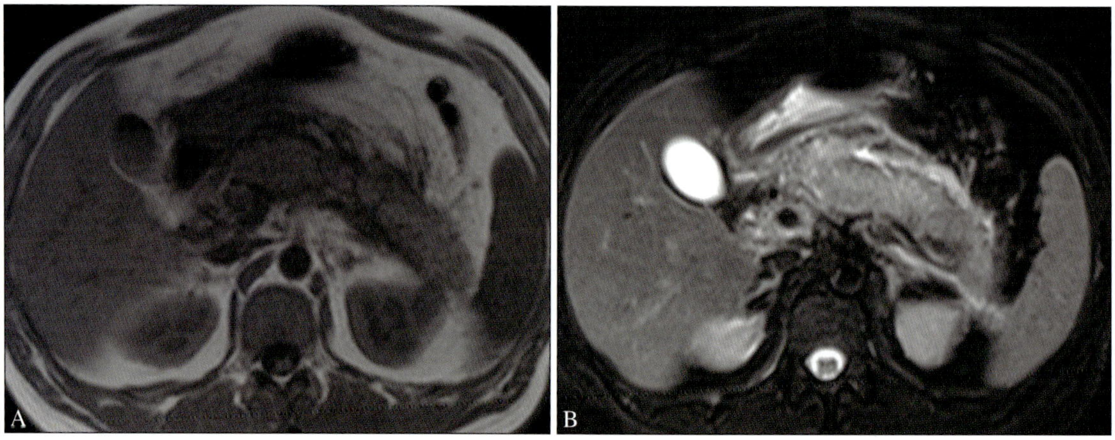

图 8-3-2 急性水肿性胰腺炎

MR T1WI（A）及 T2WI（B）胰腺肿胀，边缘模糊，胰周脂肪间隙信号混杂，并散在液体渗出，呈 T1WI 低信号，T2WI 高信号

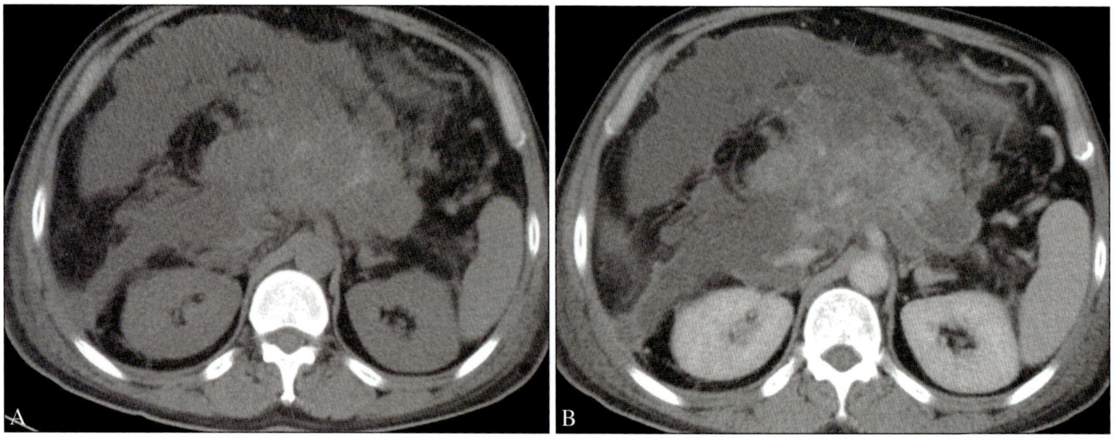

图 8-3-3 急性出血坏死性胰腺炎

CT 平扫（A）及增强扫描（B）胰腺弥漫肿大，密度不均匀，无法观察到胰腺完整形态。平扫可见胰腺实质内高密度出血灶，增强后可见胰腺内多处无强化的坏死区，胰周、小网膜囊、右侧肾旁前间隙内液体渗出，右侧肾筋膜增厚

三、胰腺假性囊肿

【概念与概述】

胰腺假性囊肿（pancreatic pseudocyst），含有胰液或丰富胰酶而囊壁缺乏上皮层的胰腺囊肿

【病理与病因】

发病机制

- 多种原因致胰液侵蚀胰腺及胰周组织，并导致液化坏死、机化、包裹伴或不伴胰管破裂

病因学

- 急、慢性胰腺炎，外伤，肿瘤，寄生虫，特发性

流行病学

- 国外报道急性胰腺炎患者中发病率为 10% ~ 27%
- 胰腺外伤中发病率 10% ~ 20%

大体病理及手术所见

- 可发生于胰腺实质、胰周，进入纵隔少见
- 多数为单发、大小不一的囊实性病灶
- 壁薄，内含黄色液体，多为单房

显微镜下特征

- 囊壁无上皮细胞
- 囊内液体呈碱性，伴蛋白质、黏液、胆固醇及红细胞等

【临床表现】

表现

- 上腹膨隆，腹胀，可伴恶心、呕吐
- 合并感染时有发热、触痛
- 合并出血、破裂后可出现发胰腺炎征象

治疗

- 内科治疗
- 经皮引流、外科引流
- 内镜治疗、腹腔镜手术
- 囊肿切除

预后

- 单发，胰周累积范围小者，预后好
- 合并感染，出血，穿孔，破裂者，预后差

【影像表现】

概述

- 胰腺实质或胰周大小不一的囊性占位，常与胰管相通
- 大小由数厘米到十多厘米不等
- 可发生于腹腔或腹膜后任意位置

X 线平片

- 可显示胰腺钙化、囊壁钙化

消化道造影

- 胃受压、移位。胃窦受压见“垫压征”

CT

- 平扫
  - 单房孤立性或多房蜂窝状囊性肿物，囊壁厚度不均
  - 内部囊液多呈低密度，部分密度混杂
  - 合并感染，囊内可有低密度气体影
- 增强
  - 囊壁可强化，囊内液体无强化

MR

- 平扫
  - 形态学改变同 CT
  - 囊壁信号混杂，等 - 低信号为主
  - 囊内液体呈 T1WI 低信号 T2WI 高信号
  - 合并感染时囊内气体呈明显 T1WI 及 T2WI 低信号
- 增强
  - 同 CT 表现

ERCP

- 胰管与囊肿不通时，胰管正常显影，囊肿不能显示
- 胰管与囊肿相通时，胰管与囊肿均显影，囊肿形态可见
- 可有胰管受压移位
- 可有胰管中断阻塞

US

- 胰腺局部无回声区，边界清
- 囊肿后壁回声增强，后壁侧方可见声影

推荐影像学检查方法

- 增强 CT

【鉴别诊断】

胰腺周围脏器囊肿

- 壁菲薄无强化，可多发
- 胰腺实质无异常，胰周无炎性改变

腹膜后淋巴肉瘤

- CT 多呈等密度，MR 的 T1WI 信号略高于肌肉信号
- 中心坏死后可囊变，内壁不规则

胰腺囊腺瘤（癌）

- 囊实性，内部多房或分叶状
- 可有乳头状结构突向囊内
- 无胰腺炎病史

诊断与鉴别诊断要点

- 胰腺或胰周单房孤立性或多房蜂窝状囊性肿物
- 多有胰腺外伤或胰腺炎病史

重点推荐文献

[1] Kim YH，Saini S，Sahani D，Hahn PF，Mueller PR，Auh YH. Imaging diagnosis of cystic pancreatic lesions：pseudocyst versus nonpseudocyst. Radiographics，2005，25（3）：671-685.

[2] Habashi S，Draganov PV. Pancreatic pseudocyst. World J Gastroenterol，2009，15（1）：38-47.

[3] Delgado AR，Elias PJ，Calleja AE，Martinez-Pardo NG，Esteban IJA.［Pancreatic pseudocyst：less is more］. Cir Pediatr，2009，22（2）：55-60.

典型病例

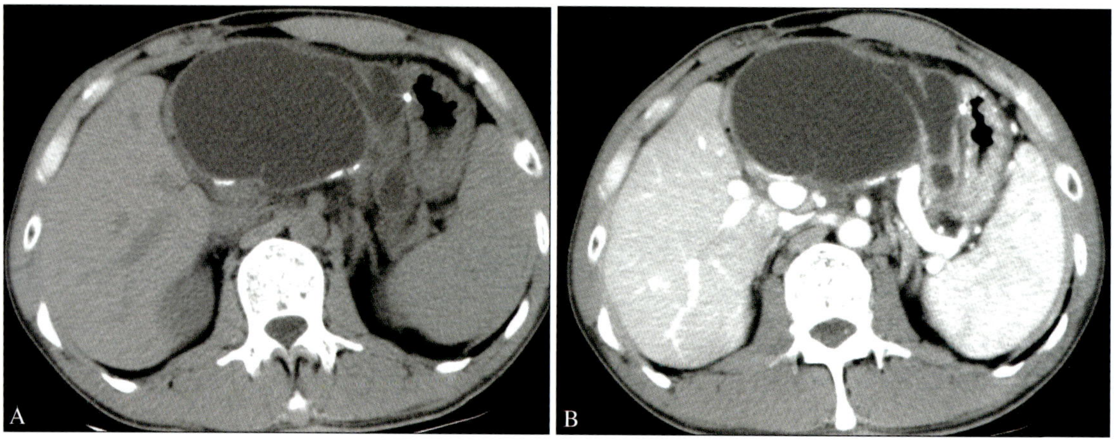

图 8-3-4 **胰腺假性囊肿**

CT 平扫（A）及增强扫描（B）胰区巨大囊状低密度影，边缘光滑，囊壁厚薄不均伴钙化，增强后囊壁轻度强化，囊液不强化

四、慢性胰腺炎

【概念与概述】

慢性胰腺炎（chronic pancreatitis），多种原因所致的胰实质和胰管的不可逆慢性炎症

【病理与病因】

发病机制

- 胰腺腺泡大量分泌蛋白质，致胰腺腺泡和胰岛组织萎缩，胰腺实质广泛纤维化

遗传学

- 遗传性胰腺炎少见，占慢性胰腺炎 1% ～ 2%
- 常染色体显性遗传
- 7q35 胰蛋白酶原基因突变

病因学

- 国内主要为胆道疾病
- 国外主要为长期酗酒
- 高血脂、高血钙、营养不良、药物等也可诱发本病

流行病学

- 西方国家尸检研究，流行率为 0.04% ～ 5%
- 西方国家临床研究，发病率为 10/10 万～ 15/10 万
- 30 ～ 60 岁好发，男女比例为 2.6 : 1

- 我国发病率较低，目前无准确统计数字

大体病理及手术所见

- 胰腺轻度增大或萎缩，呈不规则结节样
- 可有局限性脂肪坏死
- 胰管狭窄，节段性扩张，管内常有结石或钙化

显微镜下特征

- 纤维组织增生，腺泡细胞缺失，胞体皱缩、钙化，导管狭窄

【临床表现】

表现

- 腹痛
- 食欲减退，体重下降
- 可伴有糖尿病及脂肪泻
- 可伴发黄疸

治疗

- 非手术治疗
  - 病因治疗、营养支持、镇痛、补充胰酶、控制糖尿病
- 手术治疗
  - 纠正原发疾病、胰管引流、胰腺切除术

预后

- 积极治疗可缓解症状，不易根治
- 多死于并发症
- 少数转变为胰腺癌

【影像表现】

概述

- 胰腺萎缩、纤维化明显
- 偶见炎性肿块，多位于胰头部
- 胰管扩张、伴结石，胰体钙化常见

X 线平片

- 胰腺区斑点状钙化影

ERCP

- 主胰管僵直、扭曲、扩张与狭窄交替存在，呈串珠状
- 胰管分支扩张，粗细不均，可呈囊状改变

CT

- 平扫
  - 胰腺轻度增大或萎缩，可呈节段性或弥漫性，实质密度稍增高
  - 胰管扩张，多呈串珠状
  - 胰管结石，胰腺实质钙化均为高密度灶
  - 可有假性囊肿
- 增强：胰腺实质灌注明显降低，可不均匀

MR

- 平扫
  - 形态学改变同 CT
  - 胰腺 T1WI 混杂低信号，T2WI 混杂高信号
  - 假性囊肿 T1WI 低信号，T2WI 均匀高信号，囊壁较厚时可见显示
  - 合并出血、感染、坏死时信号混杂
  - 对钙化不敏感，呈 T1WI 低信号，T2WI 低信号
- 增强
  - 同 CT 表现

MRCP

- 表现基本同 ERCP，但可显示阻塞处远端胰管

US

- 形态学改变同 CT
- 胰腺内部回声增高，分布不均，呈条状或带状高回声

推荐影像学检查方法

- 增强 CT

【鉴别诊断】

胰腺癌

- 体、尾部多见
- 胰腺局部增大，边界浸润模糊，钙化少见
- 胰管突然中断，胰管内壁不规则
- 可有淋巴结转移

诊断与鉴别诊断要点

- 胰腺轻度增大或萎缩
- “串珠样”胰管扩张
- 胰腺实质内钙化

重点推荐文献

[1] 刘圆圆，黄子星，宋彬 . 慢性胰腺炎的 MRI 评价及功能评估［J］. 中国普外基础与临床杂志，2013，(2).
[2] 宋彬，闵鹏秋，吴芯 . 磁共振 VIBE 序列鉴别胰腺癌与肿块型慢性胰腺炎的价值探讨［J］. 放射学实践，2006，(5).
[3] Manikkavasakar S，AlObaidy M，Busireddy KK. Magnetic resonance imaging of pancreatitis：An update［J］. World J Gastroenterol，2014，20（40）：14760-14777.
[4] Choueiri NE，Balci NC，Alkaade S.Advanced imaging of chronic pancreatitis［J］. Curr Gastroenterol Rep，2010. 12（2）：114-120.
[5] Kim DH，Pickhardt PJ. Radiologic assessment of acute and chronic pancreatitis［J］. Surg Clin North Am. 2007，87（6）：1341-1358.

典型病例

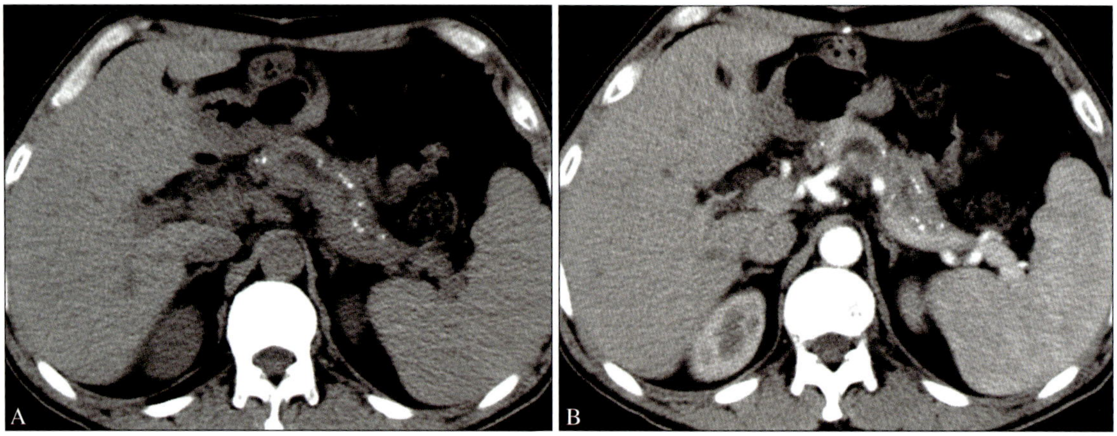

图 8-3-5 慢性胰腺炎
CT 平扫（A）及增强扫描（B）：胰腺体积稍缩小，形态不规则，胰腺实质内见沿胰管走行的点片状钙化灶，胰管呈节段性扩张，增强后胰腺实质强化程度降低，强化不均匀

第 4 节 胰腺创伤

创伤性胰腺炎

【概念与概述】

创伤性胰腺炎（traumatic pancreatitis），胰腺损伤后的非感染性胰腺炎

【病理与病因】

发病机制

- 胰腺损伤致胰管断裂，胰液外漏，胰腺实质及周围组织“自我消化”

病因学

- 外伤
- 医源性损伤

大体病理及手术所见

- 可见胰腺挫伤、出血，甚至断裂，余同急性胰腺炎

显微镜下特征

- 同急性胰腺炎

【临床表现】

表现

- 基本同急性胰腺炎，根据合并伤不同，症状和体征呈多样性

临床病史

- 外伤史
- 手术史

治疗

- 同急性胰腺炎

预后

- 预后差，死亡率 20% ～ 35%

【影像表现】

概述

- 胰腺挫伤水肿、出血，甚至断裂，伴有急性胰腺炎征象

X 线

- 出血较多时可见血肿影，并推挤周围脏器
- 可伴有外伤其他征象，如骨折，腹壁软组织肿胀等
- 伴肠梗阻时可见气液平

CT

- 平扫
  - 胰腺节段或弥漫性肿大
  - 胰腺挫伤区密度降低，出血灶为高密度
  - 胰腺断裂时可见低密度断裂线
  - 余同急性胰腺炎
- 增强
  - 胰腺实质不均匀强化
  - 挫伤区或断裂区呈低密度

MR

- 平扫
  - 形态学改变同 CT
  - 挫伤区呈 T1WI 低信号，T2WI 高信号
  - 对出血敏感，T1WI、T2WI 多均为高信号
- 增强
  - 表现同 CT

推荐影像学检查方法

- 增强 CT

【鉴别诊断】

- 同急性胰腺炎

诊断与鉴别诊断要点

- 急性胰腺炎表现
- 短期内外伤史或手术史

重点推荐文献

[1] 肖雪明，游振辉，林强，邹声泉．创伤性胰腺炎的诊断和治疗．实用临床医学，2010，(05)：43-45.
[2] Yang L，Zhang XM，Xu XX，Tang W，Xiao B，Zeng NL. MR imaging for blunt pancreatic injury. Eur J Radiol，2010，75 (2)：e97-101.
[3] Lin BC，Fang JF，Wong YC，Liu NJ. Blunt pancreatic trauma and pseudocyst：management of major pancreatic duct injury. Injury，2007，38 (5)：588-593.

典型病例

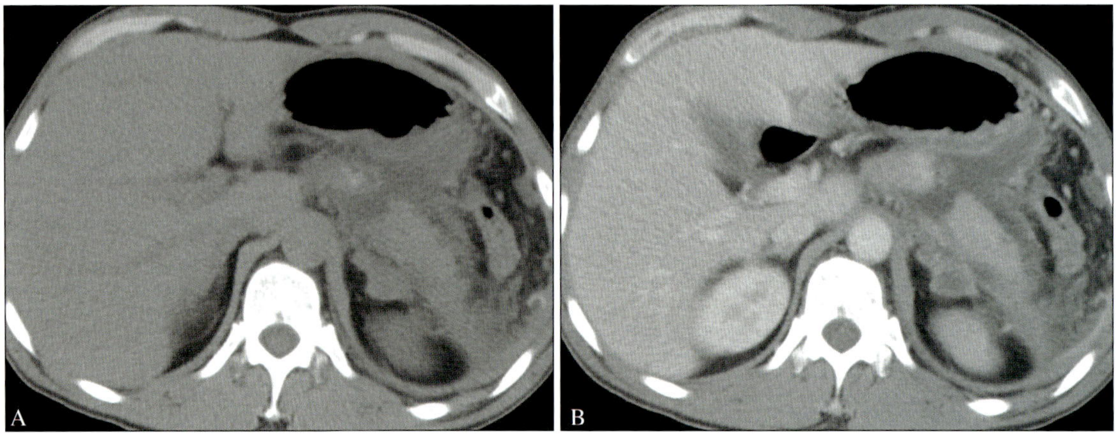

图 8-4-1 外伤性胰腺炎

CT 平扫（A）及增强扫描（B） 胰腺稍肿胀，边界不清，实质内可见斑片状高密度出血灶。胰腺体部断裂，断端、胰周及左侧肾旁前间隙可见液体渗出。左肾上腺肿胀，密度不均

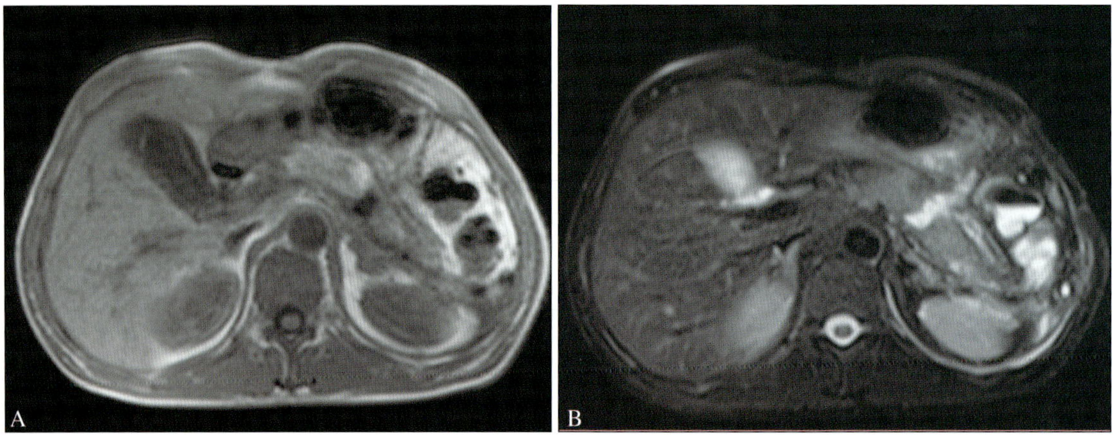

图 8-4-2 外伤性胰腺炎

MR T1WI（A）及 T2WI（B）：断裂处可见带状 T1WI 低信号，T2WI 高信号改变，即液体渗出。胰腺实质出血处呈 T1WI 高信号，T2WI 低信号

第 5 节 胰腺良性肿瘤

一、胰腺浆液性囊腺瘤

【概念与概述】

胰腺浆液性囊腺瘤（serous cystic neoplasms，SCNs），起源于中央腺泡细胞和管状细胞的外分泌性肿瘤

同义词：胰腺小囊性腺瘤

【病理与病因】

发病机制

● 胰管或腺泡组织上皮细胞增生致使分泌物潴留

遗传学

● 可见 3p25von Hippel-Lindau（VHL）基因的杂合性缺失

病因学

● 病因未知，可能与激素及遗传因素有关

流行病学

● 占所有胰腺囊性肿瘤的 1%。占所有胰腺外分

泌肿瘤的 1% ～ 2%

- 发病者年龄多在 60 岁以上
- 男女发病率之比为 1 ∶ 4 ～ 6
- 不同种族的患者均有报道

大体病理及手术所见

- 可发生于胰腺任何部位，尾部居多
- 切面呈分叶状，可见多个小囊及放射状纤维间隔
- 囊内含稀薄、清亮的液体
- 肿块中央常见星芒状瘢痕或钙化

显微镜下特征

- 囊呈海绵状排列，囊内富含糖原，衬以单层立方或扁平上皮细胞
- 细胞核居中，核仁不明显。缺乏核分裂，细胞无异型性
- 偶见肿瘤细胞形成囊内乳头状突起，无纤维血管轴心

分型

- 小囊型（占 70%）
- 大囊型
- 混合型

【临床表现】

表现

- 腹痛、腹部包块
- 恶心呕吐、消瘦
- 偶见黄疸

治疗

- 手术切除

预后

- 预后好，恶变风险小

【影像表现】

概述

- 胰腺分叶状囊实性肿物
- 胰腺体尾部多见
- 大小不一（2 ～ 25cm，平均 10cm）

X 线表现

- 病灶过大时可见胃泡受推挤移位
- 脾门血管受压时，可见脾大

CT

- 平扫　囊肿形态学差异
  - 小囊型：肿块由多个小囊（直径小于 2cm）组成，呈海绵状或蜂窝状，边界清
  - 大囊型：为边界清楚的圆形或类圆形病灶（直径大于 2cm），多单发，中心可见稀少间隔
  - 混合型：病灶中心多发小囊，边界被直径大于 2cm 大囊包裹
  - 囊壁薄而光滑，囊内低密度液体
  - 囊内可见放射状钙化（特征性），囊壁可见蛋壳样钙化
- 增强
  - 肿瘤实性部分及纤维间隔可强化
  - 囊液无强化

MR

- 平扫
  - 形态学改变同 CT
  - T1WI 低信号，T2WI 高信号的囊实性肿块，信号欠均匀
  - 对钙化不敏感，呈 T1WI 低信号，T2WI 低信号
- 增强
  - 同 CT 表现

US

- 小囊型
  - 边界较清的囊实性病灶，呈蜂窝状或类实质样回声
  - 彩超在囊壁或分隔处可测及点线状彩色血流及动脉血流曲线
- 大囊型
  - 单囊或多囊病灶，囊液透声好，囊壁光整，边界清
  - 彩超在囊壁处可测及少许彩色血流及动脉血流曲线
- 混合型
  - 小囊型与大囊型的混合声学表现

推荐影像学检查方法

- 增强 CT

【鉴别诊断】

胰腺假性囊肿

- 胰腺炎病史或胰腺外伤史
- 多为单房囊性病灶，少数可有分隔和钙化，囊腔多与胰管相通
- 囊壁薄，轻度强化
- 部分伴慢性胰腺炎征象

潴留性囊肿

- 由主胰管受压或梗阻引起

- 为均质、边界清楚的薄壁囊肿
- CT 和 ERCP 常能发现阻塞胰管的原发灶

胰腺癌囊性变

- 肿瘤发生坏死液化而形成囊腔
- 肿瘤实性组织构成囊壁，厚而不规则，可强化

诊断与鉴别诊断要点

- 形态学
  - 小囊型：蜂窝状，单个囊肿直径小于 2cm
  - 大囊型：单发，少数多发，单个囊肿直径大于 2cm
  - 混合型：内部蜂窝状，周边大囊包绕
- 囊内放射状钙化灶为特征性表现
- 肿瘤实性部分及纤维间隔可强化

重点推荐文献

[1] Sahani DV，Kambadakone A，Macari M，et al. Diagnosis and management of cystic pancreatic lesions [J]. Am J Roentgenol，2013，200 (2)：343-354.

[2] Sakorafas GH，Smyrniotis V，Reid-Lombardo KM，et al. Primary pancreatic cystic neoplasms revisited. Part I：serous cystic neoplasms [J]. Surg Oncol，2011，20 (2)：e84-92.

典型病例

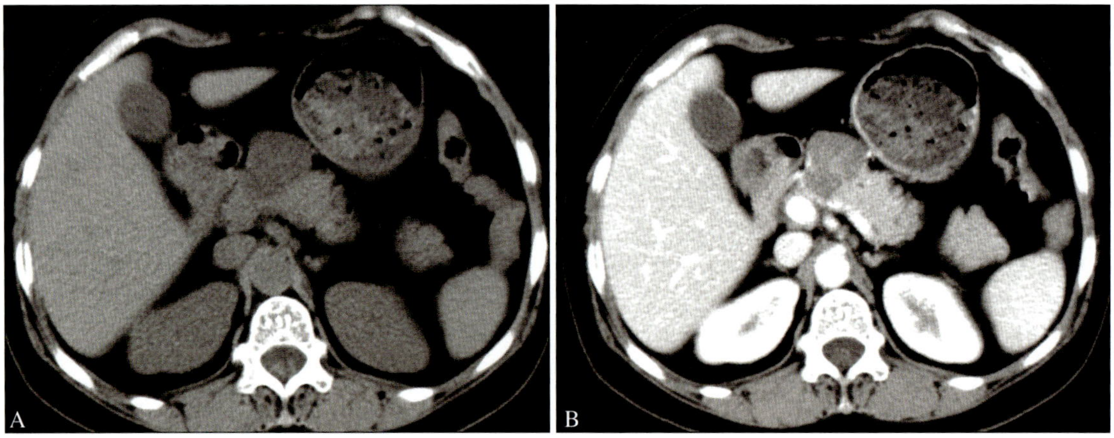

图 8-5-1 **胰腺大囊型浆液性囊腺瘤**

CT 平扫（A）及增强扫描（B）：胰腺颈部囊状病灶，边界清楚，内部以液样密度为主，可见少量纤维间隔。增强后囊液不强化，囊壁及纤维间隔可见不同程度强化

二、胰腺真性囊肿

【概念与概述】

胰腺真性囊肿（pancreatitic cyst），囊壁内衬上皮细胞的胰腺囊性病灶

【病理与病因】

发病机制

- 先天性囊肿（congenital cyst）：先天性原始胰导管内皮细胞发育异常
- 潴留性囊肿（retention cyst）：继发性胰管梗阻，远端胰管囊性扩张形成

流行病学

- 少见，约占所有胰腺囊肿的 10%
- 女性多于男性
- 尸检或术中偶尔发现

大体病理及手术所见

- 胰腺内囊状病灶，壁薄，囊内液体清澈
- 囊肿周围炎性渗出不明显
- 囊肿较大时对周围脏器形成压迫

显微镜下特征

- 囊壁为腺管或腺上皮细胞构成
- 部分囊肿壁因囊内高压、胰酶消化致细胞结构破坏
- 无明显炎性细胞浸润

【临床表现】

表现

- 囊肿较小时可无症状
- 囊肿较大时根据压迫位置不同，可引起腹痛、呕吐、腹泻、黄疸等
- 继发感染、破裂、出血为严重并发症，可出现急性腹膜炎症状

治疗

- 无症状时随访
- 有症状时手术治疗

预后

- 单纯囊肿预后好
- 继发感染、破裂、出血时，预后不良

【影像表现】

概述

- 胰腺单个或多个囊状占位，壁薄，界清
- 大小不等，从只能镜下可见到超过 10cm
- 无特殊好发部位

X 线平片

- 可显示软组织肿块影
- 部分显示囊肿壁钙化，可间接了解囊肿大小、形态

消化道造影

- 可显示受推挤变形的胃肠道影

CT

- 平扫
  - 先天性囊肿
    - 壁薄光滑，囊内无间隔和软组织结节，呈均匀低密度
    - 不与胰管相交通，可多伴有全身多器官囊性病灶
  - 潴留性囊肿
    - 可见阻塞处原发病灶，多为肿瘤
    - 阻塞远端胰管扩张形成囊肿，周围多伴有等密度纤维组织，形成囊肿壁
    - 囊肿内可伴发炎症及出血，密度增高
- 增强
  - 先天性囊肿：病灶无强化
  - 潴留性囊肿：阻塞处原发病灶可强化，囊肿周围纤维组织可强化

MR

- 平扫
  - 形态学表现同 CT
  - 囊肿表现为 T1WI 低信号，T2WI 高信号
  - 囊内炎症、出血时，T1WI 及 T2WI 信号混杂
- 增强
  - 表现同 CT

US

- 囊状无回声区
- 伴有炎症时可见囊壁稍厚，回声增高，不均

推荐影像学检查方法

- 增强 CT

【鉴别诊断】

胆总管囊肿

- 位于胆总管走行区
- 近端胆总管扩张

肠系膜囊肿

- 小肠系膜多发
- 与周围脏器关系有异于胰腺囊肿

胰腺脓肿

- 壁厚不均匀强化
- 囊腔内出现气体为特征性表现

诊断与鉴别诊断要点

- 胰腺单个或多个囊状占位，壁薄，界清
- 囊内无分隔，囊壁多无强化
- 潴留性囊肿可见原发阻塞灶

重点推荐文献

[1] 赵荣国，张伟宏，潘卫东. 成人胰腺真性囊肿的诊断（附八例报告）. 中华放射学杂志，1997，(08)：51-53.
[2] 何宋兵，汪良，朱新国，李德春. 胰腺真性囊肿 14 例临床分析. 临床外科杂志，2007，(09)：647-648.
[3] Megibow AJ，Baker ME，Gore RM，Taylor A. The incidental pancreatic cyst. Radiol Clin North Am，2011，49 (2)：349-359.
[4] Sanada Y，Yoshida K，Itoh H，Kunita S，Jinushi K，Matsuura H. Groove pancreatitis associated with true pancreatic cyst. J Hepatobiliary Pancreat Surg，2007，14 (4)：401-409.

典型病例

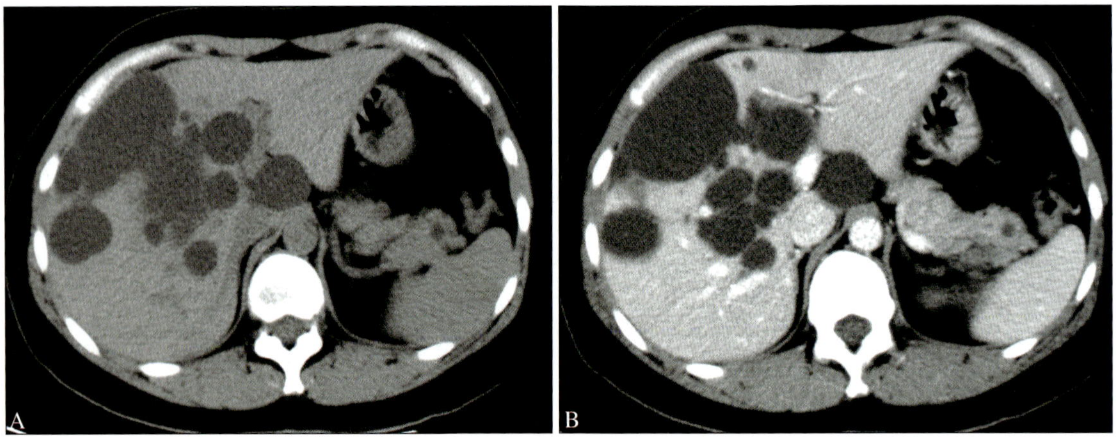

图 8-5-2 **胰腺真性囊肿**
CT 平扫（A）及增强扫描（B） 胰腺尾部类圆形低密度影，边界清晰，密度均匀，增强后未见强化。肝内多发囊肿

第 6 节 胰腺恶性肿瘤

一、胰腺黏液性囊性肿瘤

【概念与概述】

胰腺黏液性囊性肿瘤（mucinous cystic neoplasms，MCNs），起源于胰腺外周导管上皮的一种少见的外分泌肿瘤

【病理与病因】

发病机制

- 胰腺外周导管上皮细胞起源
- 柱状细胞分泌黏液

流行病学

- 40 ～ 60 岁妇女
- 男女比例 1 ∶ 6
- 占胰腺外分泌肿瘤的 2% ～ 5%

分型

- 胰腺黏液性囊腺瘤

- 胰腺黏液性囊腺癌

大体病理及手术所见

- 胰腺实质内与胰管无交通的囊性病灶
- 切面单房或多房，囊内含胶冻样黏液物质

显微镜下特征

- 囊腔内衬柱状黏液细胞
- 间质为“卵巢样”

【临床表现】

表现

- 腹部不适、腹部包块
- 腰背疼痛
- 消瘦
- 阻塞性黄疸

治疗

- 手术治疗

预后

- 胰腺黏液性囊腺瘤：良性肿瘤但具有潜在恶性，可治愈
- 胰腺黏液性囊腺癌：恶性肿瘤，治疗后复发率高，预后差

【影像表现】

概述

- 胰腺单囊或多房状的囊性占位，可不定形钙化
- 70% ~ 90% 发生于胰尾
- 肿块一般较大，直径 2 ~ 20cm，平均 10cm

X 线表现

- 可发现胰区的斑片状钙化

CT 表现

- 平扫
  - 圆形或类圆形囊实性占位，边界清晰，包膜完整，与胰管不相连
  - 单房或多房，以多房常见
  - 部分病例可见乳头状结节向腔内突起
  - 囊壁或囊内钙化（钙化发生率囊腺癌高于囊腺瘤）
- 增强
  - 囊壁包膜、分隔、壁结节多明显强化
  - 囊液不强化或仅轻度强化

MR 表现

- 平扫
  - T1WI：肿瘤低信号，偶尔高信号
  - T2WI：肿瘤实质等信号，囊液高信号
  - 对钙化不敏感，呈 T1WI 低信号，T2WI 低信号
- 增强
  - 同 CT 表现

US

- 圆形或类圆形囊实性占位
- 内部呈分隔状，多为房性无回声区
- 囊壁可见乳头突入腔内
- 囊壁或囊内钙化点状强回声，可伴声影

推荐影像学检查方法

- 增强 CT

囊腺瘤与囊腺癌的鉴别

- 囊腺瘤：囊壁厚薄均匀，通常不超过 1cm，壁结节不明显
- 囊腺癌：边界不清，囊壁不规则增厚，常大于 1cm，乳头状壁结节影向腔内突出
- 淋巴结增大常提示囊腺癌的可能性大，如果存在远处转移可明确诊断

【鉴别诊断】

胰腺假性囊肿

- 外伤或胰腺炎病史
- 多为单房，与胰管相连
- 囊壁薄而无强化或轻度强化
- 无壁结节

胰腺先天性囊肿

- 常多发，并伴有其他脏器囊肿
- 大小形态规则，壁菲薄
- 囊液密度、信号均匀
- 无壁结节

胰腺导管内乳头状黏液性肿瘤

- 好发胰头，与胰管相通
- 扩张的胰管内见壁结节

诊断与鉴别诊断要点

- 多位于胰尾
- 圆形或类圆形囊实性占位，与胰管不相通
- 囊内明显壁结节及囊壁钙化提示恶性可能

重点推荐文献

[1] Sahani DV, Kambadakone A, Macari M, et al. Diagnosis and management of cystic pancreatic lesions [J]. Am J Roentgenol, 2013, 200 (2): 343-54.

[2] Sakorafas GH, Smyrniotis V, Reid-Lombardo KM, et al. Primary pancreatic cystic neoplasms revisited. Part II. Mucinous cystic neoplasms. Surg Oncol 2011, 20: e93-e101.

典型病例

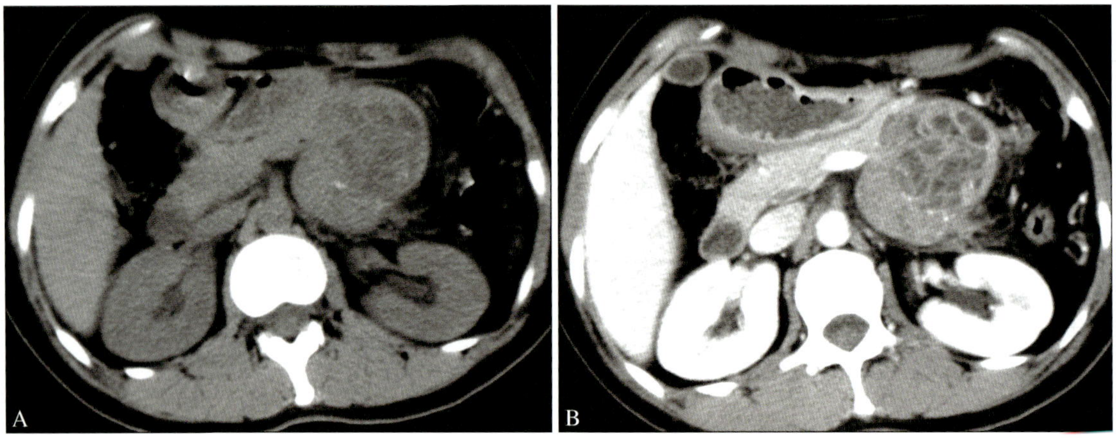

图 8-6-1 胰腺黏液性囊性肿瘤

CT 平扫（A）及增强扫描（B） 胰腺体尾部囊实性肿块，边界清楚，内部散在斑片状钙化灶，可见分隔，增强后瘤壁及肿块内分隔明显强化，并可见强化的壁结节

二、胰腺导管内乳头状黏液性肿瘤

【概念与概述】

胰腺导管内乳头状黏液性肿瘤（intraductal papillary mucinous neoplasm, IPMN），起源于主胰管或其主要分支的一种分泌黏液的乳头状肿瘤

同义词：黏液性导管扩展症、胰管扩展型产黏液肿瘤、导管内乳头状肿瘤

【病理与病因】

发病机制

- 起源于主胰管或其主要分支
- 大量黏蛋白产生，致主胰管及其主要分支非狭窄性扩张

遗传学

- 具有一定家族遗传倾向
- 有研究表明 MUC1 表达和 p53 过度表达可增高肿瘤恶性程度

流行病学

- 最多见于 60 ~ 70 岁
- 男女比例约 2 : 1
- 发病率约占胰腺肿瘤的 1% ~ 2%

分型

- 主胰管型：主胰管扩张且肿瘤主要存在于主胰管
- 分支胰管型：分支胰管扩张，肿瘤不存在于主胰管

- 混合型：肿瘤既存在于主胰管又存在于分支胰管

大体病理及手术所见

- 多发生于胰腺钩突部，少数位于胰尾
- 发生于主胰管者，主胰管及分支均有非狭窄性扩张

显微镜下特征

- 病变区以高柱状上皮为主，局部可见黏液栓及乳头状的壁结节

【临床表现】

表现

- 多有腹痛、体重减轻、恶心、脂肪泻等症状
- 可继发胰腺炎而出现胰腺炎征象
- 反复发作的急性胰腺炎或慢性阻塞性胰腺炎史

治疗

- 手术切除

预后

- 手术切除率高，预后良好

【影像表现】

概述

- 胰管非狭窄性囊状扩张，内可见壁结节、分隔
- 胰头部多发
- 病灶大小不定

CT、MR

- 主胰管型：主胰管及其分支弥漫囊状扩张，部分可见胰管内的黏液栓或壁结节
- 分支型：为多发囊性肿块，可见分隔
- 混合型：兼具主胰管型及分支型特点
- MRCP 可良好显示胰管改变

ERCP

- 对本病诊断价值大，可见黏液样物溢出，注入对比剂后可见黏液栓或壁结节造成的充盈缺损
- 病变与主胰管相通

推荐影像学检查方法

- MR 检查

【鉴别诊断】

慢性胰腺炎

- 有胰腺炎病史，扩张的胰管内无黏液栓或壁结节

囊腺瘤

- 与分支型表现相似，但与胰管不相通

诊断与鉴别诊断要点

- 分主胰管型、分支型及混合型 3 种，主胰管和（或）其分支非狭窄性囊状扩张
- 均与主胰管相通
- 胰管可见黏液栓或壁结节

重点推荐文献

[1] Konstantinou F，Syrigos KN，Saif MW.Intraductal papillary mucinous neoplasms of the pancreas（IPMNs）：epidemiology，diagnosis and future aspects［J］. JOP，2013，14（2）：141-144.

[2] Sakorafas GH，Smyrniotis V，Reid-Lombardo KM，et al. Primary pancreatic cystic neoplasms revisited. Part III. Intraductal papillary mucinous neoplasms［J］. Surg Oncol，2011，20（2）：e109-1018.

[3] Grützmann R，Niedergethmann M，Pilarsky C，et al. Intraductal papillary mucinous tumors of the pancreas：biology，diagnosis，and treatment［J］. Oncologist，2010，15（12）：1294-1309.

[4] Nara S，Onaya H，Hiraoka N，et al. Preoperative evaluation of invasive and noninvasive intraductal papillary-mucinous neoplasms of the paCncreas：clinical，radiological，and pathological analysis of 123 cases［J］. Pancreas，2009，38（1）：8-16.

[5] Takeshita K，Kutomi K，Takada K，et al. Differential diagnosis of benign or malignant intraductal papillary mucinous neoplasm of the pancreas by multidetector row helical computed tomography：evaluation of predictive factors by logistic regressionanalysis［J］. J Comput Assist Tomogr，2008，32（2）：191-197.

典型病例

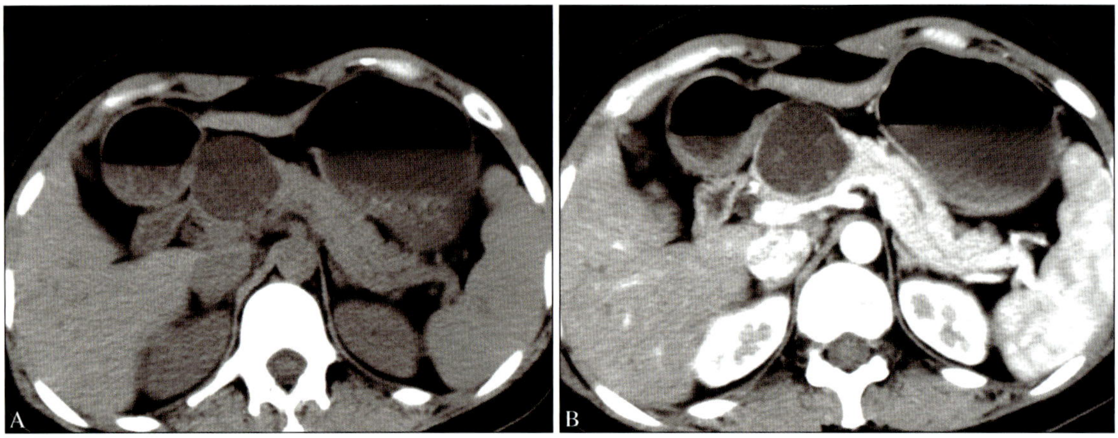

图 8-6-2 胰腺导管内乳头状黏液性肿瘤

CT 平扫（A）及增强扫描（B）胰腺颈部囊性肿块，壁薄边界清，内部可见黏液栓和壁结节，胰腺体尾部胰管扩张。增强后瘤壁及部分壁结节强化

三、胰腺导管腺癌

【概念与概述】

胰腺导管腺癌（pancreatic ductal adenocarcinoma），是起源于胰腺导管上皮的最常见的胰腺恶性肿瘤

同义词：胰腺癌、胰腺腺癌、胰腺导管细胞腺癌

【病理与病因】

发病机制

- 胰腺导管上皮细胞异常分化形成

病因学

- 吸烟、饮食、慢性胰腺炎、糖尿病、慢性幽门螺杆菌感染，非甾体消炎药应用长期接触化学致癌物等

流行病学

- 好发年龄 40 ~ 80 岁
- 男女比例 1.5 ∶ 1
- 有明显的地区差异，在发达国家和工业化程度高的国家发病率较高。近年来，我国胰腺癌发病率呈大幅度上升趋势。占所有胰腺恶性肿瘤的 85% ~ 90%

大体病理及手术所见

- 癌灶呈结节样，与周围胰腺组织分界不清
- 切面呈灰白色或灰黄色，肿块中心易发生坏死、出血

显微镜下特征

- 由不同分化程度导管样结构的腺体构成，伴有丰富的间质纤维

【临床表现】

表现

- 早期常无特异性特征，出现体征时多为进展期或晚期
- 黄疸为常见体征，中晚期可表现为腹痛、黄疸、恶病质等
- 如有脏器转移，表现为相应的肝大、腹水等
- 多有吸烟史。糖尿病及慢性胰腺炎病史者应注意排除

治疗

- 首选手术切除，术前应结合各种影像学检查正确分期并进行可切除性评估
- 放疗、化疗、靶向治疗等综合治疗

预后

- 早期无典型症状，发现时多是中晚期
- 预后极差，5 年生存率仅约 3%

【影像表现】

概述

- 胰腺内局限性肿块，钙化少见
- 肿瘤致远端胰管扩张，形态较规则

- 胆管受压处表现为突然截断或变形
- 间接征象：胰腺周围血管、脏器受累，部分可见淋巴结转移

消化道造影

- 胃部可见胃垫征，亦可形成胃窦部充盈缺损
- 十二指肠壶腹部呈笔杆征及反“3”字征

CT

- 直接征象
  - 胰腺内低密度肿块，伴或不伴胰腺轮廓改变
  - 乏血管性肿瘤，增强后肿块强化不明显
- 间接征象
  - 周围血管受累：胰周血管周围脂肪层消失、受累血管被肿块包绕、血管不显影等
  - 周围脏器受累：与周围脏器之间的正常脂肪层模糊、消失，空腔脏器还可出现相应管壁的不规则增厚。肝、脾实质内出现低密度灶，多有环形强化
  - 梗阻性胆管扩张：梗阻部胆管腔的突然性、不规则狭窄，管腔内出现软组织密度结节并与管外胰内病灶相连
  - 继发潴留性囊肿：常位于肿瘤远侧胰腺组织内，为液性低密度灶，多呈圆形或球形
  - 胰周淋巴结转移：多在腹主动脉周围，其可单个或融合为分叶状肿块，密度均匀

MR 表现

- 直接征象：肿块常呈稍长 T1 或等 T1、稍长 T2 信号，可见有不规则的液化坏死区，肿块强化不明显，延迟扫描多呈低信号
- 间接征象
  - 梗阻性胆管扩张：扩张的胆、胰管在 T2WI 为高信号，MRCP 可清晰显示狭窄部位、程度及受侵情况
  - 胰腺周围脏器受累：可出现多个脏器受侵，其中脂肪受侵表现为 T1WI 图像上高信号的脂肪内有条纹状或毛刺状影，随时间推移脂肪间隙可消失
  - 胰腺周围血管受累：大致表现与 CT 相近
  - 淋巴结转移：常表现为与肿瘤信号一致的软组织结节，增强后可出现强化

US 表现

- 胰腺体积局限性或弥漫性增大，形态不规则，边界不清楚，向周围组织呈蟹足样浸润
- 肿块以低回声和混合回声多见，后方回声减弱或消失
- 胆管、胰管可梗阻扩张，远端胰管表现为蛇行或串珠状扩张
- 其他：如血管受压，淋巴结及其他脏器转移

【推荐影像学检查方法】

- US 用于胰腺癌的筛查
- 薄层动态增强 CT 扫描以及螺旋 CT 双期扫描是最佳 CT 检查方法
- MR 及 MRCP 可作为补充检查手段

【鉴别诊断】

胰腺囊腺瘤或癌

- 囊内多有分隔，囊壁可见不规则壁结节
- 增强可出现囊壁和纤维分隔的强化

胰腺功能性肿瘤

- 最常见者为胰岛素瘤，富血供病灶，强化明显
- 常有典型临床症状

转移性胰腺肿瘤

- 其他部位肿瘤病史
- 与原发性胰腺癌的鉴别较困难，需结合病史及临床其他资料综合判断

诊断与鉴别诊断要点

- 胰腺内局限性肿块，钙化少见，强化不明显
- 肿瘤致远端胰管扩张，形态较规则
- 胆管受压处表现为突然截断或变形
- 结合临床病史及其他检查综合排除相关鉴别诊断

重点推荐文献

[1] 黄子星，陈光文，宋彬．胰腺癌血管侵犯的CT术前评价［J］．中国普外基础与临床杂志，2009，(11)：939-943.

[2] 蒲红，宋彬．胰腺癌胰周区域淋巴结转移的CT表现及解剖和病理基础［J］．放射学实践，2008，(4)：450-452.

[3] 吴宓，宋彬．多层螺旋CT曲面重建技术显示胰腺癌对胰腺内和胰周管道结构的侵犯［J］．中国医学科学院学报，2006，(1)：71-75.

[4] Sahani DV，Shah ZK，Catalano OA. Radiology of pancreatic adenocarcinoma：current status of imaging［J］. J Gastroenterol Hepatol，2008，23（1）：23-33.

[5] Tamm EP，Balachandran A，Bhosale PR. Imaging of pancreatic adenocarcinoma：update on staging/respectability［J］. Radiol Clin North Am，2012，50（3）：407-428.

[6] Ryan DP，Hong TS，Bardeesy N. Pancreatic adenocarcinoma［J］. N Engl J Med，2014，371（11）：1039-1049.

典型病例

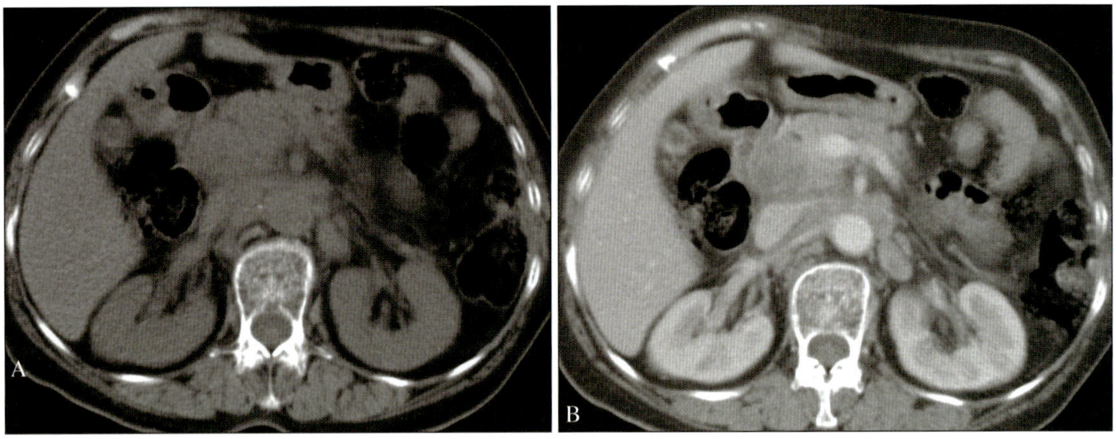

图 8-6-3 **胰头癌**

CT平扫（A）及增强扫描（B）胰头见软组织密度肿块，边界不清，增强后肿块不均匀强化，但强化程度低于胰腺实质。胰头周围脂肪间隙密度混杂；肠系膜增厚；腹主动脉旁淋巴结转移

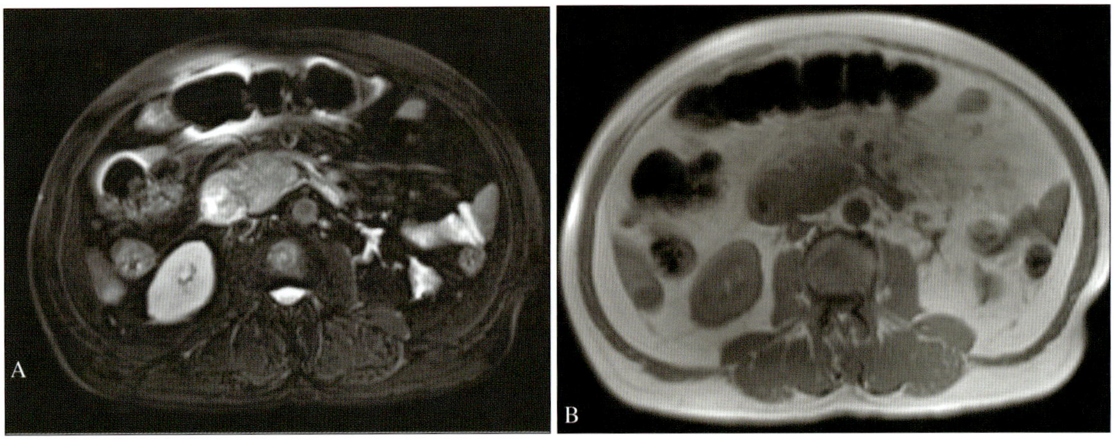

图 8-6-4 **胰头钩突癌**

MR T2WI（A），T1WI（B），C 钩突见T1WI稍低信号，T2WI等信号肿块，与胰腺实质分界不清，增强后强化程度低于胰腺实质

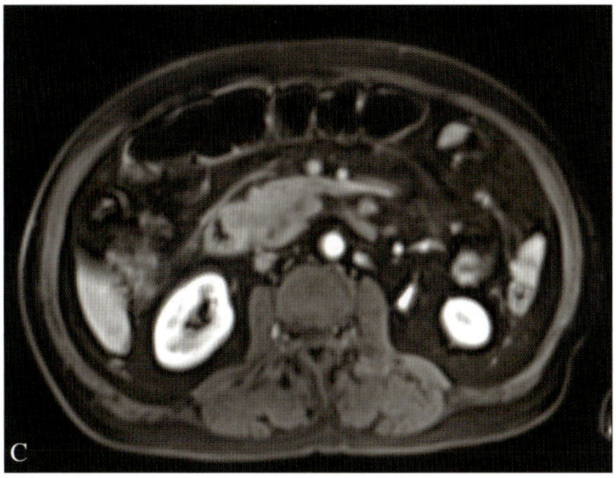

图 8-6-4 续 胰头钩突癌

MR T2WI（A），T1WI(B)，T1WI 增强（C）：钩突见 T1WI 稍低信号，T2WI 等信号肿块，与胰腺实质分界不清，增强后强化程度低于胰腺实质

四、胰岛细胞瘤

【概念与概述】

胰岛细胞瘤（islet cell tumor），起源于胰腺内分泌细胞的肿瘤

同义词：胰腺内分泌肿瘤、APUD 肿瘤

【病理与病因】

发病机制

- 起源于胰岛细胞，多数与特定激素分泌有关，可造成内分泌紊乱
- 部分无内分泌功能

流行病学

- 发病率：约 1/10 万，占所有胰腺肿瘤 1% ～ 2%
- 发病年龄：40 ～ 60 岁
- 性别无明显差异

分型

- 功能性胰岛细胞瘤：胰岛素瘤、胃泌素瘤、胰高血糖素瘤、生长抑素瘤、血管活性肠肽瘤、胰多肽瘤
- 无功能性胰岛细胞瘤

大体病理及手术所见

- 呈圆形或椭圆形，浅灰红色，分界较清，可继发纤维组织增生、钙化、淀粉或黏液样变性和囊性变
- 可有囊变、坏死、纤维化或者钙化

显微镜下特征

- 瘤细胞排列形式多样，其间为毛细血管，伴胶原纤维分隔
- 可见黏液、淀粉样变性、钙化等继发改变
- 瘤细胞呈小圆形、短梭形或多角形，形态较一致
- 细胞核呈圆或椭圆形，可见小核仁，核分裂少见，偶见巨核细胞

【临床表现】

- 胰岛素瘤常表现为 Whipple 三联症
- 胃泌素瘤表现为卓 - 艾综合征
- 胰高血糖素瘤多表现为糖尿病、游走性坏死性红斑和深静脉血栓栓塞
- 生长抑制素瘤则出现腹泻和体重下降等表现

治疗

- 手术切除

预后

- 多数胰岛细胞瘤为良性，预后良好
- 少数可恶变，并向淋巴结及肝转移，预后差

【影像表现】

概述

- 多发生于胰腺体尾部，瘤体偏小，直径 0.5 ～ 5cm，增强后明显强化
- 无功能性肿瘤常可大于 10cm

X 线平片

- 肿瘤较大时可见胃泡受推挤移位

CT

- 平扫呈低密度或等密度，肿瘤边界清楚，可突出胰腺边缘
- 增强后多明显强化

MR

- 瘤体 T1WI 低信号，T2WI 高信号，部分可呈等信号
- 增强后强化明显，有时呈环形强化

US

- 功能性胰岛细胞瘤：大于 1cm 者才易发现，呈弱回声，需结合临床
- 无功能性胰岛细胞瘤：体积常较大，多呈低回声，光滑整齐，可有囊变

推荐影像学检查方法

- CT 增强

【鉴别诊断】

胰腺导管癌

- 肿瘤边界不清，且多为乏血供，强化后不明显
- 常侵犯主胰管引起主胰管阻塞

诊断与鉴别诊断要点

- 功能性胰岛细胞瘤体积较小，多在 5cm 以下
- 无功能性胰岛细胞瘤多较大，可大于 10cm
- 明显强化且边界清楚的病灶需怀疑胰岛细胞瘤，结合临床表现及实验室检查可明确诊断

重点推荐文献

[1] Lewis RB，Lattin GE Jr，Paal E. Pancreatic endocrine tumors：radiologic-clinic-pathologic correlation. Radiographics，2010，30（6）：1445-1464.

[2] Malago R，D Onofrio M，Zamboni G A，et al. Contrast-enhanced sonography of nonfunctioning pancreatic neuroendocrine tumors. AJR Am J Roentgenol，2009，192（2）：424-430.

[3] 刘宏文，赵心明，刘凤霞 . 无功能胰岛细胞瘤的 CT 和 MR 诊断．放射学实践，2007，（12）：1326-1328.

典型病例

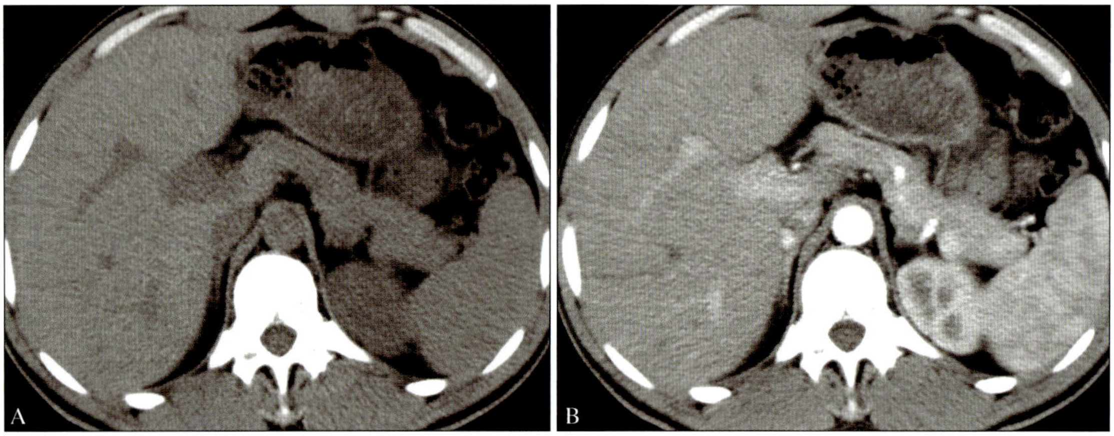

图 8-6-5 **胰岛细胞瘤**

CT 平扫（A），CT 增强（B）胰尾部后份见类圆形等密度肿块，边界清，突出胰腺边缘，增强后明显强化

五、胰腺实性假乳头状瘤

【概念与概述】

胰腺实性假乳头状瘤（solid-pseudopapillary tumor of the pancreas，SPTP），一种少见的低度恶性肿瘤，起源尚存争议

同义词：实性假乳头状瘤、乳头状囊腺瘤、实性 - 囊性乳头状上皮肿瘤等

【病理与病因】

发病机制

- 尚不清楚，有文献报道与 β -catenin 有关

遗传学

- 具有野生型 KRAS 基因

流行病学

- 发病率低，占所有胰腺肿瘤的 0.13% ～ 2.7%
- 好发于青春期女性及青年妇女

大体病理及手术所见

- 常为囊实性包块，边界清楚，剖面可见明显坏死组织和出血块，偶可有周边钙化

显微镜下特征

- 实性区瘤细胞大小中等，呈圆形或卵圆形，胞质丰富，嗜酸性或透明
- 假乳头区：初期呈巢片状，随细胞肿胀、变性、脱落形成类似乳头样
- 瘤内可有囊变、出血、坏死、钙化和泡沫细胞积聚等

【临床表现】

表现

- 腹部包块、腹痛或腹部不适，但无特异性，部分于体检时发现

治疗

- 以手术治疗为主，根据肿瘤部位及侵袭性决定手术方案

预后

- 病程缓慢，预后较好

【影像表现】

概述

- 肿瘤可发生于胰腺的任何部位，多位于胰头或胰尾部
- 肿瘤边界清楚，形态规则，部分有分隔，实性成分可见强化

X 线平片

- 可发现病灶钙化

CT

- 平扫
    - 圆形或椭圆形低密度占位，边界清楚
    - 病灶内囊实性，囊性部分主要在病灶中央，实性部分主要位于病变周边
    - 病灶边缘可有环形或不规则的钙化
- 增强
    - 瘤壁、实性成分及分隔呈不规则强化

MR

- 平扫
    - 囊性部位呈长 T1 长 T2 信号，实性部分呈稍长 T1 稍长 T2 信号
    - 良好显示肿块内部的出血、囊变及肿瘤包膜结构
- 增强
    - 同 CT 表现

US

- 低回声实性或周边低回声而中央无回声囊实性病变，边界清楚，部分无回声区伴有分隔
- 胰胆管扩张少见

推荐影像学检查方法

- 增强 CT 检查

【鉴别诊断】

胰腺导管癌

- 为乏血供肿瘤，无显著强化
- 恶性程度高，易侵犯周围结构

胰腺假性囊肿

- 常有胰腺炎病史
- 边界清楚，形态规则的囊性结节，囊内无乳头状结节

囊腺瘤

- 浆液性囊腺瘤分叶状，呈蜂窝状明显强化
- 与黏液性囊腺瘤鉴别难

诊断与鉴别诊断要点

- 实性假乳头状瘤边界清楚，部分肿瘤内有分隔和突起结节
- 实性成分中 - 高度强化，囊性部分不强化
- 很少有胰管胆管扩张

重点推荐文献

[1] Baek JH，Lee JM，Kim SH，et al. Small（≤ 3 cm）solid pseudopapillary tumors of the pancreas at multiphasic multidetector CT. Radiology，2010，257（1）：97-106.

[2] Chowdhury MM，Khan ZR，Hossain MS.Diagnosis and management of solid pseudopapillary tumours of the pancreas.Mymensingh Med J，2010，19（4）：640-644.

[3] Herrmann KA，Helmberger T，Bruns C，et al.Solid pseudopapillary pancreas tumors-often neglected. Radiologe，2008，48（8）：764-769.

[4] 缪飞，王晓颖，汪登斌，张蓓．胰腺实性 - 假乳头状瘤影像与病理诊断分析．临床放射学杂志，2004，(07)：589-592.

[5] 张云利．胰腺实性假乳头状瘤诊治研究进展．中国肿瘤，2008，(03)：218-220.

典型病例

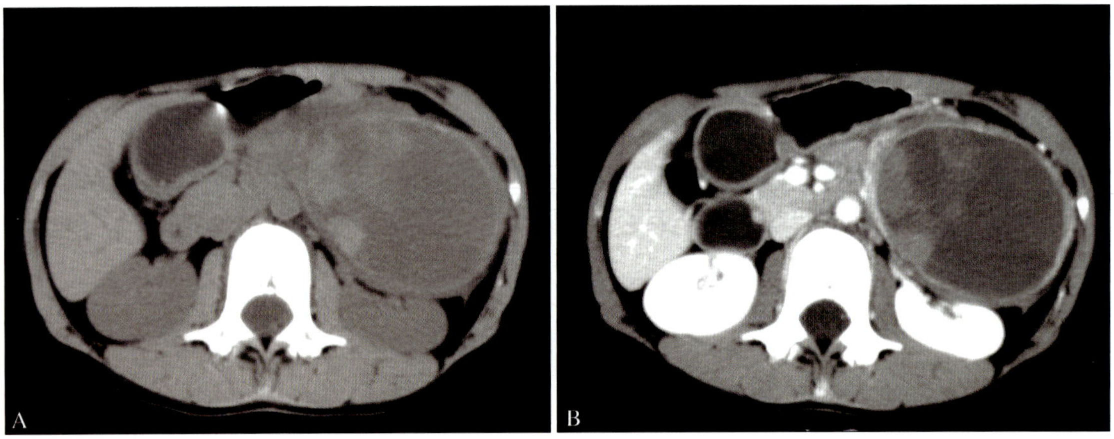

图 8-6-6 **胰腺实性假乳头状瘤**

CT 平扫（A），CT 增强（B）：胰腺体尾部巨大囊实性肿块，壁厚伴少量钙化，囊内可见偏心分布的团块状实性区域，增强后瘤壁以及囊内实性区域不均匀强化，囊液不强化

六、胰腺转移癌

【概念与概述】

胰腺转移癌（pancreatic metastases），是指其他部位的肿瘤转移至胰腺，原发肿瘤可来自于肺、乳腺、肾、卵巢等

【病理与病因】

发病机制

- 多经胰腺周围淋巴结转移而来

流行病学

- 罕见
- 男女比例无明显差异

【临床表现】

表现

- 临床表现比较隐匿并且没有特异性

病史

- 多有其他部位恶性肿瘤病史
- 预后极差

【影像表现】

概述

- 胰腺实质内类圆形小结节，周边血供丰富，可继发胆、胰管扩张等
- 多位于胰头内，2 ~ 5mm 常见

CT 表现

- 类圆形小结节，平扫为低密度或等密度，均匀或环形强化
- 压迫胆总管及胰管时可出现双管扩张

MR 表现

- 病灶呈 T1WI 低信号，T2WI 高信号，增强后表现同 CT
- 黑色素瘤转移时，病灶 T1WI 为高信号
- MRCP 可良好显示胰胆管改变

US 表现

- 低回声团块，形状不规则

推荐影像学检查方法

- 增强 CT

【鉴别诊断】

原发性胰腺导管癌

- 边缘不清，增强后强化不明显，相对胰腺为稍低密度

胰腺实性假乳头状瘤

- 囊实性病灶，不规则强化
- 病灶边缘可有环形或不规则的钙化

诊断与鉴别诊断要点

- 类圆形结节，多为环形强化，部分强化不明显
- 肿瘤病史

重点推荐文献

[1] Tsitouridis I，Diamantopoulou A，Michaelides M，et al. Pancreatic metastases：CT and MR findings［J］. DiagnInterv Radiol，2010，16（1）：45-51.

[2] Konstantinidis IT，Dursun A，Zheng H，et al. Metastatic tumors in the pancreas in the modern era. J Am Coll Surg，2010，211（6）：749-753.

[3] 李相生，赵心明，周纯武，李静，王爽．胰腺转移瘤的 CT 诊断．中国医学影像技术，2006，（03）：442-444.

七、胰腺原发性淋巴瘤

【概念与概述】

胰腺原发性淋巴瘤（primary pancreatic lymphoma），发病部位集中在胰腺实质的淋巴瘤

【病理与病因】

发病机制

- 起源于胰腺的结外淋巴瘤

流行病学

- 占结外恶性淋巴瘤的 2% 以下，占胰腺肿瘤的 0.5% 以下
- 中老年男性多见

病因学

- 可能与遗传、病毒感染、环境因素等有关

大体病理及手术所见

- 胰腺内弥漫性或局限性肿块，质地硬，切面成肉瘤样
- 可表现为囊实性
- 与正常胰腺组织分界不清

显微镜下特征

- 多为 B 淋巴细胞型，多呈圆形或卵圆形
- 核仁少见，胞浆少，分裂像难见

分型：

- 非霍奇金淋巴瘤

- 霍奇金淋巴瘤

【临床表现】

表现

- 无特异性表现，可有体重下降、梗阻性黄疸、发热盗汗等

治疗

- 手术治疗，术后联合放、化疗

预后

- 预后较好

【影像表现】

概述

- 侵入或包绕胰腺的均质性肿物，强化不明显
- 可见明显的区域淋巴结异常
- 多位于胰头

CT 表现

- 平扫
  - 胰腺实质内单个或弥漫性低密度肿块，呈不规则结节状改变
  - 可多伴有肝门、胰头旁及后腹膜淋巴结肿大
  - 可见继发性胆、胰管扩张，但不侵犯胆管及胰管
  - 罕见坏死及钙化
- 增强
  - 强化不明显，或均匀轻度强化

MR 表现

- 平扫
  - 形态学改变同 CT 表现
  - T1WI 呈稍低信号，T2WI 呈稍高信号，增强后强化不明显
- 增强
  - 同 CT 表现

推荐影像学检查方法

- 增强 CT 检查

【鉴别诊断】

胰腺浆液性囊腺瘤

- 多呈蜂窝状，有分隔，实性部分和分隔可见强化
- 病变中心多个钙化，典型者呈放射性钙化

胰腺癌

- 侵犯周边器官，胰管及胆管受侵明显
- 胰腺实质可有压迫性萎缩
- 密度、信号不均匀

诊断与鉴别诊断要点

- 胰腺内结节或弥漫性稍低密度病灶，强化不明显
- 不侵犯胰胆管，肝脾无累及
- 胰周淋巴结肿大

重点推荐文献

[1] Battula N, Srinivasan P, Prachalias A, et al. Primary pancreaticlymphoma: diagnostic and therapeutic dilemma .Pancreas, 2006, 33: 192-194.

[2] Masui T, K atayama M, Kobayash i S, et al.MR im aging of primary malignant lymphoma of the pancreas. Radiat Med, 2005, 23: 213-215.

[3] 施新岗，李兆申. 原发性胰腺淋巴瘤研究进展. 国际消化病杂志，2008，(04)：336-339.

典型病例

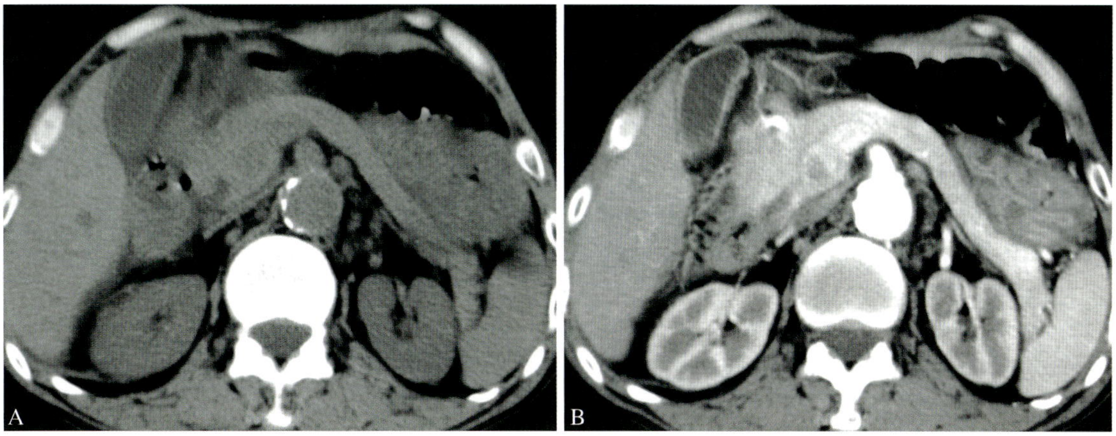

图 8-6-7 **胰腺淋巴瘤**

CT 平扫（A），CT 增强（B）胰腺头颈部不规则密度影，病变包绕胰头，边界不清，十二指肠降段管壁明显增厚、肿胀；增强后病变不均匀强化，强化程度低于胰腺实质。胆总管下段扩张

（宋 彬 袁 放 黄子星）

主要参考文献

[1] Sahani DV，Samir AE. Abdominal Imaging[M].maryland heights：Saunders. 2010：691-803.

[2] Tenner S1，Baillie J，DeWitt J，Vege SS; American College of Gastroenterology. American College of Gastroenterology guideline：management of acute pancreatitis. Am J Gastroenterol，2013，108（9）：1400-15;1416.

[3] O'Connor OJ，McWilliams S，Maher MM. Imaging of acute pancreatitis［J］. Am J Roentgenol，2011，197（2）：W221-225.

[4] O'Neill E，Hammond N，Miller FH. MR imaging of the pancreas［J］. Radiol Clin North Am，2014，52（4）：757-777.

[5] Zaheer A，Singh VK，Qureshi RO. The revised Atlanta classification for acute pancreatitis：updates in imaging terminology and guidelines［J］. Abdom Imaging，2013，38（1）：125-136.

[6] Manikkavasakar S，AIObaidy M，Busireddy KK. Magnetic resonance imaging of pancreatitis：An update[J]. World J Gastroenterol. 2014，20（40）：14760-14777.

[7] Choueiri NE，Balci NC，Alkaade S.Advanced imaging of chronic pancreatitis［J］. Curr Gastroenterol Rep，2010，12（2）：114-120.

[8] Kim DH，Pickhardt PJ. Radiologic assessment of acute and chronic pancreatitis［J］. Surg Clin North Am，2007，87（6）：1341-1358.

[9] Laffan TA，Horton KM，Klein AP，et al. Prevalence of unsuspected pancreatic cysts on MDCT. AJR，2008，191：802-807.

[10] Lee HJ，Kim MJ，Choi JY，et al. Relative accuracy of CT and MRI in the differentiation of benign from malignant pancreatic cystic lesions. Clin Radiol，2011，66：315-321.

[11] Ferrone CR，Correa-Gallego C，Warshaw AL，et al. Current trends in pancreatic cystic neoplasms. Arch Surg，2009，144：448-454.

[12] Lévy P，Jouannaud V，O'Toole D，et al. Natural history of intraductal papillary mucinous tumors of the pancreas：actuarial risk of malignancy. Clin Gastroenterol Hepatol，2006，4：460-468.

[13] Kirkpatrick ID，Desser TS，Nino-Murcia M，Jeffrey RB. Small cystic lesions of the pancreas：clinical significance and findings at follow-up. Abdom Imaging，2007，32：119-125.

[14] Hammond NA，Miller FH，Day K，et al. Imaging features of the less common pancreatic masses［J］. Abdom Imaging，2013，38（3）：561-572.

[15] Dewhurst CE，Mortele KJ. Cystic tumors of the pancreas：imaging and management［J］. Radiol Clin North Am，2012，50（3）：467-486.

[16] Song SJ，Lee JM，Kim YJ，et al. Differentiation of intraductal papillary mucinous neoplasms from other pancreatic cystic masses：comparison of multirow-detector CT and MR imaging using ROC analysis［J］. J Magn Reson Imaging，2007，26（1）：86-93.

[17] Sakorafas GH，Smyrniotis V，Reid-Lombardo KM，et

al. Primary pancreatic cystic neoplasms of the pancreas revisited. Part IV：rare cystic neoplasms. Surg Oncol，2012，21（3）：153-163.

[18] Sakorafas GH，Smyrniotis V，Reid-Lombardo KM，et al. Primary pancreatic cystic neoplasms revisited. Part III：Intraductal papillary mucinous neoplasms. Surg Oncol，2011，20：e109-e118.

[19] Sakorafas GH，Smyrniotis V，Reid-Lombardo KM，et al. Primary pancreatic cystic neoplasms revisited. Part II. Mucinous cystic neoplasms. Surg Oncol，2011，20：e93-e101.

[20] Sakorafas GH，Smyrniotis V，Reid-Lombardo KM，et al. Primary pancreatic cystic neoplasms revisited. Part I. Serous cystic neoplasms. Surg Oncol，2011，20：e84-e92.

[21] Sahani DV，Shah ZK，Catalano OA. Radiology of pancreatic adenocarcinoma：current status of imaging[J]. J Gastroenterol Hepatol，2008，23（1）：23-33.

[22] Tamm EP，Balachandran A，Bhosale PR. Imaging of pancreatic adenocarcinoma：update on staging/respectability [J]. Radiol Clin North Am，2012，50（3）：407-428.

[23] Ryan DP, Hong TS, Bardeesy N. Pancreatic adenocarcinoma [J]. N Engl J Med，2014，371（11）：1039-1049.

[24] Konstantinou F，Syrigos KN，Saif MW. Intraductal papillary mucinous neoplasms of the pancreas（IPMNs）：epidemiology，diagnosis and future aspects [J]. JOP，2013，14（2）：141-144.

9 脾

第 1 节　正常脾的影像学表现

一、脾的应用解剖

- 人体最大的淋巴器官
- 具有储血、造血、清除衰老红细胞、免疫应答等功能
- 位于左季肋区深部，胃底与膈之间，第 9 ~ 11 肋深面
- 长轴常与第 10 后肋平行
- 正常时在左肋弓下触不到脾
- 位置可随呼吸和体位不同而变化，站立比平卧时低约 2.5cm
- 脾的凸面为膈面，与四周的横膈相吻合
- 凹面为脏面，后下方与左肾及左肾上腺相邻，内下与胰尾及结肠脾曲接触
- 脾门是血管、神经和淋巴管的出入之处
- 上述结构被腹膜包绕，形成脾蒂
- 脾动脉沿胰腺上缘呈水平方向走向脾门，然后为 3 ~ 5 个分支，进入脾实质后分为前支及后支，供血至相应脾段
- 血液经脾血窦再经细小交通支进入静脉系统，于脾小梁中形成较大静脉，开口于脾门区，汇合成 3 ~ 6 条支静脉，支静脉进一步汇合成脾静脉
- 脾静脉开始走行于胰尾上缘，后沿胰体后面弯曲向下，于胰头部位与肠系膜上静脉汇合成门静脉

二、正常影像表现

超声

- 正常脾呈新月形，包膜光滑，边缘稍钝
- 脾实质呈非常均匀的中等回声，与肝实质回声水平相似
- 脾的脏面内凹，在脾门部可见脾动脉及脾静脉的血管断面

CT

- 脾位于左上腹的后方，上方为横膈，内侧为胃底，外接胸壁
- 前方一般尖细，向后变膨隆，朝向左肾上极之外侧形成突出
- 内侧呈轻微波状或分叶状
- 在横断图像上，正常脾长径不超过 10cm，横径不能超过 6cm，头尾方向不能超过 15cm
- 根据 CT 图像每一层面面积的测量，可比较准确测量脾体积
- 脾大小个体差异较大，判断脾大应慎重
- 正常脾密度均匀，CT 值平均为 49±4.7Hu，比正常肝实质低 5 ~ 15Hu
- 增强扫描动脉期脾增强呈花斑状
- 增强扫描门静脉期脾实质密度均匀
- 一般注射对比剂后 40 秒后 CT 值升到最高，之后缓慢下降

MRI

- 脾的位置、形态及大小请参阅 CT 表现
- 脾实质平扫时信号均匀，增强扫描与 CT 相似

- T1WI 上，信号强度低于肝实质及胰腺，与肾皮质相似
- T2WI 上，信号强度高于肝实质及胰腺，与肾皮质相似

重点推荐文献

[1] 郭启勇．实用放射学．3 版．北京：人民卫生出版社，2007.

[2] 吴恩惠，周康荣．中华影像医学．北京：人民卫生出版社，2005.

（杨大为 杨正汉）

典型病例

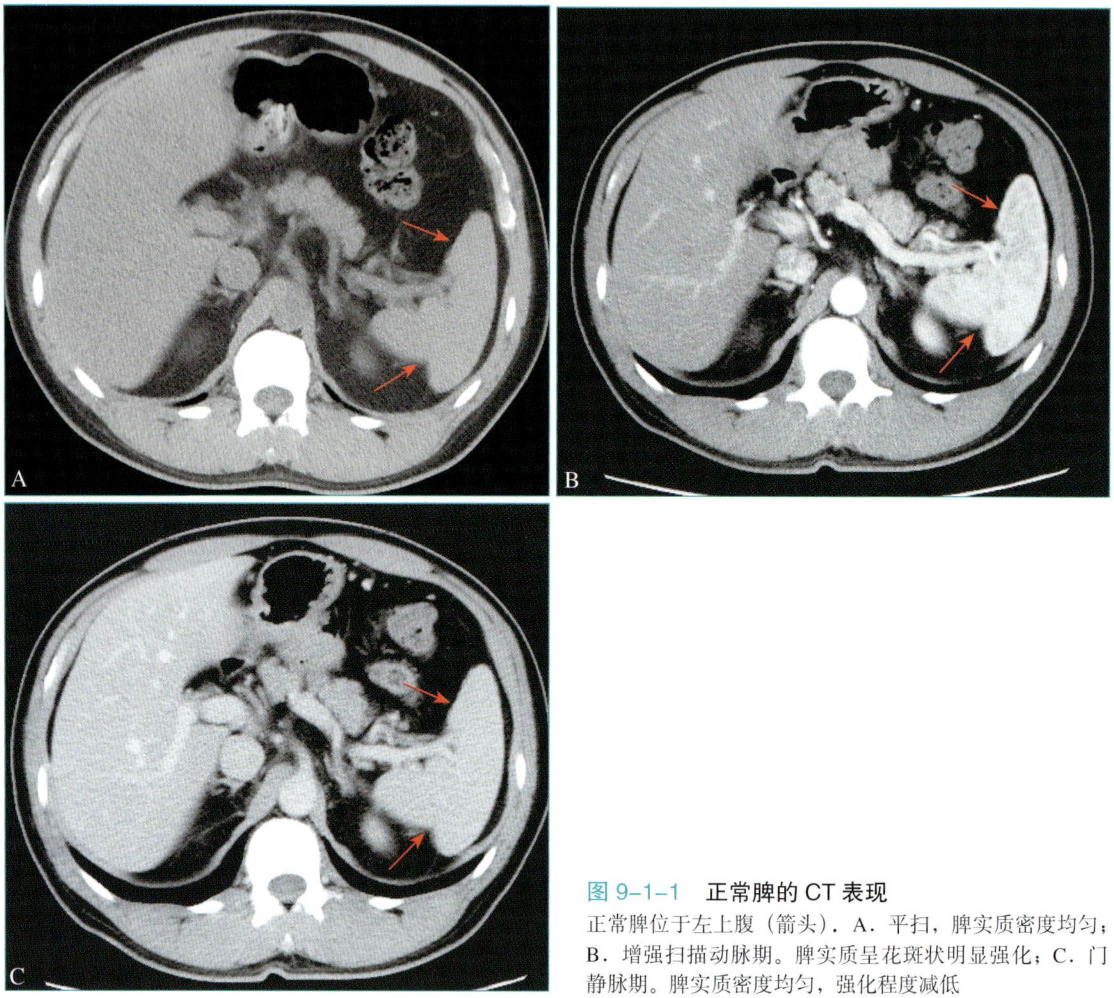

图 9-1-1 正常脾的 CT 表现

正常脾位于左上腹（箭头）．A．平扫，脾实质密度均匀；B．增强扫描动脉期。脾实质呈花斑状明显强化；C．门静脉期。脾实质密度均匀，强化程度减低

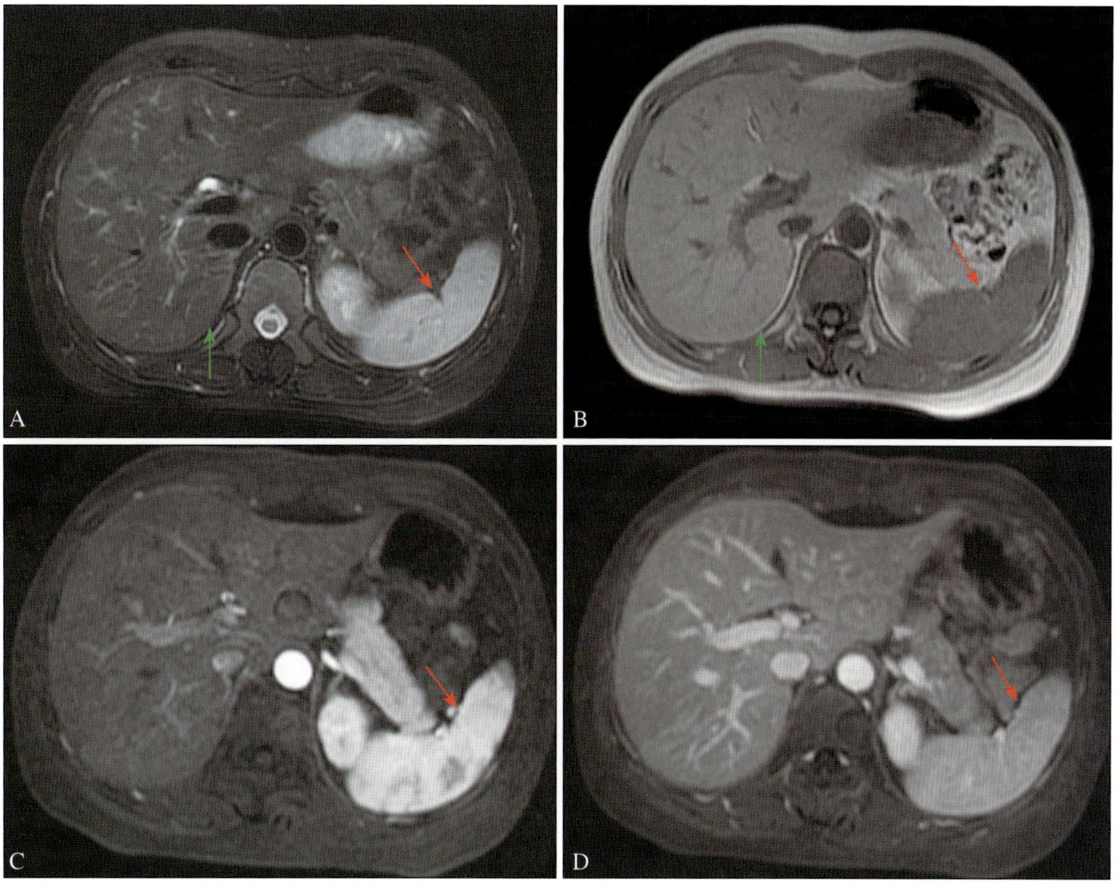

图 9-1-2　正常脾的 MRI 表现

在不同的序列上正常脾（红箭头）及肝（绿箭头）表现为不同的信号。A．T2WI。脾实质信号均匀，信号强度低于肝实质；B．T1WI。脾实质信号低于肝实质；C．增强扫描动脉期。脾实质呈花斑状明显强化；D．门静脉期。脾实质呈均匀信号，强化程度减低

第 2 节　脾先天异常

一、无脾综合征和多脾综合征

【概念与概述】

- 无脾综合征（asplenia syndrome）也称 Ivemark 综合征
- 无脾综合征与多脾综合征（polysplenia syndrome）均为先天性脾发育异常伴有多个内脏畸形和心血管畸形的综合病征
- 两综合征关系密切，曾有人总称为无脾多脾综合征（syndromes of asplenia and polysplenia）

【病理与病因】

一般特征

- 一般发病机制
  - 胚胎发育第 5 ~ 7 周时，脾原基发育，内侧原基左右分侧
  - 脏器分侧障碍，影响脾原基到达正常位置并发育异常
- 遗传学
  - 本病有遗传倾向，属常染色体隐性遗传病
- 流行病学
  - 本病较罕见，文献中多为个案报道
- 相关异常
  - 无脾综合征特征：心血管畸形；内脏异位（倾向于右侧内脏结构重复）
  - 多脾综合征特征：心血管畸形；内脏异位（倾向于左侧内脏结构重复）

大体病理及手术所见

- 无脾综合征

- 脾完全缺如或仅有少量脾残迹
- 两侧肺均分为三叶（体现右侧器官结构重复）
- 肝左右叶反位，胆囊在肝左叶
- 肺静脉回流异常，大血管移位，先心病等心血管畸形
- 部分病例有消化道转位或其他内脏异位或畸形

- 多脾综合征
  - 脾 2 个以上，大小相近，常位于右上腹，总重量近似于正常脾
  - 两侧肺均分为两叶（体现左侧器官结构重复）
  - 肝左右叶反位或对称等大，胆囊居中或缺如
  - 静脉回流异常，先天性心脏病等心血管畸形
  - 消化道转位，其他内脏异位或畸形

【临床表现】

表现

- 最常见症状
  - 临床症状多与心血管畸形有关
  - 患者大多在婴幼儿期因严重的先天性心脏病而死亡
  - 成年患者一般无明显临床表现

疾病人群分布

- 性别
  - 女性比例明显高于男性（3∶1）

自然病史与预后

- 生存期取决于先天性心脏病的畸形及严重程度
- 一般均于胎儿期或婴儿期死亡，成活率低

治疗

- 可依据心血管畸形类型采取不同的心血管畸形矫正术
- 由于畸形复杂，治疗效果尤其是远期效果多不理想

【影像表现】

概述

- 最佳诊断依据
  - 脾缺如或多个小脾
  - 伴有心血管畸形及内脏异位

CT 表现

- 无脾综合征
  - 腹部 CT 可见脾缺如
  - 心血管系统畸形：复杂心脏病，特别是发绀型肺动脉狭窄类复杂畸形；右房异构，双侧右房耳；肺静脉回流异常，大血管移位
  - 肺部畸形：两侧肺均分为三叶，两侧肺动脉上支气管
  - 腹部脏器位置异常和畸形：肝左右叶反位；胆囊在肝左叶；并可见内脏位置不定、对称脾、胃肠道和泌尿道畸形等
  - 动态增强扫描可见腹主动脉与下腔静脉同位于右侧，为特征性征象
- 多脾综合征
  - CT 扫描可见多个大小相近、结节状或球状的脾，常位于右上腹或双侧腹部，其密度及增强特征与正常脾相同
  - 心血管系统畸形：房间隔缺损、室间隔缺损等先天性心脏病；下腔静脉肝段缺如；奇静脉或半奇静脉异常连接并扩张；肝静脉直接汇入右心房；肺静脉畸形回流；双上腔静脉；双主动脉弓
  - 肺部畸形：两侧肺均分为两叶
  - 腹部脏器位置异常和畸形：肝左右叶反位或对称等大；胆囊居中或缺如；右位胃；肠旋转不良；短胰；胆管及十二指肠闭锁等

MR 表现

- MR 的诊断作用与 CT 相似
  - 可见脾缺如或与脾信号相似的多个软组织影
  - 多平面成像及血管成像可以直观的诊断其他畸形的存在，如心脏的转位以及下腔静脉肝段的缺如和奇静脉的异常连接等

其他检查

- 超声和放射性放射性核素脾扫描均能发现无脾或多脾
- X 线检查、血管造影能发现肝左右叶对称或反位、肺分叶异常、胃肠反位、下腔静脉肝段缺如、心血管畸形等

推荐影像学检查

- 最佳检查法
  - CT 扫描横断面准确的显示无脾或多脾
  - 多平面重建能够更好的显示心血管及内脏畸形

【鉴别诊断】

副脾

- 脾门处单发或多发类圆形结节

- 正常脾存在
- 不伴有心血管畸形及内脏异位

单纯内脏转位

- 可见肝和脾、胃左右换位；腹主动脉和下腔静脉位置倒转；呈镜面转位，易合并心脏转位
- 一般不伴有先天性心脏畸形，内脏发育畸形也少见

重点推荐文献

[1] 郭启勇. 实用放射学. 3 版. 北京：人民卫生出版社，2007.
[2] Peoples WM，Moller J H，Edwards J E. Polysplenia：a review of 146 cases [J]. Pediatr Cardiol，1983，4：129-137.

（王向阳　杨正汉）

典型病例

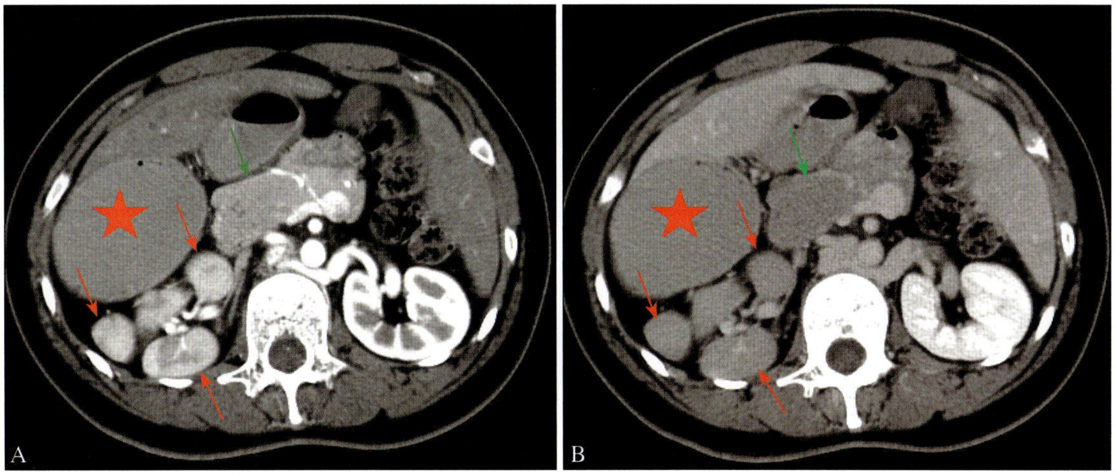

图 9-2-1　**多脾综合征**
女性，34 岁。无明显症状。A. CT 增强扫描动脉期及 B. 门静脉期示内脏反位，胃（五角星）及呈现多个结节的脾（红箭头）位于右上腹，胰腺短粗（绿箭头）

二、副脾

【概念与概述】

- 副脾（accessory spleen），也称额外脾（supernumerary spleen）
- 正常脾以外存在的与脾结构相似、功能相同的组织
- 最常见的脾先天性异常

【病理与病因】

一般特征

- 一般发病机制
  - 先天性异位脾组织
  - 背侧胃系膜内胚胎胚芽的某部分融合异常
  - 或部分脾组织脱离主脾发育而成
- 流行病学
  - 发生率甚高，据资料统计约占 10% ~ 30%

大体病理及手术所见

- 副脾仍为脾动脉供血，有包膜
- 多为单发，少数情况下也可多发，很少超过六个
- 多位于脾门、脾蒂或胰尾周围

【临床表现】

表现

- 最常见症状
  - 一般无明显临床症状
  - 较大时可出现压迫症状、牵拉胃肠道症状
  - 如副脾蒂扭转、坏死、梗死或外伤出血等，则出现相应症状
- 疾病人群分布
  - 年龄越小副脾发生率越高，成人约 10% ~ 30%
- 治疗
  - 良性病变，不需要手术切除，只需随访观察

【影像表现】

概述

- 最佳诊断依据
  - 脾门处类圆形结节，密度、信号及强化方式与主脾相似
- 部位
  - 常位于脾门或沿脾血管分布
  - 也可沿脾的悬韧带分布
  - 20% 的副脾可发生于腹部或后腹膜的任何地方，包括胰尾周围甚至胰腺实质内，肾门上方、胃壁、小肠壁、大网膜、小肠系膜、横膈、甚至盆腔或阴囊内
- 大小
  - 直径多为 1 ~ 2cm

消化道造影

- 位于胃壁或者胃周围者，于钡剂造影时可显示类似胃黏膜下肿瘤征象

CT 扫描

- 单发或多发圆形或椭圆形结节，轮廓光整
- 直径多不超过 2.5cm
- 平扫时密度与主脾相仿
- 增强扫描强化形式与主脾相仿

MRI

- 形态上呈圆形或椭圆形
- 信号特征与主脾相同
  - T1WI 信号略低于肝
  - T2WI 上信号略高于肝
  - 与主脾的强化形式一致
  - 注射网状内皮细胞对比剂（SPIO）后的 T2WI，信号衰减同脾

血管造影

- 可见脾动脉的小分支进入副脾
- 实质期，副脾呈边缘光滑的密度增高影，与主脾染色一致

超声表现

- 包膜光滑，境界清楚
- 内部回声均匀，类似脾的较低回声区
- CDFI 示较低回声区内偶可见点状血流

推荐影像学检查

- 最佳检查法：增强 CT 或 MRI
- 诊断困难时，可考虑采用 SPIO 增强 MRI 或核医学肝脾显像技术

【鉴别诊断】

脾周围其他脏器肿瘤

- 部位不同
- 密度及信号不同
- 强化模式不同

脾门迂曲扩张血管

- 脾门周围的血管与脾动、静脉同时显影
- MR 可见血液流空信号

肿大淋巴结

- CT 密度不同于脾
- MRI 信号不同于脾
- 强化一般不如副脾明显

胰腺神经内分泌肿瘤（胰腺内副脾易误诊为胰腺神经内分泌肿瘤）

- CT 密度不同于脾
- MRI 信号不同于脾
- 强化与脾不同步

重点推荐文献

[1] 郭启勇. 实用放射学. 3版. 北京：人民卫生出版社，2007.

[2] 殷薇薇，李建策，等. 副脾的CT诊断与误诊原因分析[J]. 放射学实践，2007，22（8）：833-835.

（王向阳　杨正汉）

典型病例

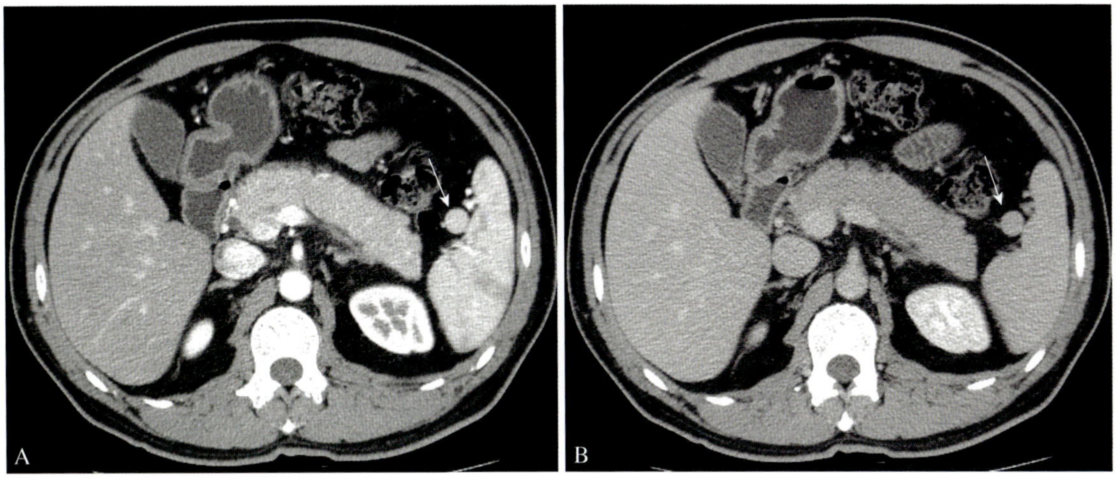

图 9-2-2　副脾

男性，43岁，无明显临床症状。脾门处一小圆形结节（箭头），直径约1.5cm，边缘光滑整齐。A. CT增强扫描动脉期示结节明显强化；B. 静脉期结节密度减低。结节的强化方式与脾实质相似

第3节　感　染

一、脾脓肿

【概念与概述】

脾感染性病变包括特异性及非特异性感染，特异性感染以结核多见，脓肿则属于非特异性感染

【病理与病因】

一般特征

- 一般发病机制
  - 一般感染时不形成脓肿，仅5%脾感染会发展为脓肿
  - 脾脓肿常为败血症脓栓的结果
  - 致病菌多为葡萄球菌、链球菌、沙门菌或其他革兰阴性菌
- 病因学
  - 最常见的病因是亚急性细菌性心内膜炎
  - 另外常见于脾外伤、脾囊肿及脾梗死液化的继发感染
  - 胰腺、左肾、肠、胸膜等邻近器官脓肿的直接蔓延
  - 经导管脾动脉栓塞术后继发脾脓肿
- 流行病学
  - 比较少见，具体发病率尚不清楚

大体病理及手术所见

- 病理变化随病期而异
  - 早期以急性炎症反应为主，脾弥漫性增大
  - 随后炎症反应趋于局限化，中心坏死，脓肿壁形成
  - 脓肿可以单房或多房，可单发或多发

    - 脓肿大小不等，多呈圆形或椭圆形

【临床表现】

表现

- 最常见症状 / 体征
- 败血症症状：表现为寒战、高热、恶心、呕吐和白细胞计数升高
    - 腹痛，少数患者可以出现局限于左上腹或左肩胛区的疼痛
    - 临床检查可有左上腹触痛和摩擦音，左侧胸腔积液和脾增大
    - 血培养可以阳性

疾病人群分布

- 多见于成年人，常有其他器官疾病
- 儿童多见于免疫力低下者

自然病史与预后

- 如不及时诊治，死亡率较高

治疗

- 应用抗生素控制感染
- 必要时行脾脓肿穿刺或置管引流术甚至脾切除术

【影像表现】

概述

- 最佳诊断依据
    - 增强后脓肿壁多层结构显示
    - 脓液在 DWI 呈现高信号
    - 脓腔内产生气体

X 线平片

- 多系非特异性征象
    - 如左上腹肿块、左膈升高、盘状肺不张、胸膜炎等征象
    - 若在脾内出现液平面为特异性征象，但比较少见

CT 表现

- 早期炎症表现为脾弥漫性肿大，密度稍低但均匀
- 脓肿形成后
    - 单发或多发圆形或类圆形低密度病灶，CT 值 15 ～ 30Hu
    - 腔内可有气体及液平面
    - 脓腔不强化
    - 脓肿壁强化可见分层
        - 内壁（肉芽组织）明显强化
        - 外壁（纤维水肿带）低强化，位于高强化内壁及脾实质之间的低密度带

MR 表现

- 早期可有脾大，信号轻微异常
- 脓肿形成后
    - 单发或多发圆形或类圆形病灶
    - 腔内可有气体及液平面
    - 脓液
        - T1WI 低信号
        - T2WI 明显信号
        - DWI 高信号
        - 增强扫描不强化
    - 脓肿壁分层结构显示
        - 内壁（肉芽组织）：T2WI 中等信号，增强呈明显强化
        - 外壁（纤维水肿带）：T2WI 偏高信号，增强呈低强化
    - 病灶周围可见水肿带，T2WI 略高于正常脾实质

超声表现

- 脾大
- 脾内出现无回声、不均匀低回声或混合性回声
- 早期脾脓肿内部可呈不均匀等回声
- 边界清晰或较模糊
- CDFI 检查病变内部无血流信号

推荐影像学检查

- 最佳检查法
    - 动态增强 CT，或 MRI（平扫、DWI 及动态增强）

【鉴别诊断】

脾囊肿

- 密度低于脓肿
- 边缘光滑，边界清晰
- 囊壁增强后无强化

脾梗死

- 多位于脾边缘呈楔形
- 平扫及增强均无强化
- 多无占位效应

脾血管瘤

- 平扫示脾内单发或多发低密度灶
- 增强后病灶由外向内结节状强化，延时扫描病灶被对比剂充填

脾淋巴瘤

- 脾常有肿大

- 脾内多发或单发实性肿块或结节
- T2WI 信号略高于脾，明显低于脓腔
- 增强后肿块呈低强化
- 常伴有脾门及后腹膜淋巴结肿大

脾转移瘤

- 原发恶性肿瘤病史
- 脾内多发或单发圆形或结节状低密度灶
- T2WI 略高信号，明显低于脓腔信号
- 有轻、中度不均匀强化
- 多同时可见肝或其他脏器转移灶

重点推荐文献

[1] 郭启勇．实用放射学．3 版，北京：人民卫生出版社，2007.

[2] 吴恩惠，周康荣．中华影像医学．北京：人民卫生出版社，2005.

[3] J Ebels，F Van Elst，M Vanderveken，et al. Splenic Abscess Complicating infective Endocarditis［J］. Three Case Reports Acta Chir Belg，2007，(6)：720.

（焦　晟　杨正汉）

二、脾结核

【概念与概述】

脾结核（tuberculosis of spleen）通常为全身结核的一部分，较少见

【病理与病因】

一般特征

- 一般发病机制
  - 通常为全身结核的一部分
  - 多来源于肺结核
  - 通过血行播散累及脾
  - 病灶多很小，少数病例的病灶较大

大体病理及手术所见

- 脾结核大体病理分四型
  - 干酪纤维性结节型：有干酪样坏死及纤维组织增生
  - 粟粒型：弥漫小结节
  - 液化坏死型：结核性脓肿，少见
  - 钙化型：为结核愈合期表现

【临床表现】

表现

- 类似全身其他部位结核
  - 病史较长，数月到数年
  - 发热、盗汗、贫血、消瘦
  - PPD 试验阳性
- 脾病变表现
  - 脾大，触痛，腹部压痛

治疗

- 抗结核治疗
- 对症支持治疗

【影像表现】

概述

- 最佳诊断依据
  - 脾结核常缺乏典型影像学表现
  - 病灶内钙化对诊断有帮助
  - 肺部结核及其他腹部脏器的结核有助于脾结核的诊断

X 线平片

- 多系非特异性征象
  - 如脾增大、左膈升高等征象
  - 若在脾内出现多发钙化，较有诊断意义，但比较少见

CT 表现

- 病变早期或粟粒型结核，可仅有脾轻至中度增大，而无明确局灶病变
- 干酪纤维性结节型
  - 平扫可见不均匀略低密度结节，可合并钙化
  - 增强扫描呈不均匀强化，强化程度常低于脾实质
- 液化坏死型，表现与脾脓肿相似
  - 中心低密度区，CT 值（15 ~ 30）Hu，无强化

- 周边可见环状强化
- 有时可显示类似脓肿的多层脓肿壁结构

- 钙化型
  - 脾实质内以钙化为主的混杂密度结节
  - 脾实质内散在分布针尖状钙化
  - 增强扫描无明确强化

MR 表现

- 脾外形改变及病灶分布、形态同 CT
- 信号改变
  - 粟粒样病灶，脾信号变化不明显，通常难以发现异常
  - 病变较大，出现液化坏死时，T1WI 等或稍低信号，T2WI 高信号
  - 脓肿形成时，脓液在 DWI 上呈高信号
  - 形成陈旧干酪样坏死或肉芽肿时，T2WI 可呈低信号
  - 增强扫描改变同 CT

超声表现

- 脾大
- 脾内回声不均匀
- 边界清晰或较模糊
- CDFI 检查病变内部无血流信号

推荐影像学检查

- 脾结核影像学缺乏典型表现，常需多种影像学结合
  - 最常用的方法为动态增强 CT
  - 脓肿形成时，MRI 技术特别是 DWI 对诊断颇有帮助

【鉴别诊断】

脾淋巴瘤

- 脾大，脾内多发或单发实性肿块或结节
- 病变少有坏死，一般无钙化
- 增强后轻～中度强化，无环状强化
- 常伴有全身多部位淋巴结肿大

脾转移瘤

- 多有原发恶性肿瘤病史
- 脾内多发或单发圆形或结节状低密度灶，少有弥漫性
- 有轻、中度不均匀强化，典型者为“牛眼征”或“靶环征”
- 多同时可见肝或其他脏器转移灶

脾脓肿

- 临床常有急性病症
- 典型的脓腔及脓肿壁多层结构
- 一般无钙化
- 脓腔内可有气体

重点推荐文献

[1] 许乙凯，全显跃．肝胆胰脾影像诊断学．北京：人民卫生出版社，2006：651-654.

[2] 赵中伟，邵国良，纪建松等．脾结核的 CT 诊断．实用放射学杂志，2008，24（12）：1630-1632.

（焦　晟　杨正汉）

典型病例

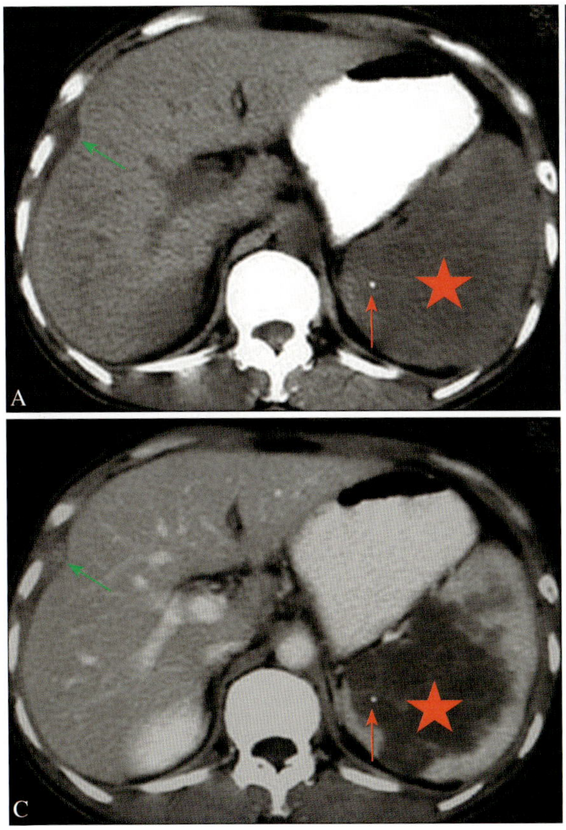

图 9-3-1 **脾结核**
男性，47 岁。A．平扫示脾明显肿大，内见不规则低密度区（五角星），边界不清，其内侧方尚见一点状钙化（红箭头），肝周腹膜见一结节（绿箭头）；动态增强扫描动脉期 B．及门静脉期 C．示脾内病变轻度强化（五角星），肝周腹膜结节中度强化（绿箭头）

第 4 节 血管病变

脾梗死

【概念】

脾梗死（infarction of spleen）是脾动脉或其分支阻塞导致相应区域的脾实质坏死

【病因、病理与转归】

病因

- 心脏大血管疾病
- 脾血管病变
- 血液性疾病
- 医源性
- 其他
  - 如肝硬化脾大
  - 围产期妇女
  - 多脾综合征等

病理

- 可分为四期
  - 超急性期
    - 持续 1 天左右，脾组织呈充血水肿状态，大体无明显改变
  - 急性期
    - 持续 1 周左右，炎症渗出和出血，大体呈轻度膨胀
  - 亚急性期
    - 持续 1 周左右，炎症吸收、巨噬细胞浸润、含铁血黄素沉着，大体病灶呈皱缩状态
  - 慢性期
    - 纤维化，大体见脾萎缩，瘢痕形成

转归

- 恢复正常

- 脾破裂或液化坏死
- 继发感染，脓肿形成

【临床表现】

- 缺乏特征性，约半数无症状
- 突发左上腹疼痛、恶心、呕吐，左上腹包块，伴贫血、白细胞升高和血小板升高

【影像学表现】

概述

- 部位
  - 周边部常见
- 数目
  - 单个或多个
- 形态
  - 楔形，基底位于脾包膜面，尖端指向脾门
  - 少数病灶可呈不规则形或类圆形

血管造影表现

- 脾动脉分支阻断
- 相应供血区在实质染色期充盈缺损

超声表现

- 低回声
- 液化坏死时可见液性区

CT 表现

- 急性期
  - 边界清楚或模糊
  - 低密度，CT 值多在 25 ~ 35Hu
  - 增强扫描无强化，边界更清楚
- 慢性期
  - 边界更清楚
  - 密度渐增高，可有钙化
  - 增强扫描无强化
  - 假性囊肿形成
    - 平扫水样密度
    - 增强扫描无强化
  - 脾因瘢痕收缩而缩小，外形波浪状
- 包膜下血肿
  - 梭形、月牙形或类圆形
  - 薄层及增强扫描有助于诊断

MRI 表现

- 急性期
  - 边缘不清
  - T1WI
    - 与肌肉相比呈等或略低信号
  - T2WI
    - 淡薄高信号
- 慢性期
  - 边缘清晰
  - T1WI
    - 低信号
  - T2WI
    - 假囊肿——高信号
    - 瘢痕——低信号
- 合并出血
  - 斑片或斑点状
  - T1WI
    - 高信号
  - T2WI
    - 高信号、低信号或混杂信号

推荐影像学检查

- 最佳检查学方法：增强 CT 或 MRI

【鉴别诊断】

早期

- 脾脓肿
  - 圆形
  - 厚壁且有强化
  - 外周有水肿带
  - 内部有时可见气体或液平
- 血肿
  - 有外伤史
  - 影像表现见本章第 5 节：脾创伤
- 原发性肿瘤
  - 见本章第 6 节：脾肿瘤

发展为囊性病变时

- 脾囊肿
  - 见本章第 6 节：脾肿瘤

诊断与鉴别诊断要点

- 诊断客观标准
  - 典型的影像学表现
  - 穿刺活检或手术病理证实
- 诊断要点
  - 单发或多发
  - 楔形或不规则形
  - 基底位于脾外缘，尖端指向脾门
  - 增强扫描无强化

重点推荐文献

[1] 许乙凯，全显跃．肝胆胰脾影像诊断学．北京：人民卫生出版社，2006：651-654.

[2] 陈勇．脾梗死的临床和影像学表现．中国医学影像技术，1997，13（1）：81-82.

[3] Arenal Vera JJ，Said A，Guerro JA，et al. Splenic infarction secondary to acute pancreatitis. Rev Esp Enferm Dig，2008，100（5）：300-303.

（焦　晟　杨正汉）

典型病例

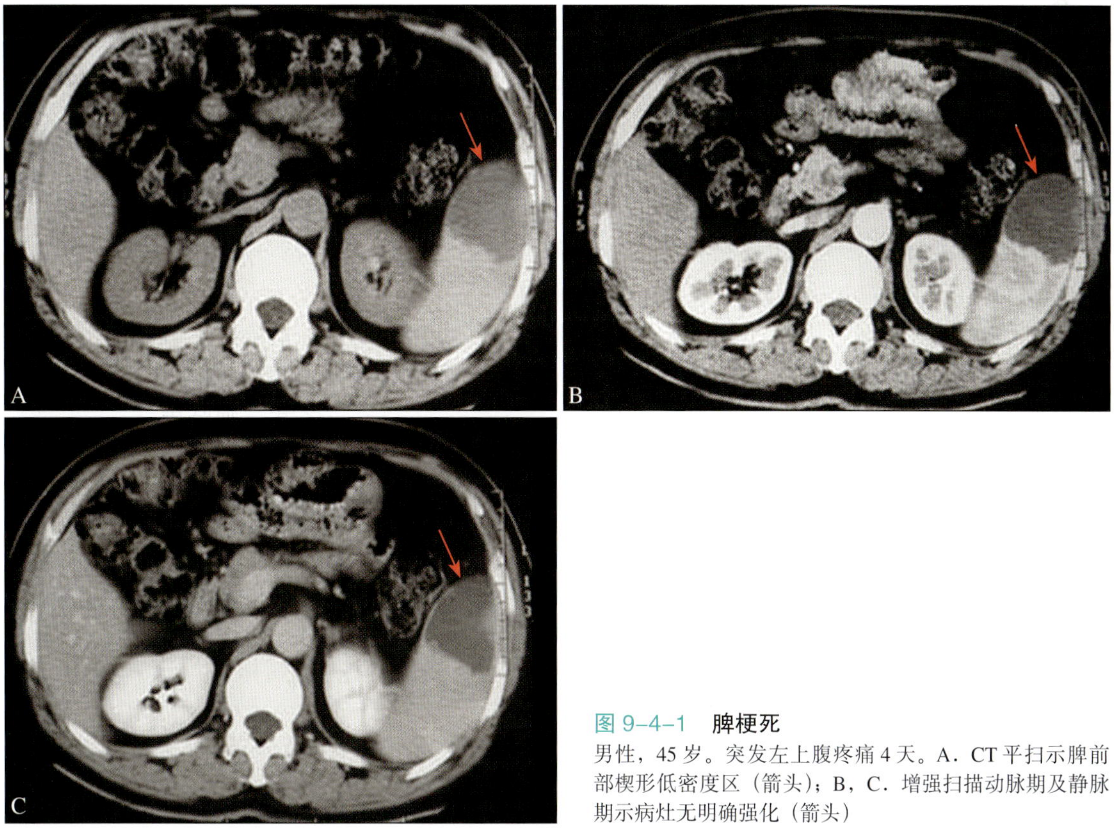

图 9-4-1　**脾梗死**

男性，45岁。突发左上腹疼痛4天。A．CT平扫示脾前部楔形低密度区（箭头）；B，C．增强扫描动脉期及静脉期示病灶无明确强化（箭头）

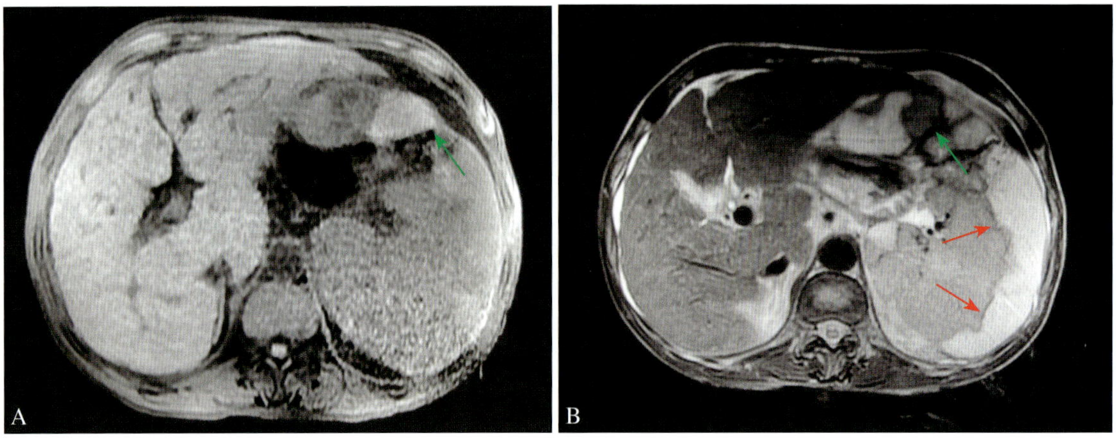

图 9-4-2 栓塞后脾梗死
男性，45 岁。肝硬化、巨脾、脾功能亢进，行脾动脉栓塞后 18 天。A．T1WI 示肿大的脾信号不均匀，脾前部可见局限性高信号（绿箭头）提示出血；B．T2WI 示脾周围区域呈不规则高信号（红箭头）提示坏死区，脾前部不均匀低信号（绿箭头）提示出血

第 5 节 脾创伤

【概述】

脾质脆且血供丰富，是腹部创伤中最易受损的脏器

【病理分型】

- 脾挫伤
- 包膜下血肿
  - 损伤轻，脾包膜完整，包膜下浅表组织损伤
- 脾内血肿
  - 脾实质内损伤，脾包膜完整，深部组织发生破裂
- 脾破裂
  - 中央型破裂
    - 破裂在脾实质深部
  - 包膜下破裂
    - 破裂在脾实质周边部分
  - 真性破裂
    - 破损累及被膜

【临床表现】

- 病史：脾部创伤史
- 症状 / 体征
  - 左腹部疼痛、压痛及腹膜刺激征
  - 出血性休克

【影像学表现】

前提

- 以抢救生命为主
- 下列情况下，可根据病情选择合适的影像学检查方法
  - 病情允许
  - 症状不典型
  - 需估计损伤程度、范围以行紧急介入治疗
  - 后期并发症的观察

X 线表现

主要显示间接征象

- 脾位置及形态变化
- 脾轮廓部分或完全消失
- 反射性肠淤张及腹腔积液征象

血管造影表现

- 对比剂外溢
- 动脉闭塞
- 动静脉瘘
- 假性动脉瘤形成
- 无血管区
- 包膜下血肿或脾周腹腔内血肿导致的脾受压、移位

超声表现

- 常规超声
  - 脾内异常回声
    - 边界不清的不均匀偏高回声区
    - 相对轻度的挫伤和被膜下的小破裂常常无明显变化

- 脾破裂处被膜回声模糊
- 脾外积液
- 超声造影
  - 可发现常规超声中无明显变化的轻度挫伤
  - 脾内创伤区始终无强化
  - 脾破裂处造影剂外渗

CT 表现

- 脾挫伤
  - 可无异常表现
- 包膜下血肿及脾内血肿
  - 位置及形态
    - 包膜下血肿——脾周，新月形或带状
    - 脾内血肿——脾内，局限性或多发的类圆形或不规则形
  - 平扫依血肿形成时间不同，为高、等或低密度
  - 增强扫描无强化
- 脾破裂
  - 脾实质内条状或不规则形异常密度影
  - 平扫依受伤时间及有无水肿，表现为高、低或高低混杂密度
  - 增强扫描无强化
  - 常伴包膜破裂，出现“哨兵凝血块”
  - 严重者全脾碎裂、分离，失去正常轮廓、边缘不清，脾蒂断离，出现血腹

MRI 表现

- 形态改变同 CT 表现
- 水肿
  - T1WI 低信号，T2WI 高信号
- 血肿或出血，不同时期表现不同
  - 3 天以内（脱氧血红蛋白）
    - T1WI 等信号，T2WI 低信号
  - 3 ～ 7 天（红细胞完整，脱氧血红蛋白从外周开始氧化为正铁血红蛋白）
    - T1WI 环状高信号、T2WI 低信号
  - 7 ～ 14 天（红细胞破裂，正铁血红蛋白）
    - T1WI 高信号，T2WI 高信号
  - 14 天以后（含铁血黄素沉积）
    - T1WI 低信号，T2WI 低信号

诊断与鉴别诊断要点

- 脾部创伤史
- 相应影像学表现

重点推荐文献

[1] 郭启勇．实用放射学．3 版，北京：人民卫生出版社，2007：898-899.
[2] 焦子育，罗渝昆，吕发勤等．常规超声及超声造影在肝脾创伤非手术治疗期间的监测作用．中华医学超声杂志，2010，7（10）：1654-1661.

（高佳音　杨正汉）

典型病例

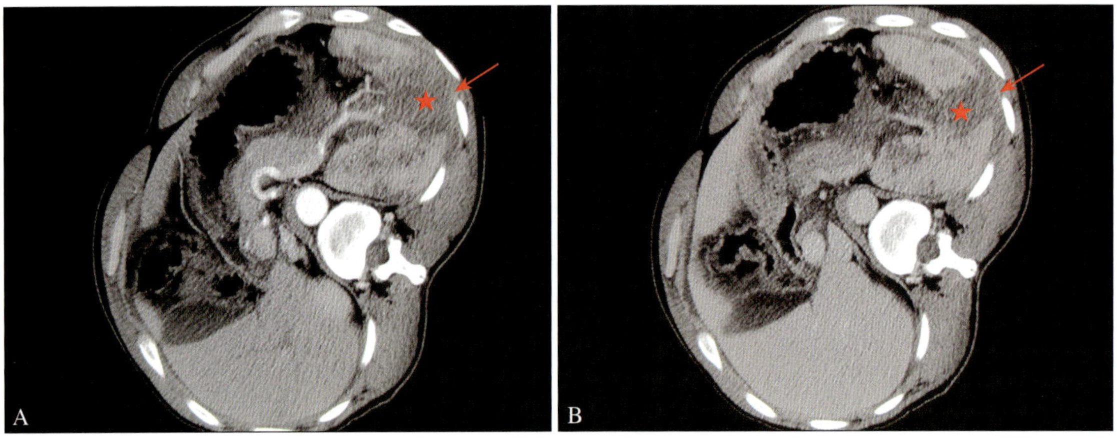

图 9-5-1 **脾挫裂伤伴包膜下血肿**

男性，39 岁，高处坠落伤。A，B．CT 增强扫描动脉期及静脉期示脾实质内不规则低强化区（五角星），提示脾挫裂伤；包膜下见新月形略低密度影（箭头），CT 值 30 ~ 40Hu，双期无明显变化，提示包膜下血肿

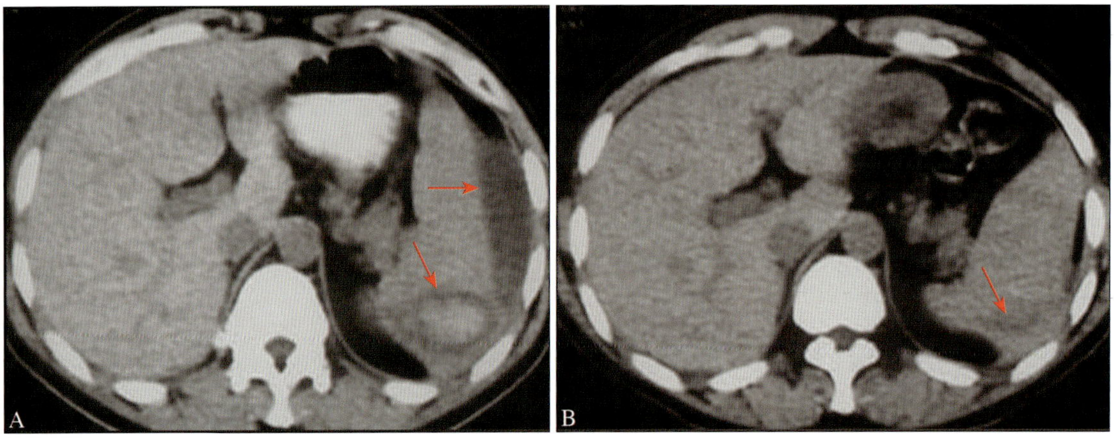

图 9-5-2 **脾实质血肿伴包膜下血肿**

男性，55 岁，车祸伤。A．外伤后 6 小时 CT 平扫示脾实质内类圆形高密度血肿（红箭头）及低密度包膜下血肿（绿箭头）；B．2 个月后复查 CT 平扫示脾实质血肿基本吸收，局部残留较小的略低密度影（红箭头），包膜下血肿已经吸收

第 6 节 脾肿瘤

脾的肿瘤可分为原发肿瘤及转移性肿瘤。脾原发肿瘤中 85% 以上为血液淋巴系统的恶性肿瘤，其余肿瘤中则 90% 以上为脉管源性肿瘤，其他肿瘤少见。脉管源性肿瘤包括血管瘤、淋巴管瘤、错构瘤、血管内皮瘤、血管外皮瘤、窦岸细胞血管瘤，血管肉瘤等

一、脾血管瘤

【概念与概述】

脾血管瘤（splenic hemangioma）是脾内最常见的良性肿瘤

【病理与病因】

一般特征

- 一般发病机制

  - 血管瘤是一种先天性血管畸形，由胚芽错构而成
  - 三个组织学类型
    - 海绵状血管瘤
    - 毛细血管瘤
    - 混合性血管瘤
- 流行病学
  - 少见：尸检系列的回顾显示其发生率 0.03% ~ 1.4%
  - 发病年龄多为 20 ~ 60 岁，也可见于小儿，无明确性别偏向
- 大体病理及手术所见
  - 单发或多发
  - 外观紫红色，质软，可压陷
  - 一般无包膜
  - 切面囊状或筛孔状
  - 时间较长的血管瘤中可见新鲜的或陈旧机化血栓或瘢痕组织
  - 约 2% 的病例可见钙化
- 显微镜下特征
  - 呈巢状分布的血窦，窦壁见血管成分

【临床表现】

表现

- 大部分病人无症状，在体检时偶然发现
- 少数伴有脾大而压迫周围器官，从而产生相应症状
- 25% 的血管瘤发生自发性破裂而出现急腹症

疾病人群分布

- 年龄
  - 20 ~ 60 岁，但可发生于任何年龄
- 性别
  - 无明显的性别差异，亦有报道称女性多于男性

自然病史与预后

- 良性肿瘤，预后良好

治疗

- 可手术切除
- 可随访观察

【影像表现】

概述

- 大小
  - 因生长慢，至成人时始被发现，肿瘤多较大
  - 大者直径可达 20cm 左右
  - 查体发现者一般较小

X 线表现

- X 线平片可出现钙化，点状、星芒状或条纹状

CT 表现

- 平扫 CT
  - 等密度占位性病变
  - 轮廓清
  - 大小不一，可单发也可多发
  - 较大的血管瘤中央可有瘢痕形成，表现为更低密度
  - 瘤体内部出血时表现为高密度
- 增强 CT
  - 先于肿瘤边缘出现斑点状或结节状强化
  - 逐渐向心填充
  - 延迟后与正常脾实质密度一致
  - 当瘤中心有血栓存在时，中心可表现为始终不强化
  - 血管瘤的增强表现与其瘤内管腔大小及血流动力学相关

MRI 表现

- T1WI 多表现为低信号
- T2WI 可表现为高信号，且随 TE 时间的延长，相对信号强度递增，重 T2WI 可显示“灯泡征”
- 当中心有血栓、瘢痕形成时，T1WI 更低信号，T2WI 等、低或更高信号
- 增强扫描同 CT

血管造影表现

- 从动脉期至静脉后期一直可见斑点状、棉絮状对比剂潴留现象
- 一般无动静脉短路

超声表现

- 多为高回声，边界清晰，无声影
- 边缘可见周围血管进入病灶所致的裂隙征
- 较大者可呈不均匀低回声，混合回声，或见瘤体内血窦形成的无回声区
- 有纤维化或钙化时，回声不均匀性增高
- CDFI：2cm 以下瘤体基本无血流信号，较大瘤体内可见点状血流信号

推荐影像学检查

最佳检查学方法：增强 CT 或 MRI

【鉴别诊断】

- 脾错构瘤

- ○ 增强扫描快进慢出，或延迟性强化
- ○ T2WI 序列不呈“灯泡征”
- ● 脾淋巴瘤
  - ○ 伴有脾外淋巴结肿大
  - ○ 增强扫描多数病灶强化程度轻
- ● 脾转移瘤
  - ○ 有恶性肿瘤病史
  - ○ 增强扫描呈“牛眼征”

诊断与鉴别诊断要点

- CT 或 MRI 增强扫描的特殊填充模式为血管瘤的特征表现
- T2WI 灯泡征

重点推荐文献

[1] Robertosn F，Leander P，Ekberg O. Radiology of the spleen. Eur Radiol，2001，11（1）：80-95.

[2] Mathangi R，Caroline R，Richard Cetal. Splenic hemangiomas and hamartomas：MR Imaging characteristics of 28 lesions. Radiology，1997，202：166-172.

（王向阳 杨正汉）

典型病例

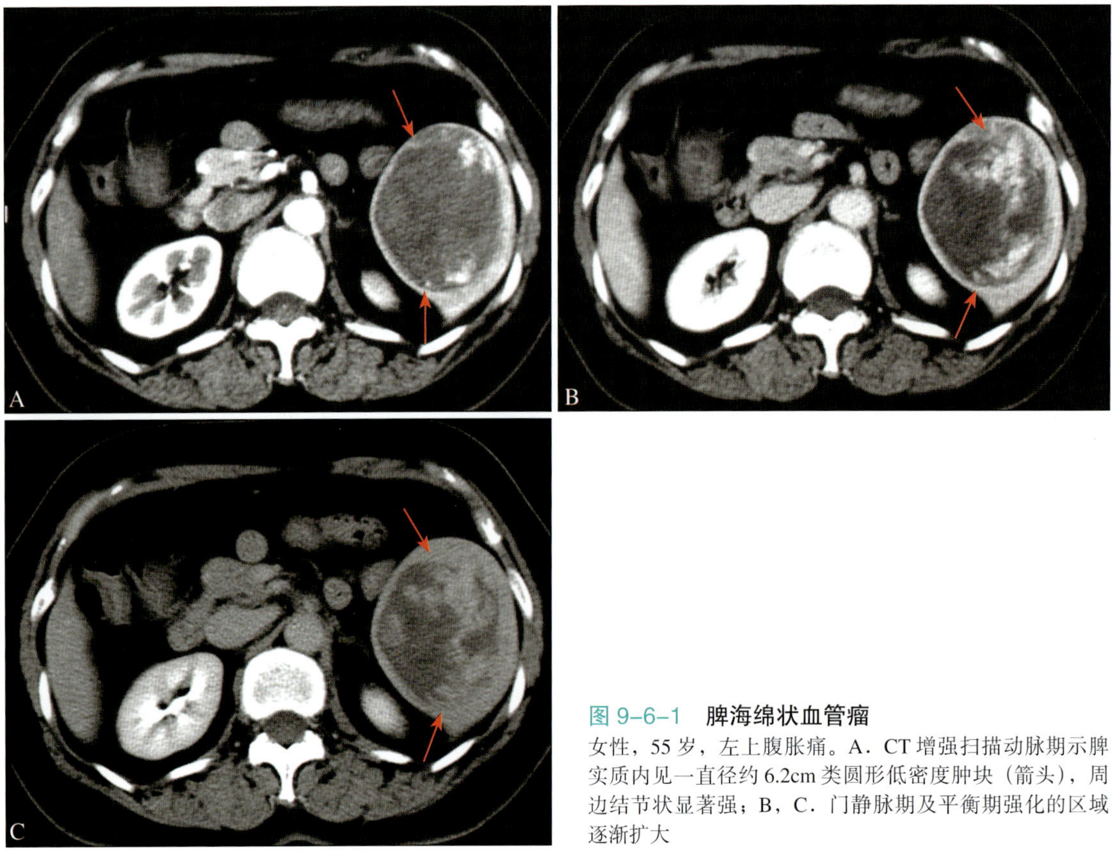

图 9-6-1 脾海绵状血管瘤

女性，55 岁，左上腹胀痛。A．CT 增强扫描动脉期示脾实质内见一直径约 6.2cm 类圆形低密度肿块（箭头），周边结节状显著强；B，C．门静脉期及平衡期强化的区域逐渐扩大

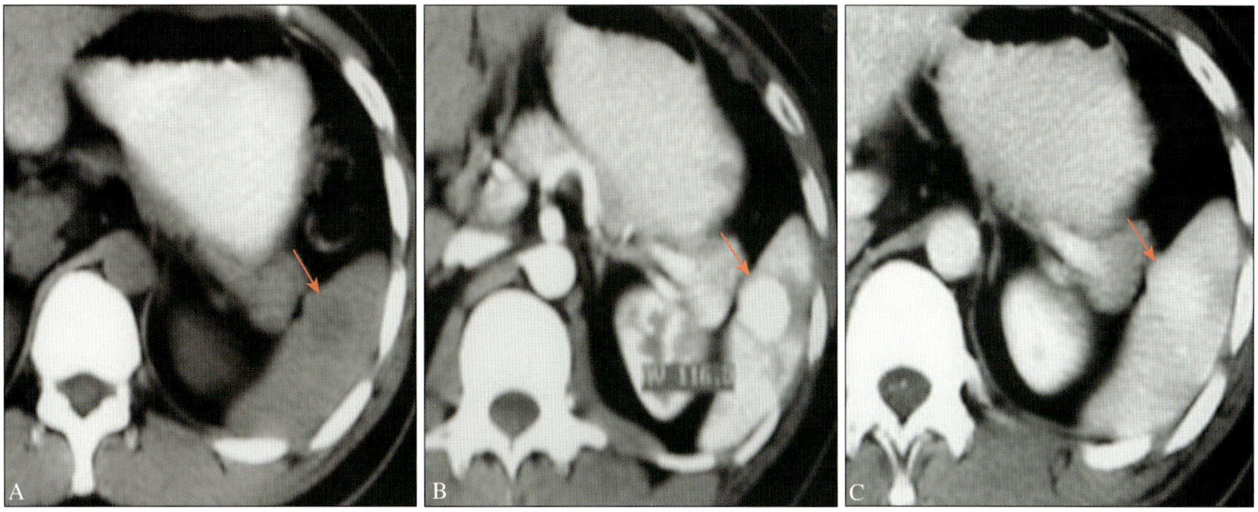

图 9-6-2 **脾海绵状血管瘤**

女性，43 岁，查体发现脾病变。A．CT 平扫示脾实质内见一直径约 2.1cm 类圆形略低密度结节（箭头）；B．增强扫描动脉期示病灶显著强化（箭头）；C．门静脉期病灶密度略高于脾实质（箭头）

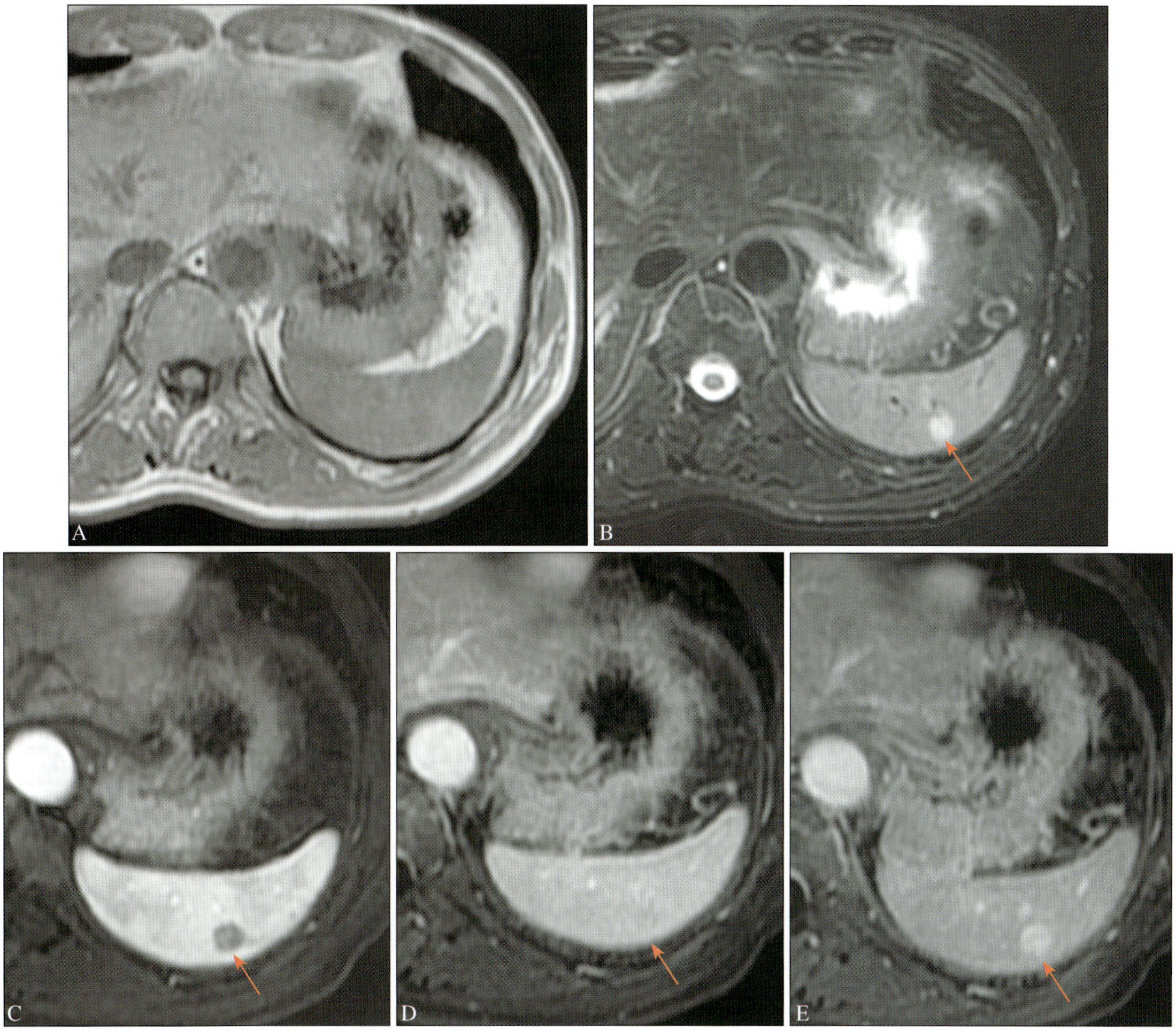

图 9-6-3 **脾海绵状血管瘤**

男性，68 岁，查体发现脾病变。A．T1WI 脾实质内未见异常信号；B．T2WI 示脾内病变呈高信号（箭头）；C．增强动脉期示病灶内斑点状强化（箭头）；D．门静脉期病灶呈轻微低信号（箭头）；E．平衡期病灶延迟强化（箭头）

二、脾淋巴管瘤

【概念与概述】

脾淋巴管瘤（splenic lymphangioma）是一种良性淋巴管畸形

【病理与病因】

一般特征

- 一般发病机制
  - 局部淋巴液引流受阻，而形成囊样扩张
  - 组织学分类属脾真性囊肿之一
  - 三个组织学类型
    - 毛细淋巴管瘤
    - 海绵状淋巴管瘤
    - 囊性淋巴管瘤
- 流行病学
  - 少见：淋巴管瘤发病率占住院人数的1/27000～1/10000。发生于脾比例更少
  - 脾淋巴管瘤多见于青少年
  - 女性多见
- 大体病理及手术所见
  - 无包膜
  - 单发或多发性粉红结节，结节由扩张的大小不等的囊腔构成
  - 囊壁为较薄的纤维组织
- 显微镜下特征
  - 囊内充满淡粉红色物质，不含红细胞
  - 囊内皮扁平，有的可见由内皮增生形成“花朵样”假乳头
  - 囊内皮及乳头周围淋巴液内有空泡呈巢状分布的血窦

【临床表现】

表现

- 多无明显的临床症状
- 当瘤体增大可压迫邻近组织，产生相应症状
  - 腹痛
  - 恶心、呕吐、消瘦
  - 高血压、脾功能亢进和消耗性凝血障碍

疾病人群分布

- 年龄
  - 常发生于青少年
- 性别
  - 女性多于男性

自然病史与预后

- 良性肿瘤，偶可发生恶变

治疗

- 多随访观察
- 少数病例需要手术切除

【影像表现】

概述

- 表现为单囊，或表现为有分隔的多囊样结构
- 少数可表现为弥漫分布的多囊样结构

X线表现

- X线平片一般无阳性发现

CT表现

- 平扫CT　表现为单发或多灶
  - 低密度的薄壁囊性结构
  - 伴有或不伴囊壁钙化
- 增强CT
  - 囊内不强化
  - 其囊壁和分隔可有强化

MRI表现

- T2WI上囊液呈高信号，分隔成相对低信号
- T1WI成像多表现为与周围腹部相比呈低信号，有时可为混杂信号
- 增强扫描同CT

超声表现

- 脾内无回声区
- 边界清晰
- 侧方回声失落
- 后壁回声增强

推荐影像学检查

- 最佳检查方法：MRI

【鉴别诊断】

- 脾错构瘤
  - 实性肿块，T2WI稍高或低信号，T1WI等信号
  - 增强扫描快进慢出，或延迟性强化
- 脾血管瘤
  - 增强后向心性延迟强化

诊断与鉴别诊断要点

- 青年人脾内单发分叶状囊性病变
- 内有分隔，囊性病变略有张力，向四周推压脾组织
- 临床无明显体征，且无疫区生活史

重点推荐文献

[1] Seki H，Ueda T，Kasuya T，et al. Lymphangioma of the junum and mesentery presenting with acute abdomen in an adult [J]. J Gastroenterol，1998，33（1）：107-111.

[2] 张志勇，周康荣. 淋巴管瘤 [J]. 实用放射学杂志，1998，14：690-691.

（王向阳　杨正汉）

典型病例

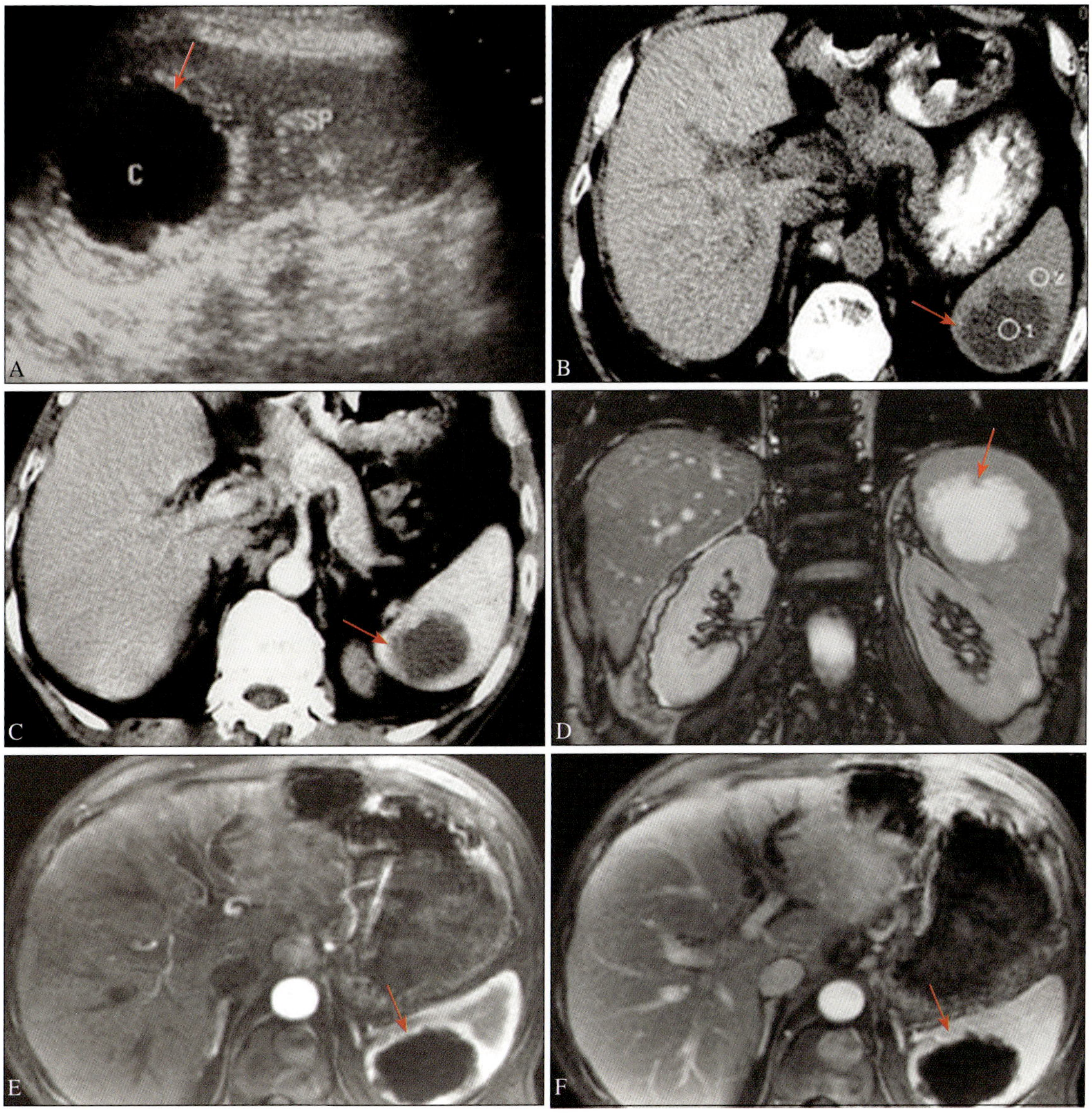

图 9-6-4　**脾淋巴管瘤**

男性，54 岁，查体发现脾囊性病变（箭头）。A．B 超脾实质内见一直径约 5cm 的分叶状无回声囊性病变，后壁回声增强；B．CT 平扫病灶 CT 值约 24Hu；C．CT 增强扫描病灶无明确强化；D．冠状面平衡式稳态自由进动序列示病灶呈明显高信号；E，F．MR 增强扫描动脉期及门静脉期示病灶无强化

三、脾错构瘤

【概念与概述】

脾错构瘤（splenic hamartoma）是一种罕见的脾良性肿瘤样病变

【病理与病因】

一般特征

- 一般发病机制
  - 脾胚基的早期发育异常，脾正常组织构成比例及分布发生混乱
  - 三种组织学类型
    - 红髓型
    - 白髓型
    - 混合型
- 流行病学
  - 少见：尸检系列的回顾显示其发生率0.024% ~ 0.13%
  - 错构瘤可发生于任何年龄，无性别偏向
- 大体病理及手术所见
  - 大体表现为单发或多发的实性结节，其中单发病灶多见
  - 边界清楚
  - 无包膜
- 显微镜下特征
  - 组成成分与正常脾组织相似，但分布及比例异常

【临床表现】

表现

- 最常见症状 / 体征
  - 临床表现无特异性
  - 多数患者无临床症状，而在体检或尸检中偶然发现
  - 少数患者可出现血液学异常，包括贫血、血小板减少或全血细胞减少
  - 上述症状在病灶切除后很快消失
  - 少数病例可合并肾疾病或身体其他部位的错构瘤

疾病人群分布

- 年龄
  - 20 ~ 65 岁多见，但可发生于任何年龄
- 性别
  - 无明显的性别差异

自然病史与预后

- 属肿瘤样增生病变，预后良好

治疗

- 可手术切除
- 随访观察

【影像表现】

概述

- 以脾内单发肿块为主，边界清晰
- 大小
  - 肿物大小多为 2 ~ 6.5cm

X 线表现

  - X 线平片无特异性表现，偶可发现脾局部钙化

CT 表现

- 平扫 CT
  - 等密度或稍低密度
  - 密度多数较均匀
  - 脾轮廓可隆凸
  - 少数病灶内可见钙化
- 增强 CT
  - 与组织学分型相关
  - 可表现为类血管瘤式强化，易误诊为血管瘤
  - 可早期弥漫不均匀轻度强化，随扫描时间推移而渐进性延迟强化

MRI 表现

- T1WI 多表现为等信号
- T2WI 可表现为高信号，内可见少许不均匀低信号，也有表现为瘤体呈低信号
- 增强扫描同 CT
- SPIO 增强后的 T2WI 上瘤体信号与脾实质同步衰减

血管造影表现

- 动脉期脾动脉局限性受压、移位
- 瘤内轻微不规则肿瘤血管
- 有时见动静脉短路、血池等征象
- 毛细血管期肿瘤边缘轻度染色征象

超声表现

- 脾错构瘤呈圆形实质性不均质回声或实性增强光团
- 边界清晰
- 内部回声杂乱，可见不规则强回声融合成片状
- 后方伴有声影
- 彩色多普勒表现为肿块周边有丰富的血流信号

- 脉冲多普勒取样可引出搏动性动脉或门静脉样频谱，瘤内血供丰富

推荐影像学检查

- 最佳检查方法：增强 CT 或 MRI

【鉴别诊断】

- 脾血管瘤
  - 增强扫描快进慢出，向心性强化
  - T2WI 序列呈"灯泡征"
- 脾淋巴瘤
  - 无延迟强化
  - SPIO 增强的 T2WI 病灶信号无明显衰减

诊断与鉴别诊断要点

- CT 平扫呈等或稍低密度
- T1WI 呈等或稍低信号，T2WI 不均匀低或高信号
- 增强扫描呈渐进性延迟强化
- 应用网状内皮系统特异性造影剂后肿瘤信号与脾信号同步降低

典型病例

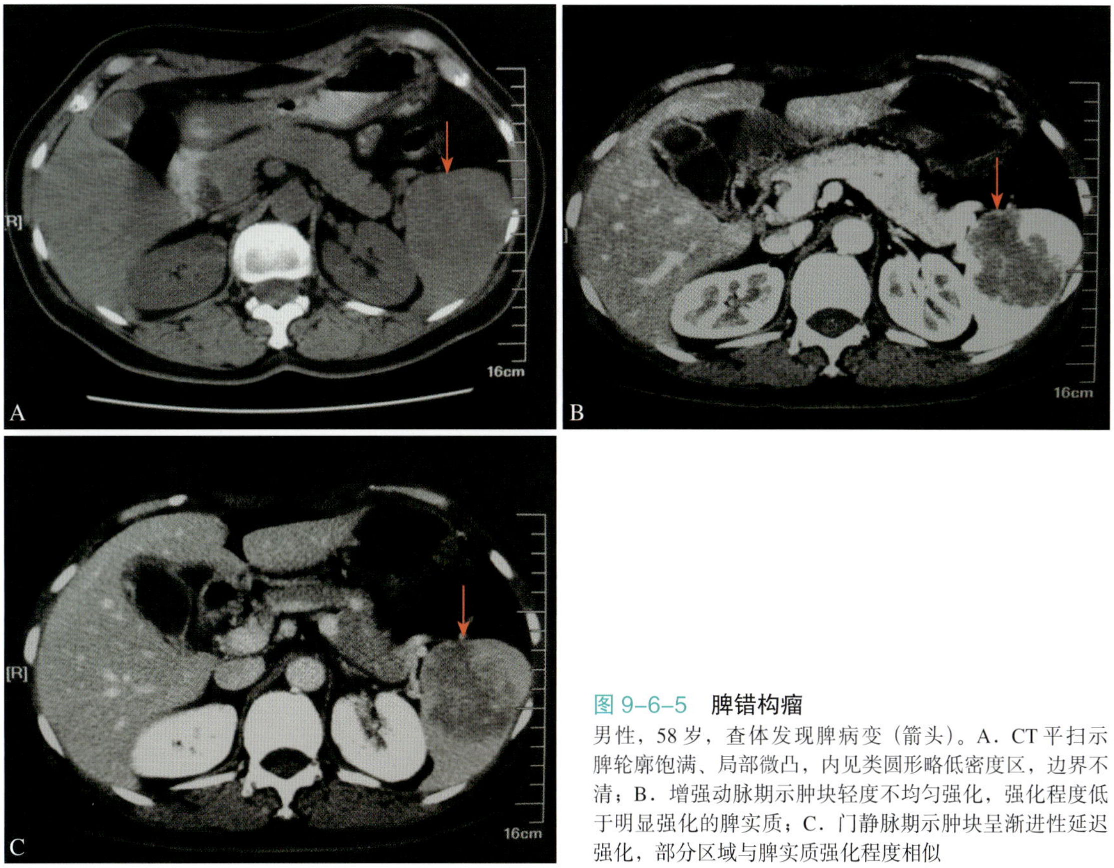

图 9-6-5 **脾错构瘤**

男性，58 岁，查体发现脾病变（箭头）。A. CT 平扫示脾轮廓饱满、局部微凸，内见类圆形略低密度区，边界不清；B. 增强动脉期示肿块轻度不均匀强化，强化程度低于明显强化的脾实质；C. 门静脉期示肿块呈渐进性延迟强化，部分区域与脾实质强化程度相似

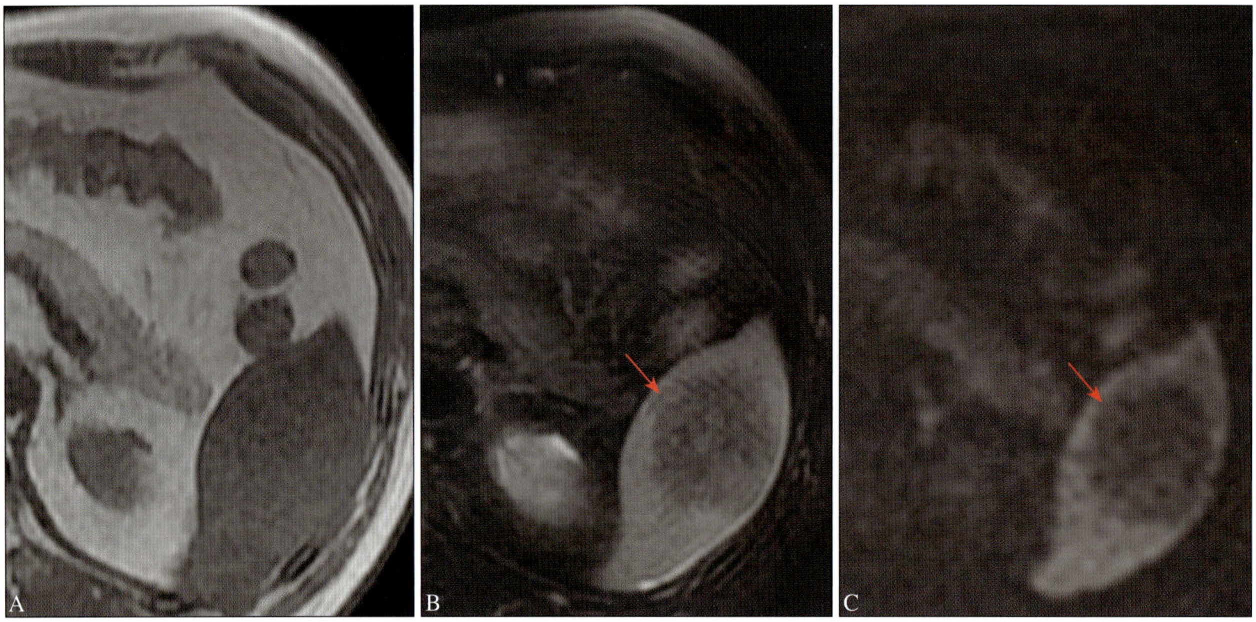

图 9-6-6 脾错构瘤
男性，33 岁，查体发现脾病变。T1WI（A）示脾轮廓饱满，局部微凸，实质内未见明确异常信号；T2WI（B）及 DWI（C）均示肿块呈略不均匀低信号（箭头）

重点推荐文献

[1] 叶晓华，杨正汉，杨重庆等. 脾错构瘤的 CT 和 MRI 表现 [J]. 医学影像学杂志，2009，19（5）：567-570.
[2] Yu RS，Zhang SZ，Hua JU，et al. Imaging findings of splenic hamar-toma [J]. World J Gastroenterol，2004，10:2613-2615.
[3] Abbott RM,Levy AD,Aguilera NS,et al. From the archives of the AFIP primary vascular neoplasms of the spleen: radiologic-pathologic correlation [J]. Radio Graphics，2004,24:1137-1163.

（叶晓华 杨正汉）

四、脾炎性假瘤

【概念与概述】

脾炎性假瘤（splenic inflammatory pseudotumor）是一种由多种炎细胞慢性浸润及成纤维细胞增生而形成的良性增生肿瘤样病变

【病理与病因】

一般特征

- 一般发病机制
  - 脾炎性假瘤的病理征是以纤维组织增生为主
  - 间以淋巴细胞、浆细胞、组织细胞以及单核细胞等慢性炎性细胞浸润
  - 脾炎性假瘤按组织成分分为 3 种类型：
    - 黄色肉芽肿（以组织细胞为主）
    - 浆细胞肉芽肿（以浆细胞为主）
    - 硬化性假瘤（显著纤维化）
- 流行病学
  - 可发生于任何年龄
  - 1984 年 Cotelingam 和 Jaffe 首次报道了 2 例发生于脾的炎性假瘤
  - 到 2004 年，文献中报道的脾炎性假瘤仅为 82 例

大体病理及手术所见

- 大体病理常见的是形成局限性肿块
- 其内伴以出血、含铁血黄素沉着、凝固性坏死等

显微镜下特征

- 呈多结节样改变，可见肌成纤维细胞样的梭形细胞与多种细胞混合
  - 包括淋巴细胞，浆细胞，组织细胞
- 中心血管增生明显，可见明显黏液变性及瘢痕形成区域

【临床表现】

- 临床可无任何症状，在体检时偶然发现
- 也可出现上腹胀痛或不适
- 有时可出现发热或脾大
  - 上述症状不具备特异性

自然病史与预后

- 良性病变，预后良好

治疗

- 可手术切除
- 可随访观察

【影像表现】

概述

- 单发实性肿块，边界清，直径可为 3.5 ~ 22cm，多数直径大于 10cm

X 线表现

- X 线平片无特异性

CT 表现

- 平扫 CT
  - 等密度或稍低密度实性肿块
  - 散在点状高密度影（与灶性出血有关）
  - 小片状低密度影（与凝固性坏死有关）
  - 可有或无钙化
- 增强 CT
  - CT 动态增强扫描表现各异
    - 早期强化
    - 延迟强化
    - 轻度强化

MRI 表现

- T1WI 及 T2WI 均以低或等信号为主，提示其中主要为纤维成分，有一定的诊断意义
- 但如果病变内的肉芽组织和炎性细胞丰富时，T2WI 也可以高信号为主，可伴有低信号分隔
- 出血或含铁血黄色沉积时，病灶内 T2WI 上可见低信号

血管造影表现

- 乏血供或少血供肿瘤

超声表现

- 超声下大多表现为低回声肿块
- 内部可有强回声钙化

推荐影像学检查

- 最佳检查方法：增强 CT 或 MRI

【鉴别诊断】

- 脾错构瘤
  - 常规影像学难以鉴别错构瘤与炎性假瘤，常把炎性假瘤误诊为错构瘤
  - SPIO 增强的 T2WI 上病灶与脾实质同步信号衰减
- 脾淋巴瘤
  - 脾大，多发或单发稍低密度或等密度病灶，边界不清
  - 无出血和纤维化
  - 多数合并腹膜后淋巴结肿大

诊断与鉴别诊断要点

- 通过影像学手段术前诊断脾炎性假瘤非常困难，最终诊断依赖于病理结果
- 脾内部出现边界清晰的单发肿物时，应将炎性假瘤列入鉴别诊断范畴

重点推荐文献

[1] Shweta N, Rochelle S, Vikram SD. Radiologic-Pathologic conferences of the university of rochester school of medicine: Inflammatory pseudotumor of the spleen. AJR, 2008, 191: 1477-1479.

[2] Hisashi Oshiro, Masato Nomura et al. Splenic Inflammatory Pseudotumor[J]. J Clin Exp Hematopathol, 2007; 47(2): 83-88

[3] Angela Sam, Iain DC. Answer to case of the Month #138 Inflammatory pseudotumour of the spleen. Canadian Association of Radiologists Journal, 2008; 59 (4): 217-219.

（王向阳 杨正汉）

典型病例

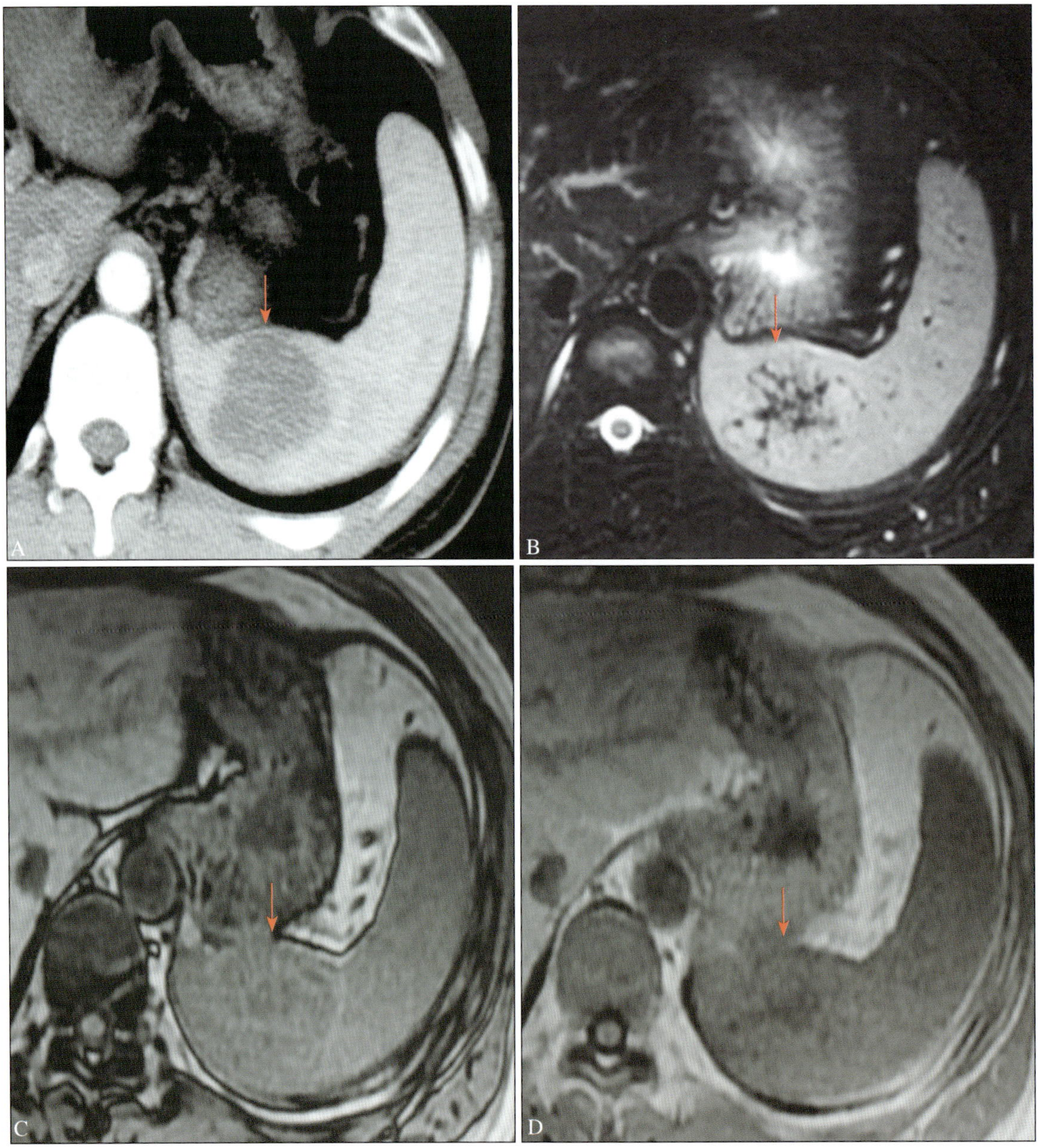

图 9-6-7 脾炎性假瘤

男性，37岁，查体发现脾病变（箭头）。A．CT增强扫描动脉期示脾内直径约4.1cm略低密度肿块，CT值约45Hu；B．T2WI示肿块呈略不均匀稍低信号；C．T1WI反相位示肿块呈等信号；D．T1WI同相位示肿块内斑点状信号减低，提示出血。手术病理证实为脾炎性假瘤，内有出血

五、窦岸细胞血管瘤

【概念】

窦岸细胞血管瘤（littoral cell angioma）窦岸细胞血管瘤是一种起源于脾红髓脾窦内窦岸细胞的良性肿瘤

【病因、病理与治疗】

病因

- 原因不明
- 可与腹腔其他恶性肿瘤伴发

病理

- 肿瘤呈孤立性多发结节散布于脾实质内，偶见单发病灶
- 直径通常在 0.2 ～ 9.0cm
- 病灶间的脾组织正常
- 肿瘤由类似于脾窦吻合的血管腔组成，管腔不规则，常以乳头状突起及囊状腔隙为特征
- 管腔内衬以高的内皮细胞，这些细胞有时有嗜红细胞作用
- 免疫组化染色对内皮细胞标记物和组织细胞标记物均呈阳性表达，反映出网状内皮细胞的双重分化特性
- 细胞无异型或核分裂
- 胞质内可见吞噬的含铁血黄素

治疗

- 手术切除
- 脾切除

【临床表现】

- 贫血、不明原因发热、脾大、脾功能亢进
- 血小板减少
- 大多数病人因其他原因偶然查体发现

【影像学表现】

概述

- 部位
  - 脾实质内
- 数目
  - 多发
- 形态
  - 点、片状
  - 结节状
- 大小
  - 大小不一，直径多在 0.2 ～ 9.0cm

超声表现

- 脾大
- 脾内多发的结节状改变
- 回声与正常脾实质相似

CT 表现

- 平扫
  - 密度与正常脾组织差异微小，病灶显示不清
- 动脉期及门静脉期
  - 病灶显示清晰
  - 多发低密度结节或肿块，边缘清晰
  - 部分稍有强化
- 延迟期
  - 病灶进一步强化、填充，密度与正常脾组织接近
  - 病灶基本消失

MRI 表现

- T1WI
  - 病变显示不明显
- T2WI
  - 边界清楚的多发低信号肿块或结节
  - 中心可有轮辐状高信号区
- 动脉期及门静脉期
  - 周边部分轻度强化，动脉期中心部分表现为轮辐状低信号区
- 延迟期
  - 病灶完全强化
  - 中心轮辐状低信号区域信号反而略高出周围区域

推荐影像学检查

- 最佳检查学方法：增强 CT 或 MRI

【鉴别诊断】

- 脾淋巴瘤
  - 主要为非霍奇金淋巴瘤
  - 脾大
  - 脾内弥漫性低密度结节
  - 结节多发结节或肿块
  - 无延迟强化
- 脾转移瘤
  - 多有原发恶性肿瘤病史
  - 多发结节
  - 增强后可有不同程度的强化
  - 其他脏器转移
  - 转移性淋巴结肿大

- 脾血管瘤病
  - 表现为类似于肝血管瘤的增强方式
  - 动脉期外周结节状增强，随时间延长逐渐向内充填
  - 最后成为和周围正常脾组织相比为高密度的病灶
  - 病灶较大时易伴有出血、坏死、纤维化和钙化

诊断与鉴别诊断要点

- 诊断客观标准
  - 典型的影像学表现
  - 穿刺活检或手术病理证实
- 诊断要点
  - 脾大
  - 多发
  - T2WI 多发低信号结节
  - 病灶随着时间延迟，强化程度逐渐增强

重点推荐文献

[1] 路涛，张浩．脾血管瘤 CT 表现特点．中国医学影像学杂志，2011，19（3）：223-225.

[2] 沈健，金中高．脾窦岸细胞血管瘤的影像学与病理学特征分析．实用医学杂志，2009，25（4）：617-619.

（高佳音　杨正汉）

六、脾血管内皮瘤

【概念】

脾血管内皮瘤（hemangioendothelioma of spleen）是一种交界性肿瘤，生物学行为和组织结构介于良性肿瘤（血管瘤）和真正的恶性肿瘤（血管肉瘤）之间，通常被认为是低度恶性肿瘤，发生于脾者非常少见

【病因、病理与转归】

病因

- 尚不清楚
- 多数学者认为是脾血管内皮细胞发生了突变

病理

- 大体检查
  - 大部分为多发结节
  - 切面灰白或灰红色，湿润鱼肉样，质中等似橡皮
  - 边界尚清，多无包膜
  - 部分有钙化及出血、坏死
- 镜检
  - 肿瘤组织由纤维硬化少细胞区和富细胞区相间分布
  - 肿瘤细胞呈树突状、梭形或不规则形，沿原有的血管腔隙生长
  - 肿瘤细胞异型性不大，核分裂象少见
  - 间质玻璃样变及黏液样
- 免疫组化
  - 以 CD31、CD34 和 vimentin 阳性率最高
  - 少数表达 CK 及 PCNA
- 电镜
  - 胞质内含有丰富的微丝和少许 Weibel-Palade 小体
  - 细胞间有桥粒连接，有致密的基膜包绕

治疗与转归

- 一旦发现，应及早手术
- 预后良好

【临床表现】

- 早期多无症状

- 左上腹包块、腹痛、发热、不适及贫血
- 体重下降和消耗性凝血功能障碍

【影像学表现】

概述

- 部位
  - 散在分布
- 数目
  - 多发常见
- 形态
  - 脾增大，肿物较大时脾轮廓呈波浪状
  - 多呈结节状，边缘光整或分叶状，内可见钙化、出血或形成 Gamna-Candy 小体

血管造影表现

- 脾实质缺损，边缘不清
- 脾动脉分支受压呈弧形，可出现病理性动脉分支

超声表现

- 多结节低回声，中心可见更低回声

CT 表现

- 平扫
  - 脾增大，实质内见散在的低密度影，中心可见更低密度
  - 可见多发不规则的斑点状或簇状钙化灶
  - 肿物较大时，脾轮廓呈波浪状
- 增强
  - 脾不均匀强化，实质内布满大小不等的低密度灶呈蜂窝状
  - 延迟后病变密度仍低于正常脾实质

MRI 表现

- 脾体积增大，内见多个大小不等类圆形异常信号
- T1WI
  - 稍低信号
- T2WI
  - 稍高信号
- 部分病灶中心呈长 T1WI 更低、T2WI 更高信号
- 脾静脉增粗迂曲，门静脉增宽

推荐影像学检查

- 最佳检查学方法：增强 CT 或 MRI

【鉴别诊断】

- 脾转移瘤
  - 多有恶性肿瘤病史
  - 多伴有其他部位的转移
  - 平扫为多灶性的或融合性的病灶
  - 增强后病灶更明显，典型表现为“牛眼征”或“靶环征”
- 脾淋巴瘤
  - 脾增大，单发或多发低密度灶
  - 增强后病灶显示更清楚，主动脉周围可有多个肿大淋巴结且强化程度较低
- 血管瘤
  - 均匀的低或等密度实性肿物，边缘光整
  - 增强周围呈结节状强化，逐渐向中心填充
  - 较大者平扫时为囊性，伴低或等密度实性区，增强后实性部分强化

诊断与鉴别诊断要点

- 诊断客观标准
  - 典型的影像学表现
  - 穿刺活检或手术病理证实
- 诊断要点
  - 常多发
  - 结节状，边缘光整或分叶状
  - 可见多发斑点状或簇状钙化
  - 增强扫描密度低于脾

重点推荐文献

[1] 李健丁，武志峰，张跃真．脾上皮血管内皮细胞瘤伴肝转移1例［J］．中华放射学杂志，1998，32（12）：868.
[2] Ferrozzi F，Bova D，DeChiara F. Hemangioendothelioma of the spleen：imaging findings at color Doppler，US，and CT［J］．Clin Imaging，1999，23（2）：111-114.

（杨大为 杨正汉）

七、脾血管外皮细胞瘤

【概念】

脾血管外皮细胞瘤（splenic hemangiopericytoma）是一种原发于脾的潜在恶性的血管肿瘤，起源于毛细血管后微静脉的外周细胞。本病很罕见

【病因、病理与转归】

病因

- 尚不清楚
- 一种假说：内分泌异常，如VEGF
- 染色体异常：如t（12；19）（q13；q13），47，XX，t（5；22；11）（q31；q11；q13），+10

病理

- 良性
  - 肿瘤中血管丰富，血管腔大小不一，可扩张成血窦或受压呈裂隙样
  - 血管壁内衬单层扁平内皮细胞
  - 血管周围弥漫排列圆形、卵圆形或梭形瘤细胞
  - 多数瘤细胞边界不清，细胞圆形，胞核大小形态一致，有的似放射状排列
- 恶性
  - 瘤细胞成分丰富，异型性明显，核分裂像多见
  - 血管轮廓不甚清晰，瘤组织有出血坏死

治疗与转归

- 可引起自发性脾破裂，并因其潜在恶性，应尽早手术
- 术后预后良好

【临床表现】

- 本病罕见，目前报道者多发现于成年人，但儿童期也可以发现
- 缺乏特异的临床表现或体征，常见的有左上腹不适或疼痛，或左上腹扪及包块

【影像学表现】

概述

- 部位
  - 无特殊
- 数目
  - 单个或多个
- 形态
  - 形态规则或呈分叶状
  - 边界清晰

超声表现

- 低回声
- 血管丰富

CT表现

- 平扫为等或略高密度肿块
- 增强扫描进行性延迟强化，强化显著
- 出血坏死常见，肿瘤无钙化

MRI表现

- 信号不均匀，血管流空显著
- T1WI
  - 实性部分呈等或稍低信号
- T2WI
  - 实性部分呈等或稍高信号
- 增强扫描进行性延迟强化，强化显著

推荐影像学检查

- 最佳检查学方法：增强MRI
- 最后确诊仍取决于病理诊断

【鉴别诊断】

脾血管外皮性肿瘤需要与下列疾病进行鉴别：

- 原发性脾肿瘤
  - 良性：脾血管瘤、淋巴管瘤
    - 脾大
    - 圆形低密度区
    - 延迟增强
  - 恶性：脾原发性恶性淋巴瘤、肉瘤

- 转移性脾肿瘤
  - 多有恶性肿瘤病史
  - 病灶多发，增强扫描典型表现为“牛眼征”或“靶环征”
- 真性囊肿
  - 多个类圆形液体密度 / 信号影
  - 囊壁薄，可见钙化
  - 增强扫描无强化
  - 多与多囊肝、多囊肾并存
- 假性囊肿
  - 与脾破裂出血、炎症或淋巴管和动脉栓塞有关
  - 单房，囊壁较厚，可继发感染形成脾脓肿

诊断与鉴别诊断要点

- 诊断客观标准
  - 典型的影像学表现
  - 穿刺活检或手术病理证实
- 诊断要点
  - 单发或多发
  - MRI 上信号不均匀，血管流空显著
  - 增强扫描进行性延迟强化，且强化显著

重点推荐文献

[1] A. M. A. de Schepper, Filip Vanhoenacker. Medical imaging of the spleen. Springer, 2000.
[2] 何小东，康维明，郑朝纪等．脾占位性病变的临床诊治分析，中华普通外科杂志，2000，15（11）：669-670.
[3] 周建军，周康荣等．血管外皮细胞瘤与孤立性纤维瘤的诊断和鉴别诊断．中国医学影像技术，2008，4：570-572.

（杨大为　杨正汉）

八、脾血管肉瘤

【概念与概述】

脾血管肉瘤（splenic angiosarcoma）是由脾窦内皮细胞发生，以老年人居多，该病变极具侵袭性，常伴发远处脏器转移。患者易发生自发性脾破裂或血性腹水，少数有脾功能亢进症状，短期内脾迅速增大

【病理与病因学】

一般特征

- 镜下表现
  - 瘤细胞呈梭形或多角性，显著间变，核分裂多见，形成裂隙样管腔或相互融合的蜂窝状结构
  - 多核瘤巨细胞是脾血管肉瘤的重要特征
  - 如见到红细胞吞噬现象和胞浆内透明球状小体则更有利于诊断
- 免疫组化染色
  - 血管内皮相关因子（CD34、CD31）对来自于血管内皮细胞的肿瘤具有良好的标记作用，为最敏感的血管内皮标记物

病因

- 可能与放射性钍的过度照射或乙酰氯的作用有关

- 多发性先天性血管瘤可以恶变为血管肉瘤

【临床表现】

表现

- 常见症状体征
  - 主要症状多为腹痛、左上腹肿块、发热、消瘦、贫血及血小板减少
  - 30% ～ 34% 的病人发生脾破裂

疾病人群分布

- 发病率为 0.14 ～ 0.25/100 万
- 年龄：发病年龄为 19 ～ 86 岁，平均发病年龄为 52 岁
- 性别：男性略多于女性，男女之比为 4 : 3

自然病史与预后

- 本病病人表现为多器官、多中心的转移灶，恶性程度高，疾病进展迅速，预后差，半年生存率为 20%

治疗

- 一经确诊均应行脾切除术，术后辅以适当的放疗和化疗

【影像表现】

概述

- 脾内病灶大小不等，可有囊性及实性成分，无包膜

X 线表现

- 无特异性，可见脾不均匀增大
- 血管造影可有肿瘤血管及肿瘤染色，肿瘤内呈现粗大不规则的对比剂潴留，可出现明显动静脉短路

CT 表现

- 平扫
  - 脾不同程度增大
  - 肿瘤呈低密度，呈分叶状、圆形或椭圆形，境界不清
  - 可伴囊变、钙化、出血、纤维化等一种或多种表现
  - 血管内皮肉瘤易破裂，引起脾包膜下积血或腹腔积血
  - 常伴腹水
- 增强 CT
  - 增强扫描显示不同程度血供态，增强高峰在平衡期
  - 脾内成簇状多发的强化区，部分强化特点类似血管瘤
  - 囊变区域不强化
- 脾外表现
  - 常见肝等远处转移，转移灶也常可见出血

MR 表现

- T1 加权
  - 脾血管肉瘤表现为不均匀低信号，信号低于周围正常脾组织
  - 病灶境界不清楚
- T2 加权
  - 病灶呈不均匀高信号
- 病灶内出血时，T1WI 和 T2WI 上可见有斑片状高信号
- 增强
  - 增强早期病灶边缘轻度至中度强化
  - 延迟扫描可见造影剂逐渐向中央填充，病灶可以缩小
  - 囊变区无造影剂填充，一般病灶边缘不清楚
  - 不均质强化，提示坏死

B 超表现

- 脾大，脾内不均质低回声肿块，边缘不清，内部回声高低不均，可见网络状结构及坏死

推荐影像学检查

- 最佳检查方法：CT 及 MR
- 检查建议：脾血管肉瘤转移早，同时应注意肝内有无转移，后腹膜淋巴结有无转移

【鉴别诊断】

- 脾血管瘤
  - 血管瘤多无临床症状
  - 病灶轮廓较光滑、清楚
  - 增强扫描动脉期病灶周边可见明显结节状强化，后向中央充填，延迟扫描大多数病灶能完全充填与正常脾实质密度一致
  - 增强高峰在动脉期，强化的强度高于血管肉瘤
  - CT 平扫病灶表现为边缘清晰的低密度区
- 脾转移瘤
  - 多见于广泛转移的晚期病例，少数源于邻近器官直接侵犯脾包膜，故有原发肿瘤病史
  - 脾转移瘤多伴脾门、腹膜后或腹腔淋巴结转移
  - CT 平扫表现为脾大，脾内单或多发低密度灶
  - 增强扫描肿块轻度环形强化或无强化，周

围常有低密度水肿带，可见典型的“牛眼”征或“靶心”征

- 脾淋巴瘤
  - 脾密度不均，有单发或多发低密度肿块，边界模糊不清
  - 无钙化及出血
  - 增强扫描后肿块与正常脾组织密度差别增大，病变显示清楚
  - 全身恶性淋巴瘤浸润者 CT 还可见脾门及腹膜后淋巴结肿大

诊断与鉴别诊断要点

- 脾血管肉瘤易破裂出血
- 病变恶性度高，呈浸润生长，内部常见不规则坏死及低密度影
- 强化特点类似血管瘤，但增强高峰在平衡期，强化程度也不及脾血管瘤明显

重点推荐文献

[1] 张海涛，阮洋，保卫玲，等．脾血管肉瘤 CT 表现．中国医学影像学杂志，2011，21（1）：23-25.

[2] 谢敬霞．脾肿瘤．// 郭启勇．实用放射学．北京：人民卫生出版社，2007：900-906.

（郭　铁　杨正汉）

典型病例

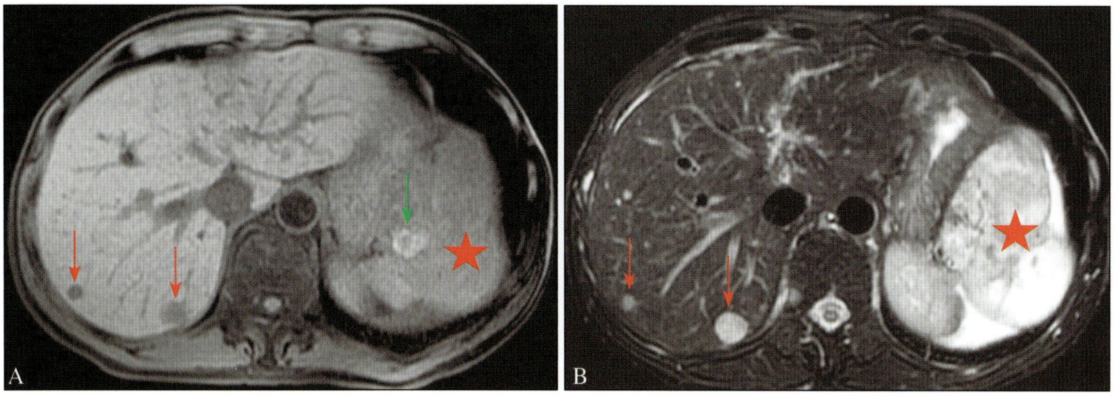

图 9-6-8　脾血管肉瘤肝转移

男性，53 岁。A．T1WI 示脾明显肿大，被肿块占据（红五角星），内有略高信号出血区（绿箭头），肝内多发转移灶呈略低信号（红箭头）；B．T2WI 示脾内肿块呈不均匀高信号（红五角星），肝转移灶呈中等偏高信号（红箭头）

九、脾淋巴瘤

【概念与概述】

脾淋巴瘤（splenic lymphoma）分为原发淋巴瘤及继发淋巴瘤

- 脾原发淋巴瘤（primary splenic lymphoma，PSL）首发于脾，可有脾门淋巴结累及，但在确诊后6个月内无脾外淋巴瘤和淋巴细胞白血病表现，即肿瘤仅局限于脾和脾门淋巴结Dachman等提出PSL相对简易的入选标准：
  - 病变局限于脾内或仅伴脾门淋巴结肿大
  - 脾外浸润仅限于直接突破脾包膜
  - 骨髓象及外周淋巴结均未受累。此标准广泛被临床接受。
- 脾继发淋巴瘤（secondary splenic lymphoma）或淋巴瘤脾浸润（spleen infiltration lesions in lymphoma）为全身恶性淋巴瘤浸润脾所致

【病理与病因学】

一般特征

- 病因学
  - 脾原发性淋巴瘤与脾白髓中B细胞恶变有关
  - 继发性远较原发性常见，主要由血行播散而来
- 流行病学
  - 脾原发淋巴瘤罕见，多为NHL，以B细胞肿瘤多见

大体病理分型

- 均匀弥漫型、粟粒型、结节型、肿块型

显微镜下特征

- PLS多数为B细胞性，其各种亚型在形态上有很多相似性，很难做出纯形态学的诊断
- 脾T细胞性淋巴瘤大多为继发性

免疫组化

- B细胞淋巴瘤CD20阳性，
- T细胞淋巴瘤CD45RO阳性

【临床表现】

表现

- 常见症状体征
  - 大部分患者起病隐袭，病情发展变化不迅速
  - 患者临床症状不明显，无特异性，表现为左上腹不适或隐痛
  - 消瘦、发热
  - 脾中重度肿大的患者可继发脾功能亢进，表现为外周血血细胞一系或多系减少

疾病人群分布

- 年龄
  - 以中老年人多见，87%的患者大于40岁，平均年龄57.7岁
  - 脾淋巴瘤患者的发病年龄与典型的NHL无明显差异
- 性别
  - 男性多于女性

自然病史与预后

- 原发脾淋巴瘤全身症状不明显，生长较慢，预后较好
- 继发脾淋巴瘤常有浅表淋巴结及肝大，预后较差
- 预后与组织类型与临床分期相关

治疗

- PSL的治疗主要行脾切除术，并可辅以术后化疗
- 全身淋巴瘤以化疗为主
- 其他还有放疗、单克隆抗体（如CD 20单克隆抗体）、干扰素等治疗

【影像表现】

概述

- 淋巴瘤可分为以下几种类型
  - 均匀弥漫型，脾均匀弥漫增大，无明显肿块形成，瘤细胞弥漫或呈小结节状分布，直径＜0.1cm
  - 粟粒型，病灶为0.1～0.5cm大小
  - 结节型，单发或多发结节，直径1～5cm
  - 肿块型，单发或多发病变，其中一个病变直径＞5cm

X线平片表现

- 脾增大

CT表现

- 平扫
  - 均匀弥漫型和粟粒结节型
    - 密度较均匀的脾大，外形不变或呈球形，CT值正常或略低
    - 粟粒小结节状均匀低密度灶
  - 结节型：脾内单发或多发大小不等的低密度灶，呈球形或不规则形，边界可清楚也可模糊
  - 肿块型：左上腹巨大占位，正常脾可完全消

失或仅存少许，易与左肾上腺和肝左叶病变相混淆

- 增强 CT
  - 病灶强化不明显或轻度不均匀强化，与强化明显的正常脾组织对比清楚
- 脾外表现
  - 淋巴瘤浸润至肝，肝内多发不均匀低密度灶
  - 腹内淋巴结肿大，肠系膜、腹膜后多发密度均匀淋巴结，肿大并呈均匀强化
  - 淋巴瘤累及腹膜，表现为少量腹水
  - 转移至骨，表现为相应骨的不规则骨质破坏

MR 表现

- 均匀弥漫型和粟粒结节型仅有脾弥漫增大
- 多发肿块型与巨块型
  - T1 加权：等信号或等、低混杂信号肿块
  - T2 加权：肿块信号可轻度高于正常脾，且不均匀或略低于脾实质
  - T1 增强
    - 增强早期脾内病变显示不清
    - 60 秒后扫描，正常脾内信号明显增高，病灶仅轻度强化，较正常脾低
    - 病灶边缘强化不明显，典型可呈地图样分布

B 超表现

- 脾均匀性肿大
  - 脾被膜完整、光滑，体积轻度肿大，形态正常
  - 脾实质回声减低
- 非均质性筛孔状回声
  - 脾轻度肿大，包膜完整
  - 内见边界不清晰的低回声小结节（< 5mm），弥漫分布于整个脾
- 多发性脾低回声结节
  - 实质内数个低回声结节（> 5mm），边界欠清晰
  - 结节尚均质，后方回声无明显增强
- 孤立性不均质结节
  - 脾失去正常形态，结节边界不清
  - 回声极不均匀，内部见斑片状高回声及片状低回声，后方回声不衰减
  - 结节外脾实质回声正常
- B 超造影有三种强化模式
  - 呈网络样信号填充，间隔之间无增强信号
  - 始终无造影剂充填，呈完全充盈缺损
  - 虫蚀样增强，病灶从周边开始，迅速向内充填，中心部分出现边缘不规整的充盈缺损区

推荐影像学检查

- 最佳检查方法：增强 CT 或 MRI
- 检查建议
  - CT 检查能明确脾大小形态轮廓的改变，显示病灶大小、数目、形态、边缘、内部结构及脾门增大淋巴结
  - CT 还可显示罕见并发症如脾静脉血栓形成、因坏死感染产生的气体等，并能明确示腹部脾外脏器的情况
  - 治疗后行 PET/CT，病变放射性摄取减低说明病灶部分被抑制

【鉴别诊断】

- 脾血管瘤
  - CT 平扫病灶表现为边缘清晰的低密度区
  - T2WI 明显高信号
  - 增强扫描典型的强化模式
- 脾转移瘤
  - 多见于广泛转移的晚期病例，少数源于邻近器官直接侵犯脾包膜
  - 脾转移瘤多伴脾门、腹膜后或腹腔淋巴结转移
  - CT 平扫表现为脾大，脾内单或多发低密度灶
  - 增强扫描肿块轻度环形强化或无强化，周围常有低密度水肿带，类似“牛眼征”
- 脾脓肿
  - 脾单发低密度灶，脾不大，邻近结构黏连，周围渗出，增强后病灶环形强化
- 脾结核
  - 低密度灶内散在点片钙化

诊断与鉴别诊断要点

- 脾弥漫增大，脾强化程度或回声减低应考虑脾淋巴瘤
- 脾内多发低密度结节，增强后强化不明显应考虑脾淋巴瘤
- 无全身淋巴结肿大及其他结外器官受累时考虑 PSL

重点推荐文献

[1] 徐秀芳，余日胜．脾淋巴瘤的 CT 诊断．实用放射学杂志，2006，22（5）：546-548.

[2] 陈楠，杨志刚，余建群．脾原发性恶性淋巴瘤的螺旋 CT 诊断．临床放射学杂志，2003，22（7）：572-574.

[3] 王欣璐，李向东，全江涛，等．PET/CT 诊断恶性淋巴瘤对肝和脾的侵犯．中华核医学杂志，2008，28（3）：164-167.

（郭 铁 杨正汉）

典型病例

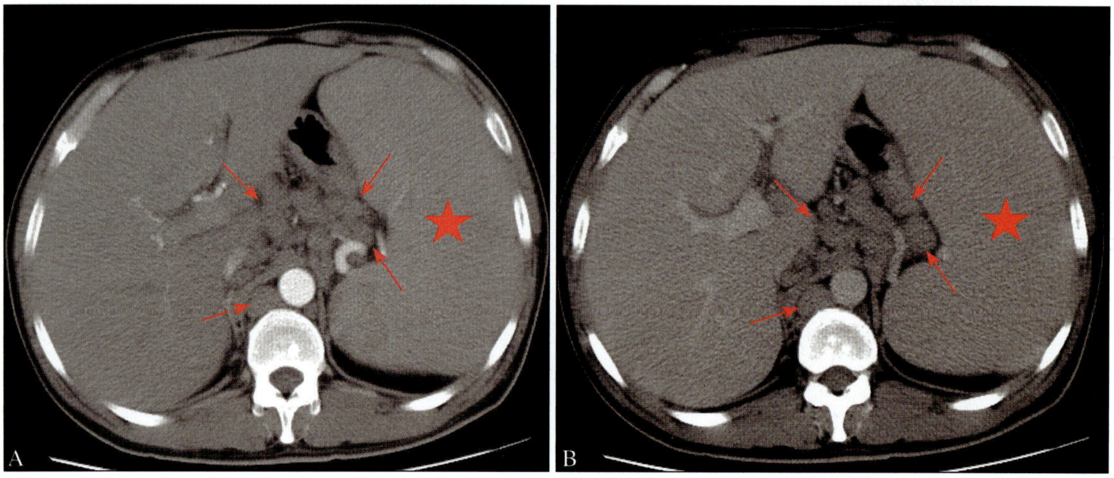

图 9-6-9 **淋巴瘤累及脾及淋巴结**

A．CT 增强扫描动脉期；B．门静脉期示脾明显肿大（五角星），但未见明确局灶性异常密度影。肝胃韧带、脾门区及腹膜后间隙见大量肿大淋巴结（箭头）

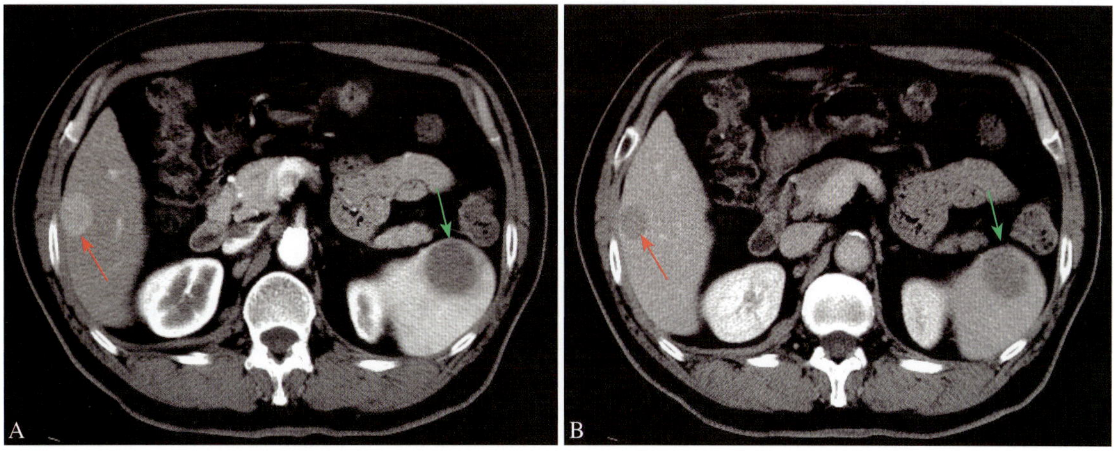

图 9-6-10　**脾结节型淋巴瘤合并肝细胞癌**

男性，62岁，乙肝病史20余年。A．CT增强扫描动脉期示肝内明显强化结节（红箭头）及脾内低强化结节（绿箭头）；B．门静脉期示肝内结节密度减低（红箭头），低于肝实质；脾内病变仍呈低强化（绿箭头）。手术病理证实肝内病灶为肝细胞癌，脾内病灶为淋巴瘤

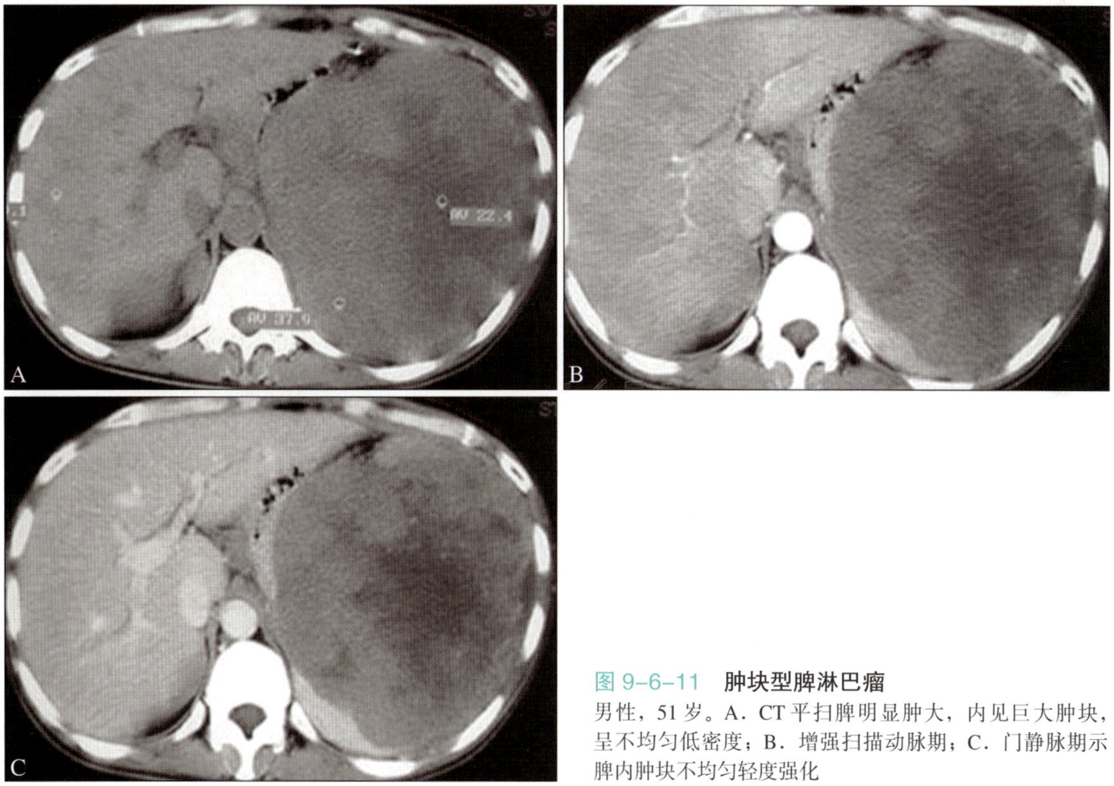

图 9-6-11　**肿块型脾淋巴瘤**

男性，51岁。A．CT平扫脾明显肿大，内见巨大肿块，呈不均匀低密度；B．增强扫描动脉期；C．门静脉期示脾内肿块不均匀轻度强化

十、脾转移瘤

【概念与概述】

脾转移瘤（splenic metastasis）发生率较低，在恶性肿瘤病例尸检中，脾转移瘤仅占0.3%～7.0%。脾转移瘤常为其他恶性肿瘤广泛转移的晚期表现，原发灶大多明确。脾转移瘤30%～67%来自黑色素瘤、肺癌、乳腺癌，其次为胃肠道恶性肿瘤。

【病理与病因学】

病理表现

- 脾转移瘤可发生在脾的静脉窦、红髓、白髓和小梁血管等处

- 呈结节型或弥漫型，大小不等，境界清
- 大的结节可伴有液化坏死区，广泛性脾转移瘤可导致脾均一性增大

病因

- 脾转移瘤较少发生的原因
  - 脾输入淋巴管极少，脾动脉从腹主动脉分支呈锐角，使瘤细胞不易进入脾
  - 脾的节律性收缩，使到达脾的肿瘤细胞难以驻留
  - 脾的抗肿瘤免疫活性不利于癌细胞进入脾内及在脾内滞留、生长
- 免疫功能低下时，脾易发生转移瘤
- 脾转移瘤途径一般认为是血行转移

【临床表现】

表现

- 最常见体征 / 症状
  - 常伴有消瘦、乏力、低热、贫血等恶性肿瘤的晚期表现
  - 少数患者可有左上腹部疼痛，体检可发现脾轻度肿大
- 临床病史：多数伴有原发肿瘤病史

疾病人群分布

- 在恶性肿瘤病例尸检中，脾转移瘤占 0.3% ~ 7.0%

自然病史与预后

- 一旦恶性肿瘤发生脾转移时，大多伴有全身广泛转移而失去手术机会，预后一般较差

治疗

- 孤立脾转移瘤，脾切除是最佳治疗方式

【影像表现】

概述

脾转移瘤常为多发也可单发，可同时伴有肝等多个脏器的转移及后腹膜淋巴结转移。脾内病灶表现具有多样性，根据脾转移瘤的病理分型，脾转移瘤有 4 种表现，囊肿型、结节型、巨块型和弥漫粟粒型

X 线平片表现

- 诊断价值不大，有时可见脾大

CT 表现

- 囊肿型
  - CT 值 0 ~ 25Hu 的单发或多发大小不等的圆形或类圆形囊样低密度灶，病灶边缘较清楚
  - 增强后病灶边缘常有强化
- 结节型
  - 直径 5cm 以下，CT 值 25Hu 以上单发或多发大小不等圆形或类圆形或不规则低密度灶
  - 增强后病灶轻度或不均一强化，边缘清楚，偶可有“晕征”、“牛眼征”表现
- 巨块型
  - 直径 5cm 以上的不均质性低密度灶可有融合
  - 病灶易发生坏死、囊样变，边缘清楚或不清楚
  - 增强后病灶实质部分有轻度强化
- 弥漫性粟粒型
  - 少见，CT 较难检出
- 脾外表现
  - 可合并肝多发转移，胰头、腹膜后及脾门淋巴结转移，相应骨转移

MR 表现

- T1 加权
  - 病灶呈等信号或等、低信号，轮廓不清
  - 病灶多发，极少数单发
- T2 加权
  - 原发肿瘤来源不同在 T2WI 上表现为不同的高信号
  - 以实质占位为主，表现为轻度高信号
  - 以厚壁囊肿为主，表现为明显高信号，肿瘤壁为略高信号
- 黑色素转移瘤含顺磁性物质，在 T1WI 上为高信号，在 T2WI 上为低信号
- 合并出血在 T1WI 和 T2WI 均为高信号
- T1 增强
  - 大多数转移瘤在增强早期强化不明显
  - 增强后期或延迟期肿瘤边缘有轻度强化，此时肿块的境界较清晰
  - 典型转移瘤呈“牛眼”状或“靶心”状

B 超表现

- 肿瘤呈强回声光团或呈牛眼征
- 可伴有钙化

核医学表现

- 脾转移癌明显的高放射性摄取，特别是在病变尚未引起局部解剖结构改变之前可发现病灶

推荐影像学检查

- 最佳检查方法：CT 为目前诊断脾转移瘤的重要方法

● 检查建议
 ○ 脾囊性转移瘤或脾转移瘤囊性变发生率较高，可见病灶不论大小均易发生囊样变，这一征象对脾转移瘤的诊断有一定的指导意义
 ○ 脾转移瘤发生钙化者少见

【鉴别诊断】

● 脾淋巴瘤
 ○ 发病年龄广，以青壮年多见
 ○ 弥漫浸润性病灶可仅表现为脾体积增大
 ○ 灶性病灶信号及密度较均匀
 ○ 增强扫描，病灶呈轻度均匀强化，病灶边缘更加清楚，无边缘环形强化
● 脾血管瘤
 ○ 类圆形边缘清楚的均匀低密度灶
 ○ T2WI 明显高信号
 ○ 典型的强化模式
● 脾囊肿
 ○ 圆形、卵圆形的水样低密度灶，密度均匀，边界清楚锐利
 ○ 增强后无强化，边缘较转移瘤锐利
 ○ T2WI 明显高信号
● 脾脓肿
 ○ CT 明显低密度，T2WI 明显高信号
 ○ 脓肿壁多层结构的显示
 ○ DWI 脓液高信号
 ○ 有发热等感染的临床症状，抗感染治疗后病灶缩小

诊断与鉴别诊断要点

● 有原发肿瘤病史，病灶多发
● 不均匀强化或边缘强化，典型可见“牛眼征”
● 脾转移瘤无论大小有囊变倾向，见脾内多发囊性占位应考虑到脾转移瘤的可能
● 黑色素转移瘤含顺磁性物质，在 T1WI 上为高信号，在 T2WI 上为低信号

重点推荐文献

[1] 王旭荣，黄田业，陈少杰．脾转移瘤的螺旋 CT 诊断．放射学实践，2006，21（2）：160-162.

[2] 张峰，邵永孚，吴健雄，等．孤立性脾转移瘤 5 例分析．肿瘤防治研究，2005，32（1）：44-45.

（郭　锬　杨正汉）

典型病例

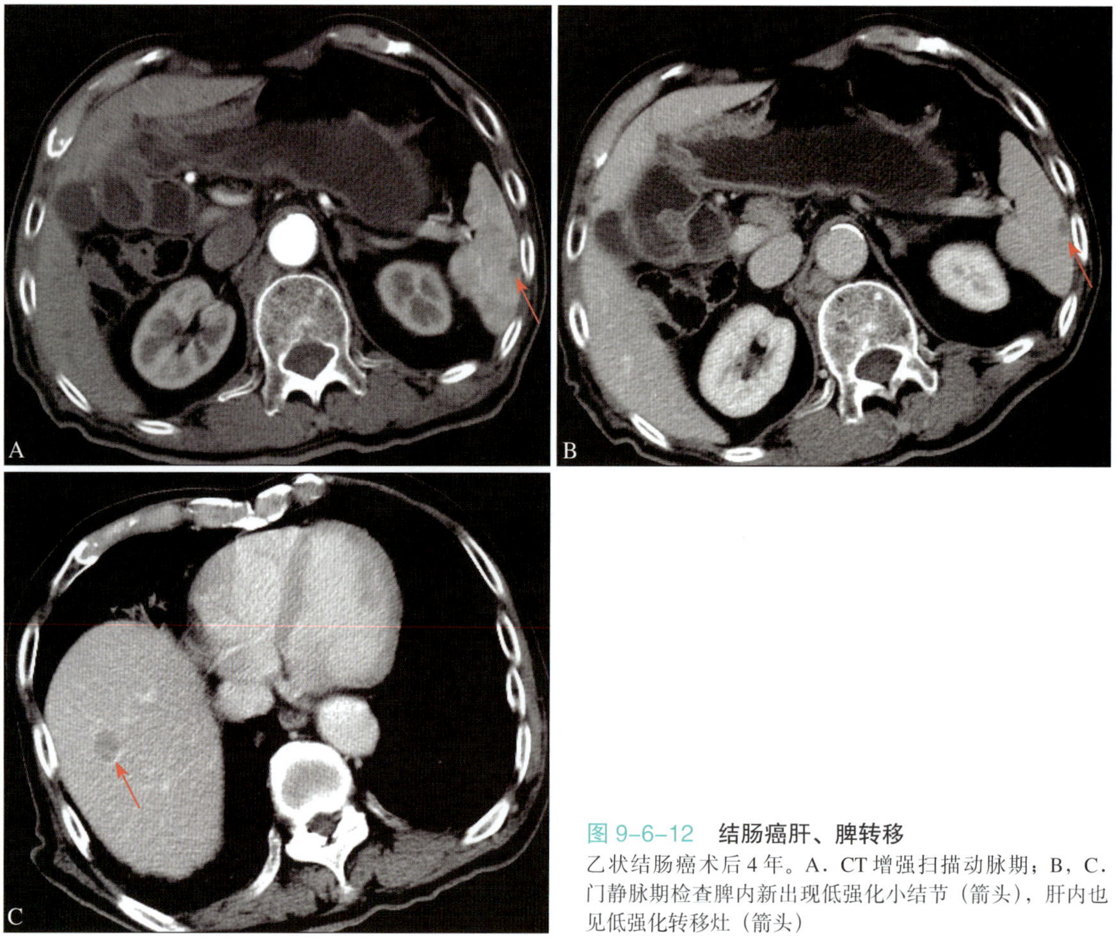

图 9-6-12 结肠癌肝、脾转移

乙状结肠癌术后 4 年。A．CT 增强扫描动脉期；B，C．门静脉期检查脾内新出现低强化小结节（箭头），肝内也见低强化转移灶（箭头）

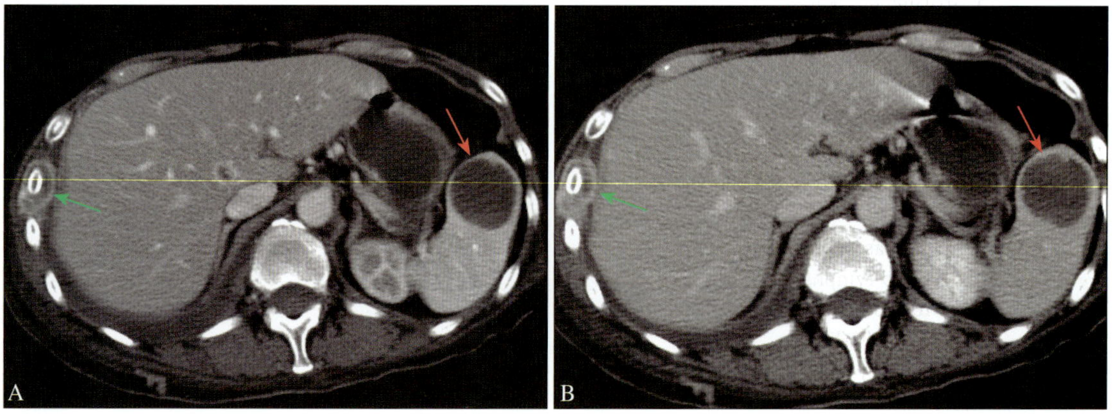

图 9-6-13 乳腺癌脾及肋骨转移

乳腺癌术后 3 年。A.CT 增强扫描动脉期；B．门静脉期检查脾内新出现低强化肿块影小（红箭头），另见右侧肋骨转移（绿箭头）

主要参考文献

[1] 郭启勇．实用放射学．3 版．北京：人民卫生出版社，2007.

[2] 吴恩惠，周康荣．中华影像医学．北京：人民卫生出版社，2005.

[3] 柏树令，应大君．系统解剖学．北京：人民卫生出版社，2008.

[4] 陈虎，杨德琪．多脾综合征．中华放射学杂志，1996，30（7）：503-504.

[5] Peoples WM，Moller J H，Edwards J E. Polysplenia：a review of 146 cases. Pediatr Cardiol，1983，4：129-37.

[6] 殷薇薇，李建策，等．副脾的 CT 诊断与误诊原因分析 [J]．放射学实践，2007，22（8）：833-835.

[7] J Ebels，F Van Elst，M Vanderveken，et al．Splenic Abscess Complicating infective Endocarditis [J]．Three Case Reports Acta Chir Belg，2007，(6)：720.

[8] Lombardi A，Coppola M，Pennica A，et al. Spienic Abscess due to streptococcus [J]．Case report G Chir，2008，(8-9)：359.

[9] 许乙凯，全显跃．肝胆胰脾影像诊断学．北京：人民卫生出版社，2006：651-654.

[10] 赵中伟，邵国良，纪建松．脾结核的 CT 诊断．实用放射学杂志，2008，24（12）：1630-1632.

[11] 陈勇．脾梗死的临床和影像学表现．中国医学影像技术，1997，13（1）：81-82.

[12] Arenal Vera JJ，Said A，Guerro JA，et al. Splenic infarction secondary to acute pancreatitis. Rev Esp Enferm Dig，2008，100（5）：300-303.

[13] L Gimenez J，F E Fernandes R，M Pedro L，et al. Splenic infarction caused by supraceliac aortic thrombus：Two cases report. Rev Port Cir Cardiotorac Vasc，2008，15（1）：51-54.

[14] Miller LA，Mirvis SE，Shanmuganathan K，et al. CT diagnosis of splenic infarction in blunt trauma：imaging features，clinical significance and complications. Clin Radiol，2004，59（4）：342-348.

[15] 焦子育，罗渝昆，吕发勤等．常规超声及超声造影在肝脾创伤非手术治疗期间的监测作用．中华医学超声杂志，2010，7（10）：1654-1661.

[16] Robertosn F，Leander P，Ekberg O. Radiology of the spleen. EurRadiol，2001，11（1）：80-95.

[17] Mathangi R，Caroline R，Richard C et al. Splenic hemangiomas and hamartomas：MR Imaging characteristics of 28 lesions. Radiology，1997，202：166-172.

[18] Seki H，Ueda T，Kasuya T，et al．Lymphangioma of the junum and mesentery presenting with acute abdomen in an adult [J]．J Gastroenterol，1998，33（1）：107-111.

[19] 张志勇，周康荣．淋巴管瘤 [J]．实用放射学杂志，1998，14：690-691.

[20] Solomou EG，Patriarheas GV，Mpadra FA，et al. A symptomatic adult cystic lymphangioma of the spleen：Case reportand review of the literature. MagnReson Imaging，2003，21（1）：81-84.

[21] 叶晓华，杨正汉，杨重庆等．脾错构瘤的 CT 和 MRI 表现 [J]．医学影像学杂志，2009，19（5）：567-570.

[22] Yu RS，Zhang SZ，Hua JU，et al．Imaging findings of splenic hamar-toma [J]．World J Gastroenterol，2004，10：2613-2615.

[23] Abbott RM，LevyAD，AguileraNS，et al. From the archives of the AFIP primary vascular neoplasms of the spleen：radiologic-pathologic correlation [J]．Radio Graphics，2004，24：1137-1163.

[24] Shweta N，Rochelle S，Vikram SD. Radiologic-Pathologic conferences of the university of rochester school of medicine：Inflammatory pseudotumor of the spleen. AJR，2008，191：1477-1479.

[25] 刘于宝，梁长虹，张忠林等，脾炎性假瘤 CT 和 MRI 表现与病理对照分析．放射实践学，2006，21（7）：692-694.

[26] Angela Sam，Iain DC. Answer to case of the Month #138 Inflammatorypseudotumour of the spleen. Canadian Association of Radiologists Journal，2008，59（4）：217-219.

[27] 路涛，张浩．脾血管瘤 CT 表现特点．中国医学影像学杂志，2011，19（3）：223-225.

[28] 沈健，金中高．脾窦岸细胞血管瘤的影像学与病理学特征分析．实用医学杂志，2009，25（4）：617-619.

[29] 李健丁，武志峰，张跃真．脾上皮血管内皮细胞瘤伴肝转移 1 例 [J]．中华放射学杂志，1998，32（12）：868.

[30] Makhlouf HR，Ishak KG，Goodman ZD. Epithelioid-hemangioendothelioma of the liver：aclinicopathologic study of 137cases. Cancer，1999，85（3）：562-582.

[31] Ferrozzi F，Bova D，DeChiara F. Hemangioendothelioma of the spleen：imaging findings at color Doppler，US，and CT [J]．Clin Imaging，1999，23（2）：111-114.

[32] A.M.A. de Schepper，Filip Vanhoenacker. Medical imaging of the spleen．Springer. 2000.

[33] 何小东，康维明，郑朝纪，等．脾占位性病变的临床诊治分析，中华普通外科杂志，2000，15（11）：669-670.

[34] Mukesh Kumar，Kamlakar Tripathi，Rahul Khanna，et al. Hemangiopericytoma of the spleen：Unusual presentation as multiple abscess. World Journal of Surgical Oncology 2005，3：77.

[35] Tuncay Yilmazlar，Turkay Kirdak，Omer Yerci，et al. Splenic hemangiopericytoma and serosal cavernous hemangiomatosis of the adjacent colon. World J Gastroenterol，2005，July，14：11（26）：4111-4113.

[36] 陆晓旻，血管外皮瘤病理 20 例分析．中国误诊学杂志，2004，4（3）：447-448.

[37] 周建军，周康荣等．血管外皮细胞瘤与孤立性纤维瘤的诊断和鉴别诊断．中国医学影像技术，2008，4：570-572.

[38] 张海涛，阮洋，保卫玲，等．脾血管肉瘤 CT 表现．中国医学影像学杂志，2011，21（1）：23-25.

[39] 徐秀芳，余日胜．脾淋巴瘤的 CT 诊断．实用放射学杂志，2006，22（5）：546-548.

[40] 陈楠，杨志刚，余建群．脾原发性恶性淋巴瘤的螺旋 CT 诊断．临床放射学杂志，2003，22（7）：572-574.

[41] 王欣璐，李向东，全江涛，等．PET/CT 诊断恶性淋巴瘤对肝和脾的侵犯．中华核医学杂志，2008，28（3）：164-167.

[42] 王旭荣，黄田业，陈少杰．脾转移瘤的螺旋 CT 诊断．放射学实践，2006，21（2）：160-162.

[43] 胡佳寿，孙金凤，张立安，等．7 例脾转移瘤的 CT 诊断．中国医学影像学杂志，2005，13（1）：71-72.

10 腹膜后间隙

第1节 概 述

【概念与概述】

腹膜后间隙（retroperitoneal space，RS）是壁腹膜和腹横筋膜之间的解剖间隙及其解剖结构的总称，是充满脂肪、结缔组织和筋膜的潜在间隙，其前界为壁腹膜，后界为腰大肌和腰方肌筋膜，上界为横膈，下达盆底筋膜，两侧为侧椎筋膜

同义词：腹膜外间隙、腹膜后腔、后腹膜腔

【解剖划分】

- 以肾前筋膜（Gerota's 筋膜）和肾后筋膜（Zuekerkandle's 筋膜）为分界线，将腹膜后间隙分为肾旁前间隙、肾周间隙和肾旁后间隙
- 肾旁前间隙是后腹膜与肾前筋膜之间的区域，侧方为侧椎筋膜；间隙内包括升、降结肠，十二指肠和胰腺
- 肾周间隙为肾前筋膜与肾后筋膜之间的区域，包括肾、肾上腺及其周围脂肪
- 肾旁后间隙是位于肾后筋膜与腹横筋膜之间的区域，内部为脂肪组织，无脏器结构

【检查方法】

- 腹部平片可以显示一些腹膜后间隙脏器的轮廓，如肾、结肠等，但是其诊断价值有限，只有在大量积液、积气或密度对比明显的条件下才有一定的作用。既往的侵入性腹膜后充气造影，可以通过人工注入气体的比衬显示肾筋膜及周围结构，目前这种方法已被断层检查取代
- 断层影像技术，包括CT和MR，可以将腹膜后脏器和间隙直接、立体地显示出来，是腹膜后间隙疾病影像诊断的重要方法
  - 腹膜后间隙的CT检查具有一些特点，首先是范围足够大，应涵盖横膈至盆底筋膜的广大区域；其次是选择适当的宽窗技术，以显示筋膜和间隙；最后，为了得到良好的三维立体展示，往往需要冠、矢状或斜位重建图像
  - MR检查显示腹膜后间隙内脏器的解剖和疾病与CT具有相似的临床价值，但是在多维断面显示上具有明显优势，并且肾筋膜常能显示为纤细的低信号纤维包膜，与周围脂肪信号形成良好对比

第2节 正常变异

一、下腔静脉发育变异

- 发生率为1.5% ~ 4%，包括双侧下腔静脉、左下腔静脉和下腔静脉部分缺如等，其中以双侧下腔静脉较为常见，表现为下腔静脉在肾静脉平面以下为双支，越过平面后汇合在右侧上升走行。原因在于，胚胎期左主静脉肾下段未能退化，与右主静脉一起发育，即可演变成双下腔静脉畸形

二、肾前筋膜解剖变异

- 肾前筋膜向内侧延伸，覆盖肾及其血管，跨过腹主动脉和下腔静脉，与对侧肾前筋膜及大血管周围的结缔组织相连。双侧的肾前筋膜内侧互相连续菲薄，一般位于肠系膜上动脉水平以下，两侧肾周间隙存在潜在交通，是病理状态下血液、脓液或尿液外渗积聚与播散的通路。但是，在有的情况下，双侧肾前筋膜延续于内侧成为结缔组织，终止、融合并围绕肠系膜根部血管的结缔组织，两侧肾周间隙并无实际的直接交通

三、肾后筋膜解剖变异

- 一般认为，肾后筋膜较厚，内侧伸展于肾内、后方，在腰方肌和腰大肌筋膜的前方，附着于腰大肌外缘并与腰大肌筋膜融合。但是，在不同的横断层面，肾后筋膜内侧附着点具有不同的解剖特点
  - 在肾上极平面以上，附着点在膈肌脚
  - 在肾门平面，附着于腰方肌外份者最多，少部分变异附着在腰方肌中份
  - 在肾下极平面，附着于腰方肌中份最多，内份和外份较少，未见附着于腰大肌者。肾后筋膜外侧与肾前筋膜融合形成侧椎筋膜，其融合点也有一些变异，以侧后方向融合最为多见

典型病例

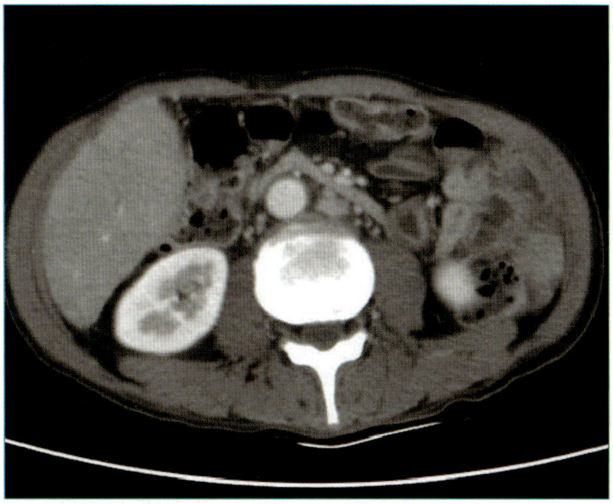

图 10–2–1　左侧下腔静脉变异

第 3 节　感　染

一、腹膜后纤维化

【概念与概述】

腹膜后纤维化（retroperitoneal fibrosis，RPF），腹膜后纤维组织增生并导致腹膜后广泛纤维化

【病因与病理】

病因

- 约 2/3 的腹膜后纤维化发病原因不明，临床上将其称为特发性腹膜后纤维化（idiopathic retroperitoneal fibrosis）；另 1/3 病例的发病原因可能与某些药物、肿瘤、各种感染等因素有关，故称为继发性腹膜后纤维化

流行病学

- 特发性腹膜后纤维化非常少见，发病率为 1/20 万，发病年龄以 40 ~ 60 岁者多见，约占 2/3。男性发病是女性的 2 ~ 3 倍。以白种

人相对多见

大体病理

- 腹膜后形成有界限但无包膜的浸润性炎性肿块；常累及双侧肾、输尿管及膀胱，造成尿路阻塞

病理进展

- 较早期主要为慢性炎症及疏松结缔组织增生和轻度炎症性水肿
- 到后期炎症细胞越来越少，而纤维化越来越明显
- 最后完全为致密纤维增生，且有结缔组织玻璃样变，而炎症细胞消失

【临床表现】

表现

- 常有下腹部或后腰部肿胀或肿痛症状，后期有尿道受压以及肾衰竭的相关症状；非肿瘤性病变，可能与炎症和过高免疫反应有关，偶有自动消退病例

治疗

- 较早进行激素治疗可有一定效果，需长期用激素治疗及对症治疗。目前尚无特异性治疗手段，治疗方法包括非手术治疗、手术治疗

【影像学表现】

概述

- 典型表现为腹膜后肾门以下包绕腹主动脉、下腔静脉、输尿管及所引起的肾盂扩张的软组织肿块

X 线表现

- 由于本病最常见的症状为输尿管压迫所致，故一旦怀疑，应选择静脉尿路造影。静脉尿路造影的典型征象是“三联征”
- 肾盂积水伴有上部输尿管扩张扭曲
- 输尿管向中心移位
- 输尿管受外部压迫的征象。晚期双肾可不显影

CT 表现

- CT 可以了解腹膜后纤维化的范围，并进行诊断及随访
- 分布部位是以腹主动脉为中心，位于其前方及两侧，可包绕下腔静脉和输尿管等腹膜后结构
- 平扫 CT 值类似肌肉密度，也可有局灶性或均匀高密度，前缘边界清楚锐利，后缘紧贴主动脉
- 增强后病变有不同程度斑片或均匀强化，增强延迟持续时间比主动脉长，故病灶密度反比主动脉高

MR 表现

- T1WI 序列病灶呈低信号
- T2WI 和 STIR 序列呈高信号
- T1WI 增强时呈较高信号，后期延迟像呈明显高信号

超声表现

- B 超可发现腹膜后纤维化斑块，提示肾盂及输尿管积水的程度，并可排除引起肾积水的结石等常见原因
- 彩色多普勒可观察腹主动脉及髂血管的血流信号及判断血管是否存在狭窄及狭窄程度

其他检查方法

- 用 67Ga 柠檬酸盐闪烁放射性核素扫描，可较 CT、MRI 能更好反映腹膜后纤维化疾病过程中病变的严重性和活动性
- 正电子发射 X 线断层摄影术 PET 对良、恶性病灶的鉴别诊断有积极的意义

推荐影像学检查

增强 MRI 有助于观察病变累及的部位、器官，不同加权序列对病变的良恶性鉴别有积极意义

【鉴别诊断】

- 淋巴瘤：分布范围较广，融合成块的淋巴结增大，主动脉前移和肠系膜淋巴结增大同时存在，淋巴结无明显强化表现，是本病高度特异性征象
- 腹膜后间质性肿瘤：以肿块为主，部位不定，边缘清晰，对腹膜后血管以推移为主

重点推荐文献

[1] Das CJ, Sharma R, Jain TP, et al. Unusual appearance of retroper-itoneal fibrosis si mulating a tumor .Br J Radiol, 2006, 79 (946): 137-139.

[2] Amis ES. Retroperitoneal fibrosis. AJR, 1991, 157 (2): 321-329.

二、盆腔脂肪过多症

【概念与概述】

盆腔脂肪过多症（pelvic lipomatosis）是一种原因不明的以盆腔内大量脂肪组织异常增生和脏器受压变形移位为特征的良性疾病。本病于 1959 年由 Engels 首次描述，1968 年 Fogg 提倡使用盆腔脂肪过多症命名

【病因与病理】

病因

- 病因不明，可能原因：脂肪代谢、内分泌紊乱，过度肥胖造成脂肪异常堆积，或与输尿管、膀胱及前列腺慢性炎症刺激有关

流行病学

- 有种族和性别倾向。黑人发病率是白人的 2 倍，男女比达 18∶1。国内关于此病报道很少

病理类型分类

- 盆腔内有大量脂肪组织增生堆积，脂肪组织内富含血管及纤维，无确切境界及包膜，局部脏器受其挤压包绕及牵拉，而产生变形、狭窄、移位
- 大部分病人并存慢性膀胱炎和前列腺炎

【临床表现】

表现

- 泌尿系统症状如尿频、尿急、血尿、排尿困难等
- 胃肠道症状如下腹胀痛、大便变细、便秘、便血
- 查体可扪及下腹部包块

治疗

- 目前尚无特殊治疗方法
- 保守疗法可试用抗感染、抗过敏治疗，但效果尚不肯定
- 一般无上尿路梗阻及肾功能不全者可不予以手术治疗

【影像学表现】

盆腔内大量脂肪堆积形成的无边界、无包膜肿块，包绕压迫盆腔内的脏器引起相应临床症状并在影像学上出现各自特征性的改变

X 线表现

- 骨盆正位片：盆腔内大量沉积的脂肪致骨盆区异常透亮，盆腔内见不到小肠的管壁及肠腔内的气体，而被脂肪推向上方
- 静脉肾盂造影（IVU）：示膀胱位置升高，颈部拉长，呈梨形或球拍形，常见双侧输尿管向正中移位
- 肠灌钡造影显示直肠、乙状结肠肠曲拉直、变细并抬高，直肠与骶尾骨间距增大

CT 表现

- 盆腔内大量脂肪密度灶，形态不规则，边界不清楚。膀胱和直肠周围居多，有的内部可见纤维索条影，盆前内脏器受压、移位、变形，膀胱和直肠明显，膀胱呈网球拍状、梨状；膀胱直肠间隙、膀胱精囊角及直肠骶骨间距增大。增强扫描脂肪成分无强化，其内有时可见强化血管影

MR 表现

- T1WI 序列，病变表现为明亮的高信号，包绕，推挤临近脏器；T2WI 序列，病变为中 - 高信号，脂肪抑制相呈明显低信号，具有特征性意义

超声表现

- 盆腔内可见中强或强回声区。边缘模糊，其内回声均匀，也可显示盆腔内脏器受病变包绕、推挤、变形情况

推荐影像学检查

首选 CT，既能观察病变的密度、形态特点，也可显示病变与周围毗邻结构的关系

【鉴别诊断】

- 腹膜后纤维化为腹膜后广泛病变，为非脂肪密度或信号
- 腹膜后脂肪瘤多较局限，边界较清楚
- 腹膜后脂肪肉瘤则好发于肾周围，可有菲薄的包膜，常沿筋膜和组织器官间隙生长，增强后可强化

重点推荐文献

[1] Andaç N，Baltacioglu F，Cimş it NC，et al. Fat necrosis mimicking liposarcoma in a patient with pelvic lipomatosis. CT findings. Clin Imaging，2003，27（2）：109-111.

[2] Nedden D，Jakse G. CT-scan：a diagnostic proof for pelvic lipomatosis. Eur J Radiol，1982，2（2）：128-129.

第4节 创 伤

一、腹膜后出血

【概念与概述】

- 腹膜后出血指各种原因造成的出血积聚在腹膜后间隙内，出血包括腹膜后脏器出血和间质血管破裂出血

【病因与病理】

病因

- 自发性出血可源自腹膜后的各种器官或组织，肾原因最为多见，占63%
- 外伤性腹膜后血肿为腹、腰部损伤的常见并发症，最常见原因是骨盆及脊柱骨折。常合并严重复合伤、出血性休克等，死亡率可达35% ~ 42%

病理类型分类

- 自发性腹膜后出血
- 外伤性腹膜后出血

【临床表现】

表现

- 因出血程度与范围各异，临床表现并不恒定，突出的表现是内出血征象、腰背痛和肠麻痹；伴尿路损伤者则常有血尿
- 血肿进入盆腔者可有里急后重感，并可借直肠指诊触及骶前区有伴波动感的隆起

治疗

- 对于迅速大量出血，应在积极抗休克的同时，立即剖腹控制出血

【影像学表现】

概述

X线表现

- 可从腹腔密度增高、脊柱或骨盆骨折、腰大肌阴影消失和肾影异常等征象，提示腹膜后血肿的可能

CT表现

- 在出血的急性期和亚急性早期，可以看到液-液平面，比较稠密的血液构成了下部的液面，这一点基本可以诊断为出血。随着时间的进展，液体的密度会下降，表现为囊性。除外肿瘤性出血很重要，所以短期复查及结合病史很有帮助

MR表现

- 急性出血较少选择MR检查

超声表现

- 发现血肿及腹主动脉瘤，能准确地显示出腹膜后血肿的部位及大小，但血肿与脓肿及其他液体积聚（如尿液）的鉴别常有一定困难

推荐影像学检查

- CT检查

重点推荐文献

[1] Naulet P, Wassel J, Gervaise A, Blum A. Evaluation of the value of abdominopelvic acquisition whitout contrast injection when performing a whole body CT scan in a patient who may have multiple trauma. Diagn Interv Imaging, 2013 Apr; 94 (4): 410-417.

[2] Gayer Gl, Hertz M, Manor H, Strauss S, Klinowski E, Zissin R. Dense ascites: CT manifestations and clinical implications. Emerg Radiol, 2004 Apr; 10 (5): 262-267.

典型病例

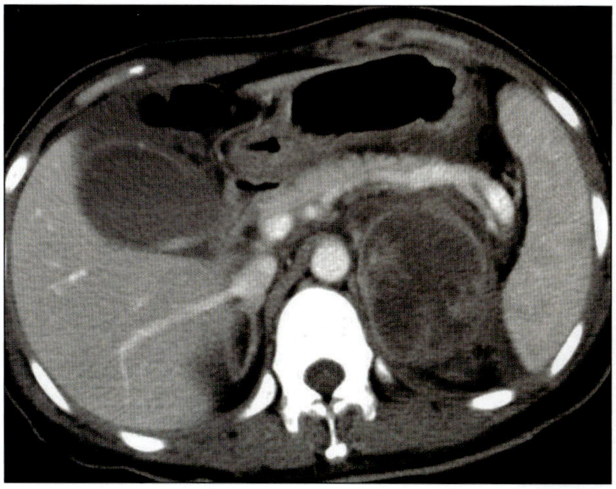

图 10-4-1 **腹膜后出血**
车祸伤，左侧腹膜后血肿，内部密度不均匀，血块液化为主

二、腹膜后积气

【概念与概述】

- 腹膜后积气指异常的气体积聚在腹膜后间隙内

【病因与病理】

病因

- 肠穿孔（胃肠道处于腹膜后的器官包括：十二指肠降段、水平段；升结肠；降结肠；直肠）、近期手术、穿通伤、产气微生物等

【临床表现】

表现

- 继发于肠道穿孔和感染的腹膜后积气有相应的胃肠道症状和感染表现
- 继发于腹部损伤者，则根据损伤的范围和程度，腹部损伤的患者其临床表现不尽相同
- 轻微的临床上可无明显症状和体征，而严重者可出现重度休克

治疗

- 保守治疗或外科手术修补、引流

【影像学表现】

概述

- 平片诊断价值有限，CT 对于很少的腹膜后气体很敏感

X 线表现

- 通常很难通过平片诊断，因为腹膜后气体不会在膈下积聚或在肝周围积聚形成气腹

CT 表现

- 对于腹膜后积气者，CT 能够很好地显示气体存在的部位。腹膜后气体多积聚在 Gerota 韧带的下方、后腹部或者腰大肌两侧，这些部位的气体在 CT 上很容易显示，尤其是使用肺窗。而且 CT 对于很少的腹膜后气体也很敏感
- CT 对软组织和实质性器官的分辨力较高，能清晰地显示肝、脾、肾的包膜是否完整、大小及形态结构是否正常，对实质性脏器损伤的诊断帮助较大。也可了解空腔脏器的损伤情况，但诊断率较低

推荐影像学检查

- CT 检查

诊断与鉴别诊断要点

- 腹膜后间隙内发现非肠道内的气体影

典型病例

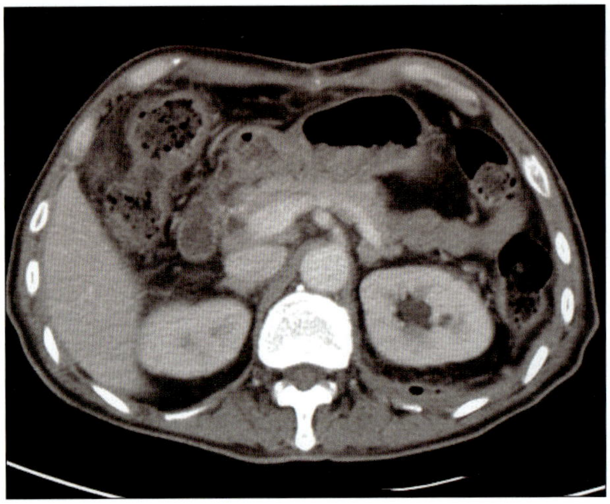

图 10-4-2 腹膜后积气
结肠梗阻穿孔，左侧肾旁后间隙少量积气

第 5 节 肿 瘤

一、腹膜后肉瘤

【概念与概述】

腹膜后肉瘤（primary retroperitoneal sarcomas，PRS）指原发于腹膜后间隙内的一组间叶细胞起源，具有不同临床病理特征和生物学行为的异质性实体瘤的总称。约占所有软组织肉瘤的 15%

【病因与病理】

常见的病理类型分类

- 脂肪肉瘤
  - 分化好的脂肪肉瘤
  - 去分化的脂肪肉瘤
  - 黏液样脂肪肉瘤
  - 多形性脂肪肉瘤
- 平滑肌肉瘤
- 纤维肉瘤
- 骨组织肉瘤

【临床表现】

表现

- 早期缺乏特异性症状，晚期主要为肿瘤压迫症状

治疗

- 以手术治疗为主，化疗为辅

【影像学表现】

概述

- 影像检查的作用为定位诊断、定性诊断，判断肿物侵犯范围及监测疗效，早期检出转移和复发

CT 表现

- CT 不但能对腹膜后肉瘤作出定位诊断，还能明确肉瘤与周围器官的关系，发现远处转移或局部浸润
- 脂肪肉瘤一般瘤体较大，常沿筋膜和组织器官间隙生长，推挤及侵犯邻近器官结构，可有菲薄的包膜，瘤体边缘常不清楚
- 瘤内常有粗细不等的条状、片状软组织间隔，也可含有软组织密度的块影。脂肪肉瘤内可有多种亚型混合存在，密度不一
  - 分化好的脂肪肉瘤内含有成熟脂肪，CT 值在 -20Hu 以下
  - 黏液型脂肪肉瘤肿物呈软组织密度，CT 值 20Hu 左右，瘤内可伴有坏死及大片钙化
  - 硬化型脂肪肉瘤属高分化脂肪肉瘤，肿瘤内有成熟脂肪细胞和致密纤维成分，呈软组织密度，其他分化差的脂肪肉瘤也多呈软组织密度与其他肉瘤不能鉴别
- 平滑肌肉瘤：瘤体常较大，形态不规则并向周

围器官侵犯，瘤内的坏死区常较其他类型软组织肿瘤者大。CT 平扫为软组织密度，增强扫描肿瘤有明显或中等强化，无特异性

MR 表现

- MRI 能较好地显示软组织，可行多方位检查，确切了解肿瘤与血管间的关系。MRI 还能鉴别良性脂肪瘤和分化好的脂肪肉瘤作用，良性脂肪瘤边缘不规则

超声表现

- 超声检查是一种简便、准确、无创的腹膜后肿瘤的诊断与鉴别诊断方法，由于价廉和易行，可作为常规普查手段及术后对肿瘤是否复发行随访检查。其定位成功率较高，但在定性方面相对较差

其他检查方法

- 数字减影血管造影术（DSA）可了解主要血管的受侵及肿瘤的主要供血动脉，有助于术中处理肿瘤的主要血管
- 静脉肾盂造影（IVP）和胃肠道造影可了解输尿管、胃肠道受侵情况及双肾功能，为联合脏器切除作准备

推荐影像学检查

- CT 是评价腹膜后肉瘤最有价值的辅助诊断方法

【鉴别诊断】

- 特发性腹膜后纤维变　好发在大血管周围，自肾门水平到盆腔（髂动脉周围）。肿物较大，呈帆状、盘状或块状，包绕或覆盖在大血管周围，粘连、牵拉输尿管，引起单侧或双侧肾盂积水；而恶性者轮廓不清楚，常呈斑片状，增强扫描可有强化。常由乳腺癌、肺癌、甲状腺癌、胃肠道癌转移刺激纤维增生所致

重点推荐文献

[1] Alhazzani AR, El-Sharkawy MS, Hassan H. Primary retroperitoneal synovial sarcoma in CT and MRI. Urol Ann, 2010, 2 (1): 39-41.

[2] Hong SH, Kim KA, Woo OH, et al. Dedifferentiated liposarcoma of retroperitoneum: spectrum of imaging findings in 15 patients. Clin Imaging, 2010, 34 (3): 203-210.

典型病例

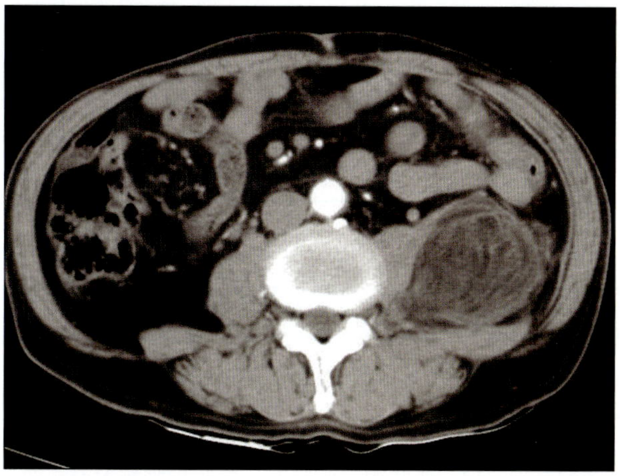

图 10-5-1　左侧腰大肌旁脂肪肉瘤

二、腹膜后淋巴瘤

【概念与概述】

腹膜后淋巴瘤（retroperitoneal lymphoma）。淋巴瘤可以侵犯身体的任何部位。原发或转移性腹膜后淋巴瘤常表现为腹、盆膜后淋巴结受侵，散在分布或融合成团，边缘较清楚，密度常较均匀

【病因与病理】

- 原发和转移于腹膜后间隙内非器官来源的淋巴组织肿瘤，发病率很低。原发性腹膜后淋巴瘤常缺乏特征性临床表现，早期诊断较难，发现时肿瘤常较大，并累及腹膜后器官、神经及脏器

【临床表现】

表现

- 以占位性和压迫性症状和体征最常见

治疗

- 肿瘤化疗是最有效的治疗手段，肿瘤数目较多，常常难以完全手术切除

【影像学表现】

概述

- 影像检查的作用为定位诊断、定性诊断、指出肿物侵犯范围及监测疗效，早期检出复发

X 线表现

- 数字减影血管造影显示瘤体供血情况，丰富的新生血管常提示肿瘤分化和恶性程度

CT 表现

- 原发性淋巴瘤可以侵犯身体的任何部位，位于腹膜后时常表现为淋巴结受侵，沿血管散在分布或融合成团，边缘较清楚，密度常较均匀
- 腹主动脉、下腔静脉周围，多结节状，可孤立存在也可以融合成团，病灶密度可均匀或不均匀强化，内可有坏死
- 恶性征象：瘤体多较大，形态不规则，边缘模糊、不清晰或向周围组织、器官侵犯，密度不均匀，瘤内常有形态不规则的出血或坏死形成的低密度区

超声表现

- 实时超声成像可行多轴面成像检查，有助于明确肿瘤成分为囊性、实性或囊实性，但对肿瘤是否侵及周围脏器有时判断困难

推荐影像学检查

- CT 是评价腹膜后淋巴瘤最有价值的方法

【鉴别诊断】

- 巨大淋巴结增生：多发生在肾门周围，影像表现呈边缘光整、密度均匀的软组织肿物，偶有钙化，增强后肿物明显强化、均匀，有时可与血管的密度相似。偶尔在病变内和（或）周围可见粗大纡曲的供血血管

诊断与鉴别诊断要点

- 淋巴结增大，沿血管散在分布或融合成团，边缘较清楚，密度常较均匀

重点推荐文献

[1] Xu Y，Wang J，Peng Y，et al. CT characteristics of primary retroperitoneal neoplasms in children. Eur J Radiol，2010，75（3）：321-328.

[2] Govil S，Justus A，Lakshminarayanan R，et al. Retroperitoneal lymphatics on CT and MR. Abdom Imaging，2007，32（1）：53-55.

[3] 戴景蕊，石木兰．原发腹膜后区肿瘤的 CT 诊断．放射学实践，2003，18（1）：63-67.

[4] 张晓鹏，张晓燕．腹膜后肿瘤术前影像学评估．中国实用外科杂志，2008，28（4）：252-255.

典型病例

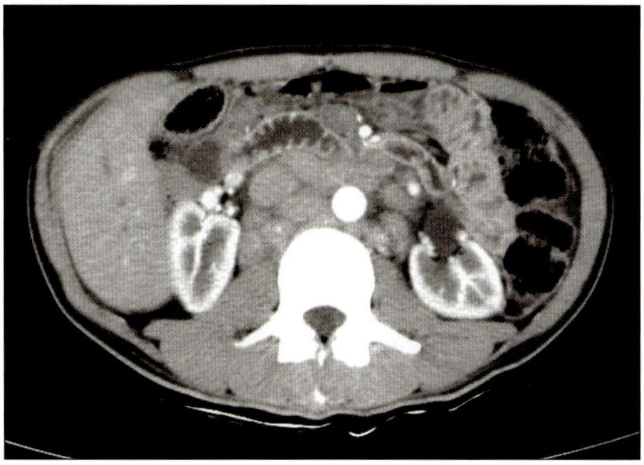

图 10-5-2 腹膜后淋巴瘤

三、腹膜后转移瘤

【概念与概述】

- 腹膜后转移肿瘤（secondary retroperitoneal tumor）是指各种组织恶性肿瘤转移到腹膜后间隙内形成继发性肿瘤。腹膜后间隙的解剖位置特殊，结构疏松，转移性腹膜后肿瘤常缺乏特征性临床表现

【病因与病理】

- 恶性肿瘤血行转移多，淋巴转移少

【临床表现】

表现

- 无特殊临床表现

治疗

- 手术完全切除肿瘤是有效的治疗手段

【影像学表现】

概述

- 影像检查的作用为定位诊断、定性诊断，早期检出转移

X 线表现

- 数字减影血管造影能够较好地显示瘤体血管来源及分布，也可了解大血管受侵情况，对减少或控制术中出血十分有用

CT 表现

- 腹膜后转移肿瘤的定位
  - 肾旁前间隙
  - 肾周间隙
  - 肾旁后间隙
  - 腹主动脉旁大血管间隙
- 腹膜后转移瘤主要来自消化道、泌尿生殖系的恶性肿瘤，也可以来自肺癌、鼻咽癌等
  - 肾门水平以上的转移瘤多来自上消化道及肺
  - 肾门水平及以下者多来自泌尿生殖系的恶性肿瘤
- 影像表现多结节状，可孤立存在也可以融合成团，瘤体多较大，形态不规则，边缘模糊或向周围组织、器官侵犯，病灶密度可均匀或不均匀强化，内常有形态不规则的出血或坏死形成的低密度区

超声表现

- 超声可行多轴面成像检查，有助于明确肿瘤成分为囊性、实性或囊实性，但对肿瘤是否侵及周围脏器有时判断困难

推荐影像学检查

- CT 是评价腹膜后转移肿瘤最有价值的方法，不但可以评价原发灶情况，还可清晰显示周围骨质有无受累，是目前影像检查的首选方法

【鉴别诊断】

- 淋巴瘤：淋巴瘤可以侵犯身体的任何部位。常表现为腹、盆腔淋巴结受侵，散在分布或融合成团，边缘较清楚，密度常较均匀
- 巨大淋巴结增生：多发生在肾门周围，影像表现呈边缘光整、密度均匀的软组织肿物，增强后肿物明显强化、均匀，有时可与血管的密度相似。有时在病变内和（或）周围可见粗大纡曲的供血血管

诊断与鉴别诊断要点

- 多结节状，可孤立存在也可融合成团，内常有形态不规则的出血或坏死

重点推荐文献

[1] Pickhardt PJ, Kazerooni EA, Flint A. Diagnosis of lymphangioleiomyomatosis by CT-guided retroperitoneal biopsy. Clin Radiol, 2000, 55 (6): 477-478.

[2] Steyerberg EW, Keizer HJ, Sleijfer DT, et al. Retroperitoneal metastases in testicular cancer: role of CT measurements of residual masses in decision making for resection after chemotherapy. Radiology, 2000, 215 (2): 437-444.

[3] 戴景蕊，石木兰．原发腹膜后区肿瘤的CT诊断．放射

（伍 兵）

典型病例

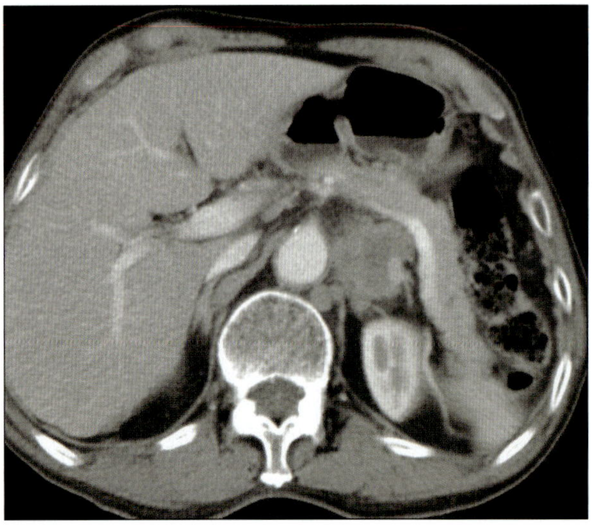

图 10-5-3 腹膜后转移瘤

主要参考文献

[1] Meyers MA. Dynamic radiology of the abdomen: normal and pathological anatomy. 2nd ed. New York: Springer-Verlag, 1976. 113-194.

[2] Tobin CE. The renal fascia and its relation to the transversalis fascia. Anat Rec, 1944, 89: 295-311.

[3] Kneeland JB, Auh YH, Rubenstein WA, et al. Perirenal spaces: CT evidence for communication across the midline. Radiology, 1987, 164: 657-664.

[4] Lim JH, Kim B, Auh YH. Anatomical communications of the perirenal space. Br J Radiol, 1998, 71: 450-456.

[5] Mindell HJ, Mastromatteo JF, Dickey KW, et al. Anatomic communications between the three retroperitoneal spaces: determination by CT-guided injections of contrast material in cadavers. AJR, 1995, 164: 1173-1178.

[6] Raptopoulos V, Toulipoulos P, Lei QF, et al. Medial border of the perirenal space: CT and anatomic correlation. Radiology, 1997, 205: 777-784.

[7] Thornton FJ, Kandiah SS, Monkhouse WS, et al. Helical CT evaluation of the perirenal space and its boundaries: a cadaveric study. Radiology, 2001, 218: 659-663.

[8] Raptopoulos V, Kleinman P, Marks S, et al. Renal fascial pathway: posterior extension of pancreatic effusions

within the anterior pararenal space. Radiology，1986，158：367-374.
[9] Congdon ED，Edson JN. The cone of renal fascia in the audit white male. Anat Rec，1941，80：289-313.
[10] Love L，Demos TC，Posniak H. CT of retrorenal fluid collection. AJR，1985，145：87-91.
[11] Rubenstein WA，Auh YH，Zirinsky K，et al. Posterior peritoneal recesses：assessment using CT. Radiology，1985，156：461-468.
[12] Dodds WJ，Darweesh RM，Lawson TL，et al. The retroperitoneal spaces revisited. AJR，1986，147：1155-1161.
[13] Rubenstein WA，Whalen JP. Extraperitoneal spaces. AJR，1986，147：1162-1164.
[14] Molmenti EP，Balfe DM，Kanterman RY，et al. Anatomy of the retroperitoneum：observation of the distribution of pathologic fluid collections. Radiology，1996，200：95-103.
[15] Aizenstein RI，Wilbur AC，O'Nell HK. Interfascial and perinephric pathways in the spread of retroperitoneal disease：refined concepts based on CT observations. AJR，1997，168：639-643.
[16] Lei QF，Marks SC Jr，Touliopoulos P，et al. Fascial planes and compartments of the posterior abdomen. Clin Anat，1990，3：1-15.
[17] Lim JH，Yoon Y，Lee SW，et al. Superior aspect of the perirenal space：anatomy and pathological correlation. Clin Radiol，1988，39：368-372.
[18] Lira JH，Auh YH，Suh SJ，et al. Right perirenal space：computed tomography evidence of communication between the bare area of the liver. Clin Imaging，1990，14：239-244.
[19] Kim KW，Auh YH，Chi HS，et al. CT of retroperitoneal extension of hepatoma mimicking adrenal tumor. J Comput Assist Tomogr，1993，17：599-602.
[20] Lira JH，Kim B，Auh YH. Continuation of gas from the right perirenal space into the bare area of the liver. J Comput Assist Tomogr，1997，21：667-670.
[21] Bechtold RE，Dyer RB，Zagoria RJ，et al. The perirenal space：relationship of pathologic processes to normal retroperitoneal anatomy. Radiographics，1996，16：841-854.
[22] Whalen JP，Berne AS，Riemenschneider PA. The extraperitoneal perivisceral fat pad. I. Its role in the roentgenological visualization of abdominal organs. Radiology，1969，92：466-472.
[23] Korobkin M，Silverman PM，Quint LE，et al. CT of the extraperitoneal space：normal anatomy and fluid collections. AJR，1992，159：933-942.
[24] Raptopoulos V，Lei QF，Touliopoulos P，et al. Why perirenal disease does not extend into the pelvis：the importance of closure of the cone of the renal fasciae. AJR，1995，164：1179-1184.
[25] Wolfram-Gabel R，Kahn J，Rapp E. Is the renal space closed? Clin Anat，2000，13：168-176.
[26] Beaulieu CF，Mindelzun RE，Dolph J，et al. The infraconal compartment：a muhidirectional pathway for spread of disease between the extraperitoneal abdomen and pelvis. J Comput Assist Tomogr，1997，21：223-228.
[27] Auh YH，Rubenstein WA，Schneider M，et al. Extraperitoneal paravesical spaces：CT delineation with US correlation. Radiology，1986，159：319-328.
[28] Mastromatteo JF，Mindell HJ，Mastromatteo MF，et al. Communications of the pelvic extraperitoneal spaces and their relation to the abdominal extraperitoneal spaces：helical CT cadaver study with pelvic extraperitoneal injections. Radiology，1997，202：523-530.
[29] Aikawa H，Tanoue S，Okino Y，et al. Pelvic extension of retroperitoneal fluid：analysis in vivo. AJR，1998，171：671-677.
[30] Feldberg MA，Koehler PR，van Waes PF. Psoas compartment disease studied by computed tomography：Analysis of 50 cases and subjected review. Radiology，1983，148：505-512.
[31] Oliphant M，Berne AS，Meyers MA. Bidirectional spread of disease via the subperitoneal space：the lower abdomen and left pelvis. Abdom Imaging，1993，18：117-125.

11 急腹症与腹部外伤

第1节 概 述

一、急腹症

- 急腹症（acute abdomen）是一组以突发的剧烈腹痛为突出表现、需要紧急内外科处理的腹部疾病。其病因涵盖炎症、感染、缺血、肿瘤，临床表现及实验室检查多无特异性，早期诊断和鉴别诊断困难
- 最常见的疾病有：急性阑尾炎、急性胆囊炎、肠梗阻、泌尿系结石、消化性溃疡穿孔、急性胰腺炎、憩室炎、非特异性内科性腹痛，以上疾病占急腹症就诊患者的90%以上
  - 急腹症的原因包括
    - 消化系统急症，如消化系统实质脏器的炎症、破裂、梗死等，空腔脏器的炎症、穿孔、梗阻、扭转、缺血等
    - 泌尿系统急症，如结石、炎症等
    - 妇科急症，如炎症、卵巢肿瘤并发症、宫外孕破裂等
    - 腹部血管病变，如腹主动脉及其分支的动脉瘤、夹层、破裂、血栓形成等

二、腹部外伤

- 因交通事故及灾害事故导致的腹部外伤（abdominal trauma）越来越常见，腹部外伤根据腹腔是否与外界相通，分为开放性损伤和闭合性损伤
- 影像检查主要用于早期发现闭合性损伤及其累及的范围，为临床治疗特别是手术时机的选择提供信息
  - 钝性伤（blunt trauma）一般为闭合性损伤，由于致伤原因、受伤的器官及损伤的严重程度不同，临床表现差异很大
    - 实质性器官损伤，如肝、脾、肾或大血管破裂时，主要临床表现是腹腔出血，重症患者出现失血性休克
    - 胆道、胰腺的损伤及空腔脏器穿孔时，由于胆汁、胰液、消化液的外溢，引发腹膜炎（peritonitis），出现压痛、反跳痛、腹膜刺激征

三、影像学检查

- CT：多层螺旋CT（multi-slice spiral CT）对急腹症和腹部外伤的诊断准确性高，已成为首选影像检查方法。除体征有明确定位的患者，CT扫描范围以自膈顶至耻骨联合的全腹部扫描为宜。常用CT扫描方法有
  - 平扫：因患者病情危急、无使用静脉对比剂的条件而常用，扫描前也不必常规口服胃肠对比剂
  - 增强扫描：敏感性较平扫明显提高，对于临床条件许可的患者应尽量采用静脉团注造影增强扫描，特别是平扫发现可疑病灶的患者，应采用增强扫描复查
  - CT薄层扫描及三维重建：采用1mm左右

的层厚，重建任意断面的三维图像及CT仿真内镜（CT virtual endoscopy），有利于空腔脏器微小病变的搜索，发现穿孔部位、梗阻部位
  - CT血管造影（CT angiography）：对动脉瘤、动脉夹层、血管破裂、血管狭窄、血栓和栓塞等血管病变的诊断价值可与DSA媲美
- 超声（sonography）：价格便宜，可在患者床旁操作，优势在于泌尿系结石、胆系结石、妇产科急症、脾挫裂伤等腹腔实质脏器损伤
- X线平片（X-ray plain film）：仅用于泌尿系结石（urinary calculus）、气腹（pneumoperitoneum）和肠梗阻（intestinal obstruction）的筛查
- DSA：不仅用于血管病变如动脉瘤、动脉夹层、急性出血性病变、血栓和栓塞的诊断，还能同时进行治疗
- MRI：因患者病情危急，一般不用于急腹症检查，待患者临床情况稳定后，用于胆系结石、胆胰管病变、肠梗阻、妇科疾病等的确诊

第2节　消化系统空腔器官急腹症

一、肠梗阻

【概念与概述】

肠梗阻（intestinal obstruction，ileus）是多种因素所致肠内容物在肠道中通过受阻引起的急腹症

【病理与病因】

病理生理

- 梗阻肠段首先出现肠腔机械性不通畅，梗阻以上肠段内容物淤积，肠壁吸收能力减弱，肠腔内气体和液体聚集，肠管扩张，继而发生体液和电解质的丢失，梗阻段肠壁血循环障碍，肠壁出现坏死，继发感染，最后可致毒血症、休克、死亡。根据病理生理改变分型
- 机械性肠梗阻（mechanical ileus）肠道器质性病变引起的肠腔机械性不通畅
  - 单纯性肠梗阻（simple ileus）：无肠道血循环障碍
  - 绞窄性肠梗阻（strangulating ileus）：有肠道血循环障碍
- 麻痹性肠梗阻（paralytic ileus）：整个胃肠道动力明显减弱所致，肠道本身并无器质性病变
- 缺血性肠梗阻（ischemic ileus）：肠系膜血栓形成或栓塞，伴有血循环障碍和肠运动功能失调

病因

根据梗阻病因分型

- 外源性梗阻，如粘连、疝、扭转、外压肿块等
- 内源性梗阻，如肠癌、Crohn病、肠结核、肠套叠、肠壁血肿等
- 肠腔内梗阻：粪石、胃石、胆石等

根据梗阻部位分型

- 高位肠梗阻：梗阻部位在十二指肠（duodenum）及空肠（jejunum）上段
- 低位肠梗阻：梗阻部位在空肠下段、回肠（ileum）或结肠（colon）

【临床表现】

表现

- 腹痛：单纯性机械性肠梗阻一般为阵发性剧烈绞痛
- 呕吐：呕吐发生时间视梗阻部位高低而定
- 腹胀：梗阻发生一段时间以后开始出现
- 腹块：梗阻部位出现压痛包块
- 排便排气停止：在完全性梗阻后发生
- 休克：早期单纯性肠梗阻患者，全身情况无明显变化，随病情进展出现脉搏细速、血压下降、面色苍白、四肢发凉等征象

治疗

- 绝大多数机械性肠梗阻需外科手术治疗，绞榨性肠梗阻更需及时手术

预后

- 病程发展迅速，如治疗不及时死亡率高

【影像表现】

概述

- 影像检查需明确是否有肠梗阻、梗阻部位、梗阻原因，并提示是否出现血运障碍、感染、肠穿孔等并发症

X线平片

- 肠腔扩张（dilation of the bowel）：小肠管径大

于 3cm，结肠管径大于 5cm

- 肠腔内阶梯状气 - 液平（air-fluid level）

CT

- 肠梗阻存在的诊断
  - 机械性肠梗阻（mechanical ileus）：梗阻部位近端肠管扩张，肠腔内见阶梯状液平，梗阻部位远端肠管塌陷。不全性肠梗阻，近端肠管可轻度扩张，管径在正常范围内，远端肠管内仍含有气体、液体。闭襻性肠梗阻的闭襻内可完全充满液体
  - 麻痹性肠梗阻（paralytic ileus）：小肠、结肠广泛扩张，无梗阻部位。肠腔内气体多于液体，液平无阶梯状表现
- 肠梗阻部位的诊断

扩张肠管与塌陷肠管之间的移行段（transitional zone）为梗阻部位

- 肠梗阻血运障碍（hemodynamic impairment）的诊断
  - 肠壁环形增厚大于 2cm，因水肿、出血而出现肠壁密度不均匀
  - 肠壁强化异常，早期表现为“靶征”（target sign）、强化减弱，晚期坏死肠壁不强化
  - 肠系膜肿胀、积液，血管增粗
  - 肠壁积气，肠系膜静脉积气，门静脉积气
  - 腹腔积液，如积液 CT 值大于 30Hu，则多系积血，提示肠坏死出血
  - 闭袢性肠梗阻（close-loop intestinal ileus）

MRI

- MRI 快速扫描序列如 HASTE 等对肠梗阻病因诊断有较高价值
- 优势：肠管内积液在 T2 加权像上呈高信号，与软组织信号的肠壁形成天然对比；炎症、肿瘤等病变在 T2 加权像上一般显示为较高信号，更易发现
- 劣势：总体解剖细节不如 CT，肠腔或腹腔内有大量液体和气体时，伪影干扰重

推荐影像学检查

- 最佳检查方法：增强 CT
- 推荐 CT 薄层扫描及 MPR 重建

【鉴别诊断】

结合临床病史，根据移行段的影像表现特点对肠梗阻的病因进行鉴别

- 肠粘连性肠梗阻（adhesive intestinal obstruction）
  - 占小肠梗阻的 60% 以上，其中约 80% 有腹部手术史者，15% 有腹部炎症病史，其余为先天异常或不明原因
  - 肠管走行异常，扭曲成角
  - 条带状黏连或压迫带
  - 排除了其他原因所致肠梗阻
- 肠肿瘤（intestinal tumor）
  - 常见恶性肿瘤：腺癌、恶性胃肠间质瘤、淋巴瘤、类癌等；常见良性肿瘤：腺瘤、良性胃肠间质瘤、脂肪瘤等
  - 肠壁增厚，强化不均匀，肠壁层次不清。恶性者可浸出浆膜面，累及周围脂肪、系膜
  - 肠腔内肿块（mass）：良性者边缘光滑，恶性者不规则、菜花状，浸润性生长
  - 肠腔狭窄（stenosis of the bowel）：腺癌等大多数肿瘤致肠腔狭窄，淋巴瘤则致肠腔扩张
- 炎症和感染（inflammation and infection）
  - 炎症性肠病（inflammatory bowel disease）：如 Crohn 病，可出现多节段梗阻，反复发作。急性期表现为肠壁“靶征”（target sign）、系膜“梳状征”（comb sign）
  - 感染：回盲部多见，如阑尾炎（appendicitis）、肠结核（intestinal tuberculosis）。肠壁增厚、肠腔狭窄均较肿瘤轻，病变边界更模糊，并可伴有肠粘连、系膜肿胀、局灶积液、脓肿（abscess）或冷脓肿（cold abscess）形成
- 肠道位置异常（abnormal location of the bowel）
  - 肠套叠（intussusception）
  - 肠扭转（volvulus）
  - 腹壁疝（abdominal wall hernia）和腹腔内疝（internal hernia）
- 缺血性肠病（ischemic bowel disease）

诊断与鉴别诊断要点

- 梗阻近端肠腔扩张，腔内阶梯状液平，梗阻远端肠腔塌陷
- 移行段的表现用于鉴别肠梗阻病因
- 肠血运障碍的判断

重点推荐文献

[1] 李迎春，宋彬，印隆林，等．16层螺旋CT多平面重建技术对肠梗阻的诊断价值．中国普外基础与临床杂志，2006，13（5）：608-613.

[2] Boudiaf M，Soyer P，Terem C，et al. CT evaluation of small bowel obstruction. Radiographics，2001，21：613-624.

[3] Maglinte DDT，Heitkamp DE，Howard TJ，et al. Current concepts in imaging of small bowel obstruction. Radiol Clin N Am，2003，41：263-283

典型病例

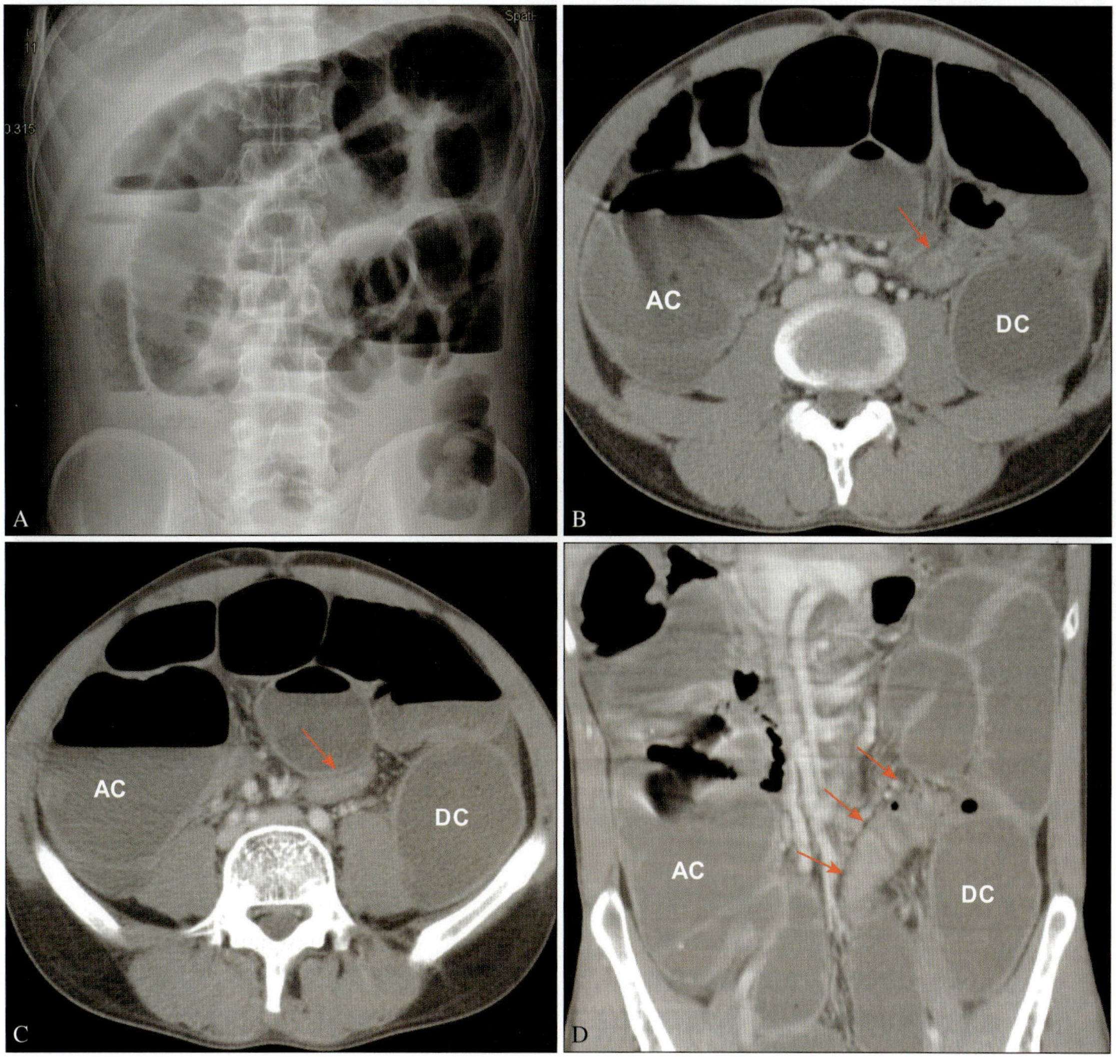

图 11-2-1　乙状结肠癌致机械性肠梗阻

A．立位腹部平片，见小肠、结肠积气扩张，肠腔内阶梯状液平，提示低位肠梗阻；B～D．CT增强扫描轴位和冠状重建图像，示结肠肠腔明显扩张（AC为升结肠，DC为降结肠），肠腔内宽大液平，至乙状结肠处肠腔突然缩窄，为肠梗阻的“移行段”，此处肠壁不均匀增厚、强化（箭头）

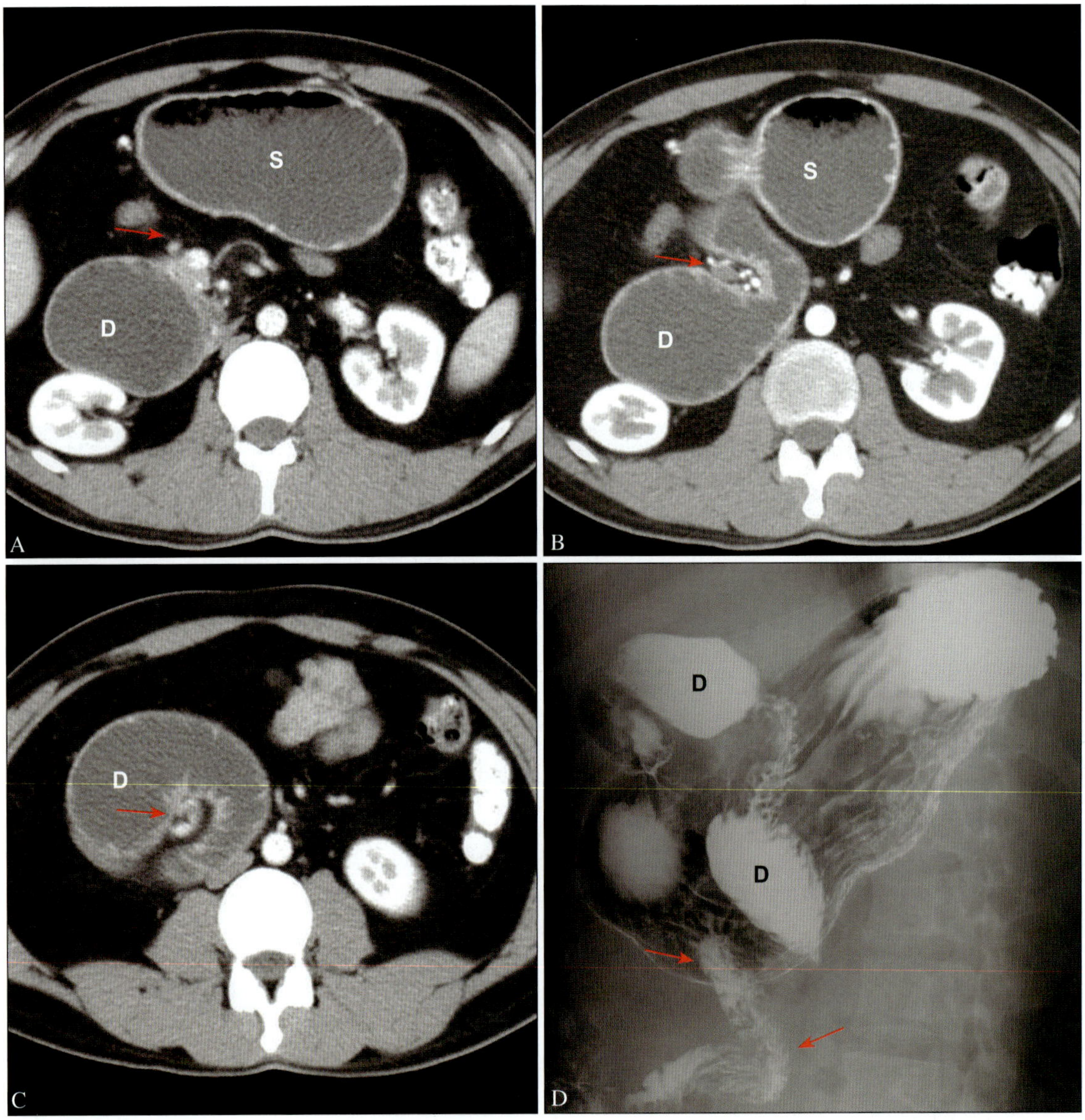

图 11-2-2 右侧异位十二指肠悬韧带伴高位肠梗阻

A ~ C. 为 CT 增强扫描，示扩张的胃（S）及十二指肠（D），呈“双泡征”，十二指肠及近段空肠绕肠系膜上动静脉（箭头）旋转。D 为上消化道钡餐造影，十二指肠球部及降段明显扩张，十二指肠远段及空肠近段位于右腹部，扭转两周（绿箭头），远端小肠不扩张

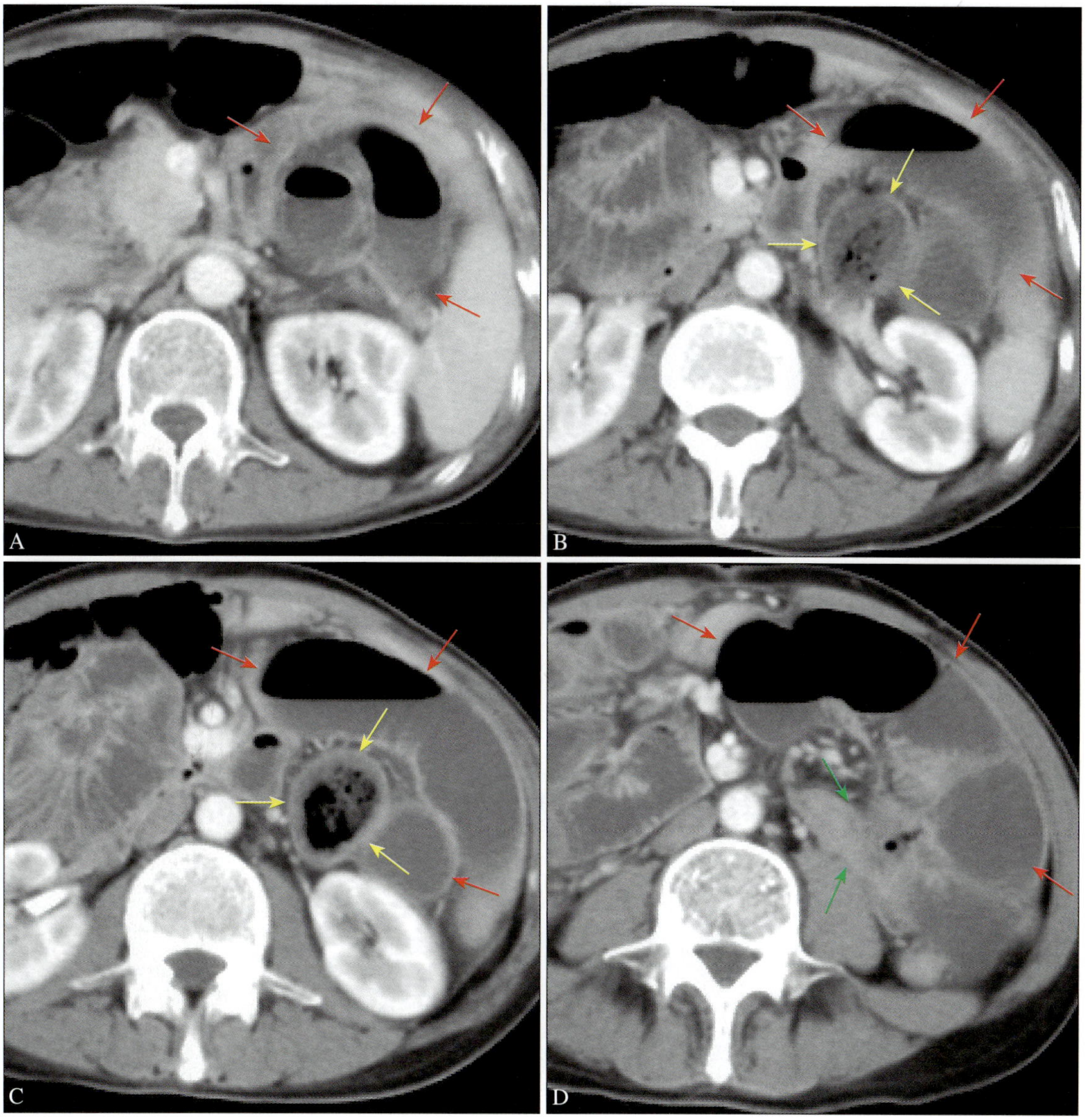

图 11-2-3 粪石性肠梗阻

CT 增强扫描见左上腹小肠腔内混杂密度团块影，内含蜂窝状气体（黄箭头），术中证实为粪石，其近端小肠明显扩张（红箭头），腔内见气 - 液平，肠壁增厚，远端小肠塌陷（绿箭头）

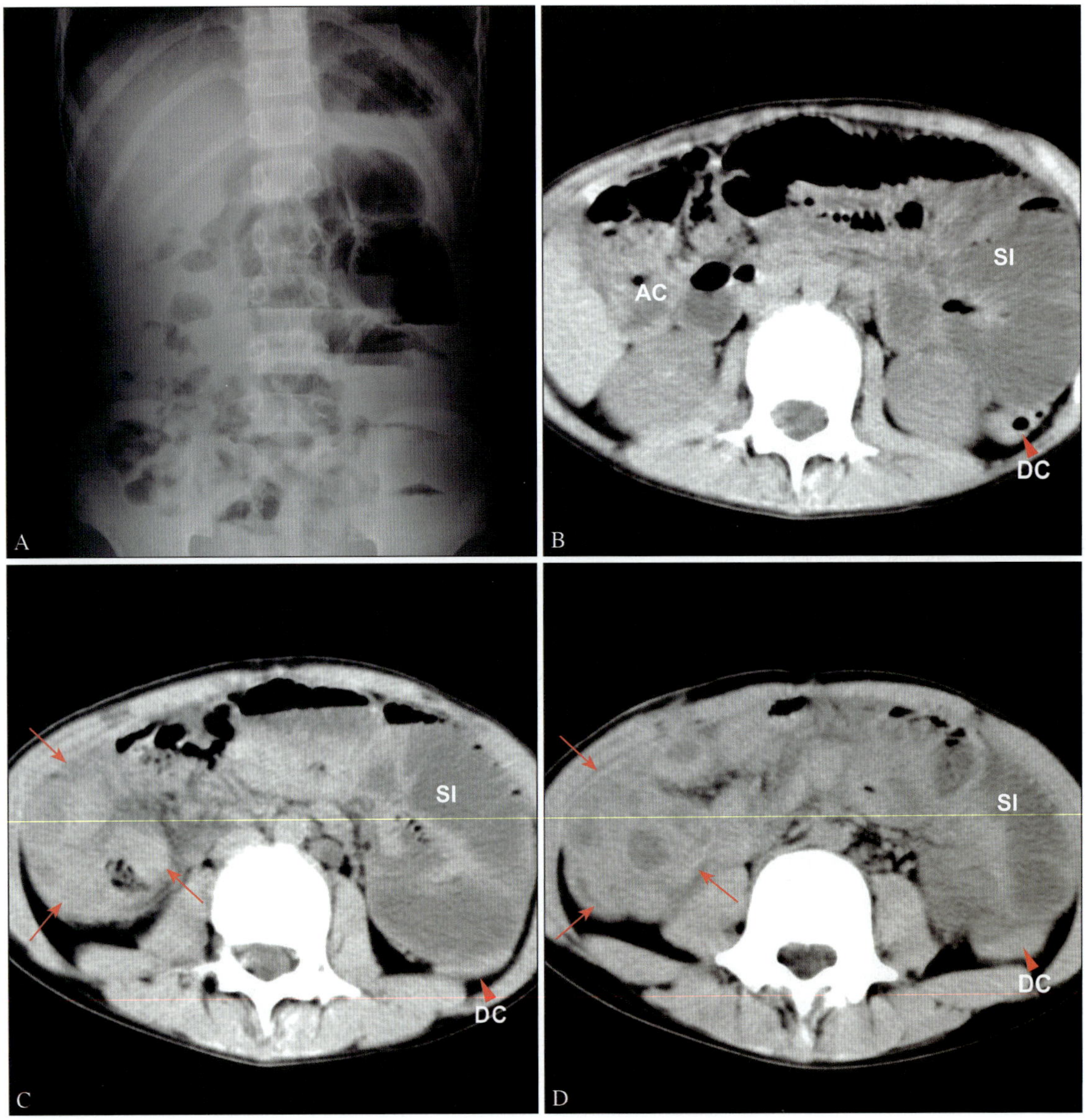

图 11-2-4 **阑尾炎术后粘连性肠梗阻**

A．腹部平片示右腹部密度增高，肠管分布少，左腹部及盆腔小肠明显扩张，肠腔内见阶梯状液平，提示低位小肠梗阻；B～D．为CT平扫，见右下腹回盲部肠管明显聚集粘连，肠壁增厚，肠间肿胀积液，为梗阻部位（箭头），其近端左腹部小肠（SI）扩张积液，远端升结肠（AC）、降结肠（DC）塌陷

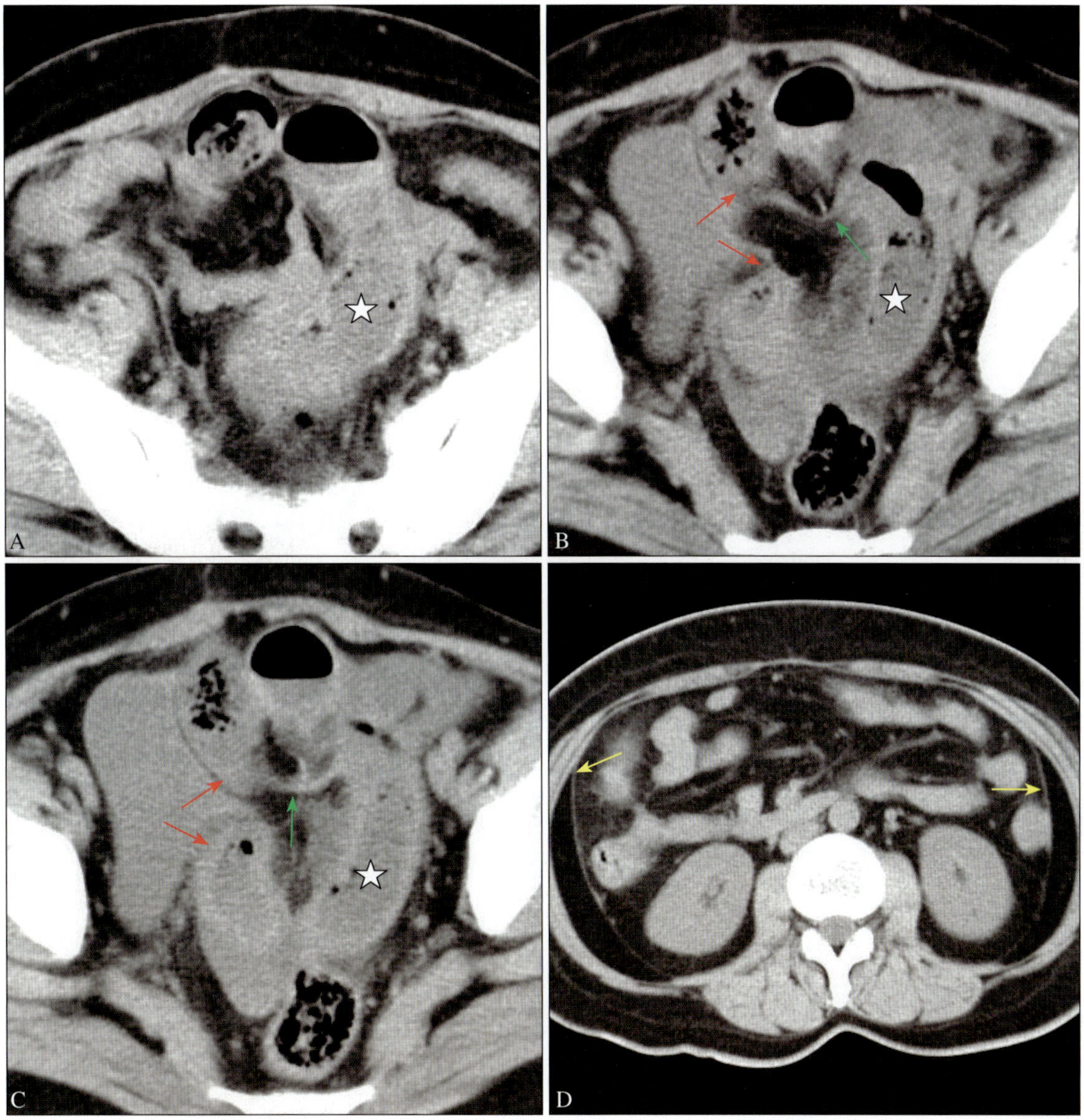

图 11-2-5　**闭袢性肠梗阻**

A～C. CT 平扫，见盆腔一段小肠壁扩张（星号），腔内充满液体，肠壁增厚，肠系膜肿胀，扩张小肠两端缩窄形成“鸟嘴征”（绿箭头），向条索状粘连带处聚集（红箭头）；D. 示闭袢肠梗阻早期，除闭袢小肠外，其余肠管尚未出现扩张，但右腹部脂肪密度增高，腹膜增厚（黄箭头），提示合并腹膜炎

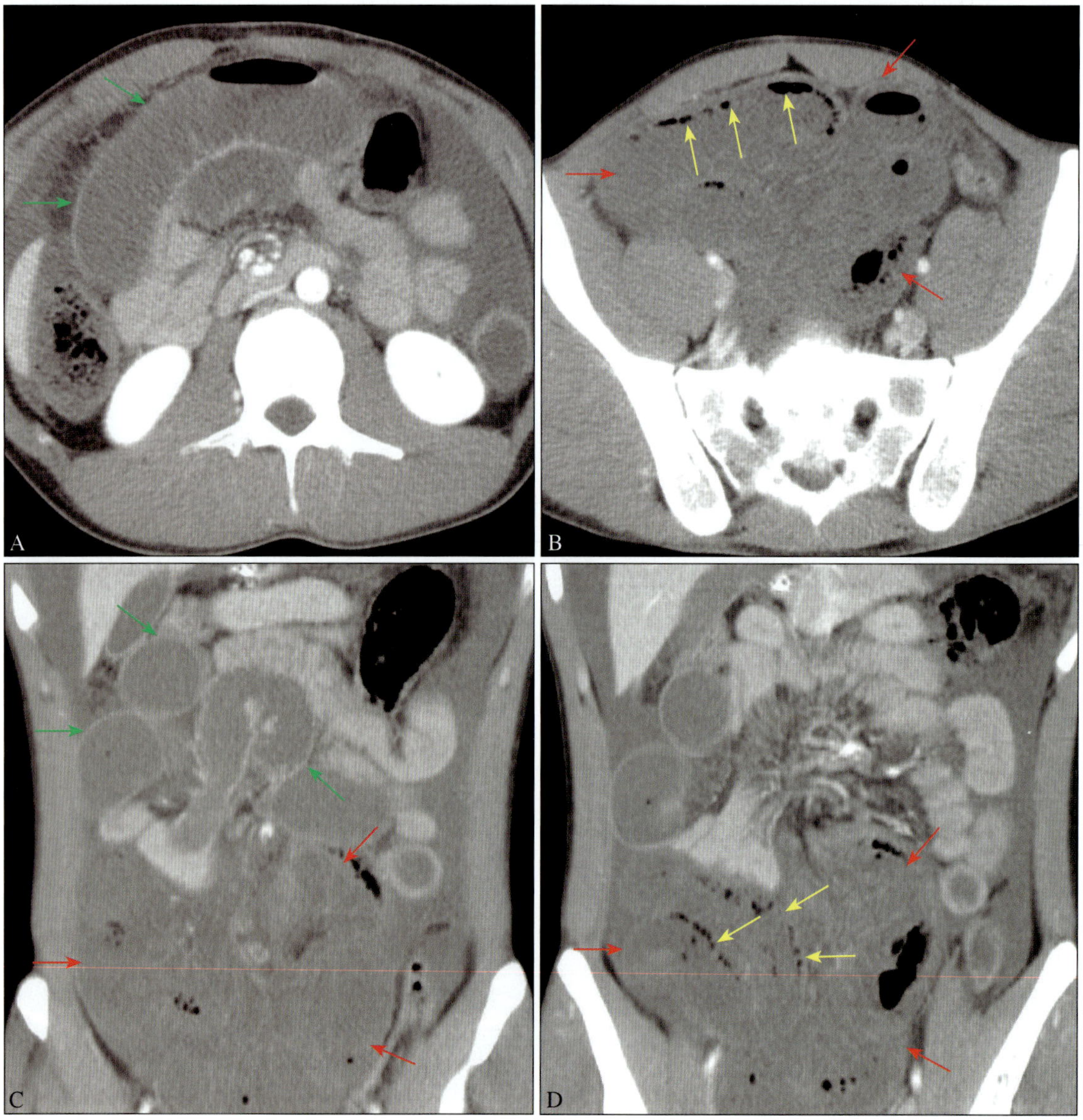

图 11-2-6 绞窄性肠梗阻

A，B．CT 增强扫描轴位和 C，D．冠状位。下腹部见小肠较长节段小肠（红箭头）肠壁强化明显减弱，甚至不强化，部分肠壁内见串珠状积气（黄箭头），肠腔内充满液体，肠系膜血管强化亦明显减弱；其近端中上腹部分小肠扩张，肠壁变薄，但可见强化（绿箭头），肠系膜血管增粗。术中发现距回盲部 10cm 以上 120cm 小肠缺血坏死

二、肠套叠

【概念与概述】

肠套叠（intussusception）指一段肠管套入与其相连的肠腔内，致肠内容物通过障碍

【病理与病因】

- 小儿肠套叠
  - 发生于婴幼儿，第二常见的小儿急腹症，仅次于急性阑尾炎
  - 95% 为原发性，由肠蠕动紊乱引起
- 成人肠套叠
  - 约占肠梗阻患者的 1%
  - 80% ～ 90% 为继发性，发生于有基础病变的肠管，其中约 65% 为良恶性肿瘤所致
  - 发生于小肠者多继发于良性肿瘤（脂肪瘤、平滑肌瘤、血管瘤等），仅约 15% 继发于恶性肿瘤
  - 发生于结肠者多继发于恶性肿瘤，占 50% ～ 60%，最常见腺癌和淋巴瘤

【临床表现】

症状与体征

- 小儿肠套叠：主要表现为腹痛、呕吐、血便、腹部包块
- 成人肠套叠：慢性病程，间歇性腹痛，少数扪及腹部包块，急性发作时表现为急腹症、肠梗阻

治疗

- 小儿肠套叠：病程在 48 小时内的原发性肠套叠，行空气灌肠复位。套叠时间过长、病情严重、复位不成功者外科手术治疗
- 成人肠套叠：外科手术切除肿瘤

预后

- 小儿肠套叠：及时诊治预后良好，可反复发作
- 成人肠套叠：由病因决定

【影像表现】

超声

- 肠套叠处探及肿块回声，横断面呈大环套小环的“同心圆征”（multiple concentric ring sign），纵切面见多层套管状结构的“双重三明治征”（double sandwich sign）
- 套叠近端肠腔扩大、肠内容物滞留

X 线空气或钡剂灌肠

- 空气或钡剂行进至套头部受阻，形成杯口状影
- 当出现大量钡剂或气体进入小肠、盲肠充盈良好、腹部包块消失时，即提示灌肠复位成功

CT

- 肠梗阻表现
- 套筒为成分复杂的软组织块，横截面呈三层同心圆状，纵切面呈腊肠状
- 最内层为被套入的肠管，最外层是包裹套入部的肠管，之间含低密度的脂肪、条索状或点状的高密度血管，是肠系膜脂肪和血管伸入套筒形成
- 有时能发现引起肠套叠的基础病变，如肿瘤常见于套头处

MRI

- 同心圆状的软组织信号团块，内含 T1、T2 加权均为高信号的脂肪成分，自肠系膜伸入团块内的强化血管影
- 如为肿瘤引起的肠套叠，套筒内可见实性肿块，多数肿瘤为稍长 T1 稍长 T2 信号，不同程度强化，脂肪瘤在 T1、T2 加权像均为表现为高信号的团块，压脂低信号，其内不含血管

推荐影像学检查

- X 线空气灌肠用于小儿肠套叠的诊断和复位
- 继发性肠套叠、成人肠套叠采用增强 CT 检查

诊断与鉴别诊断要点

- 肠梗阻征象
- 三层同心圆状套筒

重点推荐文献

[1] Gayer G，Zissin R，Apter S，et al. Adult intussusception—a CT diagnosis. The British Journal of Radiology，2002，75：185-190.

[2] Warshauer DM，Lee JKT，et al. Adult intussusception detected at CT or MR imaging：clinical-imaging correlation. Radiology，1999，212：853-860.

[3] 陈光文，宋彬，陈坜桃．多排螺旋 CT 及三维重建技术对成人肠套叠的应用价值．中国普外基础与临床杂志，2009，16（8）：856-860.

典型病例

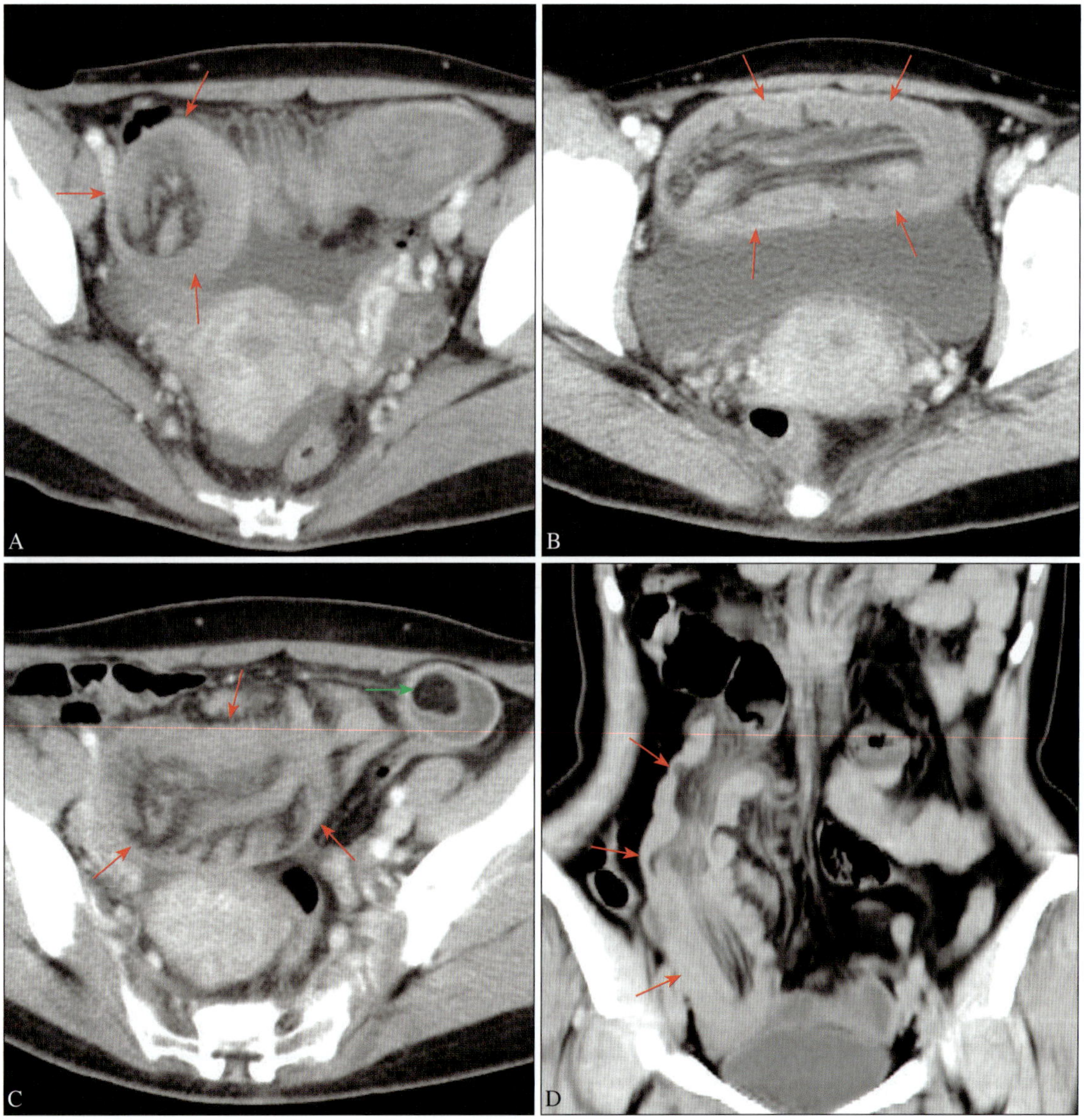

图 11-2-7 小肠脂肪瘤所致肠套叠

A，C．CT 增强扫描。可见套筒横切面呈“同心圆征”（红箭头）；B，D．纵切面呈“腊肠征”（红箭头），最内层为被套入的肠管，最外层是包裹套入部的肠管，之间为脂肪密度含血管的肠系膜，套头部位可见脂肪瘤（图 C 绿箭头）

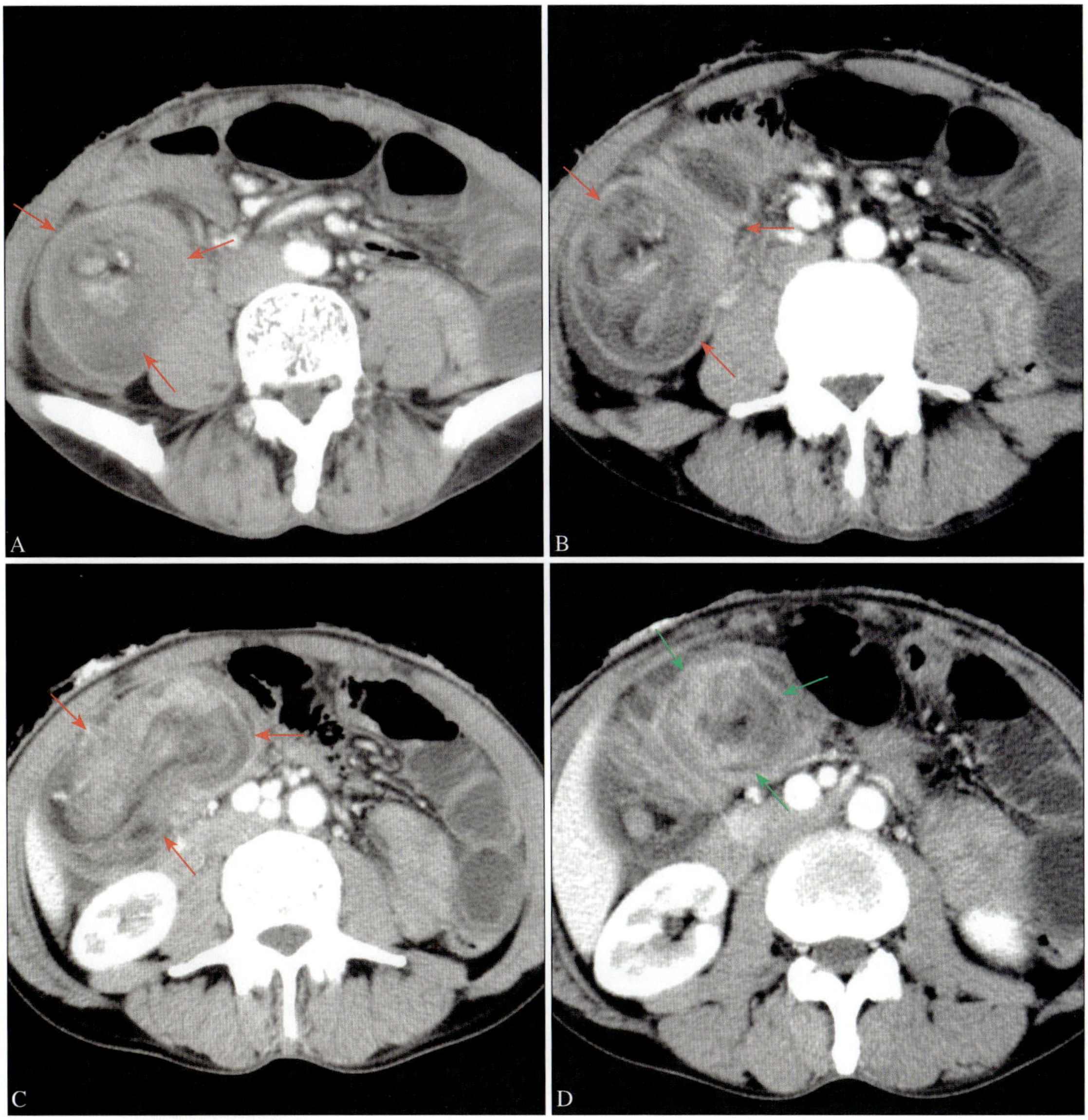

图 11-2-8　**升结肠癌所致肠套叠**

A ~ C. CT 增强扫描。升结肠见套筒（红箭头），呈同心圆状混杂密度，肠壁明显增厚肿胀，套入肠系膜水肿；D. 右侧结肠旁沟积液，套头处见菜花状肿块，边缘不规则明显强化，中心见坏死（绿箭头）

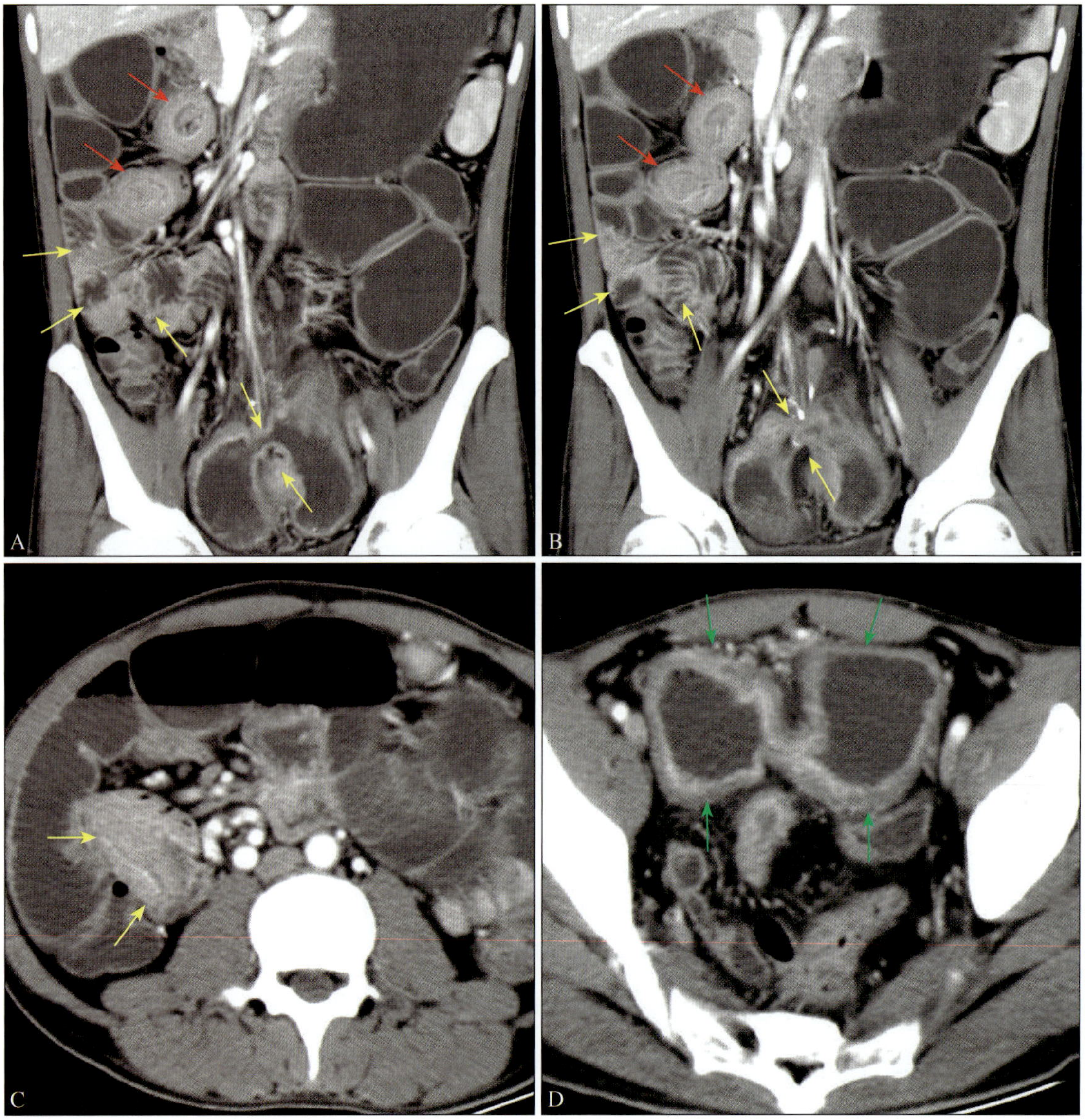

图 11-2-9 Crohn 病合并肠套叠

CT 增强扫描。A ~ C. 示右上腹小肠套叠（红箭头），小肠多节段狭窄、粘连（黄箭头），肠系膜血管影及淋巴结增多，狭窄段之间肠腔扩张，盆腔小肠肠壁增厚（D 绿箭头），黏膜面明显强化

三、肠扭转

【概念与概述】

- 肠扭转（intestinal volvulus）是某一段肠襻沿一个固定点旋转引起的肠管位置异常

【病理与病因】

病因

- 肠管及其系膜过长
- 饱餐后剧烈运动是常见诱因
- 婴幼儿可因先天肠旋转不良（congenital intestinal malrotation）引起

病理生理

- 肠扭转后肠腔受压狭窄引起肠梗阻，肠系膜血管受压引起血运障碍，出现绞窄性肠梗阻

分类

- 小肠扭转：最常见，好发于青壮年
- 乙状结肠扭转（volvulus of the sigmoid colon）：好发于中老年

【临床表现】

症状与体征

- 小肠扭转：突发性剧烈腹痛，多位于脐周，伴肠梗阻症状
- 乙状结肠扭转：阵发性腹部绞痛，多位于左下腹，明显腹胀，有便秘史

治疗

- 手术治疗：小肠扭转应早期手术治疗，乙状结肠多次扭转宜行手术切除
- 内科治疗：适用于乙状结肠扭转的早期，疑有肠坏死应改行手术治疗

预后

- 短期继发肠坏死，如不能及时诊治易发生休克，死亡率为 15% ~ 40%

【影像表现】

X 线平片

- 小肠扭转
  - 肠腔扩张，腔内阶梯状液平
  - 肠曲呈花瓣状或香蕉串状排列
  - 空回肠转位（如扭转度为 180° 的奇数倍）
- 乙状结肠扭转
  - 乙状结肠肠腔高度扩张，直径常超过 10cm，形成闭襻，向下呈鸟嘴状汇聚于梗阻点，称为“咖啡豆征”（coffee bean sign）
  - 肠腔内见宽大液平

CT

- 闭襻肠梗阻：一段肠襻明显扩张，肠腔内大量液体积聚。梗阻部位肠腔狭窄，呈“鸟嘴征”。闭襻近端肠管扩张，远端肠管塌陷
- 肠系膜“漩涡征”（mesenteric swirl sign）
- 肠血运障碍：肠壁增厚、水肿、出血，强化增强或减弱，肠系膜肿胀、系膜血管增粗，腹腔积液

推荐影像学检查

- 最佳检查方法：增强 CT
- 推荐 CT 薄层扫描，冠状面 MPR 重建易于显示肠系膜旋转

诊断与鉴别诊断要点

- 肠系膜“漩涡征”
- 闭襻肠梗阻，“鸟嘴征”

重点推荐文献

[1] Sandhu PS，Joe BN，Coakley FV，et al. Bowel transition points：multiplicity posterior location at CT associated the small bowel volvulus．Radiology，2007，245（1）：160-167.

[2] Chou CK，Tsai TC. Small bowel volvulus. Abdom Imaging，1995，20：431-435.

[3] 徐隽，陈光文，宋彬，等．肠扭转的多排螺旋 CT 表现特征探讨．中国普外基础与临床杂志，2009，16（8）：672-676.

典型病例

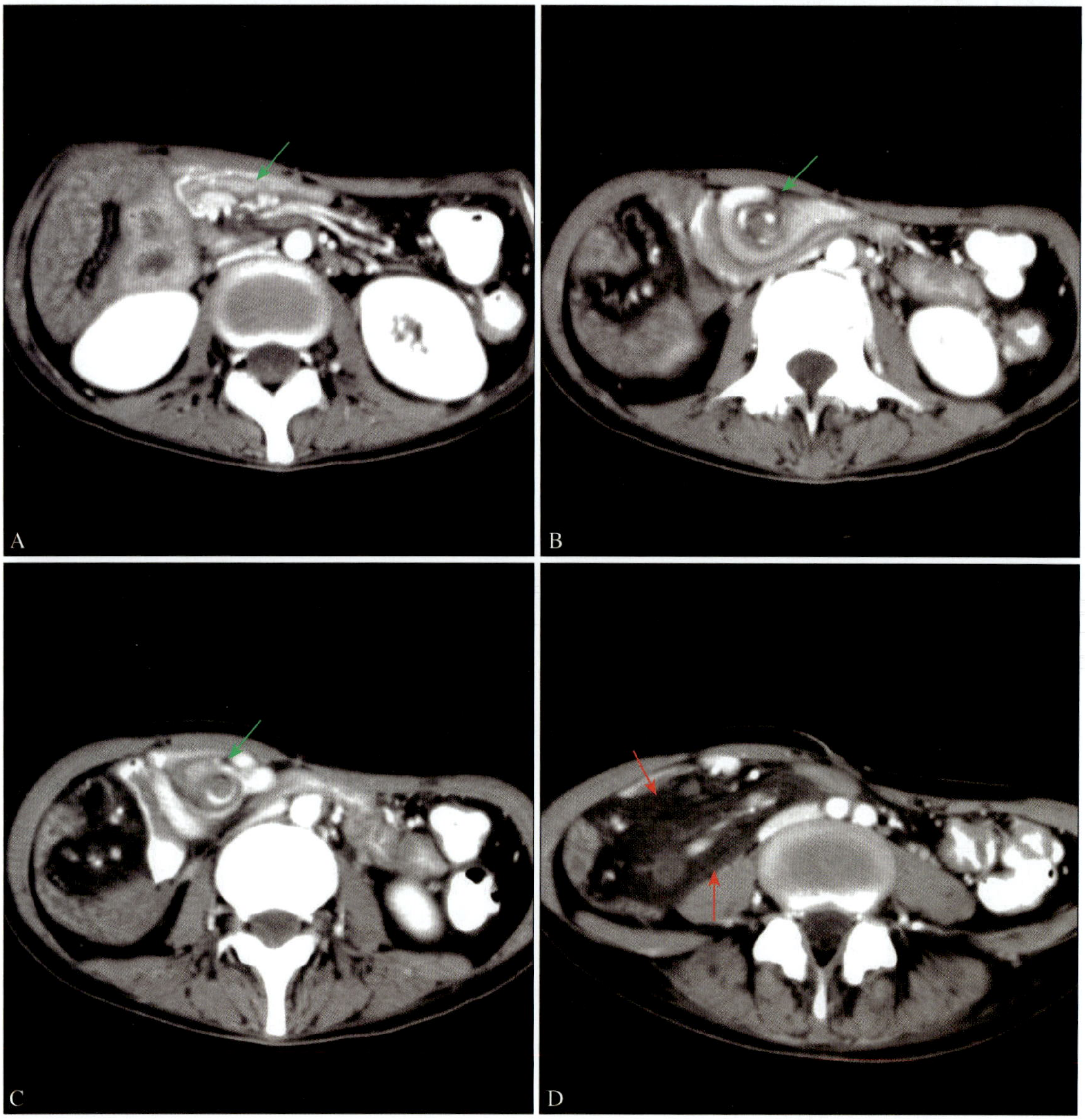

图 11-2-10 **肠扭转伴十二指肠与空肠交界区梗阻**

CT 增强。升结肠呈腹膜内位（AC），腔内含高密度造影剂，与小肠共同沿肠系膜扭转两圈半，呈“漩涡征”（绿箭头），并形成粘连带卡压于十二指肠、空肠交界处，其近端十二指肠肠管水肿、扩张（Du），肠系膜水肿（D 红箭头）

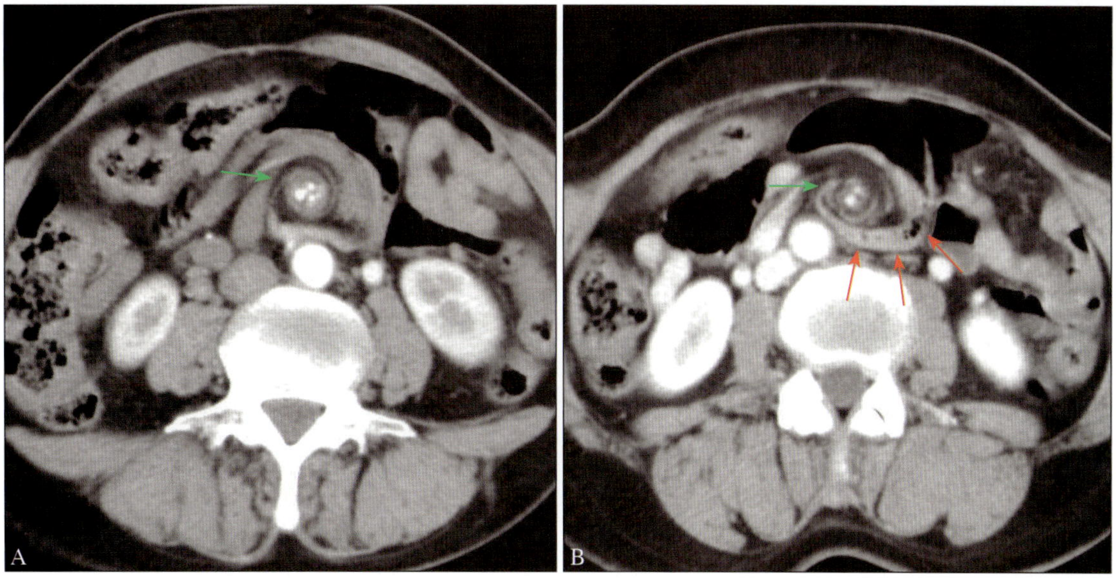

图 11-2-11　**小肠扭转**
CT 增强。小肠以肠系膜血管为中心逆时针旋转，呈“漩涡征”（红箭头），肠腔向系膜区聚集、变窄，呈“鸟嘴征”（绿箭头）

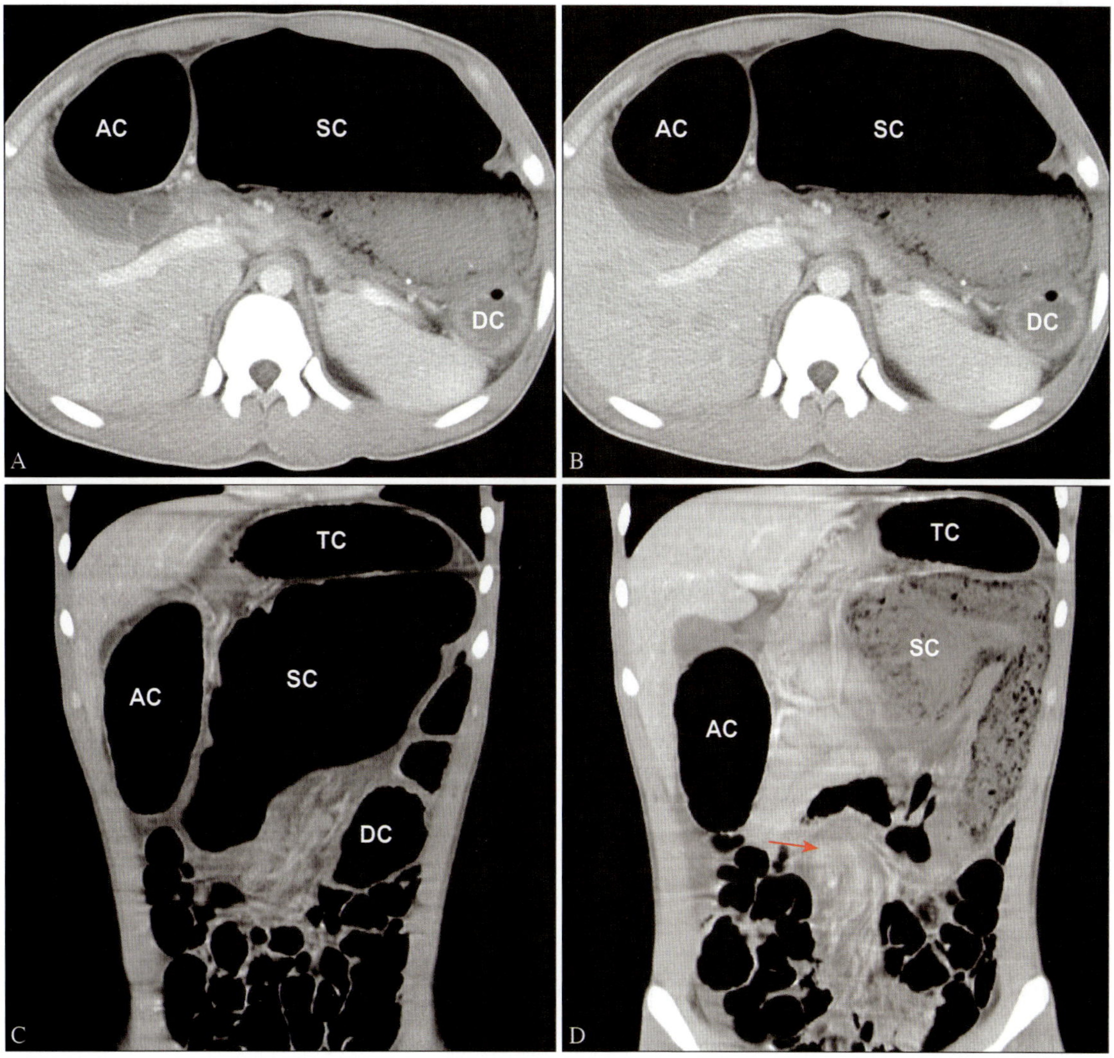

图 11-2-12　**乙状结肠扭转**
CT 增强轴位（A，B）和冠状位（C，D）。见乙状结肠高度扩张（SC），其近端升结肠（AC）、横结肠（TC）、降结肠（DC）肠腔也见扩张，乙状结肠两端鸟嘴样狭窄，向扭转系膜（红箭头）处汇聚

四、缺血性肠病

【概念与概述】

- 缺血性肠病（ischemic bowel disease）是多种原因所致胃肠道血供障碍或灌注减低的一组疾病，轻者表现为肠壁一过性缺血、乏氧，重者可致肠坏死

【病理与病因】

病理

- 急性期：轻度、表浅的黏膜坏死（可逆）→黏膜下层和肌层坏死→透壁肠梗死（trans-mural infarction）→继发炎症、感染→菌血症、败血症
- 后期：肠壁纤维化，肠腔狭窄

病因

- 肠系膜动脉血栓（thrombosis of the mesenteric artery）
- 肠系膜静脉栓塞（embolism of the mesenteric vein）
- 低灌注或血管痉挛
- 绞窄性肠梗阻
- 血管炎（vasculitis），如结缔组织病
- 其他：炎症、肿瘤、外伤、放射性损伤、化疗、免疫抑制剂等

【临床表现】

症状和体征

- 突发痉挛性腹痛
- 便血
- 胃肠功能紊乱：恶心、呕吐、腹胀、腹泻
- 腹膜炎：压痛、反跳痛、肌紧张

治疗

- 以治疗原发疾病为主，解除肠缺血病因
- 怀疑肠坏疽、肠穿孔应进行外科手术

预后

- 如能早期诊治，预后较好

【影像表现】

X线平片

- 无特异性
- 绞窄性肠梗阻
- 腹腔游离气体（pneumoperitoneum）

X线胃肠造影

- 多发息肉样充盈缺损（polyp-like filling defect）
- 肠管痉挛（spasm of bowel）
- 肠壁溃疡（intestinal ulcer）

DSA

肠系膜血管的血栓、栓塞、狭窄、夹层（dissection of the mesenteric artery）等

CT

- 直接征象
  - 腹腔干、肠系膜上动脉的狭窄、血栓形成、夹层
  - 门静脉、肠系膜上静脉的栓塞
- 间接征象
  - 肠壁增厚，分层强化——“靶征”
  - 肠管扩张，肠腔大量积气积液
  - 肠系膜小血管改变
    - 充血：密集、增粗——“梳状征”
    - 缺血：变细、稀疏
  - 肠系膜水肿（edema of the mesentery）
  - 肠壁积气（intestinal mural emphysema），门静脉积气（air in the portal vein）
  - 腹腔积液（ascites）

MRI

显示肠壁和肠系膜征象与CT类似，T1加权快速薄层增强扫描有利于显示肠壁“靶征”，即黏膜层、肌层明显强化呈高信号，黏膜下层增厚水肿呈低信号，在T2加权像上黏膜下层显示为明显高信号

推荐影像学检查

- 增强CT
- CT血管造影

【鉴别诊断】

Crohn病

- 慢性病程，反复发作
- 伴发肠梗阻
- 单发或多发性狭窄
- 瘘管（fistula）形成
- 腹腔内脓肿

溃疡性结肠炎

- 多位于乙状结肠和直肠，也可延伸至降结肠
- 肠壁增厚，黏膜面多发息肉样结节，肠腔变窄
- 结肠袋消失或变浅，结肠缩短僵直，状如水管

肠结核

- 慢性病程
- 多继发于肺结核
- 多位于回盲部
- 黏膜破坏，溃疡形成
- 病变肠段多有激惹现象
- 肠壁僵硬狭窄

诊断与鉴别诊断要点

- 肠系膜血管狭窄、血栓、栓塞
- 肠壁“靶征”
- 肠系膜小血管“梳状征”

重点推荐文献

[1] 任小军，章士正，董旦君，等. 小肠缺血性肠病的多层螺旋CT诊断. 中国医学计算机成像杂志，2007，13：184-188.

[2] 宋彬，徐隽，罗小华，等. 以急性腹痛为主要表现的SLE缺血性肠病的螺旋CT征象. 中国医学影像技术，2004，20（9）：1396-1399.

[3] Rha SE，Ha HK，Lee SH，et al. CT and MR imaging findings of bowel ischemia from various primary causes. Radiographics，2000，20：29-42.

典型病例

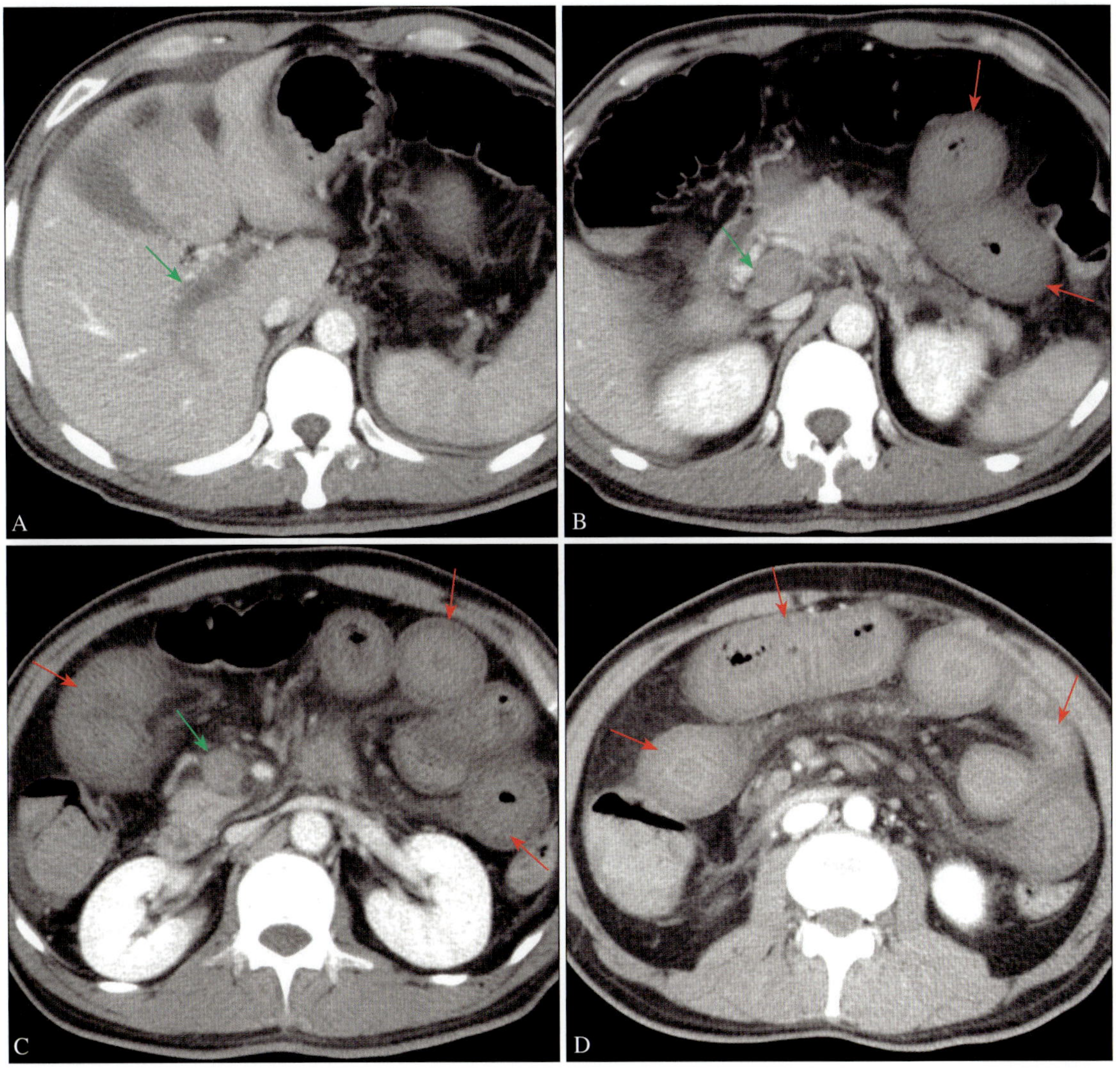

图 11-2-13　门静脉系统血栓致小肠坏死

肝内外门静脉、肠系膜上静脉广泛血栓形成（绿箭头），增强扫描呈低密度，中上腹见大量小肠袢肿胀（红箭头），肠壁明显增厚、强化减弱，肠系膜淤血、肿胀，术中见近段空肠100cm肠段坏死

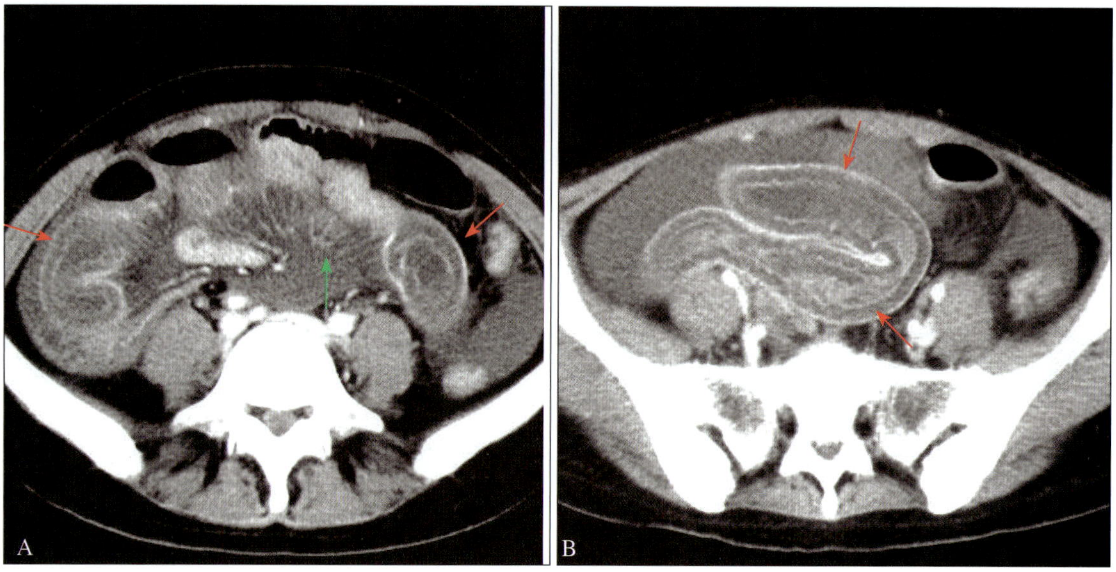

图 11-2-14 SLE 缺血性肠病
SLE 患者，增强 CT 见中下腹部分小肠袢明显肿胀，黏膜层及肌层明显强化，黏膜下层水肿呈低密度强化，形成“靶征”（红箭头），肠系膜血管充血增多，呈“梳状征”（绿箭头），还可见腹腔积液

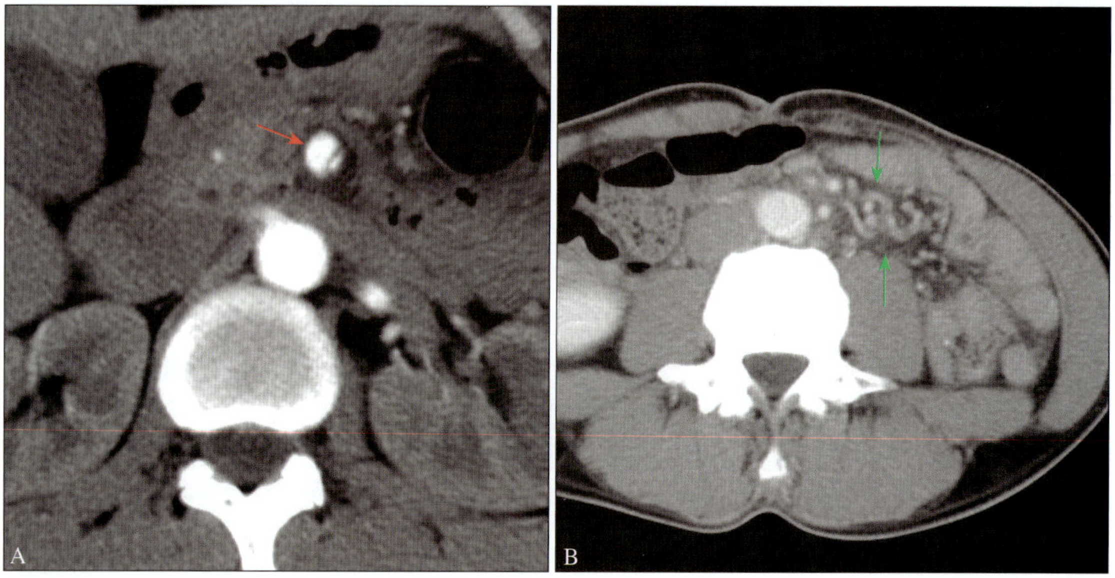

图 11-2-15 肠系膜上动脉夹层
增强 CT 动脉期见肠系膜上动脉内膜片将血管腔分隔为真腔和假腔（红箭头），其供血区域部分小肠系膜及小肠壁肿胀，系膜血管增粗迂曲（绿箭头）

五、胃肠道穿孔

【概念与概述】

胃肠道穿孔（gastrointestinal perforation）指胃肠壁穿破，胃肠腔与腹腔相通

【病因】

- 发生于有基础疾病的胃肠壁：溃疡、炎症、肿瘤、缺血
- 外伤：腹部钝性伤、穿通伤、消化道异物
- 医源性损伤：内镜、灌肠等，内镜所致胃肠穿孔占所有胃肠穿孔病例的约 0.5% ～ 3%

【临床表现】

症状与体征

- 突发腹部剧烈疼痛，很快扩散到全腹，呕吐、

腹胀、发热
- 全腹压痛、反跳痛及肌紧张，肝浊音界缩小或消失，可有移动性浊音

治疗
- 大部分需急诊外科手术
- 治疗胃肠道基础疾病

预后
- 取决于基础疾病、腹膜炎等并发症严重程度、治疗是否及时

【影像表现】

X 线平片
- 游离气腹（free peritoneal air）
  - 腹腔内气体随体位改变而移动
  - 仰卧正位：气体浮聚于腹腔前方，使肝镰状韧带、脏器外壁显示
  - 站立正位：双膈下新月形气体影
  - 右上侧卧正位：右膈下气体影，肝外缘显示
- 局限性气腹（localized peritoneal air）
  - 多见于腹膜后脏器穿孔：十二指肠降段和水平段、阑尾、升结肠、降结肠、腹膜反折以下的直肠
  - 不随体位改变而移动

CT
- 能发现极少量的气腹，敏感性远高于 X 线平片
- 提示穿孔部位
  - 胃肠壁增厚，强化增强或减弱
  - 肠系膜肿胀
  - 口服对比剂自穿孔处外溢
  - 穿孔周围多数小气泡影
  - 胃肠壁不连续，少见
- 腹膜炎（peritonitis）和腹腔脓肿（peritoneal abscess）
  - 腹腔积液
  - 腹膜增厚
  - 包裹性积液积气
  - 局限性蜂窝状积气

推荐影像学检查
- 最佳检查方法：增强 CT
- 推荐 CT 薄层扫描
- 可口服非离子型碘对比剂

【鉴别诊断】
- 胃肠壁气肿（intestinal mural emphysema）：最可能的原因是胃肠黏膜破损，致细菌进入肠壁，伴发感染，积气位于肠壁内，环状或蜂窝状，沿肠管走行分布，不移动
- 腹壁积气（abdominal wall emphysema）：腹壁裂伤、感染、胸壁气肿蔓延等所致，积气局限、不移动，位于腹膜外
- 气腹并不一定都是胃肠道穿孔所致：也可见于腹部术后、子宫及附件穿破、产气菌感染、肠气囊肿破裂等

诊断与鉴别诊断要点
- 气腹
- CT 有助于发现胃肠穿孔部位

重点推荐文献

[1] Freeman AH . CT and bowel disease. Br J Radiol，2001，74：4-14.

[2] Urban BA，Fishman EK. Tailored helical CT evaluation ofacute abdomen. Radiographics，2000，20：725-749.

[3] Maniatis V，Chryssikopoulos H，Roussakis A，et al. Perforation of the alimentary tract：evaluation with comuted tomography. Abdom Imaging，2000，25：373-379.

典型病例

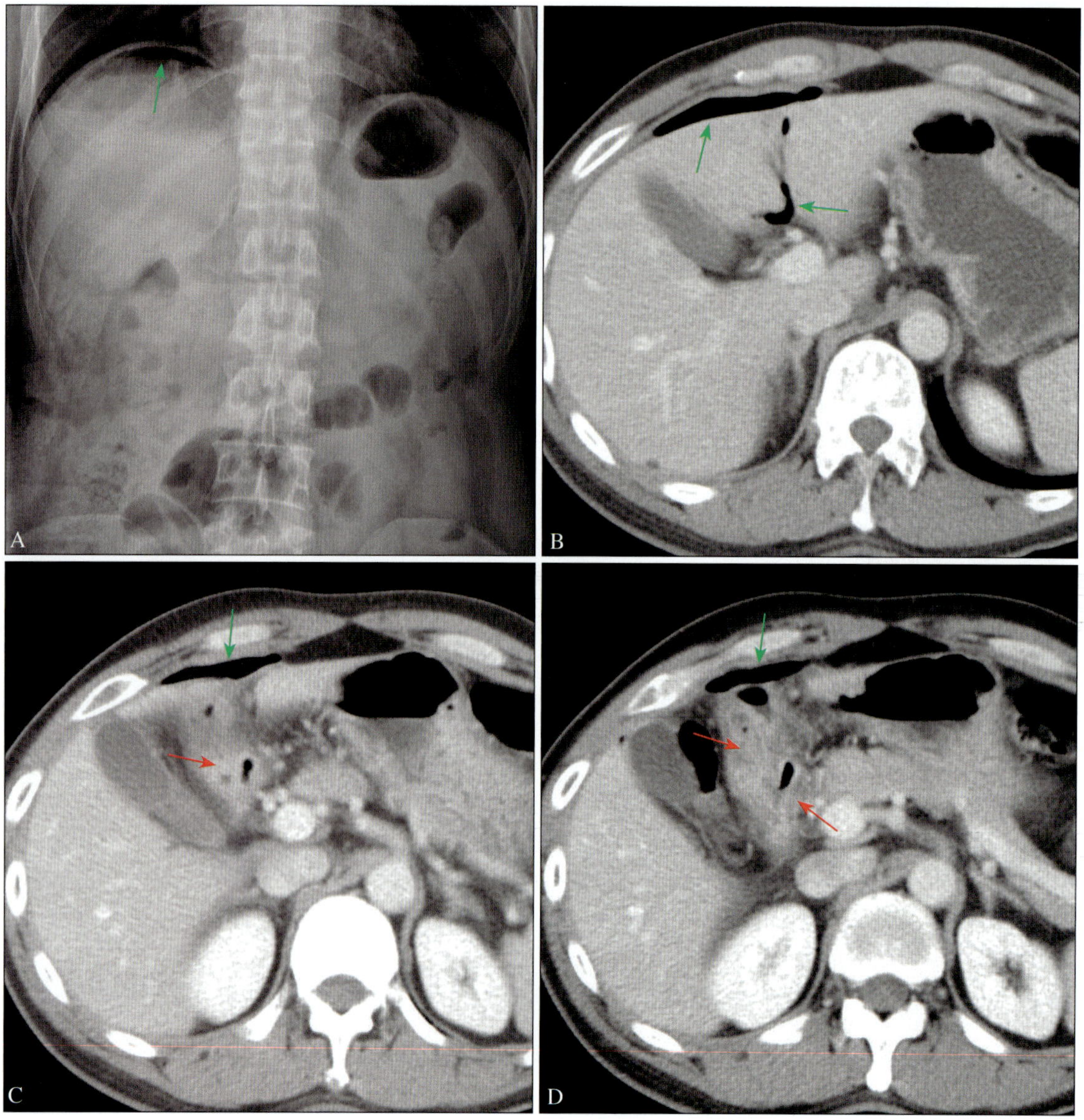

图 11-2-16 十二指肠球部溃疡穿孔

A．站位腹部平片，见右膈下游离气体（绿箭头）；B ~ D．CT 增强见腹腔游离气体（绿箭头）主要分布于右肝上间隙、镰状韧带及肝十二指肠韧带区。十二指肠球部及其周围脂肪明显肿胀（红箭头），肠黏膜面强化明显，穿孔部位旁见小气泡影

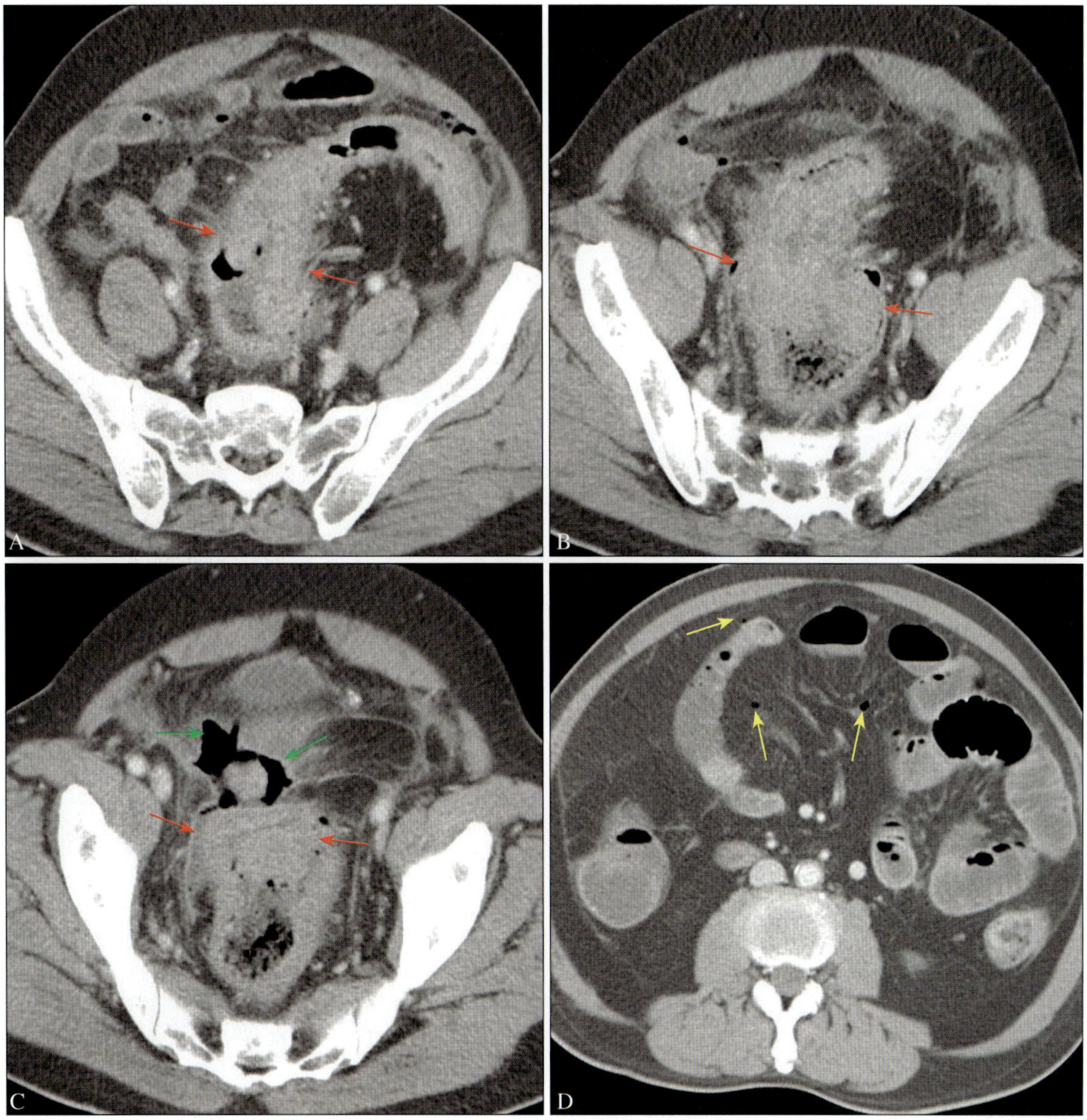

图 11-2-17　乙状结肠癌穿孔

CT 增强扫描见乙状结肠壁广泛肿胀，乙状结肠远段菜花状肿块（红箭头），浆膜面模糊，周围脂肪见片状、条索状密度增高影，盆腹膜增厚。乙状结肠局部肠壁不连续，周围局灶积气（绿箭头），腹腔内见散在游离小气泡影（黄箭头）

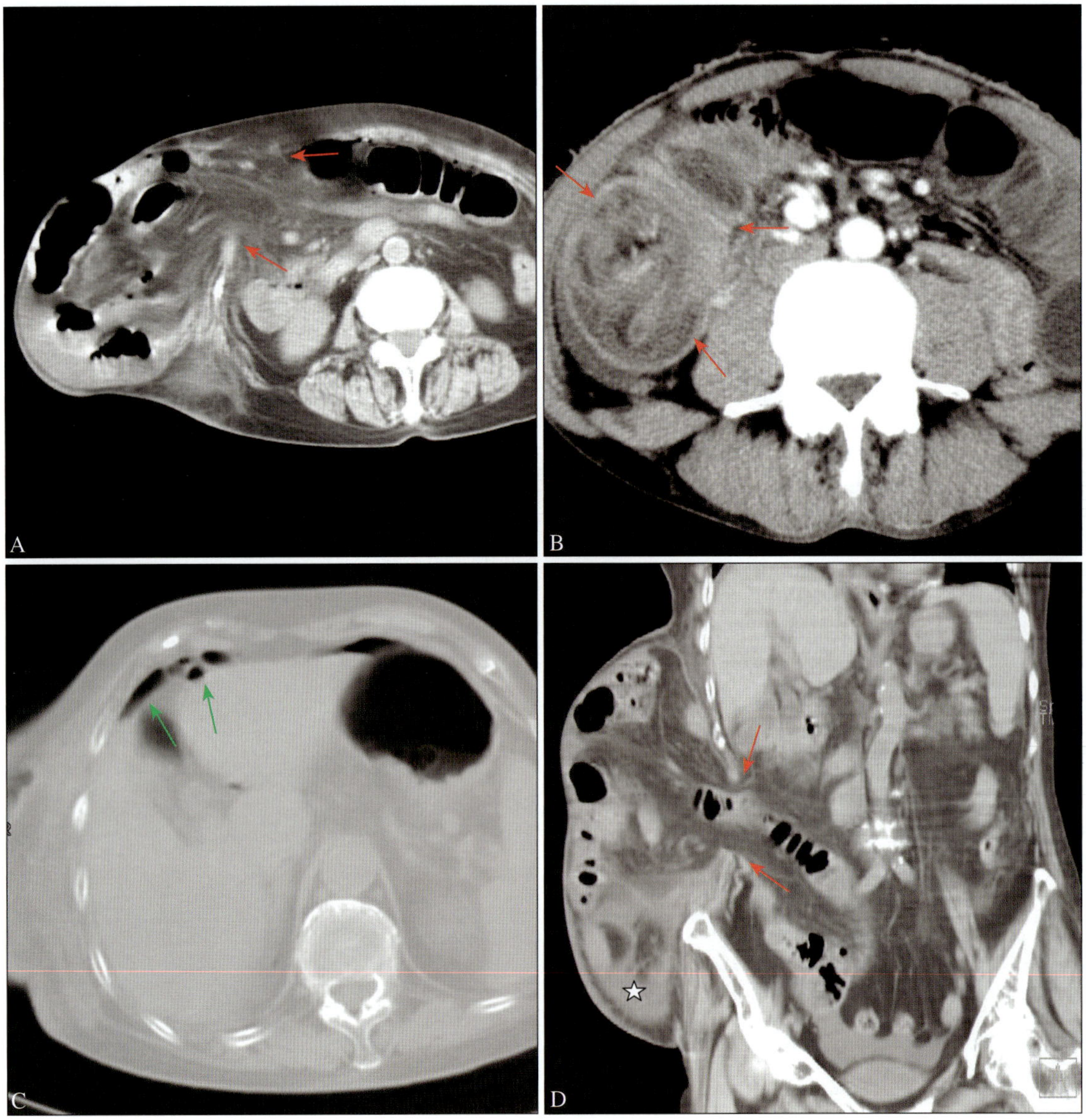

图 11-2-18 **腹壁疝肠坏死穿孔**

CT 平扫。右侧腹壁肌层局部不连续（红箭头），见小肠袢疝入腹壁皮下，疝囊内小肠壁及肠系膜肿胀（图 B 红箭头），后下方见局灶积液积血（图 D 星号），前方见游离积气（绿箭头），右下腹肠壁及肠系膜肿胀（图 B 红箭头）右膈下腹腔内也可见游离积气（图 C 绿箭头）

六、阑尾炎

【概念与概述】

阑尾炎（appendicitis）是阑尾由于多种因素而形成的炎性改变

【病理与病因】

病因

- 阑尾梗阻，因阑尾扭曲、粪石、寄生虫等所致
- 丰富的淋巴组织——炎症
- 阑尾腔内大量细菌——侵入黏膜，引起感染
- 慢性炎症——瘢痕性狭窄

流行病学

- 最常见的外科急腹症

【临床表现】

症状和体征

- 急性转移性右下腹痛
- 麦氏点（McBurney point）压痛和反跳痛
- 白细胞总数和中性粒细胞比例增高

治疗

- 绝大多数急性阑尾炎应早期行阑尾切除术

预后

- 早期诊治，病人多可短期康复，死亡率极低，如果延误诊断和治疗可引起严重的并发症

【影像表现】

超声

- 急性单纯性阑尾炎（acute simple appendicitis）
  - 阑尾直径 0.6 ~ 1cm，壁回声增高，内部回声稍低并不均匀
  - 粪石梗阻：阑尾管腔增大，内部强回声光团，后伴声影
- 化脓性阑尾炎（suppurative appendicitis）
  - 阑尾直径＞ 1cm，壁增厚，腔内回声高低不均，层次模糊
- 阑尾脓肿（abscess of appendix）
  - 低回声包块，周围粘连

CT

- 阑尾增粗，直径＞ 0.6cm，腔内积液，有时可见高密度粪石
- 阑尾壁增厚，厚度＞ 0.2cm，强化增强或减弱，边缘模糊
- 阑尾周围炎：周围脂肪肿胀，见条索状、絮状影，右下腹膜、右侧肾周筋膜及侧椎筋膜增厚
- 阑尾周围脓肿：局灶积液，包裹性低密度团块，有强化厚壁，可伴游离积气
- 阑尾周围肠管粘连，继发肠梗阻

推荐影像学检查

- 超声
- 增强 CT：薄层扫描，MPR 重建

【鉴别诊断】

- 胆囊炎（cholecystitis）：胆囊肿大，壁增厚，胆囊周围脂肪肿胀，炎症向右下腹蔓延，可至回盲部、阑尾区
- Meckel 憩室炎（Meckel diverticulitis）：多在距回盲瓣 30 ~ 90cm 的回肠上，含气液的囊袋状影，与回肠肠腔相通
- 妇科急腹症：卵巢囊肿破裂、卵巢囊肿蒂扭转、附件炎等，可见右侧卵巢增大，边缘模糊，盆腔积液、盆腹膜增厚等征象

诊断与鉴别诊断要点

- 阑尾增粗，壁增厚，腔内粪石
- 阑尾周围腹腔、腹膜后炎性改变

重点推荐文献

[1] Callanhan MJ，Rodriguez DP，Taylor GA，et al. CT of appendicitis in children. Radiology，2002，224：325-332.

[2] 王礼同，薛贞龙，李澄，等. MSCT 多平面及曲面重组技术诊断急性阑尾炎. 放射学实践，2008，23（6）：643-646.

[3] Poortman P，Oostvogel HJ，Bosma E，et al. Improving diagnosis of acute appendicitis：results of a diagnositic pathway with standard use of ultrasonography followed by selective use of CT. J Am Coll Surg，2009,208（3）：434-441.

典型病例

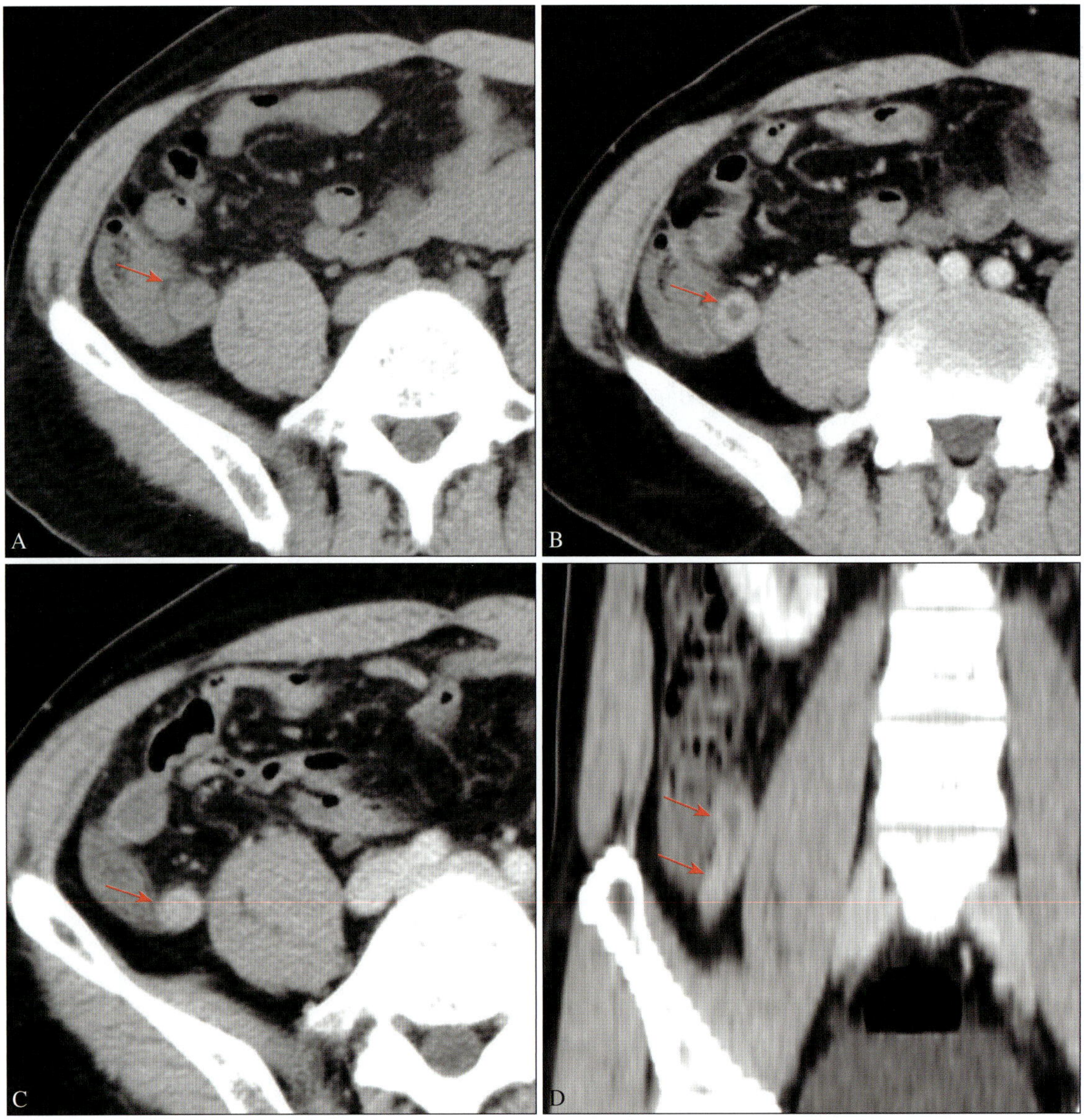

图 11-2-19 **阑尾炎**

A. 阑尾（箭头）位于盲肠内侧，CT 平扫显示阑尾增粗；B ~ D. 增强扫描见阑尾壁环状增厚，明显强化

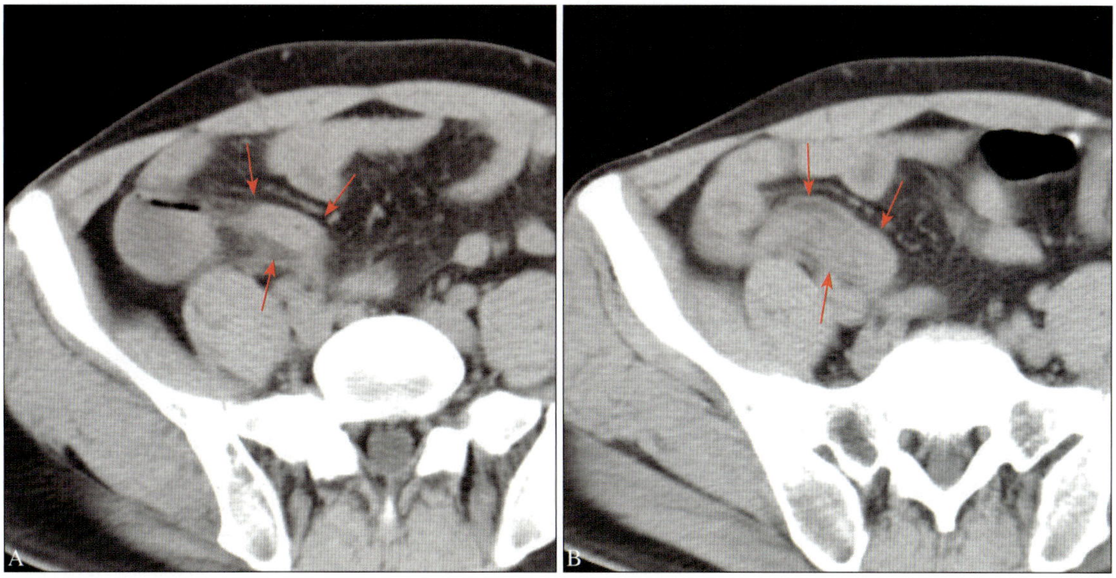

图 11-2-20　**阑尾炎**
CT 平扫，阑尾明显增粗，边缘模糊，周围脂肪间隙密度增高（箭头）

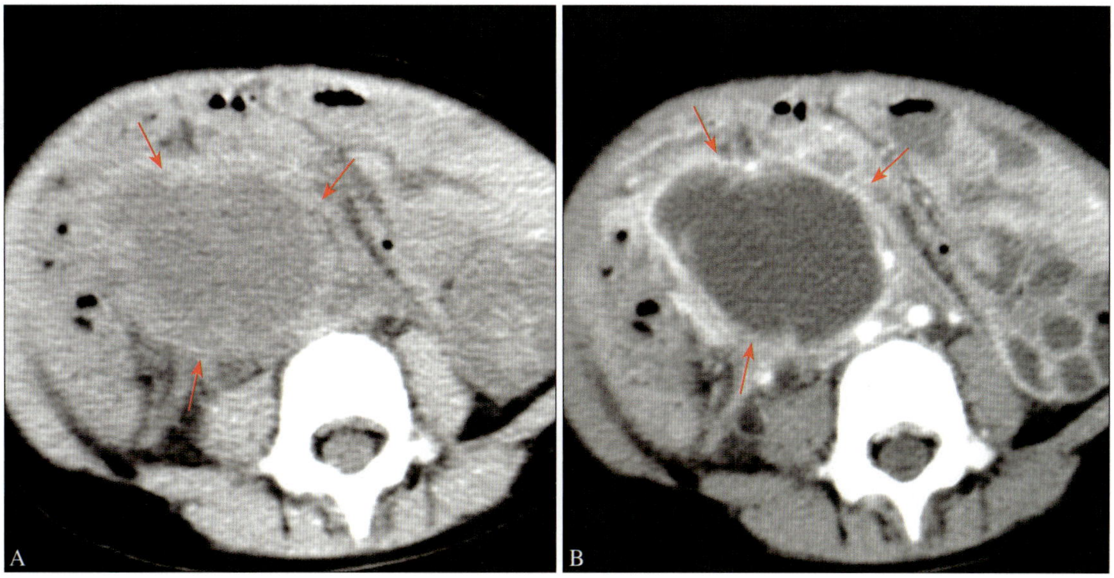

图 11-2-21　**阑尾周围脓肿**
A．CT 平扫显示右下腹囊实性肿块，位于腹膜后（箭头）；B．增强扫描病灶边缘见明显强化厚壁，中心脓液不强化，病灶周围脂肪间隙不清晰，相邻组织粘连，周围肠管肿胀，阑尾显示不清

第 3 节　腹部消化系统外伤

一、肝外伤

【概念与概述】

- 肝外伤（hepatic injury）是常见的严重的腹部损伤，发生率仅次于脾破裂，居腹部外伤的第二位

【病理与病因】

病因

- 右侧胸腹部外伤史
- 闭合性损伤：钝性损伤，主要为撞击、挤压

- 开放性损伤：刀刺伤、火器伤等

病理生理

- 出血、失血性休克和胆汁性腹膜炎

【临床表现】

症状和体征

- 右上腹痛，可向右肩部放射
- 重者出现急性休克症状及腹膜刺激症状
- 由于失血迅速，血液浓缩，许多病人并不出现血红蛋白减低

治疗

- 多数血流动力学稳定者患者有非手术治疗的指征，占肝钝性伤的 71% ～ 89%
- 有明显的腹腔内出血、腹膜炎症状或伴有其他脏器合并伤时应在纠正休克的同时行剖腹探查术

预后

- 病死率约 10%，大出血是肝外伤致死的主要原因

【影像表现】

超声

- 肝实质内见强弱不均的杂乱回声
- 肝包膜破裂（rupture of the hepatic capsule），肝包膜强回声线与肝实质间出现无回声区

CT

- 肝挫裂伤（contusion and laceration of the liver）：肝实质内形态不规则、边缘模糊的斑片状低密度影
- 肝实质内血肿（hematoma of the hepatic parenchyma）：肝内团块状高或等密度影，周围可见环状低密度影
- 肝包膜下血肿（subcapsular hematoma of the liver）：肝外缘新月形、梭形高密度影或低密度影，边缘清晰，肝边缘受压变平
- 活动性出血（active hemorrhage）：增强扫描早期高密度灶，强化程度接近动脉
- 门脉周围晕环征（periportal halo sign）：表现为沿门静脉及其分支双侧走行的双轨状或环状低密度影
- 肝静脉损伤（injury of the hepatic vein）：肝挫裂伤范围累及肝静脉大分支、下腔静脉，静脉管腔塌陷，强化减低
- 其他：腹腔积液积血、右肾上腺血肿、右下胸壁肋骨骨折、右侧胸腔积液

推荐影像学检查

- 增强 CT

诊断与鉴别诊断要点

- 肝实质斑片状低密度影
- 肝实质血肿、包膜下血肿
- 活动性出血及血管损伤

重点推荐文献

[1] Yoon W，Feong YY，Kim FK，et al. CT in blunt liver trauma. RadioGraphics，2005，25：87-104.

[2] Becker CD，Mentha G，Terrier F. Blunt abdominal trauma in adults：role of CT in the diagnosis and management of visceral injuries. Part 1：Liver and spleen. Euro Radiol，1998，8（4）：553-562.

[3] 徐隽，宋彬，吴苾．肝钝性伤的 CT 表现．中国普外基础与临床杂志．中国普外基础与临床杂志，2005，12（4）：415-418.

典型病例

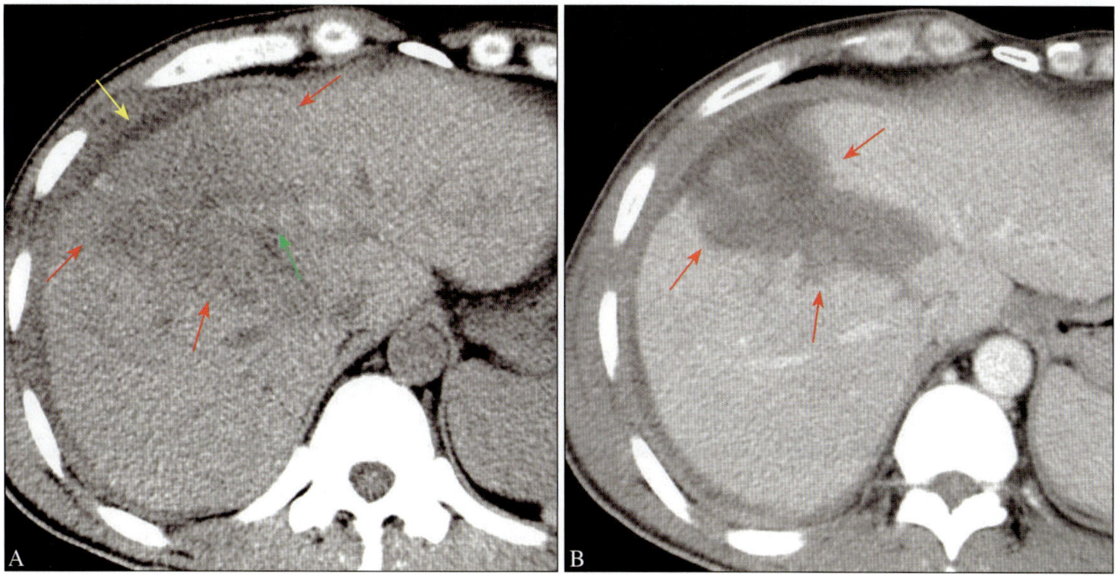

图 11-3-1　**肝挫裂伤**

A．CT 平扫见肝内斑片状模糊不清低密度影（红箭头），其内见不规则稍高密度出血（绿箭头），肝周少量积液（黄箭头）；B．增强扫描门脉期，肝实质内挫裂伤无明显强化，与周围强化的肝实质对比清晰，呈不规则地图状（红箭头）

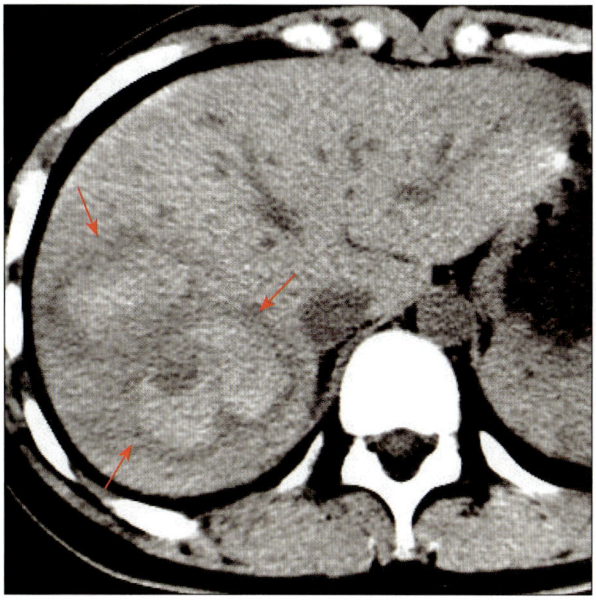

图 11-3-2　**肝实质血肿**

CT 平扫肝右叶见多个团块状稍高密度影，密度不均匀，部分呈低密度液化，血肿边缘见低密度环状水肿（红箭头）

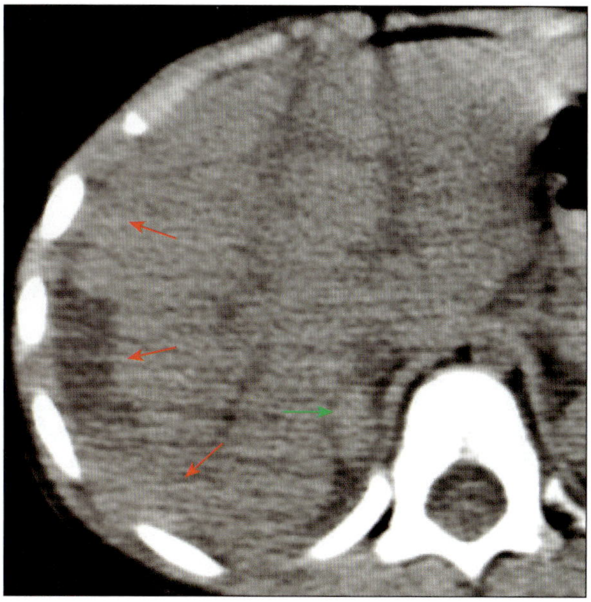

图 11-3-3　**肝包膜下血肿**

CT 平扫见肝右叶边缘新月形高低混杂密度影，内侧见弧形受压的肝边缘（红箭头），肝挫裂伤累及肝裸区，见右肾上腺血肿（绿箭头）及周围少量低密度积液

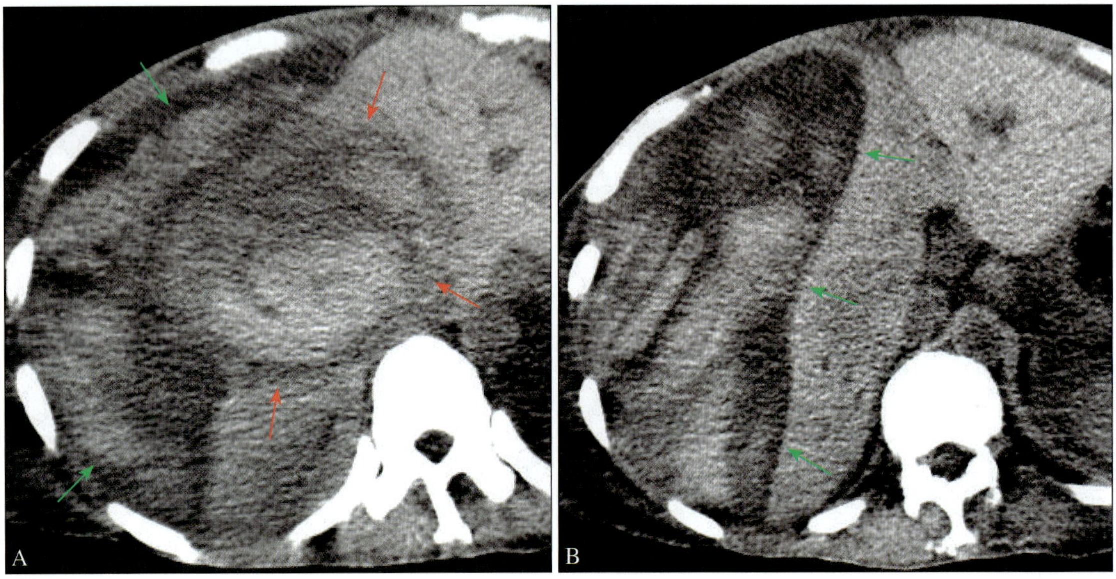

图 11-3-4 肝实质内及肝包膜下血肿

A. CT 平扫见肝实质内血肿呈类圆形高低混杂密度灶，边缘环状低密度（红箭头），破入肝包膜下，形成巨大半月形包膜下血肿（绿箭头）；B. 包膜下血肿压迫肝右叶，边缘清晰，肝边缘受压变平（绿箭头）

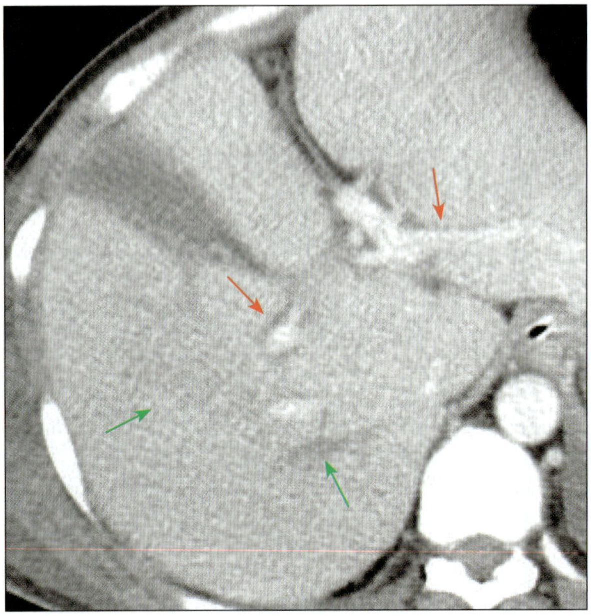

图 11-3-5 门静脉周围晕环征

CT 增强扫描门脉期，肝挫裂伤表现为肝实质内边缘不清的片状、裂隙状强化减低影（绿箭头），肝内门静脉两侧见双轨状伴行的低密度影（红箭头），系门静脉周围晕环征

二、脾外伤

【概念与概述】

- 脾外伤（splenic injury）是最常见的腹部脏器损伤

【病理与病因】

- 脾血供丰富而质脆，外伤暴力很容易使其破裂出血
- 脾损伤发生率占各种腹部损伤的 20% ~ 40%
- 因门静脉高压症、血吸虫病、淋巴瘤等肿大的脾可自发破裂（spontaneous rupture）

【临床表现】

症状与体征

- 低血容量休克

- 左上腹痛，左肩牵涉痛

治疗

- 纠正失血性休克
- 手术治疗：根据损伤情况选择脾修补、部分脾切除或全脾切除术

预后

- 诊治及时预后良好

【影像表现】

超声

- 脾体积增大，形态失常
- 脾包膜连续性中断
- 脾实质内见强弱不等回声，或有无回声区
- 脾周积液

CT

- 脾挫裂伤（contusion and laceration of the spleen）：脾内见裂隙状、斑片状不规则低密度影
- 脾内血肿（hematoma of the splenic parenchyma）：脾实质内片状、团块状等或稍高密度影
- 脾包膜下血肿（subcapsular hematoma of the spleen）：脾周新月形高密度或混杂密度影，脾边缘受压变平或凹陷
- 脾周腹腔内积液积血
- 其他：左下胸壁肋骨骨折、左肾上腺血肿、左侧胸腔积液

推荐影像学检查

- 超声
- 增强 CT

诊断与鉴别诊断要点

- 超声有助于发现早期脾挫裂伤及脾包膜断裂
- 脾密度不均匀
- 脾周积液积血

重点推荐文献

[1] Becker CD，Mentha G，Terrier F. Blunt abdominal trauma in adults：role of CT in the diagnosis and management of visceral injuries. Part 1：Liver and spleen. Euro Radiol，1998，8（4）：553-562.

[2] Shuman WP. CT of blunt abdominal trama in adults. Radiology，1997，205：297-306.

典型病例

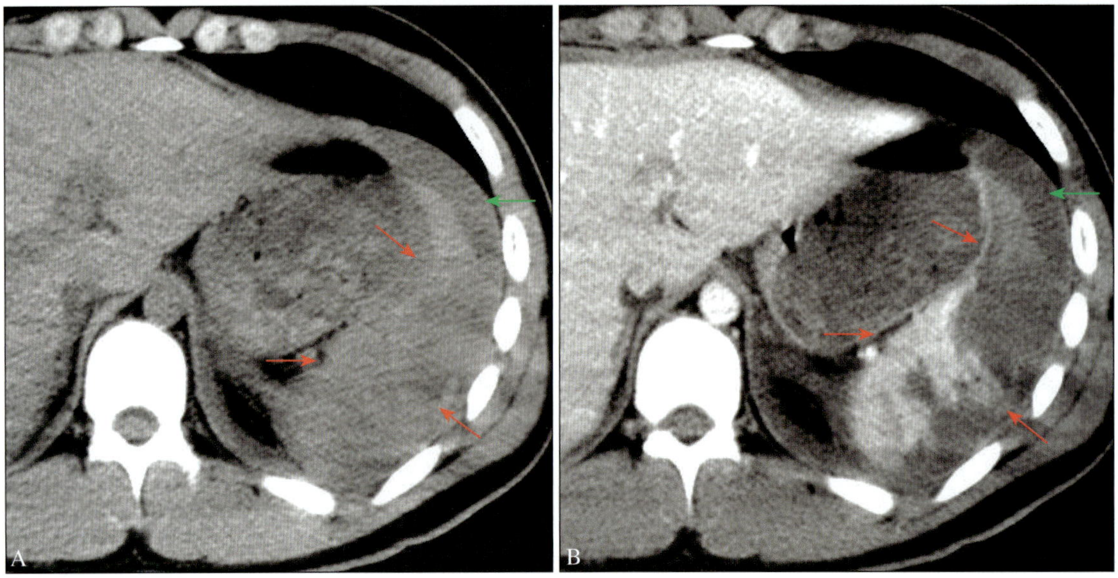

图 11-3-6 **脾破裂**
A. CT平扫见脾轮廓不清，呈高低混杂密度影；B. 增强扫描门脉期脾内见多发斑片状不强化或强化减低灶（红箭头），脾周积液（绿箭头）

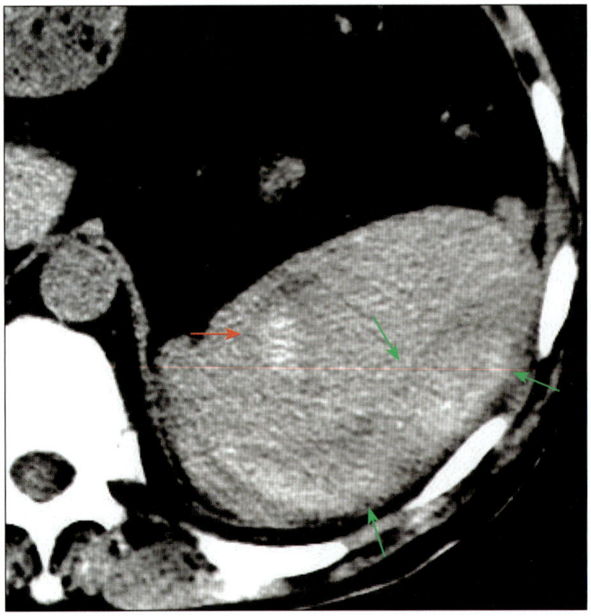

图 11-3-7 **脾破裂**
CT平扫见脾实质内血肿呈稍高密度团块影，边缘环绕低密度带（红箭头），边缘模糊。脾后外缘见新月形稍高密度影，周边呈低密度，边界清晰，相邻脾边缘受压变平，系脾包膜下血肿（绿箭头）

三、胰腺外伤

【概念与概述】

胰腺外伤（pancreatic injury）多由腹部严重的闭合伤所致，在腹部外伤中较少见，位置深在，易漏诊和误诊

【病理与病因】

病因

- 多见于上腹部严重的撞击、挤压伤
- 多合并其他脏器损伤
  - 胰头损伤——合并十二指肠、胆道、肝、下腔静脉、门静脉损伤
  - 胰体损伤——合并十二指肠、肠系膜上动静脉损伤
  - 胰尾损伤——合并脾破裂

病理生理

- 胰腺挫伤→胰液溢出→自身消化→继发断裂

【临床表现】

表现

- 中上腹痛，放射至背部
- 典型三联征少见：发热、白细胞升高、血清淀粉酶升高

治疗

- 继发胰腺炎：内科治疗
- 胰管断裂：外科手术、ERCP 胰管支架置入

预后

- 死亡率在 12% ～ 20%，延误治疗可高达 60%，胰头损伤死亡率是胰体尾损伤的两倍
- 幸存者中 30% 以上出现并发症：如大出血、假性囊肿、胰腺脓肿、胰瘘等

【影像表现】

超声

- 胰实质回声不均、减弱
- 胰腺体积增大，边缘模糊
- 小网膜囊（lesser omental sac）内游离液性暗区

CT

- 直接征象
  - 胰腺体积增大，边缘模糊
  - 胰腺内片状低密度挫裂伤、高密度出血
  - 胰管断裂（rupture of the pancreatic duct）
- 间接征象
  - 胰周脂肪条索状、片状密度增高
  - 胰周积液、积血，可与胰腺内挫裂伤相连
  - 肾前筋膜（anterior renal fascia）增厚
  - 相邻脏器损伤
- 并发症
  - 胰腺假性囊肿（pancreatic pseudocyst）：胰腺内或胰腺周围液性密度灶，边缘见厚薄不均包膜
  - 胰腺脓肿（pancreatic abscess）：局灶厚壁包裹积液，伴蜂窝状积气，壁有强化

MRI

- MRCP 可取代 ERCP 对胰管或胆管断裂、狭窄的诊断作用
- 显示胰腺实质挫裂伤、缺血坏死比 CT 更敏感

推荐影像学检查

- 增强 CT

诊断与鉴别诊断要点

- 胰腺肿大，胰腺内密度不均匀，胰周积液
- 胰腺断裂，胰管断裂
- 并发胰腺假性囊肿或脓肿

重点推荐文献

[1] Gupta A, Stuhlfaut JW, MD, Fleming KW, et al. Blunt Trauma of the Pancreas and Biliary Tract: A Multimodality Imaging Approach to Diagnosis. RadioGraphics, 2004, 24: 1381-1395.

[2] Becker CD, Mentha G, Schmindlin F. Blunt abdominal trauma in adults: role of CT in the diagnosis and management of visceral injuries. Part 2: gastrointestinal tract and retroperitoneal organs. Euro Radiol, 1998, 8 (4): 772-780.

典型病例

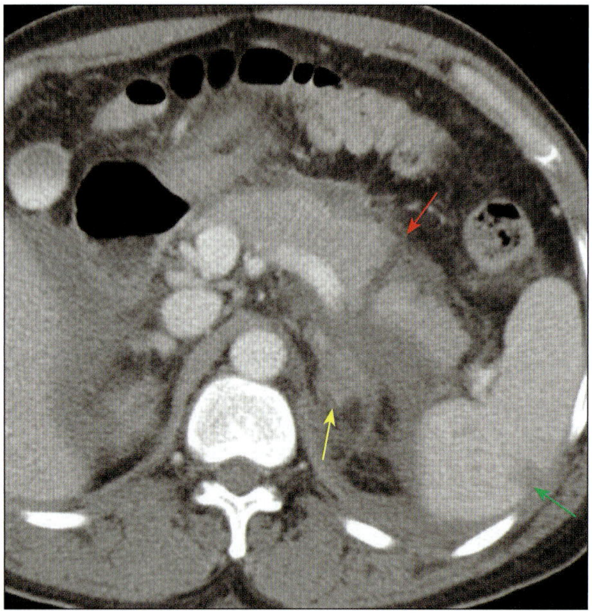

图 11-3-8　胰腺外伤
CT 增强扫描见条状低密度影横贯胰尾（红箭头），系胰尾完全断裂，胰腺肿大，周围见较低密度不强化渗出、积液，合并脾挫裂伤（绿箭头）及左肾上腺血肿（黄箭头）

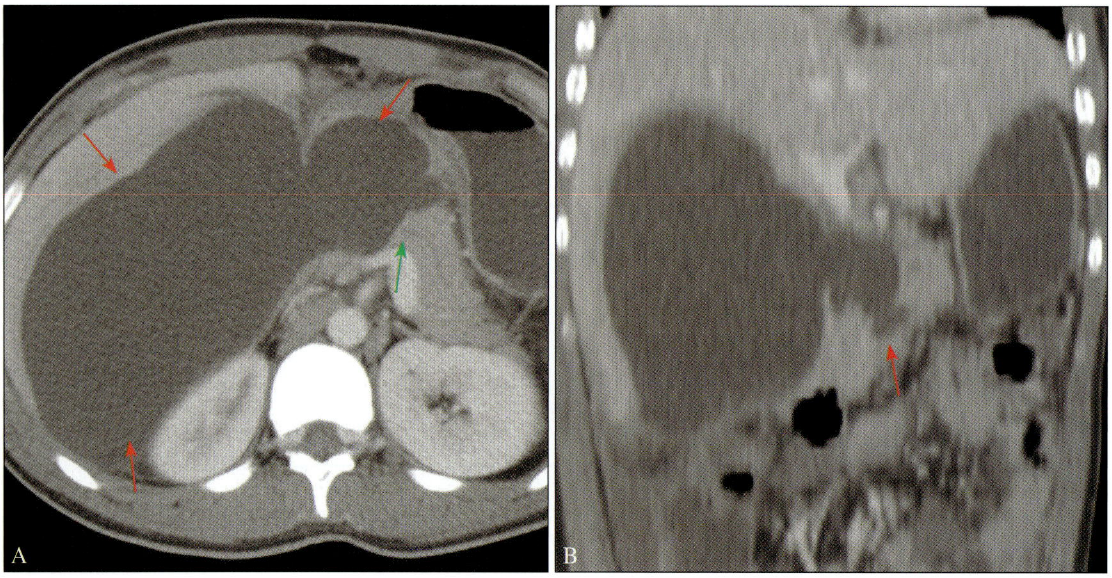

图 11-3-9　胰颈断裂
A. CT 增强扫描见右肾旁前间隙巨大假性囊肿（红箭头），呈均匀液性密度，边缘清晰，薄壁包裹，胰管至胰颈部突然中断（绿箭头）；B. 冠状位图像见胰颈部断裂，胰液从断裂处漏出（红箭头）

四、胃肠和肠系膜外伤

【概念与概述】

胃肠和肠系膜外伤（bowel and mesenteric injury）在腹部外伤中较少见，小肠外伤占约 1%，结直肠外伤占约 0.3%

【病理与病因】

- 分类：闭合性肠损伤、开放性肠损伤、医源性肠损伤
- 小肠破裂好发在近段空肠距 Treitz 韧带 50cm 以内和末段回肠距回盲部 50cm 以内

【临床表现】

表现

- 肠壁挫伤或血肿：轻度或局限性腹膜刺激症状
- 肠壁坏死、穿孔：腹膜炎症状
- 小肠破裂后只有部分病人有气腹，如无气腹表现不能否定小肠穿孔的诊断

治疗

- 治疗休克、感染
- 肠道破裂需行外科手术修补
- 结肠外伤时，腹腔内常有严重污染，有时需行肠造口、二期手术吻合

预后

- 与损伤程度及诊治是否及时、准确有关

【影像表现】

超声

- 肠壁增厚及低回声区
- 在腹腔的位置较低的隐窝、陷窝区发现低回声的液性暗区
- 腹腔游离气体声影

DSA

- 选择性动脉造影适合对肠系膜血管损伤，尤其是活动性大出血的诊断，并可同时进行治疗

CT

- 肠破裂
  - 气腹（pneumoperitoneum）：提示胃肠破裂，但需排除腹腔穿通伤、穿刺引入、气胸或纵隔气肿蔓延、膈肌破裂、膀胱破裂、子宫破裂等原因
  - 肠内容物外溢（extravasation of the gastrointestinal content）：口服对比剂漏出、腹腔大量积液、腹腔脓肿形成
  - 肠壁不连续的直接征象很少见
- 肠壁挫裂伤（contusion and laceration of the intestinal wall）
  - 肠壁增厚，边缘模糊
  - 肠壁低密度水肿或高密度血肿
  - 肠壁强化增强或减低
- 肠系膜损伤（mesenteric injury）
  - 肠系膜脂肪肿胀，呈云雾样改变
  - 肠系膜局灶积液或血肿
  - 肠系膜血管活动性出血

推荐影像学检查

- 增强 CT
- CT 血管造影
- DSA：消化道活动性出血的诊治

诊断与鉴别诊断要点

- 气腹多提示胃肠破裂，无气腹征象不能否定胃肠破裂的诊断
- 肠系膜肿胀、血肿可提示肠损伤部位

重点推荐文献

[1] Brody JM，Leighton DB，Murphy BL，et al. CT of blunt trauma bowel and mesenteric injury：typical findings and pitfalls in diagnosis. Radiographics，2000，20：1525-1536；discussion 1536-1537.

[2] Malhotra AK，Fabian TC，Katsis SB，et al. Blunt bowel and mesenteric injuries：the role of screening CT. J Trauma，2000，48：991-998.

[3] Dowe MF，Shanmuganathan K，Mirvis SE，et al. CT findings of mesenteric injury after blunt trauma. AJR，1997，168：425-428.

典型病例

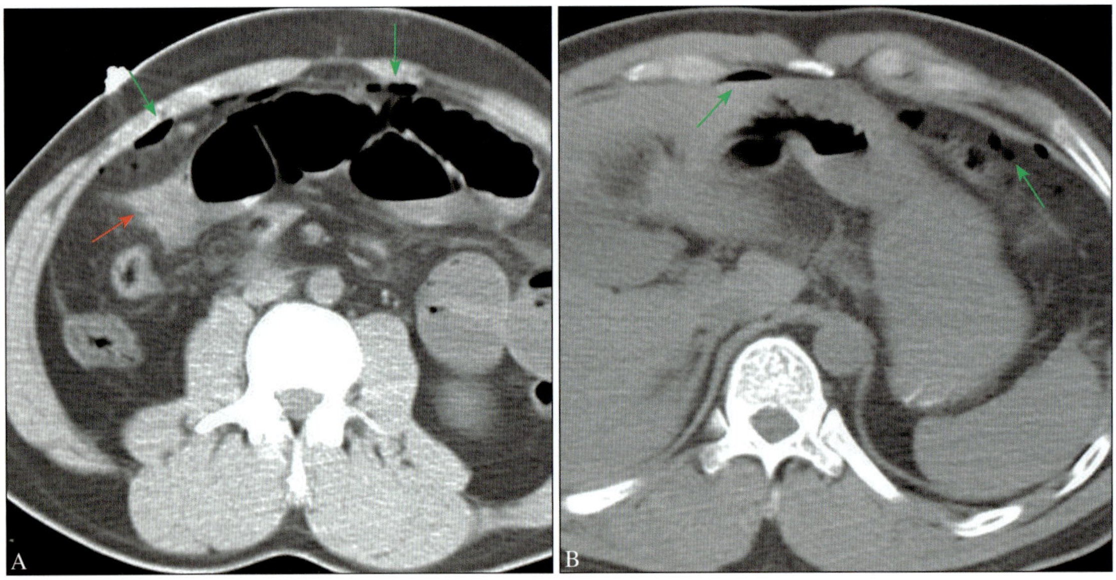

图 11-3-10 **小肠破裂**
腹部钝性伤，CT 平扫。右下腹肠系膜少量积血（红箭头），腹腔前部多处游离积气（绿箭头），肠系膜及右侧腹膜稍肿胀，术中发现小肠破裂

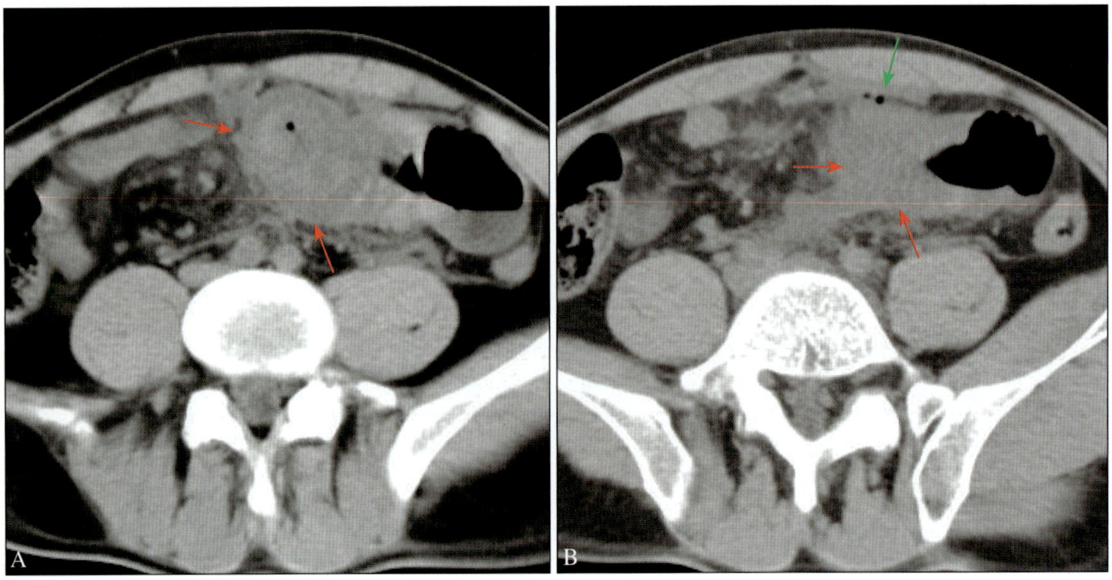

图 11-3-11 **小肠挫裂伤**
腹部钝性伤，下腹见一段小肠肠壁明显增厚、肿胀（红箭头），相邻肠系膜云雾状密度增高，肿胀肠管前方见小气泡影（绿箭头），提示小肠破裂

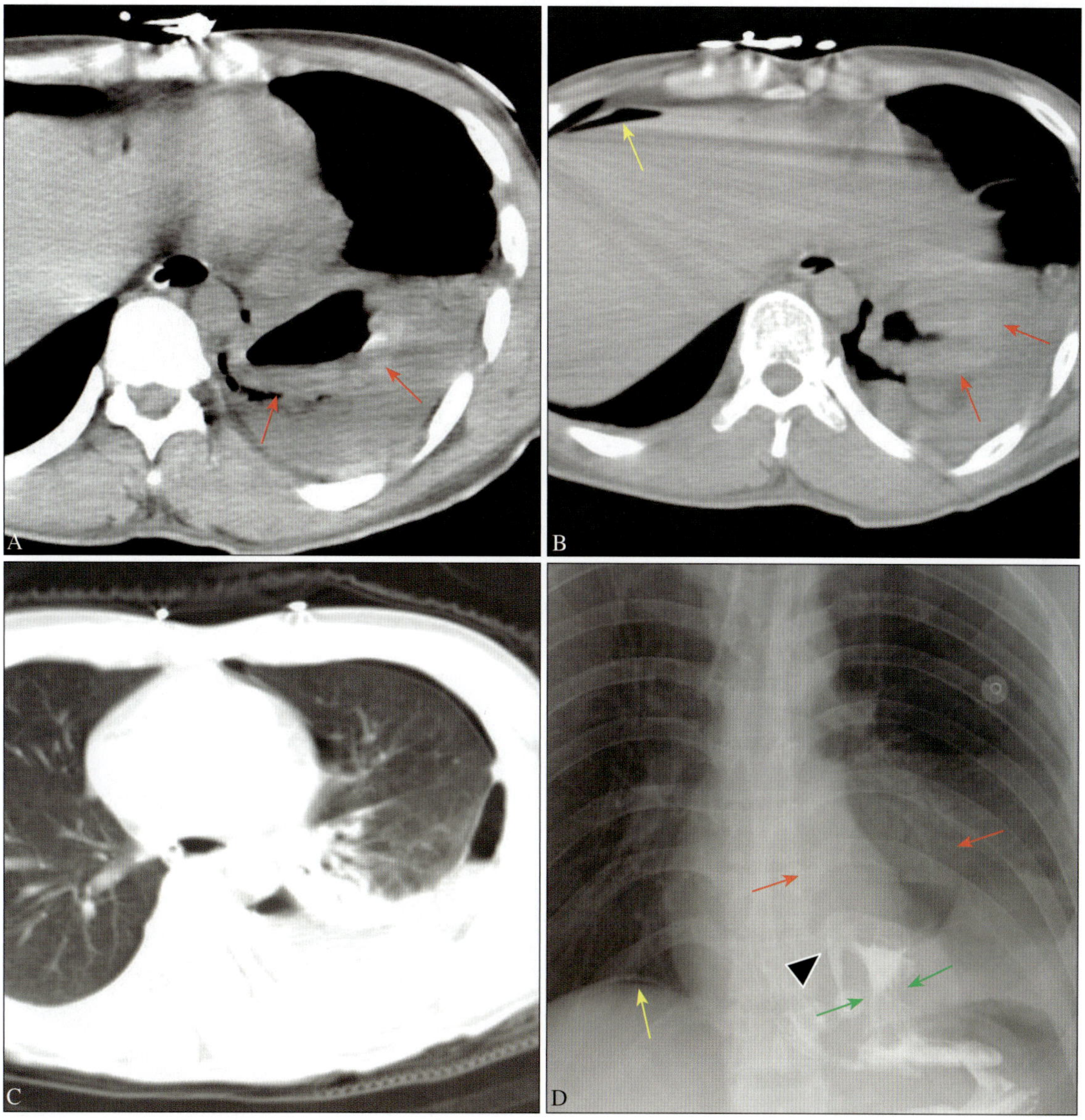

图 11-3-12 **外伤性膈疝**

左季肋部刀刺伤。A，B. 见胃底疝入左侧胸腔，胃壁增厚（红箭头），左侧胸腔积血，右膈下见游离气体（黄箭头）；C. 示左侧液气胸；D. 为上消化道造影，可见胃从左膈破裂处（绿箭头）疝入左侧胸腔，胃泡位于左膈上（红箭头），胃内造影剂经胃底破裂处流入左侧胸腔（黑箭头），并可见右膈下游离气体（黄箭头）

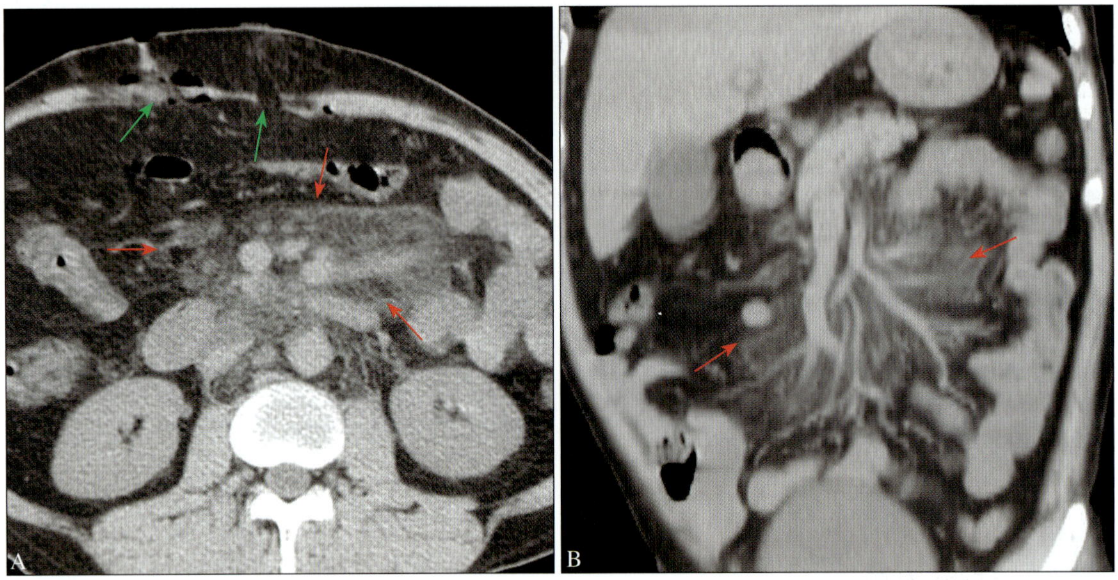

图 11-3-13 小肠系膜损伤

腹壁刀刺伤。A．CT平扫轴位及B．冠状位重建，腹壁皮肤及肌层见多处不连续（绿箭头），腹壁及腹腔内积气。小肠系膜见大片云雾状密度增高影（红箭头），术中见小肠系膜裂孔，小肠系膜呈乳白色，提示乳糜漏

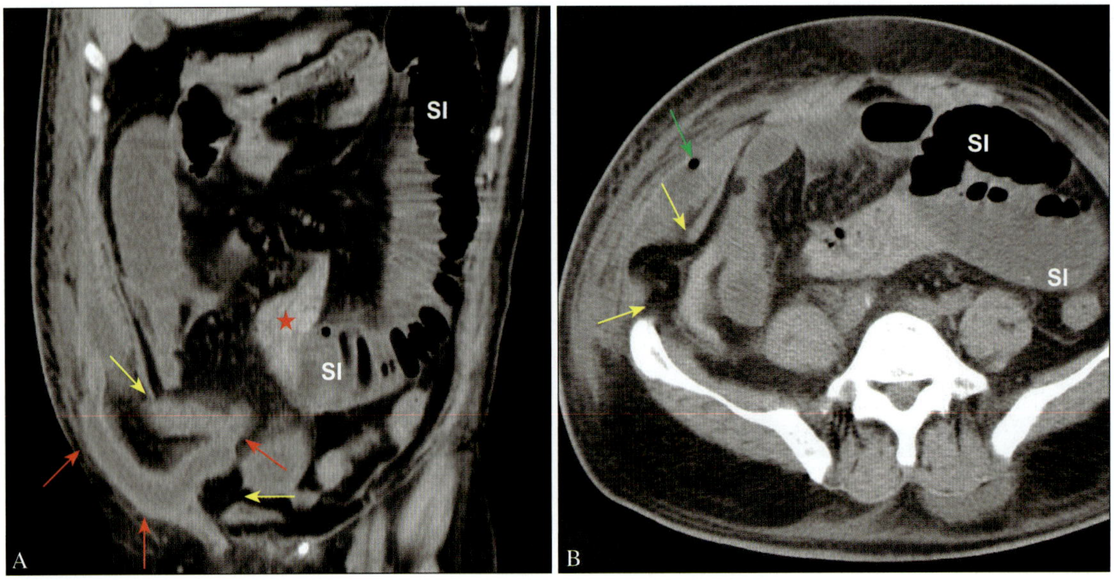

图 11-3-14 外伤性腹壁疝

腹部钝性伤。A．CT平扫冠状位和B．轴位，见右侧腹壁明显肿胀，右下腹壁破口（黄箭头），部分回肠经破口疝入腹壁内（红箭头），疝入肠管壁增厚、密度增高，腹壁肌间积液伴小气泡影（绿箭头），术中证实疝入肠段坏死，并致肠梗阻，其近端小肠扩张（SI），还可见回肠系膜血肿（星号）

第 4 节　泌尿系统外伤

一、肾外伤

【概念与概述】

肾外伤（renal injury）占腹部外伤的 8% ～ 10%

【病理与病因】

病因

- 多数为钝性伤所致，少数为锐器贯通伤
- 体外震波碎石术可致轻微肾损伤

病理

- 肾实质损伤：挫裂伤、出血、梗死
- 肾集合系统损伤：尿外渗（urine extravasation）、肾盂输尿管结合部梗阻
- 肾血管损伤（renal vessel injury）：肾蒂撕裂（laceration of the renal root）、假性动脉瘤（pseudo aneurysm）、血栓形成
- 损伤修复后瘢痕纤维化——继发高血压（secondary hypertension）

【临床表现】

表现

- 血尿：轻微外伤仅引起镜下血尿，严重外伤可引起肉眼血尿
- 低血容量表现
- 腰痛、肾区叩痛
- 少尿、无尿
- 肾功能异常

治疗

- 止血和预防休克
- 严重外伤引起不能控制的出血、尿漏，则需手术

预后

- 如及时诊治，大多数预后良好

【影像表现】

超声

- 肾挫伤（renal contusion）：肾实质内见较小范围高 / 低 / 无回声区
- 肾包膜下血肿（subcapsular hematoma of the kidney）：包膜下见条带状液性暗区
- 肾破裂（renal laceration）：肾体积增大、变形，肾包膜中断，模糊不清，肾实质回声紊乱
- 肾周积液积血（perirenal fluid and blood accumulation）：腹膜后无回声区

静脉肾盂造影

- 肾功能减低：肾实质及集合系统不显影、显影淡薄、延迟
- 尿外渗：肾盏、肾盂变形，对比剂渗漏
- 肾盂输尿管结合部狭窄（stenosis of the ureteropelvic junction）

DSA

- 发现活动性出血部位、假性动脉瘤、狭窄、栓塞等血管病变，并进行治疗

CT

- 肾实质改变
  - 肾肿大，边缘模糊
  - 肾挫裂伤：肾实质内片状、裂隙状低密度影，片状、团块状高密度血肿
  - 肾盂内高密度积血影
  - 肾粉碎性损伤：肾区大量高低混杂密度影，肾轮廓显示不清，肾实质多处断裂、移位
- 肾周血肿
  - 肾包膜下血肿：肾外缘新月形高密度影，边缘光滑，压迫肾实质
  - 肾周间隙血肿：肾周间隙内片团状高密度影，内缘光滑，外缘不规则，见毛刺状及条形高密度影向外伸展
  - 肾旁前间隙、肾旁后间隙血肿：形态不规则高密度团影，分别位于肾前筋膜、肾后筋膜外，伴筋膜增厚
- 肾血管损伤：CTA（薄层扫描＋血管三维重建）
  - 活动性出血：动脉期见对比剂外渗，薄层扫描可见破裂动脉
  - 假性动脉瘤：与肾动脉或其分支相连的高密度结节、团块影，强化类似动脉，边缘可见不强化血栓
  - 肾动脉狭窄，肾动脉血栓、静脉栓塞：血管腔狭窄或充盈缺损，肾实质见楔形强化减低或梗死
  - 肾蒂损伤：肾门区损伤，肾血管断裂，肾实

质强化明显减弱或不强化

- 肾盂、输尿管损伤：CT Urography（排泄期薄层扫描 + 肾盂输尿管三维重建）
  - 尿外渗：损伤累及肾集合系统，肾盂或输尿管内对比剂外溢，肾周间隙片状积液，边缘可有薄壁包裹形成尿瘤
  - 肾盂输尿管结合部损伤

MRI

- 价值与 CT 相当，用于 CT 对比剂禁忌证患者

推荐影像学检查

- 增强 CT
- 肾血管病变：CTA
- 肾集合系统病变：CTU

诊断与鉴别诊断要点

- 肾实质密度不均匀
- 肾内及肾周血肿
- 肾血管损伤
- 尿外渗

重点推荐文献

[1] Kawashima A，Sandler CM，Corl FM，et al. Imaging of renal trauma：a comprehensive review. RadioGraphics，2001，21：557-574.

[2] Willmann JK，Roos JE，Platz A. Multidetector CT：Detection of active hemorrhage in patients with blunt abdominal trauma. AJR，2002，179：437-444.

[3] Fanney DR，Casillas J，Murphy BJ. CT in the diagnosis of renal trauma. Radiographics，1990，10：29-40.

典型病例

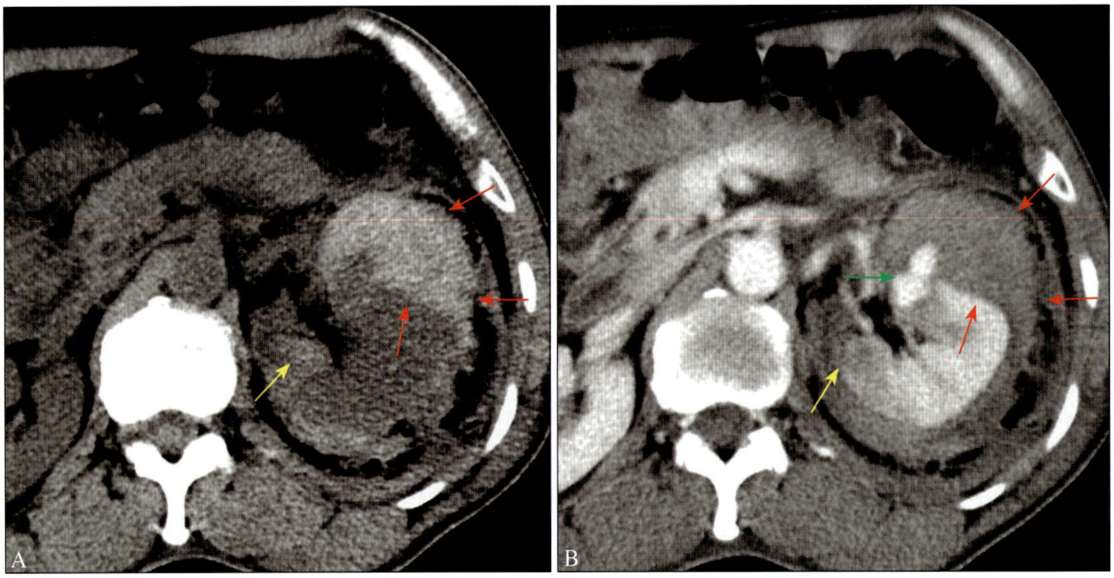

图 11-4-1 左肾挫裂伤

CT 平扫（A）左肾后段内见片状高密度出血（黄箭头），无强化，增强扫描（B）无强化，密度低于其余肾实质。可见左肾包膜下出血（红箭头），边缘清晰，左肾前缘受压变平，左肾周桥隔和肾前筋膜增厚。左肾前段见明显强化灶，自肾实质突入包膜下血肿区，提示活动性出血（绿箭头）

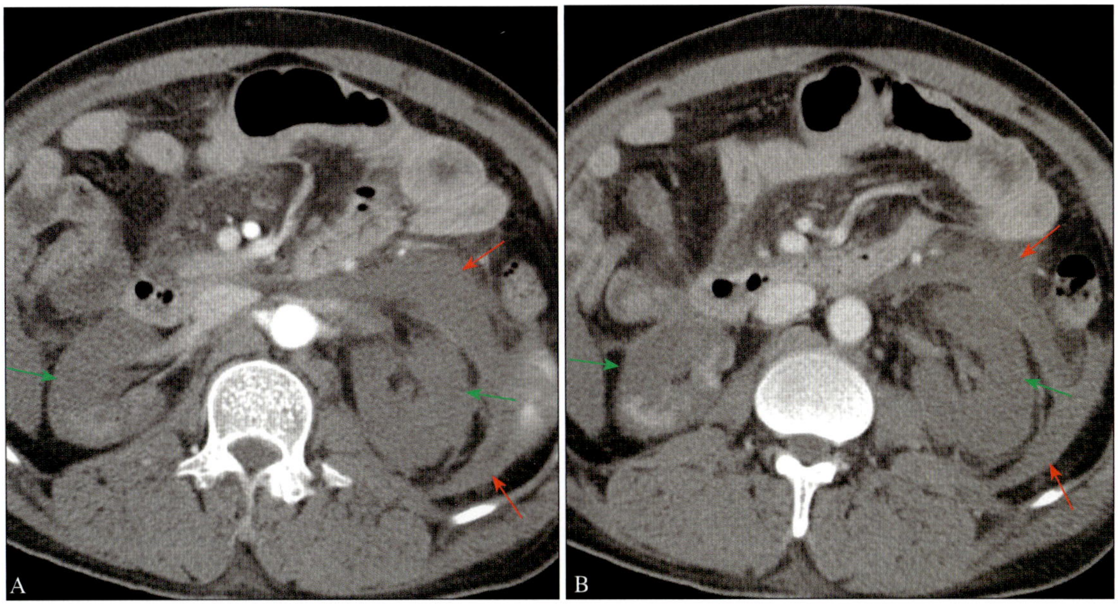

图 11-4-2　双肾血管损伤
腹部钝性伤，患者出现无尿。CT 增强动脉期（A）和静脉期（B）见双肾几乎不强化（绿箭头），双肾动静脉模糊、强化减低，左肾旁前间隙积液（红箭头）

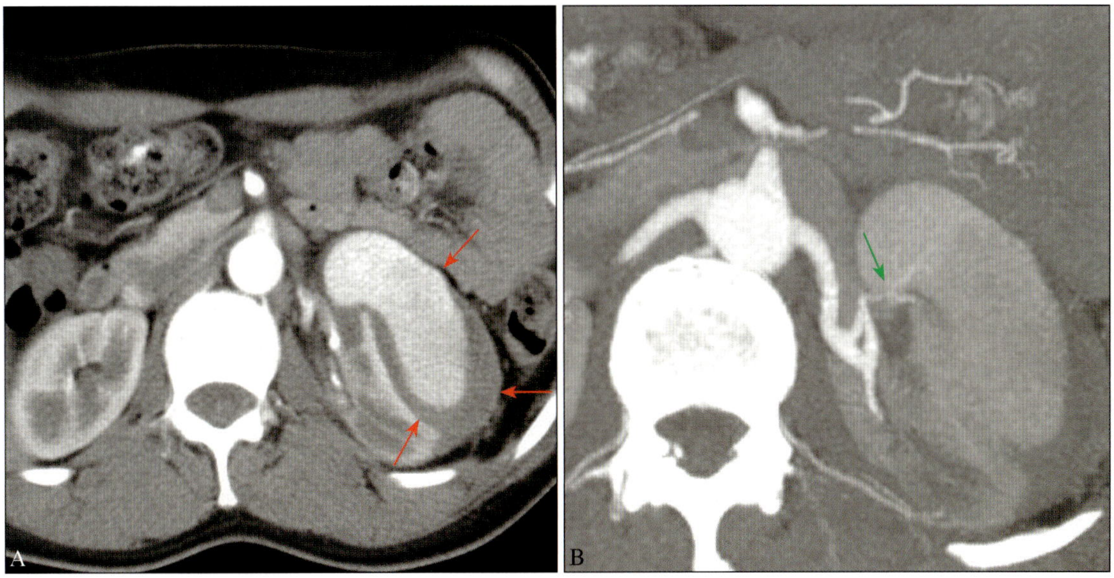

图 11-4-3　左肾外伤后假性动脉瘤形成
A．左肾假性动脉瘤（红箭头），表现为明显强化团块影，强化程度类似动脉血管，周边见低密度血栓；B．MIP 肾动脉三维重建图像，显示左肾动脉前上段一小分支渗漏入假性动脉瘤内（绿箭头）

二、膀胱外伤

【概念与概述】

- 膀胱外伤（injury of the bladder）是指各种因素所致膀胱损伤，轻者出现膀胱挫伤，严重者膀胱壁破裂，尿液和血液流入腹腔

【病理与病因】

病因

- 外力损伤
  - 下腹部挤压伤、穿通伤
  - 骨盆骨折
  - 盆腔手术
- 自发性膀胱破裂
  - 多为腹膜内型
  - 膀胱过度充盈，无明显外力作用，或在腹压增高时发生
  - 膀胱本身有病变
  - 前列腺肥大伴尿潴留
  - 神经源性膀胱
  - 醉酒

病理

- 膀胱挫伤
  - 最常见
  - 膀胱壁黏膜或部分肌层损伤，膀胱内少量出血，无尿外渗
- 膀胱破裂
  - 腹膜内型：占膀胱破裂的 10% ～ 20%
  - 腹膜外型：占膀胱破裂的 80% ～ 90%
  - 腹膜内外型：占膀胱破裂的 5% ～ 12%

【临床表现】

表现

- 膀胱挫伤：下腹隐痛、轻微血尿、尿频
- 膀胱破裂：休克、腹痛、腹膜刺激征、排尿困难、血尿、尿瘘

治疗

- 抗休克
- 抗感染
- 留置尿管
- 腹膜内型膀胱破裂：急症手术修补膀胱
- 腹膜外型膀胱破裂：经膀胱修补，行膀胱造瘘

预后

- 及时诊治预后好
- 腹膜内型膀胱破裂如延误治疗，伴发腹膜炎，死亡率在 10% 以上

【影像表现】

超声

- 膀胱腔内积血：膀胱内强回声光团，随体位移动
- 较大破口可见膀胱壁不连续
- 盆腔积液：无回声暗区

X 线膀胱造影

- 膀胱挫伤：X 线膀胱造影无阳性发现
- 膀胱破裂：经尿道注入对比剂，见膀胱壁破裂，对比剂外溢

CT 膀胱造影

- 经尿道注入 250 ～ 300ml 非离子型碘对比剂后行增强 CT 检查
- 膀胱挫伤和间质损伤
  - 膀胱壁增厚、血肿
  - 膀胱腔内积血
  - 不完全的膀胱壁撕裂
  - 对比剂可进入膀胱壁，但浆膜面完整
  - 无对比剂外溢
- 膀胱破裂
  - 腹膜内型膀胱破裂（intraperitoneal bladder rupture）
    - 破裂一般位于膀胱顶部
    - 漏出膀胱的对比剂见于肠间、肠系膜、结肠旁沟等腹腔内间隙
  - 腹膜外型膀胱破裂（extraperitoneal bladder rupture）
    - 钝性伤多合并骨盆骨折
    - 对比剂漏入膀胱周围间隙、其他腹膜外间隙
  - 腹膜内外型膀胱破裂（intraperitoneal and extraperitoneal bladder rupture）
    - 漏出的对比剂既进入腹腔内，又进入腹膜外间隙

推荐影像学检查

- CT 膀胱造影

诊断与鉴别诊断要点

- 膀胱内积血、膀胱壁增厚或血肿即可诊断膀胱损伤
- 膀胱壁是否破裂需 X 线或 CT 膀胱造影诊断
- 膀胱破裂分型

重点推荐文献

[1] Vaccaro FP, Brody JM. CT cystography in the evaluation of major bladder trauma. RadioGraphics, 2000, 20: 1373-1381.
[2] Pao DM, Ellis JH, Cohan RH, et al. Utility of routine trauma CT in determination of bladder rupture. Acad Radiol, 2000, 7: 317-324.
[3] Sirinivasa RN, Akbar SA, Jafri SZ, et al. Genitourinary trauma: a pictorial essay. Emerg Radiol, 2009, 16: 21-33.

典型病例

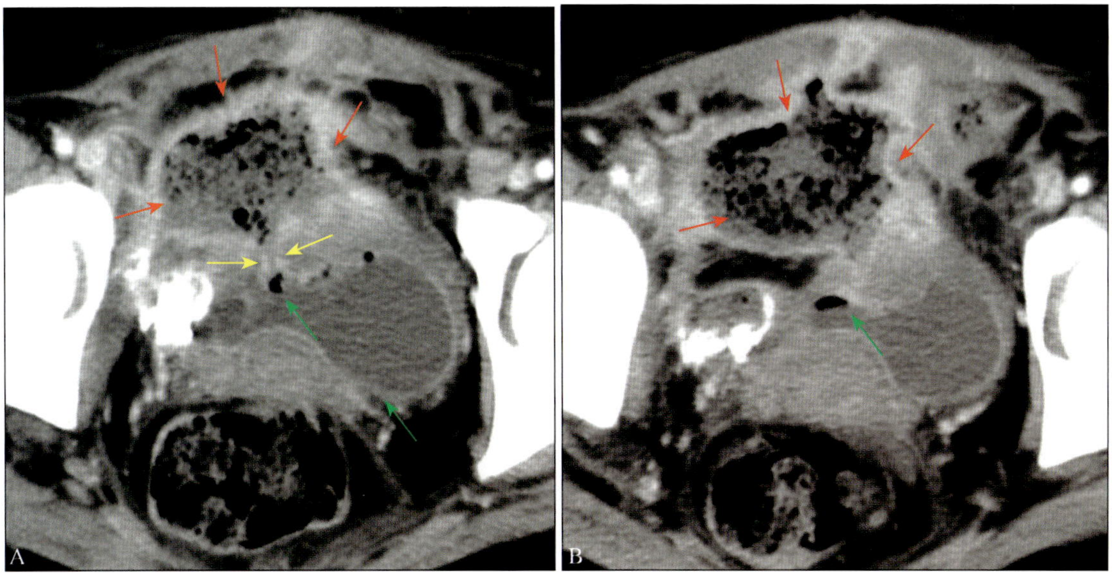

图 11-4-4 **盆腔脓肿伴膀胱瘘**
盆腔内膀胱前方见含气液脓腔（红箭头），壁厚、明显强化。膀胱前壁明显增厚，与脓肿之间形成瘘管（黄箭头），膀胱内积气（绿箭头）

（陈卫霞　吴苾）

主要参考文献

[1] Balthazar EJ, Birnbaum BA, Megibow AJ. Closed-Loop and Strangulating Intestinal Obstruction: CT Signs. Radiology, 1992, 185: 769-775.

[2] Federle MP. CT of the acute (emergency) abdomen. Eur Radiol Suppl, 2005, 15 (suppl 4): D100-D104.

[3] Wiesner W, Khurana B, Ji H, et al. CT of acute bowel ischemia. Radiology, 2003, 226: 635-650.

[4] Feczko PJ, Mezwa DG, Farab MC, et al. Clinical significance of pneumatiosis of the bowel wall. Radiographics, 1992, 12: 1069-1078.

[5] Brody JM, Leighton DB, Murphy BL, et al. CT of blunt trauma bowel and mesenteric injury: typical findings and pitfalls in diagnosis. Radiographics, 2000, 1525-1536.

[6] Jacobs JE, Birnbaum BA, Macari M, et al. Acute appendicitis: comparison of helical CT diagnosis—focused technique with oral contrast material versus nonfocused technique with oral and intravenous contrast material, Radiology, 220: 683-690.

[7] Poletti PA, Mirvis SE, Shanmuganathan K, et al. CT Criteria for Management of Blunt Liver Trauma: Correlation with Angiographic and Surgical Findings. Radiology, 2000, 216: 418-427.

[8] Shuman WP. CT of blunt abdominal trama in adults. Radiology, 1997, 205: 297-306.

[9] Butela ST, Federle MP, Chang PJ, et al. Performance of CT in detection of bowel injury. AJR, 2001, 176: 129-135.

[10] Sharma OP, Oswanski MF, Singer D, et al. The role of computed tomography in diagnosis of blunt intestinal and mesenteric trauma. J Emergency Med, 2004, 27: 55-67.

[11] Sebastia MC, Rodriguez-Dobao M, Quiroga S. Renal trauma in occult ureteropelvic junction obstruction: CT findings. Eur Radiol, 1999, 9: 611-615.

12 消化系统介入放射学

【概念与概述】

- 消化疾病的介入治疗大致可分为 X 线透视或内镜下的介入治疗、血管内的介入治疗、超声或 CT 引导下的介入治疗三部分：
  - 透视或内镜下的介入治疗是指在 X 线或内镜引导下进行的各种消化道腔内治疗，如狭窄成形术包括扩张、支架成形术、息肉摘除术、壶腹括约肌切开术等
  - 血管内介入是指在 Seldinger 技术及血管造影的基础上，对上消化道出血经导管灌注血管收缩剂或栓塞物进行止血；对肿瘤进行化疗药物的灌注和栓塞；对血管栓塞性疾病进行血管内溶栓
  - 超声或 CT 引导下的非血管内介入主要是各种经皮穿刺介入治疗、导向技术及内镜超声引导下的各种穿刺与治疗
- 超声、X 线和 CT 引导下的介入治疗可分为两类：血管内的介入治疗和非血管内的介入治疗

一、血管内的介入治疗

- 血管内介入技术是应用选择性和超选择性血管造影术，首先明确病变的部位、性质、范围等病理形态学和血流动力学变化，然后利用插入的导管进行药物灌注、栓塞、血管腔内血管成形、经导管取血栓等治疗措施
- 导管插入有关血管后行灌注或栓塞疗法，目前已广泛用于止血、治疗肿瘤和消除脾功能亢进等

二、非血管内的介入治疗

- 活检术，抽吸腔内液体或切割组织作细胞学、组织学或生化、免疫组化检查
- 引流术，将脓腔、囊腔排空，促使组织恢复，避免功能损害
- 造瘘术又称造口术，通常指对受阻的管腔建立与体内外相通的瘘口，以便机体暂时得到改道运行，避免因梗阻造成严重功能损害，但它并不能建立正常的运行通道，只能作暂时性或姑息性治疗
- 成形术，将因外伤、肿瘤、放射损伤或手术瘢痕等引起的狭窄通道扩大，使之通畅，称为成形术，一般用球囊导管或探条扩张，如食道术后吻合口狭窄的球囊成形术等
- 支架置入术，支架通常指金属丝编织成的支撑管，放在狭窄的腔道处时，凭其弹力或记忆张力扩张，或被动地由球囊使其扩张，畅通狭窄的通道
- 异物取出术，当管腔内有异物时，可在影像监控下或内镜下将其取出
- 灭能术，通过穿刺针或导管注入药物，使肿瘤、囊肿或增生组织破坏，或使其功能消失，称为灭能术，如囊肿内囊液抽吸后注入无水乙醇
- 再通术，将因病变造成的管腔梗阻处，通过外力干预，使之再通称再通术
- 转流术，将腹水引流入静脉或淋巴管称为转流术

重点推荐文献

[1] 李麟荪，贺能树．介入放射学-非血管性．北京：人民卫生出版社，2001.
[2] 郭启勇．介入放射学．北京：人民卫生出版社，2010.

第1节 食 管

一、食管的扩张治疗

- 通过各种机械扩张方法，扩大已经不同程度缩窄的食管腔，恢复通畅性，达到缓解和改善患者吞咽困难、胸骨后疼痛、食物反流或误吸等临床症状及伴发症状的目的

【治疗原理】
- 强力伸张狭窄环局部纤维组织，使之扩开
- 引起狭窄部一处或几处的劈裂
- 强力扩张，造成下食管括约肌肌层的撕裂，缓解食管括约肌的松弛障碍

【适应证】

各种原因所致的食管、贲门部狭窄而出现吞咽困难症状者均有扩张的指征
- 食管术后吻合口狭窄，术后1个月以上
- 食管炎性狭窄
- 瘢痕性食管狭窄　食管化学性烧伤或烫伤后狭窄，伤后2个月以上
- 动力性狭窄　贲门失弛缓症、弥漫性食管痉挛、硬皮病伴食管病变
- 先天性食管狭窄　如食管蹼、食管环
- 放疗或化疗后食管狭窄

【禁忌证】
- 患者不能合作或严重心肺疾病或患者极度衰竭等
- 凝血功能障碍者
- 食管病变疑为穿孔者
- 病变狭窄部位过高、过分广泛或狭窄严重治疗非常困难者视为相对禁忌证

【操作方法与步骤】

由于食管狭窄的病因不同，往往采用的扩张方法不一样，针对形成食管狭窄的病因选择有效的方法很重要
- 术前准备
  - 患者准备
    - 了解食管狭窄的病因、部位、长度、程度、特点，有无手术史
    - 常规行食管钡餐、内镜，必要时取活检病理学检查
  - 器械准备：造影导管、球囊导管、开口器、导丝、必要时备加长加硬导丝
- 操作步骤
  - 口咽部局部麻醉后，置入开口器
  - 造影确认狭窄位置及长度，根据造影选择合适的球囊导管
  - 使狭窄段恰处于气囊的中央部，加压充盈球囊
  - 见狭窄的“凹腰征”消失，持续扩张3分钟，间隔3分钟，反复3次
- 注意事项
  - 应注意患者的疼痛感觉，避免较大气囊一次完全膨胀
  - 对于贲门失弛缓症患者，操作前应抽出食管内残留的滞留物，可选用大口径球囊或双球囊

【并发症及处理】
- 穿孔
  - 穿孔为主要并发症，后果最严重
  - 发生率低于1%。小的穿孔应采取保守治疗
  - 对于大的穿孔，宜急诊手术治疗
- 出血
  - 少量出血加用止血剂及黏膜保护剂即可
  - 较大量的活跃性出血需内镜下或栓塞止血
- 反流性食管炎
  - 发生率较高
  - 宜常规抗反流治疗
  - 避免暴饮暴食，少进油腻食物，常规服用制酸剂及黏膜保护剂
- 感染
  - 发生机会较少

- 扩张创面局部感染
- 误吸致呼吸道感染
- 穿孔继发严重感染

● 狭窄复发及再狭窄　扩张术可反复施行

【临床疗效与方法选择】

近期成功率高，80% 以上可解除狭窄或缓解症状

● 食管炎性狭窄和术后吻合口狭窄
  - 狭窄段≤ 1cm 时，多数扩张 1 ～ 2 次可
  - 狭窄段≥ 2cm 时，若局部有明显纤维增生时，可能尚需反复扩张
  - 吻合口狭窄疗效最为满意，一般经 1 ～ 3 次的扩张治疗后基本痊愈

● 食管蹼的治疗一般扩张一次即愈

● 贲门失弛缓症
  - 有效率可达 95%，治疗后吞咽困难缓解，LES 压力降至正常
  - 20% 的患者食管远端正常蠕动恢复
  - 75% 的患者 1 次扩张疗效可维持 5 年以上

● 酸碱腐蚀性食管损伤所致狭窄
  - 常有多处狭窄存在
  - 扩张的难度较大，可试行逐段扩张
  - 扩张的近期疗效尚可，远期疗效有待进一步观察

典型病例

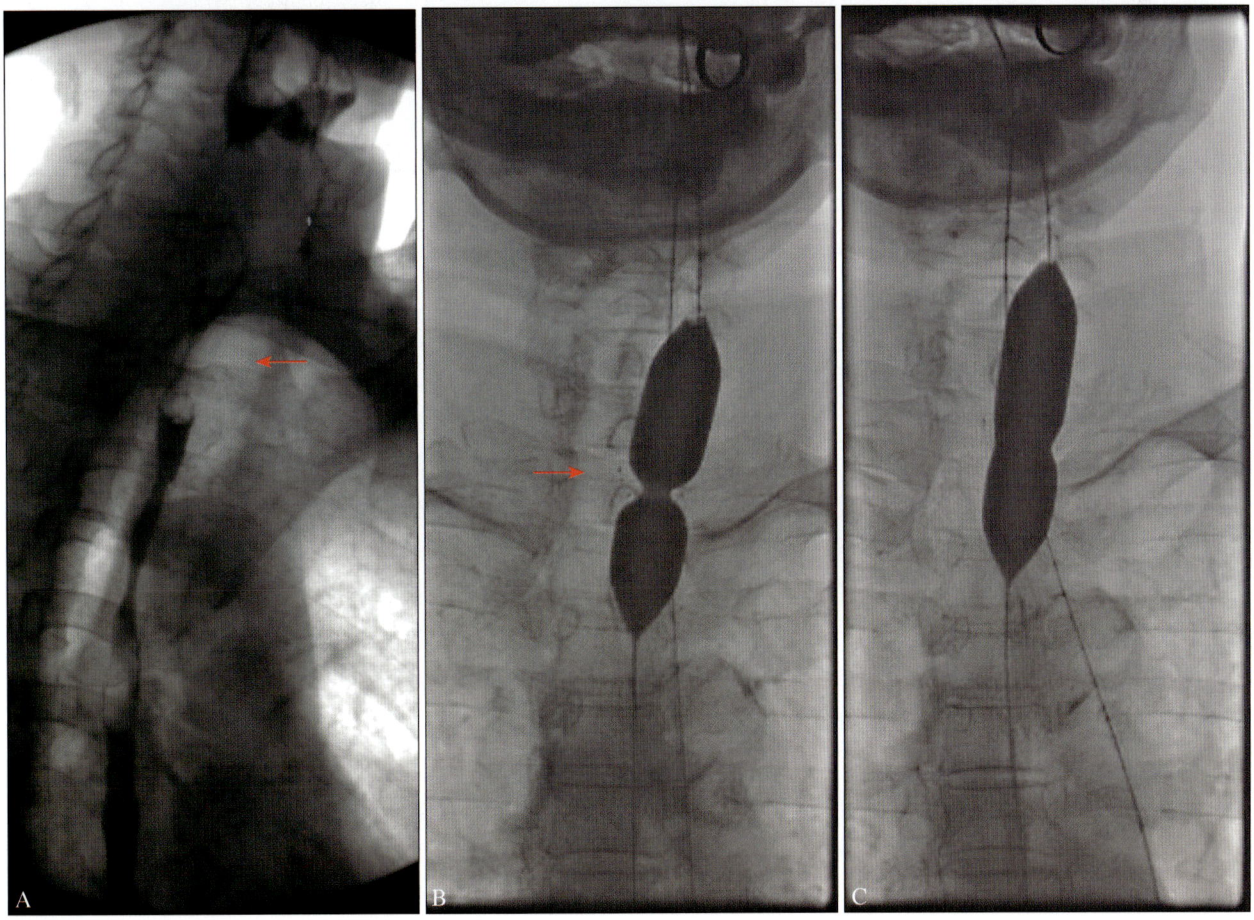

图 12-1-1　**食管的扩张治疗**

A．食管造影示食管上段狭窄；B．食管球囊扩张时可见狭窄处球囊凹陷，呈“腰征”；C．加压充盈球囊，见凹陷逐步消失

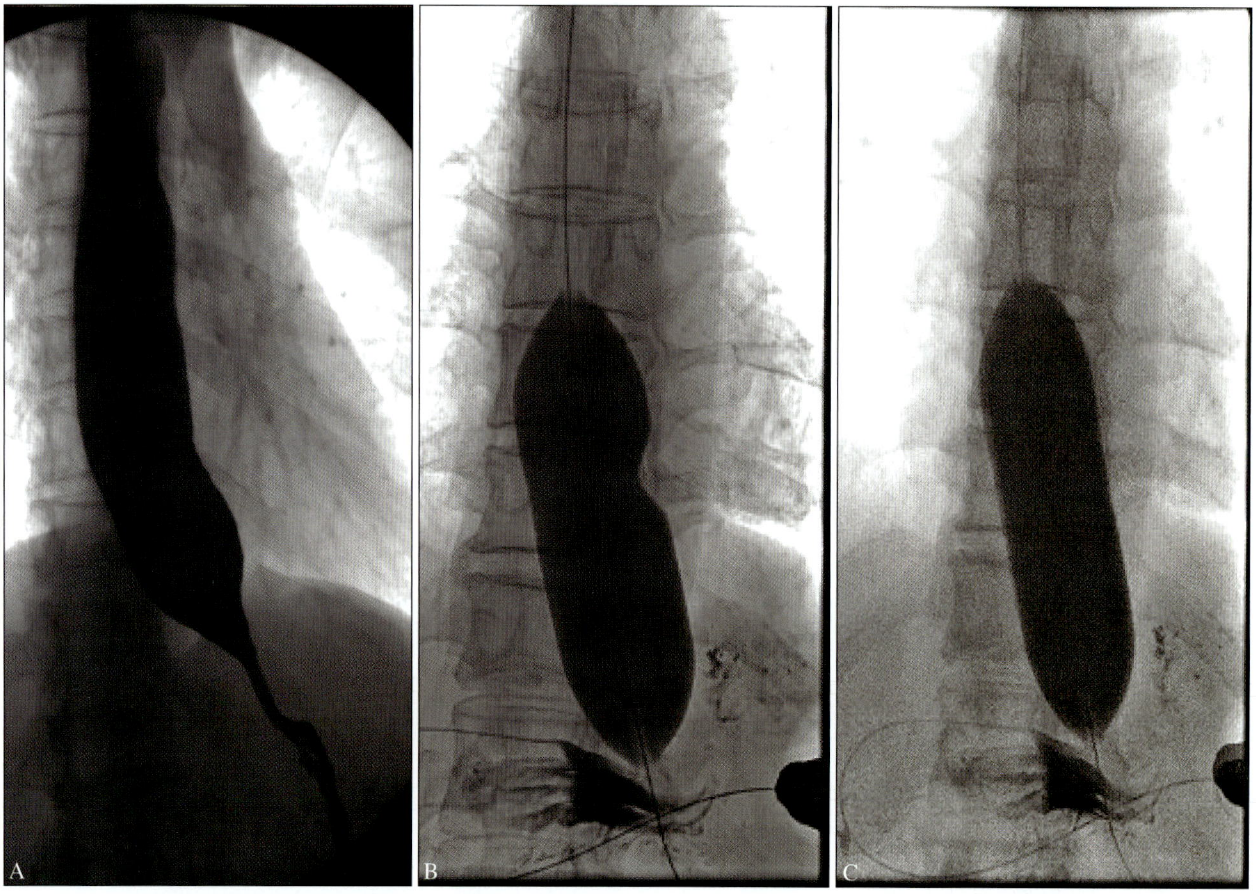

图 12-1-2 **食管的扩张治疗**
贲门失弛缓患者。A．造影示食管末端鸟嘴样狭窄；B．食管球囊扩张时可局限球囊凹陷；C．加压充盈球囊，至凹陷消失

二、支架治疗

【病因与治疗原理】

- 食管狭窄内支架治疗是在X线引导下放置内支架，主要用于解除晚期食管癌、贲门癌进食困难和食管呼吸道瘘引起的感染
  - 良性病变一般不用此法
  - 记忆合金内支架目前有网眼型及带膜型，后者主要应用于癌性狭窄及食管气管瘘患者

【适应证】

- 晚期食管癌狭窄无法进行手术治疗者
- 高龄或伴有其他疾病，一般情况差，难以承受开胸手术的食管癌患者
- 食管癌术后吻合口瘢痕狭窄或食管癌术后复发
- 癌性食管—气管瘘者
- 多次扩张后效果差的良性食管狭窄

【禁忌证】

- 患者严重心、肺疾病不能承受治疗或不能合作者
- 高位食管狭窄（癌肿位于上食管括肌1～2cm以内）无法安装支架者
- 狭窄段过长且狭窄程度严重，导丝无法通过狭窄段者
- 非绕周生长肿瘤使支架无法固定者
- 坏死组织过多，支架固定困难或大出血者

【操作方法与步骤】

- 术前准备
  - 患者准备
    - 术前加强营养，改善患者一般状况
    - 术前常规做内镜及胃肠钡餐检查，以了解狭窄病变的部位、长度、狭窄程度以及有无食管-支气管瘘
    - 常规检查出、凝血时间、血小板计数、凝血酶原时间
    - 应禁食至少12小时以上，并向患者交待术中可能出现的不适反应，以取得患者

的配合
- 术前使用镇静剂、解痉剂，保持患者其在整个操作过程中处于清醒状态，有助于提高安全性
- 准备凝血酶、去甲肾上腺素冰盐水或孟氏液等止血药用于局部喷洒止血

○ 器械准备
- 造影导管；开口器、导丝、必要时备加长加硬导丝
- 支架选择
  - 支架性质：是记忆合金，还是不锈钢丝，前者通常需 1 ~ 2 天扩张完全
  - 带膜支架与不带膜支架：前者适用于癌性狭窄或合并有食管瘘患者
  - 支架内径与长度：内径通常取 18mm，长度应超过狭窄段上下端各 2cm
  - 防反流支架：病变累及贲门者，应选用抗反流支架

● 操作步骤

○ 金属支架安装的基本程序为
- X 线透视介导下，置放导丝通过食管狭窄部
- 必要时使用球囊扩张狭窄部至管腔能够置放支架
- 确定病变部位、范围，选择适当内径、长度和类型的支架
- 沿导丝插入支架推送器
- 正确定位后，拔除支架外套管
- 支架逐渐扩张，退出支架推送器
- 再行造影观察

○ 具体步骤
- 患者取侧卧位或仰卧位
- 经口送入导管，造影观察狭窄位置及长度，将导丝通过狭窄进入胃内
- 透视下将推送器送至狭窄部，使支架中心点与狭窄段中心点吻合，释放支架
- 撤出推送器，再次造影，观察支架置放位置是否合适及开放情况

● 注意事项及术后处理

○ 食管支架安装成功的关键是要准确定位
- 在插入推送器及拔除支架外套管时，应保持正确位置

○ 选择支架直径并非越大越好
- 保持管腔内径在 10 ~ 11mm，患者就基本可以接近正常饮食
- 同时扩张和支架置放时穿孔或其他并发症的发生率很低

○ 肿瘤已向周围侵犯且已压迫周围器官或已侵犯胸主动脉者，宜慎行支架置放术
- 术后饮食
- 术后 2 小时即可进食
- 先流质食物，逐渐过渡到半流质食物、正常饮食
- 应嘱患者细嚼慢咽，少食多餐
- 进食时尽可能坐直，以便保证管腔通畅
- 饭后直立，利于减轻反流
- 勿食高纤维食物，以防支架管腔堵塞
- 术后应避免进食冰冻食物，以防支架滑脱或移位

○ 为防止胃食管反流，可将床头垫高 5 ~ 10cm，以及应用抑酸药

【并发症及处理】

支架置于食管近段 1/3 的患者并发症发生率高于远段支架置放者

● 早期（即发）并发症

○ 穿孔
- 发生率虽低，但后果严重
- 在置入导丝时，要确定导丝是否通过食管狭窄口进入胃腔内
- 术后患者发高烧、血象升高，颈部皮下气肿（捻发征阳性）均应考虑穿孔
- X 线透视及拍片可见纵隔气体
- 若平片观察不清时，最好选用水溶性造影剂以确定是否有穿孔
- 应尽量避免使用钡剂造影以防造成异物存留无法排出

○ 出血　有时可遇到，可对症处理

○ 呼吸道感染　食物或黏液气管内吸入所致，及时吸出口腔异物和液体可避免

○ 支架安装位置欠妥　应尽量避免，可取出重置

○ 胃食管反流
- 较常见，表现为反酸及胸骨后烧灼感
- 主要发生于贲门切除患者或贲门部置放支架者
- 可致严重的反流性食管炎及并发出血

- 置放抗反流支架可减少此并发症
- 咽部异物感 见于支架上缘位置较高时
- 疼痛 大部分有疼痛感，多数为中度及轻度疼痛，1 周后逐渐轻或消失
- 后期（长期）并发症
  - 支架移位及脱落
    - 其原因是狭窄部位扩张过大及狭窄段太短，或狭窄部受支架压迫坏死脱落使食管腔扩大，原支架失去着力点
    - 主要表现为患者喉头异物感、窒息感或吞咽困难重新出现
    - 可发生双向脱位，脱落后应取出原支架，重新置入
  - 食物嵌入
    - 进大块或富含纤维食物后突发吞咽不畅或不能咽下
    - 多见于食物过大嵌于支架上口，嵌顿于管腔少见
    - 可用内镜推入胃内，或使用活检钳或鼠齿钳捣碎或取出食物
  - 再狭窄
    - 瘤体可越过支架的近端或远端，造成食管再狭窄
    - 以肿瘤向上生长超过支架近端较常见
    - 也可通过支架网眼向腔内生长致狭窄，置放带膜支架则可避免
    - 发生再狭窄后可行扩张治疗，无效时可再置入支架

【临床疗效】

- 食管狭窄支架治疗术操作简便安全、创伤小、近期疗效好
- 能迅速有效解除患者吞咽困难，改善其营养及生活质量，并为进一步放疗、化疗、微波治疗、激光治疗等创造条件
- 金属支架对放射线可起弥散作用，可减弱食管癌的放疗作用
- 由于肿瘤分期、分级及手术、放疗、化疗等诸多干预因素的不同及影响，食管狭窄支架治疗的中、远期疗效尚有待进一步评价

重点推荐文献

[1] 苏伟强．食管癌诊断与治疗的进展．中华现代外科学杂志，2005，2：1386-1387.

[2] Johnson E，Enden T，Noreng HJ et al.Survival and complications after insertion of self-expandable metal stents for malignant esophageal stenosis. Scand J Gastroenterol，2006，41：252-256.

[3] Sabhar al T，Morales JP，Irani FG et al.Quality improvement guidelines for placement ofesophageal stents. Cardiovasc Intervent Radiol，2005，28：284-288.

[4] 郭金和，朱光宇，滕皋军等．晚期食管癌放疗术后食管胸腔瘘形成的介入治疗．中国介入影像与治疗学，2007，4：89-92.

典型病例

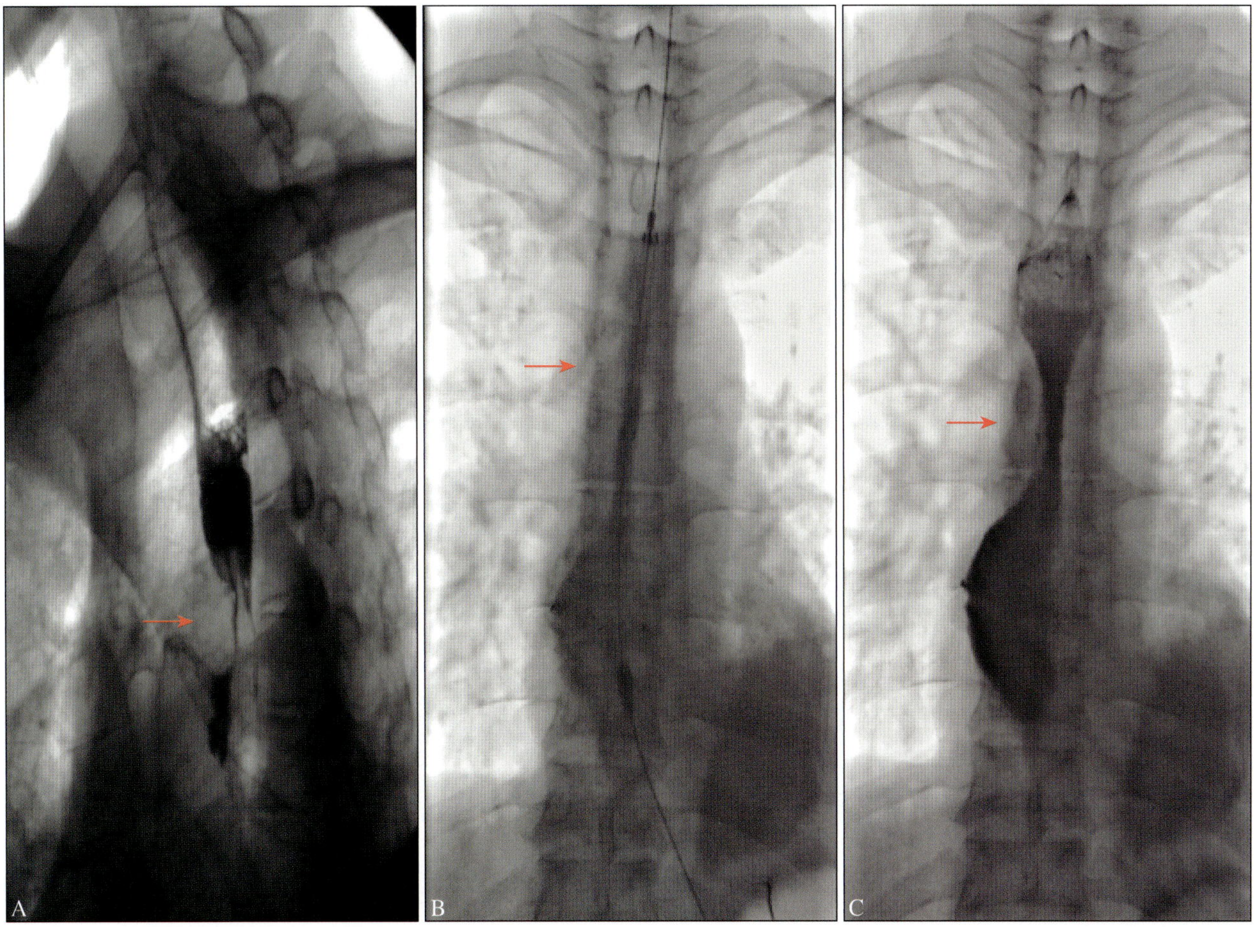

图 12-1-3 **食管的扩张治疗**

A．食管造影示食管中段狭窄；B．食管支架中心置于食管狭窄段中心，准备释放；C．支架释放后中央部狭窄，但造影剂通过顺利

第 2 节　胃

- 胃癌是我国的主要恶性肿瘤之一，死亡率占所有恶性肿瘤死亡的 23.02%，居各类癌死亡的第一位
- 多年来，外科扩大根治切除术仍是治疗胃癌的主要手段，但手术作为一种局部治疗的手段也有不足之处，主要有：
  - 术时病人病期较晚，已有远处转移或局部病变有广泛浸润已累及重要脏器，无法施行将病变彻底清除的手术
  - 病人全身情况较差或同时合并有其他脏器的严重疾患不能耐受手术。对不能手术、根治术后复发或姑息切除、改道、探查的晚期患者，主要采用以静脉途径化疗和放疗为主要措施的综合治疗，但有效率低，且全身化疗存在局部药物浓度低、毒副作用大的缺点
  - 随着放射介入学的发展，胃癌的内镜治疗、动脉灌注化疗和动脉化疗栓塞进行了较多的研究和应用，取得了良好的疗效

一、动脉灌注化疗和动脉化疗栓塞

【概述】

- 采用介入放射学方法治疗胃癌，为晚期患者提

供了一条新的途径。目前，国内外常见的介入放射学治疗方法有动脉灌注化疗和动脉灌注化疗栓塞及并用放射治疗、免疫治疗等

- 胃癌动脉灌注化疗目前常用的方法是采用介入放射学方法经皮穿刺进行选择性插管灌注化疗、经皮穿刺导管药盒植入行连续性灌注化疗，也可同时进行动脉栓塞化疗，经外科手术中植入皮下埋置型动脉灌注泵行连续灌注化疗也较常用

（一）经皮选择性动脉灌注化疗

【适应证】
- 不能手术切除的中晚期胃癌患者
- 有脏器转移、邻近脏器浸润、远端淋巴结转移、腹腔弥漫性播散及有癌性腹水者
- 胃癌术后复发者
- 胃癌根治性切除术后预防性动脉内化疗者
- 准备手术而剖腹后不能切除者

【禁忌证】
- 严重心、肝、肺、肾功能不全者
- 出、凝血功能明显障碍者
- 有脑、肺、骨髓等全身广泛转移者
- 合并严重感染者
- 有化疗禁忌证
- 全身衰竭患者
- 碘过敏者

【治疗方法与步骤】
- 术前准备
  - 血常规、出血时间、凝血时间、凝血酶原时间测定、肝肾功能检查
  - 胸部及腹部 X 线及 CT 检查，了解有无转移等
  - 腹股沟区备皮、碘和普鲁卡因过敏试验
  - 禁食 6 ~ 12 小时，术前镇静
- 血管造影
  - 常行腹腔动脉造影，确定肿瘤供血动脉的部位和数量，超选择性动脉插管
  - 贲门癌、胃体癌，选择胃左动脉或胃网膜左动脉
  - 胃下部的肿瘤，选择胃十二指肠动脉及胃网膜右动脉
    - 腹腔动脉插管造影可选择 Cobra、肝动脉、脾动脉和单弯导管等
    - 胃左动脉插管一般选用胃左动脉导管（RLG）、肝动脉导管、脾动脉导管和 Cobra 导管，必要时用同轴导管插管
    - 胃右动脉插管选择 Cobra 导管或肝动脉导管插管至肝总动脉，造影了解其起源和位置，导丝引导下进行超选择性插管
    - 胃网膜右动脉插管 Cobra 导管进入肝总动脉，旋转导管先端进入胃十二指肠动脉，进一步进入胃网膜右动脉或导丝引导进入
    - 胃网膜左动脉、胃短动脉及胃后动脉插管脾动脉插管成功，通过导丝引导或同轴导管技术插入其中
    - 经锁骨下动脉导管药盒系统植入术
- 介入放射学植入方法与外科切开植入相比具有手术简单、创伤小、安全性高和插管位置准确等优点；与普通导管治疗相比彻底克服了多次重复插管的缺陷
- 插管及药盒植入方法
    - 经左锁骨下动脉穿刺，送入导丝及 5F Cobra 导管
    - 行选择性腹腔动脉或胃动脉插管，造影观察肿瘤供血情况
    - 超选择插管至肿瘤供血动脉，分别行灌注化疗和碘油乳剂栓塞
    - 置换交换导丝至腹腔动脉或胃动脉内，顺导丝引入置入式导管
    - 置入药盒时，先于左侧胸前壁皮肤及浅筋膜切开剥离后形成皮下腔隙，将导管经皮下隧道引入切口与药盒连接，最后将药盒置于皮下腔隙，试注肝素盐水证实导管通畅，无接口渗漏后即可缝合皮肤
    - 药盒植入后，切口完全愈合后即可定期经药盒穿刺进行灌注及栓塞治疗
    - 平时每隔 2 周向药盒及导管内注射 1 次肝素生理盐水，并定时透视复查导管前端位置有无变化
- 血管造影表现
  - 肿瘤血供增加及血管受侵
    - 表现为供血动脉及分支增粗、扩张、扭曲
    - 受侵动脉呈不规则狭窄和闭塞、移位
  - 肿瘤血管及肿瘤染色

- 肿瘤组织内可见病理血管，实质期表现为肿瘤染色
- 对于胃窦部肿瘤、肿瘤血管及肿瘤染色所反应的范围比肿瘤的实际范围小
- 胃窦癌以癌性溃疡主要表现者，溃疡周围可见肿瘤血管，而肿瘤染色却难以看见
- 幽门区肿瘤伴幽门狭窄时，癌肿区域可见持续的肿瘤染色
- 胃癌血管造影异常表现还受其他因素影响，如：肿瘤引起幽门梗阻的程度及附近组织炎症反应的程度，炎症和腔内压力增高均可导致血管增多和早期出现致密的引流静脉

- 侵犯邻近脏器　局部淋巴结肿大可引起附近血管移位、拉直、中断；侵犯肝、胰腺、脾可见相应的病理血管表现
- 估计胃癌的浸润程度　如被侵蚀的动脉位于胃壁内，预计肿瘤的侵犯未超出胃壁；如肠系膜上动脉及分支、胃网膜动脉或胃左和胃右动脉受侵，预计病变已超出胃壁

- 胃癌血管造影征象的鉴别诊断
  - 恶性淋巴瘤
    - 发病率仅次于胃癌，临床症状与胃癌相似
    - 血管造影很少有肿瘤血管
    - 主要表现为病灶附近的血管推移和中断
    - 血管因肿瘤侵犯僵直而不规则
    - 少有肿瘤湖和静脉早期显影
  - 胃平滑肌瘤和平滑肌肉瘤
    - 瘤体周围多有动脉移位
    - 恶性者可有肿瘤侵蚀包绕，早期出现引流静脉
    - 平滑肌瘤无动静脉交通，有完整的包膜，若无包膜同时肿瘤较大者，为肉瘤
    - 平滑肌瘤多起自胃大弯侧，胃网膜右动脉的走行及其分布范围内有无分支侵犯和肿瘤血管形成，对诊断和鉴别诊断十分重要
  - 腺瘤，影像表现为少数肿瘤血管形成，局部血管稍增多
- 药物灌注技术
  - 一次性大剂量灌注术　又称弹丸注射或一次性冲击疗法。血管造影证实为肿瘤供血动脉后即可灌注化疗药物
  - 长期或连续药物灌注　使用微量注射泵经导管药盒系统或留置导管进行连续灌注化疗
- 药物选择及剂量

  一般来说，经动脉灌注药物选择的原则应考虑：
  - 抗癌药物的药理特性
    - 细胞周期非特异性药物常用于间断一次性动脉灌注化疗
    - 细胞周期特异性药物多适用于连续性动脉灌注化疗
  - 药物对局部组织的刺激性及其在溶液中的稳定性
  - 药物浓度、作用时间
- 注意事项
  - 注射需缓慢，切勿压力过高，以免造成过多的化学治疗药物进入正常胃组织，引起化学性胃炎
  - 推注完毕，需用等渗氯化钠注射液冲洗，以防拔管时残留药物漏出，引起皮肤和皮下组织局部坏死
- 术后处理
  - 静脉给予抗生素，预防感染
  - 止吐
  - 保护胃黏膜，预防溃疡形成
  - 静脉滴注保肝药物
  - 术后 3 日复查肝、肾功能、血常规，大便隐血试验连续观察 1 周

（二）经皮选择性动脉化疗栓塞术

【适应证】

- 无法手术切除的胃癌，尤其贲门癌、胃体癌
- 癌性溃疡大出血者
- 胃癌姑息性切除术前后
- 肝左叶肿瘤由胃左动脉发出副肝动脉供血者
- 胃癌肝转移、肝癌胃转移者同时行肝和胃动脉化疗栓塞

【禁忌证】

- 有大量腹水、恶病质或明显心、肝、肾功能不全者
- 已行脾切除、肝总动脉结扎或永久性栓塞，或胃十二指肠动脉永久性栓塞

【治疗方法与步骤】

- 超选择动脉插管至肿瘤供血动脉，避开正常血管尤其胰腺动脉分支后，注入药物，并栓塞

- 碘化油混合乳剂栓塞 稀释化疗药物注入碘化油内，充分混匀，透视监视下缓慢注射栓塞
- 明胶海绵栓塞 将明胶海绵条或颗粒混入造影剂内注射
  - 晚期胃癌患者若血供由单支动脉提供，一般使血供减少一半
  - 若由两支或两支以上动脉供血者，可完全闭塞其中一支或两支血管，但需保留一支供养胃血流的动脉
- 治疗次数、间隔 灌注化疗和化疗栓塞应间隔1.5 ~ 4个月，治疗3 ~ 5次

【并发症及处理】

栓塞常见并发症

- 化疗药物所致的胃黏膜损伤，积极抗酸保护胃黏膜，症状1周左右消失
- 极少数发生胰腺炎
- 缺血梗死造成穿孔，极少见

【常见合并症处理】

胃十二指肠梗阻 姑息治疗方法

- 小肠造瘘术和静脉营养
- 单纯球扩张术
- 金属内支架置入术

上消化道出血

- 进行胃动脉血管造影，明确出血部位和供血动脉
- 经导管灌注血管收缩药物止血
- 必要时用明胶海绵颗粒栓塞出血动脉

二、经皮穿刺胃造瘘术

- 经皮穿刺内镜下胃造瘘术是在透视引导下，经皮穿刺放置胃造瘘管，以进行胃肠道营养和（或）减压的目的
- 与传统的外科胃造瘘相比，操作简便，快速而安全、不需特殊麻醉及术后并发症低
- 与全胃肠外营养相比，胃肠内营养更易于吸收

【适应证】

- 凡各种原因造成的经口进食困难引起的营养不良，而胃肠道功能正常，需要长期营养支持者，特别适合于下列情况：
  - 各种神经系统疾病及全身性疾病所致的不能吞咽，伴或不伴有吸入性呼吸道感染
  - 食管病变所致狭窄、头颈部肿瘤累及下咽部和食管造成进食困难
  - 恶性肿瘤引起的恶病质及厌食，需经胃肠道补充营养者
  - 作为胃肠减压的一种方法
  - 长期输液，反复发生感染者
  - 严重的胆外瘘需将胆汁引流回胃肠道者
  - 食管切除术后胸腔胃不宜经口饮食

【禁忌证】

- 各种原因所致幽门梗阻
- 大量腹水
- 凝血障碍或近期进行抗凝治疗及术前服用阿司匹林
- 有胃溃疡或胃出血病史，门静脉高压致腹壁和食管胃底静脉曲张者
- 胃大部分切除术后，残胃位于肋弓之下，无法从上腹部经皮穿刺胃造瘘

【操作方法与步骤】

- 器械准备
  - 18 ~ 22G的穿刺针和套管针
  - “J”型导丝，各种型号配套的扩张器
  - 侧孔猪尾巴导管
- 术前准备
  - 备皮同外科手术，左上腹部清洁备皮
  - 预防性应用抗生素
  - CT或B超判断肝左叶横结肠的位置
  - 静脉注入1 ~ 2mg胰高血糖素抑制胃蠕动
  - 病人禁食12小时，术前镇静
  - 注意排除胃出口梗阻，这种情况不适于胃造瘘术
- 操作方法
  - 口服产气粉或鼻饲管注入气体，让胃内大量充气扩张，使胃前壁紧贴腹壁
  - 常规消毒腹部皮肤，铺洞巾，以胃前壁中部为穿刺点，局部麻醉，应用导管针进行穿刺
  - 经导管针引入硬型导丝，导丝环形留置在胃内部分40 ~ 60cm，退出导管针
  - 沿导丝送入扩张管，对皮下隧道及胃穿刺部位进行扩张
  - 沿导丝送入带侧孔的导管，回拉细线使胃内导管前部成袢状
  - 固定皮肤外导管，装上连接器
- 注意事项

- 穿刺点应选在腹直肌的外侧，注意避开腹壁下动脉
- 穿刺时避免用力过猛，以免穿透胃后壁损伤肠系膜、脾、胰腺
- 穿刺次数不宜过多，以免造成胃壁漏
- 每日注入流质或营养液后，用等渗氯化钠注射液冲洗导管以防堵塞

【并发症及处理】

- 气腹，一般不需特殊处理
- 造瘘口周围感染及脓肿形成，抗生素治疗，脓腔引流
- 若术后早期造瘘管脱落，需改作开腹胃造瘘术。术后1周局部形成一小孔径，若此时脱落，可置入另一根造瘘管
- 皮下气肿，由导管位置不当或胃壁漏造成，调整导管位置加以固定
- 少见的并发症：结肠或肝刺伤、坏死性筋膜炎和胃腹腔漏

【临床疗效】

胃造瘘术所致死亡率小于0.8%；并发症发生率为6.7% ～ 9.5%

重点推荐文献

[1] 刘福全，岳振东，封国生. 经导管动脉栓塞治疗急性消化道大出血78例. 中华普通外科杂志，2004，19：24-26.
[2] 李麟荪，贺能树，邹英华. 介入放射学（基础与方法）. 北京：人民卫生出版社，2005.
[3] Song HY，Shin JH，Yoon CJ et al.A dual expandable nitionl stent：experience in 102 patients with malignant gastroduodenal strictures.J Vasc Interv Radiol，2004，15：1443-1449.
[4] Slappy AL，Odell JA，Hinder RA et al. Jejunopexy for selectively placed fluoroscopically guided percutaneous jejunal feeding tubes.Ann Thorac Surg，2006，82：756-758.

第3节　肠　道

- 肠道疾病的介入治疗主要包括大肠肿瘤、消化道梗阻及小肠营养管留置等方面
- 大肠癌包括结肠癌与直肠癌，是常见的恶性肿瘤。对某些不宜外科手术及失去外科手术治疗时机的进展期大肠癌患者，可行介入治疗。近年来采用多学科综合治疗，尤其术前、术后介入放射学治疗，提高了5年生存率
- 肠内营养在胃肠道疾病的患者中，有着重要的应用。经肠营养对技术和设备的要求较低，使用简单，易于临床管理，费用明显低于肠外营养。因此，胃肠道有消化吸收功能的病人可应用管饲技术给予经肠营养支持。只有在经肠营养治疗失败或病人有肠功能障碍、肠道炎性疾病需完全肠道休息时才选用全肠外营养

一、动脉灌注化疗和栓塞术

【适应证】

- 外科手术前动脉灌注化疗，防止术中扩散，提高远期疗效
- 根治术后预防性治疗
- 术后局部复发或有腹膜、淋巴结、肝等转移，不宜再次手术者
- 不能手术的晚期肠癌患者，实施动脉灌注化疗控制肿瘤生长、延长生存期
- 晚期直肠癌估计手术切除困难者，可化疗栓塞术减少术中出血
- 肿瘤并发大出血

【禁忌证】

- 心、肝、肾等重要器官功能严重障碍者
- 一般情况差，并广泛转移者
- 感染、不能耐受化疗者
- 造影剂等药物过敏者

【操作方法与步骤】

- 插管技术
  - 采用Seldinger技术，局部麻醉下经股动脉穿刺插管
  - 肠系膜上动脉选用5F Cobra或RH导管，肠系膜下动脉选用RH导管，髂内动脉选用Cobra导管

- 插管成功后血管造影，明确肿瘤供血动脉后超选择插管灌注化疗
- 超选择插管可使用超滑导丝引导，也可采用同轴灌注导管或导丝
- 肿瘤部位不同，选择性插管部位不同
  - 回盲部癌插入肠系膜上动脉的回肠结肠支
  - 升结肠癌插入肠系膜上动脉结肠右动脉支
  - 横结肠癌插入肠系膜上动脉结肠中动脉支
  - 降结肠、乙状结肠、直肠上段癌插入肠系膜下动脉所属分支
  - 乙状结肠癌及直肠上段癌，可插入结肠左动脉
  - 直肠中、下段及肛门恶性肿瘤则行双侧髂内动脉插管

- 造影表现
  - 血管造影可显示多血供和少血供两种改变，前者多见
    - 供血动脉增粗
    - 肿瘤内有多数细小、卷曲、形态不一、排列不规则的肿瘤血管
    - 可有动静脉分流征和血管湖
    - 实质期肿瘤染色明显
    - 肿瘤有坏死可有充盈缺损
    - 静脉期提前显影并增粗
  - 少血供型表现血管僵直，肿瘤内血管少于正常，实质期瘤体表现为透光的充盈缺损
- 操作方法
  - 如果是术前栓塞，要求术前1天进行
  - 栓塞剂一般选用明胶海绵颗粒
  - 尽量避开正常血管支
- 药物选择、灌注方法
  - 可间断大剂量冲击灌注化疗，一般4～5周1次，3～4次为一疗程
  - 也可术前一次性大剂量灌注

【并发症及处理】

- 术后数日至1个月内可有腹痛，伴腹泻和（或）便血加重 一般对症处理可控制
- 栓塞后可中、低度发热
- 肠穿孔并发腹膜炎，少见

【临床疗效】

- 大肠癌的介入治疗为综合治疗可以提高疗效
- 不能手术未经化疗病例50%生存期仅3.8个月，半数以上病例6个月内死亡，1年生存率11%
- 单纯动脉化疗者，50%生存期延长至10.5个月，1年生存率为39%
- 大肠癌根治术后辅助性动脉灌注化疗可有效防止术后复发

二、球囊扩张及支架治疗

【适应证】

- 急性肠梗阻的临时减压，为外科手术做准备
- 不可切除的肠癌的姑息治疗
- 恶性肿瘤外压性肠梗阻
- 术后瘢痕或放疗后纤维化所致的良性狭窄
- 肠瘘的姑息治疗

【禁忌证】

- 绝对禁忌证是急性肠穿孔或急性感染者
  - 相对禁忌证
    - 重度食管胃底静脉曲张出血期
    - 广泛粘连多处梗阻
    - 长段结肠肿瘤
    - 病变据肛门太近（10cm）或太远（横结肠近端或升结肠）
    - 结肠冗长扭曲者

【操作方法及步骤】

- 选用导管及加硬导丝配合，将导丝通过狭窄部位
- 沿导丝插入球囊导管，通过狭窄区，球囊扩开狭窄段，反复数次，每次持续1～2分钟
- 梗阻明显者，可在球囊稍扩张后，在狭窄段置入金属自膨胀支架

【并发症】

- 支架移位
- 上消化道大出血
- 肠道穿孔
- 支架再狭窄或阻塞
- 腹痛

典型病例

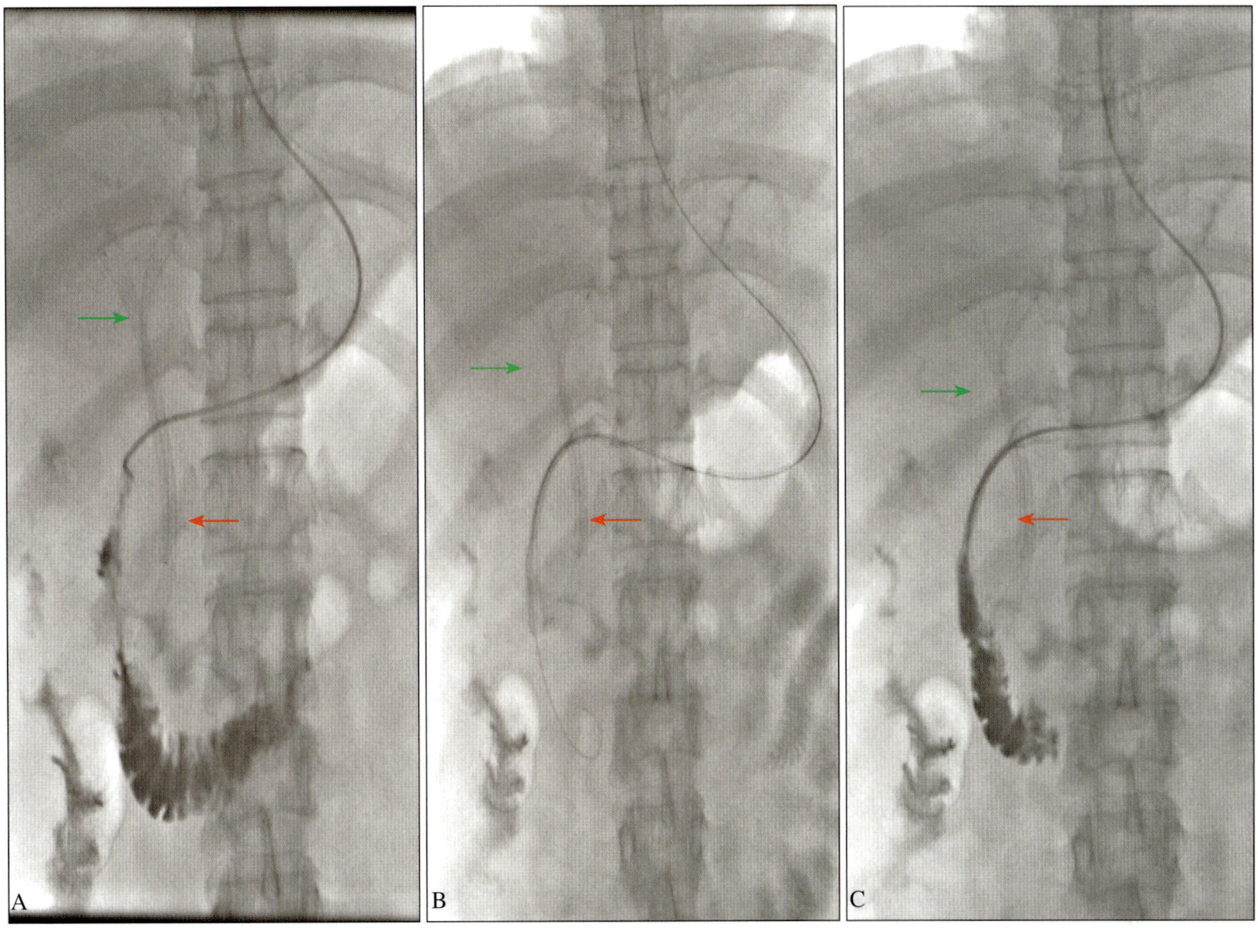

图 12-3-1 **支架治疗十二指肠狭窄**
A. 十二指肠造影示十二指肠狭窄；B. 十二指肠支架中心置于十二指肠狭窄中心，准备释放；C. 支架释放后造影剂通过顺利。注：患者曾植入两枚金属胆道支架（绿箭头）

三、胃肠道营养管放置术

- 根据患者的情况和需要，采用床边（鼻胃置管和鼻肠置管）、手术或非手术技术可将喂养管放置于胃肠道某一位置。管饲技术的选择取决于多种因素：
  - 肠道的功能能否安全的使用
  - 预计肠道营养支持的时间
  - 胃排空功能及发生胃食管反流导致误吸的危险性
- 在胃上部的食管 - 气管瘘、食管狭窄、食管闭锁、食管及高位胃癌等患者中，胃造瘘和管饲是治疗的基础
- 胃和幽门广泛病变所致的梗阻、胃 - 结肠瘘、复杂的胆道和胰腺手术者，均适宜作空肠造瘘和管饲。空肠造瘘位于胃、胰和胆道远端，不会有胃扩张、恶心、呕吐等

【适应证】

鼻胃管和鼻肠管喂养适用于以下病人：

- 禁忌经口摄食，如中枢神经系统紊乱，知觉丧失、脑血管意外以及咽反射丧失而不能吞咽者
- 经口摄食不足，如严重创伤、烧伤、感染、癌肿行化疗或放疗时，也用于厌食、抑郁症、AIDS 以及患者对营养素需要量增加而摄食不足者
- 不能经口摄食，某些因口腔、咽喉或食道手

术、肿瘤、炎症或损害不能经口摄食，可放置鼻胃肠管给予喂养

【禁忌证】

- 肠梗阻
- 上消化道大出血
- 严重的应激性状态有肠麻痹
- 腹膜炎或腹泻急性期
- 顽固性呕吐、胃反流
- 严重的鼻咽部疾患难以耐受插管
- 食管炎、食管狭窄

【操作方法与步骤】

- 鼻胃管插管步骤
  - 经鼻放置喂养管前应向病人说明有关事项，减少病人的顾虑与紧张而得到合作
  - 选择一侧通畅的鼻孔，清洁该鼻孔，可考虑使用黏膜收缩剂以减轻充血
  - 测量鼻尖到耳垂的距离，加上耳垂与剑突的距离，即为喂养管到达胃内的长度，作一记号
  - 卧位时病人上身抬高30°，同时头稍前倾或半坐位
  - 喂养管外涂一薄层润滑剂
  - 将喂养管端弧形向前，下管时可轻柔将喂养管沿鼻腔底来回试探，当通过鼻咽部后，让病人连续做吞咽动作，或饮少量水以压制呕吐反射，促进食管的蠕动，喂养管即可顺利下移，一旦管端通过软腭进入咽部，即可很快吞入胃内
  - 置管过程宜慢，遇有阻力即暂停几秒钟（此种阻力可来自迷走神经刺激所致），如病人出现咳嗽、呛咳、气喘或发绀，都应立即拔管
  - 喂养管插到记号处，用注射器抽吸，如有胃液则可确定导管在胃，也可用注射器注入少量空气，用听诊确定管端位置；不透X线的喂养管则可在荧光屏下定位
  - 固定喂养管
- 鼻肠管插管步骤按照鼻胃置管技术先将喂养管送入胃内，病人转为右侧卧位，胃体蠕动将促使喂养管端通过幽门进入十二指肠，有以下操作方法：
  - 利用管端封有金属球的加重喂养管，借助胃肠道的蠕动而自行下降，将鼻孔外的喂养管取20cm弯成弧形固定于鼻尖上，在24小时内可降至十二指肠
  - 采用导丝，先经鼻孔在透视下放入十二指肠，然后循导丝将喂养管置入，取出导丝

【并发症及处理】

- 误吸
  - 因呕吐导致的误吸常用于虚弱、昏迷的病人，有食道反流者尤易发生
  - 应注意喂养管的位置及灌注速率，采取床头抬高30°，避免夜间灌注，检查胃充盈程度及胃内残留量等措施，均有助于防止误吸
  - 若胃内残留量超过100～150ml，应减慢或停止输入
- 腹泻和便秘
  - 腹泻为经肠营养支持中最常见的并发症，严重者可有脱水、肾前衰竭，偶尔可导致昏迷死亡
  - 腹泻通常易于纠正，输注的饮食应新鲜配制并低温保存，减低饮食浓度或放慢输注速度以及在饮食中加入抗痉挛或收敛药物可控制腹泻
  - 处理无效的严重腹泻病人应停止管饲
- 肠道习性改变
  - 包括肠痉挛、腹胀、恶心和呕吐
  - 此多系病人对营养液不适应，或与输入营养液的浓度、速率及温度不合适有关
  - 应根据病人的具体情况，减慢输入速率或降低浓度，对较冷的营养液应加温，并逐渐增量
- 水电解质失平衡
  - 脱水、高钠、高氯和氮质血症
  - 防治方法为供给无溶质水，加强病人的监护，观察血电解质的变化及尿素氮的水平，严格记录病人的出入量
- 血糖紊乱
  - 低血糖多发生于长期应用要素饮食而突然停止者
  - 高血糖症主要发生在老年或胰腺疾病病人的使用过程中，偶可发生高渗非酮性昏迷
- 其他
  - 倾倒综合征和渗透性腹泻的发生，治疗方法为选择不含乳糖的配方

- 鼻、食管和括约肌的刺激和炎症，正确置管，固定稳妥，及采用细孔软管
- 长期经肠营养支持的患者可有凝血酶原时间延长，可维生素 K 预防

典型病例

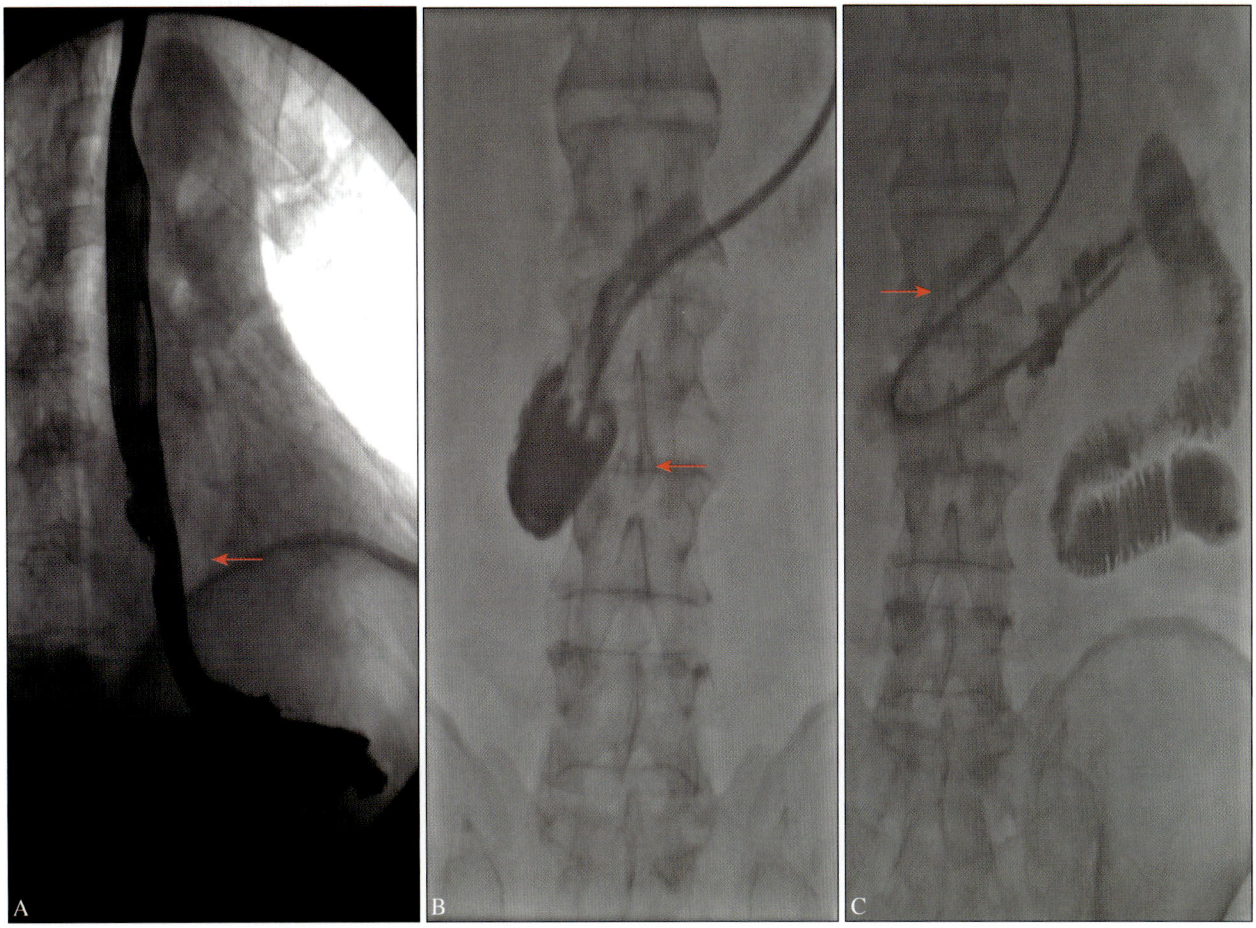

图 12-3-2　**食管下段营养管置入**

A．食管下段黏膜僵直；B．导管通过十二指肠；C．导管置入空肠，造影剂通过良好

四、经皮穿刺空肠造瘘术

- 上消化道解剖结构及功能正常状态下，经皮穿胃造瘘术对需要长期胃肠内营养患者是一种常用而有效的方法。但在上消化道手术、严重上消化道反流等情况下，不能或不适宜行经皮胃造瘘胃肠内营养，此时，经皮穿空肠造瘘术则是有效的营养供给方法

【适应证】

- 胃大部分切除或胃全部切除及食管空肠吻合术后者
- 食管切除后胸腔胃，反复呼吸道吸入者
- 严重上消化道反流，如反流性食管炎者
- 胃张力缺乏或不全麻痹者
- 严重颅脑损伤后早期
- 胃造瘘后多次食物反流性呼吸道吸入者

【禁忌证】

- 各种原因所致幽门梗阻
- 大量腹水
- 凝血障碍或近期进行抗凝治疗及术前服用阿司匹林
- 有胃溃疡或胃出血病史，门静脉高压致腹壁和

食管胃底静脉曲张者

【操作方法与步骤】

基本同胃造瘘术，但须注意：

- 空肠肠腔较狭小、肠蠕动极活跃，较难始终保持局部肠腔扩张状态
- 体表位置不固定，穿刺部位取决于腔内位置

【并发症及处理】

- 同胃造瘘术

重点推荐文献

[1] 李麟荪，贺能树．介入放射学 - 非血管性．北京：人民卫生出版社，2001.

[2] 郭启勇．实用放射学．北京：人民卫生出版社，2007.

[3] Song HY，Kim JH，Shin JH，et al.A dual-design expandable colorectel stent for malignant colorectal obstruction：results of a multicenter study. Endoscopy，2007，39（5）：448-454.

第 4 节 肝

【概念与概述】

- 肝是人体最大的消化器官，功能丰富，也是各种良、恶性肿瘤、感染性疾病的好发部位，在介入治疗中，肝疾病特别是肝癌占最主要的地位。原发性肝癌是我国常见恶性肿瘤之一，由于影像学新技术的应用和介入放射学的发展，使期肝癌的治疗取得了很大进步。我国于 20 世纪 80 年代开始进行肝癌介入放射学治疗研究，迄今已取得了许多令人鼓舞的成就
- 血管内介入和非血管介入性治疗都在不断地发展、成熟并广泛应用于临床。目前，选择性或超选择性肝动脉灌注和化疗栓塞术已成为肝癌非手术治疗的首选方法。多数病人经治疗后症状得到缓解，生活质量提高，生存期明显延长，还可使一些不能切除的肿瘤转变为可以切除。肝癌的介入治疗越来越受到临床的重视
- 食管胃底静脉曲张继发于各种原因引起的肝硬化门静脉高压症。一旦破裂出血，来势凶猛，病情凶险，其发病率为 25% ~ 30%，而肝硬化食管静脉曲张者中，约 35% 病人在 2 年内迟早会发生出血，病死率高达 40% ~ 70%。尽管目前有多种治疗措施，但迄今尚未完全解决
- 研究发现，肝硬化门静脉高压症病人肝静脉压力梯度与食管静脉曲张出血有密切关系，肝静脉压力梯度降至 1.6kPa 以下者，随访 1 年无 1 例出血，而超过该值者出血率为 71%。故应通过各种途径降低门静脉压力，控制急性出血，预防食管胃底静脉曲张者初次或再出血
    - 门 - 体静脉分流术曾一度成为控制食管静脉曲张出血的主要手段，多年来尽管手术方式不断改进，但远期生存率并无明显改善，再加上急症手术高死亡率和肝性脑病高并发率使不少学者对急症门 - 体静脉分流术望而生畏
    - 门 - 奇静脉断流术等非分流手术虽操作简便，能有效控制急性出血，但手术死亡率仍在 30% 左右，复发出血率达 30% ~ 50%
    - 随着医疗器械的完善，医疗技术的提高，内镜下曲张静脉硬化、结扎疗法和组织黏合剂注射疗法以及介入性放射治疗、经皮经肝胃冠状静脉栓塞术、经颈静脉肝内门 - 腔静脉分流术等技术均有了长足进展，获得较满意的近期疗效

一、肝动脉栓塞和化疗

- 原发性肝癌目前最有效的治疗手段是手术切除，但 80% 左右的患者就诊时已不宜手术，肝癌的手术切除率仅 10% ~ 30%，即使能手术切除，术后残肝肝癌复发率达 36% ~ 66%
- 介入放射学疗法是对于不能切除或复发患者首选的治疗方法，经皮肝动脉栓塞化疗（transcatheter arterial embolization，TAE 也称 TACE）疗效优于全身化疗和单纯动脉灌注化疗（TAI），TAE 治疗肝癌的原理基于

肿瘤血供的特点，TAE 后 1 年生存期延长 14% ~ 50%。但栓塞化疗的疗效也与肝癌的类型、大小、范围、肿瘤的生物学特性、侧支循环、肝功能情况等因素密切相关，与栓塞剂和栓塞技术也有直接关系。反复介入姑息治疗有效地延长了患者的生存期并减轻了病人痛苦

【治疗原理】

- 局部动脉灌注化疗与全身静脉化疗相比，具有如下优点：
  - 局部肿瘤组织浓度明显提高，全身体循环浓度明显降低。
    - 约 2/3 以上的药量在靶器官内，仅不到 1/3 的药量在全身其他部位
    - 肝浓度为全身的 100 ~ 400 倍，肝肿瘤组织与正常组织的浓度比达 5 ~ 20 : 1
  - 全身不良反应明显降低，但局部脏器不良反应相对较重
  - 化学治疗剂量可以大大提高
  - 疗效明显提高，甚至全身用药效果欠佳的化学治疗药也可能取得较好的疗效
- 肝动脉栓塞治疗的理论基础
  - 肝癌血供的 95% ~ 99% 来自肝动脉
  - 肝组织血供的 70% ~ 75% 源于门静脉，肝动脉血供仅占 25% ~ 30%
  - 栓塞肝动脉可以阻断肿瘤的血供，控制肿瘤的生长，使肿瘤坏死缩小，而对肝组织血供影响小
  - 有的栓塞剂还同时具有化学治疗、放射治疗等作用，因而除了阻断血供外还能直接杀伤肿瘤

【适应证】

- 原发性或转移性肝肿瘤
- 肝血管性病变。如动脉瘤或动静脉瘘
- 肝外伤出血或肝肿瘤致肝破裂急症行肝动脉栓塞术

【禁忌证】

- 严重肝、肾功能不全
- 严重黄疸
- 门静脉主干癌栓或主干被侵犯，当门静脉主干完全阻塞时为绝对禁忌，如海绵状改变仍有部分血流为相对禁忌
- 大量腹水
- 全身广泛转移
- 肿瘤已超过肝的 4/5

【操作方法与步骤】

- 术前准备
  - 病人准备
    - 术前查肝、肾功能、凝血酶原时间
    - 穿刺部位皮肤消毒准备
    - 碘过敏实验
    - 可术前应用镇静剂如安定等
    - 术前禁食 4 小时
  - 药物与器械准备
    - 栓塞剂
      - 碘油
        - 可作为多种药物释放的载体
        - 碘油主要沉积在肿瘤的多血管区域，其次在肿瘤的外周到肝窦和邻近的肝组织内
        - 由于肿瘤内血管扭曲，血流慢、廓清速度也慢，肿瘤内血管缺乏肌层与弹力层，排泄能力差，使肿瘤内碘油长期存留
      - 明胶海绵
        - 明胶海绵碎粒可阻断肿瘤血供，与碘油配合使用
        - 即栓塞肿瘤的末梢、周边，又栓塞了供血的小动脉，可起到协同作用
      - 不锈钢圈、碘苯酯等
    - 抗癌药物有 5- 氟尿嘧啶、丝裂霉素、顺铂、阿霉素、羟喜树碱等
    - 血管造影手术包、经皮穿刺针、导引钢丝、肝动脉造影导管、血管鞘等
- 操作方法

一般采用股动脉入路，必要的行肠系膜上动脉造影、门静脉造影。超选择插管是非常重要的，尽可能插入肿瘤供血动脉

  - 穿刺前消毒皮肤，扪及股动脉搏动，确定穿刺点
  - 局麻后，尖刀切开皮肤 2 ~ 3mm，Seldinger 法经皮穿刺插管
  - 在 X 线监护下将导管经股动脉送入腹腔动脉，行腹腔动脉造影、肝动脉造影，目的是了解肝血管解剖及病变部位和范围，选择适合的栓塞剂和栓塞方法
  - 栓塞剂注入方法有以下几种

- 明胶海绵栓塞法
  - 将明胶海绵剪成 1 ~ 2mm 碎块，混入造影剂或抗癌药物后注入
  - 栓塞后造影观察血管床，若注入栓塞剂不足可酌情追加
- 碘油或碘苯乳剂
  - 注入量取决于肿瘤大小，一般 6 ~ 15ml
  - 与抗癌药物混合在 X 线监视下缓慢注入
  - 无门静脉主干癌栓者，注入碘油与化疗药物后，再注入明胶海绵碎粒以阻断肿瘤血供和防止血流对碘油的冲洗
  - 碘油与明胶海绵配合栓塞化疗法既栓塞了肿瘤末梢、周边，又栓塞了供血小动脉，起到了协同作用
- 无水乙醇 - 碘化油混合剂栓塞法
  - 注入量一般 14ml
  - 栓塞 15 分钟后观察，显示栓塞靶血管闭塞，肿瘤染色明显变浅直至消失
- 不锈钢圈栓塞法
  - 根据靶动脉管径大小选择相应大小的不锈钢圈
  - 栓塞较小的动脉分支需要微型钢圈
  - 将导管尖头端置于要栓塞的靶动脉附近，用导丝尖端将其推入靶动脉内
- 按预定的化疗方案注入化疗药物

- 术后处理
  - 拔管后局部加压止血
    - 先用手压迫穿刺处 10 ~ 15 分钟
    - 观察无出血后，再用纱布局部加压包扎
    - 患者平卧观察 24 小时
  - 栓塞后观察尿量，尤其应用铂类化疗药物后，注意水化，注意肾功能
  - 栓塞化疗后应注意保肝治疗
  - 栓塞后出现恶心呕吐等胃肠道反应，可对症处理
  - 为防止感染，术后应用抗生素 3 天
- 治疗间隔时间
  - 两次 TAE 之间间隔不应少于 1 个月
  - 通常第一疗程需 3 ~ 4 次
  - 若影像检查显示肿瘤稳定无进展，AFP 下降无上升，可适当延长间隔时间

【并发症及处理】

- 严重栓塞后综合征
  - 栓塞后 7 天仍有恶心、呕吐、高热和严重痛
  - 与肿瘤大小、栓塞方法有关
  - 肿瘤 > 9cm 时或明胶海绵栓塞法更易出现
- 异位栓塞
  - 胆囊栓塞
    - 胆囊动脉被栓塞，出现严重右上绞痛，伴腹肌紧张
    - 胆囊坏死或胆囊穿孔，是严重的并发症之一
  - 脾栓塞　常出现左上绞痛，一般 3 ~ 10 日缓解
  - 肺栓塞
    - 碘化油用量较大者易发生
    - 患者出现咳嗽、咯血、咳痰，胸片显示双肺弥漫性碘油颗粒存在
    - 一般 10 ~ 28 天逐渐吸收，如广泛肺栓塞则可能致死亡
  - 超选择性插管是预防异位栓塞的主要措施，栓塞剂和剂量的选择亦是十分重要的
- 上消化道出血　其原因可能有以下几个方面：
  - 栓塞物反流入胃、十二指肠动脉，造成黏膜缺血、损伤
  - 化疗药物对胃黏膜的直接影响
  - 肝癌患者多有肝硬化、门脉高压，栓塞后使门脉高压加重，导致胃黏膜病变或食管曲张静脉破裂出血。可在栓塞后应用胃黏膜保护药物
- 肝脓肿
  - 栓塞后肿瘤的坏死及细菌在液化的肝癌组织生长形成肝脓肿
  - 患者常出现高热，肝区痛
  - 须经皮穿刺脓液引流，并应用抗生素冲洗脓腔
- 肝破裂
  - 多发生于栓塞后 1 周左右
  - 表现为突发性腹痛，腹胀迅速，低血压，腹穿抽出不凝固血可确诊
  - 应立即行破裂部位肝动脉栓塞术，少量出血者亦可保守治疗止血
- 穿刺部位血肿及下肢栓塞形成

- 穿刺局部出现肿胀、淤血，血肿形成，下肢活动受限
  - 多因拔出导管后局部压迫时间不够或患者凝血机制障碍所致
  - 血肿一旦发生，须压迫、重新固定
  - 稳定后局部理疗，促进血肿吸收
- 足背动脉搏动减弱或消失
  - 表明下肢血栓形成
  - 预防的方法是避免压迫时间过长，并适当减轻绷带对穿刺部位的捆绑
  - 如确诊血栓形成，需行溶栓治疗

- 造血系统并发症
  - 主要为骨髓抑制
  - 表现为白细胞、血小板减少
  - 可以应用相应种类的细胞集落刺激因子或进行成分输血

【临床疗效】

影响肝癌介入治疗预后的因素很多，包括肿瘤类型、临床分期、治疗方法、患者本身状况、门静脉癌栓等

- 肿瘤类型
  - 肿瘤细胞类型与血供
    - 富血管及多血管肿瘤比少血管肿瘤预后好
    - 肝细胞癌介入治疗预后相对好于胆管细胞癌
  - 肿瘤边界及包膜　界线清有包膜者较好
  - 肿瘤大小　越小越好，5cm 以下肿瘤预后比 5cm 以上者好
  - 肿瘤范围　局限者较好
  - 有明显动脉 - 静脉瘘者较差，范围越大越差
- 临床分期　有淋巴结转移及远处转移者预后较差
- 治疗方法
  - 介入治疗，TAE 较 TAI 好，多种方法联合应用较好
  - 碘化油充填或末梢栓塞，越完全预后越好
  - 治疗间隔应适当，根据病人的具体情况而定
  - 采用综合治疗者比单一治疗预后较好
- 患者本身状况
  - 肝硬化越轻越好，肝功能正常者较好
  - 伴随病变，有严重伴随病变者预后差
  - 年龄　年长者一般较年轻者好
  - 心理因素，性格开朗意志坚强者预后较好，劳逸结合者较好
  - 全身状况较好者，相对预后好
- 门静脉癌栓
  - 门静脉主干癌栓疗效较差；分支癌栓较主干癌栓者疗效好
  - TAE+ 手术组疗效优于单纯 TAE 组和单纯手术组
  - 中晚期肝癌 TAE 治疗后，1 年生存率达 65.2%
  - 尤其透明细胞型肝癌，5 年生存率可达 50%，高于其他类型肝癌
  - 细胞类型中以低（未）分化癌疗效最差
  - TAE 与外科手术联合治疗是提高整体效果的良好方法

典型病例

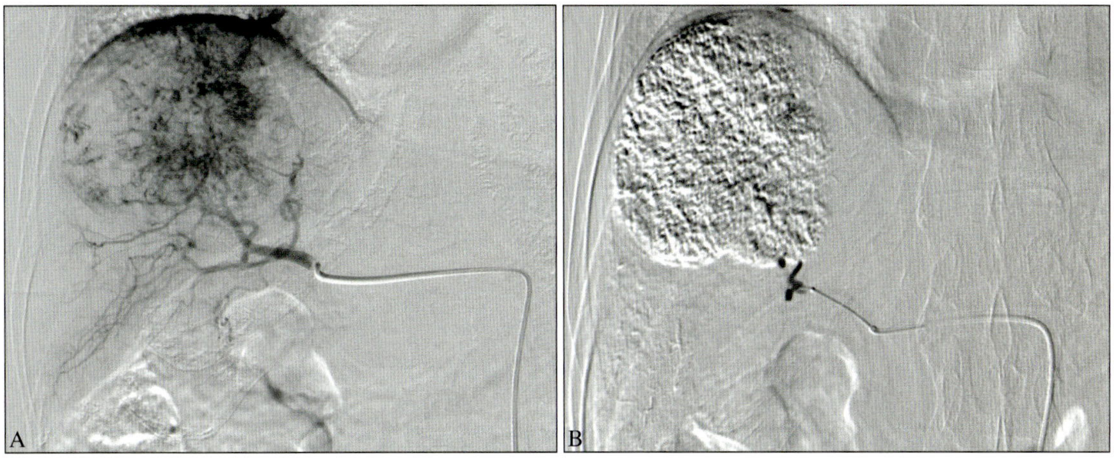

图 12-4-1　肝动脉栓塞治疗

A．肝右动脉造影示顶部肿瘤染色，大量新生肿瘤血管；B．超选择栓塞完毕后，造影示原肿瘤染色消失

二、节段动脉化疗栓塞

【治疗原理】

- 由于门静脉供血的广泛性，单纯阻断或栓塞肝动脉或部分门静脉均难达到肿瘤细胞的完全坏死。而肝动脉注入过量碘油行肝段动脉和门静脉主干的化疗、栓塞，有导致肝细胞缺血、坏死及致命的危险。因而只对载瘤的肝段或亚肝段进行双重栓塞，有可能使肿瘤及肿瘤累及的肝段坏死
- 临床研究已证实，节段性化疗栓塞，不仅对主肿瘤，而且对门静脉供血为主的子灶和包膜内外浸润等都有极强的区域栓塞化疗作用，对非癌肝实质损伤小，副作用轻

【适应证】

- 肿瘤位于单个或少数几个肝段或亚肝段，可伴有或不伴有子灶
- 因肝功能损害较明显而不适合常规肝动脉栓塞病例
- 肿瘤位于肝包膜下或邻近膈肌或接近胆囊，经皮穿刺治疗难以达到

【禁忌证】

- 同肝动脉栓塞禁忌证

【操作方法与步骤】

- 栓塞剂
  - 碘油和明胶海绵是常用的栓塞物质
  - 一般用碘油与抗癌药物混合，制成水 - 油乳剂
  - 当微导管插入很深时，亦可用碘油 - 无水乙醇乳剂
- 操作步骤
  - 先用肝动脉导管，行肝总动脉或肝固有动脉造影，明确肿瘤供血动脉
  - 超选择肝段或亚肝段动脉，注入过量的碘油和抗癌剂，使之向门静脉逆流
  - 在透视严密监视下将逆流量控制在门静脉 3 级分支水平
  - 然后以明胶海绵栓塞肝段动脉，达到肝区域性动脉和门静脉同时栓塞的目的

【并发症及处理】

- 同常规肝动脉化疗栓塞

三、门静脉栓塞和化疗

- 由于肝肿瘤为双重血供，肝癌中心部分以肝动脉供血为主，周边部分为门静脉供血，在较大的癌块中，肝动脉和门静脉之间存在广泛的交通支，这些吻合支形成“血管湖”。肝动脉栓塞后，肿瘤仍可以由门静脉系统获得血供，正是基于肝癌双重血供的原因，联合肝动脉的门静脉栓塞、化疗将能更彻底的阻断肿瘤血供，使肿瘤坏死更完全，降低复发率
- 对于小肝癌、无包膜的肝癌或转移性肝癌，门静脉的供血比甚至超过肝动脉，因此，仅注重肝动脉途径治疗肝癌是不能杀灭所有癌细胞的，双途径治疗是当前正在探索的热点之一
- 门静脉联合栓塞化疗可使主瘤的坏死率由 23.3%、提高到 64.7%。尤其对于门静脉癌栓、肝癌侵及包膜外、肝内转移灶几种情况，由于门静脉血流速慢，门静脉注药后滞留时间长，药物与肿瘤充分接触，所以门静脉途径治疗更显明显疗效。因此，双途径化疗栓塞是可行的。但是，门静脉途径的栓塞应慎重，严格掌握适应证和禁忌证，以防由于血流的中止引起肝功能的严重损害

【适应证】

- 局限于肝段的肝癌，小肝癌
- 并有门静脉癌栓的肝癌
- 肝内转移肝癌

【禁忌证】

- 门静脉主干完全性阻塞
- 门静脉主干非完全阻塞伴有中等量以上腹水者（但可以行单纯门静脉化疗）
- ALT 超过正常 5 倍，TBil 超过 51.3μmol/L 以上（ALT 超过正常 2 倍，TBil 超过 25.7μmol/L 为相对禁忌）
- 同肝动脉栓塞禁忌证

【操作方法与步骤】

- 进入门静脉的途径　多为经皮经肝穿刺进入门静脉
- 术前准备同肝动脉栓塞介入准备
- 操作步骤
  - 超声定位选择门静脉穿刺点
  - 患者一般取仰卧位，常规消毒皮肤，局麻至肝包膜

- 超声引导下将穿刺针经皮刺入门静脉内，退出针芯，进入导丝，沿导丝插入导管至门静脉及分支
- 门静脉造影
- 根据预定方案注入栓塞剂和化疗药物混合剂，或单纯注入化疗药物。栓塞剂的量应为肝动脉栓塞量的 1/3 ～ 1/2
- 退出导管前，注意明胶海绵封闭退针通道，退针后局部加压包扎

- 术后注意事项
  - 术后 6 小时可去除穿刺点外加压物，患者平卧 24 小时
  - 观察患者心率、脉搏、血压、尿量
  - 抗生素应用 3 天
  - 注意补液，并根据不同情况给予保肝、止血、止酸、止呕药物

【并发症及处理】

- 发热、局部疼痛　其中发热多为肿瘤坏死吸收热，38℃ 左右，7 日内下降至正常
- 出血
  - 穿刺点局部出血
  - 门脉高压致上消化道出血　相应对症治疗，一般可控制。严重者内科治疗无效需立即外科手术治疗
- 门静脉化疗栓塞术每间隔 4 ～ 6 周可进行一次
- 也可以肝动脉 - 门静脉途径交替序贯进行治疗
- 可利用对肝癌细胞有特殊亲和力的单克隆抗体作为载体，通过门静脉置管进行门静脉内导向化疗

四、肝动脉门静脉双重化疗栓塞

- 越来越多的实验研究和临床资料表明，单纯经肝动脉化疗栓塞术难以使肿瘤完全坏死，对于伴有包膜受侵犯、子结节及包膜的肝癌病例，即使重复多次栓塞仍不能解决残留存活肿瘤细胞问题。尽管以 TAE 为主的三联、四联疗法，肿瘤大部分坏死，但仍有 65% 的病例 AFP 不下降，69% 的切除标本有残留癌细胞。其原因可能有以下几点：
  - 栓塞不彻底。虽然肝癌 90% 以上为肝动脉供血，但肝动脉的解剖变异，数十支之多的侧支循环，栓塞剂的量的多少都可以影响栓塞的彻底性
  - TAE 后，肝癌血管侧支循环的迅速建立，栓塞后血管的再通均是残癌细胞复发的有利条件
  - 肝癌细胞接受肝动脉、门静脉双重血供，尤其是小肝癌、子结节、肝内转移灶、肿瘤的周边组织，因此仅仅处理肝动脉，忽视门静脉的治疗往往是肿瘤复发的主要原因

【适应证】

- 存在有双重供血可能性的肝癌，包括原发性和转移性，癌组织未超过半肝
- 无门静脉主干癌栓，而且为向肝性血流者
- 肝功能良好，无黄疸、腹水，若有少量腹水，肝功能轻度损害，纠正后仍可考虑
- 肿瘤局限于肝一段或一叶

【禁忌证】

- 门静脉逆向血流即离肝性血流，门静脉主干阻塞
- 栓塞区有门静脉 - 肝静脉瘘者
- 伴有结节性肝硬化，主瘤区超过半肝以上
- 凝血机制不良，肝功能差，大量腹水者

【操作方法与步骤】

- 可先行肝动脉化疗栓塞，1 ～ 2 周后再行经皮、经肝门静脉化疗栓塞，病变局限肝功能良好者可同时进行双重介入
  - 器械与栓塞剂
    - 采用 18 ～ 19G 门静脉穿刺针，导管和相应的导丝、导管鞘
    - 栓塞剂及化疗药物同 TAE
  - 经导管肝动脉化疗栓塞方法和注意事项同前
  - 经皮肝门静脉化疗栓塞操作步骤
    - 在超声引导或 X 线透视下穿刺，穿刺门静脉右支在右腋中线的第 9 ～ 10 肋间进针，穿刺门静脉左支在剑突下进针
    - 穿刺成功送入导管鞘，经导管鞘送入导管行门静脉造影，摄取正侧位像，以了解门静脉的通畅情况、血流方向、肿瘤与门静脉属支关系，而后决定栓塞部位
    - 将导管超选择至拟栓塞分支，在透视下缓慢注入栓塞剂
  - 门静脉栓塞极易引起反流导致非靶区栓塞，可用球囊导管进行栓塞，以避免误栓
  - 栓塞过程中应间断注入肝素生理盐水，以

防止门静脉主干血栓形成
    - 栓塞的范围不能大于正常肝面积的 35%
    - 栓塞完毕拔除导管时，当导管退至血管外至肝内针道时，应边拔边注入明胶海绵条（颗粒）或组织黏合剂以封闭针道。拔去导管后，局部压迫止血 10 ～ 15 分钟
    - 术后需卧床 48 小时，并严密观察有无出血等并发症

【并发症及处理】

动物实验和临床研究发现肝动脉和门静脉双重化疗栓塞后的反应和并发症并不比单纯肝动脉化疗栓塞严重

- 肝动脉栓塞并发症同前述
- 经皮肝门静脉栓塞并发症：
    - 误栓
        - 主要是非靶区的栓塞，如供应正常肝组织的门静脉分支、肠系膜静脉的分支
        - 预防方法是尽量超选择插管和避免反流
    - 门静脉主干血栓形成
        - 可造成大范围的肝坏死和肝功能衰竭
        - 预防方法除术中应用肝素生理盐水外，尽量减少对门静脉的反复插管的刺激和损伤
        - 发现血栓形成，可采用经脾动脉插管持续注入尿激酶的方法溶栓
    - 腹腔出血　拔管前使用明胶海绵封堵严密可预防发生
    - 其他
        - 极少数可发生气胸，穿刺时避开胸膜即可
        - 偶见胆道出血、胆汁性腹膜炎等

【临床疗效】

- 肝动脉化疗栓塞同时或异时行门静脉化疗栓塞在治疗中具有协同和加强作用
- 栓塞范围＜ 41%，不影响正常生存
- 双重化疗栓塞后，主瘤体、子结节及被侵犯包膜的肿瘤坏死率明显增加，复发率下降，生存期延长
- 肝动脉和门静脉双重化疗栓塞疗效优于单纯肝动脉化疗栓塞

五、无水乙醇注射治疗

- 1983 年，日本学者采用超声引导下经皮肝穿刺注射无水乙醇（PEI）治疗肝癌获得成功，此方法操作简便，安全性好，易取得姑息性疗效，对小肝癌亦为根治性手段，适于临床推广。经皮穿刺肝癌内注入无水乙醇，能迅速使与乙醇接触的肝癌细胞脱水、变性、固定，使肿瘤组织的血管壁内皮细胞变性、坏死，并血栓形成，导致肿瘤缺血性坏死。同时炎性细胞浸润，清除坏死的肿瘤组织，继而发生纤维化。有研究显示，对于小肝癌无水乙醇注射法疗效与手术切除效果接近，5 年生存率也与手术切除无统计学差异。对于中、晚期肝癌此法是综合治疗手段之一

【适应证】

- 各种原因不能进行手术切除的小肝癌：
    - 肝硬化较严重者
    - 有心、肾功能不全影响手术者
    - 肿瘤部位特殊、多中心者
    - 肿瘤已行手术切除后复发者
- 多个病灶中单个直径小于 3cm，病灶不超过 3 个者，或直径大于 3 ～ 5cm，但包膜完整，边界清楚，全身一般情况较好的中、大肝癌
- 作为其他肝癌非手术疗法的一种联合治疗的手段，如肝动脉插管栓塞化疗，门静脉化疗，放射治疗等
- 肝癌手术前治疗

【禁忌证】

- 中度以上黄疸、肝功能严重不良，重度腹水者
- 有出血倾向，凝血机制差，凝血酶原时间延长，血小板＜ 50×10^9/L
- 肿瘤弥漫性生长或浸润性生长，肿瘤巨大占据范围超过半肝者
- 门静脉广泛癌栓形成、远器官已有多处转移者

【操作方法与步骤】

- 器械准备
    - 超声仪
        - 常用线阵式或扇形扫描探头的实时超声诊断仪
        - 以扇形扫描探头引导穿刺效果最佳
        - 其探头与体表接触面积小，增加了穿刺进针点的选择 以便对癌灶采取多方向、多面穿刺注射
    - 穿刺针常用的穿刺针为 21 ～ 23G 细针，长度 15 ～ 22cm。若病灶位置较浅，亦可用常

规腰穿刺针代替
- 无水乙醇

- 病人准备
  - 查血常规、凝血酶原时间，查肝、肾功能
  - 经影像学检查了解肝肿瘤所在的位置、大小，包膜情况
- 操作步骤
  - 确定穿刺点，选择体位
    - 选择肿瘤距体表距离最近处为穿刺点，但若肿瘤较大，应选择肿瘤与肝包膜间有正常肝组织的部位
    - 观察病人平静呼吸及屏气状态下的部位，注意穿刺径路与邻近脏器如肺下角、胆囊等的关系
    - 避开大血管，胆囊胆管区域
    - 肝左叶及右前叶肿瘤可取仰卧位，肝右叶、及后叶可取左侧卧位
  - 消毒与麻醉
    - 消毒范围以穿刺点为中心消毒向外扩大20cm左右，或整个肝体表投影区消毒，用于多点多部位注射
    - 用2%普鲁卡因或1%利多卡因作为麻醉剂，麻醉至肝包膜，局麻方向应与穿刺注药方向一致
  - 穿刺注射无水乙醇
    - 在超声引导下，穿刺针进至肝内肿瘤内
      - 先注入0.5～1ml，肿瘤内出现强回声，似冒烟状，说明针尖位置正常
      - 后将无水乙醇全部注入，此时肿瘤区呈现均匀的强回声
      - 退针前，为减轻乙醇对肝包膜刺激引起疼痛，注入1%利多卡因2～3ml，并边退针边注药
      - 拔出针后局部按压，无菌纱布覆盖
    - 注入无水酒精量视肿瘤大小而异
      - 一般直径< 3cm，注入3～6ml
      - 直径> 5cm，注入20ml
      - 一般情况较好患者可每周注射2次，每6次为1个疗程，亦可每7～10天注射一次，每4～6次为1个疗程
    - 一般不提倡一次注射无水乙醇较大量，因乙醇可加重病人肝代谢负荷，引起肝功能恶化
      - 大肝癌注射量应控制在30ml以下
      - 注射中须注意在肿瘤内多点、多平面、多方向注射
      - 注射过程中可旋转针，便于无水乙醇向四周弥散

【并发症及处理】

- 腹痛
  - 最常见
  - 常由于无水乙醇沿针道外溢刺激腹膜引起
  - 疼痛较严重者可给予止痛剂，一般数分钟后缓解
  - 推注乙醇速度不要过快，以免局部压力迅速增大，致使乙醇溢出
  - 退针前推注利多卡因可减少腹痛发生
- 颈面部灼热感
  - 由于乙醇经肝血窦进入体循环所致
  - 注射时应确保针尖在瘤体内
- 发热
  - 常发生于术后1～3天内
  - 体温多 < 39℃
  - 3天后多可自行恢复
- 偶有肝出血，一旦发生剧烈腹痛，腹腔内抽出不凝固血液，应立即进行处理，包括外科手术
- 晕厥 少见，由于患者对乙醇耐受性小或恐惧引起
- 其他
  - 少数病例治疗后有转氨酶升高，一般较轻
  - 偶有发生注射区附近的肝内门静脉血栓形成

【临床疗效】

乙醇注射治疗有效的指标：

- 肿瘤内出现均匀的不易消失的增强的回声，治疗后可见肿瘤周边有缩陷的改变
- 再次穿刺时感觉肿瘤质地变硬，注射乙醇阻力增加
- 甲胎蛋白下降或至正常水平
- 肿瘤组织溶解、变性、坏死、纤维化
- 肿瘤缩小，消失或瘤体内无血流信号
  - PEI是较成熟的疗法，主要适用于各种原因不能手术切除的小肝癌或作为部分较大肝癌的姑息性治疗
  - 具有操作简便，安全，重复性好及价廉的优点，具有很好的临床推广应用价值

- 目前存在的主要问题是：对较大的肝癌的疗效尚不够理想
  - 因肿瘤大，包膜溃破，注入肿瘤的酒精极易向肿瘤周围扩散，引起附近肝组织坏死，加重肝功能损害
  - 且在注射部位以外的肝内肿瘤再现率较高
- PEI 后，再作手术切除或联合栓塞治疗已经开展并弥补单纯 PEI 之不足

六、超声引导下局部注药治疗

- 经皮穿刺瘤内注射药物治疗肝癌已有较多报道。自 20 世纪 80 年代始，我国学者采用 B 超引导下，肝癌瘤内注药已取得较好的疗效。此方法操作简便，安全性高，创伤小，病人副反应小，所需仪器设备少，易于推广

【适应证】

- 小肝癌，单个肿瘤或两个肿瘤直径均＜ 5cm
- 经 TAE 治疗后肿瘤区碘化油沉积不够的病灶
- 超声检查肿瘤边界清楚、包膜完整，且全身一般情况较好的中、大肝癌
- 与其他介入治疗方法联合使用

【禁忌证】

- 重度黄疸，中等量以上腹水者
- 凝血机制差，肝功能严重不良者
- 病人一般情况差，门静脉癌栓较广泛或有全身转移者

【操作方法与步骤】

- 所用仪器
  - 超声仪，最好使用带有探头穿刺引导设备的超声仪
  - 21G 千叶针或专用带套管穿刺针
- 所用药物及给药间隔 瘤内注射药物根据肿瘤大小，血供情况，可有多种选择，目前常用的注射药物有：
  - 放射性核素微球肿瘤局部注入行内放射治疗
    - 放射性核素：一般选用短半衰期型核素
    - 选择纯 β 射线能量较强的放射性核素，能和载体稳固结合
    - 目前较理想的为 ^{90}钇 和 ^{32}磷，均可使肿瘤细胞坏死，继至纤维化
  - 带药微球
    - 将化疗药物丝裂霉素、5- 氟尿嘧啶等与玻璃微球混合注入肿瘤内，能使药物缓慢释放，药物能较长时间存留局部发挥作用
    - 微球直径应为以 15 ～ 35μm 为宜
    - 可分为生物可降解微球及非生物降解微球
    - 给药间隔每 2 ～ 4 周注射一次，2 ～ 3 次为 1 疗程
  - 高热盐水局部注入，使局部肿瘤细胞蛋白凝固、坏死
  - 肿瘤坏死因子局部注入疗法
  - 去甲斑蝥素 + 缓释制剂局部注入
  - 加热造影剂或无水酒精与碘化油混合物局部注入
  - 抗癌中药提取液肝癌内注射
- 操作步骤
  - 患者体位随肿瘤所在位置经超声检查而固定
  - 无菌操作下穿刺局麻
  - 以超声引导，将穿刺针刺入肿瘤中心注入所需药物，可多点、多中心注射，力求药物能均匀分布于整个肿瘤内，尤其肿瘤边缘血管丰富区域有足够的剂量
  - 所注药物量根据肿瘤大小而定，在超声下可清晰显示穿刺针的深度和药物弥散情况
- 注意事项
  - 注入药物后可注入少量利多卡因退针，局部压迫 24 小时，患者平卧 6 小时
  - 注药后常规每周查肝、肾功能，血常规，监测肿瘤大小
  - 注意胃肠道反应，可应用胃黏膜保护剂及止酸剂

【并发症及处理】

- 一般无严重并发症
- 偶尔穿刺局部疼痛，胃肠道反应，白细胞、血小板下降，可对症处理
- 较少见的严重并发症为肝癌病灶破裂出血，可行 TAE 治疗或外科手术

七、多极射频治疗

【概述】

- 射频消融（radiofrequency ablation，RFA）是一种借助超声或 CT，把电极针直接插入肿瘤内，通过射频使病灶局部组织高温、干

燥，最终发生凝固性坏死的热疗方法。具有微创、疗时短、安全可靠、提高机体免疫力、见效快、可多次进行等优点。1990 年 Rossi 和 McGahan 等率先报道在超声引导下行射频毁损治疗肝肿瘤的初步结果，证实 RFA 能使治疗部位肿瘤发生凝固性坏死，为肝肿瘤的非手术治疗提供了一个新方法，作为一项较成熟的治疗技术已迅速应用于临床。1996 年 Rossi 首先发明了鞘形单针可张开的多电极针，用于肝肿瘤的治疗，开创了 RFA 治疗的新纪元

【治疗原理】

- 基本工作原理是将一高频交变电流（350 ~ 500kHz）通过电极导入组织
- 组织内离子运动方向将随这一电流方向的改变而改变，产生电极周围组织的离子振荡
- 离子振荡产生摩擦热
- 当局部温度超过 45 ~ 50℃时，局部发生凝固性坏死

【适应证】

本法的实用性强，对肝功能的要求并不十分严格，少量腹水、轻中度黄疸者均可

- 无外科手术指征，不能行根治性切除术，以及拒绝或延迟手术的小肝癌（直径< 5cm）
- 手术未能切除或术后复发性肝癌
- 转移性肝癌而原发灶已切除者（直径< 5cm，且数目< 3 个）
- 对化疗无反应或不适宜化疗
- 术中应用。如术中发现肿瘤侵犯肝门或腔静脉而无法切除或完全切除者
- 对无手术指征，TACE 疗效不理想者，可与射频结合应用
- 合并肝硬化患者，肝功 child –pughA/B 级，无大量腹水和凝血机制障碍
  - 虽然不能手术切除的大肝癌也是射频治疗的指征，但需进行多处重叠消融，因消融不全导致局部复发的机会也相应增多
  - 理想的消融对象是单发病灶小于 5cm 或 3 ~ 4 个多发病灶小于 3cm 的结节

【禁忌证】

- 重度黄疸
- 大量腹水或合并腹腔感染
- 有明显出血倾向，不能纠正凝血功能障碍者
- 严重恶病质
- 弥漫性肝癌
- 急性感染患者
- 妊娠妇女
- 穿刺难以避开胆囊、胆管及大血管患者
- 装有体内外起搏器

【操作方法与步骤】

- 仪器设备与术前准备
  - 器械
    - 射频消融的设备
    - 超声导向设备
    - 超声耦合剂、消毒穿刺专用超声耦合剂或甘油
    - 消毒小穿刺包
  - 患者准备
    - 检查血常规、出凝血时间、血小板及凝血酶原时间
    - 凝血机制差者给予维生素 K 及葡萄糖酸钙纠正
    - 术前空腹 4 小时，术前 30 分钟镇静
- 方法与步骤
  - 方法　射频热消融需直接在肿瘤内置入一个或多个电极
  - 操作步骤
    - 选择体位　取平卧位或侧卧位
      - 穿刺点选择肿瘤离体表距离最近处，尽量远离大血管、胆管、胆囊
      - 若肿瘤过大，应选择肝包膜与瘤体间有正常组织的部位作为穿刺点
      - 肝左叶及部分右前叶的肿瘤，取仰卧位；肝右后叶及部分右前叶肿瘤可取左前斜位或左侧卧位
    - 消毒与麻醉　消毒范围以穿刺点为中心向外扩大约 20cm，穿刺点局部逐层麻醉
    - 穿刺　穿刺针在引导下插入肝肿瘤内，确定针尖在肿瘤内后推出集束电极，射频针十根电针弹开“伞形”分布
    - 连接集束电极穿刺针与射频波发生器，在电脑控制电视屏幕监视下进行射频热毁损治疗
      - 一次最大治疗范围为 5cm
      - 毁损边缘应达肿瘤周围 0.5cm 的正常组织
      - 对大于 5cm 的瘤灶可行多次多点、多

平面治疗
    - 若要调整针尖位置，不要将针尖游离出肝包膜之外
    - 针尖退出时，应烧灼针道，使出血的可能性减至最低并防止针道播散
  - 治疗结束后，先将集束电极退回至电极针套中，嘱病人屏住呼吸，快速拔出穿刺针，局部压迫 3 ~ 5 分钟，用无菌纱布覆盖，局部包扎，腹带、沙袋加压包扎
  - 术后密切观察 12 ~ 24 小时，卧床 12 小时，观察血压、脉搏，注意有无腹部症状

【并发症及处理】

RFA 的并发症总体而言，少而且轻，一般认为其发生率在 5% 左右。其主要并发症为：

- 发热
  - 多数术后 1 ~ 4 天有发热
  - 发热多为不规则，持续 1 周左右
  - 体温波动在 38 ~ 39.5℃，经降温后体温恢复正常
- 疼痛
  - 多数发生一过性右上腹隐疼不适，可自行缓解，仅少数需服用止疼药
  - 近膈面的烧灼常有同侧肩部放射疼
- 肝功能异常
  - ALT、AST、GGT 和胆红素在术后 24 小时内轻到中度升高，大部分患者一周内恢复正常
  - 少数肝功能异常可持续 1 个月，可给予保肝对症治疗或密切观察
- 腹腔内出血　接近肝表面的肿瘤，进针开伞不当，可导致肝表面发生撕裂、腹腔积血
- 胆瘘或胆汁性腹膜炎
- 肝内血肿
- 皮肤或膈肌灼伤皮肤烧伤
- 肾周或肝脓肿
- 气胸或胸腔积液
- 上消化道出血
- 肠穿孔 射频术后多为慢性穿孔
- 其他　术中出现胸闷、血压升高、心律失常、呼吸困难等不适

【临床疗效】

射频治疗可以使 80% ~ 90% 的直径 < 5cm 的肝细胞癌达到完全坏死；可使 65% ~ 70% 的直径小于 4cm 的肝转移癌得到有效的控制。可从以下几方面来评价：

- 治疗前后血流变化，大部分血流明显减少，甚至完全消失，有报道完全消失者最高可达 85%
- 瘤体于治疗后 1 周到月余，缩小 25% 以上者可占 50% ~ 91.5% 不等
- AFP 大部分明显降低，完全转阴者可达 70%，总有效率可至 92.5%
- 自觉症状　83% ~ 85% 患者自觉症状改善，疼痛消失或缓解
- 术后活检病理组织坏死和血管栓塞，极少量可发现残余瘤细胞
- 肝酶谱和胆红素可降低或恢复正常
- 免疫功能改善
- 生存率 通过对患者治疗后的随访，发现对于小肝癌患者的疗效是肯定的。对直径大于 5cm 的肿瘤则可以起到减瘤的作用
  - RFA 治疗肝癌是目前广泛应用的一种有效的微创性方法
  - 其损伤小，适应证广，操作简单，治疗所需时间短
  - 并发症少，具有实时图像监测和术后即刻疗效评价功能
  - 其治疗肝癌的近期效果满意

典型病例

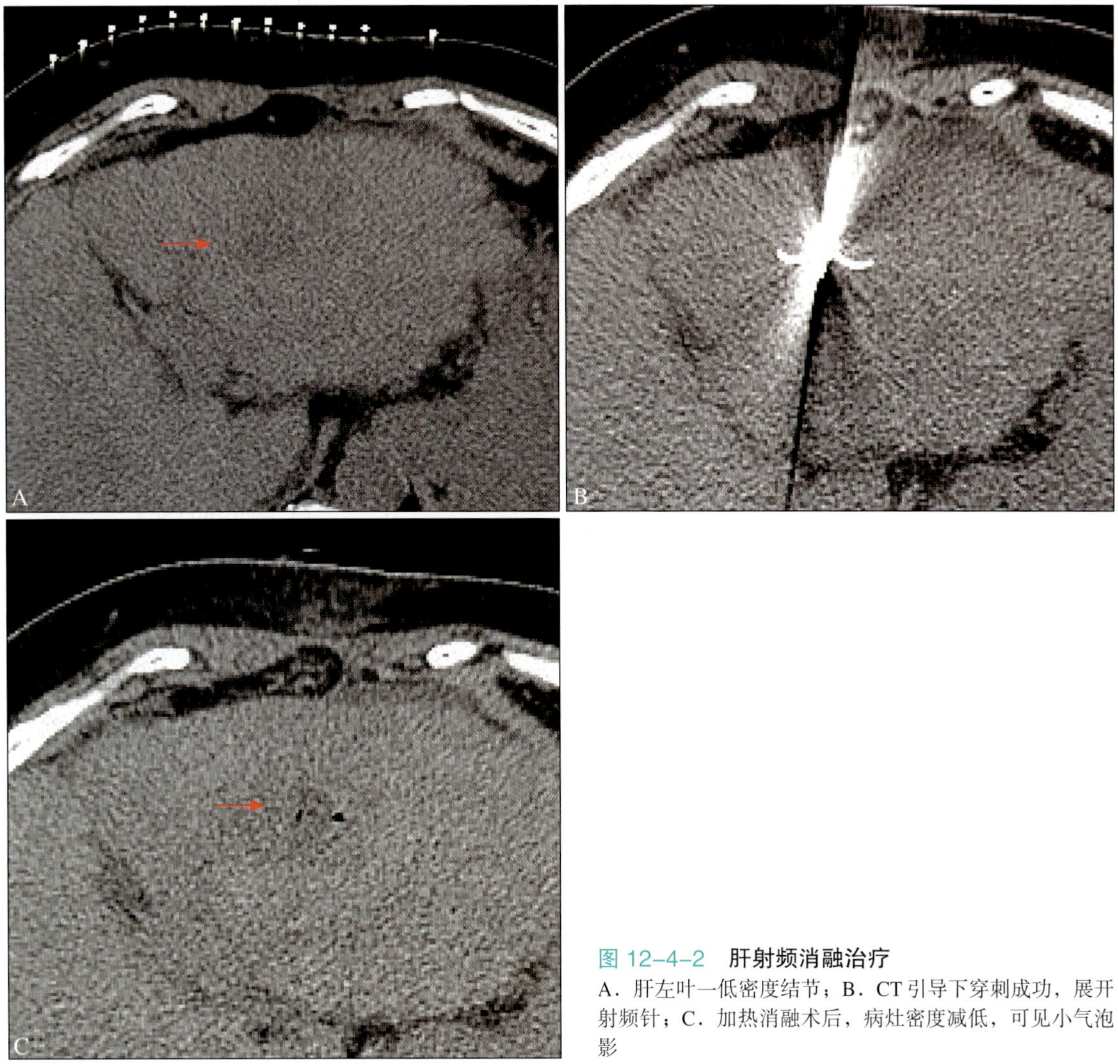

图 12-4-2 **肝射频消融治疗**

A. 肝左叶一低密度结节；B. CT 引导下穿刺成功，展开射频针；C. 加热消融术后，病灶密度减低，可见小气泡影

八、冷冻治疗

- 由冷冻治疗肿瘤历时较久，迄今，冷冻作为一门新兴的医疗技术得到了迅速发展。我国自 1973 年起开展了冷冻治疗肝癌的实验与临床研究，取得一定成就。早期该治疗仅限于晚期癌肿不能切除者，近年来采用冷冻后再切除治疗，不但降低了术后复发率，并且具有安全、有效、操作方便、创伤小、术后免疫效果好等优点

【治疗原理】

- 肿瘤的冷冻治疗指在原位通过低温和复温达到对肿瘤组织的灭活。温度低于 -50℃时，可对肿瘤组织达到理想的灭活，复温引起的低张环境使细胞裂解。冷冻导致生物组织细胞死亡的机制可能是：
  - 细胞内冰晶形成和冰晶的机械损伤
  - 细胞脱水和皱缩
  - 细胞电解质毒性浓缩和 pH 值改变
  - 细胞膜脂蛋白成分变性
  - 冷冻后血流淤滞，微循环阻断，组织细胞出现缺血性梗死而死亡肝冷冻处理后的形态变化
    - 冷冻融化后的即刻，冷冻区变为暗红色

- 1天后冷冻区肝细胞结构破坏成碎片，外周有少量毛细血管、小胆管和成纤维细胞增生
- 3天后冷冻区呈界限分明的凝固性坏死
- 7天后冷冻区与周围组织间形成纤维组织分界
- 30天后在纤维包膜形成后坏死区逐渐缩小
- 冷冻45天后，仅留薄层白色瘢痕组织，周围肝组织正常

【适应证】

- 合并肝硬化，不能耐受手术切除者
- 主瘤手术切除后，余肝或切缘有残癌者
- 复发性肝癌，因余肝小，再作切除后可能会导致肝功能衰竭者
- 难以一期根治性切除拟行二期切除者，冷冻治疗作为综合治疗的第一步，待肿瘤缩小后作二期手术切除

【禁忌证】

- 肝硬化明显，肝功损坏严重，已有严重黄疸、大量腹水，凝血功能差，或有远处转移者
- 终末期患者或合并其他脏器严重病变
- 不能耐受手术探查者
- 全身情况差，恶病质者

【操作方法与步骤】

- 术前准备
  - 病人准备　同一般肝手术病人
  - 器械准备　液氮冷冻机
- 操作方法　可在超声引导下，应用针型冷冻头插入冷冻
  - 单次冷冻一般需用15分钟，之后开始复温，当探头温度升至-20℃时可缓慢拔出
  - 对癌肿较大者，一般行分区重复冷冻，使冷冻区包括全部癌块
  - 拔除冷冻头后留下的组织内腔道，可用明胶海绵填塞后压迫止血
  - 冷冻范围大于肿瘤边缘1cm

【并发症】

- 肝破裂
- 胆瘘、胆汁性腹膜炎
- 术中、术后出血
- 腹腔感染、胸腔积液
- 医源性冻伤
- 暂时性的转氨酶升高，凝血酶原时间延长
- 发热
- 肠瘘
- 肝肾功能不全
- 心律失常、急性心肌梗死等

【临床疗效】

- 肝癌冷冻治疗的术后疗效可从临床症状、AFP、影像学改变、病理组织学、生存率等方面观察比较
- 一般术后瘤体均有不同程度地缩小，AFP下降明显甚至转阴，患者自觉症状改善，生活质量提高
- 术后瘤细胞坏死，瘤体微循环被破坏
- 冷冻治疗合并肝动脉栓塞等其他介入治疗时，其疗效较单用时有所提高，尤以小肝癌效果显著
- 冷冻治疗肿瘤的最显著的特点是能在特定的区域内快速达到极度低温，造成一个周界明确、范围可预测的冷冻坏死区
- 冷冻治疗为中、晚期肝癌的治疗提供了一个有效的途径
  - 对于小肝癌，可望根治
  - 对较大肝癌，冷冻治疗可与其他方法联用

九、内放疗

- 长期以来，肝癌的外放射治疗一直未能获得令人满意的疗效。其主要原因在于2000～3000cGy的吸收剂量不足以控制肿瘤的生长，超过此剂量则会引起放射性肝炎。因肝组织的耐受剂量受限制而无法达到根治，近年来内放射治疗成为研究的重点。所谓内放射，一般是指把发射β射线的放射性核素标志物输注到肿瘤内部，从肿瘤内部进行照射治疗。由于β射线在组织内的射程较短，吸收剂量随着距离的增大而迅速跌落。因此，内照射疗法可使肿瘤获得较大的吸收剂量，而正常肝组织则受照射较少，从而避免了外照射疗法引起放射性肝炎等缺点。近来玻璃微球材料的改进和剂量学的进展，使得内放疗治疗肝癌成为可能

【适应证】

- 晚期或不能耐受手术者
- 手术或介入治疗后，残存癌灶，未控制或有肝内播散者

- 转移性肝癌

【禁忌证】

- 肝功差，合并大量腹水、黄疸或凝血功能不能恢复者
- 消化道出血
- 肝性脑病
- 肝硬化明显，脾功能亢进，血象均低于正常者
- 肝内癌灶巨大或广泛，伴有多处转移者
- 恶病质，全身情况极差者

【操作方法及处理】

- 内放射治疗方法较多，但目前最有希望的是放射性微球及标有放射性核素的单克隆抗体动脉内注射和局部瘤内直接注射。放射性微球是一类含有放射性核素的微球，常为球形，直径在 15 ~ 100μm 之间。它能嵌顿在相应脏器的毛细血管床内，在局部形成放射栓塞作用（Radioembolization），很少或不进入其他非靶器官
- 放射性微球必须具备如下条件：
  - 放射性核素的释放：必须释放单一高能β射线，以保证在注射部位穿透很短的距离和避免注射大量放射性微球
  - 放射性微球的材料：玻璃微球材料
  - 放射性放射性核素半衰期：应较短，在肿瘤明显增大之前，能接受大部分的事先计划的照射剂量
  - 微球的直径：多以 15 ~ 25μm 为宜
  - 放射性核素和微球稳固结合
- 治疗方法
  - 经肝动脉介入治疗
    - 经肝动脉插管灌注放射性核素或同时耦联化学抗癌药也是放射性核素治疗的新发展
    - 由导管把载有放射性核素的治疗剂滞留在肿瘤局部，使其毛细血管床被治疗剂所形成的栓子栓塞
    - 放射性核素可在较短的时间内对肿瘤组织进行连续照射，给予肿瘤组织致死吸收剂量
    - 同时由于血供减少，阻断了氧气和营养物质的供应，致使肿瘤组织坏死、吸收，从而达到治疗的目的
  - 组织间质介入放疗
    - 把放射性核素直接注入或植入组织间质内照射是恶性肿瘤治疗的一个重要方面
    - 对无法手术切除的肿瘤或某些转移灶，使用方便，疗效可靠
    - 目前常选用的放射性制剂为放射性胶体和放射性微球
    - 该方法的优点是：
      - 病变组织接受内照射剂量大，可有效抑制或破坏肿瘤组织
      - 对病变周围的正常组织损伤减少到最低限度
      - 操作比较简单
      - 并发症少
  - 经门静脉介入放疗
    - 肝癌的血供主要来自肝动脉，门静脉也参与肝癌的血液供应，尤其是肝内小结节灶及行多次肝动脉栓塞术后的肝癌病灶的血供
    - 给药方法可以通过经皮肝穿刺插管、手术置管或植入式输药泵等
    - 使用的放射性药物同肝动脉介入法
    - 经门静脉介入放射性核素治疗肝癌是一种有效的方法
      - 对肝癌卫星病灶、肝内转移灶及门静脉癌栓均有较好的疗效
      - 尤其是和经肝动脉途径介入治疗相结合，疗效更佳
  - 放射免疫治疗
    - 利用对肿瘤有特异亲和力的物质，而不侵犯正常组织细胞，即所谓的放射性核素导向治疗
    - 该疗法的主导治疗因素是放射性核素的射线辐射作用
      - 载体为特异抗体，其作用是运载放射性核素至癌细胞
      - 通过与相应抗原的特异性结合
      - 使放射性核素在肿瘤组织中滞留下来，并发挥其辐射作用
  - 给药途径以肝动脉导管灌注作为首选方法，其次为组织间质内注入的方法

【并发症】

- 发热
- 恶心、呕吐等消化道反应

- 肝区灼痛
- 一过性的 ALT 升高和黄疸
- 心律失常
- 若微球进入胃肠道则引起消化道出血和溃疡
- 若微球进入肺，则导致不可逆的肺水肿和肺纤维化
- 若高剂量内照射，则引起严重的骨髓抑制、放射性肝炎和肺炎

典型病例

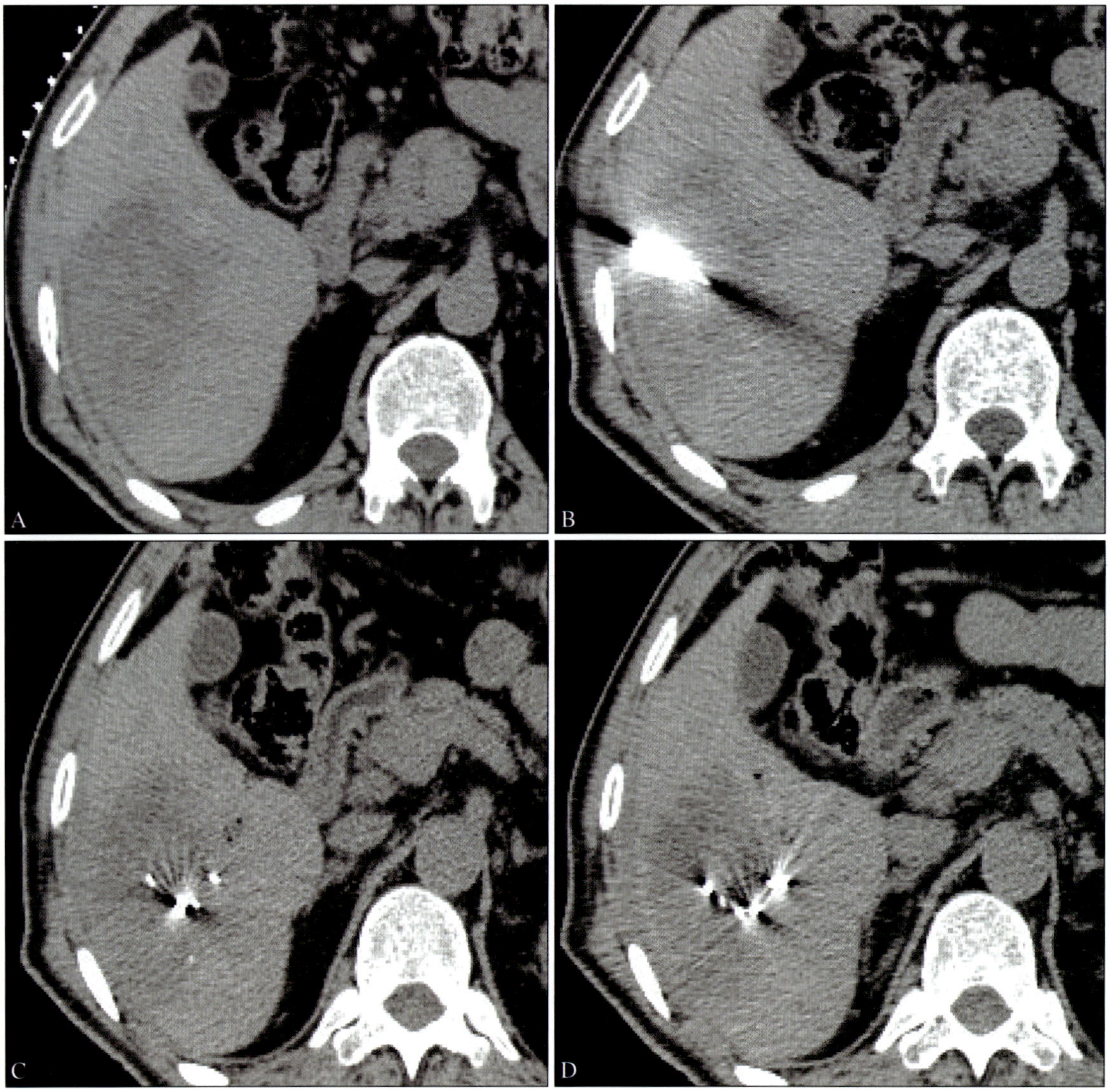

图 12-4-3 **肝肿瘤放射粒子植入治疗**
A．CT 示肝右叶肿瘤；B．引导下将穿刺针直接插入肿瘤内部；C，D．沿穿刺针植入粒子后，可见放射性粒子分布于肿瘤内部

十、穿刺抽液注入无水乙醇法

主要用于肝囊肿或包裹性积液的介入治疗。肝囊肿的囊液由囊壁上皮细胞所分泌，抽尽囊液后，将无水乙醇注入囊肿，与囊壁充分接触 1 ～ 3 分钟，即可使上皮细胞固定、变性，随之丧失分泌能力。其周围正常肝组织受囊壁分隔，不受乙醇的影响。乙醇置换囊液量达到囊腔容量的 12%，即可防止囊肿的复发。故通常置换量为 5% ～ 15%，但以 25% 的容量为最理想。该量既可使乙醇与囊壁充分接触，又不致囊内压力过高，造成外溢。部分囊肿治疗后复发，是由于乙醇未能与囊壁充分接触，以致部分上皮细胞残留，并继续分泌囊液造成的。

【适应证】

- 直径大于 3cm 的单发或多发的单纯性有临床症状的肝囊肿
- 肝囊肿合并感染
- 不适合手术的肝囊肿患者
- 多囊肝压迫周围脏器所致的腹痛、腹胀等症状，以及胆道和胃肠道的梗阻

【禁忌证】

- 有严重出血倾向
- 乙醇过敏者
- 囊肿与胆道有交通者，囊肿位于穿刺不易达到的部位，或穿刺途径难免损伤邻近脏器以及大血管和胆管者
- 合并其他严重疾病，精神高度紧张及不合作者
- 肝包虫病性囊肿（一般不作穿刺）
- 多发性细小肝囊肿、肝功能较差者
- 巨大肝囊肿及疑为囊性腺癌者

【操作方法与步骤】

- 器械
  - 超声导向设备
  - 穿刺针　带芯的套管针
  - 超声耦合剂
  - 无水乙醇 供体内注射用，作造影者需备造影剂
- 术前准备
  - 常规检查血常规、出凝血时间、血小板及凝血酶原时间
  - 检查肝功能
  - 禁食 4 小时
- 操作方法
  - 选择合适体位、确定穿刺点
    - 位于肝左叶及部分右前叶的囊肿，取仰卧位
    - 位于肝右后叶及部分右前叶的囊肿，取左侧卧位
    - 选择离体表最近，且囊肿前有正常肝组织，又能避开血管和胆囊有利于操作的部位为穿刺点，并测定进针的深度与角度
  - 消毒与麻醉　常规消毒穿刺点周围 20cm 的区域，铺消毒巾，用穿刺探头再次确定穿刺点，明确穿刺通路。局部麻醉，沿着穿刺径路至肝被膜下
  - 穿刺抽液
    - 在超声监视下，取穿刺针刺入囊腔中心
    - 拔出针芯，接上注射器或有连接导管的注射器
    - 然后进行抽吸，单纯囊液为透明、无色液体，尽量抽尽囊液
  - 注入无水乙醇
    - 抽尽囊液后，确定囊腔不与胆囊、胆管相通，且针尖在囊腔内时，方可向囊内注入无水乙醇
    - 为减少注射时疼痛，可以在每 10ml 无水乙醇中加入 1% 利多卡因 1 ～ 2ml
    - 无水乙醇注入量为抽出囊液的 25%，囊腔容量过大时，注入无水乙醇量不宜超过 40ml
    - 必要时可分次注入，避免一次注射量过多引起乙醇中毒
    - 拔针前向囊壁内注入 1% 利多卡因 2 ～ 3ml，并连同注射器迅速拔出穿刺针，或插上针芯后迅速拔出
  - 术后平卧 4 小时，观察血压、脉搏及腹部情况，定期，复查肝囊肿的大小
- 注意事项
  - 穿刺中针尖位置不清时，可稍稍调整探头的角度，以明确穿刺径路是否正确，针尖在囊腔内方可注射无水乙醇
  - 注入囊内的无水乙醇量必须小于抽出量，以防囊内压力过高
  - 抽液时，若抽出新鲜血液，并持续抽出，应立即停止抽吸，并调整针尖位置重新抽吸或重新穿刺

- 抽尽囊液后，穿刺针应略向囊腔内深插少许，以防囊腔缩小，针尖脱离囊腔
- 注入乙醇时病人明显疼痛应立即停止注射，并将乙醇抽出，调整针尖位置
- 疑囊肿与胆系相通时，应行造影观察

【并发症处理】

超声引导下穿刺抽吸囊液并注入无水乙醇疗法，操作简便，并发症少。常见并发症为：

- 局部疼痛
  - 占 21.7%
  - 大多由于局麻不满意以及乙醇渗漏刺激肝被膜或腹膜引起
  - 加入利多卡因可明显减少疼痛
- 发热
  - 一般为 38 ～ 39℃
  - 一般 3 天内可自动退热
  - 由于囊肿继发感染者，需使用抗生素
- 肝功能异常
  - 可出现一过性丙氨酸氨基转移酶（ALT）升高，占 9.3%，可自动恢复正常
- 其他
  - 局限性腹膜炎、大出血、气胸、肝破裂和败血症等，均罕见

【临床疗效】

- 对有症状或无症状的肝囊肿均可治疗，且近期和远期疗效均较满意
- 孤立性肝囊肿治疗后消失率达 80% 以上
- 直径在 3 ～ 5cm 囊肿一次治疗消失率达 85% 以上
- 直径在 5 ～ 8cm 囊肿一次治疗消失率在 70% ～ 75%，多数经 2 ～ 3 次治疗后消失
- 对巨大肝囊肿难以抽尽囊液者，须做经皮置管引流术
- 肝囊肿抽尽注入无水乙醇后不会立即消失，应观察 3 个月以上
- 若 1 年囊肿仍不消失，可重复进行第二次治疗

十一、超声引导下经皮置管引流术

- 对于部位浅、脓腔小的肝脓（囊）肿，一般直接采取粗针穿刺抽脓（囊）液治疗。但是对于粗针抽脓未愈者，一次不能抽尽，需反复抽吸以及多发性或较大肝脓（囊）肿，须采取置管引流术才能治愈。随着超声导向技术的发展，以及插管技术的普及，经皮置管引流术已得到广泛应用。常用的置管引流有套管法和导管法

【适应证】

- 无腹膜炎或其他需要手术治疗的疾病者
- 脓肿直径≥ 3cm 者，尤其是较大的单发性脓肿
- 多发性脓肿或不同时间形成的脓肿
- 巨大囊肿或多房分隔囊肿
- 病情危重或不能耐受手术者

【禁忌证】

- 有出血倾向未纠正者
- 并存另一个紧急剖腹手术的绝对指征者
- 穿刺针道无法避开大血管、胆管及胆囊者
- 疑为肝包虫病合并感染者
- 脓肿早期，脓腔尚未完全液化，以实性炎症为主者
- 疑为恶性肿瘤或血管瘤合并感染者
- 脓腔直径小于 2cm 者

【操作方法与步骤】

- 器械
  - 超声仪
  - 置管导引针，亦可直接选用套管针
    - 套管针由外套管和针芯组成
    - 外套管为塑料套管，末端有多个侧孔，以便引流
  - 导丝　选用与穿刺针匹配的金属“J”形直型弹簧导丝，前端柔软
  - 导管　选用以高分子医用材料制成的多侧孔直形或猪尾状导管为宜
  - 引流管常用 8 ～ 12Fr 导管
  - 扩张器某些插管困难者，需用小于所用导管 1 号的扩张器，以便置管
- 患者准备
  - 常规检查血常规、出凝血时间、血小板及凝血酶原时间
  - 术前禁食 4 小时
- 操作方法
  - 选择最佳体位、确定穿刺点
    - 通常取仰卧位或左侧卧位
    - 选择穿刺点的原则是，容易穿刺入脓肿，不伤及邻近脏器，保留导管方便，有利于体位引流
  - 消毒与麻醉　常规消毒皮肤，铺无菌洞巾，

局部麻醉，直至肝被膜下

- 套管法
  - 消毒麻醉后，用尖刀片切开 5mm 切口
  - 在超声引导下经皮将套管针刺入脓腔
  - 退出套管针少许，拔出穿刺针芯，有脓液流出后，再将导管徐徐推进
  - 当达到适当的深度及最佳位置后，缓慢退出穿刺针，导管前端则自行弯曲于脓腔内
  - 术毕用缝线固定露出皮肤表面的导管
- 导管法
  - 皮肤消毒麻醉后，用小尖刀在穿刺点局部切开一约 4mm 的小口
  - 用导管针，在超声导向下经皮将穿刺针刺入脓腔
  - 拔出针芯，然后将导丝经穿刺针腔插入脓腔至适当深度，保留导丝
  - 引流导管沿导丝插入脓腔至最佳位置，随后退出导丝，保留导管于脓腔内
  - 脓液流出通畅后，将引流导管用缝线固定于皮肤，并与封闭或收集系统相连
  - 一般不用冲洗，但若脓液稠厚不能通过引流管，则可反复用生理盐水冲洗
- 术后静卧休息 2 小时，密切观察血压、脉搏、体温和腹部情况，保持引流管通畅

- 注意事项
  - 对于多个脓肿或较大脓腔呈多房分隔的，可同时置入 2 根以上导管引流；也可以分次置管
  - 引流时间长短视脓肿直径是否明显缩小而定，一般需 3 ~ 14 天
    - 拔管指征：
      - 脓腔基本消失或直径 < 2cm
      - 引流管无引流液流出，冲洗液清澈
      - 体温正常，白细胞计数下降至正常
      - 全身状况改善
  - 为取得满意疗效必须抽净脓液，然后冲洗脓腔，并且保持引流管通畅
  - 对于脓肿早期，须待液化后再行穿刺置管引流
  - 如置管失败，应避免在同一进针路线重复插管
  - 对于脓液较稠厚者或脓腔中有许多坏死组织碎块时，应置入较粗引流管
    - 必要时再置入另一导管作冲洗用
  - 对于有侧孔的引流管，其侧孔应全部置入脓腔中

【并发症及处理】

- 出血
  - 常见为小量出血
  - 多发生于穿刺部位和脓肿早期、脓腔壁未形成时
  - 发生率小于 5%
- 感染
  - 扩散全身播散引起败血症
  - 经穿刺针道播散
  - 引起局限性腹膜炎
- 气胸、脓胸
  - 主要发生于膈下或膈顶部的肝脓肿穿刺时
- 引流管阻塞与导管脱落
  - 引流管阻塞主要由于脓液稠厚或坏死碎块组织较多而又未注意冲洗时
  - 或发生于脓腔内出血在导管内凝固阻塞
  - 导管脱落多由于活动较多或导管固定不牢固时

【临床疗效】

- 一次成功率在 90% ~ 94%
- 并发症发生率在 6% 以下
- 死亡率降至 3% 以下
- 住院时间及费用较手术切开引流明显减少
- 但对于伴有腹水或穿刺途径须经过胸腔或心包者，仍以手术为好

典型病例

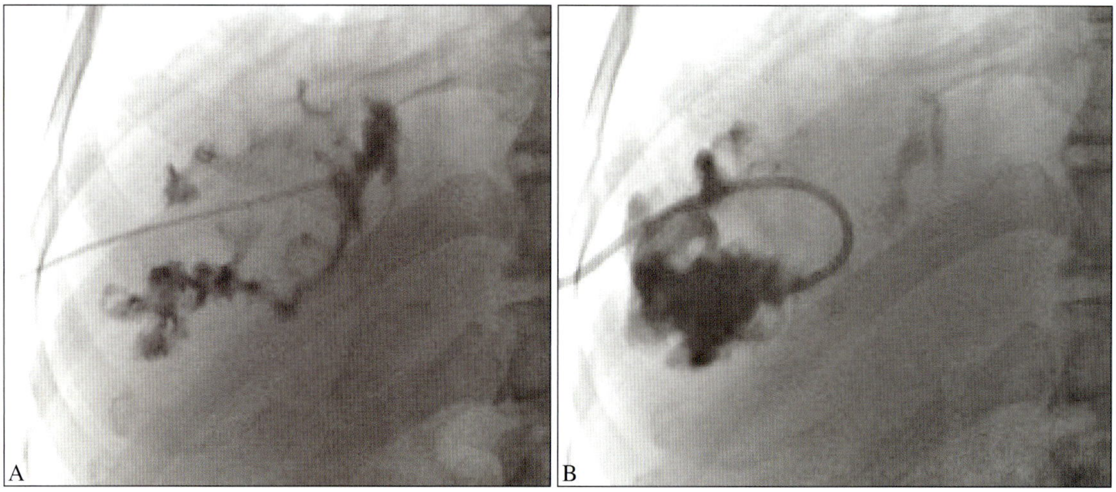

图 12-4-4 肝脓肿穿刺置管引流治疗
A．套管针经皮穿刺肝右叶脓肿，造影示脓腔显影；B．置入猪尾型引流管，造影见位置良好，引流通畅

十二、经颈静脉肝内门体分流术

- 经颈静脉肝内门体分流术（TIPS）已有 20 多年的研究历史，直到 1989 年血管内支架用于肝内分流道后，TIPS 才取得重大突破。近年临床应用日益增加，从操作技术到临床应用都积累了一些经验

【适应证】

- 食管胃底静脉曲张破裂大出血，经保守治疗效果不佳者
- 中重度食管静脉曲张，随时有破裂出血危险者
- 门静脉高压所引起的顽固性腹水
- 外科分流术后再发出血者
- Budd-Chiari 综合征继发肝硬化门静脉高压症，尤其是出现消化道出血或难治性腹水者
- 肝肾综合征
- 肝移植术前

【禁忌证】

有下列情况应慎重选择：

- 门静脉狭窄、阻塞性病变
- 肝性脑病前兆
- 中重度黄疸
- 难以纠正的凝血功能异常
- 肝体积明显减小
- 严重心肾功能障碍
- 肝癌位于穿刺区者

【操作方法与步骤】

- 术前检查
  - 一般检查
    - 常规检查肝、肾功能，血常规，血小板计数，出凝血时间，凝血酶原时间，心电图，上胃肠钡餐和内镜检查观察静脉曲张程度，以便于术后比较
  - 影像学检查　TIPS 术前影像检查观察的主要内容：
    - 肝有无占位性病变，肝萎缩程度
    - 肝静脉、门静脉是否通畅，二者的空间关系
    - 门静脉分叉的位置
    - 门静脉的血流方向与速度
    - 肝静脉、门静脉的走行、位置及管径
    - 肝的解剖结构（包括胆囊的位置等）
      - 动脉性门静脉造影和肝静脉造影术前的常规检查方法，用于了解二者之间的关系
      - 外肝动脉造影还可排除肿瘤和肝动脉阻塞
      - 超声简便易行，是筛选适应证的首选

方法
  - CTA 和 MRA 可以显示门静脉、肝静脉，利用其多方位成像，并可模拟 TIPS 的穿刺途径、角度和分流道的距离

- 主要器械和内支架
  - 常用导管有 COOK 公司生产的 RURS-100 型或 TIPS-1000 型
  - 直径 10mm、长 6cm 高压球囊导管，超硬导丝（Amplaz 型），超滑型亲水导丝（日本 Teromo 公司产）
  - 目前用于 TIPS 的支架包括 Gianturco- Z 型、Palmaz 型 Stercker 型、Wallstent、Memotherm-Stent 等
- 操作要点
  - 颈区消毒铺巾，人取垂头仰卧位，头偏向左侧
  - 颈内静脉穿刺
    - 穿刺点选择在右下颌角下 2 ~ 2.5cm，胸锁乳突肌前缘，穿刺针与皮肤成 30 ~ 40°，向锁骨中点穿刺
  - 肝静脉造影
    - 颈内静脉穿刺成功后，送入 10F 导管鞘及 RUPS 套具至下腔静脉
    - 然后将导丝及 5F 导管插入肝右静脉，送入导管鞘
    - 进行肝静脉造影或楔状肝静脉造影及测压，造影结果有利于穿刺
    - 在肝右静脉较细或门静脉右支细小、闭塞时，可选择肝中或肝左静脉造影
  - 从肝静脉穿刺门静脉分支
    - 选择肝右静脉距下腔静脉开口部 1 ~ 2cm 范围为穿刺点
    - 确定穿刺点后，送入穿刺针，穿刺门静脉分支
    - 穿刺深度一般为 3 ~ 4cm
    - 退出穿刺针，当回抽 5F 导管有血液流出时，注入造影剂观察
  - 门静脉测压和造影
    - 穿刺成功并确认后，送入 180cm 超滑导丝，然后沿导丝送入多侧孔导管至门静脉主干进行测压和造影
  - 扩张穿刺道
    - 造影后，送入金属鞘和保护鞘扩张穿刺道并将 10F 导管鞘插入门静脉内进行预扩张
    - 球囊导管扩张分流道
      - 球囊在肝静脉和门静脉处可见压迹
      - 此时应在体表上做标记以作为放支架的指示
      - 反复几次扩张门静脉处压迹完全消失后，即放置支架
  - 置入支架
    - 支架放置的方法取决于所使用支架的类型
      - 如使用 Wallstent 和球囊扩张型支架，可在扩张后直接使用
      - 如用 Z 型支架则用 10F 导管鞘引入门静脉，放置于扩张后的肝实质通道上
      - 理想情况是支架各伸入门静脉和肝静脉 2cm
  - 重复测压和门静脉造影
    - 放置支架后，送入造影导管进行测压和造影，并且根据结果决定是否对支架进行扩张
    - TIPS 成功的标志是
      - 门静脉压力梯度减小到 1.47kPa 或更低
      - 门静脉造影显示通道通畅，血流沿通道进入右心房
      - 先前造影中所见的胃底食管静脉曲张或脐静脉影消失不见或显影很淡
      - 如果不满意，分流量不足，可使用 10mm 或 12mm 直径的球囊导管对支架进行扩张
      - 如果压力下降已达到要求或球囊扩张后，仍有静脉曲张充盈，应直接栓塞曲张的静脉
- 支架的放置及其选择
  - 目前用于 TIPS 的血管支架有
    - 自展式 Wallstent，GianturcoZ 型支架，可球囊扩张的 Palmaz，Strecker 支架
    - 中远期效果 Wallstent 最佳
    - Z 型支架支撑力不强，曲弯大时易成角、塌陷，远期通畅度差
    - Strecker 支架扩张后缩短少，纵向弯曲性强，也很适合于 TIPS
  - 支架直径以 10mm 最常用，有效长度不应短于 6cm，放置时除必须支撑肝实质部分外，尚应在肝静脉和门静脉内突入 2cm 左右

        - 如考虑到便于以后的原位肝移植操作，支架不宜在肝静脉和门静脉伸入过长
        - 但从提高分流道的长期通畅度考虑，支架应尽可能覆盖至肝静脉的近心端，门静脉侧宜伸至分叉水平
    - 术后处理
        - 术后要进行抗凝治疗
        - 应用肝素钠，后改为口服肠溶阿司匹林，连服 1 ～ 3 个月

【临床疗效】

- 食管胃底曲张静脉破裂出血
    - TIPS 对控制急性曲张静脉破裂出血和短期内预防再出血的效果已得到公认
        - 急性曲张静脉破裂出血止血率为 88% ～ 100%，1 年内再出血率 10% ～ 20%
    - TIPS 对预防曲张静脉破裂出血的中远期效果还不尽如人意
        - TIPS 后 1 年内约有半数患者出现分流道狭窄或闭塞
    - 择期 TIPS 无需常规行栓塞冠状静脉
    - 对于急症 TIPS，栓塞胃冠状静脉，应作为 TIPS 的必要步骤
- 下消化道曲张静脉破裂出血
    - TIPS 能安全有效地降低门静脉压力，同样能减轻下消化道的静脉曲张
- 肝硬化腹水
    - TIPS 后门静脉压降低，促进腹水重吸收
- 其他
    - TIPS 也成功地用于治疗肝肾综合征、肝肺综合征、门脉高压性胃病及肝硬化胸水等，均显示出良好效果
    - 欧美国家更将其作为肝移植的准备性治疗，为肝移植创造条件

总之，TIPS 后门脉高压的各种症候都将得到纠正或缓解，但其各种治疗作用又都依赖于分流道的通畅情况。因此，如何最大限度地保持分流道通畅，是提高 TIPS 中远期疗效的关键

【并发症及处理】

- TIPS 后门体血流动力学变化
    - TIPS 后若分流通畅，分流道内可出现：
        - 高速血流
        - 涡流
        - 随呼吸运动，血液流速改变
    - 提示 TIPS 将加重肝硬化患者的高血流动力学状态，加重患者的心脏负担
- 操作相关并发症
    - 肝包膜穿透、胆管损伤、肝动脉损伤是 TIPS 的常见并发症
    - 发生率可达 26%，且多无症状
    - 严重的胆道出血、肝动脉损伤导致的腹腔大出血和肝功能衰竭也有报道
    - 颈动脉损伤、心房穿破、心律失常、肝外门静脉穿破，支架滑脱为少见并发症，总手术死亡率为 0 ～ 2%
- 分流道狭窄或闭塞
    - 早期狭窄或闭塞
        - 多因支架位置不当
        - 肝实质部分分流道未完全被支架支撑
        - 肝组织回缩或继发血栓形成所致
    - 迟发性狭窄或闭塞
        - 分流道内膜增生过度所致
        - 多发生于 TIPS 后 6 个月～ 1 年内
        - 以肝静脉的支架置入段最常见，其次为肝实质内的支架部分
        - 一般认为 6 个月后狭窄约 20%，1 年后 50% 左右
    - 目前认为分流道狭窄可能与肝静脉内径、支架与肝静脉和门静脉的夹角、周边分流、涡流及支架周围的胆管损伤有关
- 肝性脑病
    - 是 TIPS 后常见并发症，发生率 20% 左右
        - 肝性脑病病史、年龄 > 60 岁、肝功能 ChildC 级、大口径分流（> 10mm）是 TIPS 诱发肝性脑病的易患因素，这样的肝性脑病的特点是症状轻，药物容易控制
        - 仅 3% ～ 5% 的患者表现为重度顽固性肝性脑病，常需缩小或栓塞分流道才能有效治疗

典型病例

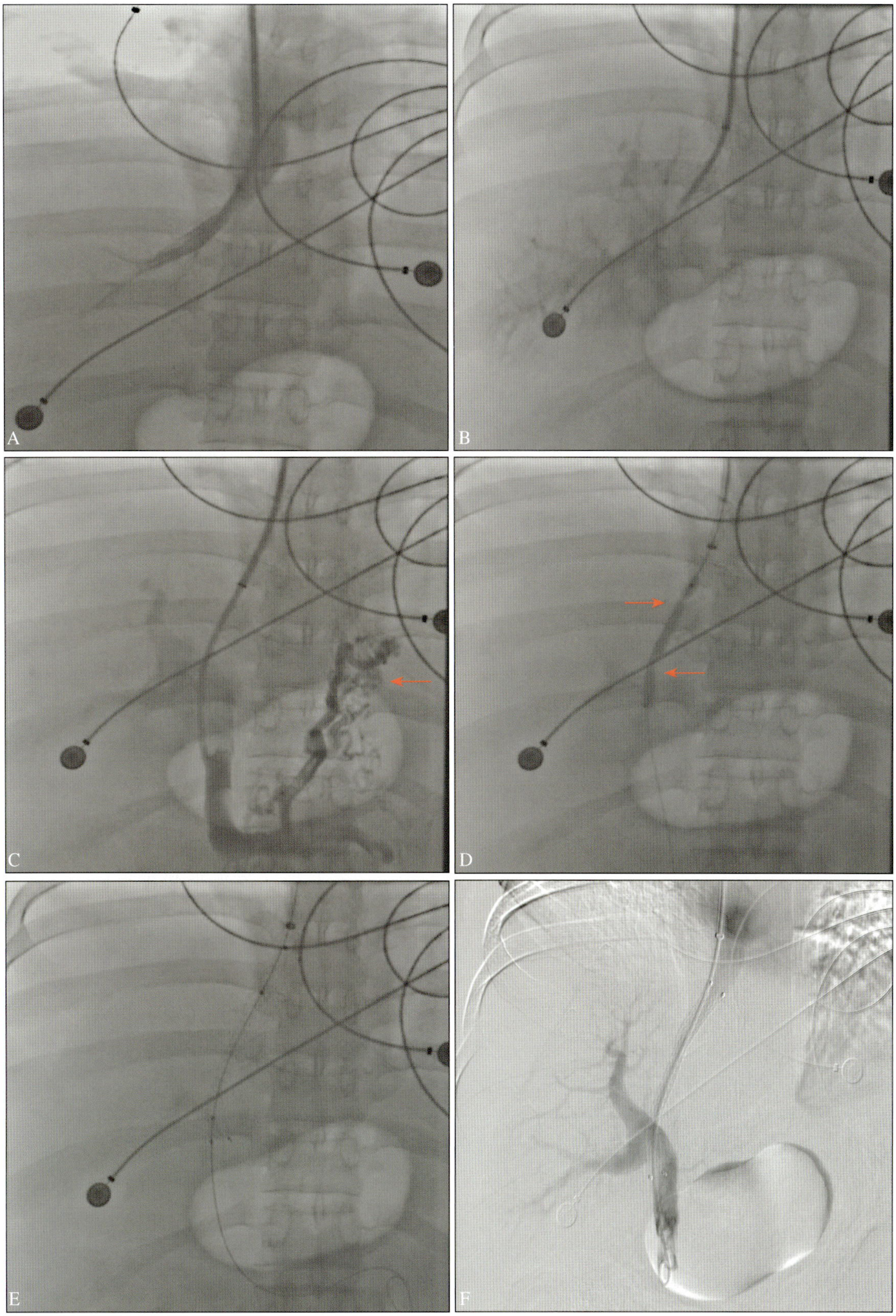

图 12-4-5　TIPS 治疗

A．经颈静脉插管成功后，将鞘送入肝右静脉造影；B．经肝右静脉穿刺门脉右支成功，可见肝右叶门脉分支显影；C．将导管送至门脉内造影，可见食管胃底曲张静脉显影；D．球囊扩张穿刺通道，球囊凹陷处分别为肝右静脉（右箭头）及门脉右支穿刺点（左箭头）；E．于穿刺通道置入支架，一般超过肝右静脉及门脉右支穿刺点各 2cm 左右；F．门脉造影见门 - 腔静脉分流通道血流通畅，原食管胃底曲张静脉团未显示

十三、脾动脉栓塞

- 脾功能亢进是一种临床综合征，可由多种病因引起，部分病因也不清。临床分为原发性和继发性两大类。临床表现为脾大，一种或多种血细胞减少，门静脉高压
- 脾动脉栓塞术是经导管血管栓塞术的一种，它通过导管向脾动脉内注入栓塞材料，使全部或部分脾动脉被栓塞，致脾发生梗死，形成纤维组织闭塞血管，从而达到脾实质纤维化和机化，使脾功能亢进得以改善。梗死的部位主要在脾的外周，破坏了巨噬细胞吞噬血细胞的作用
- 脾栓塞后，脾动脉的血流量明显减少，栓塞后的最初几天，血小板和白细胞计数明显增加，10 ～ 14 天内逐渐恢复正常

【适应证】

- 各种原因所致的脾大并发脾功能亢进者
- 各种原因所致的脾大、门脉高压、食管胃底静脉曲张破裂者
- 儿童脾功能亢进
- 食管、胃底曲张静脉破裂出血后脾静脉血栓形成
- 脾破裂出血
- 脾肿瘤
- 肝癌因脾大、脾功能亢进血细胞少不能行化疗者
- 原发性脾功能亢进
- 凡是具有外科手术切脾指征而由于各种原因不能施行手术者

【禁忌证】

- 肝硬化严重黄疸者
- 全身感染、脓毒血症
- 凝血酶原时间显著延长有严重出血倾向
- 肝硬化大量腹水或伴有原发性腹膜炎者
- 严重低蛋白血症时门脉高压造成门静脉至脾静脉逆流，此时应在内科治疗后择期介入治疗
- 对碘过敏

【操作方法与步骤】

- 器械准备
  - 导管
    - 一般选用眼镜蛇导管（Cobra），还有单弯多用途导管、选择性脾动脉导管、同轴微导管
  - 导丝：与上述导管配套的软头端的通用导丝
  - 手术刀、止血钳、剪刀、弯盘、注射器、单路开关接头等
- 栓塞材料及术中用药
  - 最常用的栓塞材料为明胶海绵
  - 此外自身血凝块、不锈钢圈、硅橡胶、组织黏和剂、无水酒精、聚乙烯、带囊导管、硬橡胶球、鱼肝油酸钠等
- 术前药品准备
  - 造影剂
  - 1% 普鲁卡因或利多卡因局麻用
  - 每 500ml 生理盐水中加 1mg 肝素，冲洗导管用
  - 地塞米松注射液及其他抢救药品，以备过敏或其他意外用
- 术前患者准备
  - 术前查肝、肾功能，凝血酶原时间，血常规
  - 常规腹部超声和 X 线检查
  - 心、肺功能检查
  - 术前 1 天开始使用抗生素肌肉或静脉注射
  - 术前局部碘伏溶液擦洗
- 栓塞部位和栓塞范围
  - 全脾栓塞
    - 即栓塞脾动脉所有的大小分支
    - 常采用体积较小的栓塞材料
    - 此种栓塞使脾血供完全中断不能产生侧支循环，造成脾实质大量梗死
    - 并发症较严重
    - 除脾肿瘤外已不用此法
  - 脾动脉主干栓塞
    - 一般采用较大的栓塞材料，将脾动脉主干栓塞
    - 远端能很快建立侧支循环，不会造成脾梗死
    - 术后并发症相对较小
    - 主干栓塞可使脾体积明显缩小
      - 常用于外科切脾前，以减少术中出血
      - 也常用于外伤性脾破裂
      - 在门脉高压静脉曲张破裂出血时，此方法可替代外科脾动脉结扎术，能够立即控制出血，脾功能进亢进也得到

明显改善
- 部分脾栓塞（PSAE）
  - 用较小体积的栓塞材料栓塞部分脾实质，栓塞部分常为 20% ~ 70%
  - 阻塞部分脾实质的血流，保存部分正常脾组织
  - 术后并发症较少
  - 亦达到了部分切脾的目的，并有可以多次重复栓塞的优点
  - 是目前治疗脾功能亢进的最好的方法之一

- 操作方法
  - 采用股动脉穿刺插管，行腹腔动脉造影，显示脾动脉走行和分支，作为选择栓塞材料和判断栓塞范围的依据
  - 将导管尽可能插至脾门附近
  - 经导管推入 2% 利多卡因 10ml，以减轻栓塞时病人的疼痛
  - 将浸泡的明胶海绵颗粒或其他栓塞剂与适量造影剂经导管缓慢推入
    - 严密监视下进行，以便控制推注速度，防止栓塞物反流
    - 栓塞范围一般在脾的 30% ~ 40% 为佳
    - 当观察到血流速度变慢或造影剂消退延迟时，即停止栓塞
  - 栓塞后 15 分钟重复脾动脉造影，以观察脾栓塞的情况
  - 退出导管，压迫穿刺部位，止血后加压包扎
    - 部分脾栓塞（PSAE）的成功与否，关键是能否将导管选择性的深入到脾动脉主干远端

- 术后处理
  - 术后病人平卧 24 小时，严密观察穿刺部位有无出血、渗血、血肿或血栓形成
  - 术后 5 日内应用抗生素，一般联合应用两种抗生素
  - 术后常出现左上腹疼痛，可药物止痛
  - 术后 2 日开始查血常规，了解血小板，白细胞计数的变化
  - 术后 2 周、4 周分别行影像学检查，观察脾栓塞情况
  - 多数患者术后 2 周症状、体征稳定，趋于正常
    - 如 2 周后仍有症状，例如腹痛、体温升高，则需立即检查原因

【并发症及处理】

- 左上腹疼痛
  - 几乎所有的患者都有程度不同的左上腹痛
    - 原因为梗死的部分脾肿胀、软化使脾包膜紧张所致
  - 疼痛多为中度，可放射至左肩部
  - 疼痛持续 2 ~ 4 天，使用一般止痛药物多可缓解
- 发热
  - 常持续 2 ~ 3 周
  - 体温最高可达 39℃，呈弛张热
  - 发热是由于脾实质梗死所致，可给予补液、肛注消炎痛栓处理
- 穿刺部位血肿
  - 血肿的出现原因常为反复穿刺，压迫不彻底以及动脉硬化或凝血机制障碍
  - 如果血肿发现及时，应立即压迫，将淤血挤出
  - 如血肿较大并已出现压迫症状，则应行血肿清除术并且彻底止血
- 脾脓肿
  - 造成脾脓肿的原因为
    - 脾栓塞后，机体免疫功能低下
    - 栓塞后脾动脉血流被阻，门静脉血流携有胃肠道细菌反流入脾静脉
    - 栓塞材料消毒不严格或穿刺过程中导管等器械有污染
  - 脾脓肿的发生为较严重的并发症，可导致败血症
  - 体温常达 40℃
  - 左上腹剧痛，止痛药难以缓解
  - 致病细菌多为肠道厌氧菌，肺炎杆菌，产气夹膜杆菌，金黄色葡萄球菌等
  - 一旦发生脾脓肿，应尽早行引流或外科手术治疗
  - 严格的无菌操作，术后联合应用两种抗生素控制肠道细菌可显著降低脾脓肿的发生
- 脾破裂
  - 发生极罕见
  - 常在脾栓塞后脾脓肿出现的情况下，此时可能出现脾破裂
  - 如果发生应立即手术

- 呼吸系统并发症
  - 左侧胸腔积液
    - 脾梗死后引起
    - 胸膜渗出以及左膈面受到脾上极梗死刺激产生严重疼痛、痉挛
  - 肺炎
    - 易发生肺炎
      - 脾栓塞时应尽量进入脾下叶动脉
- 脾外栓塞栓塞物质反流引起非靶器官栓塞
  - 常由于导管推入脾动脉不够深和推注栓塞材料太快所致
  - 大多发生于胃肠道
  - 极少出现肺栓塞，有致死亡的报告
- 门 - 脾静脉血栓形成
  - 栓塞后血小板迅速上升是导致该并发症的原因
  - 一旦发生会使门静脉高压加重，引起消化道出血
  - 栓塞范围适当是避免此并发症的关键

【临床疗效】

- PSAE 后外周血细胞可升至正常，改善脾功能亢进取得满意疗效
- 栓塞后脾动脉血流量减少，导致门脉高压改善

脾动脉栓塞术治疗脾功能亢进还有很多待解决的问题：

- 可以出现较严重的并发症如脾脓肿，并有死亡的报道
- 先行脾动脉栓塞给后期手术带来不便，甚至失去了外科手术的机会
- 脾动脉栓塞术并不能去除引起脾功能亢进的原发病因，不能从根本上解决门脉高压的问题

典型病例

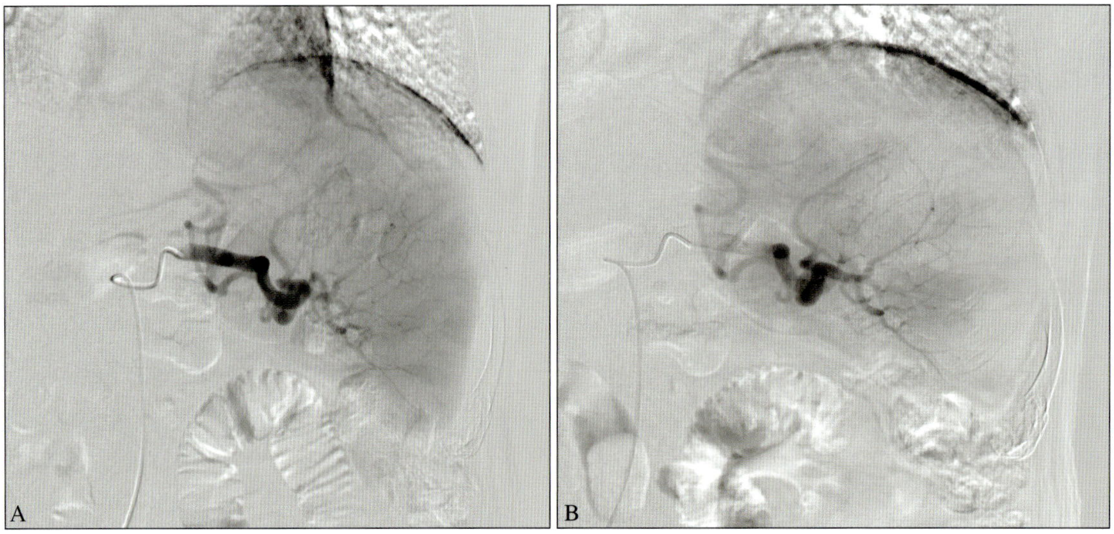

图 12-4-6 **部分性脾动脉栓塞术治疗**

A. 导管位于脾动脉主干内，栓塞前行脾动脉造影；B. 栓塞完毕后，见脾动脉末梢分支明显减少

重点推荐文献

[1] 王建华．肝癌综合介入治疗的现状．中华肝病杂志，2005，13：721-723.

[2] 中华放射学杂志编委会介入组．经颈静脉肝内门体静脉分流术临床技术指南．中华放射学杂志，2004，38（12）：1329-1332.

[3] 刘兆玉，畅智慧，卢再鸣等．肝恶性肿瘤射频消融术后PET-CT早期复查的临床价值．中华放射学杂志，2009，43（5）：527-530.

[4] Lee JH，Won JH，Park SI et al.Transcatheter arteral chemoembolization of hepatocellular carcimnoma with hepatic arteriovenous shunt after temporary balloon occlusion of hepatic vein.J Vasc Interv Radiol，2007，18：377-382.

[5] 王洪波，崔屹，张安忠等．经皮经肝胃冠状静脉栓塞联合部分脾动脉栓塞术治疗门静脉高压症的临床研究．中华消化杂志，2010，10：457-459.

[6] 卢再鸣，温锋，刘兆玉等．肝动脉灌注栓塞术治疗中晚期肝癌185例疗效观察．中国现代医学杂志，2010，20（11）：1681-1683.

第5节　布-加综合征介入治疗

【概述】

- 布加综合征（Budd-chiari syndrome，BCS），是指肝静脉或（和）下腔静脉（inferiorVena cava，IVC）肝段阻塞，使血液回流障碍而引起的门静脉高压和IVC高压综合征。广义的BCS是指发生于肝小叶下静脉以上，右心房入口处以下肝静主干和（或）肝段IVC，任何性质的阻塞而出现的临床综合征
- 由于BCS病情复杂多变，临床误诊误治者屡见不鲜。不少病例由于肝静脉、IVC血流动力学发生严重紊乱，致使肝功能受损，自然预后多属恶劣，药物疗效不佳
- 由于病变部位的特殊性和复杂性，外科处理甚感棘手
- 近年，随着介入放射学技术的发展，不仅能使之早期发现，且在临床分类和相应的治疗方面也日臻完善、合理。近30年来，介入治疗技术在Budd - Chiari综合征治疗应用逐渐增多，技术趋于成熟。主要包括：球囊扩张术（PTA），血管内支架（EMS）置入术和经颈静脉或经皮肝途径行肝内门腔分流术（TIPSS）

一、腔静脉型布－加综合征

- IVC呈节段或膜型阻塞（狭窄或闭塞），至少有一支主肝静脉通畅
- 肝交通支形成，病情多较轻和病程较长
- 膜型者，多行PTA或内支架；而节段型者，多行PTA＋内支架术

【适应证】

- IVC各种膜型和节段型狭窄或闭塞及肝静脉入口狭窄或闭塞均可采用PTA及内支架置入

【禁忌证】

无绝对禁忌证，若IVC或肝静脉有继发血栓形成应先溶栓治疗

【操作方法与步骤】

- 术前病人准备
  - 常规检查
    - 肝、肾功能，血常规，血小板计数，出凝血时间，凝血酶原时间，心电图
    - 病人术前1～2天口服阿司匹林，术前12小时禁饮食
  - 超声检查，是目前公认的首选检查手段
    - 对下腔静脉阻塞病变的观察上B超与IVC造影结果相近
    - 对肝静脉及肝内交通支的显示上明显优于血管造影
    - 但对肝外侧支的观察不如血管造影
  - 下腔静脉造影
    - BCS诊断的金标准，是BCS诊断及选择手术方案的主要依据
    - 可见脊椎右段增粗的管状影，其上端呈导弹头状、僧帽状或平台状时，多系厚膜阻塞征象
    - “穹顶”或“天幕”状者，多示蹼膜性闭塞
    - 若上端有“喷射征”时，多为IVC不完全阻塞
    - 若病变隔膜下有血栓形成，X线血管造影不一定能清晰显示

- 器械准备
  - 超声仪
  - 各种导丝、鞘管、破膜针、球囊及支架
- 术中进行心电监护
- 治疗方案
  - 下腔静脉狭窄或闭塞
    - 对膜型阻塞单纯 PTA 后若 IVC 压力恢复正常，管腔无明显回弹可不再置入内支架
    - 反之，应行 PTA + 内支架置入
    - 对节段型阻塞，单纯 PTA 效果有限，主张常规放置内支架
  - 肝静脉阻塞
    - 对肝静脉口部狭窄或闭塞，建议常规放置内支架
    - 对肝静脉广泛阻塞，不适合肝静脉内支架成形术，考虑 TIPS、外科手术
  - 混合型 BCS
    - 主张先行 IVC PTA 和（或）内支架再行肝静脉内支架置入
- 操作要点
  - 于右侧腹股沟区常规消毒铺手术巾，局麻
  - 股静脉穿刺，拔出针心后送入导引钢丝至下腔静脉
  - 沿导引钢丝置入血管鞘，继续前送导引钢丝，导丝越过狭窄段至右心房
  - 沿导丝进球囊导管至阻塞部，直径 20mm 左右，扩张可反复多次
  - 扩张完毕后，理想病例可见血流恢复、压力回落
  - 若 IVC 为完全闭塞，阻塞处的开通是本技术的关键
    - 应根据 IVC 入右心房口处向左前的角度，调整导向管前端的方向
    - 使导向管前端顶紧隔膜的中点，再进破膜针穿透隔膜
    - 破膜后推进破膜针的套管，拔出破膜针
    - 从套管内将导引钢丝送入右心房
    - 先用扩张器扩张，再重复前述操作
  - 对 IVC 节段型闭塞
    - 应根据闭塞段的解剖走行，调整导向管的方向
    - 沿闭塞段的中线逐段进针破膜
    - 破膜成功后，再依次沿导引钢丝进扩张器、球管导管扩张阻塞段
  - 对有再回缩的，常规置入内支架，支架两端超出病变部位 1 ~ 2cm
  - 有时支架扩张不充分，可进球囊进一步扩张
  - 复测压力，B 超检查血流速度、支架位置和扩张程度
  - 拔出血管鞘，局部加压包扎
  - 术后常规应用抗生素和肝素 3 天
  - 患者出院后长期服用肠溶阿司匹林

【并发症及处理】

- 支架移位
  - 支架可向上移位脱入右心房，向下移位 IVC 肝外段
  - 造成支架移位的常见原因
    - 置放时定位不准确，位置放的太靠上或太靠下
    - 支架直径过小，IVC 对支架的约束力差
    - 患者呼吸幅度较大，放置过程中出现位置移动
  - 支架移位后有时可根据情况在置入另一个支架，使两个支架首尾相接
- 再狭窄或闭塞
  - 单纯 PTA 再狭窄发生率较高，有报道可达 20% 左右
  - 支架置入可进一步提高远期通畅率，但仍有 5% ~ 10% 的再狭窄
    - 再狭窄可发生于管腔内，也可发生在支架下方
    - 管腔内狭窄多由内皮增生过度所致，闭塞多由于血栓形成
    - 术后给予抗凝药物有较为肯定的预防作用
- 心包积液和心律失常
  - 多发生于闭塞段的开通过程中
  - 由于用力过猛，破膜针可刺破心房壁
  - 也可由于破膜定位不准，损伤心房壁致心包积血
  - 有时球囊直径偏大至 IVC 与右心房联结处撕裂出现心包填塞
    - 心包填塞时要及时行穿刺引流并密切观察
  - 心律失常
    - 多由于导丝、导管进入心房过深，刺激心肌而诱发
    - 导丝导管撤出后即消失，一般不影响操作

典型病例

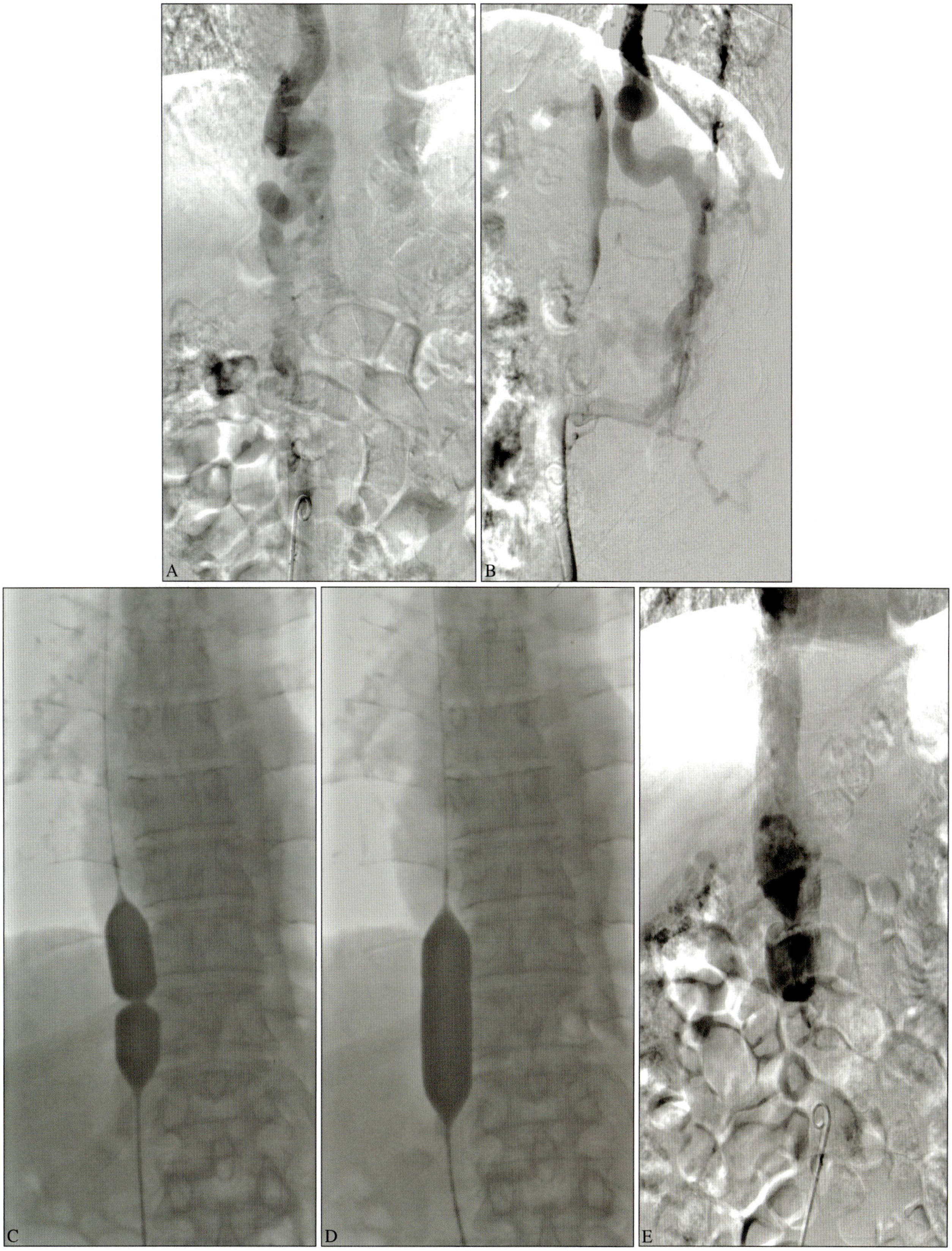

图 12-5-1 下腔静脉闭塞

A．猪尾导管位于下腔静脉内，造影示下腔静脉主干阻塞，丰富侧支循环形成；B．为侧位像；C．开通闭塞成功后，球囊扩张闭塞部位时可见狭窄处球囊凹陷，呈“腰征”；D．加压充盈球囊，见凹陷逐步消失；E．造影示下腔静脉通畅

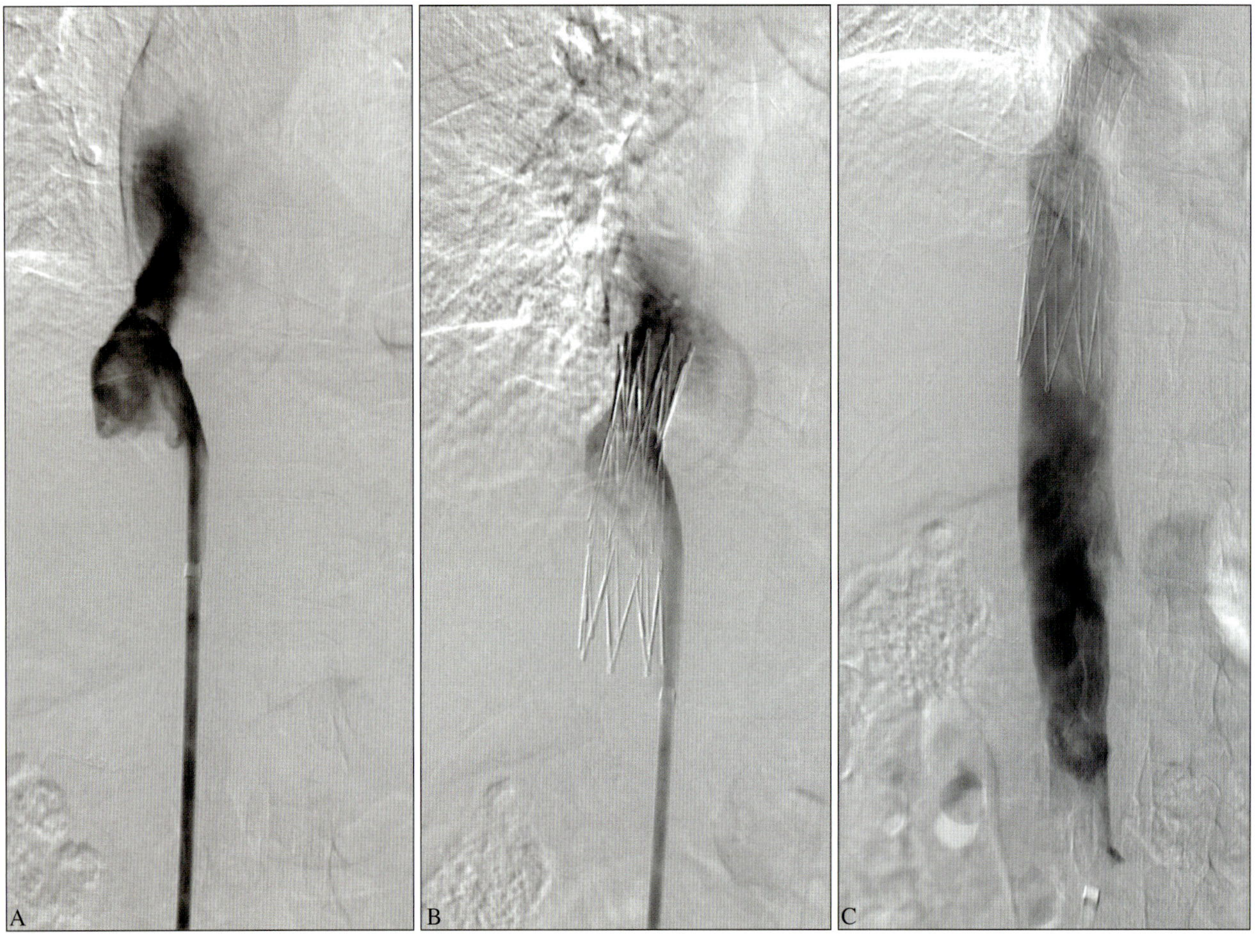

图 12-5-2 下腔静脉狭窄

A．下腔静脉心房入口处狭窄；B．于狭窄处留置支架；C．造影剂通过支架顺利

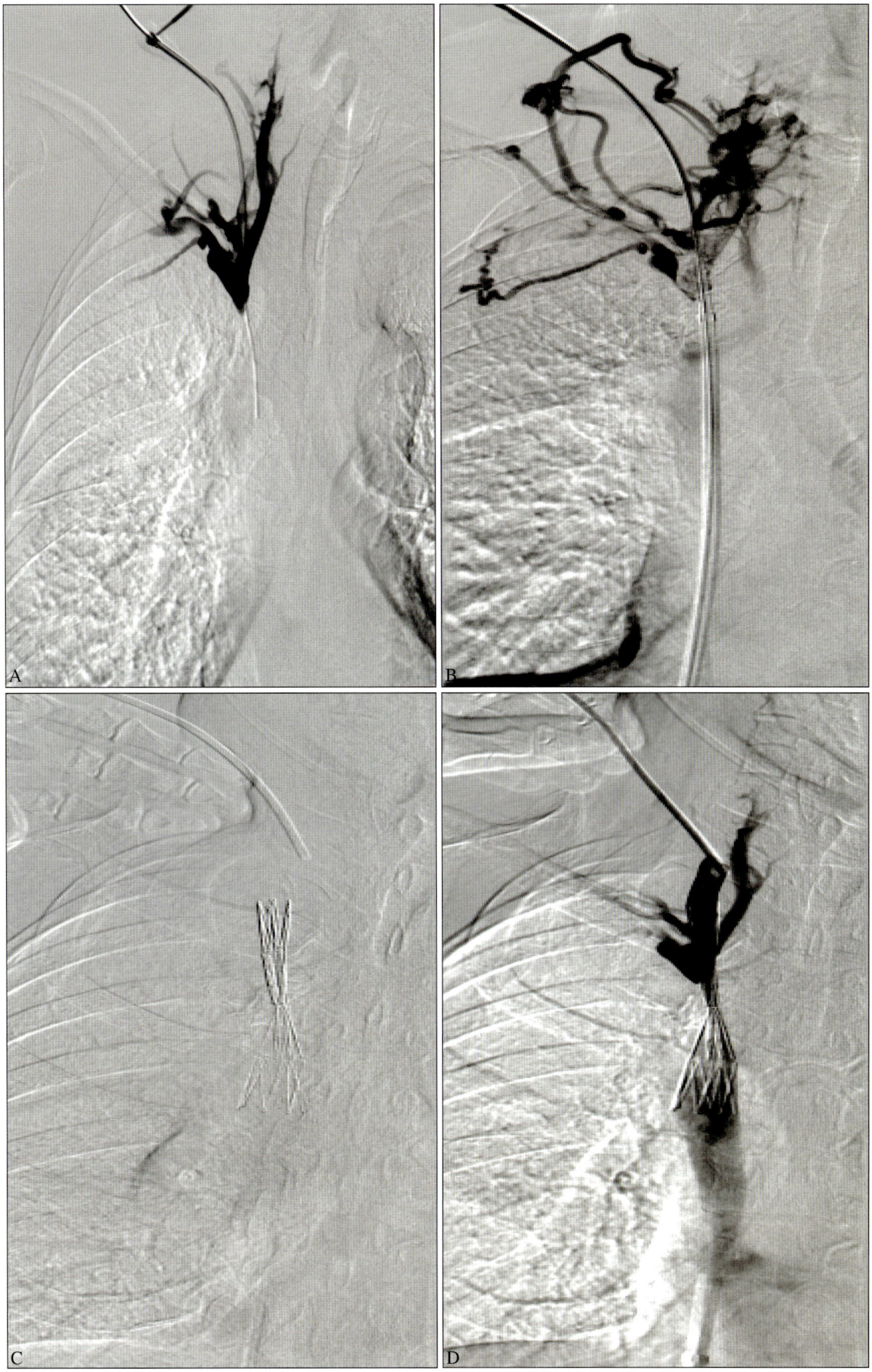

图 12-5-3 上腔静脉闭塞

A．右颈内静脉入路造影示上腔静脉中段局部狭窄、截断，末端呈鸟嘴样改变；B．右股静脉入路将支架推送器远端通过狭窄段，造影示周围大量侧支循环形成；C．支架中心置于狭窄段中心，释放支架后；D．造影示造影剂通过顺利

二、肝静脉型布－加综合征

- 三支主肝静脉入口处模型或短段状阻塞
- IVC 可通畅，也可因尾叶肿大受压而狭窄，但 IVC 壁光滑，无原发病变
- 还有一种肝静脉弥漫型者，其特点为
  - 肝静脉广泛狭窄或闭塞，肝内无显著交通支形成，IVC 可外压狭窄
  - 患者常以顽固性大量腹水和肝大为主要特征
- 对于肝静脉型，多行 PTA + 内支架术
- 对于肝静脉弥漫型，则多行 TIPSS、IVC 支架 + 外科分流术或外科分流术

【操作方法与步骤】

- PTA 操作细节同上
  - 术前准备
    - 常规检查肝、肾功能，血常规，血小板计数，出凝血时间，凝血酶原时间
  - 器械准备
    - 超声仪
    - 穿刺扩张等器械
    - 气囊导管的气囊直径约 1cm 长 3 ～ 4cm
    - 肝静脉支架长 4.0 ～ 6.0cm，展开最大直径 1.2cm
  - 连接心电监护
  - 操作步骤
    - 于肝区常规消毒铺手术巾
    - 穿刺点定位，选择扩张明显、阻塞部位短的肝静脉
    - 位后局麻，穿刺阻塞肝静脉的远心端，送入导引钢丝至阻塞部位
    - 沿导引钢丝送入导管鞘
    - 导管鞘送入双层导向管，其前端与闭塞肝静脉走行一致，头端指向下腔静脉并顶紧阻塞部位
    - 沿导向管进破膜针及针鞘，穿透肝静脉闭塞段至下腔静脉，导丝进入下腔静脉
    - 导引钢丝，先后送入扩张器、球囊导管扩张闭塞段
    - 最后沿鞘管送入自展式不锈钢丝内支架，以保持肝静脉的长期通畅
    - 支架展开不全时，进球囊再次扩张
    - 退出球囊和导引钢丝，测量静脉压力
    - 退鞘，封闭肝实质穿刺道

肝静脉内支架放置，多选用经皮经肝途径，操作基本同 IVC 支架成形术，但有几点值得注意：

- 选好皮肤进针点，最好该点在平静吸收时与近 IVC 处的肝静脉长轴一致
- 肝静脉破膜时要控制进针角度和深度，避免误穿
- 肝静脉支架近心端一定要伸入 IVC，但长度以 0.5cm
- 务必用明胶海绵封闭肝实质穿刺道，以防腹腔出血
- 混合型布加综合征，均先行下腔静脉球囊扩张内支架置入术，1 ～ 2 周后再行肝静脉开通术

【并发症及处理】

- 穿刺道未封闭致腹腔大出血
- 少量胸腔积液
- 其他基本同前述

【临床疗效】

- PTA 目的是恢复肝静脉或下腔静脉的生理性血流
- 多数患者在术后 1 周左右，临床症状和体征明显改善
- 术后半年改善达峰值，接近正常水平，之后基本稳定
- 介入治疗较外科治疗已成为 BCS 的首选治疗方法

重点推荐文献

[1] 祖茂衡，徐浩，顾玉明等．不同类型 Budd-Chiary 综合征的介入治疗．中华放射学杂志，1998，32：118-121.
[2] Zhang XM，Li QL.Etiology，treatment，and classification of Budd-Chiary syndrome.Chin Med J，2007，120：609-615.
[3] 郭启勇．介入放射学．北京：人民卫生出版社，2010.

第 6 节　胆　道

- 胆道狭窄可由炎症、外伤、手术及肿瘤所引起，引起梗阻性黄疸，威胁患者生命，最终可导致肝衰竭。近年来介入治疗包括狭窄段的球囊扩张及扩张后置入支架，及内置管做内引流术，即可使良性狭窄免除手术之苦，又可改善恶性梗阻病人生活质量及延长病人生存期，已在临床广泛应用

经皮经肝穿刺胆道引流术

- 经皮经肝穿刺胆道引流术（percutaneous transhepatic cholangial drainage，PTCD）是指在影像设备引导下，经皮经肝穿刺胆管，置管引流，使胆汁流向体外或进入十二指肠的一系列技术，主要用于胆道梗阻和急性炎症的治疗，可包括外引流、内引流、内外引流，是所有胆道梗阻介入治疗的基本技术
  - 外引流是指引流管不能或不必通过梗阻部位，将胆汁引流到体外，对于肝门部梗阻或化脓性胆管炎，可行多支引流
  - 内外引流是指将引流管通过梗阻部位，将胆汁引流至十二指肠内，外引流通道可以关闭，可作为冲洗或后续治疗用

【引导设备】

- X 线透视是主要手段，可实时监测导管、导丝走向
- 现多用超声及透视联合应用，超声引导胆管穿刺透视引导后续操作

【适应证】

- 晚期肿瘤引起的恶性胆道梗阻，行姑息性胆道引流
- 深度黄疸病人的术前准备（包括良性和恶性病变）
- 急性胆道感染，如急性梗阻性化脓性胆管炎
- 良性胆道狭窄，经多次胆道修补，胆道重建及胆肠吻合口狭窄等
- 通过引流管行化疗、放疗、溶石、细胞学检查及经皮行纤维胆道镜取石等

【禁忌证】

- 对碘过敏，有严重凝血功能障碍，严重心、肝、肾衰竭和大量腹水者
- 肝内胆管被肿瘤分隔成多腔，不能引流整个胆管系统者
- 超声波检查证实肝内有大液平面，Casoni 试验阳性，疑为肝包虫病者

【术前准备】

- 血常规、肝功能、凝血指标检查，术前准备同肝穿刺术
- 影像学检查观察肝内胆管扩张情况及穿刺路径
- 术前可给予纠正凝血药物、镇静、止痛及抗生素
- 器材准备：穿刺针，导丝、套管针、引流管、必要时需扩张器及超硬导丝

【操作方法与步骤】

- 穿刺点及入路选择
  - 右侧胆管入路于腋中线，透视下指向十一肋骨头，水平夹角 10° ~ 20°
  - 剑突下入路位于剑突下 1 ~ 2cm，向左 2cm 贴近肋骨缘
  - 或超声引导下选择穿刺点
- 穿刺点周围消毒，逐层局部麻醉
- PTC 造影
  - 患者屏息后穿刺，回抽或注入造影剂证实穿刺针位于胆管内
  - 注意对比剂用量，以免引起菌血症及影响后续观察
- 沿套管插入导丝，通过梗阻部位进入十二指肠
  - 可使用导管协同操作
  - 沿导丝跟入引流管，如通过困难，可留置外引流
- 再次造影
  - 确认引流管位置，避免侧孔位于肝实质内
  - 固定引流导管
- 支架置入
  - 梗阻部位较紧，可行预扩张
  - 如支架开放不良，也可行后扩张
  - 通常置入自膨式支架
    - 肝外胆管一般选择直径 10 ~ 12mm
    - 肝内胆管或肝管可选择 8mm
  - 对于肝门部梗阻的患者，如累及左右肝管

分支时，需分别穿刺，置入多枚支架或引流管
- ○ 对于胆总管末端梗阻的患者，支架的肠端最好在 5mm 以内

【术后处理】
- 监控生命体征及抗生素治疗
- 注意观察胆汁性状，必要时细菌培养
- 观察外固定情况，避免脱管
- 引流管不通应造影复查，局部黄色液体渗出可能为引流管退出或腹水渗漏

【注意事项】
- 严格遵循适应证及禁忌证，根据病情具体选择引流或支架置入术
- 术前、术后注意抗感染及对症支持治疗
- 穿刺点选择非常重要
  - ○ 过高会引起气胸或液气胸
  - ○ 穿刺时嘱患者屏息以减小肝包膜损伤
  - ○ 引流要尽量充分，尤其对于肝门部阻塞者
- 外引流者要确保引流管侧孔位于胆管内，记录胆汁引流量，性状，保持水电解质平衡
- 注入造影剂压力要适当，量要小于抽出胆汁，避免引起或加重胆源性感染

【并发症】
- 术后感染
  - ○ 恶性梗阻胆汁感染阳性率为 43%，良性可达 68%
  - ○ 支架置入发生严重感染机会较单纯引流要高，为 3% ~ 9%
- 胆道内出血
  - ○ 注意引流管侧孔位于胆管内，一般可自行停止
  - ○ 严重出血 1% ~ 2%，必要时可肝动脉栓塞治疗
- 引流管阻塞或滑脱　需注意引流管位置及固定，避免牵拉
- 支架再狭窄、断裂或移位　发生率 7% ~ 50%，主要原因是肿瘤的生长
- 胸膜并发症　穿刺部位过高所致
- 穿刺道肿瘤扩散　发生机会不大，有少数报道

【疗效评价】
- 梗阻性黄疸的介入治疗应用非常广泛，是比较成熟的技术
- 胆道引流技术成功率接近 100%，支架置入成功率在 70% 以上
- 可作为恶性肿瘤患者的姑息治疗手段，减轻病人痛苦，延长生命
- 也可用于改善患者的肝功能状况，为后续治疗提供机会
- 有学者提出胆道引流结合动脉内化疗栓塞，胆道支架同时合并内放疗等，都取得了较好的效果

重点推荐文献

[1] 钱晓军，戴定可，翟仁友等．恶性梗阻性黄疸介入治疗的疗效分析．中华肝胆外科杂志，2004，10：752-755.
[2] 卢再鸣，梁宏元，孙巍等．肝癌合并胆管癌栓经皮介入引流治疗的临床疗效观察．中华放射学杂志，2010，44：303-307.
[3] 卢再鸣，梁宏元，郭启勇等．肝门部胆管癌多枚金属内支架置入治疗的应用分析．中华放射学杂志，2007，41：1228-1231.
[4] Freitas ML，Bell RL，Duffy AJ.Choledocholithiasis：evolving standards for diagnosis and management.World J Gastroenterol，2006，12：3162-3167.

典型病例

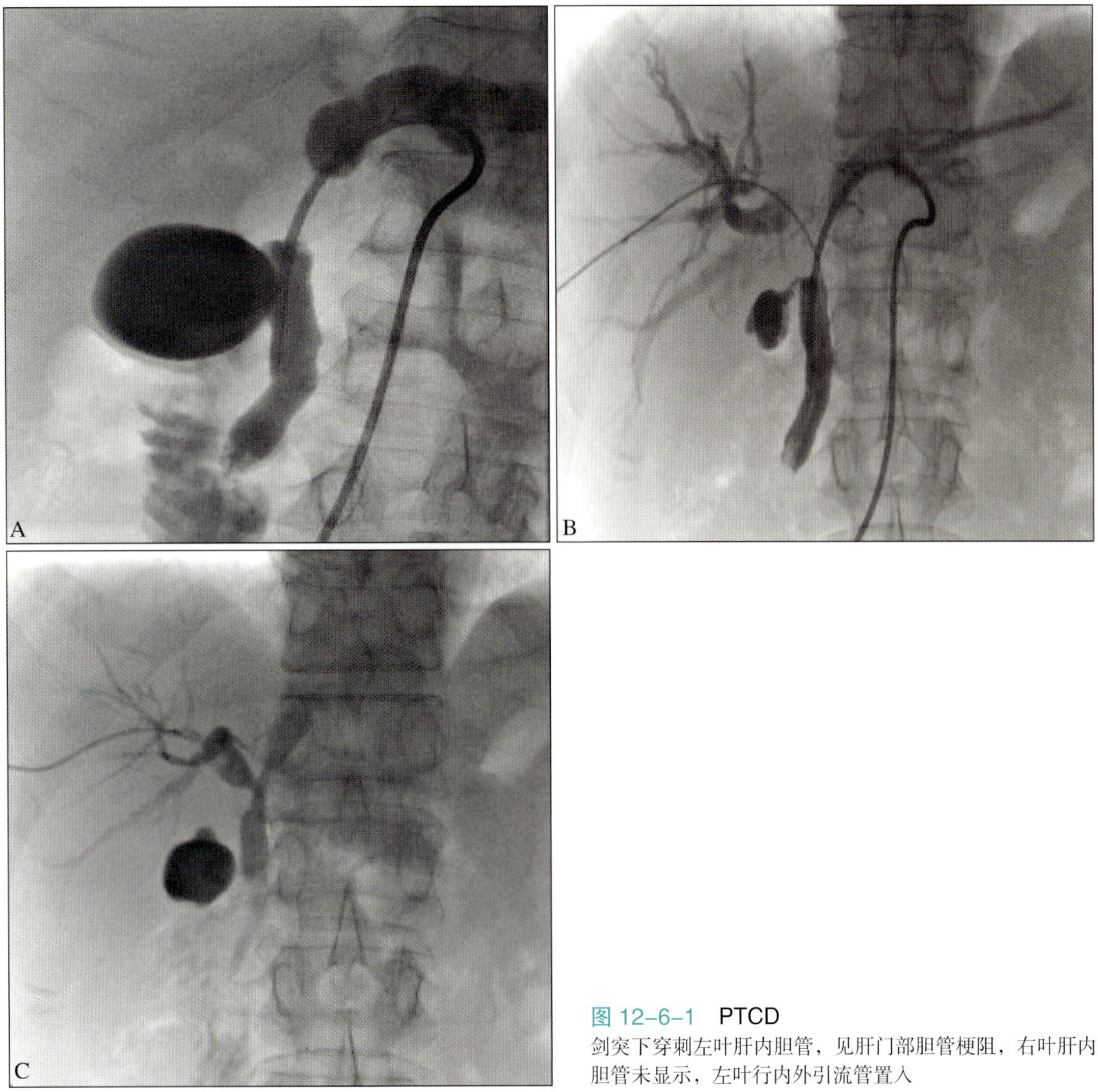

图 12-6-1　PTCD
剑突下穿刺左叶肝内胆管，见肝门部胆管梗阻，右叶肝内胆管未显示，左叶行内外引流管置入

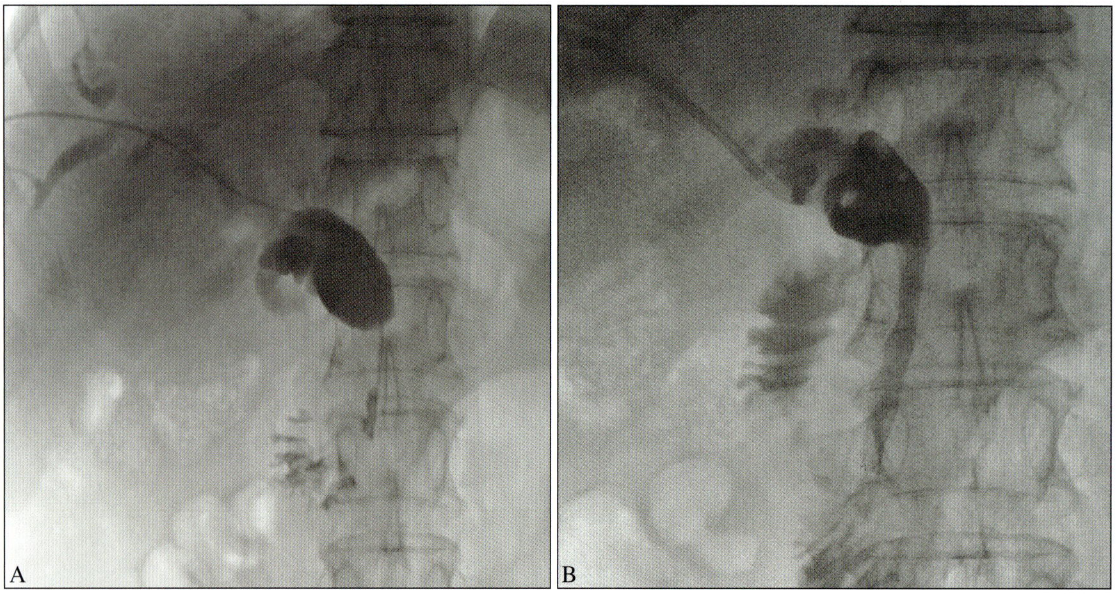

图 12-6-2 PTCD 及支架置入

A．经皮穿刺右叶肝内胆管，造影示胆总管中段狭窄；B．于狭窄部位置入一枚胆道支架，并肝门胆管内留置外引流管，造影见支架通畅，胆汁进入十二指肠

第七节 胰 腺

胰腺的介入治疗主要为胰腺肿瘤的灌注治疗及囊（脓）肿的置管引流。胰腺癌早期诊断较困难，确诊后仅 12% ~ 15% 的病人可进行根治术治疗，且术后 5 年生存率不超过 5%。确诊后胰腺癌的平均生存期不超过半年。因此胰腺癌的早期诊断及非手术治疗方法的治疗效果显得尤为重要。胰腺假性囊肿是胰腺炎的常见并发症，手术效果差，介入治疗具有巨大的优势。

一、胰腺动脉造影及化疗灌注治疗

- 选择性胰动脉造影可以显示直径小于 1.5cm 的胰腺癌，并能经选择性胰动脉造影及灌注化疗药物治疗胰腺癌，是目前疗效较好的方法之一。胰腺的血供由多支血管供应，主要来自腹腔动脉干和肠系膜上动脉分支
  - 胰头部血供主要来自胃十二指肠动脉
  - 胰十二指肠下动脉来自肠系膜上动脉，亦主要供应胰头部
  - 胰体尾部血供主要来自脾动脉的胰背动脉、胰大动脉和胰尾动脉供应

因此，在行胰腺动脉造影时，根据病变部位，选择不同的胰腺血管进行造影和栓塞注药，或者进行多支血管造影

【适应证】

- 胰腺癌的诊断
  - 经影像学检查提示胰腺癌后，有以下几种情况可行胰血管造影
    - 进一步了解胰腺癌的大小、范围以及是否累及其他器官
    - 检查发现胰管局限性狭窄或闭塞，而未见肿瘤影像时，超选性胰动脉造影有助于证实和排除较小肿瘤
    - 了解胰腺血管之解剖和有否变异
- 胰岛细胞瘤
  - 许多功能性胰岛细胞瘤体积较小，且多为单发，在 CT、超声内镜等其他非损伤技术不能明确肿瘤的存在，可行胰血管造影
- 胰腺囊腺瘤或囊腺癌
  - 这种疾病多有丰富的血供，胰血管造影有助于诊断

【禁忌证】

- 严重的心肺疾患，肝肾功能不全者

【操作方法与步骤】

- 术前准备
  - 器械准备同肝血管造影
    - 由于胰腺血供部分主要来自胃十二指肠动脉、脾动脉及胰背动脉，故应准备特殊性能的多曲度导管
  - 药品准备
    - 造影剂
    - 血管扩张药和收缩药
    - 以及常用的灌注药物（5- FU、阿霉素、卡铂、顺铂、丝裂霉素等）
  - 病人准备，同一般腹腔血管造影
- 操作步骤 同一般腹腔血管造影
  - 一般仅采用化疗药物灌注，而不采用栓塞治疗
  - 对胰腺肿瘤的治疗，灌注化疗药物时，应灌注胰腺的各个血管

【血管造影表现】
- 胰腺肿瘤血管造影显示肿瘤的直接征象
  - 肿瘤围裹血管
  - 肿瘤染色
  - 肿瘤内造影剂局限性聚集
- 间接征象
  - 显示肿瘤对胰腺或周围血管的影响，表现为狭窄、中断、移位以及动静脉瘘
- 胰腺癌典型的表现
  - 胰腺内或周围动脉呈包裹征
  - 以及这些动脉受肿瘤本身及其转移的压迫及侵蚀所造成的表现
    - 局限性规则性或不规则性狭窄，并有僵硬感，甚至可以闭塞
    - 脾静脉、肠系膜上静脉及门静脉近端出现压迹、狭窄和不完全闭塞
    - 瘤体内造影剂聚集较少，一般不会显示肿瘤染色
- 胰腺囊腺瘤或囊腺癌
  - 表现为密集网状分布和粗细不一的肿瘤血管，可有明显的肿瘤染色

【疗效评价】
- 由于全身化疗对胰腺癌的治疗效果差，且病人难以耐受其毒副作用
- 区域性化疗具有减轻症状，延长生存期效果
- 由于胰腺血供的复杂性，且胰腺癌是一种少血运的肿瘤且对传统的化疗药物不甚敏感，目前效果仍欠理想，是一种仍在探索中的治疗方法

二、胰腺囊性肿物置管引流治疗

- 胰腺囊肿和胰腺脓肿统称胰腺囊性占位，既往多采用手术方法治疗（如清创、引流等）。自1976年Hanke首次报道超声引导下经皮穿刺胰腺囊肿以来，因其创伤小，操作简单等优点，穿刺抽液、冲洗及置管引流越来越成为胰腺囊性占位的主要治疗手段

【适应证】
- 诊断不明的囊性肿物，需穿刺抽液明确
  - 并可注入造影剂，检查此肿物是否与胰管相通
- 较大囊肿合并感染或患者的情况不适宜手术者
- 胰腺囊肿巨大产生压迫症状者
- 中等大小（直径5 ~ 7cm）的胰腺囊肿

【禁忌证】
- 明显的出血倾向及全身衰竭者
- 有中等量腹水者

【操作步骤与方法】
- 术前准备
  - 查血常规及凝血酶原时间
  - 术前禁食8小时以上，可预先口服促动力药
  - 碘过敏试验
- 操作方法
  - 病人平躺，超声定位穿刺点
  - 穿刺路径尽量避免实质器官、胆囊、胆管及大血管，能清晰显示囊肿且距皮肤最近
  - 选择带套管的细针，常规局部消毒，局麻后，超声引导下穿刺进针
  - 针头到达囊肿中心，保留套管与囊肿内，反复抽液冲洗
  - 若囊肿巨大时，则可考虑保留置管
- 术后处理
  - 术后卧床8小时以上，观察血压、脉搏和腹部情况
  - 若置管引流，应固定好引流管，防止脱落

【并发症】
- 同其他腹腔穿刺及引流术，并发症极发生率少

重点推荐文献

[1] 李麟荪，贺能树．介入放射学（基础与方法）．北京：人民卫生出版社，2005.

[2] 郭启勇．实用放射学．北京：人民卫生出版社，2007.

（单 明 卢再鸣）

主要参考文献

[1] Chan YC，Ting AC，Law S，et al. Secondary infection of a preexisting thoracic aortic aneurysm by iatrogenic oesophageal perforation with aorta-oesophageal fistula formation [J]. Eur J Cardiothorac Surg，2009，35（2）：365-367.

[2] Um SJ，Park BH，Son C. An aortoesophageal fistula in patient with lung cancer after chemoirradiation and subsequent esophageal stent implantation [J]. J Thorac Oncol，2009，4（2）：263-265.

[3] Burstow M，Kelly T，Panchani S，et al. Outcome of palliative esophageal stenting for malignant dysphagia：a retrospective analysis [J]. Dis Esophagus，2009，22（6）：519-525.

[4] Schmidt SC，Strauch S，R sch T，et al. Management of esophageal perforations. Surg Endosc，2010，24（11）：2809-2813.

[5] Kanatas AN，Aldouri A，Hayden JD. Anastomotic leak after oesophagectomy and stent implantation：a systematic review. Oncol Rev，2010，4（3）：159-165.

[6] 任冬青，高峰，黄祥忠，等．动脉介入化疗联合替吉奥治疗进展期胃癌的对照研究 [J]．介入放射学杂志，2012，21：854-857.

[7] 许丽池，高峰，王彩萍，等．经导管动脉化疗栓塞术联合亚叶酸钙化疗方案治疗进展期胃癌的护理 [J]．中华现代护理杂志，2010，16：2406-2408.

[8] Ferlay J，Shin HR，Bray F，et al. Estimates of world wide burden of Cancer in 2008：GLOBOCAN 2008 [J]. Int J Cancer，2010，127：2893-2917.

[9] Sakamoto J，Paoletti X. Meta-analyses of randomized trials assessing the interest of postoperative adjuvant chemotherapy in gastric Cancer [J].J Clini Oncol（Meeting Abstracts），2008，4543.

[10] 史东宏，曹建民，高大志，等．改良 FOLFOX 方案联合介入治疗进展期胃癌的临床研究 [J]．介入放射学杂志，2009，18：759-762.

[11] 朱明德，张子敬，季洪胜，等．进展期胃癌介入治疗疗效分析．介入放射学杂志 [J]．2008，17：136-139.

[12] 潘彦康．胃癌介入化疗与全身化疗的疗效比较 [J]．吉林医学，2009，30：1561-1562.

[13] 刘朝霞，廖谷青，贺成健，等．经皮内镜下胃造瘘术和胃空肠造瘘术在危重患者中的临床应用 [J]．中国内镜杂志，2012，8（1）：1829 一 1831.

[14] Campoli PM，Cardoso DM，Turchi MD，et al. Assessment of safety and feasibility of a new technical variant of gastropexy for Percutaneous endoscopic gastrostomy：an experience with 435 cases. BMC Gastroenteral，2009（9）：48.

[15] 张宝阳，姜昊声，刘诗义，李伟平，胡奕．内镜直视联合 X 线监视置入支架治疗胃十二指肠恶性梗阻 47 例．介入放射学杂志，2009；18：763-765.

[16] Kim JH，Song HY，Shin JH，Choi E，Kim TW，Jung HY，Lee GH，Lee SK，Kim MH，Ryu MH，Kang YK，Kim BS，Yook JH. Metallic stent placement in the palliative treatment of malignant gastroduodenal obstructions：prospective evaluation of results and factors influencing outcome in 213 patients. Gastrointest Endosc 2007；66：256-264.

[17] Iversen LH，Kratmann M，B je M，et al. Self-expanding metallic stents as bridge to surgery in obstructing colorectal cancer. Br J Surg，2011，98（2）：275-281.

[18] Dastur JK，Forshaw MJ，Modarai B，et al. Comparison of short-and long-term outcomes following either insertion of self-expanding metallic stents or emergency surgery in malignant large bowel obstruction. Tech Coloproctol，2008，12（1）：51-55.

[19] Al Samaraee A，Fasih T，Hayat M. Use of self-expandable stents for obstructive distal and proximal large bowel cancer：a retrospective study in a single centre. J Gastrointest Cancer，2010，41（1）：43-46.

[20] Im JP，Kim SG，Kang HW，et al. Clinical outcomes and patency of self-expanding metal stents in patients with malignant color-ectal obstruction：a prospective single center study. Int J Colorectal Dis，2008，23（8）：789-794.

[21] 张希全，张晓席，邹娜，等．直结肠恶性梗阻及肠腔渗漏病变内支架治疗． 医学影像学杂志，2007，17（12）：1336-1338.

[22] Donnellan F，Cullen G，Cagney D，et al. Efficacy and safety of colonic stenting for malignant disease in the elderly. Int J Color-ectal Dis，2010，25（6）：747-750.

[23] Park S，Cheon JH，Park JJ，et al. Comparison of efficacies between stents for malignant colorectal obstruction：a randomized，prospective study. Gastrointest Endosc，2010，72（2）：304-310.

[24] 卿笃桔，龚志军，陈学中，等．125 碘粒子钛镍合金支架在梗阻性直肠癌治疗中的应用．中华肿瘤防治杂志，2009，16（21）：1697-1699.

[25] 赵登玲，邓钢，李光超，等．经肝动脉灌注重组人血管内皮抑制素联合 TACE 治疗兔 VX2 肝癌及肿瘤血管生成的评估．肿瘤，2008，28（3）：211-215.

[26] Maluccio M A, Covey A M, Porat L B, et al. Transcatheter arterial embolization with only particles for the treatment of unresectable hepatocellularcarcinoma. J Vasc Interv Radiol, 2008, 19 (6): 862-869.

[27] Yoshidome H, Takeuchi D, Kimura F, et al. Treatment strategy for hepatocellular carcinoma with major portal vein or inferior vena invasion: a single institution experience [J]. J Am Coll Surg, 2011, 212 (5): 796-803.

[28] Liang P, Dong BW, Yu XL, et al. Prognostic factors for survival in patients with hepatocellular Carcinoma after percutaneous microwave ablation [J]. Radiology, 2005, 235: 299-307.

[29] Weber A, Landrock S, Schneider J, et al. Long-term outcome and prognostic factors of patients with hilar cholangiocarcinoma. World J Gastroenterol, 2007, 13 (9): 1422-1426.

[30] De Palma GD, Lombardi G, Rega M, et al. Contrast-free endoscopic stent insertion in malignant biliary obstruction. World J Gastroenterol, 2007, 13 (29): 3973-3976.

[31] 卢再鸣，梁宏元，郭启勇，等. 肝门部胆管癌多枚金属内支架置入治疗的应用分析. 中华放射学杂志，2007，41 (11)：1228-1231.

[32] 闫勇，戴睿武，汪涛，等. B 超、CT 联合诊治胰腺周围脓肿 [J]. 中华实用诊断与治疗杂志，2010，24 (8)：781-782.

中英文专业词汇索引

D

E

J

K

L

M

N

P

Q

R

S

T

V

W

X

Y

Z

附 录

图目录

表目录